# LEÇONS



SUR

# LA PHYSIOLOGIE

ET

## L'ANATOMIE COMPARÉE

### DE L'HOMME ET DES ANIMAUX.

Paris. — Imprimerie de  L. MARTINET, rue Mignon, 2.

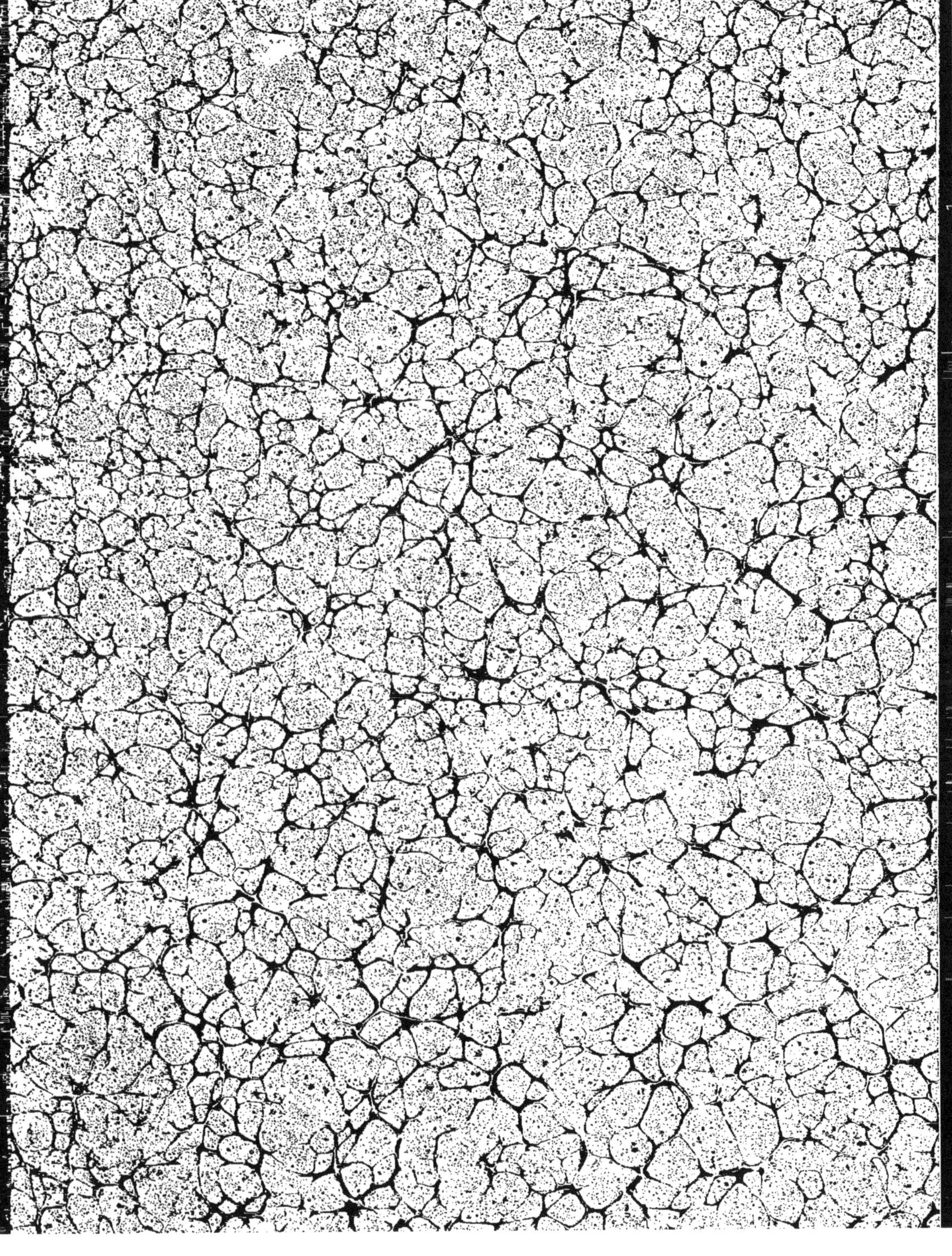

# LEÇONS

SUR

# LA PHYSIOLOGIE

ET

## L'ANATOMIE COMPARÉE

### DE L'HOMME ET DES ANIMAUX

FAITES A LA FACULTÉ DES SCIENCES DE PARIS

PAR

## H. MILNE EDWARDS

C^m.L.H., C.L.N., C.E.P., C.C.

Doyen de la Faculté des sciences de Paris, Professeur au Muséum d'Histoire naturelle ;

Membre de l'Institut (Académie des sciences) ;
des Sociétés royales de Londres et d'Édimbourg ; des Académies de Stockholm,
de Saint-Pétersbourg, de Berlin, de Königsberg, de Copenhague, de Bruxelles, de Vienne,
de Hongrie, de Bavière, de Turin et de Naples ; de la Société Hollandaise des sciences ;
de l'Académie Américaine ;

De la Société des Naturalistes de Moscou ;
des Sociétés des Sciences d'Upsal, de Gotenbourg, Göttingue, Munich,
Liége, Somerset, Montréal, l'île Maurice ; des Sociétés Linnéenne et Zoologique de Londres ;
de l'Académie des Sciences naturelles de Philadelphie ; du Lycéum de New-York ;
des Sociétés Entomologiques de France et de Londres ; des Sociétés Ethnologiques
d'Angleterre et d'Amérique ; de l'Institut historique du Brésil ;

De l'Académie impériale de Médecine de Paris ;
des Sociétés médicales d'Édimbourg, de Suède et de Bruges ; de la Société des Pharmaciens
de l'Allemagne septentrionale ;

Des Sociétés d'Agriculture de Paris, de New-York, d'Albany, etc.

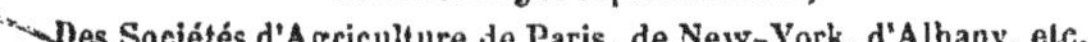

## TOME SEPTIÈME

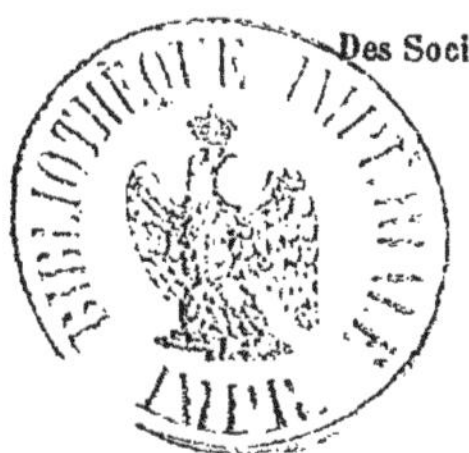

# PARIS

## VICTOR MASSON ET FILS

PLACE DE L'ÉCOLE-DE-MÉDECINE

M DCCC LXII

Droit de traduction réservé.

# LEÇONS

SUR

# LA PHYSIOLOGIE

ET

## L'ANATOMIE COMPARÉE

DE L'HOMME ET DES ANIMAUX.

## CINQUANTE-HUITIÈME LEÇON.

DES PHÉNOMÈNES CHIMIQUES DE LA DIGESTION. — Des aliments ; leur nature chimique. — Composition et propriétés du suc gastrique ; digestion des aliments albuminoïdes ; formation des peptones. — Propriétés de la salive ; action de ce liquide sur les matières amylacées. — Propriétés du suc pancréatique ; action de ce liquide sur les matières amylacées, sur les graisses et sur les aliments azotés. — Propriétés de la bile ; rôle de ce liquide dans la digestion. — Action des sucs intestinaux. — Digestion des aliments féculents et des graisses.

§ 1. — En abordant l'étude des phénomènes chimiques de la Des aliments. digestion, il est nécessaire d'examiner en premier lieu la nature des matières sur lesquelles cette action physiologique s'exerce. Dans une précédente Leçon, j'ai déjà eu l'occasion de dire quelques mots des aliments (1), et c'est seulement quand je traiterai de l'assimilation, que je pourrai parler utilement, soit de leur valeur nutritive, soit de leur emploi dans l'intérieur de

(1) Voyez tome V, page 248.

l'organisme. Ici je n'ai à m'occuper de ces corps que sous le rapport de leur digestibilité.

C'est la substance de quelque être vivant qui constitue toujours les principaux aliments dont l'Homme et les Animaux font usage. Ces aliments sont donc des corps organisés qui renferment des liquides, mais qui sont formés essentiellement par des solides dont les matériaux sont des composés chimiques fort complexes et faciles à décomposer ou à modifier plus ou moins profondément. Comme chacun le sait, ils peuvent être fournis, soit par le règne animal, soit par le règne végétal, et ils présentent dans l'ensemble de leurs propriétés des variations presque infinies; mais ils ne diffèrent entre eux que fort peu sous le rapport de leurs caractères dominants. Dans tous il existe un certain nombre de matières qui sont riches en carbone, ou qui contiennent de l'azote uni, comme le carbone, à de l'hydrogène et à de l'oxygène, ou même à du soufre ou à du phosphore, et qui appartiennent à l'une ou à l'autre des trois familles ou groupes naturels de substances dont j'ai déjà eu l'occasion de parler plusieurs fois sous les noms de principes albuminoïdes, de matières amylacées et de graisses. Les principes albuminoïdes sont des corps azotés neutres, tels que la fibrine, l'albumine et la caséine ; les matières amylacées ou amyloïdes sont la fécule, la cellulose, le sucre, la pectine, etc., dans lesquelles il n'existe que du carbone combiné avec de l'hydrogène et de l'oxygène dans les proportions voulues pour constituer de l'eau. Enfin, les graisses sont des substances dépourvues d'azote comme ces dernières, mais plus riches en hydrogène. Par l'industrie humaine, quelques-uns de ces principes peuvent être isolés et utilisés de la sorte comme substances nutritives ; mais les aliments tels que l'Homme et les Animaux les trouvent dans la nature sont toujours des corps complexes contenant des substances hétérogènes qui appartiennent au moins à deux des groupes de principes immédiats dont je viens de parler, et les principales différences qui les distinguent entre eux dépendent des proportions suivant lesquelles les ma-tières albuminoïdes s'y trouvent associées aux matières grasses ou aux principes amyloïdes; ils peuvent renfermer d'autres substances, mais dans les phénomènes de la digestion le rôle de ces corps accessoires est en général de peu d'importance, et pour le moment nous pouvons les négliger. Ainsi, malgré la diversité extrême des matières alimentaires, il existe une simi-litude très grande entre tous les principaux corps sur lesquels les forces digestives sont appelées à s'exercer.

§ 2. — En effet, tout Animal carnivore, qu'il mange la chair d'un Mammifère ou d'un Oiseau, comme le font les Lions, les Chats et les autres bêtes féroces; qu'il vive de Poissons, comme le Pélican et le Brochet; qu'il se repaisse d'Insectes, comme le Hérisson ou le Fourmilier; qu'il se contente de Mollusques, de Zoophytes et d'autres petits Animaux marins, comme le font les Baleines, les Poulpes et les Astéries, ou qu'il se nourrisse seulement d'Infusoires, à la manière de l'Huître et de l'Éponge, il trouve dans ses aliments de l'albumine et d'autres principes du même ordre mêlés avec des matières grasses. En traitant de la constitution du sang, j'ai déjà eu occasion de faire connaître les principaux caractères chimiques de la plupart de ces principes (1); par conséquent, je n'y reviendrai pas ici, et je me bornerai à ajouter quelques mots au sujet de leur mode de distribution et d'association dans les tissus organiques qui constituent les aliments fournis par le règne animal.



Ces aliments sont formés principalement par la chair des Animaux, c'est-à-dire par l'ensemble des parties molles qui se trouvent entre la peau et les os d'un Vertébré, ou qui y corres-pondent chez un Invertébré. Ce qui en forme la partie la plus importante, est le tissu musculaire, dont nous aurons à étudier la

_______________

(1) Voyez tome 1, page 149 et suivantes.

structure dans une autre occasion, mais dont il nous est nécessaire de connaître dès aujourd'hui quelques-uns des caractères.
Effectivement, pour comprendre les changements que la digestion détermine dans cette substance, il faut savoir que le tissu
musculaire consiste en une multitude de petits cylindres filiformes réunis en faisceaux, et formés par une variété de la matière albuminoïde insoluble dans l'eau, et appelée *fibrine,* que
nous avons déjà rencontrée dans le sang (1). Chacune de ces
fibres est revêtue d'une gaîne membraneuse appelée *sarcolemme,*
et se trouve reliée aux parties adjacentes par des trabécules
de tissu conjonctif qui, de même que la tunique dont je
viens de parler, est composé principalement de matière gélatigène. Cette substance a beaucoup d'analogie avec les principes albuminoïdes, mais elle est plus riche en azote; elle
est insoluble dans l'eau, mais par l'ébullition elle se transforme
en une gelée qui, à chaud, se dissout dans ce liquide, et qui
est susceptible, par le refroidissement, de se prendre en une
masse élastique et tremblotante. Les tendons et les aponévroses qui se trouvent associés aux fibres musculaires ont une
composition chimique analogue à celle du tissu connectif, mais
leur substance est beaucoup plus dense. Il en est à peu près de
même pour les vaisseaux qui existent également dans les aliments de ce genre. Enfin, il y a toujours dans la chair une
quantité plus ou moins considérable de graisses neutres, et ces
principes sont en partie disséminés dans l'épaisseur des fibres
musculaires, en partie agglomérés dans des utricules logées

---

(1) La fibrine des muscles se distingue de la fibrine du sang (*a*) par la
manière dont elle se comporte avec
certains dissolvants, et quelques chimistes ont cru devoir y donner un
nom particulier. Ainsi M. Lehmann
l'appelle *syntonine,* et M. Robin, *mus-
culine* (*b*).

(*a*) Voyez tome I, page 157 et suivantes.
(*b*) Lehmann, *Lehrbuch der physiologischen Chemie,* t. I, p. 345.
— Robin et Verdeil, *Traité de chimie anatomique et physiologique,* t. III, p. 361.

entre ces filaments ou dans les mailles du tissu connectif adjacent (1). Il est aussi à noter que ces tissus sont imprégnés de sang et de sérosité, liquides qui contiennent à leur tour des matières alimentaires, et notamment de l'albumine.

La peau de la plupart des Animaux, celle des Vertébrés par exemple, ressemble au tissu connectif et aux tendons par sa composition chimique, car elle se compose essentiellement de matière gélatigène. L'épiderme et les appendices cornés qui en dépendent, ont une composition analogue, mais la densité de leur substance est beaucoup plus grande. Chez les Animaux articulés, on y trouve, en proportion considérable, de la *chitine*, matière qui résiste à l'action dissolvante de la plupart des réactifs, et qui paraît être composée de cellulose combinée très fortement avec de l'albumine.

Enfin, les cartilages et les os qui se trouvent unis à la chair, et qui sont aussi des aliments pour certains Animaux, ont pour fondement organique des substances gélatigènes très analogues à celles dont se compose le tissu connectif, et appelées *chondrine* ou *osséine*.

En résumé, nous voyons donc que les principes azotés qui constituent les aliments fournis par le règne animal et employés par les Animaux carnassiers, sont, d'une part la fibrine, l'albumine et les autres composés protéiques, d'autre part les substances gélatigènes, telles que l'osséine et la chondrine, que l'on désigne communément sous le nom de *gélatine*. Mais nous voyons aussi que ces matières sont toujours associées à des corps gras, tels que l'oléine, la stéarine ou la margarine.

§ 3. — Les aliments fournis par le règne végétal sont en général des feuilles, des racines, des fruits ou des graines ; par

Aliments végétaux.

----

(1) Les corps gras dont les muscles sont imprégnés consistent principalement en stéarine, en oléine et en margarine, mêlées en proportions variables ; on y trouve aussi de l'acide oléophosphorique combiné avec de la soude.

conséquent, ce sont des parties de la plante dont l'organisation est très complexe et dont la substance est ordinairement formée par le tissu cellulaire, par des fibres et par des vaisseaux. Au point de vue de l'alimentation, c'est le tissu cellulaire qui offre le plus d'importance. Il se compose d'une multitude de petites utricules qui sont réunies entre elles par soudure, et qui renferment dans leur intérieur, soit des liquides tenant en suspension des corpuscules de matières organiques, soit des dépôts de ces matières ou de produits analogues. Les parois de ces utricules ou cellules sont d'abord extrêmement minces, et formées essentiellement d'une matière qui peut être appelée d'une manière générale de la *cellulose*, mais qui varie un peu dans sa nature, suivant les organes ou les plantes dont elle fait partie, et qui a reçu, en raison de ces particularités, divers noms, tels que *xylose*, *fibrose*, *dermose*, etc. Par leur composition élémentaire, tous ces *principes cellulosiques* se ressemblent ; ils paraissent être isomériques, et sont représentés par la formule $C^{12}H^{10}O^{10}$. Mais ils diffèrent entre eux par la manière dont ils se comportent avec les réactifs employés comme dissolvants. Ainsi la dermose, qui constitue les parois des cellules du tissu épidermique, est plus difficile à attaquer que la fibrose, et celle-ci, à son tour, résiste à des agents qui sont susceptibles de dissoudre rapidement la xylose que l'on rencontre dans le tissu cellulaire du parenchyme des feuilles, des fleurs et des fruits (1).

(1) D'après les travaux de M. Payen, les chimistes réunissaient sous le nom de *cellulose* les substances, peu différentes entre elles, qui constituent les parois des cellules végétales, et l'on appelait *lignose*, *lignone*, etc., les matières incrustantes qui réunissent celles-ci entre elles ou qui les épaississent intérieurement (*a*). Les distinctions indiquées ci-dessus entre les substances cellulosiques sont fondées sur les recherches plus récentes de M. Fremy (*b*).

(*a*) Payen, *Mémoires sur les développements des végétaux* (*Mém. de l'Acad. des sciences, Sav. étrang.*, t. IX).

(*b*) Fremy, *Recherches chimiques sur la composition des cellules végétales* (*Comptes rendus de l'Acad. des sciences*, 1859, t. XLVIII, p. 202). — *Recherches chimiques sur la cuticule* (*loc. cit.*, p. 667). — *Recherches sur la composition chimique du bois* (*loc. cit.*, p. 862). — *Traité de chimie*, édit. de 1861, t. IV, p. 476 et suiv.).

Les matières qui s'épanchent entre les utricules, et qui les soudent entre elles, ont de l'analogie avec les principes cellulosiques dont je viens de parler, mais elles en diffèrent à plusieurs égards, et se laissent attaquer par certains réactifs qui ne détruisent pas les parois des cellules adjacentes. M. Fremy, qui en a fait récemment l'objet d'études intéressantes, les désigne sous le nom de *corps épiangiotiques*.

Enfin, par le progrès de la végétation, il se produit, dans l'intérieur de chaque cellule, des matières solides qui tantôt en tapissent les parois d'une manière plus ou moins continue, et qui d'autres fois constituent des granules libres dans sa cavité. Le revêtement intérieur qui vient épaissir la paroi de la cellule peut être composé de la même substance que celle-ci : de xylose, par exemple; mais souvent elle est d'une nature différente. Ainsi, dans les fruits verts et les racines alimentaires, telles que les carottes, les navets et les betteraves, les cellules composées de xylose se tapissent d'une couche de *pectose*, principe immédiat qui est insoluble dans l'eau, mais qui, sous l'influence des acides faibles, se transforme facilement en une substance soluble appelée *pectine* (1). Celle-ci se trouve dans la pulpe des fruits mûrs, et elle est toujours accompagnée d'une substance qui est susceptible de jouer un rôle analogue à celui des ferments, ou plutôt de la diastase, et qui a la propriété de transformer la pectine en gelée végétale, ou acide pectique, laquelle est insoluble dans l'eau, mais forme avec les alcalis des sels solubles (2).

---

(1) La pectine se forme ainsi, quand on fait bouillir, soit les fruits acides, soit la pulpe des carottes ou des navets avec une liqueur faiblement acide. Elle est blanche, incristallisable, et sa composition élémentaire est représentée par la formule $C^{64}H^{48}O^{64}$. Elle est susceptible de donner naissance à un grand nombre de produits dont la plupart sont dus à sa combinaison avec les éléments de l'eau en proportions diverses.

(2) Cet agent transformateur de la pectine a été désigné sous le nom de *pectase*.

L'acide pectique, dont la découverte

Les granules qui se développent dans l'intérieur des cellules, et qui sont appliqués contre la surface de leurs parois, ou en suspension dans le liquide dont leur cavité est remplie, sont de différentes natures. Les plus importants consistent en matière verte ou chlorophylle, et en fécule. Cette dernière substance se dépose par couches concentriques autour d'un noyau pédonculé, et par sa composition chimique elle ne diffère pas des matières cellulosiques, mais elle se transforme beaucoup plus facilement en dextrine, qui, à son tour, peut se changer en glycose (1), phénomène sur lequel nous aurons à revenir bientôt.

Les fibres sont constituées à peu près de la même manière que les cellules; leurs parois sont formées d'abord par une lame mince de substance cellulosique, mais leur cavité se remplit presque complétement, par le développement de couches nouvelles, d'une variété particulière de ces principes alimentaires, appelée *fibrosine* ou *ligneux*.

Les matériaux constitutifs des vaisseaux sont à peu près les mêmes que ceux dont se composent les fibres. Enfin, dans l'intérieur de ces organes ou dans les cavités existant entre les diverses parties élémentaires du tissu des plantes, il peut se trouver des matières variées, telles que des gommes (2), des

---

est due à Braconnot, est représenté par la formule $C^{32}H^{20}O^{28}, 2HO$. Par l'ébullition dans l'eau, il se transforme d'abord en un acide soluble appelé *parapectique*, puis en acide *métapectique*, qui est également soluble et qui contient proportionnellement beaucoup plus d'eau. En effet, un équivalent d'acide pectique fixe ainsi les éléments de 6 équivalents d'eau, pour constituer 4 équivalents d'acide métapectique.

(1) Pour plus de détails sur l'histoire chimique et physique de la fécule, je renverrai à un grand travail de M. Payen, inséré dans le VIII<sup>e</sup> vol. des *Mémoires des savants étrangers*.

(2) Les gommes ordinaires se composent d'un principe particulier nommé *arabine*, dont la composition élémentaire est la même que celle d'un équivalent d'amidon anhydre qui serait combiné avec 2 équivalents d'eau, au lieu d'en contenir un seulement, comme l'amidon qui a été séché à 100°, ou 3, comme celui qui a été séché dans le vide, à 20°. Les acides peuvent transformer l'arabine en dextrine,

résines et des huiles (1). Quant aux principes solubles, tels que le sucre, ils sont contenus dans les liquides qui occupent, soit les méats intercellulaires, soit l'intérieur des cellules et des vaisseaux.

J'ajouterai que la cuticule qui occupe la surface de l'épiderme des plantes est formée principalement d'une substance particulière de la classe des corps gras, à laquelle on a donné le nom de *cutose*.

Pendant longtemps on croyait que l'azote ne faisait pas partie essentielle des végétaux et ne se rencontrait qu'exceptionnellement dans quelques parties de ces êtres ; mais aujourd'hui on sait qu'il en est autrement, et que cet élément se trouve en plus ou moins grande abondance dans toutes les plantes, ainsi que dans tous les Animaux. On a constaté aussi que certaines matières azotées dont les végétaux sont pourvus appartiennent à la famille naturelle des principes albuminoïdes, et il en est qui paraissent même ne pas différer de l'albumine ou de la caséine. Ces matières se trouvent principalement, soit dans les sucs végétaux, soit dans les tissus en voie de formation, par exemple dans les graines. Une des plus importantes, est le *gluten*, qui se trouve dans le blé, et qui est considéré par quelques chimistes comme n'étant que de la fibrine impure (2).

puis en glucose, mais cette réaction est extrêmement lente. Enfin, ce qui caractérise principalement ce principe immédiat, c'est que, chauffé avec de l'acide azotique de façon à s'oxyder, il ne donne pas d'acide oxalique comme l'amidon, mais se transforme en acide mucique. La *cérasine*, qui dans la gomme du cerisier et de quelques autres arbres, se trouve mêlée avec l'arabine et est isomérique avec ce principe, ne s'en distingue que par quelques propriétés d'une importance secondaire. Il en est

de même pour la *bassorine*, qui se trouve dans la gomme adragante.

(1) Les huiles proprement dites, qu'il ne faut pas confondre avec les essences ou huiles volatiles, sont de même nature que la graisse des Animaux ; mais l'oléine y domine (voyez t. I, p. 191).

Les résines ne sont pas des substances alimentaires, et par conséquent nous n'avons pas à nous en occuper ici.

(2) Le gluten, substance molle et

Modification
des aliments
par
la cuisson, etc.

§ 4. — Quand on veut étudier la constitution des aliments dont l'Homme fait usage, il ne suffit pas de prendre en considération ces substances telles que la Nature nous les fournit, il faut aussi se rendre compte de modifications que la cuisson peut y déterminer, car cette opération y produit souvent des changements importants. C'est surtout au sujet des matières végétales que la connaissance de ces faits est nécessaire pour l'intelligence des phénomènes de la digestion. En effet, non-seulement la coction tend à désagréger la plupart des substances dont je viens de parler, elle peut même effectuer la transformation de certains principes insolubles en matière dont la dissolution est facile. Ainsi, par l'ébullition, la pectose se change rapidement en pectine (1), et la fécule se gonfle énormément, s'hydrate, et constitue de l'amidon. Or, comme nous le verrons bientôt, ces matières sont douées de propriétés fort différentes, et ne se comportent pas de la même manière en présence des agents digestifs.

Résumé.

§ 5. — En résumé, nous voyons donc que les substances employées pour la nourriture de l'Homme et des Animaux sont constituées principalement par de l'albumine, de la fibrine, de la caséine, de la gélatine, ou d'autres principes azotés du même ordre ; par des corps gras, et par des matières non azotées de la famille des amyloïdes, telles que les sucres, la fécule, la pectose et la cellulose ; enfin, que divers sels inorganiques se trouvent toujours associés à ces matériaux organiques.

---

filante que l'on obtient en malaxant de à farine dans un faible courant d'eau qui entraîne la fécule, paraît être composé de fibrine végétale associée à une matière particulière qui lui donne de la viscosité, et qui a reçu le nom de *gliadine* (a).

(1) Quand l'eau dans laquelle on fait cuire les légumes contient des sels de chaux, cette base, en se combinant avec la pectose, constitue une matière insoluble, phénomène qui explique le durcissement que ces corps éprouvent dans cette circonstance.

(a) Liebig, *Traité de chimie organique*, t. III, p. 208.

Pour procéder méthodiquement dans l'étude des phénomènes chimiques de la digestion, il me paraît donc utile d'examiner en premier lieu le mode d'action de chacun des liquides digestifs sur chacun de ces principes immédiats considérés isolément ; puis de nous occuper de l'ensemble des modifications que les aliments complexes formés par l'association d'un nombre plus ou moins considérable de ces mêmes matières peuvent subir pendant leur séjour dans les différentes portions du canal gastro-intestinal.

§ 6. — Dans une des précédentes Leçons, lorsqu'en abordant l'étude de la digestion, j'ai indiqué brièvement le rôle des divers liquides qui, dans l'intérieur du tube alimentaire, agissent successivement sur les substances nutritives et en tirent des matières assimilables (1), nous avons vu que le suc gastrique, sécrété dans l'épaisseur des parois de l'estomac et versé dans la cavité de cet organe, est en général l'agent principal de la digestion ; mais je n'ai pu indiquer alors que très brièvement son mode d'action sur les aliments et je n'ai pas fait connaître d'une manière suffisante sa nature chimique. Aujourd'hui je me propose d'examiner plus complétement ce sujet.

*Du suc gastrique.*

A l'aide des procédés d'investigation dont les physiologistes font usage aujourd'hui, on peut aisément recueillir du suc gastrique en abondance, et étudier avec soin les circonstances qui influent sur sa production. Ainsi que j'ai déjà eu l'occasion de le dire, après avoir eu recours, soit à l'ouverture du corps d'Animaux récemment tués ou encore vivants, soit à l'introduction d'éponges dans l'estomac, on a mis à profit les fistules gastriques pour puiser dans cet organe les liquides qui s'y trouvent (2).

*Procédés pour obtenir ce liquide.*

(1) Voyez tome V, page 260 et suivantes.

(2) Voyez tome V, page 261, note 2.

Un médecin américain, M. W. Beaumont, a fait de la sorte une longue série d'observations intéressantes sur un Homme dont l'estomac était resté perforé à la suite d'une blessure (1); et en établissant sur des Chiens ou d'autres Animaux des fistules gastriques artificielles, plusieurs physiologistes de l'époque

(1) Le sujet qui a donné lieu à ces recherches était un chasseur cana-dien, appelé Saint-Martin, qui, à la suite d'une blessure d'arme à feu, portait au-dessous du bord des côtes du côté gauche un grand orifice don-nant dans l'estomac, dont les parois étaient devenues adhérentes aux bords de l'espèce de fenêtre ainsi pro-duite. La santé de ce jeune homme ne tarda pas à se rétablir, et une sorte de valvule, formée par un prolapsus de la membrane muqueuse de l'esto-mac, se développa de façon à empê-cher les aliments de sortir par cette large fistule gastrique ; mais les bords de cet orifice se laissaient facilement distendre, de façon à permettre à l'ob-servateur, non-seulement d'introduire dans la cavité de l'estomac des corps étrangers ou d'en extraire des ma-tières liquides ou solides, mais même de voir une portion considérable de la surface de cet organe, ainsi que l'en-trée des aliments dans son intérieur. Le D^r W. Beaumont, de Plattsburgh, aux États-Unis, étudia avec beaucoup de soin pendant plusieurs années les phénomènes de la digestion stoma-cale chez cet individu, et constata ainsi un grand nombre de faits inté-ressants (*a*). Enfin, plus de vingt ans après, de nouvelles expériences fu-rent faites sur le même homme par M. Smith (*b*).

Des cas analogues s'étaient déjà présentés dans la pratique chirurgi-cale, mais n'avaient donné lieu à au-cune observation importante pour la physiologie. M. R. Marcus en a réuni un certain nombre qui se trouvent consignés dans divers ouvrages (*c*), et l'on cite J. Helm comme ayant été un des premiers à profiter de ces ac-cidents pathologiques pour étudier les phénomènes de la digestion chez une femme (*d*). Dernièrement de nouvelles recherches de ce genre ont été faites à Dorpat, par M. Schmidt et ses élèves, sur une femme qui avait une fistule stomacale, mais qui jouissait néanmoins d'une bonne santé (*e*).

(*a*) W. Beaumont, *Experiments and Observations on the Gastric Juice and the Physiology of Digestion*. Plattsburgh, 1833.

(*b*) Smith, *Experiments on Digestion (Medical Examiner*, 1856, t. XIII).

(*c*) Robert Marcus, *De fistula ventriculi*, dissert. inaug. Berlin, 1835, p. 15.

(*d*) Jacob Helm, *Zwei Krankengeschichten* [Vienne, 1803 (voy. *Allgem. medicin. Annalen*, 1803, p. 464).

(*e*) Grunewaldt, *Succi gastrici humani indoles physica et chemica ope fistulæ stomachalis inda-gata*. Dorpat, 1853. — *Untersuchungen über den Magensaft des Menschen* (Virchow's *Archiv für physiol. Heilkunde*, 1854, t. XIII, p. 459).

— Schroeder, *Succi gastrici humani vis digestiva ope fistulæ stomachalis indagata*. Dorpat, 1853.

— Schmidt, *Ueber die Constitution des menschlichen Magensaftes* (*Ann. der Chemie und Pharm.*, von Liebig und Wöhler, 1854, t. XCII, p. 42).

actuelle ont étudié d'une manière méthodique le sujet qui nous occupe (1).

§ 7. — Le liquide dont les aliments s'imprègnent dans l'estomac ne provient pas d'une source unique et ne jouit pas toujours des mêmes propriétés. C'est un mélange de suc gastrique proprement dit, de mucus fourni par la surface interne

Mélange du suc gastrique avec d'autres liquides.

(1) Ainsi que j'ai déjà eu l'occasion de le dire, l'invention de ce mode d'expérimentation est due à un physiologiste russe, M. Bassow (a) ; mais en France, M. Blondlot fut le premier à établir sur des animaux vivants des fistules gastriques destinées à permettre l'étude de la digestion stomacale (b). Les Chiens sont les animaux qui paraissent résister le mieux à cette opération ; ils se rétablissent très facilement, et l'on peut les conserver en bonne santé pendant plusieurs mois (et probablement davantage), malgré l'existence permanente d'une communication directe entre l'estomac et l'extérieur.

Pour établir une fistule de ce genre, M. Cl. Bernard emploie le procédé suivant. Un Chien, dont l'estomac a été distendu dans un repas copieux, étant couché sur le dos, on lui fait une incision de 2 à 3 centimètres de long, au-dessous de l'appendice xiphoïde et sur le bord externe du muscle droit de l'abdomen du côté gauche. La surface antérieure de l'estomac étant mise ainsi à découvert, on l'attire dans la plaie, on y passe un fil, puis on en fait la ponction, et l'on y introduit une sonde dont les deux extrémités, qui sont garnies chacune d'un rebord circulaire large et mince, peuvent être plus ou moins rapprochées entre elles à l'aide d'un pas de vis. En serrant cet instrument, on maintient en contact les bords de la plaie intérieure faite à l'estomac et ceux de l'ouverture extérieure pratiquée dans les parois de l'abdomen ; ces parties ne tardent pas à contracter entre elles une adhérence intime, et les bords de l'espèce de boutonnière ainsi obtenue se cicatrisent (c). Dernièrement M. Blondlot a fait connaître quelques modifications dans les procédés opératoires qui lui paraissent faciliter cette expérience intéressante. Pour maintenir l'ouverture fistuleuse, il y introduit un obturateur en forme de champignon, garni d'une goupille qui maintient la portion pédonculaire de l'instrument à l'extérieur (d).

Au sujet du moyen à employer pour l'établissement des fistules gastriques, je renverrai aussi à un mémoire de M. Bardeleben (e).

(a) Bassow, Voie artificielle dans l'estomac des Animaux, 1842 (Bulletin de la Société des naturalistes de Moscou, 1843, t. XVI, p. 315).

(b) Blondlot, Traité analytique de la digestion, 1843, p. 201 et suiv.

(c) Cl. Bernard, Leçons de physiologie expérimentale faites au Collége de France en 1855, t. II, p. 385, fig. 55 à 57.

(d) Blondlot, Sur quelques perfectionnements à apporter dans l'établissement des fistules gastriques artificielles (Journal de physiologie, 1858, t. I, p. 89 et suiv.).

(e) Bardeleben, Beiträge zur Lehre von der Verdauung (Archiv für physiologische Heilkunde, 1849, t. VIII, p. 2).

de ce viscère et par des glandules particulières (1), de salive apportée par les mouvements de déglutition, et quelquefois aussi de bile provenant de l'intestin. Mais ce qu'il y a de plus important dans ce mélange, c'est le suc gastrique, et la proportion de celui-ci est très variable, car la production de cette humeur n'est pas constante; le travail sécrétoire qui y donne naissance est intermittent, et son activité est soumise à l'influence de plusieurs circonstances. Faute d'avoir connu ces faits ou d'en avoir tenu suffisamment compte, les premiers expérimentateurs qui se sont occupés de l'étude du suc gastrique ont été exposés à des erreurs graves, et, avant d'aller plus avant dans l'histoire de ce liquide digestif, il est nécessaire d'examiner de plus près les conditions qui président à sa production plus ou moins abondante.

Lorsque l'estomac est en repos, il n'y arrive que peu ou point de suc gastrique, et le liquide contenu dans ce viscère est formé

(1) Dans la 55ᵉ Leçon, nous avons vu qu'il existe, dans l'épaisseur des parois de l'estomac, des glandes de deux sortes, savoir : des glandules pepsiques qui sécrètent le suc gastrique, et des follicules qui sécrètent du mucus (voy. tome VI, page 306 et suiv.). Les premières sont logées principalement dans la portion moyenne de l'estomac, chez le Chien, le Lapin et la plupart des Mammifères ; aussi est-ce dans cette partie que les liquides fournis par les parois de ce viscère présentent au plus haut degré l'acidité et les autres caractères propres au suc gastrique. Prévost et Le Royer ont constaté ce fait en lavant l'intérieur de l'estomac chez un Animal vivant, puis en y introduisant du linge coloré en bleu par du tournesol ; la teinte rouge due à l'action de l'acide du suc gastrique s'est manifestée surtout dans les parties du linge correspondant à la portion moyenne de l'estomac (a).

Des faits du même ordre ont été constatés plus récemment par M. Schiff, professeur de physiologie à Berne. Cet expérimentateur a trouvé que le suc gastrique artificiel, préparé avec la portion pylorique de l'estomac de l'Homme, du Chien ou du Lapin, ne jouissait que de propriétés digestives très faibles, tandis que le liquide obtenu à l'aide de la partie cardiaque du même organe avait une grande puissance (b). Des expériences analogues ont été faites avec l'estomac du Porc par MM. Kölliker et Goll (c).

(a) Prévost et Le Royer, *Note sur la digestion* (*Ann. des sciences nat.*, 1825, t. IV, p. 487).
(b) Schiff, voy. Longet, *Traité de physiologie*, t. I, 2ᵉ partie, p. 179.
(c) Kölliker, *Mikroskopische Anatomie*, t. II, p. 146.

presque entièrement de salive plus ou moins altérée, et de mucus provenant de sa tunique épithélique commune ou des glandules particulières dont j'ai déjà fait connaître la structure et la position (1). Mais lorsque l'estomac est appelé à jouer un rôle actif dans la digestion, le travail sécrétoire se réveille dans les glandules pepsiques, et il sort de ces organites du suc gastrique qui est toujours acide, ainsi qu'on peut le reconnaître par son action sur le papier de tournesol (2).

Circonstances<br>qui influent<br>sur<br>la production<br>du<br>suc gastrique.

L'activité fonctionnelle des glandules pepsiques est excitée par la présence des aliments dans l'estomac et par plusieurs autres

(1) Voyez tome VI, page 308.

(2) Spallanzani avait constaté expérimentalement que les parois de l'estomac produisent un suc particulier qui suinte à sa surface interne (a), et il avait reconnu que les liquides que l'on trouve dans la cavité de cet organe sont des mélanges de ce suc, de salive, de bile, etc. Mais il n'avait pas vu que la sécrétion gastrique est intermittente, et il avait pensé que dans l'intervalle des repas, le liquide digestif s'accumulait dans l'estomac pour être prêt à agir sur les aliments lorsque ceux-ci y pénétraient. Aussi, quand il voulait étudier ce suc, faisait-il ordinairement choix d'Animaux soumis à l'abstinence depuis quelque temps, et il en résulta que, dans beaucoup de ses expériences, lorsqu'il se bornait à ouvrir l'estomac et qu'il n'y introduisait pas préalablement des corps étrangers, tels que des éponges ou des aliments, il recueillit des liquides neutres et inertes.

C'est à des circonstances analogues qu'il faut attribuer les résultats obtenus par Montègre dans ses expériences sur la digestion. Ce physiologiste avait la faculté de vomir à volonté, et il en profita pour étudier les sucs contenus dans son estomac. Lorsqu'il était à jeun, il n'obtint qu'un liquide inerte et souvent complétement neutre, et il attribua aux altérations déterminées dans la salive ou dans les aliments par le travail digestif, le développement de l'acidité qui est souvent si facile à reconnaître dans les matières qui ont séjourné dans l'estomac (b).

Enfin, on peut expliquer aussi par les effets de la déglutition de la salive et la sécrétion plus ou moins active du suc gastrique, les faits mal analysés qui ont conduit Gosse à supposer que ce dernier liquide était alcalin chez les Carnivores, bien qu'acide chez les Herbivores (c), et qui ont fait dire à un physiologiste de l'école de Montpellier, que le suc gastrique est acide

(a) Spallanzani, *Expériences sur la digestion*, 1783, p. 215.
(b) Jenin de Montègre, *Expériences sur la digestion dans l'Homme*. Paris, 1814.
(c) Voyez Spallanzani, *Expériences sur la digestion*, introduction, p. cxxii et suiv.

Influence
des aliments
solides
sur la sécrétion
du
suc gastrique.

circonstances, mais à des degrés différents, suivant les propriétés physiques, chimiques et physiologiques des agents excitants. En effet, quand l'Animal est à jeun, le suc gastrique ne se montre pas dans l'estomac ; mais si les parois de ce viscère viennent à être stimulées mécaniquement par le contact d'un corps solide quelconque, on en voit suinter presque aussitôt ce liquide, pourvu que l'irritation ainsi produite ne dépasse pas certaines limites, et ne détermine pas dans la membrane muqueuse un état morbide. Ainsi l'introduction d'une éponge, d'un caillou, ou de tout autre corps solide, insipide et réfractaire à la digestion, peut exciter la sécrétion du suc gastrique aussi bien que l'ingestion d'une substance alimentaire ; mais les liquides ne possèdent pas au même degré cette propriété stimulante (1), et ne provoquent la sécrétion du suc gastrique que s'ils jouissent de propriétés chimiques particulières. En effet, l'estomac

ou alcalin, suivant que les aliments employés sont de nature animale ou végétale (a).

Plus récemment, M. Schultz (de Berlin) a nié aussi l'existence d'un suc gastrique spécial, et a considéré le liquide contenu dans l'estomac comme étant seulement un produit de la digestion (b). Mais aujourd'hui une opinion semblable ne peut être admise par aucun physiologiste.

(1) Vers la fin du siècle dernier, Carminati constata que chez le Chien, les liquides contenus dans l'estomac sont neutres quand l'Animal est à jeun, tandis qu'après le repas, ils rougissent le papier de tournesol (c); mais cette observation importante, mêlée à beaucoup d'opinions erronées, ne fixa pas l'attention des physiologistes, et c'est de nos jours seulement que le fait de la sécrétion intermittente du suc gastrique a été mis en lumière, et cette découverte est due principalement à Tiedemann et Gmelin.

Les expériences faites sur des Chiens et des Chevaux par ces deux savants établirent que quand ces Animaux sont à jeun, leur estomac est contracté et ne contient pas de suc gastrique ; mais qu'il suffit de l'introduction d'un corps solide dans cet organe pour y déterminer l'afflux d'une quantité plus ou moins considérable de ce liquide. Ainsi, la présence de fragments de

(a) C.-L. Dumas, *Principes de physiologie*, t. IV, p. 273.
(b) Schultz, *De alimentorum concoctione experimenta nova*, 1834, p. 99 et suiv.
(c) Carminati, *Ricerche sulla natura e sugli usi del succo gastrico in medicina e in chirurgia*, 1785.

est doué d'une sorte d'excitabilité qui peut être comparée à la sensibilité gustative, bien qu'elle ne donne lieu à aucune sensa-

pierre y excite la sécrétion du suc gastrique, reconnaissable à ses propriétés acides (a). Leuret et Lassaigne constatèrent des faits analogues (b), et M. Beaumont étendit ce résultat à l'Homme. Effectivement, en explorant à travers la fistule gastrique l'estomac du Canadien dont j'ai déjà parlé, il vit que quand cet individu était à jeun, cet organe ne contenait pas de suc gastrique et ne donnait aucun indice d'acidité ; mais qu'en y introduisant une sonde de caoutchouc, la boule d'un thermomètre, ou tout autre corps solide, on déterminait sur les parties de la tunique muqueuse ainsi excitée de la rougeur et une sécrétion plus ou moins abondante de suc gastrique acide (c). Les mêmes effets furent produits d'une manière plus prononcée et plus générale, quand les parois de l'estomac étaient excitées par le contact de substances alimentaires (d). M. Beaumont reconnut aussi que la sécrétion du suc gastrique est suspendue quand la tunique muqueuse présente des signes d'irritation inflammatoire dépendant soit de l'action trop intense des stimulants locaux, soit d'un état morbide général, et que, dans le premier cas, la sécrétion du mucus devient souvent beaucoup plus abondante que d'ordinaire (e).

On doit aussi à M. Blondlot des expériences confirmatives des résultats dont je viens de parler. Lorsque les Chiens chez lesquels il avait établi une fistule gastrique permanente étaient à jeun, cette ouverture ne fournissait pas de suc gastrique et ne laissait échapper qu'un peu de mucus. Mais s'il faisait avaler à l'un de ces Animaux quelque corps solide, tel qu'un morceau de viande ou un fragment d'os, il voyait l'écoulement du suc gastrique se déclarer au bout de quelques minutes et devenir en général assez abondant au bout d'une demi-heure (f).

Les expériences faites par M. Cl. Bernard mettent également en évidence l'influence stimulante exercée sur les glandules pepsiques par l'excitation mécanique des parois de l'estomac ; mais ce physiologiste fait remarquer, avec raison, que l'irritation portée au delà de certaines limites produit un effet contraire, et détermine seulement un écoulement plus abondant de mucus. Ainsi, il a toujours vu que si l'on titille légèrement la tunique interne de l'estomac d'un Chien, la sécrétion du suc gastrique s'active, tandis qu'elle se ralentit ou s'arrête, quand l'excitation mécanique ainsi produite occasionne de la douleur (g).

(a) Tiedemann et Gmelin, *Recherches expérimentales sur la digestion*, t. I, p. 91 et suiv.
(b) Leuret et Lassaigne, *Recherches pour servir à l'histoire de la digestion*, p. 110.
(c) Beaumont, *Experiments and Observations on the Gastric Juice*, p. 103 et suiv.
(d) Idem, *ibid.*, p. 105.
(e) Idem, *ibid.*, p. 107 et suiv.
(f) Blondlot, *Traité analytique de la digestion*, p. 208 et suiv.
(g) Cl. Bernard, *Expériences sur la digestion stomacale, et recherches sur les influences qui peuvent modifier les phénomènes de cette fonction* (Archives générales de médecine, 4ᵉ série, 1846, part. anatom. et physiol., p. 5).

tion, et qui est mise en jeu par certaines propriétés chimiques ou physiologiques des corps, propriétés qui semblent être liées à celles dont dépend la saveur de ces substances. Or, les excitations déterminées de la sorte provoquent la sécrétion du suc gastrique beaucoup plus fortement que ne le font les stimulants mécaniques; mais il est à noter que leur action gagne beaucoup à être combinée avec celle de ces derniers agents, qui, en déterminant dans la membrane muqueuse de l'estomac un état turgide, semblent la prédisposer à sécréter rapidement les sucs élaborés dans ses glandules.

Influence des agents chimiques sur la sécrétion du suc gastrique.

Parmi les agents chimiques qui provoquent de la sorte la sécrétion du suc gastrique, il faut ranger en première ligne les substances légèrement alcalines, et cela nous explique comment l'emploi du bicarbonate de soude, administré à petites doses immédiatement après le repas, peut, dans certains cas, faciliter le travail digestif, fait qui a été mis en évidence par la pratique médicale. L'activité que les dissolutions alcalines faibles impriment aux glandules pepsiques, quand elles arrivent en contact avec les parois de l'estomac, nous permet de comprendre aussi comment la déglutition de la salive peut favoriser la digestion, lors même que les aliments employés ne sont pas de nature à se laisser attaquer par ce liquide. En raison de l'influence exercée de la sorte d'une manière indirecte sur le travail digestif par la salive, nous pouvons prévoir que la mastication parfaite des aliments ne sert pas seulement à produire la division mécanique de ces substances, car nous avons vu que les mouvements nécessaires à l'accomplissement de cet acte provoquent l'insalivation (1) : or, la salive est alcaline, et par conséquent la mastication, en déterminant un envoi plus abondant de ce liquide dans l'estomac, doit stimuler indirectement la sécrétion du suc gastrique dont dépend essentiellement la

(1) Voyez tome VI, page 246.

digestion stomacale. C'est, du reste, un effet que les médecins avaient souvent remarqué avant d'en connaître l'explication.

En signalant l'influence stimulante des matières alcalines sur la production du suc gastrique, j'ai eu soin de dire que je n'entendais parler que des dissolutions très faibles. En effet, tous les agents chimiques, de même que les excitants mécaniques, quand leur puissance dépasse certaines limites, déterminent dans la membrane muqueuse de l'estomac un état pathologique qui, loin d'activer cette sécrétion, la ralentit ou l'arrête, et dans ce cas leur ingestion détermine par conséquent un trouble plus ou moins grand dans les fonctions digestives (1).

D'autres substances, par leur action directe sur l'estomac, affaiblissent le travail sécrétoire des glandules pepsiques, bien qu'elles puissent ne pas produire un état inflammatoire dans la muqueuse gastrique. Les acides faibles sont dans ce cas.

La température des matières introduites dans l'estomac peut déterminer aussi des variations considérables dans la production du suc gastrique. Ainsi, l'ingestion d'une petite quantité de glace ou d'eau froide dans l'estomac excite la sécrétion de ce liquide ; mais si l'action du froid se prolonge un peu, il en résulte des effets opposés (2).

(1) Ces faits nous permettent aussi de comprendre comment la puissance digestive peut être parfois considérablement affaiblie par la perte des dents, lors même que les personnes affectées de cette infirmité cherchent à y remédier en divisant au couteau leurs aliments autant que le ferait une mastication complète. Quand il s'agit de substances féculentes, la salive a aussi d'autres usages ; mais pour la viande et les autres aliments azotés, ce liquide n'est pas un agent digestif, et c'est principalement en provoquant le travail des glandules gastriques qu'il active la digestion. Les vieillards privés de leurs dents doivent donc ne pas négliger de faire les mouvements masticatoires qui provoquent l'insalivation, et l'emploi de dentiers artificiels, en facilitant ces mouvements, peut ainsi, dans certains cas, contribuer à fortifier utilement les fonctions de l'estomac.

(2) M. Claude Bernard a constaté ce double mode d'action du froid dans ses expériences sur les Chiens (a), et l'on sait que l'usage d'une petite quantité

(a) Cl. Bernard, *Expér. sur la digestion* (Arch. de méd., 4ᵉ série, 1846, part. anat. et phys., p. 7).

Des sensations qui ne peuvent agir que d'une manière indirecte sur l'estomac sont susceptibles d'éveiller l'activité des glandules pepsiques, et de faire affluer le suc gastrique dans cet organe. L'action des corps sapides sur les parois de la bouche suffit pour produire cet effet, et la sécrétion de ce liquide digestif peut même être excitée par l'odeur des aliments (1). Ainsi, dans une série intéressante d'expériences sur la digestion, faites sur des Chiens au moyen de fistules gastriques, M. Blondlot a vu que du sucre introduit directement dans l'estomac par cette voie ne provoquait pas une sécrétion aussi abondante de suc gastrique que lorsque cette substance était administrée par la bouche (2).

J'insiste sur ces circonstances parce qu'elles nous permettent de comprendre l'utilité réelle des préparations culinaires destinées à rehausser la saveur de nos aliments. En effet, beaucoup de substances appelées *condiments*, bien qu'impropres à jouer le rôle d'aliments, peuvent contribuer à l'alimentation en augmentant la puissance digestive dont l'organisme dispose, et produire cet effet, soit en stimulant directement l'estomac par leur contact avec les parois de ce viscère, soit en excitant dans les organes du goût des sensations qui se réfléchissent pour ainsi dire sur les glandules pepsiques.

de glace, pendant le repas, active notre digestion, tandis que l'emploi de beaucoup de cette substance trouble parfois les fonctions de l'estomac.

(1) MM. Bidder et Schmidt ont observé ces effets chez des Chiens portant une fistule gastrique artificielle (a).

(2) M. Blondlot s'est assuré que cette différence ne dépendait pas seulement de ce que dans un cas le sucre n'arrivait dans l'estomac qu'après avoir été mêlé à de la salive, et que dans l'autre cette substance se trouvait seule. En effet, il a constaté que le sucre, préalablement imbibé de salive et introduit dans l'estomac par la fistule, ne provoquait pas à beaucoup près autant la sécrétion pepsique que le faisait une même quantité de cette substance sapide prise par la bouche (b).

(a) Bidder et Schmidt, *Die Verdauungssäfte, und der Stoffwechsel*, 1852, p. 35.
(b) Blondlot, *Traité analytique de la digestion*, p. 221 et suiv.

Enfin, la production du suc gastrique paraît être subordonnée à l'influence exercée sur l'estomac par le système nerveux, et cette action peut ralentir ou arrêter ce travail sécrétoire aussi bien que le provoquer. Ainsi des douleurs violentes, quel qu'en soit le siége, arrêtent la sécrétion de ce liquide digestif (1).

On sait par les expériences d'un grand nombre de physiologistes, que la section des principaux nerfs de l'estomac, appelés pneumogastriques, trouble profondément les fonctions de cet organe, et quelques auteurs ont pensé que la cessation ou le ralentissement du travail digestif déterminé de la sorte dépendait de l'arrêt de la sécrétion du suc gastrique. Cette opinion n'est pas fondée, mais il est évident que l'opération dont je viens de parler entraîne un affaiblissement marqué dans la production du liquide pepsique (2), et cela dépend probablement de ce que l'excitation des parois de l'estomac par le contact

*Influence du système nerveux.*

---

(1) On sait depuis longtemps que des douleurs vives peuvent empêcher le travail digestif de s'accomplir, et l'explication de ce fait nous est donnée par l'arrêt déterminé ainsi dans l'activité fonctionnelle des organes sécréteurs du suc gastrique (a).

(2) Ainsi que j'ai déjà eu l'occasion de le dire (b), les physiologistes de l'antiquité, puis ceux de la renaissance et de l'époque actuelle, ont souvent pratiqué sur des Animaux vivants, soit la ligature, soit la section des nerfs pneumogastriques dans la région du cou (c) ; et parmi les phénomènes qui se manifestent à la suite de cette opération, on remarqua de bonne heure les vomissements et d'autres signes indicatifs d'un grand trouble dans les fonctions digestives (d). Blainville et plusieurs autres physiologistes qui s'occupèrent de ce sujet, vers le commencement de notre siècle, crurent pouvoir déduire de leurs expériences que l'interruption des fonctions de ces nerfs détermine l'anéan-

---

(a) Cl. Bernard, *Expériences sur la digestion stomacale* (*Archives gén. de médecine*, 1846, partie anatom. et physiol., p. 5).

(b) Voyez tome IV, page 135.

(c) Pour les indications bibliographiques à ce sujet, je renverrai à un mémoire que j'ai publié en commun avec Breschet et M. Vavasseur, il y a près de quarante ans (*Archives générales de médecine*, 1823, t. II, p. 481).

(d) Baglivi, *De observationibus anatomicis et practicis, varii argumenti*, exp. 7 (*Opera omnia*, édit. de 1745, p. 616).

— Haller, *Elementa physiologiæ*, t. I, p. 462.

des aliments, ne pouvant plus être transmise aux centres médullaires par les nerfs pneumogastriques, ne provoque pas l'action nerveuse réflexe dont l'influence est si puissante sur les glandules pepsiques.

Par l'ensemble des faits dont je viens de rendre compte, on voit qu'il serait très difficile d'arriver à une évaluation, même approximative, de la quantité totale du suc gastrique qui chaque jour est versé dans l'estomac, soit de l'Homme, soit

*Évaluation de la quantité du suc gastrique sécrété.*

tissement ou tout au moins un grand affaiblissement des forces digestives (a). Enfin, Wilson Philip, après être arrivé à la même conclusion et avoir observé des effets semblables lors de la destruction d'autres parties du système nerveux, attribua l'interruption du travail digestif à l'arrêt de la sécrétion du suc gastrique, et pensa que l'on pouvait rétablir l'activité fonctionnelle des glandes de l'estomac en y faisant passer un courant galvanique (b). Magendie professa une opinion contraire, et soutint que l'influence des nerfs pneumogastriques était nulle ou presque nulle (c), et le débat ainsi engagé donna lieu à beaucoup de recherches contradictoires. Plusieurs expérimentateurs apportèrent de nouveaux faits à l'appui des vues de Wilson Philip (d); d'autres les rejetèrent d'une manière absolue (e), et quelques-uns constatèrent qu'à la suite de la section des pneumogastriques, la digestion stomacale, sans être arrêtée, était considérablement affaiblie (f);


(a) Blainville, *Propositions extraites d'un essai sur la respiration*, thèse. Paris, 1808, p. 33.

— Legallois, *Expériences sur le principe de la vie*, 1812, p. 214, etc.

— Dupuis, *Expériences sur la section, la ligature, etc.*, des nerfs pneumogastriques (*Bulletin de la Société médicale d'émulation de Paris*, 1816, p. 606).

(b) Wilson Philip, *An experimental Inquiry into the Laws of the Vital Functions, etc.*, 3ᵉ édit., 1826, p. 121 et suiv.

(c) Magendie, *Précis élémentaire de physiologie*, 1817, t. II, p. 95.

(d) Clarke Abel, *Experiments relative to the Controversy between D. Wilson Philip and M. Brodie* (*London Medical and Physical Journal*, 1820, t. XLIII, p. 385).

— Hastings, *Declaration*, etc. (*London Med. and Physical Journal*, 1820, t. XLIII, p. 254).— *Observ. on the Effects of dividing the Eighth Pair of Nerves* (*The Quarterly Journal of Science, Litter. and the Arts*, 1821, t. XI, p. 45).

— Macdonald, *Sistens experim. quædam de ciborum concoctione*, dissert inaug. Edinb., 1818.

(e) Broughton, *Experiments and Remarks Illustrating the Influence of the Eighth Pair of Nerves over the Organs of Respiration and Digestion* (*Quarterly Journal of Sciences*, 1821, t. X, p. 308).

— Leuret et Lassaigne, *Recherches sur la digestion*, 1825, p. 219.

(f) Breschet, Milne Edwards et Vavasseur, *De l'influence du système nerveux sur la digestion stomacale* (*Archives générales de médecine*, 1823, t. II, p. 481).

— Tiedemann et Gmelin, *Recherches expérimentales sur la digestion*, t. I, p. 372.

— Ware, *Effets de la section des nerfs pneumogastriques sur la digestion* (*Archives générales de médecine*, t. XIX, p. 104).

— Mayer, *Neue Untersuch. über die Folgen und insbesondere über die Ursache des Todes der Thiere nach Unterbindung der Nervus vagus* (*Zeitschrift für Physiol.*, von Treviranus, 1826, t. II, p. 78).

— Müller, *Manuel de physiologie*, trad. par Jourdan, t. II, p. 452.

d'un Animal quelconque. Quelques physiologistes ont fait des calculs à cet égard, mais les résultats auxquels ils sont arrivés ne me semblent pouvoir inspirer que peu de confiance, et j'ajouterai seulement que, dans quelques cas au moins, la quantité du liquide fourni par les glandules gastriques est très considérable (1).

puis ils cherchèrent à mieux analyser les phénomènes dont ils avaient été témoins, et firent voir que l'influence de cette section sur les mouvements de l'estomac doit être considérée comme la principale cause du ralentissement de la digestion qui se manifeste après l'opération (a). Cette opinion a été confirmée par des recherches plus récentes (b), mais il ne faut pas la pousser trop loin, et supposer que la cessation de l'action des nerfs en question soit sans influence sur la sécrétion pepsique (c). Cette sécrétion cesse rarement chez les Animaux sur lesquels la section de ces nerfs a été pratiquée, mais elle est en général notablement ralentie (d), et, dans quelques cas, ses produits sont modifiés dans leur composition chimique, ainsi que cela a été constaté dans quelques-unes des expériences de MM. Bidder et Schmidt (e).

(1) MM. Bidder et Schmidt ont cherché à évaluer la production du suc gastrique chez l'Homme, au moyen de quelques expériences faites sur des Chiens dont l'estomac avait été mis en communication avec l'extérieur par une ouverture fistuleuse. D'après la quantité de liquide recueillie en quelques heures, ils calculèrent la quantité qu'ils supposaient devoir être sécrétée journellement, et en comparant ensuite les données numériques ainsi obtenues

(a) Breschet et Milne Edwards, *Mémoire sur le mode d'action des nerfs pneumogastriques dans la production des phénomènes de la digestion* (Archives générales de médecine, 1825, t. VII, p. 187).

(b) Weber, art. *Muskelbewegung* (Wagner's Handwörterbuch der Physiologie, t. III, 2ᵉ partie, p. 48).

— Longet, *Physiologie du système nerveux*, t. II, p. 351 et suiv.

(c) Müller, *Manuel de physiologie*, t. II, p. 452.

— Dieckoff, *De actione quam nervus vagus in digestionem ciborum exerceat*, dissert. inaug. Berlin, 1835.

— Reid, *An experimental Investigation into the Functions of the Eighth Pair of Nerves* (Edinburgh Med. Surg. Journ., 1839, t. LI, p. 310).

— Bischoff, *Einige physiologische-anatomische Beobachtungen an einem Enthaupteten* (Müller's Archiv für Anat. und Physiol., 1838, p. 496).

(d) Prévost et Le Royer, *Note sur la digestion* (Ann. des sciences nat., 1825, t. IV, p. 487).

— Longet, *Physiologie du système nerveux*. t. II, p. 337 et suiv. — *Traité de physiologie*, t. I, 2ᵉ partie, p. 257.

— Bouchardat et Sandras, *Expériences sur les fonctions des nerfs pneumogastriques dans la digestion*. (Comptes rendus de l'Acad. des sciences, 1847, t. XXIV, p. 58).

— Cl. Bernard, *De l'influence des nerfs de la huitième paire sur les phénomènes chimiques de la digestion* (Comptes rendus de l'Acad. des sciences, 1844, t. XVIII, p. 995).

— Frerichs, *Die Verdauung* (Wagner's Handwörterbuch der Physiologie, t. III, 1ʳᵉ partie, p. 822 et suiv.).

(e) Bidder et Schmidt, *Die Verdauungssäfte*, p. 61.

— Kölliker et H. Müller, *Bericht über physiologische Versuche* (Verhandlungen der physikalisch-medicinischen Gesellschaft in Würzburg, 1855, t. V, p. 220).

Composition
chimique
du
suc gastrique.

§ 8. — Le suc gastrique est ordinairement mêlé à une plus ou moins grande quantité de mucus qui en altère la transparence ; mais quand on l'en a séparé à l'aide de filtrations, on trouve qu'il est composé en majeure partie d'eau, et en général il ne laisse par l'évaporation qu'environ 1 à 1,5 pour 100 de résidu solide. Un chimiste italien du siècle dernier, Scopoli, fut le premier qui tenta d'en faire l'analyse, et il y reconnut la présence d'une matière animale, de substances terreuses et du corps que l'on désigne aujourd'hui sous le nom d'acide chlorhydrique ; mais ayant, suivant toute probabilité, opéré sur du suc altéré par la putréfaction, il vit que le liquide verdissait le sirop de violette, et, en raison de cette réaction et de l'odeur particulière qu'il constata dans d'autres circonstances, il pensa que cet acide devait s'y trouver uni à de l'ammoniaque (1). Vers la même époque, Carminati fit aussi quelques essais du même genre, et il remarqua que le suc gastrique normal est

au poids total du corps de chaque Animal employé, ils arrivèrent à ce résultat, que, pour 1 kilogramme de ce poids, il y a formation de 100 grammes de suc gastrique. Admettant ensuite que la même proportionnalité existe entre le poids du corps humain et le poids du suc gastrique sécrété, ils estiment à près de 6 kilogrammes et demi la quantité de liquide que l'estomac d'un Homme de taille ordinaire doit sécréter dans les vingt-quatre heures (a).

Chez la femme de Dorpat, qui portait une fistule gastrique, et dont j'ai déjà eu l'occasion de parler, la quantité de suc gastrique fourni par cet orifice était beaucoup plus considérable. Dans quelques circonstances, l'écoulement était si abondant, que dans l'espace de quinze minutes on a recueilli plus de 300 grammes de ce liquide (b), et M. Schmidt l'évalue en moyenne à 580 grammes par heure, ce qui correspondrait à 14 kilogrammes par jour (c). Mais il me paraît impossible de supposer que dans l'état normal les choses puissent se passer de la sorte.

(1) Les expériences de Scopoli furent faites sur du suc gastrique recueilli sur un Corbeau par Spallanzani, et elles se trouvent consignées dans l'ouvrage de ce physiologiste (d).

(a) Bidder et Schmidt, *Die Verdauungssäfte und der Staffwechsel*, p. 36.
(b) Grünewaldt, *Op. cit.* (Virchow's *Archiv für physiol. Heilkunde*, 1854, t. XIII, p. 465).
(c) Schmidt, *Ueber die Constitution des menschlichen Magensaftes* (*Ann. der Chem. und Pharm.*, von Liebig und Wöhler, 1854, t. XCII, p. 42).
(d) Spallanzani, *Expériences sur la digestion*, 1783, p. 290.

toujours acide, fait que les recherches ultérieures ont pleinement démontré (1). Mais la nature du principe qui donne à ce liquide son acidité resta longtemps encore inconnue, et aujourd'hui même tous les physiologistes ne sont pas d'accord sur ce point. On pensa d'abord que le suc gastrique contenait de l'acide lactique (2), et quelques expé-

(1) La réaction acide du liquide fourni par les parois de l'estomac avait été constatée chez le Cochon, vers la fin du XVIIᵉ siècle, par Viridet (a) : mais, d'après les expériences de Spallanzani et de quelques autres physiologistes, on considérait généralement le suc gastrique comme étant neutre (b) ; et Carminati paraît avoir été le premier à remarquer que, s'il en est ainsi chez les Animaux à jeun, il en est autrement après les repas, et qu'alors les liquides de l'estomac sont acides (c). L'acidité du suc gastrique fut constatée ensuite par beaucoup d'autres expérimentateurs (d) ; mais, ainsi que je l'ai déjà dit, plusieurs physiologistes n'admirent pas ce fait, jusqu'à ce que les expériences pratiquées simultanément en France par Leuret et Lassaigne, et en Allemagne par Tiedemann et Gmelin, fussent venues lever toutes les incertitudes, et donner l'explication des observations contradictoires qui jusqu'alors justifiaient les doutes.

(2) L'existence de l'acide lactique dans le suc gastrique du Veau fut annoncée en 1786 par Macquart (e), et vers 1816 M. Chevreul, en examinant une certaine quantité de liquide expulsé de l'estomac de l'Homme par régurgitation volontaire, y trouva : 1° de l'acide lactique uni à une matière animale soluble dans l'eau et insoluble dans l'alcool ; 2° un peu de chlorhydrate d'ammoniaque et de chlorure de potassium ; 3° une certaine quantité de chlorure de sodium ; 4° du mucus, et 5° beaucoup d'eau (f). En 1824, Graves trouva de l'acide lactique dans le liquide vomi par un malade atteint de dyspepsie (g), et en 1825 Leuret et Lassaigne conclurent aussi de leurs expériences sur le suc gastrique du Chien, que ce liquide contenait de l'acide lactique, du chlorhydrate d'ammoniaque, du

(a) Viridet, *Tractatus novus medico-physicus de prima coctione, præcipueque de ventriculi fermento.* Genève, 1692, p. 224.

(b) Spallanzani, *Expériences sur la digestion,* p. 289, etc.

(c) Carminati, *Ricerche sulla natura et sugli usi del succo gastrico in medicina e in chirurgia,* 1785, p. 56 et suiv.

(d) Brugnatelli, *Versuch einer chemischen Zerlegung der Magensäfte* (Crell's *Beiträge zu den chemischen Annalen,* 1786, t. I, 4ᵉ cahier, p. 79).

— Werner, *Dissert. sistens experimenta circa modum quo chymus in chylum mutatur.* Tubingen, 1800.

(e) Macquart, *Mémoire sur le suc gastrique des Animaux ruminants* (*Mém. de la Soc. royale de médecine,* 1786, p. 355).

(f) Voyez Magendie, *Précis élémentaire de physiologie,* 1ʳᵉ édit., 1816, et 2ᵉ édit., t. II, p. 11.

(g) *Trans. of the Coll. of Physicians in Ireland,* t. IV, n° 30.

riences tendirent à établir qu'il contenait de l'acide phosphorique libre (1).

Mais, en 1824, Prout (2) étudia d'une manière plus complète la question, et fit voir que le liquide dont les aliments sont imprégnés dans l'estomac de divers Mammifères contient de l'acide chlorhydrique à l'état de liberté, ou du moins non combiné, soit avec des bases fixes, soit avec de l'ammoniaque (3). Les

chlorure de sodium, une matière animale soluble dans l'eau, du mucus, du phosphate de chaux et 98 centièmes d'eau (a). Plus récemment, MM. Bernard et Barreswil ont été conduits par leurs expériences à admettre aussi que les propriétés acides du suc gastrique sont dues à la présence d'une certaine quantité d'acide lactique libre (b).

(1) Macquart, qui étudia vers la fin du siècle dernier le suc gastrique du Bœuf et du Mouton, en retira de l'acide phosphorique, ainsi que du phosphate de chaux, du sel marin et des matières organiques, et il considéra l'acide phosphorique comme y étant libre. Dans le suc gastrique du Veau il crut reconnaître aussi de l'acide lactique (c).

(2) Dans ses premières publications, Prout attribua aussi l'acidité du suc gastrique, tantôt à de l'acide phosphorique libre, d'autres fois à de l'acide carbonique (d) ; mais, plus tard, il changea d'opinion.

(3) Les recherches de Prout portèrent sur les liquides trouvés dans

l'estomac de divers Animaux (tels que des Chiens, des Lapins et des Chevaux) tués pendant que la digestion était en pleine activité. Au moyen de l'azotate d'argent, il dosa, d'une part, la quantité totale de chlore contenu dans les cendres laissées par l'incinération du résidu solide d'un poids donné du suc préalablement saturé par de la potasse ; d'autre part, il détermina la quantité de chlore qui était retenu dans les cendres du résidu simplement desséché sans additions préalables de potasse, ce qui lui donnait la proportion du premier de ces corps existant à l'état de chlorure sodique dans le liquide, et, en déduisant le poids ainsi obtenu de celui fourni par l'expérience précédente, il calcula la quantité d'acide chlorhydrique qui se trouvait en excédant. Enfin, dans une troisième expérience, il constata que cet acide en excès n'était combiné, ni avec de l'ammoniaque, ni avec un autre alcali (e).

En distillant le liquide fourni par les matières alimentaires contenues dans

(a) Leuret et Lassaigne, *Recherches pour servir à l'histoire de la digestion*, p. 113.

(b) Bernard et Barreswil , *Sur les phénomènes chimiques de la digestion* (*Comptes rendus de l'Acad. des sciences*, 1844, t. XIX, p. 1284).

(c) Macquart, *Mémoire sur le suc gastrique des Animaux ruminants* (*Mém. de la Soc. royale de médecine pour* 1786, p. 355).

(d) W. Prout, *Mém. sur les phénomènes de la sanguification* (*Journal de physique*, 1819, t. LXXXIX, p. 136).

(e) W. Prout, *On the Nature of the Acid and Saline Matters usually existing in the Stomach of Animals* (*Philos. Trans.*, 1824, p. 45).

résultats obtenus par ce chimiste furent confirmés par les recherches de Tiedemann et Gmelin, de Braconnot et de plusieurs autres auteurs (1). Il est vrai qu'un physiologiste distingué de l'école médicale de Nancy, M. Blondlot, en conteste l'exactitude; il pense que la réaction acide du suc gastrique est due à la présence d'un phosphate acide de chaux, et cette opinion a été partagée par quelques auteurs, mais elle n'est pas fondée. Le phosphate acide de chaux qui souvent se rencontre dans le suc gastrique du Chien, n'est pas une des matières constitutives de ce liquide, mais un produit de la digestion des os (2).

l'estomac d'un supplicié, M. Enderlin en a retiré de l'acide chlorhydrique libre (a).

(1) Tiedemann et Gmelin concluent de leurs expériences sur le suc gastrique du Chien et de plusieurs autres Mammifères, que ce liquide contient plusieurs acides libres, savoir :

1° De l'acide chlorhydrique ;

2° De l'acide acétique ou lactique, car ils considèrent ces deux acides comme identiques ;

3° De l'acide butyrique.

Ils en retirèrent aussi une matière animale qu'ils assimilèrent à la matière salivaire, de l'osmazome, du mucus et divers sels minéraux (b).

En 1835, Braconnot étudia chimiquement du suc gastrique recueilli sur un Chien par M. Blondlot, et ses expériences le conduisirent à admettre que ce liquide contenait : 1° de l'acide chlorhydrique en quantité remarquable; 2° de l'hydrochlorate d'ammoniaque ; 3° du chlorure de sodium en assez grande quantité ; 4° du chlorure de calcium ; 5° du chlorure de fer ; 6° des traces de chlorure de potassium ; 7° du chlorure de magnésium ; 8° une huile colorée, d'une saveur âcre ; 9° une matière animale soluble dans l'eau et dans l'alcool ; 10° une matière animale soluble dans les acides affaiblis ; 11° une matière animale soluble dans l'eau et insoluble dans l'alcool ; 12° du mucus ; 13° du phosphate de chaux (c).

(2) Les expériences sur lesquelles Prout s'appuya pour établir que le suc gastrique contient de l'acide chlorhydrique libre, ont été confirmées par Prévost et Morin (d), ainsi que par plusieurs physiologistes, mais elles ne sont pas à l'abri de la critique. Ainsi Leuret et Lassaigne montrèrent qu'elles n'étaient pas exemptes de quelques causes d'erreur dépendantes de la production de cyanures par l'action de la potasse

(a) Enderlin, *Ueber die Säuren des Magensaftes* (*Annalen der Chemie und Pharm.*, von Wöhler und Liebig, 1843, t. XLVI, p. 122).

(b) Tiedemann et Gmelin, *Recherches sur la digestion*, t. 1, p. 166 et suiv.

(c) Braconnot, *Expériences chimiques sur le suc gastrique* (*Ann. de chimie et de physique*, 1835, t. XLIX, p. 348 et suiv.).

(d) Prévost et Morin, *De la digestion chez les Herbivores* (*Journal de pharmacie*, 3ᵉ série, 1843, t. III, p. 345 et suiv.).

C'est aussi à des circonstances accidentelles qu'il faut attribuer la présence de l'acide butyrique, que l'on a parfois rencontré

sur les matières organiques pendant la calcination, et de la précipitation de l'argent par ces produits (*a*). Du reste, Prout donna à ce sujet des explications satisfaisantes (*b*) ; mais M. Frerichs fit remarquer ensuite que dans le cas où il existerait dans le suc gastrique, en présence du chlorure de sodium, un acide plus fixe que l'acide chlorhydrique, celui-ci serait déplacé et mis en liberté pendant la calcination (*c*).

Enfin, M. Blondlot, à l'aide d'une expérience très simple, crut pouvoir démontrer qu'il n'existe dans le suc gastrique ni acide chlorhydrique, ni acide lactique libre, et que l'acidité de ce liquide est due à la présence d'un biphosphate de soude. En effet, ayant cherché à saturer une certaine quantité de ce suc avec de la craie, il n'observa aucune effervescence : or, les divers acides dont je viens de parler, ainsi que l'acide phosphorique, etc., attaquent fortement cette substance et en chassent l'acide carbonique ; mais le phosphate acide de chaux n'agit pas de la sorte. M. Blondlot en conclut qu'il ne pouvait y avoir dans le suc gastrique aucun acide libre, et, à l'aide d'autres expériences, il y reconnut la présence d'une certaine quantité de phosphate acide de chaux (*d*).

En 1844, MM. Bernard et Barreswil combattirent l'opinion de M. Blondlot, et firent voir que l'absence des signes d'effervescence signalée dans les expériences de ce physiologiste dépendait de l'état de dilution excessive du suc gastrique employé ; en effet, il leur suffisait de concentrer le liquide pour obtenir par l'addition de la craie un dégagement visible d'acide carbonique (*e*).

Pour décider la question soulevée par les recherches de M. Blondlot, M. Melsens (de Bruxelles) eut recours à une autre épreuve. Après avoir constaté que des fragments de marbre blanc avaient perdu 70 milligrammes de leur poids par un séjour de quarante-huit heures dans une certaine quantité de suc gastrique, il plaça dans une nouvelle quantité du même liquide des cristaux de spath fluor, et il les vit se couvrir de bulles de gaz ; enfin il constata que leur surface était corrodée et qu'ils avaient diminué de poids. Or, le phosphate acide de chaux ne produit pas des effets de ce genre, et l'on ne peut les expliquer que par la présence d'un acide libre ou très faiblement uni à de la matière organique (*f*).

M. Dumas vérifia les faits annoncés par M. Melsens (*g*), et les arguments

<hr>

(*a*) Leuret et Lassaigne, *Rech. pour servir à l'hist. de la digestion*, p. 116.

(*b*) Prout, *Remarks on certain Objections made by MM. Leuret and Lassaigne and by Professors Tiedemann and Gmelin in their Works on Digestion , particularly with respect to the Presence of free Muriatic Acid in the Stomach of Animals* (*Ann. of Philosophy*, new Series, 1826, t. XII, p. 405).

(*c*) Frerichs, *Die Verdauung* (Wagner's *Handwörterbuch der Physiologie*, 1846, t. III, p. 781).

(*d*) Blondlot, *Traité analytique de la digestion*, 1843, p. 40 et suiv.

(*e*) Bernard et Barreswil, *Sur les phénomènes chimiques de la digestion* (*Comptes rendus de l'Acad. des sciences*, 1844, t. XIX, p. 1285).

(*f*) Melsens, *Recherches sur l'acidité du suc gastrique* (*Comptes rendus de l'Acad. des sciences*, 1844, t. XIX, p. 1289).

(*g*) Dumas, *Traité de chimie*, t. VIII, p. 604.

dans le suc gastrique (1), et d'après l'ensemble des faits connus, il me paraît indubitable que c'est essentiellement à l'existence d'une certaine quantité d'acide chlorhydrique, ainsi que d'acide

par lesquels M. Blondlot a soutenu sa première opinion ne me paraissent pas concluants (*a*).

M. Schiff a vu le spath fluor devenir opaque et un peu inégal à sa surface par l'action du suc gastrique, mais il n'a pu constater une diminution de poids dans le minéral ainsi attaqué (*b*). Ce physiologiste a constaté également un faible dégagement d'acide carbonique quand on fait agir ce liquide sur du carbonate de chaux. Enfin, il a reconnu que la quantité de chaux tenue en dissolution par le suc gastrique augmente quand ce liquide a agi de la sorte sur de la craie. Du reste, il a trouvé que, par son action sur le carbonate de chaux, cette humeur ne perd jamais son acidité, ce qui suppose qu'une partie de son acide est à l'état de combinaison très faible, mais non décomposable par la craie.

Il résulte aussi des expériences de MM. Bidder et Schmidt que le suc gastrique des Chiens contient du phosphate acide de chaux, quand ces Animaux ont mangé des os, mais n'en renferme pas quand ils ont été privés de ces corps pendant quelque temps ; en sorte que le résultat chimique obtenu par Blondlot, tout en étant exact,

pourrait être dû seulement à la présence de fragments d'os dans l'estomac des Animaux soumis à ses expériences (*c*).

J'ajouterai que, dans une expérience, M. Schiff a constaté la présence du phosphate acide de chaux dans le suc gastrique d'un Chien qui avait mangé des os deux jours avant l'extraction de ce liquide, mais qu'il n'en trouva aucune trace chez deux autres Chiens qui avaient été privés d'os depuis cinq jours. On sait, du reste, que les os en contact avec les acides, même les plus faibles, tels que l'acide carbonique, abandonnent une certaine quantité de chaux, et donnent naissance à du phosphate acide de chaux (*d*).

M. Landerer a trouvé également de l'acide chlorhydrique libre, et faisant effervescence avec le carbonate de chaux, dans le suc gastrique d'un Chacal. Il y a reconnu aussi la présence d'une certaine quantité de phosphate acide de chaux (*e*).

(1) L'existence de l'acide butyrique dans le suc gastrique a été constatée deux fois chez le Cheval par Tiedemann et Gmelin (*f*).

M. Enderlin a trouvé aussi ce prin-

<hr>

(*a*) Blondlot, *Nouvelles recherches chimiques sur la nature et l'origine du principe acide qui domine dans le suc gastrique*, 1851 (extr. des *Mém. de la Société des sciences, lettres et arts de Nancy*).

(*b*) Voyez Longet, *Traité de physiologie*, t. 1, 3ᵉ partie, p. 198.

(*c*) Bidder et Schmidt, *Ueber die Verdauungssäfte*, p. 43.

(*d*) Voyez Alphonse Milne Edwards, *Études chimiques sur les os* (*Ann. des sciences nat.*, 4ᵉ série, 1860, t. XIII, p. 159 et suiv.).

(*e*) Voyez Buchner's *Repertorium*, t. VIII, p. 342.

(*f*) Tiedemann et Gmelin, *Rech. sur la digestion*, t. 1, p. 167.

lactique libre ou faiblement uni à des matières animales, que ce liquide doit son acidité. Il est vrai que les expériences sur lesquelles la plupart des chimistes se sont fondés pour admettre l'existence du premier de ces corps, ne sont pas complétement probantes, car elles ont été faites à chaud, et l'on sait que le chlorure de sodium, en présence de l'acide lactique, peut dans ces circonstances donner naissance à de l'acide chlorhydrique libre (1). Mais toute incertitude me paraît avoir été levée par les recherches récentes de M. Lehmann. En effet, ce chimiste a constaté que si l'on dessèche à froid et dans le vide du suc gastrique normal, il s'en dégage de l'acide chlorhydrique que l'on peut recueillir et doser, mais le résidu est encore acide et fournit à l'analyse une quantité considérable d'acide lactique (2).

cipe immédiat dans les matières extraites de l'estomac d'un supplicié (a).

L'opinion émise par quelques chimistes au sujet de l'existence de l'acide acétique dans le suc gastrique est née d'une erreur commise par Tiedemann et Gmelin, qui crurent devoir ne pas distinguer de ce corps l'acide lactique, et qui, en conséquence, appelèrent ce dernier *acide acétique* (b). L'absence de l'acide acétique proprement dit dans le suc gastrique a été constatée chez divers Animaux, ainsi que chez l'Homme (c). Les recherches de MM. Bernard et Barreswil tendent également à établir qu'il n'existe pas d'acide acétique dans le suc gastrique du Chien (d).

distillant de l'eau acidulée par l'acide lactique et tenant en dissolution du chlorure de sodium, virent qu'à la fin de l'opération il se dégageait de l'acide chlorhydrique. Ces auteurs s'appuient sur cette expérience, et sur quelques autres réactions pour établir que l'acide chlorhydrique libre ne préexiste pas dans le suc gastrique, et s'y produit pendant les opérations pratiquées par les chimistes pour le mettre en évidence. Ainsi, ils ont constaté que l'acide oxalique, ajouté en petite quantité au suc gastrique, forme un précipité d'oxalate de chaux, précipité qui ne se montre pas dans une dissolution de chlorure de calcium aiguisée par 2 millièmes d'acide chlorhydrique (e).

(1) MM. Bernard et Barreswil, en

(2) Dans six expériences de ce

(a) Enderlin, *Ueber die Säuren des Magensaftes* (*Ann. der Chimie und Pharmacie*, 1843, t. XLVI, p. 122).

(b) Tiedemann et Gmelin, *Rech. sur la digestion*, t. I, p. 167.

(c) Enderlin, *Op. cit.* (*Ann. der Chemie und Pharmacie*, t. XLVI, p. 123).

(d) Bernard et Barreswil, *Sur les phénomènes chimiques de la digestion* (*Comptes rendus de l'Acad. des sciences*, 1844, t. XIX, p. 1285).

(e) Bernard et Barreswil, *Op. cit.* (*Comptes rendus de l'Acad. des sciences*, 1844, t. XIX, p. 1286).

żani avaient fait voir qu'une substance jouissant de la même propriété peut être extraite directement des parois de l'estomac de beaucoup d'Animaux par l'action de l'eau (1). L'espèce de présure ainsi préparée ne détermine pas dans les aliments les changements que le suc gastrique y produit, et les physiologistes ne s'en occupèrent que peu; mais en 1834 M. Eberle (de Wurtzbourg) trouva que si l'on traite la membrane interne de l'estomac par de l'eau faiblement acidulée, on obtient un liquide plus puissant qui agit sur la viande et sur les autres aliments à la manière du suc gastrique naturel, qui en opère la digestion comme le fait cette humeur, et qui mérite pleinement le nom de *suc gastrique artificiel* (2). Peu de temps après, J. Müller

(1) On savait que la tunique interne de l'estomac d'une Poule, ou de tout autre Oiseau de basse-cour, peut être substituée à la présure, et que l'eau dans laquelle on a fait tremper ces membranes peut aussi faire cailler le lait. Spallanzani prépara cette sorte de *présure artificielle* avec l'estomac de divers Mammifères, Reptiles et Poissons, aussi bien qu'avec celui d'un grand nombre d'Oiseaux (a).

Young fit aussi quelques recherches sur la présure, et reconnut que l'eau dans laquelle on a fait infuser un fragment de la tunique interne de l'estomac, dont le poids ne s'élève pas à un demi-gramme, suffit pour faire coaguler plus de 3 kilogrammes de lait (b). Des expériences analogues ont été faites aussi par Fordyce, vers la fin du siècle dernier (c).

En 1813, Evrard Home reconnut que chez tous les Animaux soumis à ses recherches, une des propriétés caractéristiques du suc gastrique était l'action coagulante que ce liquide exerce sur le lait (d).

(2) Les expériences d'Eberle furent faites d'abord avec le mucus qui se détache des parois de l'estomac et qui entoure souvent la masse alimentaire pendant les premiers temps de la digestion. Il reconnut que ce mucus acidifié peut déterminer des digestions artificielles, à la manière du suc gastrique naturel (e). Il constata ensuite qu'on peut obtenir un suc gastrique artificiel en faisant infuser pendant quelques heures, dans de l'eau aiguisée d'acide chlorhydrique, des fragments de la tunique interne de l'estomac. Mais il se trompa sur quelques autres points : ainsi il crut pouvoir obtenir le même produit en employant, au lieu

(a) Spallanzani, *Expériences sur la digestion*, 1783, p. 294.
(b) Voyez Thompson, *Système de chimie*, trad. par Riffault, 1818, t. IV, p. 668.
(c) Fordyce, *A Treatise on the Digestion of food*, 1791, p. 57.
(d) E. Home, *Experim. to as certain the coagulating Power of the Secretion of the Gastric Glands* (Philos. Trans., 1813, p. 961).
(e) Eberle, *Physiologie der Verdauung*, 1834, p. 80 et suiv.

et Schwann confirmèrent tout ce qui est essentiel dans les recherches d'Eberle (1), et Schwann y ajouta un fait important. En effet, il fit voir qu'il existe dans le liquide digestif ainsi préparé artificiellement un principe actif auquel il a donné le nom de *pepsine* (2), principe qui peut en être précipité sans rien perdre de ses propriétés, car, rendu de nouveau soluble et repris par de l'eau acidulée, il reconstitue du suc gastrique apte à effectuer des digestions artificielles (3).

de la muqueuse gastrique, du mucus quelconque.

MM. Purkinje et Pappenheim assurent avoir obtenu aussi un liquide digestif en faisant infuser dans de l'eau acidulée, soit la membrane muqueuse intestinale, soit la substance du pancréas (a), et M. Ernest Burdach annonça avoir préparé un produit analogue en employant, au lieu de la tunique de l'estomac, des fragments de la membrane muqueuse de la trachée, de la vessie urinaire, du péricarde, des muscles etc. (b) ; mais la plupart de ces résultats ont été infirmés par les recherches plus récentes de beaucoup d'autres physiologistes.

Pour préparer le suc gastrique artificiel, M. Lehmann conseille l'emploi du procédé suivant. On lave bien l'estomac d'un Cochon récemment tué, et l'on en détache par la dissection des portions de la membrane muqueuse prises sur les parties où les glandules pepsiques sont en plus grand nombre ; on soumet ces membranes à l'action de l'eau distillée pendant une heure ou deux, puis avec un scalpel on en racle doucement la surface libre de façon à enlever la couche de substance muqueuse grisâtre qui s'y montre. Ce produit est mis en infusion dans de l'eau distillée pendant deux ou trois heures et souvent agité ; enfin, on ajoute au liquide un peu d'acide chlorhydrique, et l'on élève la température à environ 36 degrés pendant une demi-heure. Le tout est alors jeté sur un filtre, et la dissolution de pepsine qui passe est assez limpide et presque incolore, quoique impure (c).

(1) Dans un premier travail, Schwann et Müller s'appliquèrent principalement à établir que le suc gastrique artificiel est apte à opérer la digestion des aliments albuminoïdes, et que, pour le préparer, il faut employer les tuniques de l'estomac, tandis qu'avec le mucus ordinaire on n'en obtient pas (d).

(2) De πέψις, coction ou digestion.

(3) Schwann reconnut que la matière active du suc gastrique artificiel peut être précipitée par l'acétate de

(a) Purkinje et Pappenheim, *Ueber Verdauung* (Froriep's *Notizen*, 1836, t. L, p. 211).
(b) Voyez Burdach, *Traité de physiologie*, trad. par Jourdan, t. IX, p. 317 et suiv.
(c) Lehmann, *Ueber den Verdauungsprocess betreffende quantitative Verhältnisse* (*Bericht über die Verhandlungen der Gesellschaft der Wissenschaften zu Leipzig*, 1849, p. 10).
(d) J. Müller et Th. Schwann, *Versuche über die künstliche Verdauung des geronnenen Eiweisses* (Müller's *Archiv für Anat. und Physiol.*, 1836, p. 66).

Enfin, les découvertes d'Eberle, de Müller et de Schwann furent complétées par Wasmann, qui parvint à mieux isoler la pepsine. D'autres chimistes, parmi lesquels je citerai M. Mialhe, sont venus ensuite perfectionner le mode d'extraction de ce principe et en mieux étudier les propriétés (1). Enfin on a beaucoup multiplié les expériences de digestions artificielles opérées à l'aide d'un suc gastrique fabriqué de toutes pièces dans nos laboratoires, et l'on est arrivé même à employer cette substance comme médicament, pour suppléer à l'insuffisance de la sécrétion pepsique dans certains états maladifs de l'estomac (2).

plomb, et que le précipité ainsi obtenu, après avoir été séparé par filtration et convenablement lavé, puis additionné d'un peu d'acide chlorhydrique, peut être décomposé par de l'acide sulfhydrique, qui forme avec le plomb un sulfure insoluble et met en liberté la pepsine. Ce physiologiste reconstitua ainsi un liquide digestif, et, sans avoir isolé la pepsine, il montra que c'est à une matière particulière que le suc gastrique doit ses propriétés (a). Ses droits à cette découverte ont été contestés par M. Blondlot, parce que dans l'ouvrage de Burdach il est dit que Schwann prépara la pepsine en la précipitant du suc gastrique par le bichlorure de mercure, et qu'en réalité cette précipitation ne peut avoir lieu (b). Mais si M. Blondlot avait consulté le mémoire de Schwann, il aurait vu que l'expérience de ce physiologiste a été faite avec de l'acétate de plomb, et que c'est théoriquement que cet auteur conseille l'emploi du sublimé corrosif (c).

(1) Parmi les physiologistes (d) qui ont écrit sur ce sujet après la publication des travaux d'Eberle, de Schwann et de Wasmann, il faut citer en première ligne MM. Pappenheim, Valentin, Elsässer, Lehmann et Mialhe (e).

(2) C'est principalement M. L. Corvisart qui a appelé l'attention des médecins sur l'emploi thérapeutique de la pepsine (f).

(a) Th. Schwann, *Ueber das Wesen des Verdauungsprocesses* (Müller's *Archiv für Anat. und Physiol.*, 1836, p. 90 et suiv.).
(b) Blondlot, *Traité analytique de la digestion*, p. 369.
(c) Schwann, *Op. cit.* (Müller's *Archiv*, 1836, p. 126).
(d) Wasmann, *De digestione nonnulla*, dissert. inaug. Berolini, 1839.
(e) Pappenheim, *Zur Kenntniss der Verdauung*. Breslau, 1839.
— Valentin, *Repertorium*, t. I, p. 40 ; t. II, p. 200 ; et Froriep's *Notizen*, t. L, p. 211.
— Elsässer, *Magenerweichung der Säuglinge*. Stuttgard, 1846.
— Lehmann, *Op. cit.* (*Bericht über die Verhandl. der Gesellsch. der Wissensch. zu Leipzig*, 1849, p. 8).
— Mialhe, *Mém. sur la digestion et l'assimilation des matières albuminoïdes*, in-8, 1847. — *Chimie appliquée à la physiologie et à la thérapeutique*, 1856, p. 99 et suiv.)
(f) L. Corvisart, *Mémoire sur les aliments et sur les nutriments*, 1854, in-8. — *Dyspepsie et consomption, etc.*, in-8, 1854. — *Sur les effets physiologiques et thérapeutiques de la pepsine*,
— Mialhe et Pressat, *De la pepsine et de ses propriétés digestives*, in-8, 1860.

Propriétés
chimiques
de la
pepsine.

§ 10. — La pepsine, que quelques chimistes ont désignée sous les noms de *gastérase* ou de *chymosine* (1), est une matière organique riche en azóte, qui, à l'état solide, est blanchâtre et amórphe, qui est susceptible de se dissoudre dans beaucoup d'eau, mais qui est insoluble dans l'alcool absolu ; elle ne se coagule pas quand on la fait chauffer, mais l'ébullition l'altère au point de la rendre inactive (2). Elle peut se combiner avec divers réactifs sans éprouver aucun changement fondamental dans sa constitution, mais elle est profondément modifiée par l'action d'autres agents chimiques : ainsi, quand elle a été précipitée par la potasse, elle perd son pouvoir digestif; mais elle forme, avec l'acétate de plomb et quelques autres sels, des composés insolubles dont on peut l'extraire avec toutes ses pro-

(1) M. Payen, ayant cherché inutilement à répéter les expériences de Schwann et Müller sur la digestion artificielle au moyen du liquide obtenu en faisant infuser les parois de l'estomac dans de l'eau aiguisée d'acide chlorhydrique, chercha à isoler le principe actif du suc gastrique naturel, et y parvint facilement. A cette occasion, il proposa de substituer le nom de *gastérase* à celui de *pepsine*, mais ce changement n'a pas été adopté (a).

M. Deschamps (d'Avallon), qui a extrait cette substance de la présure, et en a fait l'objet de nouvelles études, l'a appelée *chymosine*, parce qu'elle intervient dans la chymification et ne détermine pas la totalité des phénomènes de la digestion (b).

(2) Quelques auteurs avaient pensé que la pepsine se coagule par l'ébullition ; mais M. Frerichs a fait voir que c'est l'albumine, avec laquelle ce principe se trouve souvent mêlé, qui seule éprouve ce changement d'état, et que la pepsine convenablement purifiée reste soluble après avoir été exposée à la température de 100 degrés (c). Du reste, cette substance perd irrévocablement ses propriétés digestives, non-seulement par l'effet de l'ébullition, ainsi que l'avait constaté Schwann (d), mais même par l'action d'une température qui ne dépasse que de peu 40 degrés. M. Blondlot s'en est assuré, et ce physiologiste a constaté également que la congélation du liquide dans lequel cet agent se trouve en dissolution n'en détruit pas la puissance digestive (e).

(a) Payen, *Note sur le principe actif du suc gastrique* (*Comptes rendus de l'Acad. des sciences* 1843, t. XVII, p. 654). — *Journal de chimie médicale*, 1843, t. IX, p. 261.
(b) Deschamps, *De la présure* (*Journal de pharmacie*, 1840, t. XXVI, p. 412).
(c) Frerichs, art. VERDAUUNG (Wagner's *Handwörterbuch der Physiologie*, t. III, p. 785).
(d) Schwann, *Op. cit.* (Müller's *Archiv für Anat. und Physiologie*, 1836, p. 90).
(e) Blondlot, *Traité analytique de la digestion*, p. 358.

priétés primitives (1). Enfin elle forme, avec la plupart des acides, des composés très solubles (2), et c'est à cet état seulement qu'elle détermine sur les aliments les effets caractéristiques de la digestion. La pepsine, comme on le voit, a beaucoup d'analogie avec l'albumine, et il est probable qu'elle appartient à la même famille de principes immédiats ; mais elle se distingue de cette substance par plusieurs caractères : par exemple, en ce qu'elle n'est pas précipitée de ses dissolutions par le cyanoferrure de potassium (3). La pepsine diffère d'ailleurs de toutes les autres substances albuminoïdes ordinaires par son action sur le caséum soluble, dont elle détermine la coagulation quand elle est à l'état neutre, aussi bien qu'en présence d'un acide. Jusqu'ici on ne l'a pas obtenue dans un état de pureté assez parfaite pour pouvoir en faire une analyse satisfaisante (4), et il reste beaucoup d'incertitude au sujet de

---

(1) Le mode de préparation de la pepsine qui est communément employé aujourd'hui repose sur cette propriété. On lave des fragments de l'estomac d'un Porc, puis on les fait infuser dans de l'eau jusqu'à ce que la putréfaction soit près de se manifester ; on filtre le liquide, et on le précipite par de l'acétate de plomb. Le précipité, contenant un composé d'oxyde de plomb et de pepsine, ainsi que de l'albumine, est ensuite lavé et traité par l'acide sulfhydrique, qui forme avec le plomb un sulfure insoluble et met en liberté la pepsine. On reprend cette dernière substance par l'eau, puis on la précipite au moyen de l'alcool anhydre ; on filtre, et l'on recommence à deux ou trois reprises ces deux dernières opérations, afin de séparer de la pepsine les petites quantités d'acide acétique et d'autres corps étrangers qui y étaient unis. La poudre blanche ainsi obtenue est neutre.

(2) La pepsine est précipitée par l'acide tannique (a).

(3) Il est aussi à remarquer que la pepsine précipitée de sa dissolution aqueuse par l'alcool anhydre conserve sa solubilité dans l'eau, tandis que l'albumine coagulée de la sorte devient insoluble.

(4) En 1842, Vogel fit l'analyse élémentaire de la pepsine telle qu'il l'avait extraite du suc gastrique artificiel, et y trouva pour 100 parties : 57,72 de carbone, 5,65 d'hydrogène, 21,09 d'azote et 15,62 d'oxygène (b). Mais la matière employée par ce chimiste était trop impure pour que l'on

---

(a) Lehmann, *Lehrbuch. der physiologischen Chemie*, t. II, p. 42.
(b) Vogel fils, *Notice sur la pepsine* (*Journal de pharmacie*, nouv. série, 1842, t II, p. 270).

sa nature chimique (1); mais ses propriétés physiologiques sont des plus remarquables et ont donné lieu à beaucoup d'observations intéressantes.

Ainsi que je l'ai déjà dit, la pepsine à l'état neutre ne jouit d'aucune propriété digestive ; mais lorsqu'elle est combinée avec un acide en excès, elle agit sur les aliments à la manière du suc gastrique naturel. Presque tous les acides sont susceptibles de donner à cette substance le pouvoir dissolvant qui en fait le principal agent de la digestion stomacale, mais c'est quand elle est unie à l'acide chlorhydrique que son action est la plus forte (2). Or, c'est précisément en présence de ce dernier

*Propriétés digestives de la pepsine.*

puisse avoir confiance dans les résultats de l'expérience.

Plus récemment, M. Schmidt (de Dorpat) a cherché à déterminer la composition élémentaire de la pepsine en analysant le précipité formé par le bichlorure de mercure dans du suc gastrique préalablement traité par de l'eau de chaux pour en séparer le phosphate calcaire, puis par de l'alcool pour enlever le chlorure de calcium. En suivant ce procédé, il a été conduit à considérer la pepsine comme formée de : C. 53,0; H. 6,7; Az. 17,8; O. 22,5 (a).

(1) M. Mulder considère la pepsine comme pouvant dériver des matières albuminoïdes, et prendre naissance par l'action de l'acide chlorhydrique affaibli sur la légumine et même les autres aliments azotés (b); mais M. Brücke a constaté que la liqueur préparée de la sorte ne possède jamais les propriétés du suc gastrique (c).

(2) Suivant M. Blondlot, la pepsine jouit de la propriété digestive quand elle est associée à un acide quelconque (d). Mais il paraît y avoir des exceptions à cet égard, et il est bien démontré que la puissance du suc gastrique artificiel n'est pas la même quand on le prépare avec des acides différents. M. Valentin a depuis longtemps signalé l'acide benzoïque comme paraissant être impropre à cet usage (e), et, d'après M. Lehmann, il en serait de même pour les acides phosphorique, oxalique, tartrique et succinique ; enfin les acides sulfureux, arsénieux et tannique le rendent inactif. Ce chimiste a trouvé que le suc gastrique artificiel acidulé par de l'acide sulfurique ou de l'acide nitrique est extrêmement faible, et que c'est en présence des acides chlorhydrique, lactique ou acétique que la propriété digestive de la pepsine a le plus de puissance (f). Enfin,

(a) Bidder et Schmidt, *Die Verdauungssäfte*, p. 46.

(b) Mulder, *Die peptone (Archiv der Holländischen Beiträge der Natur - und Heilkunde*, 1858, t. II, p. 1).

(c) E. Brücke, *Beiträge zur Lehre von der Verdauung (Sitzungsberichte der wissensch. Akad. zu Wien.*, 1859, t. XXXVII, p. 150).

(d) Blondlot, *Traité analytique de la digestion*, p. 361.

(e) Valentin, *Ueber Verdauung* (Froriep's *Notizen*, 1836, t. L, p. 211).

(f) Lehmann, *Lehrb. der physiologischen Chemie*, t. II, p. 48.

corps, que la pepsine se trouve dans le suc gastrique naturel. Il y a quelques raisons de croire que la sécrétion de ces deux substances se fait isolément et résulte de l'action d'organites distincts (1), de sorte que probablement leurs proportions relatives peuvent varier, et nous verrons bientôt que cette circonstance est importante à noter. Mais c'est toujours associée à une certaine quantité d'acide chlorhydrique que la pepsine, versée dans l'estomac par les parois de cet organe, arrive en contact avec les ali-

M. Hühnefeld a étudié dernièrement d'une manière comparative l'action exercée sur l'albumine coagulée par du suc gastrique artificiel préparé tour à tour avec de l'acide chlorhydrique, de l'acide lactique ou de l'acide acétique, et il a trouvé que le premier était le plus actif de tous, tandis que celui fait avec l'acide acétique était le plus faible des trois (a).

(1) Une série intéressante d'expériences, faites dernièrement par M. Boudault en Belgique, et par M. Brücke à Vienne, tendent à établir que la pepsine est à l'état neutre quand elle se produit dans les glandules gastriques, et qu'elle est pour ainsi dire emmagasinée dans cet état par ces organites, pour être mise en liberté et combinée avec un acide au moment où elle doit être versée dans la cavité de l'estomac (b). Effectivement, quand, par des lavages prolongés, les parois de l'estomac d'un Cochon ou de la caillette d'un Veau ne donnent plus aucun signe d'acidité, on peut en retirer de la pepsine neutre par l'action de l'eau pure, et en employant de l'acide chlorhydrique étendu, on parvient

encore à en extraire des quantités considérables de ce principe. Les recherches de M. Brücke ne jettent que peu de lumière sur le mode d'origine de l'acide qui se trouve uni à la pepsine quand le suc gastrique est versé sur les aliments ; mais il me paraît probable que c'est principalement la sécrétion de cet acide qui est provoquée par l'action stimulante des aliments sur les parois de l'estomac, et que l'arrivée de cette substance dans l'intérieur des glandules pepsiques est la cause de l'excrétion de la pepsine accumulée préalablement dans les utricules pariétales de ces organites.

J'ajouterai que, d'après une expérience très-intéressante faite par M. Cl. Bernard, on serait disposé à croire que l'acide libre ne se produit pas dans les glandes gastriques, et se rencontre seulement dans la couche épithélique superficielle de la muqueuse stomacale. En effet, ce physiologiste ayant constaté que des dissolutions de lactate de fer et de ferrocyanure de potassium, injectées successivement dans les veines, ne donnent pas naissance à du bleu

(a) Hühnefeld, *De albuminis succo gastrico factitio solubilitate.* Gryphiæ, 1859.
(b) Boudault, *Mémoire sur la pepsine (Journal de médecine de Bruxelles,* décembre 1856).
— E. Brücke, *Beiträge zur Lehre von der Verdauung (Sitzungsberichte der Akademie der Wissenschaften von Wien,* 1859, t. XXXVII, p. 153 et suiv.).

ments, et c'est par l'effet de cette association qu'elle est apte à opérer la digestion. Ainsi l'agent qui détermine ce phénomène n'est, à proprement parler, ni la pepsine, ni l'acide du suc gastrique, mais une matière composée de ces deux corps unis d'une manière très lâche, il est vrai, mais bien évidemment en combinaison chimique, puisque la substance résultant de leur association jouit de propriétés que ne possèdent ni l'un ni l'autre de ces principes quand ils sont seuls. Quelques auteurs ont cru pouvoir désigner ce composé sous les noms d'*acide pepsinhydrochlorique* ou *chlorhydropeptique* (1). Mais nous sommes

de Prusse pendant qu'elles se trouvent dans le sang, dont la réaction est alcaline, mais réagissent l'une sur l'autre, et donnent naissance à un précipité bleu, quand elles se trouvent en présence d'un acide, a cherché si ces matières ne seraient pas excrétées par les glandules de l'estomac, et si elles n'indiqueraient pas alors le lieu où se produit l'acide gastrique par le fait de la formation d'un dépôt de bleu de Prusse là où elles rencontreraient cet agent. Or, le bleu de Prusse s'est formé dans l'estomac, mais ne se trouvait pas dans les glandules pepsiques, et s'était déposé seulement à la surface de la membrane muqueuse de ce viscère (*a*). Il est cependant à noter que chez les Oiseaux, M. Brücke a constaté des indices de la présence d'un acide dans l'intérieur même des glandules du ventricule succenturié (*b*).

(1) M. Schmidt a présenté, au sujet de la constitution de cette substance digestive, des vues théoriques qui offrent de l'intérêt, mais qui ne sont pas suffisamment établies. Pour se rendre compte de la transformation de la pepsine ordinaire en pepsine inactive, telle que la matière qui s'obtient par l'ébullition, et que quelques physiologistes ont appelée de la pepsine coagulée, M. Schmidt considère la pepsine normale ou active comme un acide conjugué composé de pepsine inactive dépourvue de l'acide chlorhydrique, et comparable à l'acide ligno-sulfurique, qui est susceptible de former divers composés salins sans éprouver d'altération, mais qui, à la température de 100 degrés, se dédouble en dextrine et en acide sulfurique, et ne peut plus être reconstitué. L'*acide pepsinhydrochlorique* serait susceptible de former avec l'albumine, la gélatine, etc., des composés solubles, et avec diverses substances minérales il donnerait naissance à des corps insolubles, sans cesser d'exister ; mais en présence d'autres réactifs, de même que par l'effet de l'ébullition, cet acide double se décomposerait en acide chlorhydrique et en pepsine inactive, laquelle ne pourrait pas, en présence d'un

(*a*) Cl. Bernard, *Leçons sur les propriétés physiologiques et les altérations pathologiques des liquides de l'organisme*, 1859, t. II, p. 375.

(*b*) Brücke, *op. cit.* (*Sitzungsberichte*, 1859, t. XXXVII, p. 162 et suiv.).

encore dans une ignorance trop complète touchant la nature intime de la matière en question, pour que des désignations de ce genre ne soient pas plus nuisibles qu'utiles, car elles donnent une apparence de précision à ce qui ne le comporte pas. Quoi qu'il en soit, l'union de l'acide chlorhydrique ou de l'acide lactique du suc gastrique avec la pepsine est toujours très faible, et dans la plupart des circonstances ces acides agissent comme s'ils étaient libres ; aussi tout ce que j'ai dit précédemment des acides qui se trouvent en liberté dans les liquides de l'estomac est applicable à ces composés instables aussi bien qu'aux acides en excès.

§ 11. — En résumé, nous voyons donc que le suc gastrique se compose essentiellement d'eau tenant en dissolution de la pepsine associée à une certaine quantité d'acide chlorhydrique et d'acide lactique, du chlorure de sodium et quelques autres matières minérales (1), et que ce liquide doit ses propriétés

Composition<br>du suc<br>gastrique

acide libre, reconstituer de l'acide pepsinhydrochlorique (a). Cette hypothèse permettrait en effet d'expliquer plusieurs circonstances de l'histoire chimique et physiologique de la pepsine ; mais d'autres considérations paraissent y être peu favorables, et dans l'état actuel de la science, on ne saurait y avoir recours avec confiance.

Des vues analogues avaient été présentées par M. Mulder au sujet de l'union des acides avec l'albumine et les autres matières protéiques (b) ; mais elles ont été ensuite abandonnées par ce chimiste, lorsqu'il a vu que la quantité de base nécessaire pour saturer les composés qu'il appelait de l'acide chlorhydro-protéique ou sulfo-protéique, était exactement celle équivalente à la quantité d'acide sulfurique ou d'acide chlorhydrique contenue dans ces substances (c).

C'est aussi en se basant sur une hypothèse de ce genre, que M. Schiff appelle la pepsine acidifiée de l'*acide chlorhydropeptique* (d). Mais rien n'établit que la combinaison de la pepsine avec les acides soit un acide conjugué plutôt qu'un composé dans lequel le premier de ces corps jouerait le rôle de base.

(1) Dans une série de neuf analyses de suc gastrique obtenu au moyen de fistules artificielles sur des Chiens dont

(a) Schmidt, *De digestionis natura*, dissert. inaug. Dorpat, 1840. — *Ueber das Wesen des Verdauungsprocesses* (Ann. der Chemie und Pharm., 1847, t. LXI, p. 311).
(b) Mulder, *Sur la composition de quelques substances animales* (Bulletin des sciences physiques et naturelles en Néerlande, 1838, p. 105).
(c) Mulder, *Chemische Untersuchungen*, 1847, t. II, p. 224.
(d) Voyez Longet, *Traité de physiologie*, t. I, 2ᵉ partie, p. 205.

digestives à la pepsine acidulée. Il est aussi à noter que ce liquide peut contenir accidentellement d'autres substances, car beaucoup de matières qui se trouvent dans le sang, et qui s'échappent de l'organisme par la voie des sécrétions, peuvent être éliminées en partie par les glandules gastriques, ainsi que nous le verrons dans une prochaine Leçon, quand nous étudierons spécialement les excrétions. Enfin il peut aussi se

la sécrétion salivaire était préalablement détournée des voies digestives, MM. Bidder et Schmidt ont obtenu les moyennes suivantes pour 1000 parties de liquide :

| | |
|---|---|
| Pepsine et autres matières organiq. | 17,127 |
| Acide chlorhydrique libre. . . . . | 3,050 |
| Chlorure de potassium . . . . . . | 1,125 |
| Chlorure de sodium. . . . . . . . | 2,507 |
| Chlorure de calcium. . . . . . . . | 0,624 |
| Chlorure d'ammonium . . . . . . | 0,468 |
| Phosphate de chaux. . . . . . . | 1,725 |
| Phosphate de magnésie. . . . . . | 0,226 |
| Phosphate de fer. . . . . . . . . | 0,082 |

Cela suppose environ 973 millièmes d'eau.

Dans une autre série d'expériences, quand la salive pouvait arriver dans l'estomac, la proportion d'acide libre ne s'élevait qu'à 2,337, et la quantité de matières organiques était un peu plus considérable (a).

Le suc gastrique d'une femme qui portait depuis longtemps une fistule gastrique a été analysé deux fois par M. Schmidt, et a donné les résultats suivants :

| | 1re EXPÉRIENCE. | 2e EXPÉRIENCE. | MOYENNE. |
|---|---|---|---|
| Eau. . . . . . . . . . . . . . . . . . . | 994,610 | 994,190 | 994,404 |
| Pepsine, etc. . . . . . . . . . . . . . | 3,016 | 3,374 | 3,195 |
| Acide chlorhydrique . . . . . . . . . . | 0,217 | 0,183 | 0,200 |
| Chlorure de calcium . . . . . . . . . . | 0,092 | 0,031 | 0,061 |
| Chlorure de sodium . . . . . . . . . . | 0,345 | 1,584 | 1,465 |
| Chlorure de potassium . . . . . . . . . | 0,570 | 0,530 | 0,550 |
| Phosphates de chaux, de magnésie et de fer. | 0,150 | 0,100 | 0,125 (b) |

M. Lehmann pense que les matières ammoniacales signalées dans le suc gastrique par Tiedemann et Gmelin et par plusieurs autres expérimentateurs, ainsi que par ceux que je viens de citer, n'y existent pas primitivement, et s'étaient produites pendant l'opération de l'analyse ; car, en examinant du suc gastrique frais, il n'a pu en découvrir aucune trace.

<hr>

(a) Bidder et Schmidt, *Die Verdauungssäfte und der Stoffwechsel*, 1852, p. 61 et 70.

(b) Schmidt, *Ueber die Constitution des menschlichen Magensaftes* (*Ann. der Chemie und Pharm.* von Liebig und Wöhler, t. XCII, p. 42).

trouver mêlé à d'autres humeurs ou à des produits de la digestion (1).

§ 12. — L'effet le plus apparent de l'action du suc gastrique, soit naturel, soit artificiel, sur la fibrine et les autres aliments azotés solides est de les ramollir, de les désagréger et finalement de les dissoudre plus ou moins complétement; mais ce liquide digestif détermine aussi des modifications plus ou moins profondes dans la constitution chimique de ces substances, et l'élaboration qu'il leur fait subir n'a pas seulement pour objet de les rendre absorbables; elle est souvent nécessaire pour les rendre utilisables, après qu'elles ont été absorbées, et elle s'exerce sur les liquides aussi-bien que sur les solides.

Pour nous rendre bien compte du rôle du suc gastrique dans la digestion, nous aurons donc à étudier deux ordres de phénomènes, les uns physiques et visibles pour nos yeux, les autres d'une nature plus cachée, et saisissables seulement par l'investigation chimique.

Si l'on ouvre l'estomac d'Animaux sacrifiés à différentes périodes du travail digestif, ou mieux encore, si l'on profite de l'existence d'une grande fistule gastrique pour observer les altérations que les aliments éprouvent dans l'intérieur de cet organe, soit chez l'Homme, ainsi que l'a fait le docteur Beaumont, en Amérique, soit sur les Chiens ou d'autres Mammifères préparés pour des expériences de ce genre, on voit que ces matières sont attaquées d'abord à leur surface, puis de plus en plus profondément (2). S'agit-il de la viande, par exemple? Sa

*Action du suc gastrique sur la fibrine, etc.*

(1) Au nombre de ces derniers on doit ranger les acides acétique et butyrique dont la présence a été quelquefois signalée dans les liquides de l'estomac (a).

(2) Il est aussi à noter que les portions de la masse alimentaire qui se trouvent les plus rapprochées des parois de l'estomac sont digérées plus promptement que celles qui, étant situées profondément, ne s'imbibent de suc gastrique que plus tardivement.

(a) Lehmann, *Lehrbuch der physiologischen Chemie*, t. II, p. 43.

substance change d'aspect, devient grisâtre, se ramollit, et sous le moindre effort, tel que le frottement déterminé par les mouvements péristaltiques des parois de l'estomac, se transforme peu à peu en une matière pulpeuse qui a une odeur fade, mais particulière, et qui est toujours acide. Ainsi que je l'ai déjà dit, ce produit est communément appelé *chyme*, et de là le nom de *chymification* que les physiologistes donnent souvent à la digestion stomacale.



§ 13. — Une des conditions essentielles pour que l'action digestive du suc gastrique s'exerce, est le concours de la chaleur. Dans les expériences sur la digestion artificielle, on voit que les fragments de chair musculaire ou d'albumine coagulée qui sont plongés dans ce liquide ne s'y altèrent pas, si la température est très basse, de 4 ou 5 degrés au-dessus de zéro par exemple; qu'à la température de 15 ou 20 degrés, ces matières alimentaires ne se laissent attaquer que lentement; mais que sous l'influence d'une chaleur voisine de celle du corps humain, c'est-à-dire de 36 à 40 degrés, la réaction est rapide.

Ce fait nous donne l'explication d'une différence remarquable qui s'observe dans le pouvoir digestif des Animaux à sang chaud, dont la température est constante, et dans celui des Vertébrés inférieurs et des Invertébrés, dont la température suit à peu près celle du milieu ambiant. Les premiers peuvent digérer leurs aliments en toute saison, et dans l'état normal leur digestion est ordinairement rapide, parce que la chaleur propre de leur corps est toujours celle qui favorise au plus haut degré l'action dissolvante du suc gastrique. Les autres, au contraire, ne digèrent que très lentement quand la température de l'atmosphère n'est pas très élevée, et dans nos climats, pendant l'hiver, leur suc gastrique se trouve dans des conditions physiques qui suspendent complétement ses effets digestifs. Aussi, pendant toute la partie rigoureuse de l'hiver, ces Animaux ne prennent pàs de nourriture, et s'ils ont des aliments dans leur estomac, ils les y conservent sans les digérer, jusqu'à des temps plus doux (1). Il est également à noter que le suc gastrique jouit de propriétés antiseptiques très prononcées, et tend de la sorte à empêcher la putréfaction des matières pendant leur séjour plus ou moins prolongé dans le tube digestif (2).

*Propriétés antiseptiques du suc gastrique.*

§ 14. — Ainsi que je l'ai déjà dit, le suc gastrique ne peut attaquer les aliments albuminoïdes que s'il est acide. Or, l'albumine contient toujours une certaine proportion de soude, qui peut en être séparée par les acides et par conséquent l'ingestion

*Nécessité de l'acide du suc gastrique.*

(1) Tremblay a vu que les Hydres, ou Polypes à bras, terminent en général leur digestion dans l'espace de douze heures quand il fait chaud, mais qu'il leur faut en hiver deux ou trois jours pour achever ce travail, bien que pendant cette époque de l'année elles ne mangent que peu (a). Spallanzani a constaté des faits analogues chez les Serpents et autres Vertébrés à sang froid (b).

(2) Spallanzani a vu que la viande et les autres aliments de même nature peuvent se conserver pendant très longtemps, sans donner aucun signe de putréfaction, quand ces substances ont été imbibées de suc gastrique (c). Ainsi, dans une de ses expériences, il trouva dans l'estomac d'une Vipère le corps d'un Lézard qui y avait séjourné seize jours, sans avoir subi aucune altération de ce genre (d), et

dans d'autres expériences il vit que l'action du suc gastrique arrêtait les progrès de la putréfaction, quand celle-ci s'était déjà manifestée (e). Le docteur Beaumont a obtenu des résultats analogues en employant le suc gastrique de l'Homme. Ainsi, dans une expérience, ce physiologiste conserva de là sorte des fragments de viande pendant plus d'un mois, tandis qu'un autre morceau de la même substance placée dans de la salive s'y est pourri en dix jours (f). M. Blondlot a fait des observations analogues (g). Enfin, je citerai aussi, à ce sujet, une expérience de M. Mulder, qui a fait macérer des substances albuminoïdes dans du suc gastrique artificiel, pendant quatre jours, en élevant la température à 40 dégrés pendant huit heures chaque jour, sans y déterminer des indices de putréfaction (h).

(a) Tremblay, *Mém. pour servir à l'histoire d'un genre de Polypes*, 1744, t. I, p. 243.
(b) Spallanzani, *Expériences sur la digestion*, p. 235 et suiv.
(c) Idem, *ibid.*, p. 178, 300, etc.
(d) Idem, *ibid.*, p. 137.
(e) Idem, *ibid.*, p. 308.
(f) Beaumont, *Exper. and Observ. on the Gastric juice*, p. 206.
(g) Blondlot, *Traité analytique de la digestion*, p. 344.
(h) Mulder, *Die Peptone (Archiv für die Holländischen Beiträge zur Natur- und Heilkunde*, 1858, t. II, p. 10).

de cette substance dans l'estomac entraîne la neutralisation d'une certaine quantité du liquide digestif, qui, par cela même, devient inactif. Il en résulte que si la quantité d'aliments de ce genre dont l'estomac se trouve chargé est trop considérable par rapport à la quantité de suc gastrique que les parois de ce viscère sont capables de sécréter, il peut en résulter non-seulement une digestion lente et imparfaite, mais même un arrêt complet du travail de chymification. C'est là une des causes des accidents qui suivent souvent les repas trop copieux, et des phénomènes analogues se produisent parfois dans les expériences de diges-tion artificielle. Dans ce dernier cas, il est facile de ranimer l'action du suc digestif, en ajoutant au mélange une petite quantité d'acide chlorhydrique, lactique ou même acétique, et cela nous permet de concevoir comment l'emploi des acides dans l'assaisonnement de nos mets, tout en exerçant une influence retardatrice sur la sécrétion du suc gastrique, facilite la digestion dans certains cas (1). J'insiste sur ce fait, non-seulement à cause de l'importance qu'il peut avoir pour l'explication des phénomènes physiologiques, mais aussi comme un exemple des erreurs auxquelles on s'expose en médecine, quand on veut appliquer toujours la même règle, sans tenir compte des circonstances qui, en variant, peuvent en modifier la valeur, faute que commettent souvent les personnes qui pratiquent cet art sans être physiologistes.

---

(1) Les expériences d'Elsässer tendent à établir que la proportion d'acide chlorhydrique liquide (HCl+HO) la plus favorable à l'action digestive du suc gastrique est de 3 ou 4 centièmes (ce qui correspond à 1,2 ou 1,6 pour 100 de cet acide anhydre), et que la quantité totale de matières solides ne doit pas dépasser 1,25 pour 100. Ce physiologiste a constaté aussi que, quand la propriété digestive de ce liquide a été épuisée par le fait de son action sur une quantité considérable de substance alimentaire, on peut la faire reparaître en ajoutant au mélange une nouvelle quantité d'acide libre, ou même d'eau seulement (a). Mais il est aussi à noter que la présence

(a) Elsässer, *Magenerweichung der Säuglinge*, 1846.

Nous avons déjà vu que chez le même individu, le suc gastrique n'est pas toujours également chargé de matières actives, et par conséquent nous pouvons prévoir que sa puissance digestive doit varier. Mais les différences qui existent à cet égard sont beaucoup plus considérables entre les Animaux dont le régime normal est différent. Ainsi il résulte des recherches de MM. Bidder et Schmidt, qu'à quantités égales, le suc gastrique du Chien digère plus de cinq fois autant de viande que le suc gastrique du Mouton, et que pour dissoudre une même quantité d'albumine, il faut plus de deux fois autant de temps quand on emploie le suc gastrique de l'Homme que lorsqu'on fait usage de celui provenant du Carnassier dont je viens de parler (1). Les faits que la science possède à ce sujet ne sont pas assez nombreux pour permettre d'établir aucune règle générale relativement à la cause de cette différence, et il serait intéressant de les multiplier (2).

d'une trop grande quantité d'eau affaiblit ou suspend même complétement l'action digestive du suc gastrique (a). M. E. Brücke a repris dernièrement l'examen de cette question, en se servant de la dissolution plus ou moins rapide d'une quantité déterminée de la fibrine du sang comme moyen d'apprécier la puissance digestive du suc gastrique artificiel, qu'il préparait en faisant varier tour à tour les proportions d'eau et d'acide chlorhydrique. Il a trouvé qu'en général la quantité de ce dernier agent qui rendait l'action digestive la plus rapide est de $\frac{2}{1000}$, mais que cela pouvait varier un peu, suivant la quantité de substances albuminoïdes que l'on plongeait dans le liquide (b).

(1) Ces dernières expériences ont été faites à l'aide du suc gastrique fourni par la femme dont j'ai déjà parlé comme ayant une fistule gastrique. La digestion de l'albumine coagulée, qui s'opérait en quatre heures, ou même en deux heures et demie avec le suc gastrique du Chien, nécessitait de dix-neuf à vingt heures avec le suc gastrique humain (c).

(2) Par des analyses comparatives, M. Schmidt a trouvé que la quantité d'acide chlorhydrique libre était plus

(a) Blondlot, *Traité analytique de la digestion*, p. 364.
(b) E. Brücke, *Beiträge zur Lehre von der Verdauung* (*Sitzungsberichte der Akad. der Wissenschaften von Wien*, 1859, t. XXXVII, p. 131 et suiv.).
(c) Grünewaldt, *Succi gastrici humani indoles physica et chimica ope fistulæ stomachalis indagata*. Dorpat, 1853. — *Untersuch. über den Magensaft des Menschen* (*Vierordt's Archiv für physiol. Heilkunde*, 1854, t. XIII, p. 459).

Différence
dans
la puissance
digestive
des
sucs gastriques.

Il paraîtrait aussi que la présence de certaines matières, dont le rôle ne saurait être facilement expliqué, facilite l'action digestive du suc gastrique sur les aliments azotés : les graisses, par exemple, quand elles se trouvent en certaines proportions (1).

L'état de cohésion plus ou moins grande des particules constitutives des matières alimentaires influe aussi beaucoup sur la rapidité avec laquelle le suc gastrique les attaque. Lorsque nous étudierons son action sur les aliments composés, j'aurai à revenir sur cette circonstance, et pour le moment je me bornerai à citer un fait à l'appui de ce que je viens de dire.. Le caséum coagulé provenant du lait de la femme est beaucoup moins solide que celui fourni par le lait de la Vache, et les médecins savent qu'il se digère aussi plus facilement (2).

considérable dans le suc gastrique du Chien que dans celui de l'Homme. Ce dernier liquide ne lui donna, pour 1000 parties, que 0,2 de cet acide, tandis que dans la même quantité du suc gastrique du chien, la proportion d'acide était de 2,3 ; mais il est évident que l'inégalité dans la puissance digestive de divers sucs gastriques ne dépend pas seulement de la proportion d'acide libre qu'ils contiennent, car dans celui du Mouton il y en a plus que dans celui de l'Homme. En effet, M. Schmidt a trouvé dans ce dernier liquide de 0,9 à 1,4 d'acide libre. La quantité de pepsine et d'autres matières azotées dont la présence a été constatée par ce chimiste s'est élevée à 17,50 chez le Chien, à 4,20 chez le Mouton, et n'a

été que de 3,37, ou même seulement de 3,01 chez l'Homme (a).

(1) Cette action accélératrice des graisses a été démontrée par des expériences de digestion artificielle aussi bien que par des observations faites sur des Animaux vivants (b).

Par une première série d'expériences M. Lehmann avait été conduit à penser que l'addition d'une certaine quantité de chlorure de sodium accélérait aussi l'action digestive du suc gastrique (c); mais des recherches nouvelles lui ont fait changer d'opinion, et aujourd'hui ce physiologiste regarde tous les sels neutres à base alcaline comme tendant à retarder la formation du chyme (d).

(2) Ce fait est mis en évidence non-seulement par ce qui s'observe chez

(a) Schmidt, *Ueber die Constitution des menschlichen Magensaftes* (*Ann. der Chem. und Pharm.*, von Liebig und Wöhler, t. XCII, p. 42).

(b) Lehmann, *Vorläufige Mittheilungen über die Wichtigkeit des Fettes bei der thierischen Stoffmetamorphose, sowie bei den sogenannten Milchgärungen* (Simon's *Beiträge zur physiol. und pathol. Chemie*, 1844, t. I, p. 73). — *Lehrb. der physiol. Chemie*, t. II, p. 49.

(c) Lehmann, *Ueber den Verdauungsprocess* (*Bericht über die Verhandl. der Gesellsch. der Wissensch. z. Leipzig*, 1849, p. 8).

(d) Lehmann, *Lehrbuch der physiologischen Chemie*, t. II, p. 49.

§ 15. — Le suc gastrique, en attaquant les aliments azotés, ne se borne pas à les dissoudre plus ou moins rapidement, il leur fait subir des changements chimiques que nous ne connaissons encore que très imparfaitement, mais qui paraissent avoir une importance considérable (1). Ainsi la caséine du lait, qui est une matière albuminoïde soluble, se coagule par l'action

Formation de peptones.

les enfants durant l'allaitement, mais aussi par les expériences directes de M. Elsässer et de M. Brücke (a).

(1) Tiedemann et Gmelin, Schwann, Morin et Prévost, M. Schmidt et quelques autres physiologistes avaient trouvé dans les produits de la digestion stomacale diverses substances organiques mal définies qu'ils ont désignées sous les noms d'osmazôme, de matière salivaire, de matière gélatiniforme, etc. Mais c'est dans ces dernières années seulement que la transformation des principes albuminoïdes en peptones par l'action du suc gastrique a été constatée. M. Mialhe fut le premier à appeler l'attention des physiologistes sur ces métamorphoses de la matière alimentaire, et il considéra le résultat de cette opération chimique comme donnant toujours naissance à un principe identique qu'il appela *albuminose*. Il montra que les éléments albuminoïdes ne sont pas modifiés de la sorte par l'action des acides seulement, et que leur transformation est due à l'action de la pepsine combinée avec un acide (b). Plus récemment, l'étude de

ces produits du travail digestif, soit naturel, soit artificiel, a été reprise et portée plus loin par M. Lehmann, qui a donné à ces substances le nom de *peptones*. Il a reconnu que ces matières n'étaient pas toujours identiques et variaient dans leur composition suivant la nature de la substance dont elles dérivent (c). M. L. Corvisart a signalé aussi des différences dans leurs propriétés chimiques : ainsi il a vu que le *fibrino-peptone* précipite par le chlorure de platine, ce qui n'a pas lieu avec l'albumino-peptone (d).

J'ajouterai que les recherches de M. Meissner sur la digestion du blanc d'œuf ont conduit ce chimiste à penser que l'action du suc gastrique sur l'albumine détermine dans cette substance un dédoublement dont résulteraient deux matières nouvelles, savoir : l'albumino-peptone, qui reste en dissolution dans le liquide neutralisé, et une autre matière albuminoïde qui, dans ces circonstances, se précipite, et qu'il appelle un *parapeptone* (e). Mais ces vues ont été combattues par M. Brücke et nos connaissances sur la constitution des com-

(a) Elsässer, *Op. cit.* (*Die Magenerweichung der Säuglinge*, Stuttgard, 1846.)
— Brücke, *Beitr. zur Lehre von der Verdauung* (*Sitzungsberichte der Wiener Akad.*, 1859, t. XXXVII, p. 139).
(b) Mialhe, *Mémoire sur la digestion et l'assimilation des matières albuminoïdes*. Paris, 1847.
(c) Lehmann, *Lehrbuch der physiologischen Chemie*, t. II, p. 46.
(d) L. Corvisart, *Études sur les aliments et les nutriments*, p. 41 (et *Gazette hebdomadaire de médecine*, 1857, t. IV, p. 317).
(e) Meissner, *Untersuchungen über die Verdauung der Eiweisskörper* (*Zeitschrift für rationelle Medicin*, 3e série, 1859, t. VII, p. 1).

de ce liquide, et, devenue de la sorte insoluble, elle subit par l'influence prolongée de la pepsine acidulée une nouvelle modification qui la rend soluble, mais sans lui donner l'ensemble de ses propriétés primitives (1). L'albumine et la fibrine éprouvent aussi, par l'action du suc gastrique, des changements chimiques : par exemple, elles perdent la propriété de former avec la plupart des sels métalliques des composés insolubles (2).

posés protéiques sont encore trop incomplètes pour qu'il me paraisse utile de discuter ici la question ainsi soulevée(a).

(1) Dernièrement M. Meissner a étudié comparativement l'action exercée sur la caséine par de l'eau acidulée et par le suc gastrique. Cette substance est dissoute par l'un et l'autre de ces agents, mais elle reste inaltérée dans le premier, tandis que dans le second elle devient gélatineuse, puis se dissout de nouveau, et après un certain temps donne naissance à des flocons très fins qui troublent la transparence du liquide. Le sédiment qui se produit ainsi paraît différer notablement des matières albuminoïdes, et a été désigné sous le nom de *dyspeptone*. Le liquide filtré contiendrait, d'après cet auteur, deux autres substances, savoir : un *peptone d'albumine* qui ne se précipite pas quand on neutralise avec précaution la liqueur, et une matière qui dans ce cas se précipite, et que M. Meissner appelle du *parapeptone d'albumine*. Cet auteur ajoute que le dyspeptone n'est pas modifié par l'action prolongée du suc gastrique, mais qu'il se dissout dans le suc pancréa-

tique, et éprouve alors de nouveaux changements : ainsi il prend une odeur analogue à celle du bouillon (b).

(2) Les auteurs ne sont pas d'accord au sujet des phénomènes qui accompagnent l'action du suc gastrique sur l'albumine liquide. Le docteur Baumont, dans ses expériences sur la digestion artificielle faites avec du suc gastrique humain, vit le blanc d'œuf devenir peu à peu laiteux et opaque (c). Plusieurs autres physiologistes ont vu l'albumine de l'œuf se troubler légèrement par l'addition du suc gastrique, et quelques-uns d'entre eux en ont conclu que ce principe, avant d'être digéré par cet agent, est coagulé, ainsi que cela a lieu pour la caséine. Mais dans les expériences de Tiedemann et Gmelin, ainsi que dans celles de M. Blondlot, la coagulation de l'albumine ne se manifesta pas, et ce dernier attribue le léger trouble qui se produisit dans le mélange à la précipitation d'un peu de phosphate basique de chaux, et surtout à la présence de débris du tissu aréolaire de l'œuf (d). M. Schiff explique par cette dernière circonstance le trouble très léger qu'il a vu

(a) Brücke, *Beiträge zur Lehre von der Verdauung* (*Sitzungsberichte der Wiener Akad.*, 1859, t. XXXVII, p. 169 et suiv.).

(b) *Verhandlungen der Naturforschenden Gesellschaft in Freiburg*, 1859, p. 1.

(c) Baumont, *Experim. and Observ. on the Gastric juice*, p. 148.

(d) Tiedemann et Gmelin, *Recherches sur la digestion*, t. I, p. 338.

— Blondlot, *Traité analytique de la digestion*, p. 267.

Le gluten, la gélatine et la chondrine, se transforment en matières qui ont beaucoup de ressemblance avec celles provenant de la digestion des principes protéiques (1). En un mot, tous les aliments azotés, par l'action du suc gastrique,

aussi se manifester dans le blanc d'œuf mêlé à du suc gastrique, et qu'il n'a pas aperçu quand il faisait usage d'une solution filtrée de cette substance (a). M. Lehmann persiste cependant à dire que l'albumine du blanc d'œuf ainsi délayée et filtrée, de même que celle du sérum du sang, présente des phénomènes de coagulation quand elle arrive en contact, soit avec le suc gastrique, soit avec tout autre acide faible : d'alcaline qu'elle était, elle devient neutre, puis acide, et à mesure que sa neutralisation s'opère, ses particules se solidifient momentanément, pour reprendre ensuite l'état liquide à mesure qu'elle se transforme en peptone et qu'elle cesse d'être coagulable. Enfin M. Lehmann attribue le résultat négatif obtenu par M. Blondlot à ce que ce physiologiste avait employé trop peu de suc gastrique pour que le phénomène passager en question pût se produire simultanément sur une assez grande échelle pour être bien évident (b). Du reste, ce qu'il importe surtout de constater, c'est que par l'action du suc gastrique l'albumine se transforme en une substance incoagu-

lable, et qui diffère de la matière dont elle dérive par plusieurs autres caractères ; de sorte qu'on ne saurait admettre avec M. Blondlot, que pendant le travail de la digestion l'albumine liquide est absorbée sans avoir subi aucune modification (c). Suivant M. Corvisart, la transformation de l'albumine en albumino-peptone ne serait pas complète, et les deux huitièmes de la première de ces substances resteraient coagulables (d).

(1) La gélatine se dissout rapidement dans le suc gastrique, et la dissolution, faite ainsi à une douce température, ne se prend pas en gelée par le refroidissement, ainsi que cela a lieu pour les dissolutions de cette substance dans l'eau acidulée (e).

Le gluten coagulé, soumis à l'action du suc gastrique, se ramollit rapidement à la surface, puis se désagrége et se dissout. La solution ainsi obtenue est précipitable par le deutochlorure de mercure et par l'infusion de noix de galle, comme l'est celle de gluten non coagulé (f). L'action du suc gastrique sur le gluten a été étudiée d'une manière approfondie par M. Koopmans (g).

(a) Voyez Longet, *Traité de physiologie*, t. I, 2ᵉ partie, p. 220.
(b) Lehmann, *Lehrbuch der physiologischen Chemie*, t. II, p. 46.
(c) Blondlot, *Op. cit.*, p. 269.
— Arnold, *Ueber die Verdauung des thierischen Eiweisses (Die physiolog. Anstalt v. Heidelberg von 1853-58*, p. 117).
(d) Corvisart, *Op. cit. (Gazette hebdomadaire de médecine*, 1857, t. IV, p. 252).
(e) Blondlot, *Op. cit.*, p. 291.
(f) Blondlot, *Op. cit.*, p. 281.
(g) Koopmans. *Ueber die Verdauung der pflanzlichen und weissartigen Körper (Archiv für Holländische Beiträge zur Natur- und Heilkunde*, 1858, t. I, p. 1).

subissent une véritable métamorphose (1), et donnent naissance à des substances nouvelles qui ont reçu le nom de *peptones* (2).

Les produits qui dérivent ainsi de l'albumine, de la fibrine et des autres aliments dont je viens de parler, ne sont pas iden-

(1) M. Lehmann a constaté que la globuline, la vitelline, la légumine et toutes les autres substances protéiques se conduisent de la même manière que l'albumine, quand elles sont soumises à l'action du suc gastrique (*a*). Il est d'ailleurs à noter que la légumine paraît éprouver les mêmes changements par l'action des acides dilués sans le concours de la pepsine (*b*).

(2) M. Lehmann a trouvé que toutes les peptones sont des matières qui, à l'état solide, sont amorphes, blanches, inodores, d'une saveur muqueuse, très solubles dans l'eau et insolubles dans l'alcool à 83 pour 100. Leur dissolution aqueuse rougit le tournesol, et elles se combinent facilement avec les bases, soit alcalines, soit terreuses, de façon à former des sels neutres, très solubles dans l'eau. Les dissolutions aqueuses de ces composés salins sont précipitées par l'acide tannique et par le bichlorure de mercure ; additionnées d'un peu d'ammoniaque, elles donnent aussi un précipité avec l'acétate de plomb ; mais elles n'en donnent pas avec les autres sels métalliques, même avec le nitrate d'argent ou l'alun ; enfin, le sous-acétate de plomb y fait naître seulement un léger trouble qui disparaît en présence d'un excès de ce réactif. Dans ces mêmes dissolutions, il ne se forme ni précipité, ni trouble quelconque par l'addition d'un acide minéral ou organique, même l'acide chromique. Enfin, dans les dissolutions acidifiées par l'acide acétique, il ne se produit qu'un léger trouble par l'addition du cyanoferrure de potassium. Il est aussi à noter que M. Lehmann n'a jamais pu obtenir des peptones exemptes de matières minérales ; il est parvenu à les dépouiller des chlorures et des phosphates, mais les cendres qu'elles laissaient, contenaient toujours des carbonates à bases alcaline et calcaire, ainsi que de petites quantités de sulfates. Il a remarqué aussi que la proportion de soufre fournie par ces derniers sels était toujours la même que dans la matière albuminoïde dont la peptone était dérivée (*c*).

M. Mulder s'est occupé également de l'étude chimique de ces matières (*d*). Mais elles nous sont encore trop imparfaitement connues pour qu'il me paraisse utile d'entrer ici dans l'examen détaillé des expériences nombreuses et variées dont elles ont été l'objet.

(*a*) Lehmann, *Lehrbuch der physiologischen Chemie*, t. II, p. 47.
(*b*) Mulder, *Die Peptone (Archiv der Holländischen Beitr. zur Natur- und Heilkunde*, 1858, t. II, p. 17 et suiv.).
(*c*) Lehmann, *Op. cit.*, t. I, p. 318.
(*d*) Mulder, *Op. cit. (Archiv für die Holländischen Beiträge zur Natur- und Heilkunde*, 1858, t. II, p. 1).

tiques, mais ils ont entre eux une grande analogie. Aucun dégagement de gaz n'accompagne leur formation ; la matière dont ils proviennent ne donne pas naissance à d'autres corps, et ne paraît avoir rien perdu ni rien gagné ; enfin, leur production est déterminée par des quantités extrêmement faibles de pepsine (1), et ne semble pouvoir être due qu'à un changement dans le mode d'arrangement moléculaire des éléments constitutifs de la substance albuminoïde. L'action exercée sur ces corps par la pepsine peut donc se comparer à celle de la diastase sur la fécule. On assimile souvent ces divers phénomènes à ceux produits par les ferments, mais ils ne paraissent pas être du même ordre, car on sait aujourd'hui, par les recherches de Cagniard Delatour, de M. Pasteur et de quelques autres chimistes, que les fermentations proprement dites dépendent de l'action de certains corps vivants sur les matières alimentaires, et ni la pepsine, ni la diastase, ne peuvent être rangées dans la catégorie des êtres organisés. Quant à la nature des réactions qui se manifestent ainsi, nous sommes encore dans une ignorance complète.

§ 16. — Le sucre de canne, quoique soluble et susceptible d'être absorbé sans avoir subi d'altération notable, éprouve souvent dans l'estomac une sorte de digestion, par suite de laquelle certaines de ses propriétés se modifient d'une manière remarquable. Par l'action du suc gastrique, il peut être transformé en glucose, et, comme nous le verrons plus tard, ce changement dans le mode d'arrangement de ses molécules le rend plus facile à utiliser dans l'intérieur de l'organisme. La même métamorphose se produit dans les opérations ordinaires de la chimie, quand le sucre de canne est soumis à l'action d'un

Action<br>du<br>suc gastrique<br>sur le<br>sucre, etc.

---

(1) D'après Wasmann, l'albumine coagulée peut être dissoute en six ou huit heures par du suc gastrique artificiel contenant $\frac{1}{60000}$ de pepsine (a).

(a) Wasmann, *De digestione nonnulla*, dissert. inaug. Berolini, 1839.

acide (1), et il y a lieu de croire que celle constatée dans le travail de la digestion dépend de l'acide libre qui se trouve dans le suc gastrique. Mais il est à noter que ce phénomène ne se produit pas toujours, et que souvent le suc gastrique paraît être trop faible pour intervertir le sucre avant que celui-ci ait été absorbé (2).

Le suc gastrique est sans action sur les matières amylacées et sur les graisses ; quelquefois, il est vrai, ces matières alimentaires peuvent être modifiées plus ou moins profondément pendant leur séjour dans l'estomac ; mais cela est dû à l'in-

(1) On sait, par les belles recherches de M. Biot, que le sucre de canne n'agit pas sur la lumière polarisée de la même manière que le fait le sucre de raisin ou glucose, et à l'aide de certaines expériences d'optique qu'il serait trop long de décrire ici, on peut ainsi constater la transformation de la première de ces substances en cette dernière espèce de sucre, que l'on nomme aussi *sucre interverti* (a).

(2) La transformation du sucre de canne en sucre interverti ou glucose, pendant la digestion stomacale a été observée dans une série d'expériences faites sur des chiens par MM. Bouchardat et Sandras. Ils constatèrent ce phénomène en examinant l'action que le liquide sucré tiré de l'estomac d'animaux nourris avec du sucre de canne exerce sur la lumière polarisée, et en chauffant cette matière avec une dissolution alcaline de tartrate de potasse et de cuivre, réactif qui n'est pas décomposé par le sucre de canne, et qui donne un précipité rouge de cuivre métallique quand il se trouve en présence du glucose (b).

Je dois ajouter que dans d'autres recherches faites plus récemment par M. Kœbner, la transformation du sucre de canne en glucose n'a pu être constatée, ni dans l'intérieur de l'estomac d'un chien que l'on avait nourri avec cette substance, ni dans les vases où l'on avait fait agir pendant plusieurs jours du suc gastrique sur la première de ces substances (c).

(a) Biot, *Mém. sur les rotations que certaines substances impriment aux axes de polarisation des rayons lumineux* (Ann. de chimie et de physique, 1818, t. IX, p. 372). — *Sur un caractère optique à l'aide duquel on reconnaît immédiatement les sucs végétaux qui peuvent donner du sucre analogue au sucre de canne, et ceux qui ne peuvent donner que du sucre semblable à celui du sucre de raisin* (Nouvelles Annales du Muséum d'hist. nat., 1833, t. II, p. 95). — *Sur l'emploi des propriétés optiques pour l'analyse quantitative des solutions qui contiennent des substances douées du pouvoir rotatoire* (Comptes rendus, 1842, t. XV, p. 619). La description et les figures de l'instrument employé par M. Biot se trouvent dans le *Traité de physique* de Pouillet, t. II, p. 441, pl. 36, fig. 20 à 22, édit. de 1853.

(b) Bouchardat et Sandras, *De la digestion des matières féculentes et sucrées, et du rôle que ces substances jouent dans la nutrition* (Supplément à l'Annuaire de thérapeutique pour 1846, p. 83 et suiv.).

(c) Kœbner, *Disquisito de sacchari cannæ in tractu cibario mutationibus.* Breslaw, 1859.

fluence d'autres agents qu'elles y rencontrent, et dans les expériences de digestion artificielle, quand on fait usage d'une dissolution de pepsine associée à de l'acide chlorhydrique, on voit que ces substances ne sont pas attaquées par ce liquide. Avant de pousser plus loin l'étude du rôle du suc gastrique dans les digestions ordinaires, et de chercher à nous rendre compte des changements que les aliments complexes subissent pendant le travail de la chymification, nous devons donc examiner les propriétés digestives des autres liquides avec lesquels les aliments simples se trouvent en contact.

§ 17. — Une découverte qui a exercé une grande influence sur les progrès de l'histoire de cette partie du travail digestif est due à la chimie industrielle. En 1830, M. Dubrunfaut constata que l'orge germée, ou *malt*, dont on fait usage dans les brasseries pour la fabrication de la bière, peut abandonner à l'eau une matière qui possède la propriété de transformer la fécule en sucre, et en 1833 MM. Payen et Persoz isolèrent ce principe actif, qui a reçu le nom de *diastase* (1). Ils firent voir aussi

Propriétés<br>de la diastase.

(1) Les découvertes importantes dont je viens de parler furent préparées en quelque sorte par diverses observations isolées. Ainsi, en 1785, Irvine avait constaté que les produits sucrés du malt sont augmentés par l'addition d'une certaine quantité de farine ordinaire, qui alors se saccharifie (a). En 1811, M. Kirchoff trouva que par l'action de l'acide sulfurique étendue, l'amidon se change aussi en sucre (b), métamorphose qui fut ensuite étudiée d'une manière plus approfondie par plusieurs chimistes. De 1823 à 1830, M. Dubrunfaut publia beaucoup d'observations importantes sur la saccharification de la fécule par les graines germées, et crut devoir considérer l'inuline, puis le gluten, comme étant le principe qui détermine cette transformation (c). En 1833, M. Biot, en étudiant la polarisation rotatoire de la lumière par le sucre, caractérisa la substance intermédiaire qu'il appela dextrine, et qu'il examina ensuite chimiquement de

(a) Voyez Payen, *Mém. sur l'amidon, la dextrine et la diastase* (*Mém. de l'Acad. des sciences, Sav. étrang.*, t. VIII, p. 210).

(b) Voyez *Lettres* de Nasse *sur le sucre d'amidon* (*Journal de physique*, 1812, t. LXXIV, p. 199).

(c) Dubrunfaut, *Mém. sur la saccharification des fécules* (*Mém. de la Soc. centrale d'agriculture*, 1823, p. 146). — *Agriculteur manufacturier*, 1830.

que la fécule, sous l'influence de la diastase, se change d'abord en une matière soluble appelée *dextrine*, et que celle-ci devient ensuite du glucose ou sucre de raisin. M. Payen constata qu'une partie de diastase suffit pour transformer de la sorte 2000 parties de matière amylacée. Enfin, par les analyses faites par ce chimiste, par M. Dumas et par quelques autres expérimentateurs, il fut établi que l'amidon, en passant à l'état de dextrine, ne change pas de composition; que ses éléments constitutifs restent en mêmes proportions, mais se groupent différemment, de façon à former deux corps dits *isomères* (1), et que le glucose ou sucre d'amidon ne diffère de la dextrine qu'en ce qu'il contient en plus les éléments d'une certaine quantité d'eau (2).

Ainsi que j'ai déjà eu l'occasion de le dire en faisant l'histoire chimique de la salive mixte dont les aliments s'imbibent



concert avec M. Persoz (*a*). Enfin, dans la même année, MM. Payen et Persoz firent mieux connaître la série des changements indiqués ci-dessus, et découvrirent l'agent qui les détermine dans la nature vivante (*b*), et qui a reçu le nom de *diastase* (*c*). Cette substance est une matière organique azotée, incristallisable, soluble dans l'eau et insoluble dans l'alcool pur. Sa puissance saccharifiante se perd par l'action d'une température de 100 degrés.

(1) On donne ce nom aux corps qui, tout en ayant la même composition élémentaire, diffèrent essentiellement entre eux par leurs propriétés physiques ou chimiques.

(2) L'amidon anhydre, tel qu'il se trouve dans le composé qu'il forme avec l'oxyde de plomb, est représenté par la formule $C^{12}H^9O^9$, et l'amidon hydraté, mais desséché à 100 degrés, est composé de $C^{12}H^9O^9$,HO (*d*).

Cette dernière formule représente aussi la composition élémentaire de la cellulose et de la dextrine; enfin le glucose a pour formule chimique $C^{12}H^9O^9$,5HO (*e*).

(*a*) Biot, *Op. cit. (Nouv. Ann. du Muséum*, 1833, t. II, p. 95).

— Biot et Persoz, *Mém. sur les modifications que la fécule et la gomme subissent sous l'influence des acides (Nouvelles Annales du Muséum d'hist. nat.*, 1833, t. II, p. 109).

(*b*) Payen et Persoz, *Mém. sur la diastase, les principaux produits de ses réactions et leurs applications aux arts industriels (Ann. de chimie et de physique*, 1833, t. LIII, p. 73).

(*c*) Ce nom est dérivé du mot grec διάστασις, qui signifie *séparation*.

(*d*) Payen, *Mém. sur l'amidon (Ann. des sciences nat.*, Botanique, 2ᵉ série, 1838, t. X, p. 80), et *Mém. sur l'amidon, la dextrine et la diastase (Mém. de l'Acad. des sciences, Savants étrangers*, 1843, t. VIII, p. 253).

(*c*) Payen, *Op. cit. (Ann. des sciences nat.*, Botanique, 1838, t. X, p. 170 et suiv.).

— Dumas, *Essai de statique chimique des êtres organisés*, 1842, p. 54.

pendant leur passage dans la cavité buccale, ce liquide agit de la même manière sur les matières amylacées, c'est-à-dire les transforme en sucre, et par conséquent les rend solubles dans l'eau (1). Effectivement, nous avons vu que si l'on ajoute une certaine quantité de salive ordinaire à de l'eau tenant en suspension de la fécule cuite et hydratée (2), cette dernière substance disparaît promptement et se trouve remplacée par du glucose; elle acquiert une saveur sucrée, et lorsque la réaction est terminée, elle ne se colore plus en bleu quand on y verse de la teinture d'iode, réaction qui est caractéristique de la fécule (3). La découverte de ce fait important est due à un physiologiste allemand, M. Leuchs (4), et a été complétée par

(1) Voyez tome VI, page 261.

(2) C'est-à-dire, de l'empois.

(3) A l'aide de cette réaction remarquable dont on doit la connaissance à MM. Gaultier de Claubry et Colin, il est facile de constater la présence des matières amylacées (a), et lorsque celles-ci se transforment en dextrine ou en sucre, elles perdent la propriété de bleuir au contact de l'iode. Or, M. Mialhe a trouvé que l'empois soumis à l'action de la salive mixte de l'Homme pendant quelques minutes ne présente pas ce phénomène quand on vient à y mêler de la teinture d'iode. Lorsque la transformation de l'amidon n'est pas complète, ce chimiste met en usage un autre procédé pour reconnaître la présence des produits de la métamorphose saccharifiante. Il filtre la dissolution amylo-salivaire, y ajoute quelques gouttes de potasse caustique et chauffe la liqueur ; celle-ci se colore alors en brun avec d'autant plus d'intensité, qu'elle contient davantage de ces matières solubles, tandis que la fécule non modifiée n'éprouve aucun changement (b).

(4) Dans quelques-unes des expériences de Tiedemann et Gmelin, la transformation de l'amidon en sucre par l'effet de la digestion fut entrevue par ces physiologistes, mais ils rattachèrent ce phénomène à l'action du suc gastrique (c), et Leuchs fut le premier à constater que de l'empois chauffé avec de la salive fraîche devient soluble et se transforme en sucre (d). Pour plus de détails au sujet des recherches dont l'action saccharifiante de la salive a été ensuite l'objet, je renverrai à ce que j'en ai

(a) Gaultier de Claubry et Colin, *Mém. sur les combinaisons de l'iode avec les substances végétales et animales* (Ann. de chimie, 1814, t. XC, p. 92).

(b) Mialhe, *Mém. sur la digestion et l'assimilation des matières amyloïdes et sucrées*, 1846, p. 13.

(c) Tiedemann et Gmelin, *Recherches sur la digestion*, t. I, p. 339 et suiv.).

(d) Leuchs, *Ueber die Verzuckerung des Stärkmehls durch Speichel* (Kastner's *Archiv für die gesammte Naturlehre*, 1831, t. XXI, p. 106).

M. Mialhe, qui a montré que le principe actif de la salive réside
dans une substance susceptible d'être précipitée par l'alcool,
et apte à déterminer le changement de l'amidon en dextrine,
puis en glucose, lorsqu'après avoir été solidifiée de la sorte, on
la redissout dans de l'eau. La matière ainsi obtenue est considérée par quelques chimistes comme étant de la diastase, dont
elle possède effectivement les propriétés les plus remarquables,
mais elle n'est qu'un mélange de toutes les substances organiques et salines qui se trouvent dans la salive et qui ne sont
pas solubles dans l'alcool. Elle contient indubitablement un
corps qui agit à la manière de la diastase, et qui probablement
est de la diastase (1) ; mais jusqu'ici on n'est pas parvenu à
isoler cet agent saccharifiant, et par conséquent il n'a pas été
possible de constater son identité avec le principe actif contenu
dans l'orge et les autres graines en germination. On a proposé de l'appeler *diastase animale*, et pour la commodité du
discours j'emploierai ce nom, mais en faisant mes réserves

déjà dit dans la cinquante-quatrième
Leçon (a).

Dans ces dernières années, le pouvoir saccharifiant de la salive a été
révoqué en doute par M. Blondlot, qui
attribue la digestion de la fécule à la
dissolution d'un enduit de matière
azotée dont les grains de cette substance seraient revêtus, phénomène
qui serait produit par le suc gastrique
et aurait pour résultat la désagrégation de la matière amylacée (b).
Mais les preuves de la transformation
de l'amidon en dextrine, puis en
sucre, par l'action de la salive et des
autres liquides digestifs dont j'aurai
bientôt à parler, sont trop nombreuses
pour qu'il me paraisse nécessaire
d'examiner ici la théorie de cet
auteur.

(1) Il est à remarquer cependant
que toutes les réactions ne sont pas
les mêmes quand on emploie comparativement les deux substances. Ainsi,
la diastase salivaire a la propriété de
déterminer le dédoublement de la
salicine et la production de la substance appelée saligénine, phénomène
qui ne s'observe pas quand on emploie
la diastase tirée de l'orge germée (c),

(a) Voyez tome VI, page 264.
(b) Blondlot, *Recherches sur la digestion des matières amylacées*, 1853 (extr. des *Mém. de la
Société des sciences, lettres et arts de Nancy*).
(c) Städeler, *Kleinere Mittheilungen über die Wirkung des menschlichen Speichels auf
Glucoside* (*Journ. für prack. Chemie*, 1857, t. LXXII, p. 250).

quant à la portée trop grande qu'on serait peut-être disposé à lui attribuer (1).

Il règne encore beaucoup d'obscurité au sujet de la source de cette matière salivaire. En effet, la propriété saccharifiante, qui est facile à constater dans la salive mixte provenant de la bouche, ne se montre d'ordinaire ni dans la salive parotidienne, ni dans les liquides sécrétés par aucune des autres glandes salivaires proprement dites, et ne paraît prendre naissance que par le mélange de ces produits avec le mucus buccal (2). Mais, -

Source de la diastase salivaire.

(1) Quelques physiologistes considèrent le principe saccharifiant de la salive comme étant la matière que Berzelius avait extraite de la salive, et qu'il avait appelée *ptyaline* (a). Mais celle-ci est sans action sur l'amidon (b).

(2) MM. Cl. Bernard et Barreswil ont pensé que le principe actif de la salive était le même que celui du suc gastrique, c'est-à-dire de la pepsine, et que cette dernière substance devenait capable de digérer tantôt les matières albuminoïdes, tantôt les matières amylacées, suivant qu'elle était associée à un acide ou à un alcali (c); mais cette opinion est contredite par beaucoup de faits. Ainsi les expériences de M. Frerichs montrent que la salive acidifiée ne peut pas opérer la digestion artificielle de la viande cuite, et qu'elle dissout la fibrine seulement, comme le ferait de l'eau aiguisée d'acide chlorhydrique (d). M. Longet a répété cette expérience, et est arrivé au même résultat (e).

M. Liebig considère la diastase proprement dite, c'est-à-dire la diastase végétale comme un produit de la décomposition de la fibrine ou d'autres principes azotés neutres des graines (f), et cette vue s'accorde très bien avec le mode d'apparition de la matière saccharifiante dans la salive mixte, ainsi que dans d'autres liquides animaux, soit naturels, soit artificiels. En effet, nous avons vu précédemment (t. VI, p. 264), qu'en général, ni la salive parotidienne, ni la salive maxillaire, ni aucun autre des liquides analogues qui arrivent dans la cavité buccale, ne possèdent primitivement la faculté de métamorphoser rapidement l'amidon en sucre, mais qu'ils acquièrent cette propriété par le fait de leur mélange et des altérations qu'ils éprouvent alors dans la cavité buccale. Il est donc probable que d'ordinaire la dia-

(a) Voyez tome VI, page 257.
(b) Lehmann, *Lehrbuch der physiologischen Chemie*, t. II, p. 27.
(c) Cl. Bernard et Barreswil, *Recherches expérimentales sur les phénomènes chimiques de la digestion* (Comptes rendus de l'Acad. des sciences, 1845, t. XXI, p. 89).
(d) Frerichs, art. *Verdauung* (Wagner's *Handwörterbuch der Physiologie*, 1846, t. III, p. 770).
(e) Longet, *Traité de physiologie*, 1857, t. I, 2° partie, p. 172.
(f) Liebig, *Traité de chimie organique*, 1844, t. III, p. 211 et suiv.

quoi qu'il en soit à cet égard, il n'en est pas moins bien démontré qu'en traversant la portion vestibulaire de l'appareil digestif pour se rendre à l'estomac, les aliments rencontrent une humeur appelée *salive mixte*, qui jouit de la propriété de transformer plus ou moins rapidement les matières amylacées insolubles en produits solubles, lesquels sont d'abord de la dextrine,

stase salivaire prend naissance dans la salive mixte, par suite de la transformation, soit de la ptyaline, soit de quelque autre matière albuminoïde; et comme nous le verrons bientôt, des phénomènes analogues paraissent se produire par l'altération de beaucoup d'autres humeurs, car on a pu déterminer la transformation de l'amidon en dextrine et en glucose par l'action d'un grand nombre de matières animales en décomposition ( voyez ci-après page 61).

Les expériences faites avec une sorte de salive artificielle préparée en faisant infuser dans de l'eau des fragments de diverses glandes salivaires, et dans lesquelles on a vu la transformation de l'amidon en glucose s'effectuer sous l'influence du liquide obtenu de la sorte, ne me semblent pas prouver que le principe actif de la salive mixte préexiste, soit dans la salive parotidienne, soit dans la salive maxillaire ou dans le mucus buccal. En effet, l'action saccharifiante exercée de la sorte est très faible et comparable à celle produite par les infusions du tissu des reins et de beaucoup d'autres substances organiques; et M. Frerichs a remarqué que la réaction devenait beaucoup plus éner-

gique, lorsqu'au lieu d'employer l'infusion de la membrane muqueuse de la bouche, et celle du tissu de l'une des glandes salivaires séparément, on faisait usage d'un mélange de ces deux liquides (a). M. Longet a fait des expériences analogues. Ce physiologiste plaça, dans des vases contenant de l'empois, des fragments des différentes glandes salivaires, éleva la température à 40 ou 45 degrés, et constata, au bout de deux ou trois heures, qu'il y avait eu production d'une quantité notable de sucre. Il paraît en inférer que le principe saccharifiant de la salive mixte est fourni directement par toutes ces glandes et ne prend pas naissance dans la bouche (b). Mais les conditions dans lesquelles les infusions ont été placées sont si favorables à l'altération rapide des matières animales, que cette conclusion ne me paraît pas fondée. Le même auteur argue aussi d'expériences dans lesquelles la salive sous-maxillaire, recueillie dans la bouche au moment où ce liquide sortait des canaux de Wharton, fut employée et produisit la transformation de l'amidon en sucre; mais, malgré les précautions prises pour empêcher le mélange de cette salive avec les produits fournis par

(a) Frerichs, *Die Verdauung* (Wagner's *Handwörterbuch der Physiologie*, t. III, p. 773).
(b) Longet, *Traité de physiologie*, 1857, t. I, 2ᵉ partie, p. 170.

puis l'espèce de sucre particulier qu'on appelle *glucose* ou *glycose* (1).

Il ne faut pas croire cependant que, par le fait même de leur passage dans la bouche ou de leur séjour dans cette cavité pendant la durée du travail de la mastication, les matières féculentes soient d'ordinaire modifiées de la sorte. L'action transformatrice de la salive est trop faible et trop lente pour que la plupart des aliments de cette nature puissent être attaqués par ce liquide et rendus solubles. Ainsi il suffit de garder dans la bouche, pendant quelques instants, de l'empois nouvellement préparé, pour que cette substance insipide acquière une saveur sucrée très pro-

Rôle<br>de la salive<br>dans<br>la digestion<br>des matières<br>amylacées.

la tunique muqueuse de la bouche, il me semble difficile de croire qu'en baignant celle-ci, elle ne soit chargée d'aucune matière étrangère.

J'ajouterai que le tissu de la glande parotide du chien, qui, à l'état frais, ne communique qu'une très faible puissance saccharifiante à l'eau dans laquelle on le fait infuser, devient au contraire très actif quand on le fait macérer préalablement dans l'alcool pendant quelques jours. M. Cl. Bernard a trouvé aussi que, par le fait de la macération dans l'alcool, toutes les membranes muqueuses devenaient aptes à communiquer à l'eau les propriétés saccharifiantes très prononcées (a).

Dans quelques cas pathologiques, la salive parotidienne, au moment de sa sortie de la glande, paraît posséder déjà une certaine puissance saccharifiante. En effet, M. Jarjavay ayant recueilli une certaine quantité de salive provenant d'une fistule du canal de Sténon, dont un de ses malades était affecté, soumit ce liquide à l'examen de M. Miahle, et celui-ci y reconnut une faible puissance saccharifiante (b). Du reste, nous verrons bientôt que le mucus nasal, qui d'ordinaire est presque inerte, peut acquérir la même propriété dans les cas d'inflammation de la membrane pituitaire (c).

(1) M. Dumas a réuni sous le nom de *glucose* le sucre de fécule, le sucre de raisin, le sucre de miel et le sucre de diabète, matières qui sont identiques par leur composition et leurs propriétés (d). Quelques auteurs ont cru devoir substituer à ce nom celui de *glycose*, qui dérive de la même racine grecque, et qui serait préférable si le premier n'était depuis longtemps d'un usage très général.

(a) Cl. Bernard, *Leçons de physiologie expérimentale faites en* 1855, t. II, p. 375 et suiv.
(b) Voyez Bérard, *Cours de physiologie*, t. II, p. 403.
(c) Cl. Bernard, *Mém. sur le rôle de la salive dans les phénomènes de la digestion (Archives générales de médecine*, 4ᵉ série, 1847, t. XIII, p. 16).
(d) Dumas, *Traité de chimie*, t. VI, p. 375.

noncée. Le même phénomène se produit, quoique plus lentement et avec moins d'intensité, quand on soumet à une mastication prolongée du pain bien cuit, ou mieux encore les petits disques de pain azyme que l'on connaît sous le nom de pains à chanter ; mais dans cette opération, la plus grande partie de la matière amylacée reste intacte, et quand on soumet à l'action de la salive de la fécule qui n'a pas été désagrégée par la cuisson, les transformations ne se produisent que très lentement, et il faut deux ou trois jours d'immersion pour que la production du sucre soit bien manifeste. Quand les grains de fécule ont été réduits en une poudre fine par le broyage, la réaction est moins lente, mais elle ne peut se produire que dans des proportions insignifiantes pendant le temps fort court durant lequel les aliments séjournent dans la bouche (1) ; et c'est un mélange susceptible de donner naissance à du glucose, et non ce produit lui-même, qui, dans l'immense majorité des cas, arrive dans l'estomac, quand l'Homme ou les Animaux font usage d'aliments amylacés.

Du reste, la diastase est susceptible de transformer la fécule en dextrine, et celle-ci en sucre, quand elle est à l'état neutre, aussi bien que lorsqu'elle est mêlée à une petite quantité d'alcali, et la puissance saccharifiante de la salive n'est pas détruite par l'addition d'un acide dilué (2). Il en résulte que ce

(1) Ainsi, dans quelques-unes des expériences faites par M. Cl. Bernard sur des Chevaux bien portants et mangeant de l'avoine, le bol alimentaire a été saisi pendant son passage dans l'œsophage, et l'on n'y a trouvé aucune trace de dextrine ni de glucose (a).

(2) Sébastian, M. Wright, M. Cl. Bernard et quelques physiologistes, ont cru que la salive perdait son pouvoir saccharifiant par l'addition d'un acide quelconque (b), et que par conséquent ce liquide ne pouvait opérer la transformation de l'amidon en dex-

(a) Cl. Bernard, *Mém. sur le rôle de la salive dans les phénomènes de la digestion* (*Archives générales de médecine*, 4ᵉ série, 1847, t. XIII, p. 18).
(b) Idem, *Op. cit.* (*Arch. gén. de méd.*, 4ᵉ série, 1847, t. XIII, p. 14).

liquide, malgré son mélange avec le suc gastrique dans l'intérieur de l'estomac, peut continuer à agir sur les aliments amylacés pendant leur séjour dans cet organe; et effectivement l'expérience prouve qu'ils y donnent naissance à du sucre d'amidon. Ainsi, d'un côté, on a constaté que, dans les digestions artificielles, le suc gastrique ne saurait effectuer cette transformation ; d'un autre côté, on a trouvé du glucose dans le chyme d'Animaux nourris avec des aliments féculents seulement (1);

trine, puis en glucose, dans l'estomac, par cela seul qu'il y rencontrait le suc gastrique, qui est acide. Mais les expériences de M. Jacubowitsch et de M. Frerichs conduisirent au résultat contraire. M. Lehmann a constaté aussi que la salive mêlée à de l'acide chlorhydrique, sulfurique, nitrique ou acétique, transforme l'amidon en glucose, et quant à la rapidité avec laquelle ce changement s'opère, il n'a trouvé aucune différence, que la salive fût alcaline ou acidifiée (a). Enfin, je citerai également à ce sujet les expériences de M. Longet, dont les résultats furent les mêmes (b). J'ajouterai que le liquide mixte extrait de l'estomac d'une femme qui avait une fistule gastrique a donné lieu à une réaction semblable quoiqu'il fût très acide. On remarqua cependant que la transformation de l'amidon en sucre était moins rapide que lorsqu'on faisait usage de salive buccale non mélangée d'acide (c).

Plus récemment, des expériences analogues furent faites en Amérique par le docteur Smith, sur le Canadien, nommé Saint-Martin, qui avait servi aux recherches du docteur Beaumont, et les résultats obtenus furent en accord avec l'opinion annoncée ci-dessus. Du pain que cet individu avait mangé fut retiré de son estomac après y avoir séjourné deux heures, et parut contenir une quantité notable de glucose ou de dextrine, d'après l'abondance du précipité de cuivre qu'il détermina dans le réactif cupro-potassique (d). Enfin, M. Brown-Séquard fit sur lui-même une expérience du même genre. Une demi-heure après avoir pris un bol de fécule hydratée, il en rejeta une portion par régurgitation et en fit l'examen chimique : il y trouva du sucre, et il s'était assuré préalablement que la matière alimentaire dont il s'était servi n'en contenait pas (e).

(1) On doit à M. Jacubowitsch des expériences intéressantes relatives à

(a) Lehmann, *Handbuch der physiologischen Chemie*, t. II, p. 30.
(b) Longet, *Nouvelles recherches relatives à l'action du suc gastrique sur les matières albuminoïdes* (*Ann. des sciences nat.*, 4ᵉ série, 1855, t. III, p. 13).
(c) Grunewaldt, *Untersuchungen über den Magensaft der Menschen* (*Archiv für physiol. Heilkunde*, 1854, t. XIII, p. 477 et suiv.).
(d) Smith, *Expériences sur la digestion* (*Journal de physiologie*, t. I, p. 154).
(e) Smith et Brown-Séquard, *Expériences sur la transformation de l'amidon en glucose dans l'estomac* (*Journal de physiologie*, 1858, t. I, p. 158).

enfin on a reconnu que ces mêmes aliments ne fournissaient pas de matière sucrée lorsqu'on les soumettait à l'action de l'estomac, après avoir extirpé les glandes salivaires ou empêché de toute autre manière l'arrivée de la salive dans l'intérieur de cet organe (1).

La salive ne jouit pas toujours au même degré de cette puissance transformatrice ; mais les physiologistes n'ont encore que peu étudié les variations qu'elle peut offrir sous ce rapport, soit chez le même individu, dans des conditions biologiques différentes (2), soit chez des Animaux dont le régime est dis-

ce point, faites sur des Chiens chez lesquels on avait établi préalablement une fistule gastrique. Lorsqu'il les nourrissait avec des aliments féculents, la matière qui sortait de cette ouverture, à l'état de chyme contenait toujours du sucre, quand l'appareil salivaire était dans son état normal ; mais après la ligature des conduits excréteurs qui en dépendent, il ne trouva plus aucune trace de sucre dans les aliments de même nature, après leur séjour très prolongé dans l'estomac (a).

MM. Bidder et Schmidt ont étudié aussi l'action que de la salive mixte acidifiée par du suc gastrique exerce sur l'empois, et ils ont vu que ce mélange détermine la saccharification aussi rapidement que le fait la salive alcaline (b).

(1) Plus récemment M. Lent a constaté aussi qu'après l'extirpation des glandes salivaires, ou la ligature de l'œsophage, opération qui empêche aussi l'arrivée de la salive dans l'estomac, les matières amylacées ingérées dans cet organe n'y donnent plus naissance à du glucose (c).

(2) M. Cl. Bernard a remarqué que dans les cas de stomatite mercurielle, la salive transforme l'amidon en glucose avec beaucoup d'énergie (d).

J'ajouterai que M. Bouchardat a toujours trouvé du sucre dans les matières vomies par des malades affectés de glucosurie auxquels on avait administré de l'émétique une heure après qu'ils eurent pris des aliments féculents, et qu'il a pu retirer de ces matières une certaine quantité de diastase salivaire jouissant des propriétés saccharifiantes de la diastase ordinaire. En agissant de la même manière sur les matières vomies deux heures après un repas analogue par des personnes en bonne santé, il n'a pu y découvrir que des traces de sucre, et, en opérant

(a) Jacobowitsch, *De saliva*, p. 30.
(b) Bidder et Schmidt, *Die Verdauungssäfte*, p. 24.
(c) Lent, *De succi gastrici facultate ad amylum permutandum*. Gryphiæ, 1859.
(d) Cl. Bernard, *Mém. sur le rôle de la salive dans les phénomènes de la digestion* (*Archives générales de médecine*, 4ᵉ série, 1847, t. XIII, p. 16).

semblable. D'après quelques expériences faites récemment, il y a lieu de croire que le pouvoir saccharifiant de la salive est plus grand chez l'Homme que chez les Chiens (1), et qu'il est peu développé chez les jeunes Mammifères pendant la période de la lactation (2).

J'ajouterai que la salive n'exerce aucune action notable sur les aliments azotés, lors même qu'elle se trouve mêlée à un acide (3).

sur le suc gastrique normal du chien, il n'a pu en retirer aucun principe saccharifiant (a).

(1) On doit aux physiologistes de l'école de Dorpat quelques recherches à ce sujet faites, sur la femme dont j'ai déjà eu l'occasion de parler comme ayant une fistule gastrique. Dans une de ces expériences, de l'empois injecté dans l'estomac par cet orifice donna immédiatement des signes indicatifs de la production de sucre, et après un séjour d'un quart d'heure dans cet organe, on le trouva complétement liquéfié. Dans une autre expérience on constata que de l'amidon cru, administré par la bouche, avait été en partie transformé. Enfin, d'autres expériences sur la digestion de l'empois furent faites, comparativement sur un Chien, et l'on reconnut que la saccharification s'opérait beaucoup moins rapidement dans l'estomac de cet Animal que dans celui de la femme en question (b). M. Cl. Bernard a trouvé aussi que la salive artificielle préparée par infusion du tissu de la glande parotide, est beaucoup plus active quand on emploie à cet usage les glandes salivaires de l'Homme ou même du Lapin que si l'on se sert de celles du Chien (c).

(2) MM. Bidder et Schmidt ont constaté que chez les Mammifères nouveau-nés, les glandes salivaires sont inactives, et que la substance de ces organes ne produit dans l'empois que des changements très faibles. La salive d'un enfant de quatre mois ne détermina la formation de sucre que très lentement (d)

(3) MM. Cl. Bernard et Barreswil avaient cru pouvoir remplacer la pepsine par la matière salivaire dans les expériences de digestion artificielle, et ainsi que je l'ai déjà dit, ils considéraient ces substances comme identiques (e). Mais cette opinion a été réfutée par

(a) Bouchardat, *Nouveau mémoire sur la glycosurie* (*Annuaire de thérapeutique pour* 1846, Supplément, p. 174 et suiv.; p. 304, etc.).

(b) Grunewaldt, *Untersuchungen über den Magensaft* (Vierordt's *Archiv für die physiol. Heilkunde*, 1854, t. XIII, p. 457 et suiv.). — Schrœder, *Succi gastrici humani vis digestiva ope fistulæ stomacalis indagata.* Dorpat, 1853.

(c) Cl. Bernard, *Leçons de physiologie expérimentale faites en* 1855, t. II, p. 373.

(d) Bidder et Schmidt, *Die Verdauungssäfte*, p. 23.

(e) Cl. Bernard et Barreswil, *Recherches expérimentales sur les phénomènes chimiques de la digestion* (*Comptes rendus de l'Acad. des sciences*, 1845, t. XXI, p. 89).

Il est également digne de remarque que le mucus nasal et les larmes, en se mêlant à la salive, peuvent contribuer à produire l'espèce de digestion des aliments amylacés dont je viens de parler, soit que ces humeurs contiennent des matières susceptibles de donner naissance à de la diastase ou à un principe analogue, soit qu'elles favorisent le développement de cet agent saccharifiant dans le liquide salivaire (1).

Du reste, l'action dissolvante de la salive est trop lente et trop faible pour que la digestion des aliments féculents soit en général poussée bien loin pendant la durée de leur séjour dans la cavité de l'estomac, et ces substances, en majeure partie, traverseront même le pylore sans avoir subi les changements nécessaires à leur utilisation dans l'organisme (2).

MM. Frerichs, Jacubowitsch, Longet et plusieurs autres physiologistes, qui ont constaté l'inaptitude de la salive à attaquer les aliments albuminoïdes (a).

(1) Magendie a trouvé que par l'action du sérum du sang sur l'amidon cette substance pouvait être changée en glucose (b). M. Liebig attribue la même puissance saccharifiante à beaucoup de tissus animaux en voie de décomposition (c). Enfin M. Cl. Bernard a déterminé la même transformation à l'aide du liquide séreux fourni par les fosses nasales dans un cas de coryza très aigu, et il a obtenu des résultats analogues en faisant usage de divers liquides pathologiques provenant de kystes de l'ovaire ou du foie (d).

MM. Bidder et Schmidt ont fait une série d'expériences comparatives sur la durée du temps nécessaire pour effectuer la transformation de l'empois ou glucose quand on fait usage, soit de salive mixte et de divers autres liquides, tels que les mucus nasal ou vésical, soit des produits de l'infusion de divers tissus organiques, et ils ont trouvé que la puissance saccharifiante était beaucoup plus développée dans la salive que dans toutes les autres substances employées, sauf le suc pancréatique et le liquide intestinal (e).

(2) M. Cl. Bernard a souvent examiné chimiquement le contenu de l'estomac des Chiens qui avaient mangé beaucoup de pommes de terre cuites, et qui ont été tués à différentes pé-

(a) Jacubowitsch, *De saliva*, 1848.
— Frerichs, art. *Verdauung* (Wagner's *Handwörterbuch der Physiologie*, t. III, p. 770).
-- Lehmann, *Lehrbuch der physiologischen Chemie*, t. I, p. 33.
-- Longet, *Traité de physiologie*, t. I, 2ᵉ partie, p. 172.
(b) Magendie, *Note sur la présence normale du sucre dans le sang* (*Comptes rendus de l'Acad. des sciences*, 1846, t. XXIII, p. 189).
(c) Liebig, *Lettres sur la chimie*, trad. par Gerhardt, p. 152.
(d) Cl. Bernard, *Op. cit.* (*Archives générales de médecine*, 4ᵉ série, 1847, t. XIII, p. 16).
(e) Bidder et Schmidt, *Die Verdauungssäfte*, p. 17.

Dans l'intestin grêle, où les aliments passent en sortant de l'estomac, l'action du principe saccharifiant de la salive doit continuer; mais dans cette portion du canal digestif les matières amylacées se trouvent en présence d'un autre liquide qui est apte à les attaquer de la même manière, et qui a plus de puissance, savoir : le suc pancréatique.

§ 18.— Dans la précédente Leçon, en étudiant la composition chimique de ce dernier liquide, nous avons vu qu'il est alcalin et qu'il contient une matière particulière douée de la propriété de transformer l'amidon en dextrine, puis de changer la dextrine en sucre (1). L'action saccharifiante des produits fournis par le pancréas a été constatée pour la première fois en 1844 par le professeur Valentin, de Berne, et a été observée vers la même époque à Paris, par MM. Bouchardat et Sandras (2). Elle se manifeste non-seulement quand on fait usage du suc pancréatique

Propriétés<br>digestives<br>du suc<br>pancréatique.

Action<br>saccharifiante.

riodes du travail digestif, et toujours il n'a pu y découvrir que des traces de sucre, tandis que la présence de la fécule était facile à mettre en évidence au moyen de l'iode (a).

(1) Voyez tome VI, page 526.

(2) Les expériences de M. Valentin furent faites avec du suc pancréatique artificiel obtenu en faisant infuser dans de l'eau des fragments de pancréas (b). Dans celles de MM. Bouchardat et Sandras, uo constata d'abord l'existence du pouvoir saccharifiant dans le suc pancréatique naturel de la Poule et de l'Oie (c). Ces physiologistes, sans avoir connaissance des observations de M. Valentin, firent les mêmes expériences avec du suc pancréatique artificiel préparé par l'infusion de la substance du pancréas d'un Lapin ou d'un Chien, et obtinrent les mêmes résultats (d). Dans plusieurs de ces expériences, la formation du sucre a été constatée non-seulement par le réactif cupro-potassique, mais aussi par le développement de la fermentation alcoolique. La propriété saccharifiante du suc pancréatique a été ensuite constatée par plusieurs autres physiologistes (e).

(a) Cl. Bernard, *Op. cit.* (*Archives générales de médecine,* 4e série, 1847, t. XIII, p. 19).
(b) Valentin, *Lehrbuch der Physiologie des Menschen,* 1844, et 2e édit., t. I, p. 356.
(c) Bouchardat et Sandras, *Des fonctions du pancréas et de son influence dans la digestion des féculents* (*Supplément à l'Annuaire de thérapeutique pour 1846, p.* 147).
(d) *Loc. cit.,* p. 150.
(e) Strahl, *Versuch über die Wirkung des Pankreas* (Müller's *Archiv für Anat. und Physiol.,* 1847, p. 207).
— Cl. Bernard, *Mém. sur le pancréas* (*Suppl. aux Comptes rendus de l'Acad. des sciences,* t. 1, p. 602).
— Kroeger, *De succo pancreatico,* dissert. inaug. Dorpat, 1854.

naturel recueilli sur un Animal vivant, mais quand on se sert d'un suc pancréatique artificiel préparé en faisant infuser dans de l'eau des fragments du tissu du pancréas. Elle est même très énergique (1), et si l'on examine les modifications que les matières amylacées subissent à mesure qu'elles descendent de l'estomac vers l'anus, on voit qu'elles sont en général fortement attaquées et transformées en sucre, puis absorbées par les parois de l'intestin avant que d'arriver dans la partie terminale de ce canal (2). D'un autre côté, on peut faire la contre-épreuve de ces expériences, car chez divers Animaux on peut ouvrir l'abdomen et extirper ou désorganiser le pancréas, sans empêcher la nutrition de s'effectuer ; seulement on voit alors que la fécule ingérée dans l'estomac se retrouve presque en totalité

(1) MM. Sandras et Bouchardat ont trouvé que le suc pancréatique de la Poule saccharifie promptement, non-seulement l'empois, mais même la fécule crue, quand on élève un peu la température (a).

M. Kroeger a trouvé qu'un gramme de suc pancréatique frais peut en moins d'une demi-heure, à la température de 35°, transformer en sucre 4$^{gr}$,672 d'amidon supposé sec, et, admettant d'après d'autres recherches que ce suc contient 14 millièmes de matière active, cet auteur en conclut que celle-ci peut saccharifier environ 333 fois son poids d'amidon (b).

(2) La transformation de la fécule en sucre dans l'intestin a été constatée chez le Chien par Tiedemann et Gmelin, mais sans que ces auteurs aient cherché à se rendre compte du rôle que le suc pancréatique pouvait jouer dans ce phénomène (c). En étudiant au microscope, et au moyen des réactifs chimiques, la fécule de pomme de terre qui se trouvait dans différentes parties du tube digestif d'un Lapin, nourri avec cette substance, MM. Bouchardat et Sandras ont vu qu'elle traverse l'estomac sans avoir été beaucoup altérée, mais qu'à mesure qu'elle descend dans l'intestin grêle, les grains dont elle se compose sont en majeure partie rongés, déformés et dissous : dans le cæcum ils ne trouvèrent que peu de grains intacts, et dans le rectum les matières fécales n'en offraient que de faibles traces. Les mêmes expérimentateurs ont trouvé que chez la Poule la transformation de la fécule crue en glucose était plus rapide. Enfin, chez le Pigeon, ces auteurs reconnurent que la matière amylacée avait disparu en totalité dans l'intestin grêle (d).

(a) Bouchardat et Sandras, *Op. cit.* (*Supplément à l'Annuaire de thérapeutique pour* 1846, p. 147).

(b) Kroeger, *De succo pancreatico*, dissert. inaug. Dorpat, 1854.

(c) Tiedemann et Gmelin, *Recherches sur la digestion*, t. 1, p. 202.

(d) Bouchardat et Sandras, *De la digestion des matières féculentes et sucrées* (*Supplément à l'Annuaire de thérapeutique pour* 1846, p. 109 et suiv.).

dans les matières fécales, sans avoir subi aucune altération notable (1).

La substance qui donne au suc pancréatique cette propriété digestive peut en être séparée par précipitation, et redissoute sans perdre son pouvoir saccharifiant (2). Mais jusqu'ici elle n'a pas été l'objet de recherches chimiques satisfaisantes.

Le suc pancréatique n'est pas destiné uniquement à la digestion des aliments féculents, il possède aussi la propriété de métamorphoser et de dissoudre les principes albuminoïdes, et il exerce sur les matières grasses une action remarquable.

L'intervention de ce liquide dans la digestion des aliments azotés avait été entrevue par Eberle il y a environ trente ans, et bientôt après MM. Purkinje et Pappenheim constatèrent que le suc pancréatique artificiel obtenu par l'infusion du tissu du pancréas dans de l'eau acidulée peut dissoudre les matières

Action<br>du suc<br>pancréatique<br>sur<br>les principes<br>albuminoïdes.

(1) M. Cl. Bernard a constaté que l'injection de certaines matières grasses, telles que du beurre fondu ou même de l'huile, dans le canal excréteur du pancréas, détermine la désorganisation, de tout le tissu sécréteur de cette glande, et qu'en général, cependant, l'Animal se rétablit promptement et mange avec avidité (a). Dans ce cas, la production du suc pancréatique ne peut plus avoir lieu, et M. Cl. Bernard a reconnu que la presque totalité de la fécule ingérée dans l'estomac traverse alors tout le canal alimentaire sans avoir été digérée (b).

Nous avons vu que chez les Pigeons, dans l'état normal, la fécule est complétement digérée dans l'intestin grêle; mais M. Cl. Bernard, ayant extirpé le pancréas chez plusieurs de ces Oiseaux, a trouvé que les aliments amylacés étaient évacués avec les excréments sans avoir subi d'altération notable, bien que la nutrition eût continué à se faire après l'opération (c).

(2) MM. Sandras et Bouchardat furent les premiers à constater ce fait. Ils virent qu'en ajoutant de l'alcool à du suc pancréatique de la Poule, il se forme un dépôt qui, séparé par décantation, peut être redissous dans l'eau, et que la matière obtenue de la sorte agit sur la fécule comme le fait le suc pancréatique naturel (d). Ce principe est également précipitable par l'acétate de plomb, et quand il est remis en liberté, il reprend ses propriétés saccharifiantes.

(a) Cl. Bernard, *Leçons de physiologie expérimentale faites en 1855*, t. II, p. 275 et suiv.
(b) *Loc. cit.*, p. 329.
(c) *Loc. cit.*, p. 330.
(d) Bouchardat et Sandras, *Op. cit.* (*Supplément à l'Annuaire de thérapeutique pour 1846*, p. 147).

albuminoïdes ; mais c'est dans ces dernières années seulement que l'action du suc pancréatique naturel sur ces substances a été l'objet d'une étude attentive, et l'on voit par les recherches de M. Cl. Bernard et de M. Corvisart, que non-seulement les principes actifs de ce liquide sont aptes à modifier les aliments albuminoïdes à peu près comme le fait la pepsine (1), mais aussi qu'il peut produire ces effets quand il se trouve associé soit à un acide, soit à un alcali (2). Il paraîtrait que cet agent détermine

(1) Les expériences d'Eberle ainsi que celles de MM. Purkinje et Pappenheim sur les propriétés digestives du suc pancréatique artificiel (a) restèrent presque inaperçues des physiologistes jusque dans ces derniers temps, et c'est surtout à la suite des recherches de M. Cl. Bernard, sur les fonctions du pancréas (b), que l'attention fut appelée sur ce sujet par les travaux de M. L. Corvisart (c). Les opinions que ce dernier auteur avança furent combattues par quelques expérimentateurs qui refusèrent même d'une manière absolue aux produits de la glande pancréatique la propriété d'opérer la dissolution des matières albuminoïdes solides (d); mais la digestion du blanc d'œuf coagulé par le suc pancréatique, soit naturel, soit artificiel, a été observée de nouveau par M. Meissner. Cependant il paraît que cet effet n'est pas produit quand le pancréas est dans un état inflammatoire, ou que son activité fonctionnelle n'est pas excitée par la digestion gastrique (e).

M. Brinton, de Dublin, a fait également quelques expériences sur les propriétés digestives du liquide obtenu par l'infusion du tissu du pancréas, préalablement écrasé, dans de l'eau tiède, et il a trouvé que dans certains cas les fragments d'albumine coagulée que l'on y faisait macérer n'étaient pas attaqués, tandis que dans d'autres cas ils étaient dissous très rapidement (f).

(2) M. Corvisart pense que ce liquide agit de la même manière sur les aliments albuminoïdes quand il est alcalin ou neutre que quand il est acide (g). M. Meissner a obtenu la digestion artificielle, en employant l'infusion du pancréas acidifié, mais il a toujours vu que ce liquide ne dissolvait pas

(a) Eberle, *Physiologie der Verdauung*, 1834, p. 236 et suiv.

— Purkinje et Pappenheim, voyez *Froriep's Notizen*, 1836, t. L, p. 214.

(b) Cl. Bernard, *Mémoire sur le pancréas* (loc. cit.).

(c) L. Corvisart, *Sur une fonction peu connue du pancréas, la digestion des aliments azotés* (*Gazette hebdomadaire de médecine*, 1857, t. IV, p. 260 et suiv. ; 1858. t. V, p. 328 et suiv.).

(d) Keferstein und Hallwachs, *Ueber die Einwirkung des pankreatischen Saftes auf Eiweiss* (*Nachrichten von der Universität zu Göttingen*, 1858, n° 14). — *Sur le suc pancréatique* (*l'Institut*, 1858, t. XXVI, p. 378).

— Skrebitzki, *De succi pancreatis ad adipes et albuminates viatque effectis*, dissert. inaug. Dorpat, 1859 (Schmidt's, *Jahrbücher*, t. CV, p. 153).

(e) Meissner, *Untersuchungen über die Verdauung der Eiweisskörper* (*Zeitschrift für rationelle Medicin*, 3ᵉ série, 1859, t. VII, p. 17 et suiv.).

(f) Brinton, *Expériences et remarques sur l'action du suc pancréatique sur l'albumine* (*Journal de physiologie* de Brown-Séquard, 1859, t. II, p. 672).

(g) L. Corvisart, *Sur une fonction peu connue du pancréas, la digestion des aliments azotés*, 1858, p. 2 et suiv.).

la formation de peptones analogues à celles que nous avons vues naître dans l'estomac; mais il m'a toujours semblé que son action était faible (1), et que la dissolution qu'il opère est promptement suivie d'indices de putréfaction, de sorte que je ne pense pas que dans la digestion normale des aliments albuminoïdes son rôle puisse avoir beaucoup d'importance (2). Il est aussi à noter que dans les expériences où l'action, soit de la diastase, soit du suc pancréatique sur l'amidon ou sur le sucre, a été prolongée dans certaines conditions, on a vu souvent se former de l'acide lactique, circonstance sur laquelle nous aurons bientôt à revenir (3).

§ 19. — Le suc pancréatique, en agissant sur les graisses, peut y déterminer des changements de deux espèces : les uns portent sur la constitution physique de ces substances, les

Action du suc pancréatique sur les graisses.

le blanc d'œuf coagulé en présence d'un alcali libre, et déterminait alors des signes de putréfaction avec beaucoup de rapidité (a).

(1) M. L. Corvisart conclut de ses expériences, que le suc pancréatique est dix fois plus riche en principe actif (ou pancréatine) que le suc gastrique, et que ce liquide digère les aliments azotés trois fois plus vite.

M. Funke a constaté aussi que des masses cubiques de blanc d'œuf coagulé se dissolvaient presque aussi vite dans du suc pancréatique artificiel que dans du suc gastrique, mais que cette réaction était accompagnée de phénomènes de putréfaction (b).

Cependant dans diverses expériences dont j'ai été témoin, l'action digestive du suc pancréatique sur les aliments albuminoïdes paraissait être faible.

(2) M. Cl. Bernard conclut de ses recherches sur ce sujet, que le suc pancréatique dissout les aliments azotés qui ont été préalablement modifiés, soit par la cuisson, soit par l'action du suc gastrique, mais qu'il n'agit pas aussi fortement sur la viande crue; que celle-ci, mise en contact avec ce liquide, se ramollit, il est vrai, mais ne tarde pas à se putréfier (c). M. L. Corvisart s'est élevé contre cette restriction, et a vu dans certains cas la digestion des aliments azotés crus se faire complétement par l'action du suc pancréatique.

(3) On sait que dans la fermentation lactique, le sucre ($C^{12}H^{12}O^{12}$) se transforme en acide lactique ($C^{12}H^{10}H^{10}$, 2HO), sans rien perdre ni rien gagner.

(a) Meissner, Op. cit. (Zeitschrift für rationelle Medicin, 3<sup>e</sup> série, 1859, t. VII, p. 18).
(b) Funke, Ueber die Funktion des Pancreas (Schmidt's Jahrbücher, 1858, t. XCVII, p. 21).
(c) Cl. Bernard, Leçons de physiologie expérimentale faites en 1855, t. II, p. 333. — L. Corvisart, Fonction digestive énergique du pancréas, etc. (Gazette hebdomadaire de médecine, 1860, t. VII, p. 515 et suiv.).

autres sur leur nature chimique. En effet, ce liquide possède à un haut degré la propriété d'émulsionner les huiles ainsi que les autres graisses fluides, et dans certaines circonstances il opère le dédoublement de ces corps en un acide gras et en glycérine.

Cette dernière réaction a été constatée par M. Cl. Bernard dans des expériences faites au contact de l'air, mais dans les circonstances normales elle ne se produit pas dans le tube intestinal, et par conséquent il n'est pas nécessaire de nous y arrêter ici (1).

*Pouvoir émulsif du suc pancréatique.* L'action émulsive de ce liquide digestif peut être mise en évidence à l'aide du suc pancréatique artificiel obtenu par l'infusion de quelques fragments du tissu du pancréas dans de

---

(1) M. Cl. Bernard a constaté que, hors de l'organisme et à la température de 30 à 40 degrés, le suc pancréatique visqueux, mêlé à de l'huile, à de l'axonge ou à du beurre, détermine en quelques heures le dédoublement de ces matières grasses et leur transformation en glycérine et en un acide gras (*a*). Cette espèce de saponification des graisses neutres par le suc pancréatique fut ensuite étudiée d'une manière plus approfondie par M. Berthelot, et ce chimiste a constaté que la salive ne produit pas les mêmes effets (*b*). Au premier abord on aurait pu croire que dans le travail normal de la digestion, les graisses, en rencontrant le suc pancréatique dans l'intestin grêle, devaient subir une transformation semblable ; mais les expériences de MM. Bidder et Schmidt, publiées par M. Lenz, prouvent que les choses ne se passent pas ainsi dans l'intérieur de l'organisme. Ayant nourri des Chats avec du beurre, ils examinèrent le contenu de l'intestin ainsi que le chyle et le sang provenant de l'intestin, sans pouvoir découvrir de l'acide butyrique dans aucun de ces liquides : c'est l'influence de l'acide libre contenu dans le suc gastrique, et par conséquent dans le chyme, qui paraît être la cause de cette différence entre le mode d'action du suc gastrique dans l'intestin et dans les expériences de laboratoire (*c*). Dans des expériences faites plus récemment sur ce sujet par MM. Cl. Bernard et Barreswil, la non-acidification des graisses pendant la digestion a été également constatée (*d*).

(*a*) Cl. Bernard, *Recherches sur les usages du suc pancréatique* (*Comptes rendus de l'Académie des sciences*, 1849, t. XXVIII, p. 250, et *Annales de chimie*, 3ᵉ série, 1849, t. XXV, p. 479).

(*b*) Berthelot, *Mém. sur les combinaisons de la glycérine avec les acides et sur la synthèse des principes immédiats des graisses des Animaux* (*Ann. de chimie et de physique*, 3ᵉ série, 1854, t. XLI, p. 272 et suiv.).

(*c*) Lenz, *De adipis concoctione et absorptione*, dissert. inaug. Dorpat, 1860.

(*d*) Cl. Bernard, *Mém. sur le pancréas* (*Supplém. aux Comptes rendus de l'Acad. des sciences*, 1856, t. I, p. 467 et suiv.).

l'eau, et c'est même de la sorte qu'elle fut découverte il y a un quart de siècle par Eberle (1). Elle est démontrée aussi par les expériences dans lesquelles on met en présence de l'huile et du suc pancréatique naturel recueilli sur un Animal vivant. M. Cl. Bernard a constaté de la sorte que toutes les graisses neutres à l'état fluide étant mêlées à une certaine quantité de cette humeur et légèrement agitées, se divisaient presque instantanément en une multitude de gouttelettes d'une petitesse extrême qui ne se réunissent plus entre elles, mais restent en suspension dans le liquide et lui donnent un aspect laiteux. Nous verrons bientôt que c'est dans un état analogue que les matières grasses se trouvent dans le chyle, et par conséquent on devait être naturellement conduit à supposer que l'émulsionnement de ces sub-

---

(1) En 1834, Eberle constata que le liquide obtenu par l'infusion du tissu du pancréas du Bœuf dans de l'eau pure forme, quand on l'agite avec de l'huile, une émulsion dont une partie est permanente et ressemble à de la crème, tant la division des matières grasses y est parfaite. Il en conclut que le suc sécrété par cette glande devait maintenir sous la forme d'une émulsion fine les matières grasses avec lesquelles ce liquide est agité dans l'intestin, et qu'elle devait servir de la sorte à les faire arriver dans le chyle (a). Ces conclusions sont parfaitement d'accord avec tous les faits découverts plus récemment ; mais à l'époque de leur publication elles ne parurent pas suffisamment établies, et même en Allemagne les physiologistes n'y accordèrent que peu d'attention jusqu'à ce que les propriétés digestives du suc pancréatique eussent été plus complétement mises en lumière par les travaux de M. Cl. Bernard. En effet, c'est à peine si Burdach y accorde deux lignes dans son volumineux *Traité de physiologie* (b), et Müller, dans son excellent manuel, n'en parle pas (c). Je croirais donc être injuste envers M. Cl. Bernard, si je ne lui accordais pas une large part dans la découverte des fonctions du pancréas. Les recherches de ce dernier physiologiste datent de 1848, et ont donné lieu à plusieurs publications de sa part (d).

(a) Eberle, *Physiologie der Verdauung*, p. 251 et suiv.
(b) Burdach, *Traité de physiologie*, trad. par Jourdan, t. IX, p. 380.
(c) J. Müller, voyez l'article *Digestion* dans le *Manuel de physiologie*, traduit par Jourdan, 1845, t. I, p. 379 et suiv.).
(d) Cl. Bernard, *Recherches sur les usages du suc pancréatique* (Ann. de chimie et de physique, 3e série, 1849, t. XXV, p. 474, et *Archives générales de médecine*, 4e série, t. XIX). — *Mém. sur le pancréas et sur le rôle du suc pancréatique dans les phénomènes de la digestion* (Supplém. aux Comptes rendus des séances de l'Acad. des sciences, 1856, t. I, p. 379). — *Leçons de physiologie expérimentale faites au collége de France en 1855*, t. 2, p. 170 et suiv.

stances par le suc pancréatique est un acte préliminaire de leur absorption. M. Cl. Bernard considère ce phénomène mécanique comme étant la condition essentielle de la digestion des graisses, et il pense qu'il ne peut être déterminé que par l'action du suc pancréatique. Il s'appuie principalement sur des faits de trois ordres, savoir : 1° les rapports qu'il a observés entre le lieu où les graisses émulsionnées apparaissent dans les vaisseaux chylifères et celui où les matières grasses rencontrent le suc pancréatique lors de leur passage dans le canal intestinal ; 2° le défaut de digestion des graisses qui se manifeste quand le pancréas a été désorganisé ; 3° l'inaptitude des autres liquides digestifs à former avec ces substances une émulsion permanente. J'examinerai les considérations basées sur les caractères du chyle lorsque je traiterai spécialement de ce produit du travail digestif (1), et pour le moment je ne m'occuperai que des deux dernières propositions dont je viens de parler.

(1) Nous avons vu précédemment que chez le Lapin le canal excréteur du pancréas débouche dans l'intestin, à une distance considérable au-dessous de l'ouverture du canal cholédoque (a). Or, M. Cl. Bernard, ayant ingéré de l'huile dans l'estomac d'un Lapin et ayant ensuite ouvert l'abdomen de l'Animal quand le travail digestif était en pleine activité, remarqua qu'au-dessous du premier de ces orifices, c'est-à-dire du point où le suc pancréatique est versé sur les aliments, les vaisseaux chylifères étaient remplis d'un chyme crémeux et riche en matières grasses émulsionnées, tandis qu'en amont de l'embouchure de l'appareil pancréatique on n'apercevait rien de semblable. Il en conclut que c'est seulement après leur mélange avec le suc pancréatique que les graisses sont émulsionnées et absorbées (b). M. Cl. Bernard m'a rendu témoin de ces expériences, et j'ai vu ce qu'il avait annoncé : elles ont été répétées aussi avec le même succès par d'autres physiologistes (c); mais il paraîtrait que la signification de ces faits n'est pas aussi grande qu'on le supposait d'abord, car il résulte des recherches plus récentes de MM. Bidder et Schmidt que si le travail digestif est moins avancé,

(a) Voyez tome VI, page 580.

(b) Cl. Bernard, *Recherches sur les usages du suc pancréatique dans la digestion* (*Ann. de chimie*, 3ᵉ série, 1849, t. XXV, p. 481). — *Mém. sur le pancréas* (*Supplém. aux Comptes rendus*, t. I, p. 457, pl. 7).

(c) Jackson, *On Digestion of fatty Matters by pancreatic Juice* (*American Journal of Medical Sciences*, 1854, t. XXVIII, p. 307).

— Hyde Salter, art. PANCREAS (*Todd's Cyclop.*, Suppl., p. 106).

Les physiologistes qui, en suivant la voie expérimentale, ont voulu s'éclairer sur les fonctions du pancréas, ont eu depuis longtemps recours à l'extirpation de cet organe, se proposant de constater ensuite les changements que cette opération déterminerait dans les phénomènes de la nutrition. Vers 1673, Brunner, dont le nom est resté attaché à une partie du système des organes sécrétoires de l'appareil digestif, tenta cette expérience, et parvint à conserver pendant trois mois un chien chez lequel, après avoir ouvert l'abdomen, il avait enlevé avec le couteau la presque totalité du pancréas (1).

M. Cl. Bernard eut recours à la même opération, mais il n'eut pas le même succès, et il substitua à ce procédé expérimental l'emploi d'injections qui, poussées dans les canaux excréteurs du pancréas, déterminèrent promptement la destruction du tissu sécréteur de cette glande. Or, il remarqua que les chiens chez lesquels la sécrétion pancréatique avait été de la sorte arrêtée ou considérablement amoindrie, mangeaient avec voracité, mais maigrissaient beaucoup, et que leurs matières fécales, au lieu de présenter l'aspect ordinaire, se trouvaient chargées d'une

Conséquence<br>de la<br>destruction<br>des<br>pancréas.

on trouve de la graisse émulsionnée dans les chylifères situés en amont de l'embouchure du canal pancréatique, et ces physiologistes pensent que si plus tard on n'en voit plus, cela dépend seulement de ce que les aliments gras, en cheminant dans l'intestin, sont descendus plus bas, et qu'il n'en existe plus en quantité notable dans la portion pylorique du duodénum (a).

(1) A l'époque où Brunner fit cette expérience, les médecins s'occupaient beaucoup de quelques hypothèses bizarres touchant les fonctions physiologiques du pancréas, que l'on croyait indispensable à l'existence des Animaux ainsi que de l'Homme. Il s'attacha donc principalement à constater que les Chiens sur lesquels le pancréas avait été extirpé pouvaient continuer à vivre fort longtemps, et un des Animaux ainsi privés de la totalité ou de la presque totalité de cette glande se rétablit très bien, et s'échappa au bout de trois mois. Mais Brunner ne s'occupa qu'incidemment des faits qui auraient été de nature à nous éclairer sur la question qui nous occupe ici, c'est-à-dire sur le rôle du pancréas dans la digestion des matières grasses (b).

(a) Bidder et Schmidt, *Die Verdauungssäfte und die Stoffwechsel*, p. 255 et suiv.
(b) Brunner, *Experimenta nova circa pancreas*, édit. de 1603, p. 12 et suiv.

quantité considérable de graisse non digérée. Dans aucune de ces expériences M. Cl. Bernard ne parvint, ni à empêcher complétement la digestion des graisses, ni à détruire la totalité du pancréas ; mais il considéra les résultats obtenus comme venant corroborer ses vues touchant la nécessité du suc pancréatique pour l'utilisation physiologique de ces substances alimentaires. Enfin il argua aussi d'un certain nombre de cas pathologiques observés chez l'Homme, et dans lesquels l'évacuation de matières alvines chargées de graisse coïncidait avec un état d'atrophie ou de transformation histologique du pancréas (1).

Ces faits ne purent cependant entraîner la conviction dans tous les esprits, et les conclusions que l'on en avait tirées ne s'accordaient pas avec les résultats fournis par d'autres observations. Ainsi chez quelques-unes des personnes qui avaient présenté des indices de la non-digestion des graisses, on

(1) Ainsi Elliotson rapporte deux observations de malades chez lesquels les déjections alvines étaient chargées de beaucoup de graisse, et chez lesquels on reconnut par l'autopsie que le canal pancréatique était oblitéré ou obstrué par des concrétions (a). Chez un autre malade observé par un médecin américain, les aliments graisseux étaient reconnaissables dans les fèces, et après la mort on trouva que le pancréas était complétement désorganisé (b). Des cas analogues ont été signalés par plusieurs autres pathologistes (c), et ils ont été rassemblés par MM. Moyse et Cl. Bernard (d).

On cite aussi diverses observations de maladies du pancréas accompagnées d'un grand amaigrissement et de selles graisseuses (e).

(a) Elliotson, *On the Discharge of fatty Matter from the Bowels* (*Medico-Chirurgical Transactions*, 1833, t. XVIII, p. 67).

(b) Gross, *Observ. d'un cas de tumeur kystique du pancréas* (*Arch. gén. de méd.*, 4ᵉ série, 1849, t. XIX, p. 215).

(c) Bright, *Cases and Observations connected with Disease of the Pancreas and Duodenum* (*Medico-Chirurgical Transactions*, 1833, t. XVIII, p. 1).

— Lloyd, *Case of Jaundice with Discharge of fatty Matter from the Bowels* (*Med.-Chir. Trans.*, t. XVIII, p. 57).

— Duplay, *Revue de la clinique médicale de M. Rostan* (*Arch. gén. de méd.*, 1834, t. IV, p. 411).

(d) Moyse, *Étude historique et critique sur les fonctions et les maladies du pancréas.* Paris, 1852.

— Cl. Bernard, *Op. cit.* (*Supplém. aux Comptes rendus*, t. I, p. 282 et suiv.).

(e) Eisenmann, *Zur Pathologie des Pankreas* (*Vierteljahrsschrift für die praktische Heilkunde*, 1853).

— A. Clark, *Case of Disease of the Pancreas and Liver with fatty Discharge from the Bowels* (*The Lancet*, 1851, t. II, p. 152).

— De la Tremblaye, *Observ. de Pancréatite chronique suivie de mort* (*Recueil des travaux de la Soc. méd. d'Indre-et-Loire*, 1852, p. 98).

trouva par l'autopsie que le pancréas était dans son état normal, et que c'était le foie qui était malade (1). Enfin plusieurs physiologistes parvinrent à conserver en vie des Animaux chez lesquels le canal de Wirsung avait été lié près de son embouchure dans l'intestin, et mis en communication avec une ouverture fistulaire, de façon à détourner au dehors le suc pancréatique que ce conduit était chargé de verser dans la cavité digestive (2), ou bien encore chez lesquels le tissu

(1) Par exemple, dans quelques cas rapportés par Elliotson, aucune altération du pancréas ne fut remarquée chez des malades sujets à des déjections graisseuses (a), et dans d'autres cas l'état morbide de cette glande constaté par l'autopsie n'avait été révélé par aucun trouble dans les fonctions digestives (b). J'ajouterai que MM. Schiff et Longet (c) ont réuni un certain nombre d'observations recueillies par divers médecins, établissant que la graisse a pu exister en grande abondance chez les individus dont le pancréas était dans un état pathologique qui devait faire supposer l'interruption de son action sécrétoire (d).

(2) En général, l'oblitération du canal excréteur du pancréas, qui est produite par une ligature n'est pas durable (e). En effet, ce tube s'ulcère et se coupe transversalement dans le point comprimé par le fil, qui alors devient libre, et en même temps l'inflammation des parties circonvoisines les fait adhérer à la surface externe des deux portions du canal, et détermine ainsi la formation d'une espèce de manchon qui entoure la ligature et rétablit la communication entre les deux tronçons séparés d'abord par la ligature, puis par la solution de continuité dont je viens de parler. Le suc pancréatique peut alors reprendre son cours et arriver de nouveau dans l'intestin. Ce mode de reconstitution du canal de Wirsung a été souvent constaté chez le Chien, et a été observé aussi chez d'autres Animaux, tels que le Bœuf (f).

(a) Elliotson, *Op. cit.* (*Medico-Chirurg. Trans.*, t. XVIII, p. 67).
(b) Handfield Jones, *Observ respecting Degeneration of the Pancreas* (*Medico-Chirurg. Trans.*, 1855, t. XXXVIII, p. 195).
(c) Schiff, *Ueber die Rolle des pankreatischen Saftes und der Galle bei Aufnahme der Fette* (Molleschott's *Untersuch. zur Naturlehre des Menschen und der Thiere*, 1857, t. II, p. 345).
— Longet, *Traité de physiologie*, t. I, 2ᵉ partie, p. 265.
(d) Greiselius, *De repentina suavi morte ex pancreate sphacelato* (*Miscell. nat. curios.*, 1681, déc. 1, ann. 3, obs. 45, t. II, p. 65).
— Abercrombie, *Contributions to the Pathology of the Stomach, the Pancreas and the Spleen* (*Edinburgh Journal*, 1824, t. XXI, p. 249).
— Dawidoff, *De morbis pancreatis observationes quædam.* Dorpat, 1833, p. 9.
— Becourt, *Recherches sur le pancréas, ses fonctions et ses altérations organiques*, thèse. Strasbourg, 1830.
— Venga, *Sulla conversione del pancreas in adipe* (Omodei, *Ann. univ. di medicina*, 1850, t. CXXXVI, p. 370).
(e) Brunner, *Experim. nova circa pancreas*, p. 17 et suiv.
(f) Colin, *Traité de physiologie comparée des Animaux domestiques*, t. I, p. 645.

du pancréas paraissait avoir été détruit mécaniquement, et dans plusieurs de ces cas il parut évident que la digestion des matières grasses avait continué à s'effectuer. Malheureusement, dans la plupart de ces recherches, on négligea de prendre toutes les précautions qui auraient été nécessaires pour les rendre probantes : ainsi, lorsqu'on fit la ligature du canal de Wirsung, on ne s'assura pas de la non-existence d'un canal pancréatique accessoire, canal qui se trouve souvent chez les Animaux dont on faisait usage (1), et lorsqu'on s'était proposé d'extirper le pancréas, on n'a pas prouvé suffisamment par l'investigation cadavérique que le résultat voulu avait été obtenu (2). Il s'ensuit que la persistance de la faculté de digérer des graisses

(1) Voyez tome VI, page 508.

(2) Peu après la publication des expériences de M. Cl. Bernard, M. Frerichs chercha à résoudre la question du rôle du suc pancréatique dans la digestion des matières grasses, au moyen de l'exclusion de ce liquide effectuée, soit par la ligature du canal de Wirsung, soit par celle de l'intestin lui-même au-dessous de l'embouchure de ce canal, et l'ingestion de matières grasses en aval de l'obstacle opposé ainsi à l'abord du fluide pancréatique. Dans une de ces expériences, il employa le premier de ces procédés sur des Chats, et trouva que les matières grasses n'en furent pas moins digérées, et que le chyle était émulsionné comme d'ordinaire (a). Mais M. Cl. Bernard objecte que la ligature n'était pas placée de façon à empêcher la totalité du pancréas de verser ses produits dans l'intestin (b). Dans d'autres expériences faites tant sur de jeunes Chiens que sur de petits Chats, la ligature fut placée autour de l'intestin, de façon à interrompre toute communication entre l'appareil pancréatique et l'iléon, puis un mélange de lait et d'huile fut injecté dans cette dernière portion de l'intestin, et lorsqu'au bout de deux ou trois heures les Animaux furent tués, on trouva tous les vaisseaux chylifères remplis d'un chyle chargé de graisse (c). Mais M. Cl. Bernard pense que cela devait dépendre de ce que du suc pancréatique versé préalablement dans la portion de l'intestin ainsi isolée s'y trouvait encore au moment de l'expérience.

M. Herbst (d) pratiqua aussi la ligature du canal de Wirsung sur des Lapins, et constata que le chyme laiteux

(a) Frerichs, *Die Verdauung* (Wagner's *Handwörterbuch für Physiologie.* t. III, p. 849).
(b) Cl. Bernard, *Op. cit.* (*Supplém. aux Comptes rendus de l'Acad. des sciences,* t. I, p. 463).
(c) Frerichs, *loc. cit.*
(d) Herbst, *Die Unterbindung des Wirsung'schen Ganges an Kaninchen mit Rücksicht auf die Bernard'sche Ansicht über Zweck des pankreatischen Saftes* (*Zeitschr. für rat. Med.,* 1853, N. T., t. III, p. 389).

quand le pancréas ne verse plus les produits de sa sécrétion dans l'intestin, quoique rendue très probable, n'est pas complétement démontrée par ces recherches expérimentales, et que, pour résoudre la question qui nous occupe, il faut chercher d'autres preuves.

Il me paraît indubitable que le suc pancréatique visqueux, auquel M. Cl. Bernard réserve l'épithète de normal, possède à un plus haut degré que toutes les autres matières avec lesquelles *Conclusions.*

continue à se former après l'opération : mais il négligea le canal pancréatique accessoire, qui fait communiquer aussi le pancréas avec l'intestin, et par conséquent on ne peut rien conclure de cette expérience touchant l'influence du suc pancréatique sur la digestion des graisses.

Les expériences faites par M. Bérard et M. Colin sont sujettes aux mêmes objections. Ainsi, après avoir établi, chez un Bœuf, une fistule pancréatique qui détournait au dehors la totalité du liquide conduit vers le duodénum par le canal de Wirsung, et avoir laissé l'Animal dans cet état pendant quelques jours pour donner à l'intestin le temps de se débarrasser du suc pancréatique qui devait s'y trouver au moment de l'opération, ces physiologistes ouvrirent le canal thoracique pendant que le travail digestif était en pleine activité, et ils recueillirent en peu de temps environ 40 litres de chyle laiteux qui contenait à peu près 4 centièmes de matières solides, dont plus d'un dixième consistait en corps gras (a). Mais, ainsi que l'a fait remarquer M. Cl. Bernard, il existe chez le Bœuf un canal pancréatique accessoire, quelquefois même deux (b), dont on avait négligé de faire la ligature, et par conséquent l'abord du suc pancréatique dans l'intestin n'avait pas cessé ; on ne saurait donc conclure de cette expérience que l'absorption des graisses a eu lieu sans le concours de ce liquide digestif (c).

J'ajouterai que, dans une autre série d'expériences de MM. Bérard et Colin, faites principalement sur de très jeunes Chiens, la plus grande partie du pancréas fut détruite par raclure, et l'on remarqua qu'en moins de deux mois après l'opération, les Animaux ainsi mutilés avaient presque quadruplé en poids (d). Mais on ne constata pas l'état dans lequel se trouvait la portion de la glande qui avait échappé à cet écrasement.

(a) Bérard, *De la digestion et de l'absorption des matières grasses sans le concours du fluide pancréatique* (Gazette hebdomadaire de médecine, 1857, t. IV, p. 285).

(b) Voyez tome VI, pages 508 et suiv.

(c) Cl. Bérnard, *Leçons sur les propriétés physiologiques et les altérations pathologiques des liquides de l'organisme*, 1859, t. II, p. 348 et suiv. — Poinsot, *Recherches sur le pancréas du Bœuf, au sujet de la digestion de la graisse* (Gaz. hebd. de méd., 1857, t. IV, p. 537).

(d) Bérard et Colin, *Mém. sur l'extirpation du pancréas* (Gazette hebdomadaire de médecine, 1857, t. IV, p. 518).

les graisses se mêlent dans le tube digestif, le pouvoir de les émulsionner, et il résulte aussi des recherches de ce physiologiste que ce suc ne perd pas ses propriétés émulsionnantes par suite de son mélange, soit avec le suc gastrique, soit avec la bile ; mais tous les liquides albumineux qui se trouvent dans l'intestin, soit qu'ils proviennent des aliments, soit qu'ils prennent naissance dans les glandes circonvoisines, sont plus ou moins aptes à produire des effets analogues, et par conséquent, lors même que ce mode de division des matières grasses serait la condition de leur absorption, question que je réserve pour le moment, il ne faudrait pas considérer le suc pancréatique comme la cause unique, l'agent indispensable de la digestion de ces substances alimentaires. En effet, on sait que l'huile agitée avec de l'eau albumineuse ne tarde pas à former une émulsion, et M. Blondlot a fait remarquer avec raison qu'il suffit de mêler intimement les graisses liquides avec le chyme pour les y mettre en suspension dans un état de division extrême ; que dans l'estomac, et surtout dans l'intestin, elles sont en quelque sorte triturées avec cette matière pâteuse par l'action des mouvements péristaltiques du tube digestif, et que par conséquent elles doivent y être divisées en globules microscopiques non confluents, c'est-à-dire émulsionnées à peu près comme elles le sont quand on les agite avec du suc sécrété par le pancréas (1).

(1) Dans une thèse présentée à la Faculté des sciences en 1855, M. Blondlot a rendu compte des expériences qu'il avait faites à ce sujet, et il a cherché à établir que le suc gastrique est le seul liquide du tube alimentaire qui mérite le nom de *fluide digestif* ; que cet agent n'est que la cause prédisposante de la digestion, et que ce phénomène consiste essentiellement en une sorte de trituration, et change l'*état* des aliments solides de façon à les rendre absorbables, mais n'en modifie pas la nature chimique (a). Par ce qui précède on voit que je suis loin de partager toutes les opinions de M. Blondlot, bien que sa thèse ait été soutenue sous ma présidence.

(a) Blondlot, *Recherches sur la digestion des matières grasses* (*Thèses de la Faculté des sciences de Paris*, n° 183, et *Ann. des sciences nat.*, 4ᵉ série, t. II, p. 285).

Je rappellerai aussi que chez la plupart des Poissons le pancréas n'existe pas, ou ne se trouve qu'à l'état rudimentaire (1); et cependant nous avons tout lieu de croire que ces Animaux digèrent et absorbent les matières grasses contenues dans leur proie, car en général on trouve de l'huile en abondance dans quelques-uns de leurs organes. Il est vrai que les fonctions dévolues à un instrument physiologique spécial chez les Animaux d'une structure très perfectionnée peuvent être remplies ailleurs par d'autres parties de la machine vivante, et que par conséquent, de l'existence de la faculté de digérer les graisses chez des Animaux qui n'ont pas de pancréas, il ne faudrait pas conclure à la non-localisation de cette faculté dans l'appareil pancréatique de ceux chez lesquels celui-ci a acquis un grand développement. Mais il y a d'autres raisons qui me paraissent ne permettre aucun doute à ce sujet, et montrer que le suc fourni par le pancréas n'est pas l'agent unique de la digestion des corps gras.

En effet, nous verrons bientôt que les liquides sécrétés par les glandes situées dans les parois de l'intestin grêle peuvent exercer sur les graisses une action analogue. Du reste, on doit se demander si l'émulsionnement de ces substances est bien une condition de leur aptitude à être absorbées. On l'admet généralement, parce que chez les Mammifères qui servent d'ordinaire aux recherches des physiologistes on retrouve les matières grasses sous la forme globulaire dans le chyle; mais on sait, d'autre part, que chez les Oiseaux les choses ne se passent pas de la même manière; le chyle n'offre pas les caractères d'une émulsion, et cependant chez ces Animaux l'utilisation des aliments gras est indubitable, et l'absorption des graisses par les parois du tube intestinal paraît devoir être même très active.

(1) Voyez tome VI, page 514.

§ 20. — Il existe parmi les physiologistes de grandes divergences d'opinion au sujet des fonctions de la bile dans le travail de la digestion ; ce désaccord tient en partie à l'imperfection de nos connaissances à ce sujet, mais davantage à l'exagération des conclusions tirées d'observations exactes, mais devenant contradictoires par le fait de leur extension. On s'accorde généralement à reconnaître que la bile n'exerce aucune action notable sur les aliments albuminoïdes ou amylacés (1), à moins

(1) L'inaptitude de la bile à dissoudre la viande, le pain et d'autres aliments albuminoïdes ou féculents a été constatée directement par Leuret et Lassaigne (a). Il résulte cependant des expériences de M. Nasse, que la bile de Bœuf peut déterminer la transformation de l'empois en glucose, et que la bile du Cochon peut attaquer la fécule crue, substance qui résiste à l'action du premier de ces liquides (b). Il est aussi à noter que, d'après les expériences de M. Kemp, la tunique muqueuse de la vésicule du fiel paraissait agir sur le caséum, à la manière de la pepsine (c).

M. H. Meckel, ayant fait agir de la bile sur une dissolution de sucre et ayant obtenu à la suite de cette expérience plus de matières solubles dans l'éther que dans le cas où il traitait par ce réactif de la bile seulement, supposa que ce dernier liquide jouissait de la propriété de convertir le sucre en matières grasses (d) ; mais l'augmentation dans la proportion des substances solubles dans l'éther dépendait, non pas de la naissance des corps gras, mais des transformations subies par les acides résinoïdes de la bile elle-même. Les expériences faites à ce sujet par plusieurs physiologistes établissent nettement que les choses ne se passent pas comme M. H. Meckel l'avait pensé (e), et ont conduit cet auteur à abandonner sa première opinion.

Prout pensait que les matières albuminoïdes digérées par le suc gastrique étaient transformées en albumine coagulable par l'action de la bile (f) ; M. Scherer a été conduit, par les résultats de quelques expériences, à adopter une opinion analogue (g), et M. Frerichs a souvent vu que du chyle, après avoir été filtré et mêlé avec de la bile, était coagulable par la chaleur (h). Mais M. Lehmann attribue les résultats obtenus par ces chimis-

(a) Nasse, *Physiologie der Galle (Archiv für wissensch. Heilkunde*, 1859, t. IV, p. 445).
(b) Leuret et Lassaigne, *Recherches pour servir à l'histoire de la digestion*, 1825, p. 146.
(c) Kemp, *Ueber die Function der Gallenblasenschleimhaut* (Schmidt's *Jahrbücher*, 1858, t. 97, p. 281).
(d) H. Meckel, *De genesi adipis in animalibus*. Halle, 1845.
(e) Schiel, *Ueber die angebliche Eigenschaften der Galle, den Zucker in Fett zu verwandeln* (*Zeitschrift für rationelle Medicin*, 1846, t. IV, p. 375).
— Frerichs, *Die Verdauung* (Wagner's *Handwörterbuch für Physiologie*, t. III, p. 835).
(f) Prout, *Mém. sur les phénomènes de la sanguification* (*Journal de physique et d'histoire naturelle*, 1819, t. LXXXIX, p. 189).
(g) Scherer, *Chemisch-physiologische Untersuchungen* (*Annalen der Chemie und Pharmacie*, 1841, t. XL, p. 9).
(h) Frerichs, *Op. cit.* (Wagner's *Handwörterbuch der Physiologie*, t. III, p. 386.

que ce ne soit pour retarder la putréfaction des premiers (1), C'est principalement sur le rôle de ce liquide dans la digestion des matières grasses que le débat a porté. On savait depuis longtemps que ce liquide peut être employé pour enlever la graisse qui macule parfois nos vêtements, et l'on avait pensé qu'il devait servir d'une manière analogue dans le tube intestinal, c'est-à-dire à dissoudre ou à émulsionner les matières grasses contenues dans le chyme et à les rendre absorbables (2). Jusque dans ces dernières années on ne trouvait pas d'autre explica- tion à donner du fait bien avéré de cette digestion et de l'ab-

tes à d'autres causes, et non à la pré- sence d'albumine régénérée. En effet, en faisant agir de la bile sur des peptones pures, préparées soit avec de l'albumine, soit avec de la fibrine ou de la caséine, il ne parvint jamais à obtenir une matière coagulable par la chaleur ou par l'acide acétique (a); et ainsi que l'a fait remarquer M. Va- lentin, les expériences de M. Scherer avaient été faites en plaçant les pepto- nes et la bile dans une anse d'intestin préalablement lavée, de sorte que les parois de ce tube membraneux pou- vaient avoir cédé de l'albumine.

(1) Quelques physiologistes pensent que la bile s'oppose à la putréfaction des substances animales pendant leur séjour dans l'intestin (b), et cette opi- nion est corroborée par les observa- tions de quelques expérimentateurs qui

ont constaté une odeur remarquable- ment désagréable dans les matières contenues dans ce tube chez des Chiens où l'entrée de ce liquide dans le duo- dénum avait été empêchée par la li- gature du canal cholédoque (c).

Il est aussi à noter qu'en étudiant les matières contenues dans l'intestin, chez un Chien dont le canal cholédo- que avait été lié, M. Frerichs y a con- staté la présence d'une substance par- ticulière qui est reconnaissable à sa coloration en rose par l'acide chlorhy- drique (d), et qui semble être un pro- duit de la décomposition putride des matières albuminoïdes (e) ; mais cette matière paraît se rencontrer normale- ment dans les fèces de l'Homme (f).

(2) Haller professait cette opinion (g), qui a été adoptée par beaucoup d'au- teurs de l'époque actuelle (h).

(a) Lehmann, *Lehrbuch der physiologischen Chemie*, t. II, p. 71.
(b) Saunders, *A Treatise on the Structure and Diseases of the Liver*, 1803, p. 115.
(c) Tiedemann et Gmelin, *Recherches expérimentales sur la digestion*, t. II, p. 71.
— H. Mayo, *On the Use of the Bile* (London Med. and Phys. Journal, 1826, t. LVI, p. 340).
(d) Frerichs, *Verdauung* (Wagner's *Handwörterbuch der Physiologie*, t. XXXI, p. 839).
(e) Virchow, *Ueber die physikalischen Eigenschaften und das Zerfallen des Fettes* (Zeitschrift für die rationelle Medicin, 1846, t. V, p. 218).
— Bopp, *Ueber Albumen, Casein und Fibrin* (Annalen der Chemie und Pharm., 1849, t. LXIX, p. 16).
(f) Weysarg, *Mikroskop. und chem. Untersuch. der Fœces*. Giessen, 1853.
(g) Haller, *Elementa physiologiæ*, t. VI, p. 608.
(h) Milne Edwards, *Éléments de zoologie*, 1840, t. I, p. 112.
— Dumas, *Traité de chimie*, 1846, t. VIII, p. 612.

sorption qui en est la suite. Les résultats fournis par diverses expériences parurent favorables à cette manière de voir, et beaucoup de physiologistes furent conduits ainsi à attribuer exclusivement à l'action digestive de la bile l'utilisation des aliments gras dans l'organisme animal. Mais, d'autre part, on vit que la nutrition n'était pas interrompue lorsque ce liquide cesse d'arriver en contact avec les matières alimentaires, et que sans son intervention il pouvait y avoir absorption de la graisse (1).

(1) Un chirurgien célèbre de l'Angleterre, M. B. Brodie, fut un des premiers à étudier expérimentalement le rôle de la bile dans la digestion. Il lia sur de jeunes Chats le canal cholédoque, puis, quelque temps après, il tua ces Animaux pendant que le travail digestif était en pleine activité, et, bien que la transformation des aliments en chyme parût complète, il n'aperçut pas dans les vaisseaux chylifères le liquide émulsionné qui résulte ordinairement de l'absorption des matières grasses dans l'intestin. M. Brodie en conclut que l'action de la bile sur les aliments est nécessaire à la production du chyle (a).

H. Mayo répéta ces expériences en évitant une cause d'erreur contre laquelle M. Brodie ne s'était pas mis en garde : il eut soin de ne lier que le canal cholédoque, en laissant libre le canal pancréatique, et cependant il ne vit pas de chyle laiteux dans les vaisseaux chylifères (b).

Mais ces résultats négatifs perdirent toute valeur en présence des faits observés vers la même époque par Magendie et par plusieurs autres physiologistes. Le premier de ces expérimentateurs constata que le chyle laiteux, c'est-à-dire chargé de graisse émulsionnée, pouvait être formé chez des Animaux dont le canal cholédoque était lié et dont le tube digestif ne recevait plus de bile (c). La présence de matières grasses dans le chyle d'Animaux dont la digestion se faisait sans le concours de la bile, a été également mise en évidence par des expériences analogues dues à Leuret et Lassaigne, Tiedemann et Gmelin, M. Voisin, M. B. Phillips, M. Blondlot et autres (d). Comme nous le verrons bientôt, ces derniers physiologistes ne sont pas arrivés aux mêmes conclusions quant au degré d'influence que la bile peut exercer sur l'absorption des graisses, mais ils s'accordent à reconnaître que l'absence de ce liquide n'entraîne pas la cessation de ce phénomène.

(a) B. Brodie, *Observations on the Effects produced by the Bile in the Process of Digestion* (*The Quarterly Journal of Science, Literature and the Arts*, 1823, t. XIV, p. 341).
(b) Herbert Mayo, *Experiments with a View of ascertaining the Effect of tying the ductus communis choledochus* (*London Medical and Physical Journal*, 1826, t. LVI, p. 340).
(c) Magendie, *Précis élémentaire de physiologie*,
(d) Voisin, *Nouvel aperçu sur la physiologie du foic*, 1833, p. 88.
— B. Phillips, *On the Fonctions of the Liver and the Uses of the Bile* (*London Med. and Phys. Journ.*, 1833, t. XII, p. 421).
— Blondlot, *Traité analytique de la digestion*, 1843, p. 172).

Ainsi on a constaté que des Animaux dont toute la bile était détournée de l'intestin, et déversée au dehors par une ouverture fistulaire, pouvaient vivre pendant fort longtemps et utiliser d'une manière complète les matières grasses contenues dans leurs aliments ; d'où quelques auteurs ont cru pouvoir conclure que cette humeur ne joue aucun rôle, dans la digestion de ces substances (1).

Cette opinion ne me paraît pas admissible. Il est certain que la bile n'est pas indispensable pour la digestion des matières grasses ; cela a été constaté par la comparaison directe des quantités de graisse ingérées dans l'intestin et évacuées par l'anus chez des Animaux dont la bile ne pouvait arriver dans le duodénum, ainsi que par l'observation des matières absor-

---

(1) Ce mode d'expérimentation fut employé en 1844 par M. Schwann. A l'aide d'une ouverture pratiquée aux parois de l'abdomen, sur la ligne blanche, chez un Chien, on mit à découvert le canal cholédoque, on lia la partie inférieure de ce conduit, et on le coupa au-dessous de la ligature, de façon à interrompre toute communication entre l'appareil hépatique et l'intestin ; puis on amena au dehors le fond de la vésicule biliaire, on le fixa aux bords de la plaie extérieure à l'aide de quelques points de suture, et l'on y fit une incision, de manière à établir une voie pour l'écoulement de la bile. La plupart des Animaux soumis à cette expérience périrent des suites immédiates de l'opération, mais quelques-uns survécurent pendant un certain temps et offrirent des signes d'inani-

tion ; dès le troisième jour ils commencèrent à maigrir, et au bout de deux ou trois semaines tous moururent dans un état d'émaciation (a). On argua donc de ces expériences pour soutenir que la bile joue un rôle important dans la digestion des matières grasses ; mais M. Blondlot, étant parvenu à conserver pendant très long-temps un Chien chez lequel il avait établi une fistule biliaire, et ayant vu que l'Animal digérait bien et ne dépérissait pas, se crut autorisé à conclure que la bile est au contraire complétement inutile pour la digestion des matières grasses (b). Ce Chien vécut de la sorte plusieurs années, et lorsque enfin on le tua, l'autopsie paraît avoir montré qu'il n'existait aucune communication entre son appareil hépatique et son tube alimentaire (c).

---

(a) Schwann, *Expériences pour constater si la bile joue dans l'économie animale un rôle essentiel pour la vie* (*Mém. de l'Acad. de Bruxelles*, 1845, t. XVIII).

(b) Blondlot, *Essai sur les fonctions du foie*, 1846, p. 55 et suiv.

(c) Blondlot, *Inutilité de la bile dans la digestion proprement dite* (*Mém. de la Soc. des sciences, lettres et arts de Nancy*, 1851, p. 10).

bées par les vaisseaux chylifères (1). Mais il me semble également indubitable que ce liquide peut concourir à opérer l'élaboration et l'absorption de ces substances nutritives. En effet, MM. Bidder et Schmidt ont constaté que chez les Chiens qui portent une fistule biliaire et qui digèrent sans que leurs aliments subissent le contact de la bile, les matières grasses ingérées dans le tube intestinal, tout en étant absorbées en partie, échappent à l'action de l'organisme en proportion beaucoup plus considérable que dans les circonstances ordinaires, et se retrouvent en quantité plus grande dans les déjections alvines (2).

(1) Dans diverses expériences faites principalement sur des Chats et rapportées par M. Lenz dans sa dissertation inaugurale, la quantité de graisse contenue dans les aliments a été déterminée ; puis on a fait comparativement l'analyse des matières fécales, et dans les cas où l'intervention de la bile dans le travail digestif avait été empêchée soit par la ligature du canal cholédoque ou l'établissement préalable d'une fistule cystique, soit par la ligature du duodénum au-dessous de l'embouchure de l'appareil hépatique, la disparition d'une certaine quantité de graisse dans l'intérieur du canal digestif a pu être toujours constatée (a). Une série de recherches dues à MM. Bidder et Schmidt tend également à prouver que la graisse peut être digérée et absorbée sans l'action de la bile (b).

(2) Ainsi que je l'ai déjà dit, le liquide contenu dans les vaisseaux chylifères des Animaux chez lesquels la bile a été arrêtée dans le canal cholédoque par une ligature, et détournée au dehors à l'aide d'une fistule, a été trouvé quelquefois plus ou moins transparent, ce qui impliquait l'absence de la quantité ordinaire de graisse émulsionnée dans les produits de la digestion (c) ; et lors même que dans les expériences de ce genre le chyle présentait un aspect laiteux, on a constaté en général qu'il était moins blanc que d'ordinaire, c'est-à-dire moins chargé de graisse. Cette remarque a été faite par Tiedemann et Gmelin, ainsi que par Leuret et Lassaigne (d). Enfin MM. Bidder et Schmidt, après avoir observé le même fait, ont dosé la quantité de matières grasses existant dans le chyle de deux Chiens dont l'un était dans l'état normal, tandis que l'autre portait une fistule biliaire, et ils ont trouvé que chez le premier ce liquide donnait 32 millièmes de ma-

(a) Lenz, *De adipis concoctione et absorptione*, dissert. inaug. Dorpat, 1850, p. 63 et suiv., et tab. 2.
(b) Bidder et Schmidt, *Op. cit.*, p. 222.
(c) Brodie, *Op. cit.* (*The Quarterly Journal of Science, Literature and the Arts*, 1823, t. XIV, p. 343).
(d) Tiedemann et Gmelin, *Recherches expérimentales sur la digestion*, t. II, p. 56.
— Leuret et Lassaigne, *Rech. pour servir à l'hist. de la digestion*, p. 148.

D'après les recherches de ces physiologistes, la diminution dans les produits utiles de la digestion des graisses résultant du défaut du liquide biliaire serait même très grande, et s'élèverait en moyenne aux 4/5es ou même aux 6/7es de la quantité absorbée chez les Chiens dont l'appareil hépatique fonctionne d'une manière normale (1).

On remarque aussi que les Animaux dont la bile est déversée directement au dehors par le moyen d'une fistule maigrissent en général beaucoup (2). Il est vrai que l'émaciation peut dépendre, jusqu'à un certain point, de la déperdition d'une quan-

tières grasses, mais que chez le second il n'en contenait pas tout à fait 2 millièmes (a).

(1) Les expériences sur lesquelles MM. Bidder et Schmidt se fondent pour établir ces rapports ne sont pas assez nombreuses pour que l'on puisse attacher beaucoup d'importance aux proportions indiquées ci-dessus, mais elles me paraissent suffisantes pour montrer que l'absence de la bile dans le tube digestif coïncide avec une diminution très notable dans l'absorption des matières grasses et une augmentation correspondante dans la quantité de ces substances contenues dans les fèces. Ainsi, dans l'expérience faite sur un Chien dont l'appareil hépatique fonctionnait d'une manière normale, la quantité de graisse absorbée en vingt-quatre heures correspondait à 3gr,72 pour 1 kilog. du poids du corps. Chez un autre Animal de même espèce, pesant 5300 grammes, et dont la bile était détournée au dehors par le moyen d'une fistule, le déficit accusé par la comparaison des quantités de graisse ingérées dans l'estomac et évacuées avec les matières fécales, dans une expérience prolongée pendant huit jours, s'est trouvé être de 95 grammes ; enfin dans une seconde expérience dont la durée était de cinq jours, il est descendu à 41gr,4. Il en résulte que pour 1 kilogramme du poids du corps de l'Animal, la quantité de graisse absorbée était par jour de 2gr,24 dans la première expérience, et de 1gr,56 dans la seconde (b).

(2) Dans une série d'expériences de ce genre, faites par M. Schwann sur des Chiens, les Animaux portant une fistule biliaire furent pesés chaque jour, et l'on constata en général un grand amaigrissement, qui commençait à se faire sentir dès le troisième jour de l'opération et qui continuait jusqu'à la mort, à moins que les communications entre le foie et le duodénum ne fussent rétablies par suite d'un phénomène d'ulcération et d'inflammation adhésive (c).

(a) Bidder et Schmidt, *Die Verdauungssäfte*, p. 227.
(b) Bidder et Schmidt, *Op. cit.*, p. 223 et suiv.
(c) Schwann, *Expériences pour constater si la bile joue dans l'économie animale un rôle essentiel pour la vie* (*Nouv. Mém. de l'Acad. de Bruxelles*, 1845, t. XVIII, p. 28).

tité considérable de matière organique qui résulte de cet état de choses, car dans les circonstances ordinaires les principes constitutifs de la bile sont en grande partie résorbés par les parois de l'intestin (1); mais il est très probable qu'une des principales causes de ce phénomène est l'affaiblissement déterminé ainsi dans la puissance digestive, et l'insuffisance de la quantité de substances grasses absorbées, quand la bile ne concourt pas à leur utilisation.

Action émulsive de la bile.

§ 21. — Ayant été conduit à admettre que la bile contribue à la digestion des graisses, nous devons chercher à nous rendre compte de la manière dont elle agit pour activer l'absorption de ces substances.

Il est facile de constater que la bile a la propriété d'émulsionner les acides gras et qu'elle favorise la suspension des graisses neutres liquides; mais elle ne possède pas cette dernière faculté à un aussi haut degré que le suc pancréatique, ou même que le mucus intestinal, dont nous aurons bientôt à nous occuper (2).

Quelques physiologistes ont pensé que, dans le travail de la digestion, les graisses étaient saponifiées par la bile et rendues absorbables par suite de leur transformation en glycérine et en acide gras; mais l'expérience montre que ces produits ne se

---

(1) Nous reviendrons sur ce sujet dans une prochaine Leçon.

(2) Vers le milieu du siècle dernier, des expériences furent faites sur ce sujet par Schrœder, et cet auteur trouva que de l'huile émulsionnée par son mélange avec de la bile ne tarde pas à s'en séparer en grande partie (a).

M. W. Marcet a fait dernièrement de nouvelles recherches sur l'action de la bile sur les matières grasses (b). Il a vu que ce liquide ne forme pas une émulsion permanente avec les graisses neutres, mais qu'elle peut se charger de beaucoup d'acide margarique et d'acide stéarique. Ces corps se combinent avec les alcalis des sels organiques de la bile et mettent en liberté

(a) Schrœder, *Experimentorum ad veriorem cysticæ bilis indolem explorandam captorum.* Gœtingen, 1764.

(b) W. Marcet, *On the Action of Bile upon Fats* (*Proceed. of the Royal Society,* 1857, t. IX, p. 306; — *Medical Times and Gazette,* 1858; — *Journal de physiologie* de Brown-Séquard, t. I, p. 806).

forment qu'en quantité insignifiante dans le tube intestinal, et que c'est à l'état de composés neutres que la presque totalité de la matière grasse dont l'organisme s'empare, arrive dans les vaisseaux absorbants.

En étudiant la composition chimique de la bile, nous avons vu qu'une des matières constitutives de ce liquide a la propriété de dissoudre les graisses neutres (1). Mais l'action dissolvante que la bile doit exercer ainsi sur les substances grasses qu'elle rencontre dans l'intestin est trop faible pour que l'on puisse supposer que c'est à l'état de dissolution dans ce liquide que ces matières traversent les parois du tube digestif pour pénétrer dans les vaisseaux absorbants. Cependant elle me paraît devoir influer d'une manière indirecte sur ce passage. En effet, nous avons, dans une précédente Leçon, vu que l'huile traverse les membranes organiques beaucoup plus facilement quand celles-ci sont imbibées d'une dissolution alcaline que lorsqu'elles sont mouillées par de l'eau seulement (2). Il en est de même quand on fait usage de la bile, et par conséquent on est autorisé à penser que ce liquide, en baignant les villosités intestinales, doit rendre le tissu de ces appendices absorbants plus aptes à se laisser pénétrer par les matières grasses; l'attraction capillaire, qui ne s'exercerait pas entre la surface de la membrane muqueuse de l'intestin et les graisses, si cette membrane était mouillée par un liquide inapte à se mêler à ces corps, doit entrer en jeu quand elle est imbibée de bile ou d'une dissolu-

les acides résinoïdes; il en résulte donc un véritable savon. Or, M. Marcet a trouvé aussi que chez les Chiens il se produit des acides gras dans l'estomac, et l'on sait que dans les expériences de Tiedemann et Gmelin, il existait des acides gras dans les matières fécales des Animaux dont le canal cholédoque avait été lié. Des produits analogues ont été souvent observés dans les déjections alvines chez les ictériques, et par conséquent M. Marcet croit pouvoir établir que, dans le travail normal de la digestion, la bile s'empare des acides gras et en détermine l'absorption.

(1) Voyez tome VI, page 486.
(2) Voyez tome V, page 223.

tion de taurocholate de soude, puisque ces liquides sont susceptibles de dissoudre les matières grasses. D'après les lois des
actions de capillarité et les relations que nous savons exister
entre les faits de cet ordre et l'absorption physiologique, il y a
donc lieu de croire que la présence de la bile dans l'intestin
doit contribuer à faciliter le passage des graisses à travers le
tissu perméable des villosités et l'entrée de ces substances dans
le système vasculaire (1).

(1) M. Matteucci a appelé l'attention des physiologistes sur l'influence
que la présence d'un liquide alcalin
dans l'intestin pouvait exercer sur
l'absorption des matières grasses par
les parois de ce tube (a) ; mais
M. Schiff a remarqué que l'endosmose de ces substances à travers les
membranes animales ne s'opère pas,
si, au lieu de les alcaliniser avec de la
potasse caustique, on emploie du carbonate de potasse (b), et l'on objecte
aussi que dans le voisinage du duodénum la bile est neutralisée par les
acides du suc gastrique. Il paraissait
donc difficile de croire que la bile, en
raison de son alcalinité, pût influer
notablement sur la puissance absorbante des parois de l'intestin.

L'explication physique donnée ci-
dessus repose sur des considérations
du même ordre, mais qui s'appliquent
au rôle d'une autre des substances
constitutives de la bile, l'acide taurocholique, que nous savons, par les
expériences de M. Strecker, être apte
à dissoudre une certaine quantité de
graisse.

Au sujet de l'influence modificatrice
que la bile peut exercer sur les attrac-
tions capillaires en jeu entre les membranes humides et les liquides gras,
je citerai une expérience de MM. Bidder et Schmidt. Ces physiologistes
plongèrent dans de l'huile l'extrémité
inférieure de deux tubes capillaires,
dont l'un avait été préalablement
mouillé intérieuremen tavec de la bile,
et dont l'autre était tantôt sec, d'autres fois humecté avec une dissolution
saline, et ils virent que la matière
grasse s'élevait toujours beaucoup
plus haut dans le premier que dans
le second (c). Des expériences de
M. Wistingshausen, faites sous la direction de M. Schmidt, fournissent
aussi des arguments en faveur de
l'opinion professée ci-dessus. Ce jeune
physiologiste a constaté que l'endosmose des matières grasses provoquée
par une dissolution alcaline est beaucoup augmentée par le fait du mélange
de ces substances avec une dissolution
de taurocholate de soude (d). Je rappellerai également les expériences de
M. Hoffmann, dont j'ai déjà eu l'occasion de parler dans la quarante-cin-
quième Leçon (tome V, p. 223).

(a) Matteucci, *Leçons sur les phénomènes physiques des corps vivants*, 1847, p. 106.
(b) Longet, *Traité de physiologie*, t. I, 2ᵉ partie, p. 255.
(c) Bidder et Schmidt, *Die Verdauungssäfte und der Stoffwechsel*, p. 231.
(d) Wislingshausen, *Experimenta quædam endosmotica de bilis in absorptione adipum neutra-
lium partibus*. Dorpat, 1851.

On pense généralement que la bile exerce sur les parois de l'intestin une action stimulante qui provoquerait les mouvements péristaltiques de ce tube (1). Effectivement, on a constaté que les villosités de la tunique muqueuse de l'intestin se contractent par l'effet d'un contact prolongé avec la bile, et les mouvements de ces organites pourraient bien influer sur l'action absorbante qu'ils exercent sur les matières grasses pendant le travail de la digestion ; mais, dans l'état actuel de nos connaissances, on ne peut former que des conjectures à ce sujet.

Enfin il y a lieu de croire que la présence de la bile dans l'intestin excite la sécrétion des liquides fournis par la tunique muqueuse de ce canal ou par les glandules sous-jacentes, et qu'elle contribue de la sorte, d'une manière indirecte, à compléter le travail digestif aussi bien qu'à faciliter l'évacuation du résidu laissé par les aliments (2) ; car les sucs in-

(1) Les expériences de M. Schiff nous ont appris que le contact de la bile détermine dans les fibres musculaires des contractions violentes, et que ces effets sont plus intenses sur les muscles involontaires que sur ceux de la vie animale (a). Mais dans l'intestin la bile n'arrive pas en contact avec la tunique musculaire de ce tube ; elle en est séparée par la membrane muqueuse, et par conséquent elle ne pourrait exercer qu'une action indirecte sur les fibres contractiles du canal intestinal. Du reste, on sait aussi, par les expériences de M. Budge, que la bile appliquée sur un nerf moteur détermine des contractions spasmodiques dans les muscles correspondants (b).

(2) Les anciens médecins considé-raient la bile comme une espèce de purgatif naturel, et l'on a eu souvent l'occasion de remarquer que chez les ictériques, les matières fécales sont en général dures et rendues à de longs intervalles : or la jaunisse dépend en général d'un arrêt du cours de la bile dans les conduits excréteurs du foie.

Tiedemann et Gmelin ont constaté aussi que chez les Chiens auxquels ils avaient lié le canal cholédoque, les selles étaient très rares (c). Mais dans les expériences de MM. Blondlot et de plusieurs autres physiologistes, les Animaux qui portaient une fistule biliaire, et qui ne recevaient pas de bile dans leur intestin, continuèrent néanmoins à avoir des évacuations alvines très régulières (d).

(a) Schiff, *Der Modus der Herzbewegung* (*Archiv für physiol. Heilkunde*, 1850, t. IX, p. 60).
(b) Budge, *Die Galle als starkes Reizmittel für Nerven und Muskeln* (*Froriep's Tagsberichte*, Abh. für Anat. und Physiol.*, 1852, t. I, p. 243).
(c) Tiedemann et Gmelin, *Recherches sur la digestion*, t. II, p. 74.
(d) Blondlot, *Essai sur les fonctions du foie*, 1846, p. 73.

testinaux, comme nous allons le voir, sont aussi des liquides digestifs.

Il est également à noter que la bile, en raison de la soude qu'elle contient à l'état de liberté ou faiblement unie à ses acides résinoïdes, contribue à saturer les acides du suc gastrique et à arrêter l'action digestive de la pepsine sur les matières albumi-noïdes (1). Quant aux autres modifications que la bile subit par suite de son mélange avec les sucs acides ou autres, qu'elle rencontre dans l'estomac, je ne m'y arrêterai pas en ce moment, parce qu'elles ne paraissent avoir aucune influence sur le travail digestif proprement dit, et j'y reviendrai quand je parlerai des matières excrémentitielles (2).

*Action des sucs intestinaux.*

§ 22. — Indépendamment du mélange formé par la bile, le suc pancréatique, le suc gastrique et la salive, il arrive dans la cavité de l'intestin des liquides qui sont sécrétés par les glandules logées, comme nous l'avons déjà vu, dans les parois de cette portion du tube digestif, ou qui se produisent à la surface de sa tunique muqueuse (3). Le premier de ces liquides propres à l'intestin est désigné d'une manière générale sous le nom de *suc*

---

(1) Sylvius de le Boe, Boerhaave et quelques autres anciens physiologistes ont attaché beaucoup d'importance à l'action neutralisante de la bile sur les acides du chyme (a).

(2) Au moment de mettre cette feuille sous presse, j'ai reçu de M. E. Brücke un mémoire très inté-ressant sur la pepsine, que je regrette de n'avoir pu citer dans les premières pages de ce volume, mais sur lequel je reviendrai dans une prochaine Leçon. Parmi les faits constatés par ce physiologiste, il en est un qui jette

de nouvelles lumières sur le point dont je viens de parler ici. M. Brücke a trouvé que la pepsine est entraînée par les précipités qui se produisent lors du mélange du suc gastrique avec diverses substances, et notamment avec la bile. L'acide du suc gastrique, en précipitant les acides résinoïdes de la bile, détermine donc aussi le dépôt de la pepsine, qui, fixée par le préci-pité, cesse d'exister en dissolution dans le liquide digestif, et doit cesser par conséquent d'agir sur les aliments (b).

(3) Voyez tome VI, p. 387 et suiv.

---

(a) Haller, *Elementa physiologiæ*, t. VI, p. 447, 609, etc.

(b) E. Brücke, *Beiträge zur Lehre von der Verdauung* (*Sitzungsberichte der Wiener Akad.*, 1861, t. XLIII, p. 610 et suiv.).

*intestinal* ; le second est appelé *mucus*. Jusque dans ces derniers temps on pensait qu'ils ne servaient qu'à lubrifier les parois du canal intestinal, à les protéger contre l'action trop irritante de certains corps étrangers, à faciliter le passage des matières alimentaires de l'estomac vers l'anus, et à conduire au dehors des produits excrémentitiels ; mais on sait aujourd'hui qu'ils jouent un rôle plus important, et qu'ils peuvent agir chimiquement, sur les matières alimentaires, à la manière des autres sucs digestifs dont nous venons de faire l'étude (1).

(1) Dans l'état normal de l'organisme, le liquide fourni par les parois de l'intestin ne peut pas être distingué des autres sucs digestifs, car il ne se rencontre que mêlé, soit au chyme, soit à la bile et au suc pancréatique. Pour s'en procurer, M. Frerichs, dont les expériences portèrent sur des Chats et des Chiens, comprit entre deux ligatures une anse de la portion flottante de l'intestin grêle. Il avait préalablement vidé et nettoyé par des lavages réitérés l'intérieur de cette anse intestinale, longue de plusieurs pouces, qui fut ensuite replacée dans l'abdomen de l'Animal ; puis la plaie extérieure fut fermée à l'aide d'une suture. Au bout de quelques heures, la portion du tube intestinal ainsi isolée fut trouvée remplie d'un liquide transparent, incolore, visqueux, très alcalin, et contenant environ 2 ou 2 1/2 pour 100 de matières solides (a). M. Lehmann a obtenu un produit analogue chez un malade atteint de hernie, dont une portion de l'intestin grêle était obstruée et communiquait à l'extérieur par plusieurs orifices fistuleux situés les uns au-dessus, les autres au-dessous de l'obstacle (b). M. Bidder et Schmidt, ainsi qu'un de leurs élèves, M. Zander, n'ayant pas obtenu des quantités de liquide suffisantes, en employant le procédé dont M. Frerichs avait fait usage, ont eu recours à l'établissement d'un anus artificiel chez des Chiens dont le canal pancréatique était lié et l'appareil biliaire mis en communication avec le dehors au moyen d'une fistule cystique (c). Enfin M. Colin a employé un procédé qui me paraît préférable à tous les précédents, car il permet d'obtenir le suc intestinal à peu près pur, sans avoir ouvert préalablement l'intestin. Ce jeune physiologiste opère sur un Cheval dont la digestion est en pleine activité. Il pratique une incision au flanc gauche de l'Animal, de façon à faire sortir une anse de l'intestin grêle, et il applique sur la portion supérieure de ce tube un petit compresseur à vis qui l'aplatit sans le léser, et interrompt toute communication avec les parties situées en amont ; puis en pressant méthodiquement l'intestin d'avant en arrière avec les doigts, il

(a) Frerichs, *Die Verdauung* (Wagner's *Handwörterbuch der Physiologie*, t. III, p. 851).
(b) Lehmann, *Lehrbuch der physiologischen Chemie*, t. II, p. 79.
(c) Bidder et Schmidt, *Die Verdauungssäfte*, p. 270.
— Zander, *De succo enterico*, dissert. inaug. Dorpat, 185

Le suc propre que les aliments rencontrent dans l'intestin grêle est un liquide alcalin et albumineux (1) qui émulsionne les graisses, et transforme l'amidon en sucre à la manière du suc pancréatique (2); il peut aussi effectuer la digestion des matières albuminoïdes; mais son action est très variable, et nous ne sommes encore que peu éclairés sur les circonstances qui influent sur ses propriétés physiologiques (3). C'est évidem-

fait descendre les matières qui s'y trouvent, et après avoir vidé de la sorte le canal dans une longueur d'environ 2 mètres, il applique à l'extrémité inférieure de l'anse ainsi préparée un second compresseur, et il fait rentrer le tout dans l'abdomen, dont il recoud la plaie. L'Animal est tué une heure après, et l'on trouve alors dans l'anse intestinale fermée de la sorte aux deux bouts une accumulation de liquide sécrété par ses parois. L'inflammation n'a pu encore s'emparer des viscères, et en général on recueille ainsi de 80 à 120 grammes de suc intestinal (a).

(1) L'alcalinité des liquides sécrétés par les parois de l'intestin grêle avait été constatée depuis longtemps par M. Donné et par d'autres physiologistes (b). Le suc intestinal du Cheval obtenu par M. Colin était mêlé à une certaine quantité de mucus; après filtration, sa densité était de 1,010, et d'après Lassaigne, il était composé de : eau, 98,1; albumine, 0,45; chlorure de sodium et de potassium, phosphate de soude, etc., 1,45 pour 100 parties (c).

(2) L'action saccharifiante exercée par le suc intestinal sur l'amidon a été constatée d'abord par M. Frerichs (d), à l'aide du liquide obtenu par le procédé indiqué ci-dessus. MM. Bidder et Schmidt obtinrent des résultats analogues chez des Animaux vivants, en introduisant dans une anse de l'intestin grêle préalablement vidée et nettoyée intérieurement une certaine quantité d'empois, et en l'y retenant à l'aide de deux ligatures, dont celle placée en amont empêchait l'accès du suc pancréatique, du suc gastrique et autres liquides qui se trouvaient dans le duodénum. Au bout de peu de temps l'empois ainsi emprisonné ne donnait plus avec l'iode la coloration caractéristique des matières amylacées (e).

(3) Dans les expériences de M. Frerichs il ne se manifesta aucun indice d'une action dissolvante exercée par les sucs intestinaux sur les aliments albuminoïdes (f); mais la puissance digestive de ce liquide fut mise en évidence par les recherches de MM. Bidder et Schmidt. Pour s'éclairer à ce sujet, ces physiologistes opérèrent sur des Chats et des Chiens

(a) Colin, *Traité de physiologie comparée des animaux domestiques*, t. I, p. 648.
(b) Donné, *Cours de microscopie*, 1844, p. 153.
— Zander, *De succo enterico*, Dissert. inaug. Dorpat, 1850.
(c) Colin, *Op. cit.*, t. I, p. 649.
(d) Frerichs, *Die Verdauung* (Wagner's *Handwörterbuch der Physiologie*, t. III, p. 852).
(e) Bidder et Schmidt, *Die Verdauungssäfte*, p. 281.
(f) Frerichs, *Op. cit.*, p. 852.

ment un mélange de produits divers fournis, les uns par les tubes de Lieberkühn, les autres par les glandes de Brunner ou par les follicules de Peyer (1) ; et il est probable que les différences constatées par les expérimentateurs dans son mode d'action sur les aliments dépendent en grande partie de l'existence en proportion tantôt plus grande, tantôt plus faible, de l'une ou de l'autre de ces humeurs.

Du reste, l'aptitude des sucs intestinaux à opérer la digestion des aliments sans le concours des liquides provenant, soit de l'estomac, soit du foie ou du pancréas, a été constatée dans l'espèce humaine aussi bien que chez les Animaux, et la connaissance de ce fait peut être très utile en médecine. Ainsi il arrive parfois  u'à la suite d'une plaie pénétrante dans l'abdomen, l'intestin reste ouvert et verse directement au dehors toutes les matières alimentaires qui dans l'état normal seraient descendues plus bas pour être absorbées ou expulsées par l'anus ; et lorsque cet orifice que les chirurgiens appellent un *anus contre nature* se trouve placé vers le commencement de l'intestin grêle, il en résulte non-seulement une incommodité des plus graves, mais une insuffisance dans les résultats du travail digestif, qui peut amener un état d'émaciation, ou même

qu'ils avaient fait jeûner pendant plusieurs jours, et ayant ouvert l'abdomen de l'Animal mis en expérience, ils interrompirent toute communication entre le duodénum et la portion suivante de l'intestin grêle, au moyen d'un cylindre de liége logé dans ce tube en guise de mandrin et en plaçant autour du point ainsi obstrué une ligature très serrée. Puis, à l'aide d'un anus artificiel ouvert au-dessous de l'obstacle établi de la sorte, ils introduisirent dans la portion du tube intestinal qui ne recevait plus ni bile ni suc pancréatique, ni suc gastrique, de petits sachets de mousseline contenant des morceaux de viande ou de blanc d'œuf cuit, dont le poids avait été préalablement déterminé. Quelques heures après, ces sachets furent examinés, et l'on trouva que les matières albuminoïdes renfermées dans leur intérieur avaient été digérées tantôt en totalité, d'autres fois en grande partie (a).

(1) Voyez tome VI, page 402 et suivantes.

(a) Bidder et Schmidt, *Op. cit.*, p. 272 et suiv.

la mort par inanition. Dernièrement, chez une femme atteinte d'une infirmité de ce genre, tous les aliments qui passaient de l'estomac dans le duodénum s'échappaient aussitôt par l'anus artificiel, et rien n'arrivait dans la portion suivante du canal intestinal où d'ordinaire la digestion s'achève. La malade était d'une maigreur extrême, et aurait, suivant toute probabilité, succombé très promptement, si le médecin chargé de lui donner des soins n'avait eu recours à l'ingestion directe de matières alimentaires dans l'intestin grêle par l'orifice qui s'opposait au cours normal du chyme élaboré dans l'estomac (1). On parvint de la sorte à si bien nourrir cette femme par la fistule duodénale, que bientôt ses forces se rétablirent, et que l'on put sans inconvénient en faire le sujet d'expériences intéressantes (2). On introduisit directement dans son intestin, par l'anus artificiel dont je viens de parler, des sachets de mousseline contenant des aliments de différentes sortes, et l'on en examina le contenu lorsque, après avoir séjourné pendant plusieurs heures dans le tube digestif et être descendus dans le rectum, ils avaient été expulsés au dehors par les voies naturelles. Or, on constata qu'en traversant ainsi l'intestin,

(1) Les expériences intéressantes dont il est ici question furent faites à Bonn, par M. Busch. Elles fournirent aussi des résultats importants relativement au rôle de l'estomac dans l'absorption des matières nutritives, sujet dont nous aurons bientôt à nous occuper (a). Dans d'autres cas pathologiques analogues, des tentatives semblables avaient été faites, et Dieffenbach, chirurgien célèbre de Berlin, avait été même conduit à penser, d'après les résultats obtenus, que la digestion des aliments pourrait bien être possible sans le concours de l'estomac (b); mais faute de lumières physiologiques suffisantes, on croyait généralement que l'absorption des matières nutritives pouvait s'opérer par le gros intestin aussi bien que par l'intestin grêle, et c'était ordinairement par l'anus qu'on injectait les aliments dans le tube digestif.

(2) Lorsque M. Busch eut recours à ce mode d'alimentation, la malade ne pesait que 68 livres 2 onces, et dans l'espace de treize semaines son poids s'éleva à 85 livres; elle avait donc gagné plus de 8 kilogrammes.

(a) Busch, *Beiträge zur Physiologie der Verdauungsorgane* (*Archiv für pathologische Anatomie und Physiologie*, 1858, t. XIV, p. 140).

(b) Burdach, *Traité de physiologie*, t. IX, p. 329.

et sans avoir subi le contact, ni de la salive, ni du suc gastrique, ni de la bile ou du suc pancréatique, les aliments féculents, la viande et le blanc d'œuf durci par la cuisson pouvaient être digérés et absorbés; car ces substances ne se retrouvaient en totalité, ni dans les petits sacs perméables où on les avait renfermées, ni dans les matières alvines expulsées au dehors (1).

Les propriétés digestives, dont l'existence est ainsi révélée dans les sucs sécrétés par les parois de l'intestin grêle, ne se retrouvent plus dans les liquides fournis par les parois du gros intestin. Il en résulte que cette dernière portion du tube alimentaire ne joue qu'un rôle passif dans le travail de la digestion (2): chez quelques Animaux, le Cheval par exemple, ce travail peut se poursuivre et s'achever dans le cæcum, ou même dans le côlon, mais les altérations que les matières alimentaires y

---

(1) Dans une de ces expériences, des morceaux de blanc d'œuf durci par la cuisson perdirent dans l'espace de cinq ou six heures jusqu'à 35 p. 100 de leur poids. La digestion de la chair musculaire ne fut pas tout à fait aussi active : ainsi, par un séjour de sept heures dans l'intestin cette substance ne perdit qu'environ 30 p. 100 de son poids. L'action des sucs intestinaux sur l'amidon fut au contraire plus active ; ainsi, dans une expérience qui dura seulement cinq heures et demie, plus de 63 centièmes de cette substance furent digérés. La digestion des matières grasses ne parut se faire que très incomplétement, et il est aussi à noter que le sucre de canne ne fut pas transformé en sucre interverti par l'action des sucs intestinaux. M. Busch fit aussi sur cette malade des expériences relatives à la digestion des aliments mixtes et aux phénomènes qui ont lieu dans la portion supérieure du tube intestinal.

(2) Depuis longtemps les physiologistes avaient remarqué que les matières contenues dans la partie inférieure de l'intestin grêle sont d'ordinaire alcalines, mais qu'après leur arrivée dans le cæcum, elles offrent en général des caractères d'acidité (a), et quelques auteurs ont pensé que ce dernier organe remplissait les fonctions d'un second estomac où s'achevait la digestion des substances végétales (b). Mais M. Blondlot (c) a expliqué d'une manière plus satisfaisante ce phénomène par la fermentation lactique des aliments sucrés, phénomène dont nous aurons bientôt à nous occuper.

(a) Viridet, *De prima coctione*, p. 270.
(b) Tiedemann et Gmelin, *Recherches sur la digestion*, t. 1, p. 404.
(c) Blondlot, *Traité analytique de la digestion*, 1843, p. 89 et suiv.

subissent, dépendent essentiellement de l'action des liquides auxquels ils se mêlent pendant leur passage dans l'intestin grêle.

Fermentation lactique, butyrique, etc. § 23. — Les phénomènes que nous venons de passer en revue, et que nous avons pu nous expliquer d'une manière satisfaisante par les propriétés chimiques du suc gastrique. et des autres liquides sécrétés dans les différentes parties de l'appareil digestif, ne sont pas les seuls qui se manifestent pendant l'accomplissement du travail de la digestion. En effet, il se développe dans l'intestin des produits particuliers dont nous n'avons pas encore tenu compte, et dont la formation paraît être due à la fermentation des matières alimentaires. Ainsi quelquefois, dans l'estomac même, mais le plus ordinairement vers le commencement du gros intestin et dans les parties suivantes du tube digestif, on voit apparaître de l'acide lactique, de l'acide butyrique et des gaz composés principalement d'acide carbonique et d'hydrogène.

L'acide lactique est un produit des métamorphoses que les matières sucrées peuvent éprouver en présence de certains corps organiques. Jusque dans ces derniers temps on attribuait cette transformation à l'influence des substances albuminoïdes en décomposition; mais, d'après les observations intéressantes que M. Pasteur a publiées récemment sur ce sujet, il y a lieu de penser qu'elle se lie à la présence de certains êtres vivants d'une petitesse extrême et qui ont de l'analogie avec les corpuscules dont se compose le ferment alcoolique. La chimie nous apprend aussi que, dans certaines circonstances, les matières sucrées se dédoublent de façon à donner naissance à de l'acide butyrique, à de l'acide carbonique et à de l'hydrogène. Or, les expériences de M. Pasteur ont fait voir que ce phénomène est ordinairement, sinon toujours, déterminé par la présence d'autres corps vivants qui paraissent être des Animalcules d'une nature particulière, et qui jouent aussi le rôle d'un ferment spécial (1). Nous savons, d'autre part, qu'il existe au milieu des matières contenues dans les intestins une multitude d'Infusoires qui ont une grande ressemblance avec les Animalcules dont je viens de parler, et, en rapprochant tous ces faits, on se trouve conduit à penser que les phénomènes de fermentation lactique et de fermentation butyrique qui se manifestent dans le tube digestif pourraient bien dépendre de l'action des Infusoires qui vivent et se multiplient dans l'intérieur de ce canal, hypothèse qui nous permet aussi d'expli-

(1) MM. Fremy et Boutron ont constaté que le ferment qui est apte à déterminer la transformation du sucre, de la dextrine, du sucre de lait et de la gomme, en acide lactique, se développe dans les infusions préparées soit avec de la diastase, soit avec du caséum ou des membranes organiques, telles que la tunique muqueuse de l'estomac, et préalablement exposées à l'air libre (a) ; par conséquent, on pouvait croire que la fermentation lactique était due à l'action exercée par des matières albuminoïdes déjà altérées par la putréfaction sur les substances sucrées ou autres dont je viens de parler. Mais les nouvelles recherches de M. Pasteur tendent à établir que cette fermentation lactique est produite par le développement de petits êtres vivants dont les germes, charriés par l'atmosphère, sont déposés dans les infusions susmentionnées, et y trouvent les aliments nécessaires à leur existence (b). La fermentation lactique serait donc un phénomène physiologique analogue à la fermentation vineuse, qui dépend, ainsi que l'a démontré Caignard de la Tour, de la présence de certains végétaux microscopiques de forme globuleuse. Du reste, les substances qui, sous l'influence de ce ferment spécial, se transforment en acide lactique, ont la même composition chimique que cette substance, ou n'en diffèrent que sous le rapport de la proportion des éléments de l'eau qui s'y trouvent unis à du carbone.

La fermentation butyrique se produit dans des circonstances analogues, mais est un phénomène plus complexe : l'amidon ou le sucre ainsi modifiés ne subissent pas seulement un changement isomérique ou l'adjonction d'un certain nombre d'équivalents d'eau ; ils se dédoublent en acide butyrique, en acide carbonique et en hydrogène. En effet, 1 équivalent de sucre est égal à $C^{12}H^{12}O^{12}$, et correspond à 1 équivalent d'acide butyrique ($C^8H^7O^3,HO$) $+$ 4 équivalents d'acide carbonique ($CO^2$) $+$ 4 équivalents d'hydrogène.

(a) Boutron et Fremy, *Recherches sur la fermentation lactique* (*Ann. de chimie*, 3ᵉ série, 1841, t. II, p. 257 et suiv.).

(b) Pasteur, *Mém. sur la fermentation appelée lactique* (*Ann. de chimie*, 3ᵉ série, 1858, t. LII, p. 404 et suiv.). — *De l'origine des ferments* (*Comptes rendus de l'Acad. des sciences*, 1860, t. L, p. 849).

quer la production des deux principaux gaz qui se rencontrent dans cet organe, savoir, l'hydrogène et l'acide carbonique (1).

Divers faits enregistrés par les pathologistes trouvent ainsi une interprétation facile, et il serait important d'étudier à ce point de vue certains accidents qui se manifestent parfois dans la digestion, et qui se lient peut-être à la présence d'êtres parasites, soit végétaux, soit animaux, dans l'estomac ou dans l'in-

(1) La découverte d'animalcules microscopiques dans les matières expulsées de l'intestin de l'homme appartient à Leeuwenhoek, qui constata aussi la présence d'Infusoires dans les dépôts de matières salivaires dont les dents s'incrustent souvent (a). Il en trouva également dans les matières fécales de la Grenouille, fait qui a été constaté par plusieurs autres observateurs (b). En 1825, Leuret et Lassaigne trouvèrent que pendant la digestion il existe des milliers d'Infusoires vivants dans l'intestin de la Grenouille et du Crapaud (c). Plus récemment, MM. Gruby et Delafond ont signalé la présence d'animalcules en nombre très considérable dans l'estomac et dans l'intestin du Cheval, du Porc et du Chien. Je ne saurais partager les opinions de ces auteurs au sujet de l'origine de ces petits êtres, ni de leur détermination ou de leur rôle dans la nutrition (d) ; mais je suis disposé à croire que lorsque les germes de certains Infusoires sont introduits dans la cavité digestive, et parviennent dans l'intestin grêle sans avoir été détruits par le suc acide de l'estomac, ils peuvent s'y développer, et si les circonstances sont favorables à leur multiplication, y pulluler avec une rapidité extrême. M. Vogel a observé aussi des Vibrions dans les matières excrémentitielles de l'homme (e). Chez les Chiens nourris avec des matières amylacées, M. Ayres a toujours trouvé des myriades de Vibrions dans le cæcum (f), et M. Ehrenberg a constaté l'existence de plusieurs espèces d'animalcules infusoires du genre *Bunsaria* dans l'intestin de la Grenouille (g). Plusieurs pathologistes ont signalé la présence de Vibrions, de Cercomonas ou d'autres Infusoires en

(a) Leeuwenhoek, *Epist. scripta ad. reg. Soc. Londinensis* (*Opera omnia*, t. I, *Anatomia et contemplationes*, p. 37).

(b) Idem, *Opera omnia*, p. 49, fig. A.
— Göze, *Naturgesch. der Eingeweidewürmer*, 1782, p. 111, pl. 34, fig. 8.
— Bory Saint-Vincent, *Encyclop. méthod.*, Zoophytes, 1824, p. 426.

(c) Leuret et Lassaigne, *Recherches pour servir à l'histoire de la digestion*, p. 173.

(d) Gruby et Delafond, *Recherches sur des animalcules se développant en grand nombre dans l'estomac et dans l'intestin pendant la digestion des animaux herbivores et carnivores* (*Comptes rendus de l'Acad. des sciences*, 1843, t. XVII, p. 1304).

(e) Vogel, *Traité d'anatomie pathologique*, p. 395.

(f) Ayres, *Micro-chemical Researches on the Digestion of Starch and Amylaceous food* (*Proceedings of the Royal Society of London*, 1855, t. VII, p. 232).

(g) Ehrenberg, *Die Infusionsthierchen*, p. 327, pl. 35, fig. 3, 4 et 6.

testin (1) : par exemple, l'enflure des bêtes bovines que les vétérinaires appellent *météorisation*.

grand nombre dans les déjections alvines de certains malades, notamment des cholériques (a).

(1) Des végétations microscopiques se développent parfois en très grande abondance, soit dans l'estomac, soit dans l'intestin. On s'en est assuré par l'examen des matières rejetées par le vomissement ou contenues dans les selles, et dans plusieurs cas, lorsqu'on a fait l'analyse chimique de ces matières, on y a reconnu la présence d'acide acétique, d'acide lactique ou d'acide butyrique; on doit donc se demander si dans certaines circonstances ces végétaux parasites ne joueraient pas le rôle de ferments particuliers, et ne détermineraient pas la formation de produits qui ne prennent pas naissance dans les digestions normales. M. Goodsir (d'Édimbourg) a publié plusieurs observations intéressantes sur ce sujet. Chez des malades atteints de *pyrosis*, il a trouvé dans les liquides expulsés de l'estomac une sorte d'algue microscopique qu'il a appelée *Sarcina ventriculi*, mais que M. Robin considère comme appartenant au genre *Merismopedia* de Meyen (b); et dans ces mêmes liquides on constata la présence d'une certaine quantité d'acide acétique, ainsi que d'acide lactique (c). Chez un malade observé par M. Hasse, les matières des vomissements contenaient des plantes microscopiques analogues aux précédentes, et M. Schweiger y trouva de l'acide butyrique (d). Je dois ajouter cependant que quelques physiologistes ont essayé inutilement de déterminer des phénomènes de fermentation à l'aide de ces végétaux (e).

Dans d'autres cas, plusieurs observateurs ont trouvé dans les liquides de l'estomac ou de l'intestin, soit des végétaux microscopiques qui parais-

(a) Pouchet, *Note sur l'existence d'Infusoires dans les déjections des Cholériques (Comptes rendus de l'Acad. des sciences*, 1849, t. XXIX, p. 555).
— Davaine, *Sur des animalcules infusoires trouvés dans les selles de malades atteints du choléra, etc. (Comptes rendus de la Société de biologie*, 1854, t. I, p. 129).
— Rainey, *Append. to the Report of the Committee for Scientific Inquiries in Relation to the Cholera Epidemic of 1854*, p. 137 (*Board of Health*, 1855).
— Hill Hassall, *Report on the Microscopical Examination of the Blood and Excretions of Cholera Patients (Board of Health*, 1855).
— Malmsten, *Infusorien als Intestinalcanalthiere beim Menschen (Virchow's Archiv für pathol. Anat.*, 1857, t. I, p. 302).
(b) Robin, *Hist. nat. des végétaux parasites qui croissent sur l'Homme et les Animaux vivants*, 1853, p. 331, pl. 12, fig. 1.
(c) Goodsir, *History of a Case in which the Fluid periodically ejected from the Stomach contained Vegetable Organism of an undescribed form; with a Chemical Analysis of the Fluid by G. Wilson (Edinburgh Medical and Surgical Journal*, 1842, t. LVII, p. 430).
(d) Hasse, *Beobachtungen über die* Sarcina ventriculi (*Mittheilungen der Züricher naturforschenden Gesellsch*, 1817, p. 93.
(e) Simon, *De sarcina ventriculi*, dissert. inaug. Halle, 1847.
— Pour plus de détails sur l'histoire du *Sarcina ventriculi* et sur les opinions émises sur la nature de ce corps, je renverrai aussi aux écrits des auteurs suivants :
— Virchow, *Die Sarcina (Archiv für path. Anat.*, 1847, t. I, p. 261).
— Schlossberger, *Die Sarcina (Archiv für physiol. Heilkunde*, 1846, t. VI, p. 747).
— K. Müller, *Einige Bemerkungen über die Sarcina ventriculi (Botanische Zeitung*, 1847, p. 273).

Gaz<br>intestinaux.

§ 24. — Les gaz dont je viens de parler ne sont pas les seuls qui se trouvent dans le tube digestif, et ce n'est pas uniquement à la fermentation butyrique qu'il faut attribuer l'existence de ces fluides. On y rencontre aussi de l'azote, de l'oxygène, de l'acide sulfhydrique et de l'hydrogène carboné (1). L'air atmos-

saient être identiques avec le *Torula cerevisiæ* de Turpin, ou globules du ferment du moût de raisin (*a*), soit des corpuscules un peu différents, et que l'on a désignés sous le nom de *Cryptococcus guttulatus*. Ces derniers corps paraissent même exister presque toujours dans l'intestin du Bœuf, du Mouton, du Porc et du Lapin (*b*).

(1) Vers le milieu du xvii<sup>e</sup> siècle, van Helmont, que j'ai déjà eu l'occasion de citer (*c*), reconnut que les gaz intestinaux éteignent les corps en combustion et sont en partie combustibles (*d*). Mais Jurine, physicien genevois du siècle dernier, fut le premier à en faire l'analyse. Les expériences de cet auteur ne portent du reste que sur un seul cadavre, et les moyens eudiométriques dont il fit usage ne lui

permirent pas d'arriver à des résultats suffisamment précis (*e*). En 1814 et 1815, M. Chevreul analysa avec toute l'exactitude désirable les gaz recueillis par Magendie dans diverses portions du tube digestif de quelques suppliciés (*f*), et, en 1833, Chevillot fit une série assez nombreuse d'expériences analogues sur le cadavre d'individus morts de maladie (*g*). On doit aussi à M. Marchand des recherches sur le même sujet.

En 1817, Vauquelin examina les gaz contenus dans l'intestin d'un Éléphant mort à la ménagerie du Muséum, et il y reconnut de l'azote, de l'acide carbonique, de l'hydrogène carboné et une petite quantité d'acide sulfhydrique (*h*).

La nature des gaz qui parfois se

(*a*) Bœhm, *Die kranke Darmschleimhaut in der asiatischen Cholera.* Berlin, 1828, p. 57.
— Henle, *Pathologische Untersuchungen*, p. 42.
— Vogel, *Icones*, pl. 11, fig. 8.
— Grube, *Note sur des plantes cryptogames se développant en grande masse dans l'estomac d'un malade (Comptes rendus de l'Académie des sciences*, 1841, t. XVIII, p. 586).
— Hannover, *Ueber Entophyten auf den Schleimhäuten des todten und lebenden menschlichen Körpers (Müller's Archiv für Anat. und Physiol.*, 1842, p. 281, pl. 15, fig. 1).
— Remak, *Pilze der Mundhöhle und des Darmkanals, diagnostische und pathologische Untersuchungen.* Berlin, 1843.
(*b*) Remak, *Op. cit.*, p. 222, fig. 102.
— Robin, *Histoire naturelle des végétaux parasites*, p. 327, pl. 6, fig. 2.
(*c*) Voyez tome I, page 379.
(*d*) Van Helmont, *Ortus medicinæ*, 1652, p. 431.
(*e*) Jurine, *Mémoire sur la question suivante : Déterminer quels avantages la médecine peut retirer des découvertes modernes sur l'art de connaître la pureté de l'air par les différents eudiomètres (Mémoires de la Société royale de médecine*, 1789, t. X, p. 77 et suiv.).
(*f*) Magendie, *Note sur les gaz intestinaux de l'Homme sain (Ann. de chimie et de physique*, 1816, t. II, p. 292).
(*g*) Chevillot, *Recherches sur les gaz de l'estomac et des intestins de l'Homme à l'état de maladie*, thèse. Paris, 1833, n° 194.
(*h*) Vauquelin, *Analyse des gaz trouvés dans l'abdomen d'un Éléphant (Mém. du Muséum*, 1817, t. III, p. 279).

phérique qui est introduit en quantité plus ou moins considérable dans l'estomac par les mouvements de déglutition fournit les deux premiers (1). L'oxygène avalé de la sorte est promptement absorbé, et d'ordinaire n'arrive pas jusque dans l'intestin, mais l'azote ne disparaît pas avec la même rapidité, et constitue toujours une portion considérable du mélange gazeux contenu dans les différentes parties du canal digestif. Enfin, l'acide carbonique et les autres fluides élastiques que le sang tient en dissolution paraissent pouvoir s'en échapper en traversant les parois des vaisseaux dont la tunique muqueuse de l'intestin est creusée, et être exhalés dans l'intérieur de l'appareil digestif. En étudiant certaines particularités du travail respiratoire, nous avons déjà eu l'occasion de constater chez divers Animaux inférieurs un dégagement d'acide carbonique par les parois du canal alimentaire (2), et des expériences dans lesquelles on a vu, chez le Chien et chez d'autres Mammifères, des portions d'intestin se remplir de gaz, quoique séparées des parties voisines du tube digestif par des ligatures, et vides au moment où on les avait isolées de la sorte, semblent montrer que cette

développent en quantité très considérable dans l'estomac des Ruminants, a été examinée, mais très superficiellement, par Lameyran et Fremy, qui les ont considérés comme contenant environ 80 pour 100 d'hydrogène sulfuré, 15 pour 100 d'hydrogène carboné, et 5 pour 100 d'acide carbonique et d'air atmosphérique (a).

Dernièrement, M. Valentin (de Berne) a étudié avec beaucoup de soin les gaz intestinaux chez le Cheval (b).

(1) Quelques individus ont la faculté d'avaler de l'air par gorgées et de se distendre ainsi l'estomac, de façon à provoquer des vomissements (c). Mais dans les circonstances ordinaires, c'est seulement à l'état de mélange avec la salive que ce fluide arrive en quantité notable dans les parties profondes de la cavité digestive.

(2) Voyez tome II, page 257.

(a) Lameyran et Fremy, *Analyse des gaz formés dans l'estomac des herbivores par la maladie connue sous le nom de météorisation ou d'empansement* (*Bulletin de pharmacie*, 1809, t. 1, p. 358).

(b) Valentin, *Einige Bemerkungen über die Verdauungsgase des Pferdes* (Virchow's *Archiv für physiol., Heilk*, 1854, t. XIII, p. 356).

(c) Gosse, *Op. cit.* (Spallanzani, *Expériences sur la digestion.* p. CXXII et suiv.

— Magendie, *Mém. sur la déglutition de l'air atmosphérique*, 1815, et *Précis élémentaire de physiologie*, t. II, p. 146.

exhalation est un phénomène général (1). La théorie nous aurait conduit, du reste, à penser que dans cette cavité contenant de l'air, et séparée du sang par un tissu perméable, des échanges devaient s'opérer entre ces deux fluides. En effet, conformément aux lois de la diffusion, l'oxygène et même l'azote de l'air ainsi emprisonnés doivent tendre à pénétrer dans le sang, et l'acide carbonique en dissolution dans cette humeur doit tendre à se répandre dans l'espace libre que lui offre l'intestin distendu par d'autres gaz.

Nous pouvons donc prévoir que la composition des gaz intestinaux différera d'autant plus de celle de l'air atmosphérique, que la partie du canal digestif où ils se trouvent sera plus éloignée de la bouche; que d'abord cette différence ne consistera que dans une proportion plus faible d'oxygène et une plus grande abondance d'acide carbonique; que l'hydrogène commencera à se montrer là où la fermentation butyrique s'établit; enfin, que dans le gros intestin, où les matières alimentaires séjournent le plus

---

(1) Hunter pensait que dans certains cas pathologiques les parois de l'estomac peuvent exhaler beaucoup de gaz, et il mentionne à ce sujet une pièce anatomique que l'illustre Jenner lui avait envoyée, et qui consistait dans une anse de l'intestin d'un Porc, où de petits kystes remplis de gaz s'étaient formés en grand nombre (a). Portal, B. Gaspard, Baumès et plusieurs autres médecins ont attaché beaucoup d'importance à cette exhalation gazeuse; mais leur opinion n'est fondée sur aucun fait positif dont on puisse arguer légitimement pour en établir l'existence (b).

Magendie et Girardin furent les premiers à constater l'exhalation des gaz par la surface interne de l'intestin chez le Chien, à l'aide de l'expérience citée ci-dessus, mais ils ne déterminèrent pas la nature chimique de ces produits (c).

Plus récemment, des faits du même ordre ont été observés par M. Frerichs (d).

(a) Hunter, *On Certain parts of the Animal Œconomy*, p. 207.
(b) Portal, *Traité de pneumaticité (Mém. sur la nature et le traitement de plusieurs maladies*, t. V.
—— B. Gaspard, *Dissertation physiologique sur la gazéification vitale*, 1812.
—— Baumès. *Lettres sur les causes et les effets de la présence des gaz ou vents dans les voies digestives*, 1832.
(c) Gendrin, *Recherches physiologiques sur les Vers intestinaux*, thèse. Paris, 1814, p. 24.
(d) Frerichs, *Die Verdauung* (Wagner's *Handwörterbuch der Physiologie*, t. III, p. 866).

longtemps et s'altèrent profondément, les gaz sulfurés et carburés se mêleront en quantités plus ou moins grandes à l'azote, à l'acide carbonique et à l'hydrogène qui se trouvent dans l'intestin grêle, et qui, poussés par les mouvements péristaltiques de ce tube, devront être dirigés vers l'anus.

En effet, les résultats de l'analyse des gaz intestinaux faite par divers chimistes, soit chez l'Homme, soit chez d'autres Mammifères, montre qu'il en est ainsi.

Par exemple, dans une série d'expériences de ce genre, faites sur le cadavre d'un supplicié par Magendie et M. Chevreul, le mélange gazeux présenta la composition suivante :

Dans l'estomac, oxygène, 11,0; azote, 71,45; acide carbonique, 14,0; hydrogène, 3,55.

Dans l'intestin grêle, point d'oxygène et seulement 20,08 d'azote; mais 24,39 d'acide carbonique et 55,53 d'hydrogène.

Dans le gros intestin, point d'oxygène; 51,03 d'azote, 43,5 d'acide carbonique et 5,47 d'hydrogène carboné mêlé à un peu d'acide sulfhydrique (1).

Souvent l'estomac ne contient pas de gaz en quantité notable, et d'autres fois non-seulement on y trouve un mélange d'air et d'acide carbonique, mais aussi de l'hydrogène ; car dans certains cas la fermentation butyrique commence dans cet organe, et, ainsi que nous l'avons déjà vu, on a constaté dans le chyme les produits caractéristiques de cette réaction. D'après ce que je viens de dire des causes dont peut dépendre la présence des

(1) Il est à noter que le condamné avait fait, deux heures avant sa mort, un repas composé principalement de pain et de fromage ; mais la digestion de ces substances ne pouvait pas être assez avancée pour que l'on doive y attribuer le dégagement de l'hydrogène ou de l'acide carbonique trouvés dans l'intestin; et il y a lieu de croire que la production du premier de ces gaz, ainsi que d'une portion de l'acide carbonique, avait été la conséquence de la fermentation butyrique d'aliments analogues pris dans des repas précédents (a).

(a) Magendie, *Note sur les gaz intestinaux de l'Homme sain* (*Annales de chimie et de physique,* 1816, t. II, p. 292).

divers gaz intestinaux, on conçoit également qu'il doit y avoir des variations très grandes dans les proportions relatives de ces matières, ainsi que dans la rapidité de leur dégagement, suivant la nature des substances introduites dans le tube alimentaire et suivant l'état physiologique de l'appareil digestif. Ainsi, lorsque toutes choses sont égales d'ailleurs, la production d'hydrogène et d'acide carbonique doit être le plus abondante quand les aliments contiennent beaucoup de matières féculentes qui se prêtent facilement à l'établissement de la fermentation butyrique ; le dégagement d'acide sulfhydrique dans l'intérieur de l'intestin doit être subordonnée à la présence de matières alimentaires ou excrémentitielles riches en soufre et promptes à se décomposer ; enfin tous ces phénomènes doivent dépendre surtout de la présence de divers ferments dans le canal digestif et des conditions plus ou moins favorables à la multiplication de ces corpuscules microscopiques. Dans quelques états pathologiques, l'exhalation des gaz par les parois de l'intestin ou même de l'estomac peut augmenter de manière à produire de grandes accumulations de ces fluides, mais dans la plupart des cas, les accidents de ce genre me paraissent devoir être attribués plutôt à la réunion de circonstances propres à provoquer et à favoriser l'établissement de phénomènes de fermentation dans les matières alimentaires dont le tube digestif est chargé.

Du reste, ces questions intéressent la médecine plutôt que la physiologie, et par conséquent je ne m'y arrêterai pas. J'ajouterai seulement que dans les circonstances ordinaires les gaz intestinaux n'ont que peu d'importance ; ils n'influent pas notablement sur les phénomènes de la digestion (1), si ce n'est pour

(1) Quelques auteurs ont supposé que les gaz intestinaux exercent une influence considérable sur les phénomènes de la digestion (a). Mais ces

(a) Burdach, *Traité de physiologie*, t. IX, p. 435.
— Graves, *On Tympanites occurring in Fever* (*Dublin Journal of Medical Science*, 1836, t. VIII, p. 499).
— Liebig, *Chimie organique appliquée à la physiologie animale*, 1847, p. 120.

aider au mouvement des matières alimentaires vers l'anus, ou pour égaliser les effets des pressions exercées sur les viscères abdominaux (1), et, en dernier résultat, ils sont absorbés ou expulsés au dehors par l'orifice anal.

opinions ne reposent sur aucune raison solide. Je ferai remarquer cependant que l'introduction de petites quantités d'air atmosphérique dans l'estomac pourrait bien ne pas être sans utilité pour empêcher l'établissement accidentel de la fermentation butyrique dans cette portion de l'appareil digestif. En effet, M. Pasteur a vu que les Animalcules dont les germes sont charriés par l'atmosphère, et dont le développement au milieu des mélanges de matières sucrées et albuminoïdes, donne naissance à la fermentation butyrique, vivent et se multiplient très bien en présence du gaz acide carbonique, de l'hydrogène et de l'azote, mais périssent très promptement quand ils sont exposés à l'action de l'oxygène (a). Si, comme je le pense, la production accidentelle de l'acide butyrique dans l'estomac est due à la présence d'un ferment de ce genre, on conçoit donc que l'introduction d'une certaine quantité d'air atmosphérique dans ce viscère puisse mettre obstacle à ce phénomène anormal.

(1) Les usages mécaniques des gaz contenus dans l'intestin ne sont pas sans quelque importance. En maintenant ce tube dans un état de distension modéré, ces fluides facilitent le déplacement des matières liquides ou solides qui sont destinées à le parcourir ; mais si leur volume augmente au delà d'un certain degré, ils deviennent un obstacle à la contraction des fibres musculaires de l'intestin, qui est la cause principale de cette translation. En raison de leur élasticité et de leur mobilité, ces gaz contribuent aussi à la répartition égale de la pression exercée sur les viscères par les parois de la cavité abdominale ou par le poids de quelques-uns d'entre eux : par exemple, du foie ou de l'estomac dans son état de plénitude. Enfin, comme le fait remarquer M. Maissiat, ils doivent agir aussi à la manière d'un ressort sur le diaphragme, qui les comprime au moment de sa contraction, et qui doit se trouver repoussé vers le thorax par le fait de leur tension, quand ses fibres venant à se relâcher, cette pression cesse (b).

(a) Pasteur, *Animalcules infusoires vivant sans gaz oxygène libre et déterminant des fermentations* (*Comptes rendus de l'Académie des sciences*, 1861, t. XLII, p. 344).
(b) Maissiat, *Études de physique animale*, 1843, p. 246.

# CINQUANTE-NEUVIÈME LEÇON.

Suite de l'étude des phénomènes chimiques de la digestion. — Digestion des aliments mixtes. — Phénomènes de la digestion stomacale. — Digestion intestinale. — Matières fécales.

*Digestion des aliments complexes.*

§ 1. — Dans la dernière Leçon nous avons vu que les matières auxquelles on peut donner le nom d'aliments plastiques simples, c'est-à-dire les principes immédiats azotés neutres, tels que la fibrine et l'albumine, peuvent être attaquées et digérées, soit par le suc gastrique dans l'estomac, soit par le suc pancréatique et le suc intestinal dans l'intestin grêle; que les aliments amylacés sont digérés en partie par la salive, mais principalement par le suc pancréatique et le suc intestinal qu'ils rencontrent après leur passage dans l'estomac; enfin que les corps gras neutres sont en majeure partie absorbés sans avoir subi aucun changement dans leur constitution chimique, et que, dans la plupart des cas, leur absorption est effectuée au moyen de leur émulsionnement par le suc pancréatique, le mucus intestinal et les autres matières albuminoïdes ou alcalines qu'ils rencontrent dans l'intestin grêle, telles que le chyme ou la bile, et à l'aide de l'action exercée sur les parois de cet intestin par ce dernier liquide, qui augmente la perméabilité de son tissu pour les graisses en général.

Ces préliminaires étant posés, examinons ce qui se passe dans les différentes périodes du travail digestif, quand l'Homme, ou un Animal dont les fonctions nutritives s'exercent à peu près de la même manière, prend des aliments complexes comme ceux dont il fait ordinairement usage. En effet, les substances nutritives, telles qu'on les rencontre dans la nature, sont presque toujours, comme je l'ai déjà dit (1), des mélanges ou des associations de plusieurs matières diverses appartenant au moins à deux des trois classes d'aliments simples dont je viens de parler. Ainsi les Carnivores trouvent dans leur proie, d'une part, des tissus composés essentiellement de plusieurs principes azotés neutres, d'autre part, des graisses ; et les Herbivores ont en général un régime encore plus complexe, car dans la plupart des substances végétales qu'ils mangent, il y a tout à la fois des principes amylacés, des matières grasses et des composés albuminoïdes, tels que le gluten. Dans une prochaine Leçon, je me propose d'examiner la composition des aliments considérés au point de vue de leur pouvoir nutritif ; en ce moment je ne m'occuperai que de la série des modifications que l'ensemble des matières alimentaires subit dans les différentes portions du tube digestif, et des relations qui existent entre la nature chimique ou les propriétés physiques de ces substances et leur digestibilité, soit dans l'estomac, soit dans l'intestin.

§ 2. — Les médecins ont fait beaucoup d'observations et quelques expériences sur la durée du séjour des différents aliments dans la cavité stomacale et sur les altérations que ces substances y éprouvent. Ainsi, vers la fin du siècle dernier, Gosse (de Genève) a étudié, au moyen de régurgitations volontaires, l'état des matières contenues dans son estomac plus ou moins longtemps après le repas (2), et plus récemment, le docteur Beaumont a fait une longue série d'observations analogues sur le Canadien dont j'ai déjà eu l'occasion de parler

Portion<br>du travail<br>digestif<br>qui s'effectue<br>dans<br>l'estomac.

(1) Voyez ci-dessus, page 3 et suiv.

(2) Ce physiologiste avait la faculté de vomir très facilement quand, en avalant de l'air, il distendait son estomac, et il en profita pour observer le degré d'altération que divers aliments subissaient par leur séjour plus ou moins prolongé dans cet organe (a).

(a) Les expériences de Gosse ont été publiées par Senebier dans l'Introduction à l'ouvrage de Spallanzani (*Expériences sur la digestion*, 1783, p. cxxii et suiv.).

comme ayant l'estomac en communication directe avec l'extérieur (1). Enfin, on a fait des études du même genre sur des Animaux que l'on sacrifiait pendant que la digestion était en pleine activité (2), ou dont on rendait l'estomac accessible à l'observation au moyen d'une ouverture artificielle (3). On a

(1) Au moyen de l'ouverture accidentelle qui, chez ce Canadien, rendait l'accès direct dans l'estomac très facile, M. Beaumont a fait un grand nombre d'expériences, en vue de déterminer le temps nécessaire pour opérer la transformation de divers aliments en cette matière pultacée qu'on appelle chyme, et leur disparition, soit par leur absorption, soit par leur passage dans l'intestin (*a*). Les faits constatés ainsi offrent de l'intérêt, mais il est à regretter que M. Beaumont n'ait pas examiné chimiquement les produits de la digestion stomacale, ni soumis à l'observation microscopique le mélange chymeux, pour mieux déterminer les altérations physiques que chaque substance alimentaire avait subies.

(2) Vers la fin du siècle dernier, Spallanzani fit un certain nombre d'expériences de ce genre sur divers Animaux auxquels il faisait avaler des aliments renfermés dans des tubes à parois criblées, ou dans des sachets de mousseline (*b*).

D'autres physiologistes ont cherché à déterminer le degré comparatif de digestibilité de divers aliments, en ouvrant le canal alimentaire de chiens ou d'autres Animaux, lorsque le travail digestif était plus ou moins avancé. Ce procédé expérimental a été mis en usage par Astley Cooper, Tiedemann et Gmelin, Schultze (*c*).

(3) M. Blondlot et quelques autres physiologistes ont établi chez des Chiens une fistule gastrique, et ont étudié ainsi les progrès du travail digestif, soit dans l'intérieur de l'estomac, soit au dehors de l'organisme, dans des expériences de digestion artificielle (*d*).

Des recherches du même ordre ont été faites chez des personnes qui avaient un anus artificiel au moyen duquel les aliments introduits dans l'estomac s'échappaient au dehors dès leur arrivée dans la portion de l'intestin où se trouvait cette ouverture. Lallemand a étudié de la sorte les effets de la digestion stomacale sur des aliments qui n'avaient parcouru qu'un très court trajet dans l'intestin grêle (*e*). On doit à M. Londe des observations analogues (*f*).

(*a*) W. Beaumont, *Experiments and Observations on the Gastric juice and the Physiology of Digestion*, 1833.

(*b*) Spallanzani, *Expériences sur la digestion*, 1783.

(*c*) Astley Cooper, *Exper. on Digestion* (Scudamore, *Treatise on the Nature and Cure of the Gout*, 1817, et *The Lancet*, 1826, t. I).

— Schultze, *De alimentorum concoctione experimenta nova*, 1834.

(*d*) Blondlot, *Traité analytique de la digestion*, 1843.

(*e*) Lallemand, *Observations sur la digestion* (*Observations pathologiques propres à éclairer plusieurs points de physiologie*, 1818, et 2ᵉ édit., 1825, p. 115 et suiv.).

(*f*) Londe, *Note sur les aliments* (*Archives générales de médecine*, 1826, t. X, p. 63 et suiv.).

pu constater ainsi beaucoup de faits importants à connaître, mais les déductions qu'on en a tirées ne me paraissent pas toutes acceptables, et ce n'est pas de la sorte qu'on peut juger sainement de la digestibilité d'un aliment, c'est-à-dire de son aptitude à devenir absorbable et utilisable dans l'organisme, sous l'influence des sucs digestifs.

En effet, c'est à tort que l'on considère souvent le travail digestif qui s'effectue dans l'estomac comme étant la digestion tout entière, ou comme étant essentiellement distincte de celle qui a lieu dans l'intestin. Ces deux portions du tube alimentaire versent sur les aliments des dissolvants différents ; mais elles sont le siége de phénomènes du même ordre qui commencent dans le premier de ces organes et qui se continuent dans le second. Ainsi, un aliment donné peut être plus ou moins fortement attaqué par la salive ou par le suc gastrique pendant son séjour dans l'estomac, et continuer à subir des changements analogues dans l'intestin, où il rencontre de nouveaux dissolvants. De même que l'action de la salive sur certaines matières peut persister pendant que ces substances se trouvent dans l'estomac, de même aussi le suc gastrique que les aliments emportent avec eux dans l'intestin peut contribuer à en opérer l'élaboration dans cette portion du tube digestif ; et les différents liquides dont les matières nutritives sont imbibées pendant leur passage dans l'intestin peuvent continuer à en modifier les propriétés quand ils ont passé avec elles dans le cæcum ou dans le côlon. Les effets produits dans telle ou telle portion du tube digestif dépendent donc non-seulement de la nature des sucs digestifs qui y arrivent, mais du temps pendant lequel les aliments y sont retenus pour subir l'action de ces agents, et la durée de ce séjour n'est pas réglée par le degré de digestibilité des corps étrangers ; elle est subordonnée plutôt à l'état de division mécanique dans lequel l'aliment se trouve, et au degré d'excitabilité de la tunique musculaire de la partie du canal où ce corps est logé. Ainsi, dans l'état normal, les contractions de l'estomac de l'Homme ne sont provoquées par la présence des aliments qu'après un séjour assez prolongé de ces matières dans l'intérieur de cet organe. Dans l'intestin grêle, au contraire, les mouvements péristaltiques ne permettent pas aux matières de stationner longtemps, et la rapidité de ces mouvements augmente quand les parois de cette portion du canal digestif sont stimulées par la présence de corps solides. Or, l'action modificatrice que les sucs digestifs exercent sur les aliments est en général lente, et toutes choses étant égales d'ailleurs, le temps nécessaire pour en opérer la digestion est d'autant moins long, que ces substances ont moins de cohésion et sont dans un état de division plus grande. Il en résulte que, dans l'estomac, les aliments solides et consistants pourront être utilisés par l'action des dissolvants appropriés à leur nature chimique, mais que dans l'intestin les corps dont la division mécanique n'a pas été poussée assez loin échapperont souvent aux puissances digestives, et que l'action de celles-ci, pour être efficace, devra porter sur des matières liquides ou réduites en fragments très minimes, de façon à n'avoir qu'une consistance pultacée.

Pour que l'animal puisse profiter autant que possible des matières nutritives qu'il introduit dans son estomac, il faut donc que cet organe remplisse les fonctions non-seulement d'un agent digestif, mais aussi d'un réservoir régulateur, chargé tout à la fois de compléter la division mécanique des aliments dans la mesure nécessaire pour l'accomplissement de la digestion intestinale, et de transmettre à l'intestin ces corps étrangers d'une manière graduelle, en rapport avec sa capacité et la puissance de ses facultés digestives.

Dans l'état normal de l'organisme, ces conditions sont remplies par le jeu du pylore et par l'action du suc gastrique sur les aliments complexes.

Ainsi que nous l'avons déjà vu dans une Leçon précédente (1), le pylore se contracte fortement lorsque les aliments arrivent dans l'estomac, et après être resté pendant un certain temps dans cet état d'occlusion, cet organe devient le siége de mouvements vermiculaires qui se propagent de sa portion cardiaque jusque dans l'intestin. Ces mouvements poussent peu à peu les matières liquides ou pultacées de l'estomac dans le duodénum, mais ne permettent pas aux corps solides d'un volume un peu considérable de franchir le détroit pylorique. Ainsi, dans l'état normal, le passage des aliments de l'estomac dans l'intestin est subordonné à l'état de division mécanique de ces substances, et quand cette division ne préexiste pas ou n'a pas été opérée par la mastication, elle doit être déterminée principalement par l'action digestive du suc gastrique.

En effet, les substances organiques solides que l'Homme et les Animaux emploient comme aliments sont rarement des corps homogènes ; presque toujours ce sont des tissus organisés dont les matériaux, de nature plus ou moins variée, sont inégalement attaquables par les liquides digestifs contenus dans l'estomac. En dissolvant les parties qui sont les moins résistantes, ces sucs déterminent donc la désagrégation de la plupart des substances alimentaires longtemps avant que la digestion de celles-ci ait pu être opérée d'une manière complète, et c'est principalement ce travail de désagrégation qui constitue le phénomène de la *chymification* (2). Ce qui est le plus important à obtenir par la digestion stomacale, ce n'est pas la transformation complète des matières albuminoïdes en peptones, et celle des matières amylacées en dextrine ou en glycose ; mais une dissolution partielle des substances alimentaires qui effectue la séparation des particules dont elles se composent, et les divise de façon à les rendre à la fois faciles à attaquer par les

Formation<br>du chyme.

_________

(1) Voyez tome VI, page 286.        (2) Voyez tome V, page 279.

liquides avec lesquels elles vont se trouver en contact dans l'intestin grêle, et aptes à traverser lentement cette portion du tube digestif, conditions qui se trouvent réunies dans le produit pultacé formant le chyme.

Ainsi, la chair des Animaux, quoique formée essentiellement de matières qui sont toutes attaquables par le suc gastrique et transformables en peptones par l'action de ce liquide, n'est que rarement digérée d'une manière complète dans l'estomac. Le tissu connectif qui constitue autour de chaque fibre musculaire une gaîne nommée sarcolemme, et qui relie ces fibres entre elles, est plus facile à digérer que ne le sont ces fibres elles-mêmes. Par conséquent, sous l'influence de ce dissolvant et du frottement déterminé par les mouvements vermiculaires de l'estomac, les fibres musculaires se séparent et se brisent en petits fragments, en même temps que les globules sanguins, le sérum et les trabécules de tissu connectif interposées dans la substance de la chair se dissolvent et se transforment en peptones ; les matières grasses emprisonnées dans les cellules de ce tissu connectif sont aussi mises en liberté de la sorte : et c'est le mélange formé par les débris du tissu musculaire désagrégé, par la graisse dégagée de ses enveloppes, par le mucus provenant des parois de l'estomac, par les peptones dont la préparation est terminée et par du suc gastrique en excès, qui constitue dans l'estomac d'un Animal nourri de viande la matière pultacée, d'une odeur fade et aigre, appelée *chyme*. Pour s'en assurer, il suffit d'examiner au microscope les produits de cette digestion stomacale (1), car on y reconnaît facilement, au milieu d'une multitude de corpuscules albuminoïdes réduits à l'état de globules d'une petitesse extrême,

---

(1) Je citerai, à ce sujet, une série d'observations faites par M. Rawitz, à Breslaw, et par M. Cl. Bernard (a).

(a) Rawitz, *Ueber die einfachen Nahrungsmittel*, 1846.
— Cl. Bernard, *Leçons de Physiologie expérimentale*, cours de 1855, t. II, p. 415 et suiv., fig. 58 et 59.

des fragments de fibres musculaires et d'autres débris de tissus organiques dont la désagrégation est arrivée à des degrés variés.

Un travail analogue s'effectue quand l'estomac contient des aliments mixtes d'origine végétale, bien que la majeure partie de leur substance soit inattaquable par le suc gastrique ou par la salive qui se trouve mêlée à ce liquide. En effet, la plupart de ces aliments renferment du gluten, de la caséine ou d'autres matières albuminoïdes (1) qui sont solubles dans le suc gastrique, et par le fait de la dissolution de ces matières, les parties inattaquables sont souvent désagrégées de façon à devenir plus propres à pénétrer dans l'intestin, et plus aptes à y être digérées. Ainsi le chyme peut être formé par des aliments de cette classe, mais en général les modifications que les substances végétales subissent pendant leur séjour dans l'estomac ne sont pas profondes.

§ 3. — D'après les considérations que je viens d'exposer, il est facile de concevoir que la durée du séjour des aliments dans l'estomac ne saurait donner la mesure de leur digestibilité relative, et qu'elle doit varier suivant plusieurs circonstances, au nombre desquelles il faut ranger en première ligne certaines propriétés physiques de ces corps, savoir, leur état liquide ou solide, le degré de division mécanique auquel les solides ont été amenés par la mastication ou autrement, enfin la cohésion plus ou moins grande de leurs particules (2).

On peut poser en principe que dans l'état normal de l'organisme, quand toutes choses sont égales d'ailleurs, les aliments seront retenus d'autant plus longtemps dans l'esto-

Durée<br>du séjour<br>des aliments<br>dans<br>l'estomac.

_______________

(1) Voyez ci-dessus, p. 7 et suiv.

(2) Dans le langage ordinaire, on appelle *aliments légers*, ceux qui traversent rapidement l'estomac sans y produire de sensation désagréable, et *aliments lourds*, ceux qui séjournent longtemps dans cet organe ; mais il n'existe aucun rapport constant entre ces circonstances et le degré de digestibilité des matières alimentaires.

mac, qu'ils auront plus de cohésion et qu'ils seront plus volu-mineux.

Ainsi les liquides, à moins d'être absorbés par les parois de l'estomac, traversent en général cet organe et arrivent dans l'intestin avec rapidité; mais ici encore l'estomac remplit les fonctions d'un réservoir régulateur, et le pylore ne laisse passer ces substances dans le duodénum que graduellement, de façon à empêcher qu'elles n'y produisent un courant qui pourrait entraîner vers l'anus les matières destinées à séjourner dans cette portion du tube digestif et à y être absorbées.

C'est principalement en raison de cette circonstance et de la rapidité avec laquelle l'absorption peut par conséquent s'effec-tuer, que l'ingestion du bouillon dans l'estomac produit sur les forces générales de l'organisme des effets plus prompts que ceux déterminés par l'emploi d'aliments solides. Il est vrai que ce liquide ne renferme que des quantités très faibles de matières nutritives, et par conséquent ne peut en définitif contribuer que fort peu à l'entretien de la combustion respiratoire ou du tra-vail d'assimilation physiologique; mais il peut arriver prompte-ment dans l'intestin, et parvenir jusque dans le torrent de la circulation avant que le suc gastrique ait eu le temps de digérer de la viande ou tout autre aliment solide en quantité notable.



L'influence de la densité des matières alimentaires et de la cohésion de leurs particules sur leur digestibilité est facile à con-stater, et nous explique beaucoup de faits particuliers relatifs à la durée du séjour de ces substances dans l'estomac; dans la précédente Leçon nous en avons eu des preuves (1), et je citerai encore à cé sujet une expérience qui est due à M. Blondlot, et qui est parfaitement démonstrative.

Ce physiologiste, ayant établi une fistule gastrique sur un

_______________

(1) Voyez ci-dessus, page 48.

Chien dont la santé ne souffrit pas de l'opération, étudia comparativement les altérations que la digestion stomacale détermine dans l'albumine coagulée, suivant que ce corps, en se solidifiant, a formé une masse compacte ou une substance aréolaire semblable à de la mousse, et il a vu que dans le premier cas la chymification nécessitait presque deux fois autant de temps que dans le second (1).

Des différences analogues ont été observées par d'autres physiologistes en ce qui concerne la digestibilité de la fibrine compacte ou de la fibrine aréolaire (2) ; c'est à la même cause qu'il

---

(1) Dans une première expérience, M. Blondlot ingéra dans l'estomac de l'Animal 100 grammes de blanc d'œuf durci par la chaleur de façon à former une masse compacte, et il trouva que la digestion de ce corps solide n'était effectuée qu'au bout de cinq ou six heures, résultat qui s'accordait très bien avec ceux obtenus précédemment par d'autres physiologistes (a). Puis quelques jours après il fit prendre au même Animal la même quantité de blanc d'œuf en neige, c'est-à-dire réduit en mousse par le battage avant d'être coagulé par la chaleur, et il constata qu'au bout de trois heures et demie la totalité avait été digérée. Enfin, M. Blondlot a soumis à des digestions artificielles du blanc d'œuf coagulé en morceaux compacts ou à l'état floconneux, et il a observé des différences du même ordre (b).

(2) Ainsi M. Lehmann a comparé sur un Chien portant une fistule gastrique le temps employé pour effectuer la digestion de deux quantités égales de fibres provenant du sang de Cheval, et prises, l'une à la partie supérieure du caillot, là où ce principe, en se solidifiant, n'avait pas englobé de globules rouges, et consistait en une couche dite couenneuse, qui est compacte et coriace; l'autre dans la portion rouge du coagulum, où, étant mêlée à beaucoup de ces corpuscules, la même substance n'avait formé qu'un réseau lâche et spongieux. Or, en une heure et demie la presque totalité des filaments fibrineux obtenus par le lavage de cette dernière partie du caillot avait disparu de l'estomac, tandis qu'au bout de deux heures et demie on trouva encore dans ce viscère un gros fragment de la fibrine compacte provenant de la couche couenneuse (c). L'influence de la cohésion de la fibrine sur la durée du temps nécessaire pour effectuer la dissolution de cette substance dans du suc gastrique d'une puissance digestive donnée, a été constatée aussi par les expériences récentes de M. Brücke (d).

(a) Tiedemann et Gmelin, *Recherches sur la digestion*, t. I, p. 180.
(b) Blondlot, *Traité analytique de la digestion*, p. 270 et suiv.
(c) Lehmann, *Lehrbuch der physiologischen Chemie*, t. III, p. 274.
(d) Brücke, *Beitr. zur Lehre von der Verdauung* (*Sitzungsberichte der Akad. der Wissensch. zu Wien*, 1859, t. XXXVII, p. 131).

faut attribuer en majeure partie la digestibilité plus grande de la chair des jeunes Animaux, comparée à celle des vieux individus de la même espèce, fait qui a été mis en évidence par les expériences des physiologistes, aussi bien que par l'observation des médecins, et il me paraît indubitable que des variations analogues dans les propriétés mécaniques des mêmes tissus chez des Animaux différents contribuent pour beaucoup à les rendre très inégalement attaquables par le suc gastrique. Comme exemples de cette digestibilité inégale de la chair musculaire, je citerai les résultats obtenus par le docteur Beaumont dans ses expériences sur le Canadien que j'ai déjà cité si souvent. Les muscles des Poissons, comme chacun le sait, n'offrent que peu de consistance, et M. Beaumont a vu qu'en général il suffisait d'une heure et demie ou deux heures pour en opérer la chymification, tandis que la chair d'agneau ne disparaissait de l'estomac qu'au bout de deux heures et demie, et que la chair de Mouton et de Bœuf y restait de trois à quatre heures, ou même davantage (1).

C'est aussi par des particularités dans la constitution physique des divers tissus Animaux propres à donner de la gélatine, plutôt que par des différences dans la nature chimique de ces substances, qu'on peut expliquer la résistance très inégale qu'elles opposent à l'action dissolvante du suc gastrique. Ainsi le tissu connectif ou cellulaire, dont la texture est lâche et spongieuse, se laisse facilement attaquer par cet agent, tandis que le tissu élastique, la peau, les aponévroses et les tendons, qui, chimiquement, ne diffèrent que peu du premier,

---

(1) Les observations microscopiques de M. Rawitz sur les produits de la chymification ont également mis en évidence des différences dans le degré de digestibilité du tissu musculaire provenant de quelques Poissons, du Lièvre, du Poulet et des Animaux de boucherie (a).

(a) Rawitz, *Ueber die einfachen Nahrungsmittel*. Breslau, 1846.

mais qui sont d'une structure plus compacte et ne s'imbibent que lentement des liquides qui les baignent, résistent pendant très longtemps aux puissances digestives, et souvent finissent par sortir de l'estomac sans avoir subi aucune modification notable.

En général, les tissus épithéliques, par leur nature chimique, ne s'éloignent aussi que fort peu de beaucoup de matières alimentaires dont la digestion est facile; mais ils sont peu perméables aux liquides, et d'ordinaire ils ont une grande force de cohésion, aussi sont-ils remarquablement réfractaires à l'action dissolvante du suc gastrique. Ainsi, la corne, les poils, les plumes et même l'épiderme, ne se laissent attaquer par ce liquide, ni chez l'Homme, ni chez la plupart des Animaux (1), et en général, lorsque ceux-ci avalent leur proie tout entière, on les voit, quelque temps après, rejeter au dehors par le vomissement les parties tégumentaires que leur estomac a été impuissant à digérer. Cette régurgitation de paquets de poils ou de plumes est un phénomène normal chez les Oiseaux de proie (2), et chez d'autres Animaux dont l'estomac ne peut pas se débarrasser ainsi des matières qu'il ne saurait digérer; on y trouve quelquefois des masses considérables qui sont for-

Indigestibilité<br>des tissus<br>épithéliques,<br>etc.

(1) Ainsi, dans une des expériences faites par Spallanzani, un tronçon de la queue d'un Lézard ayant été logé dans un tube pour le mettre à l'abri de l'action mécanique des organes digestifs, fut laissé pendant un jour dans l'estomac d'une Couleuvre; et quand on le retira, on trouva que la surface de la peau n'avait pas été altérée, tandis que les muscles et les autres parties étaient fortement attaqués (a).

(2) Ce fait, mentionné dans les ouvrages sur l'*art de la fauconnerie*, a été observé aussi par Réaumur et Spallanzani. Ce dernier a vu également que des morceaux de corne pouvaient séjourner pendant plusieurs jours dans l'estomac d'un Faucon sans éprouver la moindre altération (b).

(a) Spallanzani, *Expériences sur la digestion*, p. 129.
(b) Réaumur, *Sur la digestion des Oiseaux*, second mémoire (*Mém. de l'Acad. des sciences*, 1752, p. 463).
— Spallanzani, *Expériences sur la digestion*, p. 181.

mées de poils introduits accidentellement dans le tube alimentaire et accumulés lentement dans l'intérieur de cet organe (1).

Ces faits nous éclairent sur les moyens que la Nature met en usage pour préserver les parois de l'estomac contre l'action dissolvante de ses propres liquides. A moins de circonstances pathologiques extrêmement rares, cet organe ne se digère pas lui-même pendant la durée de la vie, mais sur le cadavre il se laisse parfois corroder et même perforer par le suc gastrique resté dans son intérieur au moment de la mort (2). Il en résulte

(1) Les poils que les Bœufs et les autres Ruminants avalent souvent avec leur salive, quand ils se lèchent la peau, peuvent rester dans leur estomac pendant toute la vie sans éprouver aucune altération notable, et, par l'effet des mouvements de cet organe, ils peuvent être agglomérés et comme feutrés de façon à constituer les concrétions dont j'ai déjà eu l'occasion de parler sous le nom d'*égagropiles* (a).

(2) Hunter a recueilli plusieurs observations de perforation de l'estomac, et en comparant l'apparence de l'organe ainsi désorganisé à celle des tissus organiques en voie de digestion, il fut conduit à penser que ce phénomène était dû à l'action dissolvante du suc gastrique (b). Cette opinion, étayée par les recherches de Burnes, de Carswell et de quelques autres pathologistes (c), fut mise hors de doute par les expériences de Camerer, et de MM. Imlach et Simpson, qui produisirent à volonté des lésions analogues en introduisant dans les portions du tube intestinal d'Animaux récemment tués, une certaine quantité de matières trouvées dans l'estomac d'un Cochon dont la digestion était en pleine activité (d). Bérard (e) signale aussi comme dépendant probablement de la même cause, certaines altérations de l'estomac qui ont été décrites par les pathologistes sous le nom de *ramollissement gélatiniforme* (f).

(a) Voyez tome VI, page 344.
(b) J. Hunter, *On the Digestion of the Stomach after Death* (Philos. Trans., 1772, p. 447).
(c) Burns, *On the Digestion of the Stomach after Death* (Edinburgh Med. and Surg. Journal, 1810, t. VI, p. 129).
— Carswell, *De la digestion chimique, ou dissolution des parois de l'estomac après la mort* (Archives générales de médecine, 1830, t. XXII, p. 266).
— King, *Observ. on the Digestive Solution of the Œsophagus;* etc. (Guy's Hospital Reports, 1842, t. VII, p. 139).
— Lefèvre, *Recherches médicales pour servir à l'histoire des solutions de continuité de l'estomac dites perforations spontanées* (Archives générales de médecine, 3e série, t. XIV, p. 377, et t. XV, p. 28 et suiv.).
(d) Camerer, *Versuche über die Natur der krankhaften Magenerweichung.* Stuttgard, 1828.
— Imlach, *Observ. and Experim. on the Softening, Erosion and Perforation of the Stomach* (Edinburgh Medical and Surgical Journal, 1837, t. XLVII, p. 391).
(e) Bérard, *Cours de physiologie*, t. II, p. 206.
(f) Louis, *Du ramollissement avec amincissement, et de la destruction de la membrane muqueuse de l'estomac* (Archives générales de médecine, 1824, t. V, p. 5).
— Cruveilhier, *Médecine pratique éclairée par l'anatomie et la physiologie pathologiques,* 1821, p. 140.

que c'est bien la vie qui s'oppose à cette action dissolvante dans l'état physiologique; mais la force vitale ne paraît pouvoir influer sur le jeu des affinités chimiques qu'en modifiant les conditions dans lesquelles ces affinités s'exercent, et par conséquent il ne suffit pas de faire intervenir cette forme pour expliquer le phénomène qui nous occupe, et il faut chercher comment cette intervention a lieu (1).

Des expériences faites récemment dans un autre but nous aideront à résoudre cette question. On sait que les Animaux vivants introduits dans l'estomac d'autres Animaux ne s'y comportent pas tous de la même manière; quelques-uns peuvent continuer à vivre pendant un temps plus ou moins long, tandis que d'autres y périssent promptement, et que dans certains cas la substance de leur corps est en partie digérée avant qu'ils aient été frappés de mort (2). Or, M. Cl. Bernard a vu que les Animaux qui, à l'état vivant, se laissaient attaquer de la sorte par le suc gastrique, sont ceux dont la peau n'est pas revêtue d'un épiderme solide : les Grenouilles et les Anguilles par exemple ; et des expériences dues à d'autres physiologistes nous apprennent que non-seulement l'épiderme, mais aussi les tissus épithéliques sont très réfractaires à l'action digestive de ce liquide (3). En étudiant la structure anatomique de l'appa-

(1) Hunter, dont je viens de citer les observations intéressantes relatives au ramollissement et à la dissolution de la substance des parois de l'estomac sur le cadavre, considérait le principe vital comme s'opposant à l'action des puissances chimiques, et empêchant ainsi le suc gastrique de déterminer chez le vivant la dissolution de la substance des membranes qu'il avait vue parfois s'effectuer après la mort (a).

(2) Ainsi M. Cl. Bernard, ayant introduit dans l'estomac d'un Chien qui portait une fistule gastrique le train postérieur d'une Grenouille vivante dont la tête restait au dehors, a constaté que les pattes ainsi plongées dans le suc gastrique avaient été en grande partie digérées, bien que l'Animal continuât à vivre et à se mouvoir (b).

(3) Si l'expérimentateur laisse son doigt engagé dans l'estomac d'un Chien

(a) Hunter, *Op. cit.* (*Philos. Trans.*, 1772, p. 449).
(b) Cl. Bernard, *Leçons de physiologie expérimentale faites en 1855*, t. II, p. 409.

reil digestif, nous avons vu que la surface interne de l'estomac est revêtue d'une couche de ce tissu utriculaire (1). On conçoit donc que, pour protéger efficacement les parois de cet organe contre l'action dissolvante du suc gastrique, il suffise d'imprimer au travail producteur du tissu épithélique une certaine activité; or les causes qui stimulent la sécrétion du liquide digestif provoquent aussi la reproduction de l'épithélium, et les circonstances pathologiques qui entraveraient la croissance de ce revêtement protecteur tendent en général à arrêter aussi la formation du suc pepsique (2). Il existe donc ici une de ces

à travers une fistule de ce genre, il peut constater qu'au bout d'un temps assez long, l'épiderme est resté intact et que le derme n'a pas souffert.

Nous verrons plus tard que la surface extérieure du corps des Vers et des autres Animaux annelés est revêtue d'un épiderme de nature particulière qui résiste encore plus fortement à l'action dissolvante du suc gastrique,

(1) Voyez tome VI, page 305.

(2) Sur le cadavre, l'épithélium de l'estomac, non-seulement ne continue pas à se former, mais s'altère et se désagrége rapidement ; de sorte qu'il ne protége plus les tissus sous-jacents contre l'action dissolvante du suc gastrique, et il en résulte que si, d'une part, la quantité de ce liquide existant au moment de la mort est considérable, et que, d'autre part, la température est suffisamment élevée pour en favoriser l'action, les parois de l'estomac peuvent être digérées et perforées par ce liquide, comme dans les expériences de digestion artificielle. En effet, Spallanzani a constaté que chez des Animaux tués peu de temps après avoir mangé, et placés dans une étuve où la chaleur était douce, les parois de l'estomac ont été souvent ramollies et en partie digérées au bout de quelques heures (a). M. Schiff a constaté aussi que des phénomènes du même ordre peuvent se produire pendant la vie, et amener la perforation de l'estomac. Ainsi, à la suite de vivisections pratiquées sur certaines parties de l'encéphale, il a vu que la tunique muqueuse de l'estomac se congestionnait, se ramollissait, et cessait d'être à l'abri de l'action dissolvante du suc gastrique (b). Des observations analogues avaient été faites précédemment par Autenrieth (c) et Jäger (d).

(a) Spallanzani, *Expériences sur la digestion*, p. 263.

(b) Schiff, *Ueber die Gefässnerven des Magens* (Virchow's *Archiv für physiol. Heilkunde*, 1854, t. XIII, p. 30).

(c) Voyez Zeller, *Dissert. inaug. de natura morbi ventriculum infantum perforantis*. Tubingue, 1818.

(d) Jäger, *Ueber die Erweichung des Magens und Darmkanals* (Hufeland's *Journal*, t. XXXVI, p. 72).

harmonies physiologiques dont nous avons déjà rencontré beaucoup d'exemples, et, dans la plupart des cas, l'estomac devient impuissant à digérer quand il devient inapte à se garantir des atteintes des liquides digestifs.

§ 4. — D'après tout ce qui vient d'être dit au sujet de l'influence que la cohésion exerce sur la digestibilité des aliments, il est évident que la cuisson doit avoir à cet égard des effets différents, suivant la nature chimique des substances employées. Ainsi, lorsque la coction détermine l'hydratation ou la désagrégation des matières organiques, cette opération facilite beaucoup l'action dissolvante des sucs digestifs ; tandis que dans le cas où l'élévation de la température produit la coagulation des principes albuminoïdes, et ne gonfle ni ne ramollit le tissu connectif interfibrillaire, l'action de la chaleur doit tendre à diminuer la digestibilité de ces corps. Effectivement, en étudiant le rôle de la salive et du suc pancréatique dans la digestion des matières amylacées, nous avons vu des exemples remarquables de l'accélération du travail digestif qui peut être déterminé par la cuisson de ces substances alimentaires (1); et si l'on compare la durée des expériences de digestion artificielle, quand on soumet à l'action dissolvante du suc gastrique du blanc d'œuf cuit ou de l'albumine solidifiée par dessiccation à basse température, on voit que la différence est en sens inverse. On peut poser en règle générale, que la cuisson tend à augmenter la digestibilité des aliments végétaux, mais pour les substances animales, les effets sont variables (2). Et à ce sujet il ne faut pas perdre de vue que dans les opérations physiologiques, les phénomènes sont beaucoup plus

Influence<br>de la cuisson<br>sur<br>la digestibilité<br>des aliments.

(1) Voyez ci-dessus, page 61.

(2) Ainsi la coagulation du lait par le suc gastrique se fait moins promp- / tement que dans les circonstances ordinaires, quand le premier de ces liquides a été soumis à l'ébullition (a).

(a) Skrzecka, *Quæretur quomodo caseinum et natrum albuminatum pepsino officiantur* (dissert. inaug.) Regemonti, 1855.

complexes que dans les expériences de digestion artificielle : car les préparations culinaires, en exaltant la saveur des viandes, peut les rendre plus aptes à exciter la sécrétion des liquides destinés à les dissoudre, et peut faciliter de la sorte leur digestion, tout en les rendant moins attaquables par ces mêmes agents chimiques (1).

Il est d'ailleurs à noter que l'action de la chaleur sur les substances destinées à être introduites dans notre estomac présente un autre avantage qui n'est pas sans importance ; elle détruit la vitalité des germes des Vers intestinaux et des autres corps organisés qui s'y trouvent souvent, et qui pourraient se développer dans l'intérieur de notre organisme. En effet, c'est avec les aliments que les œufs ou les larves de ces parasites, ainsi que les germes des êtres microscopiques qui jouent le rôle de ferments, arrivent dans le tube digestif des Animaux qui en sont infestés, et je suis persuadé que l'usage d'aliments crus ou mal cuits doit contribuer beaucoup à multiplier ces accidents. J'ajouterai que la chair de certains Animaux est particulièrement apte à contenir les larves de ces Vers intestinaux : le Porc, par exemple ; et peut-être faut-il voir dans cette circonstance le motif de l'interdiction de l'emploi de cette viande pour la nourriture de l'Homme que Moïse et d'autres législateurs ont prononcée, et que beaucoup de prétendus philosophes signalent comme un sujet de dérision (2).

§ 5. — Dans la dernière Leçon, en étudiant successivement le rôle de la salive, du suc gastrique, du suc pancréatique, de la bile et des autres liquides intestinaux, nous avons vu que ces

L'importance de la digestion stomacale varie suivant le régime.

______

(1) Voyez ci-dessus, page 18.

(2) Nous verrons, dans une autre partie de ce Cours, comment les migrations des Vers intestinaux s'opèrent, et en ce moment je me bornerai à ajouter que, pour déterminer le développement du Ténia dans l'intestin d'un Chien, il suffit de lui laisser manger la chair où se trouvent des Cysticerques, parasites qui sont très communs chez beaucoup d'Animaux.

agents rencontrent les aliments dans différentes portions du tube digestif, et que leur action dissolvante varie suivant la nature chimique de ces dernières substances. Nous pourrions en conclure que l'importance relative du travail digestif effectué dans les diverses portions de ce tube variera considérablement suivant le régime des Animaux, et l'observation des faits confirme cette prévision. Ainsi, chez les Carnivores, le suc gastrique est le principal agent de la digestion, et c'est dans l'estomac où ce suc rencontre les aliments que la partie la plus importante du travail chimique de la digestion s'accomplit. Mais chez les Herbivores et les autres phytophages il n'en est pas de même ; la salive est un dissolvant trop faible pour attaquer la plupart des substances végétales alimentaires, et le suc gastrique est inapte à dissoudre les principes amylacés qui constituent la presque totalité de ces corps. Il en résulte que, ni pendant leur séjour dans la panse ou dans le jabot, chez les Animaux qui sont pourvus d'un réservoir de ce genre, ni pendant leur passage dans l'estomac, les matières végétales ne pourront être réellement digérées, et que leur appropriation aux besoins physiologiques ne pourra s'effectuer que dans l'intestin. Dans la panse et dans le jabot (1), les graines, les herbes et même les fruits se

______

(1) L'examen des matières contenues dans la panse des Ruminants que l'on tue journellement pour le service de la boucherie avait appris aux physiologistes que les aliments n'éprouvent aucun changement bien notable dans ce premier estomac, et Réaumur, pour mieux constater ce fait, introduisit dans la panse d'une Brebis une certaine quantité d'herbe coupée en petits morceaux et logée dans des tubes ouverts aux deux bouts, comme ceux employés dans ses autres expériences sur la digestion : quatorze heures après, l'Animal fut tué, et les brins d'herbe furent retrouvés intacts dans ce premier réservoir alimentaire ; les morceaux en étaient restés entiers, et leur substance avait été seulement un peu ramollie (a). Spallanzani fit des expériences semblables avec du trèfle, de la laitue, etc., et au bout de vingt-quatre heures il retrouva ces substances décolorées,

(a) Réaumur, Op. cit. (Mém. de l'Acad. des sciences, 1752, p. 493).

ramollissent un peu, et s'imprègnent de plus en plus profondément de salive liquide, qui peut en changer la couleur et en
extraire partiellement certains principes solubles, tels que du
sucre ou de la gomme, mais ne saurait attaquer efficacement ni
les grains de fécule, ni les tissus qui renferment cette substance.
Les matières alimentaires retenues dans ces poches pourront
même y subir un commencement de fermentation, soit lactique,
soit butyrique, et donner ainsi lieu à la formation de quelques
produits particuliers, tels que des gaz et de l'acide butyrique (1);

mais intactes, dans la panse (a). Enfin M. Colin a étudié de nouveau ce point de l'histoire des fonctions digestives chez le Bœuf, soit par des procédés analogues, soit à l'aide d'une ouverture fistulaire conduisant dans la panse, et il a trouvé que les altérations subies par les aliments dans l'intérieur de cette poche sont en général sans importance (b). Cependant les matières alimentaires peuvent y séjourner très longtemps : ainsi chez les Moutons la panse ne se vide presque jamais d'une manière complète, et souvent, après avoir fait jeûner ces Animaux pendant plusieurs jours, on y a trouvé encore des aliments non digérés (c).

Les graines que les Gallinacés et les autres Oiseaux granivores introduisent dans leur jabot y séjournent aussi fort longtemps, et ne descendent que très graduellement dans le gésier (d). Ainsi, dans une expérience faite par M. Colin sur un Dindon, cet

Animal mit dix-huit à vingt heures à faire passer du jabot dans le gésier deux décilitres d'avoine qu'il mangeait en un seul repas (e). Les graines, accumulées dans le premier de ces organes, s'y gonflent et se ramollissent, mais n'y éprouvent que peu de changements chimiques. Ainsi, dans les expériences faites par MM. Bouchardat et Sandras sur une Poule nourrie avec de l'orge pendant quinze jours, on trouva dans le jabot la graine à peine altérée, et l'on ne put découvrir dans cet organe ni dextrine, ni glucose (f).

(1) Tiedemann et Gmelin, en analysant les matières alimentaires contenues dans la panse d'un Mouton nourri avec de l'avoine, y ont trouvé de l'acide butyrique libre ; ils en ont rencontré en quantité même assez considérable dans la panse d'un Veau, et il est probable que ce corps y avait pris naissance par suite de la fermentation des matières sucrées en présence

<hr>

(a) Spallanzani, *Op. cit.*, p. 149.
(b) Colin, *Traité de physiologie comparée des Animaux domestiques*, t. I, p. 605.
(c) Tiedemann et Gmelin, *Recherches sur la digestion*, t. I, p. 353.
(d) Spallanzani, *Op. cit.*, p. 54.
(e) Colin, *Op. cit.*, t. I, p. 614.
(f) Bouchardat et Sandras, *De la digestion des matières féculentes et sucrées (Supplément à l'Annuaire de thérapeutique pour* 1846, p. 123).

mais ces phénomènes sont, pour ainsi dire, des accidents, et en général ils sont sans importance pour la digestion proprement dite.

Dans l'estomac, les aliments végétaux peuvent subir des modifications plus profondes, par suite de l'action du suc pepsique sur les matières albuminoïdes renfermées dans leur substance ; mais la chimification ainsi produite aura surtout pour effet de désagréger les tissus, et d'amener leurs particules constitutives à un état de division suffisante pour les rendre faciles à attaquer par les sucs intestinaux.

L'utilité de cette digestion stomacale chez les Herbivores, et par contre la durée du séjour que les aliments doivent faire dans l'estomac, sont donc subordonnées en grande partie à l'état de division mécanique des aliments résultant du travail de la mastication. Quand cette dernière opération a été portée très loin, les substances végétales peuvent passer directement dans l'intestin, pourvu qu'elles n'y arrivent pas en trop grande quantité à la fois, parce que là elles trouveront tout ce qui est nécessaire à leur digestion; mais quand la mastication a été moins parfaite, l'action chimique de l'estomac peut être nécessaire pour compléter la désagrégation de ces matières et les rendre attaquables par les sucs intestinaux. Nous voyons donc qu'il doit y avoir une certaine harmonie entre la manière dont s'accomplit le travail de la mastication et la durée du séjour des aliments dans l'estomac; et comme cette dernière circonstance dépend de la manière dont se comporte le pylore, il doit y avoir aussi des relations

de matières albuminoïdes. Ces physiologistes y ont rencontré aussi de l'acide lactique, dont ils attribuent la production à la fermentation des aliments ; et c'est aussi de la même manière qu'ils expliquent la présence d'une certaine quantité d'acide sulfhydrique dans cet organe, car ils ont observé que ce gaz se dégage presque toujours des herbes en macération (a).

(a) Tiedemann et Gmelin, *Op. cit.*, t. I, p. 348 et suiv.

entre les deux termes extrêmes de cette série de phénomènes, c'est-à-dire entre le degré de perfection de la mastication et l'excitabilité de l'orifice pylorique de l'estomac. Effectivement, cela a été constaté chez plusieurs Animaux. Ainsi chez le Cheval, qui est organisé pour mâcher d'une manière très parfaite les herbes et les graines dont il se nourrit, les aliments ne sont retenus que très peu de temps dans l'estomac, et cela dépend de la dilatabilité du pylore, car les corps étrangers d'un petit volume qui arrivent dans l'estomac, et qui ne peuvent être attaqués par les sucs digestifs, passent avec la même promptitude dans l'intestin. L'espèce de pâte plus ou moins liquide qui résulte de la mastication myricique chez les Ruminants séjourne encore moins longtemps dans la caillette, c'est-à-dire dans l'estomac proprement dit, et c'est aussi dans l'intestin que la presque totalité du travail chimique de la digestion s'accomplit.

Chez d'autres herbivores qui ne mâchent que grossièrement leurs aliments, ou qui se nourrissent souvent de matières plus indigestes, l'estomac ne se vide pas si promptement, et conserve quelquefois pendant très longtemps une partie des substances qui y ont été accumulées. Les Lapins présentent cette particularité ; ils n'attendent pas que la digestion stomacale soit achevée pour faire un nouveau repas, et lors même qu'ils ont jeûné pendant fort longtemps, on trouve encore dans leur estomac des aliments dont la chymification n'est pas opérée.

Chez les carnivores, les aliments ne sont en général que très imparfaitement divisés par la mastication, et la faculté rétentive du pylore est très considérable. Ces substances restent donc fort longtemps dans l'estomac avant de passer dans le duodénum ; mais l'irritabilité du premier de ces organes ne leur permet pas d'y séjourner au delà de quelques heures, et l'estomac se vide toujours, soit par le vomissement, soit par l'envoi de son contenu dans l'intestin, quand sa puissance digestive se trouve épuisée temporairement. Il en résulte que dans certaines circonstances, quand les fonctions de cet organe sont troublées, des corps étrangers qui ont échappé à la chymification, et qui conservent un volume plus ou moins considérable, peuvent franchir le pylore, mais alors ils sont rarement digérés dans l'intestin, et sont promptement expulsés au dehors par l'anus.

J'ajouterai que la quantité d'aliments accumulés à la fois dans l'estomac influe sur la rapidité de la chymification, non-seulement en raison de l'action que ces substances peuvent, comme nous l'avons dit, exercer sur les propriétés du suc gastrique (1), mais aussi à cause des effets de la distension des parois de cet organe sur la contractilité de ses fibres musculaires.

Je rappellerai également que la chaleur a beaucoup d'influence sur la puissance dissolvante du suc gastrique, et que, par conséquent, chez les Animaux à sang froid dont la température varie avec celle de l'atmosphère, il existe, suivant les saisons, des différences très grandes dans la durée et dans les résultats du travail digestif (2).

§ 6. — Les matières alimentaires, plus ou moins élaborées dans l'estomac, traversent, comme je l'ai déjà dit, le pylore sous la forme d'une pâte liquide qui charrie une multitude de débris organiques imparfaitement digérés, et les mouvements péristaltiques qui, en se propageant de ce viscère dans le duodénum, déterminent ce transport, se déclarent ensuite de proche en proche dans toute l'étendue de l'intestin, et y poussent peu à peu le contenu de ce tube vers l'anus. Mais les contractions de l'intestin, de même que celles de l'estomac, dont j'ai déjà eu l'occasion de parler (3), ne se succèdent pas toujours dans le même

Passage<br>du chyme<br>dans<br>l'intestin grêle.

(1) Voyez pages 44 et 45.

(2) Voyez ci-dessus, page 341.

(3) Ces mouvements vermiculaires de l'intestin sont en général lents et très intermittents dans l'état physiologique, mais dans certaines circonstances ils acquièrent beaucoup d'énergie. Ainsi, quand on ouvre l'abdomen

sens, et les mouvements péristaltiques qui se dirigent de l'estomac vers le gros intestin alternent irrégulièrement avec des mouvements antipéristaltiques qui ramènent les matières alimentaires vers le pylore. Il est aussi à noter que ces contractions sont partielles, qu'elles sont interrompues par des périodes de repos, et qu'au moment où elles cessent sur un point, elles commencent d'ordinaire sur un autre. Par l'effet de ces mouvements de va-et-vient, les matières provenant de l'estomac sont donc promenées et ballottées dans l'intestin grêle pendant un temps plus ou moins long; elles ne séjournent en général que peu dans le duodénum et le jéjunum, mais elles traversent moins vite l'iléon, et dès qu'elles sont parvenues dans le cæcum, elles ne peuvent plus revenir vers l'estomac.

Chez les Herbivores, dont l'intestin grêle est d'ordinaire très long (1), les matières alimentaires mettent en général beaucoup de temps pour traverser cette portion du tube digestif; mais chez les carnassiers il en est autrement. Du reste, la durée de leur séjour dans l'intestin grêle dépend aussi du degré d'excitation

d'un Chien ou de tout autre Mammifère qui vient d'être mis à mort, on les voit pendant quelque temps se précipiter et devenir très énergiques. Quelques physiologistes ont pensé que ce phénomène était dû à l'action stimulante de l'air sur les viscères ainsi mis à nu; et d'autres, qu'il était provoqué par l'action du sang veineux sur les fibres musculaires de l'intestin (a). Mais le développement insolite de ces contractions vermiculaires paraît dépendre de la suspension de la circulation du sang dans les parois du tube intestinal. En effet, M. Schiff a vu que si l'on comprime pendant quelque temps l'aorte abdominale sur un Animal vivant dont le ventre n'a pas été ouvert, on peut provoquer dans les intestins des mouvements aussi vifs que ceux que l'on observe d'ordinaire immédiatement après la mort; que le même effet est produit dans une anse intestinale par la suspension de la circulation dans cette portion du tube digestif; enfin que le calme se rétablit quand la circulation redevient normale (b).

(1) Voyez tome VI, page 355 et suivantes.

(a) Brown-Séquard, *Du sang veineux comme excitateur de certains mouvements (Comptes rendus de la Société de biologie*, 1849, t. I, p. 105).
(b) Voyez Longet, *Traité de physiologie*, t. I, p. 147.

que leur présence détermine dans ce tube, et par conséquent de leurs propriétés physiques et chimiques, aussi bien que de l'excitabilité plus ou moins grande des parois intestinales. Ainsi, chez le même individu, il peut y avoir, à cet égard, des différences considérables suivant l'état de l'organisme, et l'on a remarqué qu'en général les matières solides ou imparfaitement chymifiées provoquent les mouvements péristaltiques de l'intestin plus fortement que les liquides ou les aliments dont la consistance est pultacée (1). Certaines substances médicamenteuses de la classe des purgatifs accélèrent davantage encore les contractions vermiculaires de l'intestin. Enfin, l'arrivée de la bile dans ce tube, qui d'ordinaire coïncide avec celle du chyme, paraît contribuer beaucoup à en réveiller l'activité musculaire et à accélérer ainsi la propulsion des matières vers l'anus (2).

Quant au mécanisme à l'aide duquel les matières contenues dans l'intestin sont déplacées de la sorte, je n'ai que peu de chose à ajouter à ce que j'ai déjà dit des mouvements de l'œsophage et de l'estomac.

La plupart des physiologistes considèrent ces contractions comme étant déterminées par une action nerveuse réflexe, et

(1) L'influence que la présence des matières étrangères dans l'intestin exerce sur les contractions péristaltiques de cet organe est mise en évidence par divers faits observés, soit chez les Animaux, soit chez l'Homme lui-même. Ainsi, tous les médecins savent que dans le cas de diarrhée, l'évacuation des matières sécrétées en grande abondance par la muqueuse intestinale est précipitée par l'ingestion des aliments dans le tube digestif, et les chirurgiens ont remarqué que les malades chez lesquels la totalité des matières passait par un anus contre nature rendaient par l'anus naturel, tous les mois ou à des époques plus éloignées, un tampon très gros et très dur, de couleur grisâtre, qui était formé par les mucosités sécrétées dans la portion du tube digestif située entre la plaie et le rectum, où ces matières s'accumulaient et s'épaississaient peu à peu (a).

(2) Voyez ci-dessus, page 91.

(a) Lallemand, *Observations pathologiques*, 1825, p. 137. — Braume, *Ein Fall von Anus præter naturalis mit Bemerk. zur Phys. der Verdauung* (*Archiv für path. Anat.*, 1860, t. XIX, p. 470).

comme étant régies plus spécialement par les ganglions abdominaux du système sympathique (1). Ces mouvements sont, en effet, indépendants de la volonté ; mais ils ne sont pas complétement soustraits à l'influence du système cérébro-spinal, et les émotions morales, ainsi que l'excitation de diverses parties de l'encéphale, peuvent les provoquer (2). Du reste, on ne sait

(1) Les nerfs qui se distribuent à la tunique musculaire de l'intestin grêle et aux autres parties constitutives des parois de cette portion de l'appareil digestif naissent presque tous d'un plexus qui entoure comme une gaîne l'artère mésentérique supérieure, et qui son tour provient du plexus solaire dont les ganglions semi-lunaires font partie (a). Le duodénum reçoit aussi quelques filets terminaux du nerf pneumogastrique droit. Enfin, le gros intestin tire principalement ses nerfs, soit du plexus mésentérique, soit des portions lombaires du grand sympathique, mais quelques filets provenant des nerfs rachidiens se rendent à sa partie inférieure.

Quelques auteurs ont supposé que, malgré les relations anatomiques que je viens d'indiquer, le grand sympathique était sans influence sur les mouvements de l'intestin (b). Mais J. Müller a prouvé directement le contraire : car dans une série d'expériences faites sur des Lapins dont il ouvrait l'abdomen, il vit toujours que, après la cessation des contractions vermiculaires qui se manifestent à la suite de cette opération, il suffit de cautériser les ganglions du plexus solaire avec de la potasse pour faire recommencer ces mouvements (c). M. Longet a répété ces expériences sur des Chiens et a obtenu les mêmes résultats (d). M. Valentin a vu que les contractions provoquées par l'excitation des nerfs splanchniques se manifestaient principalement dans le duodénum et la partie adjacente du jéjunum, tandis que celles déterminées par l'excitation du plexus solaire s'étendent à la totalité de l'intestin grêle.

(2) Comme preuve de l'influence que le système cérébro-spinal peut exercer sur les mouvements de l'intestin, les physiologistes citent les effets produits très souvent par certaines émotions vives, la peur par exemple. Des expériences faites sur les Animaux prouvent aussi que l'excitation de diverses parties de l'encéphale ou de la moelle épinière peut provoquer les contractions de l'intestin grêle. Ainsi M. Budge a trouvé qu'en piquant ou en galvanisant soit la moelle allongée, soit les tubercules quadrijumeaux, les couches optiques ou les corps striés, on peut provoquer des contractions dans l'intestin chez le Chat (e). M. Valentin a constaté aussi qu'en

(a) Voyez Bourgery, *Anatomie de l'Homme*, t. V, pl. 13.
(b) Brachet, *Recherches expérimentales sur le système nerveux*, 2ᵉ édit., p. 272.
(c) Müller, *Physiologie du système nerveux*, t. I, p. 122.
(d) Longet, *Traité de physiologie*, t. I, p. 148.
(e) Budge, *Beiträge zur Lehre von den Sympathien* (Müller's *Archiv für Anat. und Physiol.*, 1839, p. 392 et suiv.). — *Untersuchungen über das Nervensystem*, 1841, p. 142 et suiv.

encore rien de positif au sujet de la manière dont ces relations s'établissent, et les effets observés dans certains cas sont loin de se produire constamment.

Ainsi que je l'ai déjà dit, le chyme, en sortant de l'estomac, est franchement acide, mais en arrivant dans l'intestin grêle il y rencontre de la bile et d'autres liquides alcalins qui tendent à le neutraliser et même à le rendre alcalin. La rapidité et l'étendue de ce changement dans les propriétés chimiques du contenu de cette portion de tube digestif varient suivant plusieurs circonstances, au nombre desquelles il faut ranger en première ligne la nature des aliments et la proportion plus ou moins considérable d'acide lactique ou d'acide butyrique que leur fermentation peut engendrer dans l'intestin. Mais ces différences n'ont pas autant d'influence sur les résultats généraux du travail digestif qu'on le supposait autrefois ; car si la neutralisation du chyme arrête l'action dissolvante de la pepsine (1), l'acidité ou

Digestion intestinale.

stimulant directement ces parties de l'encéphale, on peut déterminer ces mouvements (a), et M. Schiff a obtenu des effets semblables en excitant le cervelet ou le bulbe rachidien. Mais M. Longet, en répétant ces expériences, n'est arrivé à aucun résultat net (b). M. Budge a constaté aussi que chez le Lapin, la galvanisation du cervelet, ainsi que celle de la moelle allongée, détermine des contractions dans le cæcum (c), et M. Valentin a pu exciter des contractions dans le gros intestin, aussi bien que dans l'intestin grêle, par la galvanisation de la moelle épinière.

Des effets analogues ont été observés chez la Tanche, par M. E. Weber (d).

D'un autre côté, il a été également démontré que chez les Grenouilles les mouvements péristaltiques du tube digestif peuvent continuer après la destruction complète de l'axe cérébro-spinal.

(1) Ainsi que je l'ai déjà dit, les expériences récentes de M. Brücke montrent que l'action de la bile sur le suc gastrique n'a pas seulement pour effet de neutraliser ce liquide, mais aussi d'en précipiter la pepsine qui se trouve entraînée par les matières ré-

(a) Valentin, *Versuche über die Thätigkeit des Balkens* (*Repertorium*, 1841, t. VI, p. 359).
(b) Longet, *Traité de physiologie*, t. I, p. 149.
(c) Budge, *Sur l'influence de l'excitation de certaines parties du système nerveux central sur les mouvements du cæcum* (*Bibl. univ. de Genève, Arch. des sciences physiques et naturelles*, 1846, t. III, p. 415).
(d) E. Weber, *Muskelbewegung* (R. Wagner, *Handwörterbuch der Physiologie*, t. III, p. 28).

l'alcalinité de cette matière n'entrave pas l'action des principes digestifs du suc pancréatique et des sucs intestinaux sur les principes albumineux, et la digestion n'en continue pas moins dans l'intérieur de l'intestin.

Les principaux changements qui s'opèrent ainsi dans le chyme sont déterminés par la dissolution plus complète des matières albuminoïdes, la transformation des matières amylacées en dextrine, puis en glycose, la production d'une certaine quantité d'acide lactique et d'acide butyrique ; par la disparition progressive des produits absorbés, et par son mélange avec les matières constitutives de la bile, ou résultant de la décomposition de celle-ci (1).

sinoïdes, lorsque celles-ci se déposent. Un résultat analogue est produit par la formation d'un grand nombre d'autres précipités qui, en se solidifiant, entraînent la pepsine ; et, en profitant de cette circonstance, M. Brücke est parvenu à isoler, mieux qu'on ne l'avait fait jusqu'alors, ce principe, qui, suivant lui, ne serait pas une matière albuminoïde (a).

(1) Le chyme, en parcourant l'intestin grêle pour arriver au cæcum, subit divers changements physiques dont il est facile de se rendre compte. Dans la première portion de ce tube, il devient en général plus fluide par le fait de son mélange avec le suc pancréatique, la bile, etc., ainsi que par l'effet de la digestion d'une partie des substances féculentes ou autres qui s'y trouvaient à l'état solide et qui peu à peu se dissolvent. Mais dans l'iléon sa consistance augmente par suite de la soustraction croissante des parties liquides qui sont absorbées par les parois du tube digestif.

Les matières alimentaires qui descendent de l'estomac dans le cæcum éprouvent aussi des changements de volume qui sont dus en partie à la digestion de plus en plus complète des substances végétales qui peuvent s'y trouver, en partie à leur mélange avec la bile et aux modifications qui s'opèrent dans les principes colorants de ce liquide. Effectivement, la matière colorante de la bile est précipitée par suite de l'action de l'acide du suc gastrique contenu dans le chyme, et se mêle ainsi aux substances alimentaires non digérées qui descendent vers l'anus ; elle leur communique d'abord une teinte jaune plus ou moins intense, mais bientôt elle éprouve d'autres modifications qui la font passer au brun, ainsi que nous le verrons

(a) Brücke, *Beiträge zur Lehre von der Verdauung* (*Sitzungsberichte der Wiener Akad.*, 1861, t. XLIII, p. 604).

Lorsque les aliments arrivent dans le duodénum sans avoir séjourné longtemps dans l'estomac, qu'ils descendent rapidement dans l'intestin grêle, et que le cæcum est assez développé pour les emmagasiner, ainsi que cela a lieu chez le Cheval, ils peuvent continuer à être digérés dans cette portion initiale du gros intestin, sous l'influence des sucs digestifs dont ils sont accompagnés (1). Dans ce cas, le cæcum remplit réellement le plus en détail quand nous étudierons les caractères des matières fécales.

Prout et quelques autres chimistes, ayant trouvé plus de substances albuminoïdes dans le chyme puisé dans le commencement du jéjunum que dans les matières alimentaires contenues dans l'estomac, avaient été conduit à penser que ces principes étaient des produits du travail digestif et prenaient naissance dans l'intestin grêle sous l'influence de la bile (a). Mais le fait constaté par ces auteurs s'explique par l'arrivée du suc pancréatique dans cette portion du tube alimentaire et son mélange avec le chyme. Rien dans l'état actuel de la science n'autorise à supposer qu'il puisse y avoir production de matières albuminoïdes aux dépens d'aliments non azotés. Du reste, par l'action de l'alcali de la bile et du suc pancréatique sur les peptones du chyme, une certaine quantité de ces produits peut être ramenée à l'état d'albumine coagulable (b), et cette circonstance peut avoir contribué à faire naître l'opinion soutenue par Prout. Il est du reste à noter que le suc intestinal ne paraît pas contenir d'albumine (c).

(1) Chez les Solipèdes, les matières alimentaires passent très promptement de l'estomac dans le cæcum : ainsi il suffit de dix à quinze minutes pour qu'une portion des liquides versés dans le duodénum par le pylore puisse parvenir dans ce réservoir, et beaucoup de substances solides y arrivent sans avoir subi de changements notables, mais elles y font un long séjour et n'entrent que peu à peu dans le côlon. Du reste, leur consistance y augmente par suite de l'absorption d'une partie des liquides qu'elles contiennent (d).

M. J. Jones a observé que chez le *Gopher*, ou Tortue Polyphème, le côlon est également très développé, et paraît être le siége principal de la digestion de l'herbe et des autres substances végétales dont ce Reptile se nourrit (e).

(a) Prout, *On the Phenomena of Sanguification* (*Annals of Philosophy*, 1819, t. XIII). — *Mém. sur les phénomènes de la sanguification* (*Journal de physique*, 1819, t. LXXXIX, p. 137 et suiv.).

— E. Burdach (voyez Burdach, *Traité de physiologie*, t. IX, p. 327). — Scherer, *Chemisch-physiologische Untersuchungen* (*Ann. der Chemie und Pharm.*, 1841, t. XL, p. 9).

(b) Frerichs, *Op. cit.*, p. 836.

(c) Zander, *De succo enterico* (dissert. inaug.). Dorpat, 1850.

(d) Colin, *Op. cit.*, t. I, p. 656 et suiv.

(e) J. Jones, *Digestion of Albumen and Flesh*, etc. (*The Medical Examiner*, 1856, p. 261).

rôle d'une succursale de l'estomac, et peut être le siége d'une portion importante du travail de la digestion (1). Mais en général, l'élaboration des substances alimentaires est terminée quand celles-ci arrivent vers l'extrémité de l'iléon, et les matières solides qui parviennent dans le gros intestin sont destinées à être expulsées en dehors. Elles abandonnent encore une partie des liquides qu'elles contiennent, de façon à devenir plus consistantes, et elles subissent quelques changements, soit par l'effet de phénomènes de fermentation dont elles peuvent être le siége, soit par suite de leur mélange avec des produits excrémentitiels qui sont sécrétés dans cette portion du tube alimentaire, ou qui s'y développent: mais ces modifications n'ont que peu d'importance et ne contribuent pas à l'accomplissement du travail digestif proprement dit; elles en sont la conséquence, sans être utiles pour l'obtention du résultat essentiel de la fonction dont l'étude nous occupe (2).

(1) Je citerai à ce sujet les observations faites par M. Steinhauser sur une Femme qui présentait une large fistule du gros intestin. La plupart des aliments introduits dans le tube digestif par cette ouverture furent évacués sans avoir subi aucun changement notable, mais l'albumine fut en partie dissoute (a).

(2) Il arrive souvent que les matières logées dans le cæcum sont acides, bien que celles contenues dans la partie adjacente de l'intestin grêle soient alcalines (b), et au premier abord ce fait pourrait paraître favorable à l'opinion des physiologistes qui considèrent ce réservoir comme jouant le rôle d'un second estomac chez l'Homme et les Carnivores, aussi bien que chez le Cheval et les autres Herbivores (c). Mais M. Blondlot a trouvé que la réaction acide dont il est ici question ne dépend pas de la présence d'un nouveau liquide digestif auquel les aliments seraient soumis dans cette portion du tube intestinal, et tient en général au développement d'une certaine quantité d'acide lactique aux dépens des matières féculentes accumulées dans le cæcum (d). Enfin, M. Braume a constaté, dans un cas d'anus contre nature, que la surface de la muqueuse est alcaline près du cæcum (e).

(a) Steinhauser, *Experimenta nonnulla de sensibilitate et functionibus intestini crassi.* Lipsiæ, 1841.
(b) Tiedemann et Gmelin, *Recherches expérimentales sur la digestion,* t. 1, p. 401.
(c) Viridet, *Tractatus de prima coctione,* p. 270.
(d) Blondlot, *Traité analytique de la digestion,* p. 103.
(e) Braume, *Op. cit.* (Virchow's *Archiv für pathol. Anat.,* 1860, t. XIX, p. 470).

§ 7. — Les matières fécales accumulées dans le gros intestin y séjournent plus ou moins longtemps suivant les Animaux et suivant les conditions dans lesquelles le travail digestif s'accomplit. En général, elles y acquièrent d'autant plus de consistance que ce séjour est plus long, parce qu'elles abandonnent peu à peu à la surface absorbante qui les entoure une portion des liquides qu'elles contiennent (1); souvent elles y deviennent même très dures, et se moulent en quelque sorte sur les parois de l'intestin, de façon à prendre des formes en rapport avec la structure de ce tube (2). Il en résulte que la forme des excré-

(1) La proportion d'eau contenue dans les matières fécales varie beaucoup chez le même individu, suivant l'état physiologique du canal intestinal, mais présente en général des différences assez constantes, suivant les espèces. Ainsi, terme moyen, les excréments du Mouton ne contiennent qu'environ 56 pour 100 d'eau, tandis que ceux du Cheval en renferment 77 pour 100 et ceux de la Vache 82 centièmes (a).

(2) Ainsi chez les Animaux dont le gros intestin est bossué et divisé en une série de petits compartiments par des valvules conniventes, comme cela se voit chez le Cheval, etc., les matières stercorales se trouvent divisées en petites masses, et en se durcissant par suite de l'absorption de leurs parties liquides, se moulent en quelque sorte dans ces loges. Chaque pelote de crottin ainsi formée se recouvre d'une couche de mucus sécrétée par la portion adjacente de l'intestin, et en raison de cette circonstance reste distincte de ses voisines quand elle descend dans le rectum pour être expulsée par l'anus.

Chez d'autres Animaux dont le gros intestin n'offre pas ce mode d'organisation mais présente une longueur considérable, le Mouton, la Chèvre, le Chameau et le Lapin par exemple, un résultat analogue est déterminé par la manière dont ce tube se contracte d'espace en espace; dès qu'une certaine quantité de matière fécale s'est accumulée dans un point du côlon, celui-ci se resserre et s'étrangle, pour ainsi dire, au-dessus de la partie ainsi remplie; cette contraction persiste pendant qu'une seconde accumulation de fèces se forme au-dessus, et ainsi de suite; de façon que cette portion du gros intestin, au lieu de rester cylindrique, devient moniliforme, et que dans chaque renflement il se produit un bol de matière fécale. Les petites masses stercorales formées de la sorte s'amassent ensuite dans le rectum, sans se confondre les unes avec les autres.

Chez les bêtes bovines, les excréments restent trop liquides pour pouvoir se mouler de la sorte, et sont expulsés sous la forme d'une espèce de

(a) Rogers, *Ueber die Zusammensetzung der Asche von festen Thierexcrementen* (Ann. der Chemie und Pharm., 1848, t. LXV, p. 85).

ments varie suivant les Animaux dont ils proviennent, et j'insiste sur cette circonstance, qui depuis longtemps était connue des chasseurs, parce qu'elle a permis aux paléontologistes d'arriver à des notions importantes relatives à la structure de l'intestin de quelques-uns des grands Reptiles de l'époque jurassique, par l'examen des fèces, connues sous le nom de *coprolithes*, que ces Animaux ont laissées dans certaines couches de l'écorce solide du globe, et que la fossilisation y a conservées (1).

Il est aussi à noter que, dans quelques cas accidentels, des matières solides s'accumulent lentement dans quelque dilatation latérale du tube digestif, sans pouvoir en être chassées et sans obstruer complétement le passage dans ce canal. Il en résulte des concrétions dont le volume devient parfois très considérable, et dont l'existence n'est pas très rare chez les Chevaux. Mais ce sont là des accidents pathologiques dont l'étude n'est pas du domaine de ce cours (2).

bouillie d'une couleur brune verdâtre, appelée *bouse*.

Quand le côlon est à la fois simple et très court, comme chez le Chien, et que les excréments y deviennent consistants, ils s'y moulent sous la forme d'un cylindre qui est divisé en tronçons, au moment de la défécation, par les contractions du sphincter de l'anus.

(1) Ces fèces fossiles sont extrêmement abondantes dans certains terrains jurassiques : par exemple, à Lyme-Regis, en Angleterre. Celles qui ont d'abord fixé l'attention des naturalistes appartiennent à l'Ichthyosaure, et d'après les empreintes en spirale qui s'y remarquent, il est extrêmement probable que l'intestin de ce grand Saurien était conformé à peu près comme celui des Poissons plagiostomes, où nous avons vu un prolongement de la tunique muqueuse disposé en manière d'hélice (a). La connaissance de ces coprolithes est due principalement aux recherches de Buckland (b). D'autres fossiles de même nature, et appartenant à des Poissons, ont été trouvés dans le même dépôt, ainsi que dans d'autres terrains (c).

(2) Quelquefois les concrétions intestinales se forment autour de quelque

(a) Voyez tome VI, page 389.

(b) Buckland, *On the Discovery of Coprolites, or Fossil Fæces, in the Lias at Lyme-Regis and in other Formations (Transact. of the Geological Society,* 1829, new series, t. III, p. 224, pl. 28 à 31). — *Geology and Mineralogy considered with reference to Natural Theology,* t. I, pl. 15, p. 188 et suiv.

(c) Mantell, *Geology of Sussex,* pl. 38.

§ 8. — Je rappellerai qu'en raison de la disposition de la valvule iléo-cæcale, lés matières qui descendent de l'intestin grêle dans le gros intestin ne peuvent remonter vers l'esto-

Expulsion<br>des<br>fèces.

corps étranger qui n'a pu être digéré, et qui s'est arrêté dans l'estomac ou dans l'intestin : par exemple, un paquet de poils, un grain de plomb, un noyau de cerise, un fragment d'os ou un calcul biliaire (a). D'autres fois elles résultent d'une accumulation de matières terreuses ingérées dans l'estomac. Ainsi, on cite des exemples de pierres stercorales très grosses, qui avaient été produites par l'administration trop prolongée de la magnésie calcinée à titre de médicament, et qui étaient formées presque entièrement de cette substance (b). Celles qui se rencontrent chez l'Homme sont en général formées de phosphates terreux et de matières grasses, notamment de cholestérine (c). Quelquefois ces dernières prédominent (d). Dans quelques cas ces concrétions sont formées principalement de matières fibreu-

ses (e), ou d'autres débris d'aliments végétaux (f).

Celles que l'on trouve souvent dans l'estomac ou dans l'intestin de divers Animaux, principalement des Ruminants et des Solipèdes, ont été désignées sous le nom de *bézoards*, et jadis on leur attribuait de grandes vertus médicinales (g). Les bézoards dits orientaux proviennent surtout de l'estomac de la Chèvre ægagre ou *Paseng* des Persans ou de celui de la Gazelle. Les bézoards dits occidentaux sont apportés d'Amérique, et se trouvent dans l'estomac des Lamas. Enfin ceux de nos pays, appelés quelquefois par les pharmacologistes *bézoards d'Allemagne, égagropiles, tophus bovinus, gobes hippolithes*, etc., se rencontrent dans le tube digestif du Bœuf, du Chamois, du Cheval, etc.

Les bézoards orientaux ont été ana-

(a) Children, *On Some alvine Concretions found in the colon of a young Man* (*Philos. Trans.*, 1822, p. 24).
— Laugier, *Mém. sur les concrétions qui se forment dans le corps humain*, 1825.
— Moride, *Sur un calcul intestinal* (*Journal de chimie médicale*, 3ᵉ série, t. V, p. 620).
(b) Brande, *On the bad Effects of the incautious Use of Magnesia* (*Journal of the Royal Institution*, 1816, t. I, p. 297).
— Simon, *Animal Chemistry*, t. II, p. 467.
— Bérard, *Cours de physiologie*, t. II, p. 460.
— Cloquet, *Mém. sur les concrétions intestinales*, 1855, p. 12.
(c) Jäger, *Ueber die Darmsteine des Menschen und der Thiere*, Berlin, 1834.
— Douglas Maclagen, *On the Constitution of Intestinal Concretions* (*London and Edinburgh Monthly Journal of Medical Science*, 1841, t. I, p. 634).
(d) Caventou et Colombat de Chaumont, *Bézoard humain* (*Archives générales de médecine*, 1828, t. XII, p. 453).
— Lassaigne, *Observations sur plusieurs concrétions intestinales rendues par une jeune fille* (*Journal de chimie médicale*, 1825, t. I, p. 119).
(e) Vauquelin, *Sur la formation des bézoards* (*Ann. de chimie*, 1812, t. LXXXII, p. 138).
— Braconnot, *Examen de plusieurs bézoards vomis par une fille* (*Ann. de chimie et de physique*, 1822, t. XX, p. 194).
(f) Marcet, *Histoire chimique des affections calculeuses*, p. 127.
(g) Bauhin, *De lapidis bezoar, orientalis et occidentalis cervini autem et germanici, ortu et natura, liber* Basle, 1613.
— Catelen, *Traité du bézoard*. Francf., 1627.

mac, et, après s'être accumulées dans le cæcum, elles doivent nécessairement pénétrer dans le côlon.

Le passage des matières fécales dans le côlon est déterminé par les contractions péristaltiques de cette portion du tube digestif, et ces mouvements concourent à produire aussi leur

lysés par plusieurs chimistes, et sont de trois sortes. Les uns sont composés essentiellement de phosphate de chaux et de phosphate ammoniaco-magnésien ; d'autres renferment beaucoup d'acide lithofellinique (a) ; enfin il en est aussi qui sont formés principalement d'une substance particulière appelée *acide ellagique*, qui paraît être le produit de la transformation de l'acide gallique contenu dans des matières végétales alimentaires (b).

Les bézoards du Lama renferment du phosphate de chaux, du carbonate de la même base et des matières organiques (c).

Les concrétions qui se rencontrent assez souvent dans l'estomac ou dans le côlon du Cheval atteignent parfois un volume très considérable (d) : on

en cite dont le poids s'élevait à 14 (e) et même 15 livres (f), c'est-à-dire plus de 7 kilogrammes. Elles sont en général composées principalement de phosphate ammoniaco-magnésien déposé par couches concentriques autour de quelque corps étranger, tel qu'un fragment de pierre introduit dans l'estomac avec les aliments (g).

Les égagropiles, comme je l'ai déjà dit, sont en général composés de poils roulés et comme feutrés par les mouvements de l'estomac (h). Ceux du Mouton sont formés de paillettes de plantes de la famille des Carduacées (i).

On a trouvé aussi des concrétions intestinales chez d'autres Animaux : par exemple, le Chien (j) et la Loutre (k) ; et il paraît bien démontré

(a) Voyez tome VI, page 500.

(b) Fourcroy et Vauquelin, *Mém. sur les caractères distinctifs des différents matériaux qui forment les calculs, les bézoards et les diverses concrétions des Animaux* (Ann. du Muséum d'histoire naturelle, 1804, t. IV, p. 331).

— Berthollet, *Notes sur divers objets* (Mém. de la Société d'Arcueil, 1809, t. II, p. 448).

— Merkleim und Wöhler, *Ueber die Bezoarsäure* (Ann. der Chemie und Pharm., 1845, t. LV, p. 129).

— Taylor, *On some new Species of Animal Concretions* (Philosophical Magazine, 1846, t. XXVIII, p. 44 et 192).

— Guibourt, *Note sur un Bézoard fauve* (Journal de chimie et de pharmacie, 1847, t. X, p. 87).

(c) Prout, *Extrait de plusieurs lettres* (Ann. de chimie, 1790, t. 1, p. 197).

(d) Piccinelli, *Dei bezoard degli animali e singolarmente di quello del cavallo.* Bergamo, 1820.

(e) Gurlt, *Pathol. Anat. der Haussäugethiere*, p. 35.

(f) Watson, *Large Calculus found in a Mare* (Philos. Trans., 1754, t. XLVIII, p. 800).

(g) Simon, *Animal Chemistry*, t. II, p. 467.

— Bibra, *Chemische Unters.* (Simon's *Beiträge zur phys. und pathol. Chemie und Mikroskopie*, 1844, t. I<sup>e</sup> p. 404).

(h) Voyez tome VI, page 341.

(i) Mérat et de Lens, *Dictionnaire de matière médicale*, t. I, p. 593.

(j) Simon, *Animal Chemistry*, t. II, p. 467.

(k) Küchenmeister, *Concentrische Körper am Darm der Fischtter* (Verhandlungen der phys. med. Gesellschaft in Würzburg, 1852, t. II, p. 220).

expulsion par l'anus. Chez beaucoup d'Animaux inférieurs, la défécation n'a pas d'autre cause; mais chez les Vertébrés, et notamment chez l'Homme, ce phénomène est en général déterminé principalement par l'action des muscles des parois de la cavité abdominale (1).

que la substance connue en pharmacologie sous le nom d'*ambre gris* est un produit du même genre provenant de l'intestin du Cachalot. Des hypothèses très variées ont été émises au sujet de l'origine de cette substance, qui d'ordinaire se trouve flottante à la surface de la mer ou rejetée sur la plage, dans le voisinage des lieux fréquentés par ces Animaux, tels que les mers du Japon, des Moluques, de Madagascar et du Brésil. On la rencontre aussi dans l'intestin des Cachalots, et souvent on y trouve des débris des Animaux dont ces grands Cétacés se nourrissent, par exemple des becs de Seiche. Elle affecte la forme de masses irrégulières dont le poids est ordinairement d'environ 500 grammes, mais s'élève parfois à 10 ou même 50 kilogrammes, et peut atteindre une centaine de kilogrammes. Elle fond à la chaleur comme le fait la cire, et se compose principalement d'une matière grasse de nature particulière, appelée *ambréine*, qui a beaucoup d'analogie avec la cholestérine, et qui est disposée par couches concentriques. Pour plus de détails sur l'ambre gris, je renverrai à un excellent article publié sur ce sujet par M. Guibourt, l'un de

nos pharmacologistes les plus savants (a).

(1) Chez l'Homme, les matières fécales s'amassent d'abord dans l'S iliaque du côlon; et en général la portion supérieure du rectum est contractée (b), en sorte que la partie de cet intestin qui avoisine immédiatement l'anus reste vide jusqu'au moment où la défécation doit avoir lieu. Mais c'est à tort que quelques physiologistes pensent qu'il en est toujours ainsi (c). En effet, chez les personnes dont les évacuations ne se font pas d'une manière régulière et facile, la plupart des vieillards par exemple, les matières s'accumulent dans le rectum et y séjournent souvent très longtemps avant d'être expulsées au dehors (d).

Quoi qu'il en soit, lorsque les fèces sont descendues dans cette portion terminale du gros intestin, elles n'y sont retenues que par la contraction des muscles sphincters de l'anus, et plus particulièrement du sphincter externe (e). Cette contraction est sous le contrôle de la volonté, mais l'influence nerveuse exercée par la portion inférieure de la moelle épinière suffit pour la déterminer, et c'est par l'intermédiaire des nerfs rachidiens que dans

(a) Guibourt, *Histoire naturelle des drogues simples*, 4e édit., 1851, t. IV, p. 209 et suiv.
(b) Voyez tome VI, page 386.
(c) J. O'Beirne, *New Views of the Process of Defecation*. Dublin, 1833.
(d) Pour plus de détails à ce sujet, voyez Bérard, *Cours de physiologie*, t. II, p. 467.
(e) Voyez tome VI, page 365.

Chez les Animaux qui sont dépourvus d'un anus, les déjections alvines ont lieu par la bouche, et ce phénomène est com-

tous les cas elle est provoquée. Aussi, quand cette portion du système nerveux ne remplit plus ses fonctions, les sphincters sont-ils paralysés, et alors les matières fécales s'échappent dès que les contractions péristaltiques du tube intestinal les ont amenées à l'anus sans qu'aucun effort de la volonté puisse mettre obstacle à leur sortie.

L'excitation produite par la présence des matières fécales dans la partie inférieure du rectum détermine la sensation plus ou moins impérieuse qui précède la défécation, et qui est accompagnée de la contraction de la tunique charnue de cet intestin. Quand l'irritabilité de la muqueuse intestinale est exaltée, comme cela a lieu dans certains états morbides, il suffit d'une quantité très petite de liquide pour déterminer le besoin de l'évacuer, et les médecins donnent le nom de *ténesmes* aux sensations plus ou moins douloureuses et fréquentes qui sont excitées de la sorte sans être suivies d'évacuations notables. Dans les circonstances ordinaires, le besoin d'expulser les fèces ne se fait sentir que de loin en loin, et l'habitude a une grande influence sur le renouvellement plus ou moins périodique de ce phénomène. L'excitabilité du rectum s'émousse en général chez les vieillards et aussi chez les personnes qui sont atteintes de certaines affections nerveuses, et il en résulte souvent une constipation plus ou moins persistante. On cite même des cas dans lesquels les déjections ne se sont succédé qu'à de très longs intervalles, plusieurs semaines par exemple.

La contraction énergique des fibres circulaires du gros intestin est la cause principale de ces évacuations; mais en général la pression exercée de la sorte sur les matières contenues dans le rectum est insuffisante pour vaincre la résistance que le sphincter de l'anus oppose à leur sortie, et l'intervention des muscles pariétaux de l'abdomen est nécessaire pour l'accomplissement de cet acte. Alors, non-seulement le diaphragme et les muscles qui cloisonnent latéralement et en avant la cavité abdominale se contractent, mais la glotte se resserre de façon à emprisonner l'air contenu dans les poumons et à fournir ainsi un point d'appui au diaphragme pour l'aider à résister à la pression développée par la contraction des muscles droits, transverses et obliques. L'effort ainsi produit est très puissant, et tend à chasser de la cavité viscérale les liquides contenus dans les vaisseaux de cette partie du corps et les viscères eux-mêmes, aussi bien que les matières logées dans l'intestin. Il en résulte que le sang se porte alors avec force vers la tête, et que si la membrane muqueuse du rectum n'est que lâchement unie aux parties circonvoisines, elle est poussée à travers vers l'anus, et fait saillie à l'extérieur en manière de bourrelet pendant que la défécation a lieu. Ce phénomène est facile à voir chez le Cheval, et se produit aussi chez l'Homme, dans certains états pathologiques de l'intestin; mais quand l'effort cesse, la contraction des fibres longitudinales du rectum suffit en général pour faire rentrer la partie qui s'était ainsi renversée au dehors;

parable à la régurgitation qui a lieu accidentellement chez les Animaux dont la cavité digestive est tubulaire (1).

§ 9. — L'étude microscopique et chimique des matières fécales n'est pas sans importance, car elle peut nous éclairer sur le rôle des humeurs qui arrivent dans le tube intestinal et sur le résultat final du travail digestif (2). C'est même par la comparaison des substances alimentaires ingérées dans l'estomac, et des déjections qui en proviennent, qu'on peut le mieux juger de la digestibilité des premières, et du degré de leur utilisation dans l'organisme. Je crois donc utile de nous y arrêter ici.

Il est d'abord à noter que dans quelques cas une certaine quantité de bile arrive inaltérée jusqu'à l'anus, et se retrouve dans les excréments (3). Mais, en général, les matières consti-

dans quelques cas cependant il en résulte un *prolapsus* plus ou moins permanent.

(1) Ce mode d'organisation et la régurgitation excrémentitielle qui en est la conséquence se rencontrent, comme nous l'avons déjà vu, chez la plupart des Zoophytes (a), ainsi que chez différents Vers (b).

(2) Les premières recherches chimiques de quelque importance faites sur les matières fécales sont dues à Berzelius (c). Plus récemment, les excréments de l'Homme et d'un petit nombre d'Animaux ont été analysés par plusieurs chimistes (d). Pour le moment je ne m'occuperai pas des expériences faites en vue de la détermination de la quantité de carbone ou d'azote que ces matières peuvent contenir, ce sujet se liant à l'étude des phénomènes généraux de nutrition.

(3) Ainsi les fèces semi-fluides d'une couleur jaune d'or, rendues par les enfants à la mamelle, contiennent, mêlées à beaucoup de graisse, de caséum non digéré et de débris d'épithélium, de l'acide taurocholique,

(a) Voyez tome V, page 294 et suiv.
(b) Voyez tome VI, page 448 et suiv.
(c) Berzelius, *Traité de chimie*, trad. par Esslinger, t. VII, p. 268 et suiv.
(d) Simon, *Animal Chemistry*, t. II, p. 369. — Marcel, *An Account of the Organic Chemical Constituants or Immediate Princip les of the Excrements of Man and Animals in the healthy state* (Philos. Trans, 1854, p. 265). — On *the Immediate Principles of human Excrements in the healthy state* (Philos. Trans., 1857, p. 403). — Wehsarg, *Mikroscopische und chemische Untersuchungen der Fœces gesunder erwachsener Menschen*, thèse. Giessen, 1853. — Ihring, *Mikroscopische-chemische Untersuchungen menschlicher Fœces unter verschiedenen pathologischen Verhältnissen*, thèse. Giessen, 1853.

tutives de ce liquide éprouvent, pendant leur passage dans l'intestin, des modifications plus ou moins profondes, et ils peuvent donner ainsi naissance à des corps nouveaux. Le premier changement qui se remarque dans ce liquide est dû à la précipitation de sa matière colorante. Par le fait de son mélange avec l'acide chlorhydrique du suc gastrique apporté dans le duodénum par le chyme, la soude qui se trouvait unie à cette matière colorante, et la rendait soluble, est bientôt saturée, et alors le pigment biliaire se précipite sous la forme de corpuscules amorphes qui se mêlent aux autres substances dont se compose la pâte chymeuse (1). Ce pigment éprouve ensuite d'autres modifications qui sont analogues à celles déterminées par la putréfaction de la bile, et qui paraissent être dues à la fixation d'un peu d'oxygène; il prend peu à peu une teinte brune de plus en plus intense, il cesse de présenter avec l'acide nitrique les phénomènes de coloration qui sont caractéristiques de la biliverdine, et il constitue un produit particulier (2).

caractérisé par son mode d'action sur le réactif de Pettenkofer et de la cholépyrrhine reconnaissable aux changements de couleur qu'elle manifeste quand on la traite par de l'acide nitrique additionné d'un peu d'acide sulfurique (a).

Dans l'ictère des nouveau-nés, la couleur verte des excréments dépend aussi de la présence d'une certaine quantité de pigment biliaire non décomposé.

M. Enderlin a trouvé de l'acide cholique, de la taurine et de l'acide choloïdique dans les déjections de malades atteints de diarrhées dites bilieuses (b).

(1) En général, le principe colorant de la bile se retrouve dans les matières contenues dans l'intestin grêle ; mais celles qui ont séjourné dans le gros intestin ne fournissent que rarement une substance ayant les propriétés caractéristiques de ce pigment.

(2) Les recherches de M. Moleschott tendent à établir que la matière verte de la bile, en se transformant

(a) Enderlin, *Ueber eine eigenthümliche Umsetzung der Ochsengalle*, etc. (*Ann. der Chemie und Pharm.*, 1850, t. LXXV, p. 154).

(b) Lehmann, *Lehrbuch der physiologischen Chemie*, t. II, p. 126.

La coloration des fèces dépend principalement de la présence des pigments provenant de la bile (1). Lorsque, par suite de l'obstruction du canal cholédoque ou de toute autre cause, ce liquide n'arrive plus dans l'intestin, les excréments sont pâles et grisâtres ; mais parfois la teinte foncée qu'ils offrent, peut dépendre de la présence d'une certaine quantité de sang plus ou moins altérée, ou des substances étrangères qui ont été ingérées dans l'estomac (2).

ainsi, ne se change pas en cholépyrrhine, mais subit une sorte de destruction analogue à celle produite par l'action oxydante de l'acide azotique (a), dont j'ai déjà eu l'occasion de parler (b).

(1) Il va sans dire que la couleur des excréments peut dépendre aussi de la nature des aliments dont ils proviennent, surtout quand ces substances traversent rapidement le tube digestif et laissent beaucoup de résidus solides. M. Wehsarg a fait récemment des recherches sur l'influence que le régime exerce sur la teinte des fèces de l'Homme à l'état normal (c).

(2) Jusque dans ces derniers temps, les médecins pensaient que la couleur des évacuations alvines était toujours indicative de la présence de la bile dans ces matières ; mais cette particularité peut dépendre d'autres causes. Ainsi on a remarqué qu'à la suite de l'emploi des eaux minérales ferrugineuses ou d'autres préparations martiales, les selles sont souvent d'un vert intense ou même noirâtres, et l'analyse chimique a fait voir que cela dépend de la présence d'une certaine quantité de sulfure de fer dans ces matières (d). Dans trois expériences faites par M. Lehmann sur les excréments de personnes qui avaient fait un usage prolongé des eaux de Marienbad, la quantité de protosulfure de fer fournie par 100 parties de matières sèches a varié entre 1,039 et 3,163 (e). A la suite de l'administration du calomel, les fèces présentent une couleur verte très remarquable, et la cause de ce phénomène a été attribuée par quelques auteurs à la présence de sulfure de mercure dans ces matières. Les recherches de MM. Hermann, Merklein, Hofle, etc., prouvent que dans ce cas les fèces contiennent du mercure, et que le sulfure de ce métal mêlé aux matières excrémentitielles

(a) Moleschott, *Physiologie des Stoffwechsels*, p. 522.
(b) Voyez tome VI, page 492.
(c) Wehsarg, *Mikroskopische und chemische Untersuchung über Fæces gesunder erwachsener Menschen* (dissert. inaug.) Giessen, 1853.
(d) Kersten, *Ueber die Ursache der grünen Färbung der Stühlentleerungen bei dem Gebrauche der Marienbader Mineralwasser* (Walther's und Ammon's *Journal für Chir.*, t. III, et Heller's *Archiv für physiol. und pathol. Chemie*, 1844, t. I, p. 273).
(e) Lehmann, *Lehrbuch der physiologischen Chemie*, t. II, p. 120 (Göscher's *Jahresbericht*, t. III, p. 43).

L'action des acides du chyme sur la bile détermine aussi la décomposition du taurocholate de soude et des autres composés analogues qui se trouvent dans ce liquide. Les acides résineux de la bile sont donc mis en liberté dans l'intestin grêle; et comme nous le verrons bientôt, ils paraissent être en partie résorbés; mais en cheminant dans le tube digestif, ces principes sont promptement modifiés dans leur composition chimique (1), et ils donnent naissance à divers produits nouveaux qui peuvent se trouver dans les fèces. Ainsi, dans l'intestin grêle on trouve de l'acide choléidique, et plus loin les corps qui dérivent aussi des acides biliaires, et qui sont connus sous les noms d'*acide cholinique* et d'*acide fellinique;* mais la proportion de ces produits diminue dans le gros intestin, et souvent la taurine, qui résulte du dédoublement de l'acide taurocholique, se rencontre dans toute la longueur de l'intestin et se retrouve aussi dans les fèces (2). Quelquefois on y découvre également la dyslysine, que nous avons vu précédemment être aussi un dérivé des acides résineux de la bile (3). Enfin, on trouve aussi

peut y faire naître une teinte verte (a). Mais la coloration qui s'observe dans les circonstances dont je viens de parler paraît dépendre au moins en partie de l'augmentation dans la quantité de bile versée dans l'intestin ; car, d'une part, nous avons déjà vu que la sécrétion de ce liquide est excitée par l'administration du calomel (b), et d'autre part, Simon et M. Lehmann ont constaté la présence insolite des principales matières biliaires dans des déjections de ce genre (c).

(1) Ainsi, M. Pettenkoffer n'a pu en découvrir aucune trace dans les fèces normales de l'Homme (d), et le même résultat négatif a été obtenu par plusieurs autres chimistes.

(2) M. Frerichs a constaté l'existence de la taurine dans les matières contenues dans le gros intestin (e).

(3) Voyez tome VI, page 485.

(a) Hermann, *De rationibus dosium calomelis* (dissert. inaug.). Hafniæ, 1839. — Merklin, *Ueber die grünen Stühle nach dem Gebrauche des Calomels in Typhösen Fieber* (dissert. inaug.). Munich, 1842.

(b) Voyez tome VI, page 470.

(c) Simon, *Animal Chemistry*, t. I, p. 386. — Lehmann, *Lehrbuch der physiologischen Chemie*, t. II, p. 119.

(d) Pettenkoffer, *Op. cit.* (*Ann. der Chemie und Pharm.*, t. LII, p. 90).

(e) Frerichs, *Die Verdauung* (Wagner's *Handwörterbuch der Physiologie*, t. III, p. 841).

dans les fèces des matières cristallisables qui varient un peu dans leur nature suivant les Animaux, et qui paraissent provenir de la même source. Telle est la substance qui a été découverte dans les excréments de l'Homme, par M. Marcet, et qui est connue sous le nom d'*excrétine* (1).

Les produits fournis par la décomposition de la bile paraissent ne pas être étrangers au développement de l'odeur particulière des matières fécales. C'est dans le gros intestin que le résidu du travail digestif commence à l'acquérir, et le professeur Valentin (de Berne) a constaté que le précipité fourni par la bile de l'Homme en décomposition répand, quand on y ajoute de l'eau, l'odeur caractéristique des excréments humains, tandis que le même produit obtenu avec de la bile de Bœuf exhale l'odeur propre à la bouse de vache. Ce physiologiste a fait remarquer aussi que l'odeur des fèces varie, non pas seulement suivant la nature des aliments dont ils proviennent (2), mais davantage encore suivant l'espèce de l'Animal qui les fournit (3). Enfin, on sait aussi que dans les cas où la bile n'arrive pas dans

---

(1) L'*excrétine* est une substance insoluble dans l'eau, mais soluble dans l'alcool bouillant et dans l'éther, qui cristallise très bien, et qui n'a été trouvée jusqu'ici que dans les excréments humains. Elle ne se combine ni avec les acides, ni avec les bases. Elle contient du soufre, et M. Marcet croit pouvoir en représenter la composition élémentaire par la formule $C^{78}H^{78}S^{1}O^{2}$. Cet auteur pense que c'est un produit de la décomposition de la taurine.

Chez divers Mammifères, principalement des Carnivores, M. Marcet a trouvé dans les excréments une autre matière cristallisable qui ressemble beaucoup à la précédente, mais en diffère sous plusieurs rapports (*a*).

(2) Le régime exerce une grande influence sur l'odeur des excréments : ainsi, chez les Carnassiers, ces matières ont en général une odeur fétide, tandis que chez les Herbivores il en est souvent autrement.

(3) Ce physiologiste a remarqué aussi que la même odeur spécifique se développe, quoique beaucoup plus faiblement, dans d'autres humeurs de l'organisme (*b*).

(*a*) Marcet, An Account of the Organic Chemical Constituants or Immediate Principles of the Excrements of Man and Animals (Philos. Trans., 1854, p. 265).
(*b*) Valentin, Lehrbuch der Physiologie des Menschen, 1847, t. 1, p. 369.

le canal digestif, les matières fécales n'ont pas l'odeur ordinaire, et deviennent d'une fétidité putride. Mais la bile ne saurait être considérée comme étant la source unique des principes odorants des fèces, car il me paraît indubitable que les humeurs sécrétées par les glandules qui avoisinent l'anus contribuent beaucoup à leur donner ces propriétés particulières (1).

La cholestérine provenant de la bile peut se retrouver dans les matières fécales, mais il est rare de la rencontrer dans les excréments de l'Homme (2).

Il existe également dans les fèces du mucus et quelques autres matières provenant des sucs intestinaux (3); mais ces

(1) L'odeur particulièrement fétide des matières fécales dans certaines maladies, telles que la fièvre typhoïde, paraît dépendre en partie d'un état pathologique des glandules de la tunique muqueuse de l'intestin.

(2) Ainsi que je l'ai déjà dit, la présence de la cholestérine a été constatée dans les excréments des enfants nouveau-nés.

M. Marcet en a trouvé aussi dans les excréments d'un Crocodile, mais n'en a aperçu aucune trace dans ceux d'un Boa (a).

(3) Les matières grasses contenues dans les fèces peuvent provenir aussi de la bile et des autres humeurs qui sont versées dans le tube digestif. En effet, l'intestin grêle contient toujours chez le fœtus âgé de quatre à cinq mois une substance jaunâtre, composée de taurocholate de soude, de pigment biliaire, d'acide margarique, d'acide oléique, de graisse saponifiable, de chlorures alcalins et de débris épithéliques (b). Un peu plus tard on voit dans le gros intestin des matières semblables au *méconium* qui est évacué dans les premiers temps après la naissance. Cette dernière matière contient beaucoup de graisse, de la cholestérine et des acides résineux dérivés de la bile, de la caséine, etc. (c). M. J. Davy y a trouvé aussi de la margarine (d).

M. Marcet a trouvé du margarate de chaux et du margarate de magnésie dans les excréments de l'Homme, et il a remarqué que le régime végétal tend à augmenter la proportion de ces substances (e).

Ce chimiste a trouvé dans les excréments de l'Éléphant une matière par-


(a) Marcet, *Op. cit.* (*Philos. Trans.*, 1854, p. 278 et suiv.).
(b) Lehmann, *Lehrbuch der physiologischen Chemie*, t. II, p. 116.
(c) Simon, *Animal Chemistry*, t. II, p. 367.
(d) J. Davy, *On the Composition of the Meconium* (*Medico-Chirurg. Trans.*, 1844, t. XXVII, p. 189).
(e) Marcet, *On the Immediate Principles of Human Excrements* (*Philos. Trans.*, 1857, p. 408).

déjections sont formées, pour la plus grande partie, par des substances alimentaires qui ont échappé à la digestion et qui n'ont pu être absorbées.

Ainsi, on trouve ordinairement dans les fèces, soit de l'acide margarique, soit d'autres corps gras qui proviennent principalement de cette source (1), et la proportion de ces matières varie suivant le régime aussi bien que suivant la nature des Animaux. En effet, l'examen comparatif des quantités de principes gras contenus dans les aliments et évacués avec les excréments a fait voir qu'en général, la faculté de digérer et d'absorber les graisses a des limites très étroites, que la graisse en excès est expulsée par l'anus, et que la quantité dont l'organisme s'empare varie suivant les espèces. On doit à M. Boussingault des expériences très intéressantes sur ce sujet, et les résultats obtenus par ce savant, en opérant sur des Oiseaux, sont d'accord avec ceux auxquels MM. Bidder et Schmidt sont arrivés par des

ticulière qui a beaucoup de ressemblance avec l'acide margarique, mais qui en diffère à certains égards.

Il est aussi à noter que M. Marcet a trouvé de l'acide butyrique dans les excréments de divers Carnassiers, mais n'en a jamais rencontré dans ceux des herbivores (a).

Dans quelques états pathologiques, le diabète par exemple, la proportion des matières grasses contenues dans les fèces est souvent très considérable (b).

(1) M. Boussingault a déterminé la quantité de matières grasses que divers aliments dont il faisait usage pour

gaver des Canards cédaient à l'organisme dans un temps donné, et il a trouvé que, lorsque ces substances étaient susceptibles de fournir ainsi plus de 8 décigrammes de graisse par heure, l'excédant n'était pas absorbé et se retrouvait dans les déjections. Ainsi les aliments très riches en graisse, tels que le cacao et le lard, n'en perdaient pas plus que ceux où ces matières se trouvaient dans la faible proportion indiquée ci-dessus (c). Nous aurons à revenir sur ces faits quand nous étudierons les rapports qui existent entre l'absorption digestive et la combustion respiratoire.

(a) Marcet, *Op. cit.* (*Philos. Trans.*, 1854, p. 282).
(b) Simon, *Ueber den Harn und die Excremente Diabetischer* (*Beiträge zur Chemie und Mikroscopie*, 1844, t. 1, p. 418).
— Heinrich, *Mikroscopische und chemische Beiträge* (Häser's *Archiv*, t. VI, p. 306).
(c) Boussingault, *Expériences statiques sur la digestion* (*Ann. de chimie et de physique*, 1846, t. XVIII, p. 444).

recherches faites sur des Chats (1). Du reste, on voit, par les expériences de M. Berthé qu'il existe de grandes différences dans le degré de digestibilité des diverses matières grasses. Ainsi les unes traversent l'intestin de l'Homme sans éprouver des pertes notables, tandis que d'autres peuvent y être absorbées en quantité assez grande (2). La viande et les autres matières alimentaires dont les Carnassiers se nourrissent d'ordinaire sont en général utilisées d'une manière assez complète dans l'intestin de ces Animaux. Ceux-ci peuvent même digérer des substances très dures, tels que des os, et en extraire la presque totalité des principes azotés. Ainsi, les déjections d'un Chien nourri d'os ne se composent guère que de matières calcaires (3). Chez les Serpents, la digestion

(1) MM. Bidder et Schmidt ont reconnu aussi qu'une quantité considérable de la graisse ingérée dans l'estomac est dédoublée dans l'intestin, et expulsée au dehors sous la forme d'un savon insoluble à base de chaux et de magnésie (a).

(2) Pour étudier comparativement la digestibilité des différentes matières grasses, M. Berthé a fait sur un Homme bien portant une longue série d'expériences, dans lesquelles chacune de ces substances fut administrée successivement à la dose de 30 à 60 grammes par jour, et la quantité de corps gras contenus dans les déjections alvines fut déterminée avec soin. Ce physiologiste trouva ainsi qu'au bout de douze jours, terme moyen, la presque totalité de l'huile d'olive, de l'huile d'amande ou d'huile d'œillette ingérée dans l'estomac avec les aliments ordinaires, se retrouve dans les matières fécales ; que le beurre, l'huile de Baleine et l'huile de Morue décolorée, ne sont évacuées en presque totalité qu'après avoir été employées de la sorte pendant un mois ; enfin que l'huile de foie de Morue brune peut être digérée presque entièrement à la même dose pendant plus d'un mois, car l'administration de cette substance à la dose indiquée ci-dessus a été continuée pendant ce laps de temps sans qu'il en soit résulté aucune augmentation appréciable dans la proportion des corps gras contenus dans les fèces (b).

(3) La substance blanche et friable que les anciens médecins employaient comme médicament, sous le nom d'*album græcum*, n'est autre chose que la matière excrémentitielle rendue par des Chiens nourris d'os et privés de

(a) Bidder et Schmidt, *Die Verdauungssäfte und stoffwechsel*, p. 360.
(b) Berthé, *De la faculté assimilative des différents corps gras* (*Comptes rendus de l'Acad. des sciences*, 1856, t. XLII, p. 890).

est encore plus complète, car ces Reptiles, après avoir avalé un Animal entier, n'en rejettent presque rien par l'anus, et leurs excréments sont formés presque uniquement des produits de la sécrétion urinaire qui arrivent dans le cloaque, comme nous le verrons bientôt. Les Herbivores, au contraire, ne digèrent que très imparfaitement les matières animales, même la chair musculaire très tendre, et quand ils en avalent, ils l'évacuent en général sans y avoir fait subir aucune modification notable. Ces différences dans les résultats du travail digestif dépendent en partie de la puissance inégale du suc gastrique, mais tiennent davantage encore à la durée du séjour des aliments dans l'estomac où ces substances sont plus particulièrement soumises à l'action dissolvante du suc propre à attaquer les principes albuminoïdes. Ainsi, dans les circonstances ordinaires, la viande qui serait mangée par un Cheval ne serait pas digérée par cet animal, et se retrouverait presque intacte dans les déjections alvines; mais si, par l'effet de quelque circonstance particulière, un corps de cette nature, au lieu de franchir rapidement le pylore, se trouve retenu dans l'estomac, il s'y dissout presque aussi bien que dans le canal digestif d'un carnassier (1). Il est aussi à noter que beaucoup d'Animaux

boisson. M. Blondlot a examiné chimiquement des fèces rendues par un de ces Animaux qui, pendant quatre jours, avait été nourri avec des os spongieux grossièrement concassés, et il a trouvé que la totalité des matières organiques en avait disparu par le fait de la digestion. Dans une autre expérience, ce physiologiste a fait manger à un Chien un mélange de viande hachée et d'albumine, liquide; il examina ensuite les excréments de cet Animal, et ne put y découvrir aucune trace, ni de fibrine, ni d'albumine (a). M. Vohl a trouvé dans les fèces du Chien 14 centièmes de matière organique, 43 de chaux, 34,4 d'acide phosphorique, et 7,4 d'acide carbonique avec de petites quantités de magnésie, etc. (b).

(1) M. Colin a fait sur ce sujet quelques expériences intéressantes. Il a con-

(a) Blondlot, *Traité analytique de la digestion*, p. 441.
(b) Vohl, *Analyse des album græcum (Annalen der Chemic und Pharm.*, 1848, t. LXV, p. 266

phytophages peuvent être nourris avec de la chair : la Vache et le Lapin, par exemple (1).

Les végétaux laissent presque toujours un résidu beaucoup plus considérable, car la cellulose qui constitue la partie principale des fibres et des autres tissus des plantes est inattaquable par les sucs digestifs de la plupart des Animaux (2) ; on en re-

staté d'abord que ni le sang, ni la chair divisée en petits morceaux, ne se digèrent dans l'estomac du Cheval, et que ces substances se retrouvent dans les fèces sans avoir subi aucune perte notable. Il a reconnu aussi que leur séjour est très court, soit dans l'estomac, soit dans l'intestin. Ainsi la chair, une demi-heure après son ingestion dans l'estomac, commence à passer dans le duodénum. Pour retenir des aliments de ce genre dans la cavité stomacale, pendant le temps qui est d'ordinaire nécessaire pour leur dissolution dans du suc gastrique, M. Colin eut recours à une circonstance particulière qu'il avait observée chez les Grenouilles. Ayant vu que ces Animaux, introduits dans la panse des Ruminants, y meurent très vite avec les pattes étendues comme ils le font quand on les fait périr dans de l'eau chaude, il fit avaler à des Chevaux un certain nombre de Grenouilles vivantes qui, dans cet état, arrivaient facilement dans l'estomac, mais qui, en raison de l'écartement de leurs membres après la mort, devaient probablement ne franchir que difficilement le pylore. Il ou-

vrit le canal alimentaire de ces Chevaux quelques heures après, et il trouva que les parties molles des Grenouilles ainsi retenues dans l'estomac, étaient digérées en partie ou complétement, suivant la durée de l'expérience. M. Colin obtint des résultats semblables en faisant avaler à ses Chevaux des Moules vivantes qui, en mourant dans l'estomac de ces Animaux, laissaient les valves de leur coquille s'écarter, et opposaient ainsi un obstacle mécanique à leur passage dans l'intestin (a).

(1) En Islande et dans d'autres pays septentrionaux, où les fourrages manquent pendant l'hiver, on a l'habitude de nourrir le bétail pendant cette partie de l'année avec du Poisson séché (b), et l'on a constaté aussi que de la viande peut être digérée dans la panse de ces Animaux (c). On a remarqué aussi que la Marmotte en captivité mange volontiers de la viande. Il en est de même pour le Lapin (d).

(2) On ne possède que peu d'expériences relatives à la proportion des matières alimentaires qui échappent à l'action digestive. M. Boussingault a trouvé que chez un Cheval nourri

<br>

(a) Colin, *Traité de physiologie comparée des Animaux domestiques*, t. I, p. 593 et suiv.
(b) Robert, *Voyage en Islande et au Groënland sur la corvette la Recherche* (Zool. et Méd., p. 154.
(c) Colin, *Traité de physiologie comparée des Animaux domestiques*, t. I, p. 605 et suiv.
(d) Mouton-Fontenille, *Observations sur la Marmotte*. In-8, Paris, 1808.

trouve donc les débris dans les matières fécales (1). Quelques expériences tendent à montrer que cette inaptitude à utiliser les substances ligneuses n'est pas générale, et que les Ruminants peuvent même en digérer une quantité considérable (2). Il est probable aussi que certains Rongeurs qui se nourrissent essentiellement d'écorces ou de racines ligneuses, le Castor par

avec $1^{kil},50$ de foin et $2^{kil},27$ d'avoine par jour, le poids des déjections représentait environ 39 pour 100 des aliments employés ; tandis que chez une Vache dont la ration se composait de 15 kilogrammes de pommes de terre avec $7^{kil},50$ de regain , cette proportion n'était que de 22 pour 100, et que chez un Cochon nourri de pommes de terre cuites , elle s'est trouvée réduite à 4 pour 100. Chez un Mouton nourri avec du foin, les déjections représentaient 65 centièmes du poids des aliments consommés (a).

M. Wehsarg a trouvé que dans les fèces de l'Homme il y a en moyenne environ 8 pour 100 de matières organiques non digérées (b).

(1) Ainsi M. Rawitz, en étudiant au microscope les matières fécales de l'Homme, y a souvent trouvé en grande abondance des tissus végétaux non altérés. Les trachées et les autres vaisseaux des plantes paraissent résister fortement à l'action des sucs digestifs, et en général la chlorophylle traverse l'intestin sans avoir subi d'altération notable. Souvent les grains de fécule se retrouvent aussi en partie dans les fèces (c).

(2) Une série d'expériences faites récemment par un agronome allemand, M. Hauber, tendent à établir que les Ruminants peuvent digérer de 30 à 40 pour 100 des matières végétales fibreuses contenues dans leurs aliments; mais que ni le Cheval, ni le Cochon ne peuvent utiliser la cellulose (d).

Du reste, la proportion des matières végétales qui échappent à la digestion est toujours très considérable. Ainsi les excréments des bêtes bovines, analysés par Einhof et Thaer, ont fourni 719 millièmes d'eau et 155 de tissus végétaux (e), et des expériences analogues faites par Morin donnèrent les résultats suivants pour 1000 parties :

| | |
|---|---|
| Eau. . . . . . . . . . . . . | 700 |
| Fibres végétales. . . . . . . | 241 |
| Résine verte et acides gras . . | 15 |
| Matière biliaire . . . . . . . | 6 |
| Matière extractive particulière | |
| (dite *bubuline*) . . . . . . | 16 |
| Albumine . . . . . . . . . | 4 |
| Résine biliaire. . . . . . . . | 18 |

Perrot a trouvé dans la bouse

(a) Boussingault, *Économie rurale*, 2ᵉ édit., t. 1, p. 691.
(b) Wehsarg, *Mikroskopische und chemische Untersuchungen der Fœces gesunder erwachsener Menschen*. Giessen, 1853.
(c) Rawitz, *Ueber die einfachen Nahrungsmittel*. Breslaw, 1846.
(d) Hauber, *Amtlicher Bericht über die 19. Versammlung deutscher Land-und Forstwirthe zu Coburg, vom* 1857.
(e) Thaer und Einhof, *Ueber die Hornviehexcremente* (Gehlen's *Neues allgmeines Journal der Chemie*, 1804, t. III, p. 276).

exemple, ont la faculté de transformer la cellulose en une matière soluble et absorbable; mais nous ne savons rien au sujet des agents chimiques qui opéreraient ces transformations, et, dans la grande majorité des cas, les tissus végétaux traversent le tube alimentaire sans abandonner autre chose que les matières solubles dont ils étaient chargés, ou la fécule et la pectose accumulées dans leur intérieur.

La digestibilité des aliments végétaux, tels que les fruits, les graines ou les légumes, dépend donc en grande partie des obstacles plus ou moins grands que les parois des cellules et des vaisseaux, composés de cellulose, peuvent opposer à l'action des sucs intestinaux sur la fécule et les autres matières solubles ou attaquables qui sont renfermées dans les cavités de ces organites (1).

Parmi les substances alimentaires qui résistent souvent aux forces digestives, je citerai les graines. Quand ces corps n'ont pas été concassés et qu'ils ne séjournent pas assez longtemps dans l'estomac pour se gonfler et rompre leurs téguments avant d'arriver dans l'intestin, ils résistent en général à l'action dissolvante des liquides digestifs, et peuvent être rejetés par

---

de Vache 269 millièmes de fibres végétales et 28 millièmes de chlorophylle.

Zieri a trouvé dans les excréments du Cheval :

| | |
|---|---|
| Eau. . . . . . . . . . . . . | 690 |
| Résidu d'aliments . . . . . . | 202 |
| Amidon vert. . . . . . . . | 63 |
| Picromel et sels. . . . . . | 20 |
| Matière biliaire, etc. . . . . | 17 |

Les excréments du Mouton ont

fourni à ce chimiste à peu près les mêmes résultats (a).

(1) Ainsi M. Boussingault a trouvé qu'une Vache qui mangeait par jour 15$^{kil}$,75 de regain fournissait 5$^{kil}$,2 d'excréments supposés secs ; tandis que le même Animal, recevant pour ration 38$^{kil}$,5 de pommes de terre, n'évacuait que 3 kilogr. de fèces supposées sèches. Enfin quand la Vache avait pour ration 71$^{kil}$,2 de betterave, ses excréments, évalués de la même manière, n'étaient plus que de 1$^{kil}$,22 (b).

---

(a) Voyez Burdach, *Traité de physiologie*, t. IX, p. 339.
(b) Boussingault, *Économie rurale*, 2ᵉ édit., t. I, p. 684.

l'anus sans avoir été attaqués, et même sans avoir perdu leur faculté germinative. Souvent on les retrouve aussi dans les excréments de divers Animaux, et cette circonstance est une des causes de la dissémination des plantes à la surface du globe, car les Oiseaux peuvent transporter ainsi des semences viables à de grandes distances, et en les laissant tomber sur le sol, y développer une végétation nouvelle (1).

Les matières salines qui sont contenues dans les déjections alvines y donnent presque toujours des caractères d'alcalinité (2), et consistent principalement en phosphate ammoniaco-magnésien (3) et en phosphate de chaux mêlés à un peu de chlorure de sodium et de sulfates à base alcaline (4). Les

(1) Voyez A. De Candolle, *Géographie botanique*, t. II, p. 618 (1855).

(2) Les excréments de l'Homme sont en général neutres ou alcalins (*a*) ; mais dans quelques cas ils sont acides (*b*).

(3) M. Wehsarg a toujours trouvé des cristaux de phosphate ammoniaco-magnésien dans les excréments de l'Homme, quand ces matières étaient alcalines ou neutres (*c*).

(4) La quantité de matières inorganiques que l'on obtient par l'incinération des excréments est très variable. Dans les analyses faites par M. Porter, les fèces de l'Homme ont fourni, terme moyen, 6,69 de substances minérales pour 100 de matières sèches (*d*). Une analyse faite plus anciennement par Berzelius donna pour 1000 parties :

eau, 733 ; matières solides, 267, dont 12 de principes salins ; savoir : carbonate de soude, 3,5 ; chlorure de sodium, 4,0 ; sulfate de soude, 2,0 ; phosphate de magnésie, 2,0, et phosphate de chaux, 4,0 (*e*).

M. Enderlin a trouvé dans les cendres des excréments de l'Homme : chlorure de sodium, phosphate de soude et autres sels solubles, 4 pour 100 ; sels insolubles, 94,932 ; savoir : phosphate de chaux et de magnésie, 80,372 ; phosphate de fer, 2,090 ; sulfate de chaux, 4,530 ; silice, 7,940 (*f*).

La proportion des sels solubles contenus dans les cendres des excréments humains s'est élevée à 36,58 pour 100 dans une analyse faite par M. Fleitmann, et à 31,58 pour 100 dans une

(*a*) John, *Tableaux chimiques du Règne animal*, p. 13.
— Schultz, *De aliment. concoctione*, p. 22.
(*b*) Haller, *Elementa physiologiæ*, t. VII, p. 54.
— Vauquelin, voyez Fourcroy, *Système des connaissances chimiques*, t. X, p. 70.
(*c*) Wehsarg, *Mikrosk. und chem. Untersuch. der Fæces.* Giessen, 1853.
(*d*) Porter, *Untersuchung der Asche menschlicher Excremente* (*Ann. der Chemie und Pharm.*, t. LXXI, p. 109).
(*e*) Berzelius, *Traité de chimie*, t. VII, p. 273.
(*f*) Enderlin, *Physiologisch-chemische Untersuchungen* (*Ann. der Chemie und Pharm.*, 1844, t. XLIX, p. 338).

proportions relatives de magnésie et de chaux ne sont pas les mêmes que dans les substances alimentaires; et d'après ce fait, il y a lieu de croire que les sels calcaires sont absorbés plus facilement par les parois de l'intestin que ne le sont les sels magnésiens (1). Quant à l'ammoniaque qui se trouve associée à cette dernière base, elle vient probablement de la décomposition putride de la bile et d'une petite quantité de matières albuminoïdes dans le gros intestin (2).

expérience de M. Porter (a). M. Lehmann, en analysant les cendres d'excréments normaux, n'a trouvé que 23,067 pour 100 (b).

La quantité d'acide phosphorique qui se trouvait en combinaison avec des bases terreuses ou alcalines dans les cendres des excréments humains analysés par M. Fleitmann, était de 30,03 pour 100 ; mais dans une analyse faite par M. Porter, cette proportion s'est élevée à 36,03 pour 100. Dans quelques cas pathologiques, la quantité de phosphate ammoniaco-magnésien qui se trouve à l'état de cristaux dans les excréments est beaucoup plus considérable : dans le typhus et le choléra, par exemple (c).

La quantité d'acide sulfurique obtenue par le premier de ces chimistes était seulement de 1,13 pour 100, mais le second en a trouvé dans la proportion de 3,13 pour 100, et ces deux auteurs ont remarqué que cet acide était uni avec beaucoup plus de potasse que de soude.

La proportion de chlorure de sodium varie de 1,5 à 4,4 pour 100, et l'on trouve toujours un peu de carbonate. Mais il est probable que ce sel provient de la décomposition du margarate de chaux et de magnésie dont l'existence dans les excréments humains a été constatée par M. Marcet (d).

Les cendres des excréments de la Vache, du Mouton et du Cheval ont été analysées par M. Rogers, et ont donné à peu près les mêmes résultats que pour les fèces humaines, si ce n'est qu'elles contenaient plus de silice, et à peine quelques traces de carbonates alcalins (e).

(1) Cette particularité a été signalée par Berzelius, et dans les analyses faites par M. Fleitmann et par M. Porter, le rapport entre la magnésie et la chaux était comme 1 à 2 ou 2 1/2.

(2) M. Gorup-Besanez a d'ailleurs constaté directement que le phosphate

(a) Fleitmann, *Untersuchung der unorganischen Bestandtheile in den festen und flüssigen Excrementen des Menschen* (Poggendorff's Annalen, 1849, t. LXXVI, p. 376).
(b) Lehmann, *Lehrbuch der physiologischen Chemie*, t. II, p. 117.
(c) Schœnleim, *Ueber Crystalle im Darmcanal bei* Typhus abdominalis (Müller's *Archiv für Anat. und Physiol.*, 1836, p. 250, pl. 11).
(d) Marcet, *On the Immediate Principles of Human Excrements in the Healthy State* (Philos. Trans., 1857, p. 403).
(e) Rogers, *Ueber die Zusammensetzung der Asche von festen Thierexcrementen* (Ann. der Chemie und Pharm., 1848, t. LXV, p. 85).

§ 10. — L'examen chimique des évacuations alvines montre aussi que dans les circonstances ordinaires la presque totalité des liquides et des matières solubles ou digestibles qui arrivent dans la cavité digestive par la bouche, ou qui y sont venus par les organes sécréteurs circonvoisins, est absorbée. En effet, la quantité d'eau expulsée de l'organisme avec le résidu du travail digestif est insignifiante, et les fèces ne contiennent que fort peu de substances solubles. Or, nous avons vu dans une précédente Leçon que la quantité de suc pancréatique, de salive, de suc gastrique et de bile, qui arrive journellement dans l'estomac ou dans l'intestin, est très considérable. Il faut donc que la majeure partie de ces liquides soit résorbée et rentre dans le torrent de la circulation.

La comparaison de la quantité de matières organiques contenues dans la bile qui arrive dans le duodénum, et des matières excrémentitielles qui en sortent, tend à prouver également qu'une partie considérable de ces produits n'est pas rejetée au dehors, mais retourne dans la profondeur de l'organisme (1).

ammoniaco-magnésien est un des produits de la décomposition putride de la bile.

Il est aussi à noter que le mélange de la bile avec du mucus rend très prompt le développement de produits ammoniacaux dans ce liquide (a).

(1) M. Liebig a mis ce fait en évidence par la comparaison de la quantité présumée de bile qui est sécrétée journellement par les Chevaux, et la quantité de matières attribuables à ce liquide qui se trouvent dans les excréments de ces Animaux. Les bases de ce calcul sont loin d'avoir tout le degré de précision désirable, mais les différences qui en ressortent sont si grandes, qu'on ne saurait les attribuer à des erreurs dans les estimations. Ainsi M. Liebig admet que le Cheval sécrète par jour 8 kilogr. et demi de bile (ce qui est beaucoup trop), que les excréments rendus par l'Animal dans le même espace de temps pèsent en moyenne, 14 kilogr. et demi, et contiennent, ainsi que l'a constaté M. Boussingault, 3$^{kil}$,75 de matières solides. Or, la bile du Cheval renferme 10 p. 100 de matières solides, et ses excréments ne cèdent à l'alcool que 1/76 de leur poids de matières attribuables à ce liquide. D'après les données adoptées

(a) Kemp, On the Functions of the Bile (London Med. Gaz., 1854, t. LV, p. 77).

Par l'intermédiaire des glandes de l'appareil digestif et des organes absorbants, il se fait donc une sorte de circulation de liquides qui sortent du système vasculaire à l'état de bile, de suc pancréatique, etc., pour aller baigner les aliments et se charger des principes solubles que ces substances peuvent leur abandonner, et qui retournent ensuite dans le sang, par suite de leur résorption (1).

Je me garderai bien de donner un caractère de précision aux évaluations de la quantité absolue d'eau et de matières solides qui effectuent journellement ce mouvement de va-et-vient dans l'intérieur du corps humain, car la science ne possède pas encore,

par M. Liebig, les excréments du Cheval ne contiendraient donc que 186 grammes de matières provenant de la bile, tandis que cette humeur aurait apporté dans l'intestin 1855 grammes de matière solide. Ce chimiste fait remarquer aussi qu'en admettant (avec Burdach) que l'Homme sécrète par jour 500 à 750 grammes de bile, il faut évaluer la quantité de matières solides apportées ainsi dans l'intestin à 50 ou 75 fois celle des produits biliaires qui se retrouvent dans les fèces ; car le poids moyen de ceux-ci ne dépasse pas 165 grammes par jour, et la proportion de matières attribuables à la bile que l'on y découvre n'est que de 9 pour 100 (a).

Dans les expériences, au nombre de 27, faites par M. Wehsarg, la quantité totale des excréments rendus journellement par un Homme en bonne santé a varié entre 67 et 306 grammes, et était en moyenne de 131 grammes. La quantité de matière solide contenue dans ces fèces était, terme moyen, de 30 grammes par jour, mais a varié entre 16 et 57 grammes. La proportion de substances alimentaires non digérées qui s'y trouvaient était peu considérable : la quantité la plus forte était d'environ 8 grammes par jour, et la plus faible $0^{gr},8$ (b).

(1) Les recherches récentes de M. E. Brücke sur la pepsine fournissent de nouvelles preuves de cette résorption des liquides digestifs. En effet, après avoir constaté que ce principe est entraîné par les précipités qui se forment dans les liquides où il se trouve en dissolution, M. Brücke est parvenu à en reconnaître la présence dans l'excrétion urinaire (c). On en doit conclure que la pepsine versée dans le tube digestif par les glandules gastriques a été absorbée, s'est mêlée au sang en circulation, et en a été ensuite séparée par les reins.

(a) Liebig, *Chimie organique appliquée à la physiologie animale*, trad. par Gerhardt, 1842, p. 72.

(b) Wehsarg, *Mikrosk. und chem. Unters. der Fæces*. Giessen, 1853.

(c) E. Brücke, *Beiträge zur Lehre von der Verdauung (Sitzungsberichte der Wiener Akad.,* 1861, t. XLIII, p. 611).

à ce sujet, de faits assez nombreux, ni assez bien constatés, pour nous permettre d'établir des moyennes ; mais, afin de donner une idée de l'importance de ce phénomène, il me paraît utile de présenter ici les résultats que deux physiologistes habiles, MM. Bidder et Schmidt, ont cru pouvoir déduire de leurs expériences.

Ces auteurs admettent que dans l'espace de vingt-quatre heures, le canal digestif d'un homme du poids d'environ 64 kilogrammes doit recevoir :

kil.
1,6 de salive contenant. . . . . . 15 grammes de matières solides.
1,6 de bile. . . . . . . . . . . . . 80 —
0,4 de suc gastrique. . . . . . . 192 —
0,2 de suc pancréatique. . . . . 20 —
0,2 de sucs intestinaux. . . . . . 3 —

Le poids total de ces liquides s'élèverait donc à environ 10 kilogrammes, et ils contiendraient à peu près 310 grammes de matières solides. Or, la quantité de fèces que l'Homme évacue journellement n'est en moyenne que d'environ 130 grammes, et ces matières ne contiennent qu'à peu près 100 grammes d'eau. Il y aurait donc chaque jour plus de 9 litres d'eau qui seraient versés dans le tube digestif par les divers organes sécréteurs dont ce canal est entouré, et qui seraient ensuite résorbés pour rentrer dans le torrent de la circulation (1).

Le lavage des matières alimentaires effectué de la sorte serait donc à lui seul un phénomène très important, et nous expli-

(1) MM. Bidder et Schmidt font remarquer aussi que dans le corps d'un Homme du poids de 64 kilogrammes, il existe environ 44 kilogrammes d'eau et 20 kilogrammes de substance solide anhydre (a) ; par conséquent, chaque jour, près du quart de la quantité totale de ce liquide existant dans l'organisme, parcourrait le circuit indiqué ci-dessus.

D'après les nouvelles recherches de M. Schmidt, ces évaluations seraient même trop faibles. En effet, il a trouvé que les quatre principales sécrétions digestives donnent chez le Chien, en vingt-quatre heures, pour chaque

(a) Bidder et Schmidt, *Die Verdauungssäfte und der Stoffwechsel*, p. 287.

querait la prompte disparition des principes solubles que ces
matières peuvent renfermer.

Matières
fécales
des Animaux
ovipares, etc.

§ 11. — Dans tout ce que je viens de dire au sujet des
matières fécales, il n'a été question que de l'Homme ou des
autres Mammifères, et il serait prématuré de parler ici de la
composition des déjections alvines des Oiseaux ou des Reptiles;
car chez ces Animaux, où l'intestin débouche dans un cloaque
commun, elles ne sont expulsées au dehors qu'après avoir été
mêlées aux produits de la sécrétion urinaire, dont l'étude nous
occupera dans une prochaine Leçon. Chez les Insectes, le
résidu laissé par le travail digestif est également mêlé à des
substances analogues (1), et chez les Mollusques, où le tube
digestif reste séparé de l'appareil urinaire, les matières fécales
n'ont pas encore été observées au microscope ni examinées
chimiquement. Je ne m'arrêterai donc pas davantage sur ce
sujet, et dans la prochaine Leçon je terminerai l'histoire de la
digestion en traitant de l'absorption des produits de ce travail
physiologique.

kilogramme du poids total du corps : 209 grammes de liquide (savoir, 100 grammes de suc gastrique et salivaire, 20 grammes de bile et 89 grammes de suc pancréatique), contenant $203^{gr},37$ d'eau, $3^{gr},89$ de substances organiques, et $1^{gr},84$ de matières inorganiques (a). Or, en appliquant ces données à l'estimation des produits des mêmes organes sécréteurs chez un Homme dont le poids serait de 64 kilogrammes, on serait conduit à admettre que journellement il arrive ainsi plus de 13 kilogrammes de liquides dans le tube intestinal. Des expériences faites plus récemment sous la direction de M. Heidenheim tendent à prouver que, chez le Cochon d'Inde, la sécrétion biliaire est encore plus abondante, et s'élève à $7^{gr},326$ pour 1 kilogramme du poids du corps (b).

(1) Chez les Vers à soie, le poids des excréments desséchés correspond à plus du tiers des aliments consommés et supposés également secs (c).

(a) Schmidt, *Ueber das Pancreassecret* (Ann. der Chemie und Pharm., 1854, t. XCII, p. 40).
(b) Friedländer und Barisch, *Zur Kenntniss der Gallenabsonderung* (Archiv für Anat. und Physiol., 1860, p. 646).
(c) Péligot, *Études chimiques et physiologiques sur les Vers à soie* (Comptes rendus de l'Acad. des sciences, 1851, t. XXXIII, p. 492).

# SOIXANTIÈME LEÇON.



§ 1. — Cherchons maintenant comment les dissolvants digestifs et les matières étrangères dont ils se sont chargés, ou qui sont arrivées à l'état liquide dans le tube alimentaire, peuvent passer de cette cavité dans le système vasculaire, et se mêler aux fluides nourriciers en circulation dans l'organisme. En étudiant dans une précédente Leçon le mouvement de l'absorption en général, nous avons vu que, chez l'Homme et les autres Vertébrés, les matières étrangères peuvent être pompées de la sorte par des vaisseaux de deux ordres, les veines et les lymphatiques (1). Il nous faut donc examiner non-seulement dans quelles parties du canal digestif l'absorption des matières nutritives s'effectue, mais aussi quelle est la part qui appartient à chacun de ces systèmes de conduits dans l'accomplissement de ce travail physiologique (2).

La belle découverte d'Aselli, dont j'ai déjà eu l'occasion de rendre compte (3), a jeté beaucoup de lumière sur l'histoire de cette portion complémentaire du travail digestif, mais a conduit aussi à beaucoup d'idées erronées. En voyant qu'à la suite de

*Absorption des matières digérées.*

(1) Voyez tome V, page 8.

(2) Evrard Home a cru avoir découvert l'existence de vaisseaux particuliers qui auraient été chargés d'absorber les boissons introduites dans l'estomac. Mais l'opinion de cet anatomiste repose sur des erreurs d'observation (a).

(3) Voyez tome IV, page 447.

(a) E. Home, *Experiments to prove that Fluids pass directly from the Stomach to the Circulation and from thence to the Spleen, the Gall-Bladder and Urinary Bladder, without going through the Thoracic Duct* (*Philos. Trans.*, 1811, p. 163).

l'élaboration des matières alimentaires dans le tube intestinal, les vaisseaux chylifères se remplissent d'un suc laiteux et versent ce liquide en grande quantité dans le torrent de la circulation, les physiologistes ont cru pendant longtemps que ce suc, auquel ils donnèrent le nom de *chyle*, était l'unique produit récrémentitiel du travail digestif (1), et que par conséquent les vaisseaux lymphatiques de l'intestin (2) étaient les

(1) Boerhaave et quelques autres physiologistes de son époque pensaient que le chyle était le résultat de la digestion des aliments dans l'estomac, et que dans le duodénum ce liquide était seulement séparé du résidu excrémentitiel (*a*). La plupart des physiologistes du commencement du siècle actuel considèrent le chyle comme un produit de l'action de la bile sur le chyme (*b*), et Magendie a appelé *chyle brut*, ou *chyle impur*, les filaments blancs que l'on trouve souvent adhérents à la muqueuse de l'intestin grêle (*c*). On a même cru pouvoir former ainsi du chyle artificiellement (*d*); mais ces flocons ne sont que du mucus et d'autres substances albuminoïdes qui sont précipitées lors du mélange de la bile avec le chyme (*e*), et qui sont ensuite redissoutes par les sucs pancréatique et intestinaux. Et comme nous le verrons bientôt, le liquide nommé *chyme* ne préexiste pas dans l'intestin : c'est de la lymphe chargée de graisse et d'autres matières puisées dans cet organe.

(2) Quelques anatomistes assurent avoir trouvé du chyle dans les vaisseaux lymphatiques de l'estomac : par exemple, Biumi (*f*) et Vesling (*g*). M. Blondlot en a vu dans la région pylorique (*h*). Mais d'ordinaire ces conduits ne se remplissent d'un liquide laiteux que dans la portion du système correspondante à l'intestin grêle. Ainsi que je l'ai déjà dit, M. Cl. Bernard pense que ce phénomène n'a lieu qu'au delà de l'embouchure du canal pancréatique ; mais il résulte des expériences de MM. Bidder et Schmidt que dans les premiers temps de la digestion le chyle laiteux peut se montrer près de l'estomac (*i*).

(*a*) Boerhaave, *Prælectiones academicæ*, éd. Haller, t. I, addenda, § 90, p. 65.
(*b*) Macdonald, *Dissert. experimenta quædam de ciborum concoctione complectens*. Edinb., 1818 (Meckel's *Deutsches Archiv für die Physiol.*, 1820, t. VI, p. 563).
— Prout, *Mém. sur les phénomènes de la sanguification*, etc. (*Journal de physique*, 1819, t. LXXXIX, p. 137 et suiv.).
(*c*) Magendie, *Précis élémentaire de physiologie*, t. III, p. 111, etc. (édit. de 1825).
(*d*) Blundell, voyez *The Elements of Physiology*, by Blumembach, *translated by* Elliotson, 1828, note p. 339.
(*e*) Tiedemann et Gmelin, *Recherches expérimentales sur la digestion*, t. I, p. 396.
— Cl. Bernard, *Mém. sur le pancréas* (*Supplém. aux Comptes rendus de l'Acad. des sciences*, t. I, p. 520).
(*f*) Voyez Haller, *Bibliotheca anatomica*, t. II, p. 86.
(*g*) Vesling, *Observ. anatomicæ et epistolæ posthumæ*, 1740, p. 82.
(*h*) Blondlot, *Traité analytique de la digestion*, p. 415.
(*i*) Voyez ci-dessus, page 74.

seuls canaux par lesquels l'absorption des matières nutritives s'effectuait. Mais ils étaient tombés dans une double erreur, car le chyle ne renferme qu'une faible partie des substances nutritives dont le tube alimentaire est chargé d'effectuer l'absorption, et ces substances sont pompées par les veines aussi bien que par les vaisseaux chylifères (1). Ces faits ont été mis hors de doute par les recherches de Magendie, et ils ressortent d'une manière encore plus évidente d'une multitude d'expériences faites dans ces dernières années par d'autres physiologistes.

Effectivement, il est facile de prouver qu'une portion notable des matières étrangères ingérées dans l'estomac ne passe pas

Absorption<br>stomacale.

(1) Afin de s'éclairer sur le degré d'importance des vaisseaux chylifères dans le travail de la nutrition, quelques physiologistes ont eu recours à des expériences dans lesquelles le canal thoracique fut divisé (a) ou lié (b) chez des Animaux vivants. A la suite de cette opération, la mort arriva, en général, au bout de quelques jours, et, dans d'autres cas, on reconnut que le canal, dont on avait pratiqué la ligature, n'était pas le seul conduit qui faisait communiquer les vaisseaux chylifères avec les veines. Quelquefois l'oblitération du canal thoracique unique paraît ne pas avoir eu des conséquences graves ; mais je n'insiste pas sur ces résultats, parce qu'ils ne me semblent offrir que fort peu d'intérêt, et je me bornerai à indiquer les sources où l'on pourra puiser pour obtenir plus de détails à ce sujet (c). Quant aux résultats fournis par les expériences dans lesquelles le canal thoracique a été mis en communication avec le dehors au moyen d'une fistule, j'ai déjà eu l'occasion d'en parler (d).

(a) Lower, *Tractatus de corde*, p. 228 et suiv.

(b) Düvernoy, *Ligature de la veine sous-clavière, etc.* (*Mém. de l'Acad. des sciences*, 1675, t. I, p. 197).

— A. Cooper, *Three Instances of Obstruction of the Thoracic Duct, with some Experiments showing the Effects of tying that Vessel* (*Medical Records and Researches from the Papers of a Private Medical Association*, 1798, no 7, p. 86, édit. de 1813).

— Flandrin, *Expériences sur l'absorption des vaisseaux lymphatiques dans les Animaux*, 1794 (*Journal de médecine*, t. LXXXVII, p. 226).

— Dupuytren, voyez Rullière, art. INHALATION du *Dictionnaire des sciences médicales*, t. XXV, p. 141.

(c) Au sujet de l'obstruction du canal thoracique chez l'Homme, voyez :

— Leuret et Lassaigne, *Recherches pour servir à l'histoire de la digestion*, p. 180.

— Cruickshank, *Anat. des vaisseaux absorbants*, p. 37.

— Andral, *Recherches pour servir à l'histoire des maladies du système lymphatique* (*Archives générales de médecine*, 1824, t. VI, p. 502).

— Rayer, art. HYDROPISIE du *Dictionnaire de médecine*, 1824, t. XI, p. 431 et suiv.

(d) Voyez tome V, page 583.

dans l'intestin, et que le premier de ces organes absorbe non-seulement une grande partie des boissons qui y arrivent, mais aussi les produits de la digestion de certains aliments solides dont la transformation en peptones est opérée par le suc gastrique (1).

Ainsi, Magendie a constaté que l'application d'une ligature autour du pylore n'empêche pas l'eau de disparaître rapidement de l'estomac du Chien (2); et dans des recherches faites sur l'absorption de l'alcool, on a trouvé que ce liquide n'arrivait qu'en très petite quantité dans l'intestin (3). Je citerai aussi à ce sujet des expériences intéressantes pratiquées récemment en Allemagne sur un malade dont le duodénum débouchait au dehors par une ouverture fistuleuse. En comparant le poids des matières ingérées dans l'estomac et la quantité de ces mêmes substances qui sortaient par cet anus contre nature, on a constaté que la presque totalité du sucre employé comme aliment était

(1) MM. Bouchardat et Sandras ont examiné chimiquement les matières contenues dans diverses parties du tube digestif, chez des Animaux qui avaient été nourris, tantôt avec de la fibrine ou du gluten, d'autres fois avec de la fécule; et ces auteurs ont cru pouvoir conclure de leurs expériences que l'absorption des produits de la digestion de toutes ces substances alimentaires se fait presque exclusivement dans l'estomac (a). Mais les faits dont ils arguent ne me paraissent pas de nature à légitimer cette conclusion, et le rôle de l'intestin est plus considérable qu'ils ne le pensent.

(2) Suivant Magendie, cette occlusion du pylore ne retarderait pas notablement l'absorption de l'eau dans l'estomac du Chien (b); mais il est évident que, dans les circonstances ordinaires, une quantité considérable de liquide traverse cet orifice pour se rendre dans l'intestin avec les produits de la digestion stomacale : l'état du chyme le démontre.

(3) MM. Bouchardat et Sandras, dans des expériences sur des Animaux, ont vu que l'alcool disparaît promptement de l'estomac, et que les matières contenues dans l'intestin n'en offrent que des traces insignifiantes (c).

(a) Bouchardat et Sandras, *Recherches sur la digestion* (*Ann. de chimie et de physique*, 3° série, 1842, t. V, p. 490).

(b) Magendie, *Précis élémentaire de physiologie*, t. II, p. 139.

(c) Bouchardat et Sandras, *De la digestion des boissons alcooliques et de leur rôle dans la nutrition* (*Annuaire de thérapeutique pour* 1847, p. 269, et *Archives générales de médecine*, 1847, partie anatomique, p. 233).

absorbée dans ce premier réservoir digestif, et que même une portion notable de l'albumine qui y était digérée sy trouvait également absorbée (1).

Du reste, la part que l'estomac prend dans le travail absorbant dont l'ensemble du tube alimentaire est le siége, doit dépendre en partie de la rapidité plus ou moins grande avec laquelle les substances étrangères introduites dans cet organe traverseront le pylore (2) ; mais elle varie davantage encore suivant l'épaisseur et la densité de la couche de tissu épithélique dont la surface interne de ce réservoir est garnie, et suivant d'autres particularités de structure qui sont plus ou moins favorables au passage des liquides jusque dans les vaisseaux dont les parois gastriques sont creusées. Or il existe, à cet égard, des différences très considérables chez les divers Animaux, et l'expérience nous apprend qu'effectivement chez certaines espèces l'absorption n'a lieu dans l'estomac qu'avec une lenteur extrême, tandis que chez d'autres elle s'y fait avec une grande rapidité (3).

(1) L'absorption des produits de la digestion stomacale par les parois de l'estomac a été constatée de la sorte par M. Busch chez une Femme portant une fistule duodénale. Ce physiologiste a trouvé que le sucre était en majeure partie absorbé avant d'arriver dans l'intestin, et qu'environ le tiers de l'albumine insérée dans l'estomac y était absorbé (a).

(2) Ainsi, chez le Cheval, l'eau introduite dans l'estomac arrive en partie dans le cæcum au bout de quelques minutes (b), et chez l'Homme les boissons commencent à traverser le pylore peu de temps après leur entrée dans ce viscère. On cite à ce sujet un malade qui avait une fistule intestinale très près du pylore, et chez lequel l'eau commençait à sortir par cet orifice vingt secondes après avoir été avalée (c).

(3) On doit à M. Colin des expériences intéressantes sur ce sujet. Il a étudié comparativement les effets dus à l'absorption de certains poisons chez des Animaux où ces substances, ingérées dans l'estomac, pouvaient passer rapidement dans l'intestin et y être absorbées, ou bien se trouvaient rete-

(a) Busch, *Beiträge zur Physiologie der Verdauungsorgane* (Archiv für pathol. Anat. und Physiol., 1858, t. XIV, p. 140).
(b) Colin, *Traité de physiologie comparée des Animaux domestiques*, t. 1, p. 661.
(c) Cook, *Einen Fall fistulöser Magenöffnung* (Froriep's Notizen, 1834, t. XLII, p. 11).

Quoi qu'il en soit, c'est toujours principalement dans l'intestin que l'absorption des matières alimentaires est effectuée, et là le système lymphatique joue un rôle plus considérable.

§ 2. — En rendant compte des observations d'Aselli (1), j'ai dit que si l'on ouvre l'abdomen d'un Chien qui a été privé

nues dans le premier de ces organes par suite de la ligature du pylore ou de l'arrêt des mouvements péristaltiques déterminé par la section des nerfs pneumogastriques. M. Colin a trouvé ainsi que chez le Chien la faculté absorbante des parois de l'estomac est très grande, et que la noix vomique, arrêtée dans cet organe par la ligature du pylore, détermine les symptômes caractéristiques de sa présence dans le torrent de la circulation presque aussi rapidement que dans les cas où ce poison pouvait passer dans l'intestin. Il en est de même pour l'estomac du Chat, du Porc et du Lapin ; mais, chez le Cheval et chez les Ruminants, l'absorption, qui se fait très rapidement dans l'intestin, n'a lieu dans l'estomac qu'avec une grande lenteur. Ainsi, sur un Cheval dont le pylore avait été lié, on injecta de la noix vomique dans l'estomac : pendant dix-huit heures l'Animal ne présenta aucun symptôme d'empoisonnement ; on enleva alors la ligature, de façon à permettre aux matières contenues dans l'estomac de passer dans l'intestin, et au bout de quinze minutes l'Animal mourut dans les convulsions.

Des expériences analogues, faites avec du ferrocyanure de potassium, montrèrent aussi que l'absorption de cette substance par les parois de l'estomac du Cheval n'est pas notable, à moins que l'épithélium gastrique n'ait été endommagé.

MM. Colin et Bouley ont trouvé aussi que chez le Bœuf, le pouvoir absorbant de la caillette est beaucoup moins grand que celui de l'intestin, mais qu'il est loin d'être aussi faible que chez le Cheval (a). Enfin, ces physiologistes ont constaté que la section des nerfs pneumogastriques, en paralysant les mouvements de l'estomac, et en retardant, par conséquent, le passage des matières de cet organe dans l'intestin, détermine chez le Cheval des effets analogues à ceux qui résultent de la ligature du pylore.

Des expériences faites avec du sulfate de strychnine sur des Chevaux dont le pylore avait été lié donnèrent à Bérard des résultats semblables (b). Enfin des faits du même ordre ont été constatés expérimentalement par M. Perosino et plusieurs autres physiologistes de l'école vétérinaire de Turin (c).

(1) Voyez tome IV, page 467 et suivantes.

(a) H. Bouley, *Recherches expérimentales sur l'influence que la section des pneumogastriques exerce sur l'absorption stomacale dans le Cheval, le Chien et le Bœuf* (*Bulletin de l'Acad. de médecine*, 1852, t. XVII, p. 647 et suiv.).

— Colin, *Traité de physiologie comparée des Animaux domestiques*, t. II, p. 29 et suiv.

(b) Bérard, *Bulletin de l'Académie de médecine*, 1852, t. XVII, p. 774.

(c) Perosino, *Précis d'expériences physiologiques sur l'action absorbante de l'estomac du Cheval* (*Bulletin de la Soc. impér. et centrale de médecine vétérinaire*, 1855, t. VIII, p. 91).

d'aliments pendant un certain temps, on n'aperçoit que très difficilement les vaisseaux lymphatiques qui naissent de l'intestin et qui se rendent au canal thoracique, parce qu'alors ces conduits ne renferment qu'un liquide transparent et presque incolore; mais que si la digestion est en pleine activité chez cet Animal, on voit dans l'épaisseur du mésentère un grand nombre de vaisseaux d'un blanc mat; et que si l'on ouvre alors le canal thoracique, on en voit couler en abondance un liquide d'apparence laiteuse, qui a reçu le nom de *chyle*, et qui est destiné à être versé directement dans le torrent de la circulation. La plupart des physiologistes considèrent ce liquide comme étant le produit essentiel du travail digestif, le résultat de la transformation finale des matières nutritives en une substance récrémentitielle particulière, apte à constituer du sang, ou même comme du sang en voie de formation; enfin comme étant puisé tout entier dans la cavité de l'intestin, et ayant par conséquent pour source unique les matières absorbables contenues dans ce tube. Mais cette manière d'envisager les choses est erronée et a nui beaucoup aux progrès de l'étude de cette portion complémentaire du travail digestif. Le fait est que dans les vaisseaux chylifères, de même que dans les autres parties du système lymphatique, il existe toujours un courant centripète, comparable à celui qui parcourt les veines, mais formé par le plasma épanché des capillaires sanguins dans les aréoles interstitielles dont se compose la partie initiale ou radiculaire de ce système (1). La portion de ce courant qui traverse les villosités et les autres parties de la tunique muqueuse de l'intestin grêle, pour remonter

(1) Collard de Martigny, dans ses expériences sur les effets de l'abstinence, a trouvé que les vaisseaux chylifères ne sont jamais vides, même chez des Animaux qui n'ont rien mangé depuis huit à dix jours (a).

(a) Collard de Martigny, *Recherches expérimentales sur les effets de l'abstinence* (Journal de physiologie de Magendie, 1828, t. VIII, p. 178).

ensuite dans les vaisseaux lymphatiques du mésentère et aller de là dans le canal thoracique, se charge des liquides dont le tissu de cette membrane muqueuse est imbibé. Le chyle est donc de la lymphe mêlée aux matières qui passent de la cavité de l'intestin dans les radicules adjacentes du système lymphatique, et qui proviennent en majeure partie des aliments dont la digestion est achevée.

Pour bien comprendre le rôle des vaisseaux chylifères et pour arriver à des idées justes sur la nature et l'origine du chyle, il faut donc comparer ce qui se passe dans ces vaisseaux, ou dans le canal thoracique qui les termine, quand un Animal est à jeun et quand la digestion est en pleine activité dans son intestin grêle.

Nous avons vu précédemment qu'il est possible d'établir sur un Animal vivant une ouverture fistuleuse qui détourne au dehors le liquide transporté par le canal thoracique, et permet de le recueillir (1). On a constaté de la sorte que la quantité de liquide en mouvement dans ce vaisseau pour aller se déverser dans la veine sous-clavière est toujours très grande; qu'elle augmente à la suite d'un repas, mais qu'elle est encore fort considérable chez des Animaux qui ont jeûné depuis assez longtemps pour que le travail digestif ne puisse être considéré comme continuant à alimenter l'absorption intestinale (2).

(1) Voyez tome IV, page 583.

(2) Ainsi, dans les expériences de M. Colin, dont j'ai eu l'occasion de parler, la quantité de liquide fournie par la fistule du canal thoracique chez un Taureau était presque aussi considérable, après quatorze heures de jeûne, qu'à la suite d'un repas ordinaire, et n'a diminué notablement que lorsque l'Animal était très affaibli par l'expérience (a).

M. Vierordt a cru pouvoir évaluer la quantité de chyle versé journellement dans le sang, chez un Homme adulte, à environ $2\frac{1}{2}$ kilogrammes, en se fondant sur la quantité de matière alimentaire azotée qui est absorbée (b); mais ce calcul suppose, d'une part,

(a) Colin, *Traité de physiologie comparée des Animaux domestiques*, t. II, p. 108 et 109; 1848.
(b) Vierordt, *Ueber die Menge des Chylus beim Menschen (Archiv für physiol. Heilkunde,* t. VII, p. 281-287).

Il est aussi à noter que l'excitation produite par la présence des corps étrangers dans l'appareil digestif paraît suffire pour activer beaucoup la circulation des liquides dans les vaisseaux chylifères, lors même que ces corps ne peuvent concourir directement à augmenter la quantité des matières étrangères transportées par ces conduits. Ainsi M. Cl. Bernard a vu que l'ingestion d'un peu d'éther dans l'estomac suffit pour rendre les vaisseaux chylifères turgides. En général, les physiologistes attribuent l'existence des liquides en mouvement dans le canal thoracique, chez les Animaux dont l'intestin ne contient pas d'aliments, à la résorption des humeurs versées dans cet organe par les glandes adjacentes, et il est probable qu'en effet ces sucs s'y mêlent toujours en plus ou moins grande abondance ; mais il n'y a aucune raison suffisante pour supposer que les lymphatiques de l'intestin ne reçoivent pas du système capillaire sanguin autant de liquide plasmique que ceux des autres parties du corps, et pour admettre que la lymphe n'ait pas toujours une même origine.

Dans mon opinion, ce que les physiologistes appellent chyle n'est donc autre chose que de la lymphe chargée de certains produits du travail digestif, et devant à la présence de ces matières des caractères particuliers.

Parmi ces matières que l'appareil chylifère puise dans l'intestin, les plus importantes sont des corps gras. C'est surtout la présence de ces graisses qui donne au chyle les caractères qui le distinguent de la lymphe ordinaire. Je ne prétends pas qu'il n'y ait pas dans le chyle autre chose que de la lymphe fournie par le sang, et des matières grasses provenant des aliments contenus dans l'intestin ; mais il me paraît évident que ce sont là les deux sources principales dont proviennent

Chyle.

que la totalité de ces matières serait absorbée par les chylifères, ce qui ne paraît pas être, et, d'autre part, que le chyle ne tire de matière albuminoïde d'aucune autre source, ce qui est également inadmissible.

ses matériaux constitutifs, et que pour bien comprendre l'histoire de ce liquide, je le répète, il faut le considérer comme étant de la lymphe chargée de diverses matières nutritives fournies par la digestion, et consistant principalement en corps gras.

Composition<br>du chyle.

Nous pouvons donc prévoir que le chyle nous offrira à peu près les mêmes caractères et la même composition chimique que la lymphe, excepté en ce qui tient à la présence des matières grasses dont je viens de parler.

§ 3. — Effectivement, le chyle est un liquide qui se coagule spontanément comme le fait la lymphe, quand on l'extrait du corps (1), et qui doit aussi cette propriété à la présence de quelques millièmes de fibrine. En l'examinant au microscope, on y découvre les mêmes éléments morphologiques que dans la lymphe, c'est-à-dire des globules plasmiques d'apparence glutineuse, et quelques globules rouges semblables à ceux du sang, mais plus ou moins altérés ; enfin, on y remarque en plus grande abondance des corpuscules sphériques d'une petitesse extrême, qui sont constitués par des particules de graisse revêtues d'une mince enveloppe de matière albuminoïde (2).

Ce sont ces globulins qui donnent au chyle son aspect parti-

---

(1) La coagulation spontanée du chyle ne se fait en général que lentement.

Le caillot qu'il forme est moins rétractile que celui du sang, et souvent il se redissout quelques heures après sa formation.

(2) L'existence de globules microscopiques en suspension dans le chyle n'avait pas échappé à Leeuwenhoek et à plusieurs autres observateurs cités par Haller (a). Cruickshank les compara aux plus petits globules du lait (b), et ils ont été observés par quelques physiologistes du commencement du siècle actuel. Mais J. Müller fut le premier à insister sur la distinction qu'il est essentiel d'établir entre les globules lymphatiques qui se trouvent dans le chyle et les globules émulsifs dont dépend l'aspect laiteux de ce liquide (c). Ces derniers ont

(a) Leeuwenhoek, *Experim. et contemplat.*, epist. LVI, p. 12.
— Haller, *Elem. physiol.*, t. VII, p. 62.
(b) Cruickshank, *Anatomie des vaisseaux absorbants*, p. 204.
(c) Müller, *Manuel de physiologie*, t. I, p. 466.

culier, qui le rendent opalin quand ils sont en petit nombre, et qui lui donnent les caractères d'une émulsion crémeuse quand ils sont en nombre très considérable (1). Or, leur abondance ou leur absence se lient à la nature des aliments contenus dans le tube digestif, et par conséquent aussi les caractères physiques des liquides contenus dans les vaisseaux chylifères varient suivant le régime.

Ainsi, chez les Herbivores, dont les aliments ne contiennent en général que fort peu de principes gras, le chyle est presque aussi limpide que la lymphe; mais chez les Mammifères, qui introduisent dans leur estomac des quantités notables de graisse, les Carnassiers par exemple, le chyle est d'ordinaire opaque et crémeux (2).

été étudiés avec soin par plusieurs autres physiologistes (a).

(1) Les globulins graisseux conservent leur individualité, quand on ajoute de l'eau au chyle qui en est chargé; mais lorsqu'on traite ce liquide par de l'acide acétique ou par une faible solution alcaline, ils deviennent confluents et constituent des gouttelettes de graisse. C'est aussi sous cette dernière forme que la matière grasse se présente quand le chyle a été desséché, et que le résidu ainsi obtenu a été redissous dans de l'eau. Dans l'état normal, le chyle provenant d'Animaux vivants ne présente pas de graisse libre, et si l'on en trouve quelquefois dans le chyle recueilli sur des cadavres humains, cela dépend probablement des altérations dues à un commencement de putréfaction qui aura déterminé la confluence des globules, comme dans les expériences chimiques dont je viens de parler.

(2) Marcet et Prout ont examiné comparativement le chyle recueilli chez des Chiens dont le régime était différent, et ils ont vu qu'après l'usage de matières végétales (qui probablement ne contenaient que peu ou point de graisse), ce liquide était beaucoup moins laiteux que chez les individus nourris de viande (b). M. Brodie a trouvé le chyle transparent chez un Chien qu'il avait nourri

(a) Gulliver, On Chyle (Dublin Medical Press, 1840).
— Gruby et Delafond, Résultats de recherches faites sur l'anatomie et les villosités intestinales, l'absorption, la préparation et la composition organiques du chyle dans les animaux (Comptes rendus de l'Acad. des sciences, 1843, t. XVI, p. 1194).
— Lane, art. LYMPHATIC AND LACTEAL SYSTEM (Todd's Cyclop. of Anat. and Physiol., 1847, t. III, p. 221).
— H. Müller, Beiträge zur Morphologie des Chylus und Eiters (Zeitschr. für ration. Med., 1845).
(b) Marcel, Some Experiments on the Chemical Nature of Chyle (Medico-Chirurg. Transactions, 1819, t. VI, p. 618).
— Prout, On the Phenomena of Sanguification (Ann. of Philos., 1819, t. XIII, p. 24).

Une expérience due à M. Cl. Bernard me semble éminemment propre à mettre en lumière la cause de l'opacité du chyle, et à montrer que ce liquide est de la lymphe chargée de graisse absorbée par les parois de l'intestin. Elle consiste à provoquer l'afflux des liquides dans les vaisseaux lymphatiques, comme je l'ai déjà dit, par l'ingestion d'un peu d'éther dans l'estomac, et à employer comparativement cette substance seule ou tenant en dissolution de la graisse : dans le premier cas, les lymphatiques se gorgent d'une lymphe transparente ; dans le second, ils se remplissent d'une lymphe chargée de graisse émulsionnée et offrant tous les caractères d'un chyme crémeux (1).

Ainsi c'est bien certainement la graisse absorbée dans l'intestin qui donne au chyle de l'Homme et des autres Mammifères dont je viens de parler sa blancheur et son opacité. Mais je dois ajouter que le liquide contenu dans les vaisseaux chylifères n'offre pas les mêmes caractères chez tous les Vertébrés, et que chez les Oiseaux, ainsi que chez la plupart des autres

avec de la gélatine, tandis que chez un autre Animal de la même espèce, qui avait mangé du lard, ce liquide présentait l'aspect du lait (a). Enfin, suivant Tiedemann et Gmelin, le chyle recueilli chez un Chien qui avait mangé beaucoup de beurre, était plus blanc et plus laiteux que d'ordinaire ; tandis que chez un autre Chien qui avait digéré de l'amidon seulement, on trouva ce liquide d'un blanc jaunâtre très pâle, et seulement un peu trouble (b).

Le chyle est généralement moins laiteux chez les Herbivores que chez les Carnassiers ; mais J. Müller a remarqué que, chez les premiers, il est également très blanc et opaque dans le jeune âge, quand ces Animaux se nourrissent de lait, aliment qui est très riche en matières grasses (c).

(1) M. Cl. Bernard a vu que cet effet se produit très rapidement, et qu'il suffit d'une très petite quantité de graisse en dissolution dans l'éther, pour que les vaisseaux chylifères soient injectés en blanc, comme ils le sont à la suite du travail digestif ordinaire (d).

(a) Voyez Todd and Bowman, *The Physiol. Anat. und Physiology of Man*, t. II, p. 281.
(b) Tiedemann et Gmelin, *Recherches sur la digestion*, t. I, p. 193, 201, etc.
(c) Müller, *Manuel de physiologie*, t. I, p. 466.
(d) Cl. Bernard, *Mém. sur le pancréas* (*Supplém. aux Comptes rendus de l'Acad. des sciences*, 1856, t. I, p. 497 et suiv.).

Ovipares, il est toujours clair et transparent (1). Quelques physiologistes lui refusent alors le nom de chyle, et restreignent l'application de ce mot à la lymphe intestinale qui est chargée de globulins gras en nombre suffisant pour avoir une apparence laiteuse (2).

Les résultats fournis par l'étude chimique du chyle sont également d'accord avec ce que je viens de dire touchant l'origine de ce liquide et la cause des particularités qui le distinguent de la lymphe ordinaire (3). En effet, dans une précédente

(1) Le manque d'opacité du chyle des Oiseaux a été remarqué par Hewson (a), et cette particularité a conduit Magendie à nier l'existence de vaisseaux chylifères dans le mésentère de ces Animaux (b).

Duméril a cru avoir vu du chyle blanc et opaque chez un Pic-vert (c); mais il est probable que ce naturaliste, dont l'observation avait été faite très rapidement, pendant une excursion de chasse, a pris les nerfs du mésentère pour des vaisseaux chylifères.

Les vaisseaux chylifères ne contiennent aussi qu'un liquide non émulsionné chez la plupart des Reptiles et des Batraciens (d); mais

Hewson assure que chez le Crocodile le chyle est blanc (e), et Duvernoy dit y avoir trouvé le même caractère chez un Serpent, le Trigonocéphale à losanges (f).

(2) M. Cl. Bernard adopte cette manière de voir (g).

(3) Les observations faites sur le chyle par les auteurs du siècle dernier ne nous avaient presque rien appris sur la constitution chimique de ce liquide (h), et les premiers essais d'analyse dont la science ait tiré quelque profit notable sont dus à Emmert et Reuss (i). Peu de temps après, des analyses du chyle furent faites aussi par Vauquelin (j).

(a) Hewson, *An Inquiry into the Properties of the Blood*, 1772 (*Works*, p. 86). — *Descript. of the Lymphatic System* (*Works*, p. 123).

(b) Magendie, *Mém. sur les vaisseaux lymphatiques des Oiseaux* (*Journal de physiologie*, 1821, t. I, p. 47).

(c) Voyez Lauth, *Mém. sur les vaisseaux lymphatiques des Oiseaux* (*Ann. des sciences nat.*, 1824, t. III, p. 386).

(d) Exemples : les Grenouilles et les Salamandres (Cl. Bernard, *Mém. sur le pancréas*, loc. cit., p. 537).

(e) Hewson, *The Lymphatic System* (*Works*, p. 147).

(f) Cuvier, *Leçons d'anatomie comparée*, t. VI, p. 3.

(g) Cl. Bernard, *Mém. sur le pancréas* (*Supplém. aux Comptes rendus de l'Acad. des sciences*, t. I, p. 534).

(h) Voyez Fourcroy, *Système des connaissances chimiques*, t. X, p. 64.

(i) Reuss und Emmert, *Untersuchung der Chylus des Pferden-Chemische Beobachtungen und Versuche über der Lymphe in den absorbirenden Gefässen des Pferdes* (Scherer's *Allgem. Journ. der Chemie*, 1800, t. V, p. 106, 691). — Emmert, *Beiträge zur nähern Kenntniss des Speicsaftes* (Reil's *Archiv für die Physiologie*, 1808, t. VIII, p. 145). — Extrait d'un *Mém. sur l'analyse du chyle* (*Ann. de chimie*, 1811, t. LXXX, p. 84).

(j) Vauquelin, *Analyse du chyle de Cheval* (*Ann. de chimie*, 1812, t. LXXXI, p. 113).

Leçon, nous avons vu que la lymphe présente à peu près la même composition que le plasma du sang (1) ; or, les analyses du chyle qui ont été faites par divers chimistes montrent que ce liquide a la plus grande analogie avec du plasma qui serait chargé de graisse.

La proportion de matières grasses qui s'y rencontrent est très variable. Il suffit d'une quantité très faible de ces substances pour rendre le chyle laiteux, mais souvent ce liquide en contient jusqu'à 3 centièmes de son poids, et même davantage (2).

(1) Voyez tome IV, page 558 et suivantes.

(2) Comme exemple de la composition d'un chyle riche en matières grasses, je citerai celui d'un Chat analysé par M. Nasse. Ce physiologiste y trouva :

| | |
|---|---|
| Eau | 905,7 |
| Fibrine | 1,3 |
| Albumine , etc. | 48,9 |
| Graisse | 32,7 |
| Chlorure de sodium. | 7,1 |
| Autres sels solubles. | 2,3 |
| Sels terreux | 2,0 |
| Fer | q. traces (a) |

Fr. Simon a trouvé, dans le chyle d'un Cheval qui avait mangé des pois quelques heures avant sa mort :

| | |
|---|---|
| Eau | 940,67 |
| Fibrine | 0,44 |
| Graisse | 1,18 |
| Albumine | 42,71 |
| Hématoglobuline | 0,47 |
| Matières extractives et sels. | 8,36 |
| Chlorure de sodium, lactate de soude avec de la caséine, etc. | 1,78 |

Le chyle de deux autres Chevaux qui avaient été nourris avec de l'avoine donna au même chimiste :

| | N° I. | N° II. |
|---|---|---|
| Eau | 928,00 | 916,00 |
| Fibrine | 0,80 | 0,90 |
| Graisse | 10,01 | 3,48 |
| Albumine, etc. | 46,43 | 60,53 |
| Hématoglobuline. | traces | 5,69 |
| Matières extract. | 5,32 | 5,26 |
| Chlorures, lactates, etc. | 7,30 | 6,70 |
| Sulfate et phosphate de chaux, et peroxyde de fer. | 1,10 | 0,85 (b) |

M. Rees a trouvé le chyle d'un supplicié composé de :

| | |
|---|---|
| Eau | 90,18 |
| Albumine avec des traces de fibrine | 7,08 |
| Extrait aqueux | 0,50 |
| Extrait alcoolique | 0,42 |
| Chlorure de sodium, carbonates, sulfates et phosphates à bases alcalines et oxyde de fer | 0,44 |
| Matières grasses | 0,92 (c) |

L'existence de sucre dans le chyle a

(a) Nasse, art. CHYLUS (Wagner's *Handwörterbuch der Physiologie*, t. 1, p. 235).
(b) Fr. Simon, *Animal Chemistry*, t. 1, p. 355 et suiv.).
(c) Rees, *On the Chemical Analysis of the Contents of the Thoracic Duct in the Human Subject* (*Philos. Trans.*, 1842, p. 82).

Les physiologistes admettent généralement que la fibrine du chyle provient également des aliments élaborés par le travail digestif, mais je doute fort qu'il en soit ainsi. Il est vrai que la proportion de cette substance y est d'ordinaire un peu plus élevée que dans la lymphe des autres parties du corps (1); mais elle est inférieure à ce qui existe dans le plasma du sang, et il est à noter que la coagulabilité du chyle paraît être plus grande dans la partie terminale du système des vaisseaux chylifères que dans les branches radiculaires qui avoisinent l'intestin (2) : ce qui semble dénoter une augmentation dans la quantité relative de la fibrine, et tendrait à faire penser que ce principe est versé dans le courant chyleux par les affluents du système lymphatique. Il est aussi à noter que la présence d'une quantité plus ou moins considérable de matières albuminoïdes dans les aliments ne paraît exercer aucune influence sur la proportion de fibrine dont le chyle se trouve chargé (3). Enfin, dans les expériences faites par Collard de Martigny sur les

été constatée par Trommer, à l'aide du réactif de ce chimiste (a), mais paraît être exceptionnelle (b).

(1) Dans les analyses du chyle faites par Prout, on considéra comme étant de la fibrine la totalité du caillot débarrassé des matières que le lavage pouvait entraîner, et l'on arriva de la sorte à évaluer la proportion de cette substance à 6 ou 8 millièmes (c), ce qui est beaucoup au-dessus de la réalité.

(2) Cette remarque a été faite par Emmert et par plusieurs autres physiologistes (d).

(3) Leuret et Lassaigne ont insisté sur ce fait : ils ont trouvé autant et même plus de fibrine dans le chyle recueilli sur des Animaux qui avaient été nourris avec du sucre ou de la gomme, que chez ceux qui avaient mangé de la viande (e).

(a) Trommer, *Unterscheidung von Gummi, Dextrin, Traubenzucker und Rohrzucker* (Ann. der Chemie und Pharm., 1841, t. XXXIX, p. 360).
(b) Lehmann, *Lehrbuch der physiologischen Chemie*, t. II, p. 249.
(c) Prout, *Op. cit.* (Ann. of Philos., t. XIII, p. 25).
(d) Emmert, *Op. cit.* (Ann. de chimie, 1811, t. LXXX, p. 85).
— Prout, *Op. cit.* (Ann. of Philos., t. XIII, p. 22).
— Müller, *Manuel de physiologie*, t. I, p. 467.
— Todd and Bowmann, *The Physiol. Anatomy and Physiology of Man*, t. II, p. 281.
(e) Leuret et Lassaigne, *Recherches pour servir à l'histoire de la digestion*, p. 160.

effets de l'abstinence, le liquide contenu dans le canal thoracique a été trouvé moins coagulable après le repas que chez les Animaux à jeun (1).

Les globules hématiques qui se rencontrent en quantité plus ou moins grande dans le chyle tiré du canal thoracique, et qui donnent parfois à ce liquide une teinte rosée (2), me paraissent avoir la même origine. Jusque dans ces derniers temps, on croyait assez généralement que ces corpuscules naissaient dans le chyle, et étaient des globules du sang en voie de développement, destinés à remplacer ceux que ce fluide nourricier perd sans cesse. Mais les observations microscopiques les mieux faites sont défavorables à cette opinion, et tendent à faire penser que les globules rouges en question proviennent du sang et sont introduits dans les vaisseaux chylifères par les ganglions mésentériques ou par les lymphatiques de la rate. Du reste, on en voit dans la lymphe des autres parties de l'organisme, et j'ai déjà

(1) Dans du chyle recueilli sur un Chien, vingt-quatre heures après un repas, Collard de Martigny trouva 3 millièmes de fibrine, et dans le liquide dont le canal thoracique était rempli chez un autre Animal qui jeûnait depuis neuf jours, il en trouva 5,8 pour 1000 (a).

J'ajouterai que dans les analyses élémentaires du chyle d'un Cheval nourri avec de l'herbe et de celui d'un Chien nourri de viande, MM. Macaire et Marcet fils n'ont trouvé aucune différence, quant à la proportion d'azote (b).

(2) La teinte rougeâtre du chyle est fortement prononcée chez le Cheval. Emmert a remarqué qu'elle n'existe pas dans le liquide contenu dans les branches radiculaires des vaisseaux chylifères, mais se prononce le plus dans le canal thoracique (c).

Les traces de fer que plusieurs chimistes ont trouvées dans le chyle (d) provenaient probablement des globules du sang mêlés à ce liquide.

(a) Collard de Martigny, *Recherches expérimentales sur les effets de l'abstinence complète d'aliments solides et liquides sur la composition du sang et de la lymphe* (*Journal de physiologie* de Magendie, 1828, t. VIII, p. 182).

(b) Macaire et Marcet, *Recherches sur l'origine de l'azote qu'on trouve dans la composition des substances animales* (*Ann. de chimie et de physique*, 1832, t. LI, p. 377).

(c) Emmert, *Op. cit.* (Reil's *Archiv für die Physiologie*, t. VIII, p. 147, 218, et *Ann. de chimie*, 1811, t. LXXX, p. 85).

— Vauquelin, *Op. cit.* (*Ann. de chimie*, et *Ann. du Muséum*, t. XVIII, p. 240).

— Rees, *On Chyle and Lymphe* (*London Medical Gazette*, 1841, t. XXVII, p. 547).

(d) Emmert, *Op. cit.* (*Ann. de chimie*, 1811, t. LXXX, p. 85).

eu l'occasion de parler de la manière dont on peut expliquer leur présence dans ce liquide (1).

La proportion d'albumine et d'autres matières albuminoïdes est également plus élevée dans le chyle que dans la lymphe ordinaire, et il y a lieu de croire qu'une certaine quantité de ces substances provenant du chyme passe de l'intestin dans les racines des vaisseaux chylifères avec les matières grasses (2).

§ 4. — Des expériences faites par Hunter et par quelques-uns de ses devanciers avaient porté les physiologistes à croire que toutes les substances nutritives ou autres qui sont absorbées par les parois de l'intestin grêle étaient pompées par les vaisseaux chylifères, et se trouvaient dans le chyle. Ainsi on crut avoir constaté que les matières colorantes, telles que l'indigo ou la garance, suivaient cette route pour parvenir dans le torrent de la circulation (3). Mais des recherches mieux conduites ont prouvé que la plupart des matières étrangères dont l'absorption a lieu dans cette portion du tube digestif, ne se montrent pas dans le chyle et pénètrent directement dans les veines qui prennent naissance dans la tunique muqueuse (4).

Les chylifères n'absorbent pas toutes les substances.

Ainsi, quand des matières colorantes passent de l'intestin dans

---

(1) Voyez tome IV, page 568.

(2) On doit à M. Rees des analyses comparatives de la lymphe et du chyle qui montrent la grande ressemblance existant entre ces deux liquides, sauf en ce qui concerne la proportion des principes albuminoïdes et des matières grasses. Voici les résultats obtenus par ce physiologiste :

| | LYMPHE. | CHYLE. |
|---|---|---|
| Eau. . . . . . . . . | 965,36 | 902,37 |
| Fibrine . . . . . . . | 1,20 | 3,70 |
| Albumine . . . . . . | 12,20 | 35,16 |
| Matières extractives solubles dans l'alcool et dans l'eau. . . . | 2,40 | 3,32 |
| Matières extractives solubles dans l'eau seulement. . . . . | 13,19 | 12,33 |
| Sels. . . . . . . . . | 5,85 | 7,11 |
| Graisse . . . . . . . | traces | 36,04 (a) |

(3) Voyez tome V, pages 16 et 17.

(4) Les expériences de Hunter, dont j'ai déjà eu l'occasion de parler (b),

---

(a) Rees, Op. cit. (London Medical Gazette, 1844, t. XXVII, p. 547).

(b) Voyez tome V, page 17.

VII. 12

le torrent de la circulation, et sont ensuite expulsées de l'organisme par les reins, on n'en découvre le plus ordinairement aucune trace dans le chyle. Il en est de même pour un grand

n'étaient pas de nature à inspirer grande confiance, mais elles furent pendant longtemps acceptées par tous les physiologistes comme démonstratives. Hallé n'obtint, il est vrai, que des résultats négatifs lorsqu'il chercha à constater l'absorption des matières colorantes par les chylifères (a) ; mais ce fut Magendie qui, le premier, combattit les vues généralement adoptées à ce sujet, et qui montra que dans certains cas au moins l'absorption des matières étrangères contenues dans l'intestin a lieu par les veines. Ainsi, dans une des expériences faites par ce physiologiste, une décoction de rhubarbe ayant été introduite dans l'intestin d'un Chien, y fut promptement absorbée, et la rhubarbe se montra bientôt dans l'urine, mais on n'en trouva aucune trace dans le canal thoracique (b).

En 1820, Tiedemann et Gmelin publièrent un travail spécial sur ce sujet (c), et dans la plupart de leurs expériences, faites sur des Chiens et des Chevaux, ni les matières colorantes, telles que l'indigo, la garance, la rhubarbe, la cochenille, l'alcanna et la gomme-gutte, ni les substances dont l'odeur est caractéristique, telles que le camphre ou le musc, ni les substances minérales solubles, qui sont faciles à reconnaître au moyen de

réactifs chimiques, par exemple l'acétate de plomb, les sels de fer, le cyanoferrure de potassium et le deutochlorure de mercure, ne se montrèrent dans le canal thoracique, tandis que d'ordinaire on les découvrait dans le sang de la veine porte ou dans l'urine. Dans quelques cas cependant il en fut autrement. Ainsi, dans l'expérience n° 5, la rhubarbe, que l'on reconnaît à sa coloration en rouge, quand on y ajoute goutte à goutte de la potasse en dissolution, se trouvait dans le chyle aussi bien que dans le sang. Dans une autre expérience (n° 6), on découvrit des traces de cyanoferrure de potassium dans le chyle, ainsi que dans le sang de la veine porte. Il résulte donc de l'ensemble de ces expériences, que les vaisseaux chylifères ne jouent jamais qu'un rôle peu important dans l'absorption de ces matières minérales ou colorantes.

Peu de temps après, Lawrence et Coates, Selius et Ficinus, Mac Neven, et plusieurs autres physiologistes dont j'ai déjà eu l'occasion de citer les travaux (d), firent aussi des recherches en vue de la détermination des voies suivies par les matières qui sont absorbées dans l'intestin. Toutes ces expériences montrent que ces matières peuvent passer par les veines qui de l'intestin se rendent au foie, et dans la

(a) Voyez Fourcroy, *Système des connaissances chimiques*, t. X, p. 66.
(b) Magendie, *Précis élémentaire de physiologie*, t. II, p. 202.
(c) Tiedemann und Gmelin, *Versuche über die Wege auf welchen Substanzen aus dem Magen und Darmkanal in Blut gelangen.* Heidelberg, 1820. — *Recherches expérimentales sur la route que prennent diverses substances pour passer de l'estomac et du canal intestinal dans le sang,* trad. par Heller. Paris, 1821.
(d) Voyez tome V, page 26.

nombre de matières salines dont l'absorption par les parois de l'intestin et la présence dans le sang sont faciles à constater à l'aide de diverses réactions chimiques (1).

Tous les faits les mieux observés tendent donc à montrer que les vaisseaux chylifères admettent certaines substances de préférence à d'autres, qu'ils exercent sur les matières contenues dans l'intestin une absorption élective, et prennent dans le chyme les corps gras et peut-être aussi des principes albuminoïdes à l'exclusion des matières salines. Leur mode d'action a donc une analogie frappante avec celui des organes sécréteurs, qui, ainsi que nous le verrons dans une prochaine Leçon, puisent dans le sang certaines substances de préférence à d'autres, et en séparent de la sorte les matériaux des sucs particuliers que chacun d'eux est chargé de produire ; seulement ici le liquide sécrété,

plupart des cas il fut impossible de constater le passage de ces mêmes substances par les vaisseaux chylifères.

Mais, à côté de beaucoup de faits négatifs, il est un certain nombre de résultats qui ne me paraissent laisser aucun doute, quant à la possibilité de l'introduction directe de plusieurs de ces substances dans l'organisme par les chylifères aussi bien que par les veines. Il est vrai que, dans quelques cas où des matières colorantes ingérées dans l'intestin ont été aperçues dans le chyle, on peut supposer qu'elles ont été portées dans le système lymphatique par le plasma du sang, et dans les expériences faites sur l'absorption de la garance par M. Buisson,

les choses paraissent s'être passées de la sorte (a). Mais dans d'autres circonstances cela ne me semble pas avoir eu lieu ; et ainsi que je l'ai déjà dit en traitant de l'absorption en général (b), il paraît que la plupart des substances absorbables pénètrent directement dans les vaisseaux chylifères aussi bien que dans les veines, mais que leur absorption est beaucoup plus active par ces dernières que par les premiers, et qu'en général la part que ceux-ci prennent dans le travail en question est tout à fait insignifiante.

(1) Il est également à noter que les chimistes n'ont pu découvrir dans le chyle aucun des principes caractéristiques de la bile qui baigne la surface interne de l'intestin (c).

(a) Buisson, *De la coloration du chyle par la garance* (*Gazette médicale*, 1844, p. 295), et *Études sur le chyle* (*loc. cit.*, p. 523).
(b) Voyez tome V, page 21.
(c) Lehmann, *Lehrbuch der physiologischen Chemie*, t. II, p. 249.

au lieu d'être extrait du fluide nourricier et versé au dehors, serait tiré des matières alimentaires contenues dans l'intestin et versé dans la lymphe, qui, devenue chyle par le fait de cette addition, porterait les produits de ce travail physiologique dans le torrent de la circulation. D'après cette manière de concevoir le phénomène en question, professée par un physiologiste distingué d'Edimbourg, M. Goodsir, les villosités de l'intestin seraient, pour ainsi parler, des glandules récrémentitielles qui sécréteraient le chyle dont elles puiseraient les matériaux dans le chyme, et qui auraient pour conduit excréteur la radicule lymphatique creusée dans l'axe de chacun de ces appendices (1). N'ayant pas encore traité des phénomènes de la sécrétion en général, il serait difficile de discuter ici cette hypothèse; mais je dois dire qu'elle me semble plus satisfaisante que toute autre, et que les observations dont j'ai déjà rendu compte relativement à la manière dont les matières grasses réduites dans un état de grande division par l'émulsionnement que déterminent le suc pancréatique ou les autres liquides intestinaux, sont introduites dans l'intérieur des utricules épithéliques des villosités avant de passer dans les vaisseaux lymphatiques sous-jacents, révèlent un nouveau trait de ressemblance entre les sécrétions et l'acte physiologique qu'on nomme communément l'absorption du chyle, mais qu'il serait peut-être mieux d'appeler la formation de ce produit récrémentitiel.

L'émulsionnement des graisses par le suc pancréatique paraît être une des circonstances qui contribuent le plus à favoriser ce travail, et, ainsi que je l'ai déjà fait voir dans une

(1) Cette vue relative aux fonctions sécrétoires des villosités intestinales a été brièvement indiquée par M. Goodsir en 1842 (a).

(a) Goodsir, *On the Structure and Functions of the Intestinal Villi in Man and certain of the Mammalia, with some Observ. on Digestion and the Absorption of Chyle* (Edinburgh philosophical Journal, 1842, t. XXXIII, p. 165). — *Anatomical and Pathological Observations,* 1845, p. 4 et suiv.

précédente Leçon, c'est dans cet état, et sous la forme de globulins d'une petitesse extrême, que ces substances pénètrent dans les cellules épithéliales dont les villosités de la tunique muqueuse de l'intestin grêle sont revêtues, et qu'elles passent ensuite dans les cavités radiculaires des vaisseaux chylifères (1).

Les villosités de l'intestin grêle chez l'Homme et les autres Mammifères, ou les lamelles qui en tiennent lieu chez les Vertébrés inférieurs, sont les principaux organes d'absorption des matières constitutives du chyle ; mais quelques observations récentes tendent à établir que toutes les parties de la tunique muqueuse de cette portion du tube digestif peuvent remplir les mêmes fonctions. Lorsque cette absorption est en pleine activité, les villosités deviennent turgides ; elles se contractent et s'allongent alternativement, et se chargent de graisse émulsionnée qui, en se mêlant aux autres matières puisées dans l'intestin et à la lymphe fournie par le plasma transsudé dans les tissus adjacents, constitue le liquide chyleux. Quant au mécanisme à l'aide duquel cette introduction s'opère, et aux forces dont le jeu détermine l'ascension du chyle dans les vaisseaux chargés de le verser dans la veine sous-clavière, nos connaissances sont encore très incomplètes, et je n'ai rien d'important à ajouter aux faits dont j'ai déjà rendu compte en traitant de l'absorption en général (2).

(1) Voyez tome V, page 228.

(2) Pour plus de détails à ce sujet, je renverrai aux observations de M. Brücke (a) et des autres physiologistes, dont j'ai déjà cité les recherches lorsque j'ai traité de l'absorption des graisses et de plusieurs autres matières insolubles par la surface muqueuse de l'intestin (b).

En décrivant les villosités de la muqueuse intestinale, j'ai eu également l'occasion de parler des mouvements de ces appendices (c), et par conséquent je n'y reviendrai pas ici.

(a) Brücke, *Ueber die Chylusgefässe und die Resorption des Chylus (Denkschriften der Akad. der Wissenschaften zu Wien*, 1854, t. VI, p. 99).
(b) Voyez tome V, pages 227 à 243.
(c) Voyez tome VI, page 399.

Du reste, quoique la plus grande partie des corps gras que l'Homme et les autres Mammifères s'assimilent arrive évidemment dans le sang sous la forme d'une sorte d'émulsion et se trouve dans le chyle, il me semble impossible d'admettre que la totalité des principes de cet ordre qui pénètrent dans la profondeur de l'organisme soit absorbée de la sorte. En effet, le chyle des Oiseaux, ainsi que je l'ai déjà dit, ne contient que peu ou point de graisse émulsionnée, et cependant ces Animaux absorbent indubitablement des quantités considérables de matières grasses tirées de leurs aliments.

§ 5. — Par voie d'exclusion, nous nous trouvons donc conduits à chercher si, dans l'intestin grêle aussi bien que dans l'estomac, l'absorption veineuse ne jouerait pas un grand rôle dans la portion complémentaire du travail digestif dont l'étude nous occupe ici, c'est-à-dire dans le transport des matières nutritives de cet intestin jusque dans le système irrigatoire général de l'organisme (1). Une multitude d'expériences, dont quelques-unes des premières sont dues à Magendie, prouvent qu'effectivement il en est ainsi, et que même c'est principalement par la veine porte que s'opère l'absorption de la plus grande partie des matières déposées dans le tube intestinal. Ainsi les substances salines qui, introduites dans l'intestin, pénètrent dans

(1) Lorsque l'on considérait le chyle comme un produit particulier de la digestion élaboré dans le tube intestinal, et ensuite absorbé par les vaisseaux chylifères, on agita beaucoup la question de la possibilité de l'entrée de ce liquide dans les veines de l'intestin, et quelques anatomistes pensèrent en avoir aperçu dans ces vaisseaux (a). Mais le liquide laiteux qu'ils y aperçurent était, suivant toute probabilité, du sang dont le plasma se trouvait fortement chargé de graisse émulsionnée.

(a) Walœus, *Epistolæ duæ de motu chili et sanguinis* (Bertholini Anatomia, 5° édit., p. 789).
— Meckel, *Experimenta nova et observat. de finibus venarum ac vasorum lymphaticorum,* 1772, p. 13.
— Brendel, *De chili ad sanguinem commeatu per venas mesaraicas non improba bile.*
— A. Monro, *De venis lymphaticis valvulosis et de earum imprimis origine.*
— Tiedemann et Gmelin, *Recherches sur la route que prennent diverses substances pour passer de l'estomac et du canal intestinal dans le sang,* p. 76.

l'organisme, se retrouvent toujours plus facilement et en plus grande quantité dans le sang des veines mésentériques que dans le canal thoracique, et en général on les découvre dans le premier de ces liquides, tandis qu'on n'en trouve aucune trace dans le chyle. Les recherches publiées il y a une quarantaine d'années par Tiedemann et Gmelin fournissent beaucoup de faits de ce genre ; mais je citerai ici de préférence une des expériences dues à Panizza, parce qu'elle me paraît de nature à donner une idée plus exacte de ce qui se passe dans les circonstances ordinaires. Pendant plusieurs jours de suite ce physiologiste administra à des Chiens du cyanoferrure de potassium mêlé aux aliments, puis il tua ces Animaux pendant que la digestion était en pleine activité, et, à l'aide du chlorure de fer, il chercha à constater la présence du cyanoferrure dans les divers liquides de l'organisme : or, il n'en aperçut que de faibles traces dans le chyle extrait du canal thoracique, mais il en découvrit facilement dans le sang de toutes les parties du corps, et il trouva qu'il y en avait plus dans le sang de la veine porte que partout ailleurs (1).

D'autres physiologistes ont constaté que c'est principalement par les veines de l'intestin que le sucre introduit dans l'appareil digestif, ou produit dans l'intestin par l'action de la salive, du suc pancréatique ou des sucs intestinaux sur les matières amylacées, est absorbé et versé dans le torrent de la circulation générale (2).

L'absorption des matières albuminoïdes par les branches du

(1) Panizza obtint des résultats semblables, en administrant de l'iodure de potassium à un Anon (a).

(2) Les expériences dans lesquelles on avait constaté la présence de sucre dans le système circulatoire général, sans en avoir trouvé dans le canal thoracique, furent d'abord considérées comme démonstratives de l'absorption de cette substance par

(a) Panizza, *Dello absorbimento venoso* (Mcm. dell'Instituto Lombardo di scienze, 1843, t. 1, p. 183).

système de la veine porte est moins facile à prouver, parce que le sang en contient toujours beaucoup, mais en quantité variable. Cependant cette absorption a été rendue très probable non-seulement par l'analogie, mais par la comparaison des proportions relatives des globules rouges et de l'albumine existant dans le sang qui traverse ces vaisseaux pour se rendre de l'intestin au foie, et dans le sang qui revient des autres parties du corps. En effet, M. J. Béclard a trouvé qu'à la suite des repas, le sang de la veine porte contenait proportionnément plus d'albumine que le sang ordinaire (1).

M. Cl. Bernard, dont les expériences ont jeté une vive

les veines de l'intestin (a). Mais aujourd'hui qu'on sait, par les recherches de M. Cl. Bernard, qu'il y a production de sucre dans le foie, les faits de cet ordre ont perdu toute valeur, et pour mettre en évidence le rôle de ces veines dans le travail dont l'étude nous occupe ici, il a fallu examiner le sang qui vient de l'intestin et qui n'a pas encore traversé le foie. Plusieurs expériences de ce genre ont été faites par MM. Bouchardat et Sandras. Ainsi, après avoir nourri un Lapin avec des matières saccharifères, ils ont trouvé que le sang de la veine porte contenait plus de sucre que n'en renfermait le sang artériel (b). Enfin, M. Cl. Bernard a constaté que le sucre absorbé dans l'intestin se reconnaît dans le sang de la veine porte, mais il n'en a que rarement aperçu des traces dans les vaisseaux chylifères (c), et M. Lehmann n'a pu jamais en découvrir dans le chyle du Cheval, dont les aliments féculents avaient donné naissance à ce produit dans l'intestin (d).

(1) M. J. Béclard a analysé comparativement le sang de la veine jugulaire et le sang de la veine porte chez des Animaux à jeun et chez d'autres où la digestion était en pleine activité, et il a trouvé que chez les premiers la proportion des globules hématiques et de fibrine était beaucoup plus grande dans le sang de la veine porte que dans celui de la jugulaire ; ce qui s'explique par l'élimination d'une quantité considérable d'eau et de matières solubles par le travail sécrétoire dont le tube digestif est toujours le siége. Mais, chez les seconds, il obtint un résultat inverse, et il trouva, pour un même poids d'eau, beaucoup moins de globules et beaucoup plus de matières albuminoïdes. Si l'on prend

(a) Tiedemann et Gmelin, *Recherches sur la digestion*, t. 1, p. 201.
(b) Bouchardat et Sandras, *De la digestion des matières féculentes*, etc. (*Supplém. à l'Annuaire de thérapeutique pour* 1846, p. 118 et suiv.).
(c) Cl. Bernard, *Du rôle de l'appareil chylifère dans l'absorption des substances alimentaires* (*Comptes rendus de l'Acad. des sciences*, 1850, t. XXXI, p. 799).
(d) Lehmann, *Lehrbuch der physiologischen Chemie*, t. II, p. 248.

lumière sur toutes les parties de la physiologie, et dont l'autorité est des plus grandes dans les questions qui nous occupent ici, pense que même la totalité des matières albuminoïdes transportées de l'intestin dans le sang est absorbée par la veine porte (1); mais les observations sur lesquelles il se fonde ne

pour unité de mesure la quantité de globules contenue dans le sang de la veine porte des Chiens soumis à ces expériences, et qu'on la représente par 100, on trouve que, chez ceux qui étaient à jeun, la proportion d'eau variait entre 417 et 300, et celle des matières albuminoïdes et autres substances solubles ne s'élevait qu'à 42 ; tandis que chez l'Animal en pleine digestion, la quantité d'eau correspondante à cette même quantité de globules s'élevait à plus de 1300, et celle de l'albumine, etc., à 275 : ce qui suppose l'entrée d'une quantité fort considérable de liquide et de principes solubles dans ce sang pendant son passage à travers les capillaires des parois de l'intestin (a).

(1) M. Cl. Bernard a vu que si l'on injecte de l'albumine d'œuf dans la veine jugulaire, cette substance se montre bientôt dans l'urine, mais qu'elle n'est pas excrétée de la sorte quand on l'introduit dans la veine porte ; et il conclut de ce fait qu'en traversant le foie, l'albumine en question se modifie de façon à ne plus être excrétée par les reins dans l'état ordinaire de l'organisme. Or, l'albumine absorbée dans l'intestin n'apparaît pas dans l'urine ; par conséquent, M. Cl. Bernard pense que cette substance, pour passer de l'intestin dans les artères, a dû traverser le foie et avoir été absorbée en entier par la veine porte (b). Ces expériences, répétées par M. Orc, ont donné les mêmes résultats (c). Mais, comme nous le verrons lorsque nous étudierons la sécrétion urinaire, les circonstances qui déterminent l'albuminurie sont beaucoup plus nombreuses qu'on ne le supposait à l'époque où les premières recherches de ce physiologiste furent publiées ; et d'ailleurs il résulterait des expériences de MM. Cl. Bernard et Barreswil que l'albumine préalablement modifiée par l'action du suc gastrique ne se comporte pas comme l'albumine ordinaire, et que, introduite dans le torrent de la circulation, elle ne passe jamais dans les urines (d). Or, l'albumine qui est absorbée dans le tube digestif a toujours été modifiée de la sorte, et par conséquent elle doit être soustraite à l'action éliminatrice des reins, qu'elle ait ou non traversé le foie. Le raisonnement sur lequel repose l'opinion mentionnée ci-dessus n'est donc pas admissible.

(a) Béclard, *Recherches expérimentales sur les fonctions de la rate et sur celles de la veine porte* (Archives générales de médecine, 1848, 4<sup>e</sup> série, t. XVIII, p. 129).
(b) Cl. Bernard, *Du rôle de l'appareil chylifère dans l'absorption des substances alimentaires* (Comptes rendus de l'Acad. des sciences, 1850, t. XXXI, p. 800).
(c) Orc, *Fonctions de la veine porte.* Bordeaux, 1861, p. 9.
(d) Cl. Bernard et Barreswil, *Recherches physiologiques sur les substances alimentaires* (Comptes rendus de l'Académie des sciences, 1844, t. XVIII, p. 783).

me paraissent pas probantes, ainsi que je l'expliquerai dans une autre partie de ce Cours.

Enfin les corps gras, tout en passant souvent en grande abondance de l'intestin dans les vaisseaux chylifères, sont absorbés aussi en quantité considérable par les veines. M. Cl. Bernard s'en est assuré directement en examinant au microscope le sang de la veine porte chez divers Animaux ouverts pendant qu'ils digéraient des aliments contenant beaucoup de matières grasses (1).

Il paraîtrait même que chez les Oiseaux et les autres Vertébrés ovipares, c'est principalement, ou peut-être même exclusivement par les veines de l'intestin que les graisses neutres sont introduites dans l'organisme, car, ainsi que je l'ai déjà dit, le chyle de ces Animaux ne contient en général que peu ou point de graisse émulsionnée, tandis qu'il en existe beaucoup dans le sang de la veine porte quand la digestion d'aliments gras vient de s'effectuer (2).

---

(1) M. Cl. Bernard a trouvé que chez le Chien, le sang de la veine porte contient alors à peu près autant de matières grasses que le chyle. Le sérum qui suintait du caillot formé par ce sang était blanchâtre comme du lait, par suite de la quantité de graisse émulsionnée que ce liquide tenait en suspension (a).

En comparant la proportion de matières grasses contenues dans le sérum du sang de la veine porte chez des Chevaux privés d'aliments et chez d'autres Animaux de la même espèce qui avaient été bien repus, M. F. Schmidt a trouvé, en moyenne, seulement 0,10 pour 100 chez les premiers, et 0,21 pour 100 chez les seconds (b).

M. Lehmann a trouvé aussi que le sang de la veine porte est beaucoup plus chargé de graisse que le sang ordinaire, chez les Chevaux qui ont mangé abondamment quelques heures avant d'être abattus (c).

(2) M. Cl. Bernard a constaté la présence de beaucoup de graisse émulsionnée dans le sang de la veine porte chez des Pigeons, des Coqs, des Émouchets et d'autres Oiseaux, à qui il avait fait avaler de la graisse peu de temps avant de les tuer (d).

(a) Cl. Bernard, *Op. cit.* (*Comptes rendus de l'Acad. des sciences*, 1850, t. XXXI, p. 802).
(b) Schmidt, *Chemische und mikrosc. Unters. über die Pfortader-Blut* (Heller's *Archiv für physiol. und pathol. Chemie*, 1847, t. IV, p. 318).
(c) Lehmann, *Lehrbuch der physiologischen Chemie*, t. II, p. 206.
(d) Cl. Bernard, *Op. cit.* (*Comptes rendus de l'Acad. des sciences*, 1850, t. XXXI, p. 802).

§ 6. — Ainsi les résultats fournis par les recherches physiologiques relatives à l'absorption des matières alimentaires dans l'intestin grêle sont parfaitement d'accord avec l'opinion que les faits d'anatomie comparée nous auraient portés à avoir. Nous avons vu que chez la plupart des Animaux il n'existe pas de système chylifère, et que l'absorption de tous les produits du travail digestif se fait directement par les veines ou par les conduits sanguifères qui en tiennent lieu. Il était donc permis de croire que chez les Vertébrés, où il existe à la fois, dans l'épaisseur des parois de l'intestin, des veines et des vaisseaux lymphatiques, les veines ne devaient pas être entièrement déchues de leurs fonctions comme organes absorbants, et que les chylifères devaient constituer un appareil complémentaire destiné à rendre plus puissant le travail absorbant. Nous voyons qu'il en est ainsi, et que ces conduits servent principalement à l'introduction des matières grasses dont l'absorption par les veines n'aurait pas été assez active pour répondre aux besoins de l'organisme, surtout chez les Mammifères (1).

Il résulte également des faits dont j'ai rendu compte, que chez l'Homme et les autres Mammifères la part afférente au système des vaisseaux chylifères dans le travail de l'absorption des produits de la digestion doit être considérable, car nous avons vu précédemment que la quantité de chyle versée dans le torrent

(1) Haller cite les observations de Winslow et de plusieurs autres anatomistes qui ont vu du chyle (c'est-à-dire un liquide d'apparence laiteuse) dans les vaisseaux lymphatiques de diverses parties du gros intestin, même du rectum (a).

M. Buisson a constaté expérimentalement un fait analogue. Après avoir purgé un Chien et l'avoir fait jeûner pendant deux jours, il lui injecta du lait dans le gros intestin ; il le tua quelque temps après, et il trouva un liquide blanc dans les lymphatiques de cette portion du tube, ainsi que dans le canal thoracique. En opérant de la même manière avec du bouillon, les résultats furent moins nets (b).

(a) Haller, *Elementa physiologiæ*, t. VII, p. 168.
(b) Buisson, *Études sur le chyle (Gazette médicale*, 1844, t. XII, p. 522).

de la circulation par le canal thoracique est très considérable (1). Je rappellerai également que le courant qui se dirige ainsi de l'intestin vers le cœur est très fort (2), mais qu'il reste encore beaucoup d'obscurité sur le mécanisme de ce mouvement.

D'après ce que nous savons sur l'absorption en général (3), il est évident que le passage des matières nutritives ou autres de la cavité digestive dans le torrent de la circulation doit nécessiter un temps plus ou moins long suivant la nature de ces substances; mais jusqu'ici on n'a constaté que peu de faits propres à nous éclairer sur ce sujet (4).

§ 7. — Pour compléter cette étude de la digestion et des phénomènes qui en dépendent directement, il ne me reste que quelques mots à dire relativement à l'absorption des matières nutritives qui peut s'effectuer dans la portion terminale du tube alimentaire. On sait, par les effets qui résultent de l'injection de substances médicamenteuses ou toxiques par l'anus, que l'absorption est assez active dans le gros intestin (5), et, d'après les changements qui se remarquent dans

---

(1) Voyez tome IV, page 583.

(2) Voyez tome IV, page 577.

(3) Voyez tome V, page 222 et suivantes.

(4) Récemment, quelques expériences comparatives ont été faites par M. Funke sur le degré de rapidité avec lequel l'absorption des peptones, celle du sucre et celle du sel marin s'effectuent dans l'intestin; et ce physiologiste a trouvé que la première de ces substances est presque aussi absorbable que la deuxième, mais que la dernière l'est moins (a).

(5) L'absorption par la surface muqueuse du gros intestin est moins rapide que par les parois de l'estomac (b). Elle s'exerce sur les gaz aussi bien que sur les liquides, et lorsqu'un obstacle mécanique s'oppose d'une manière permanente à l'évacuation des matières par l'anus, le gaz sulfhydrique absorbé de la sorte peut se répandre dans l'organisme, et donner

---

(a) Funke, *Ueber das endosmostische Verhalten der Peptone (Archiv für pathol. Anat. und Physiol.*, 1858, t. XIII, p. 251).

(b) Briquet, *De l'absorption des substances médicamenteuses introduites dans le gros intestin sous la forme de clystères (Gazette hebdomadaire de médecine*, 1857, t. IV, p. 8).

la consistance des matières alimentaires pendant leur séjour dans le cæcum, puis dans le côlon, il est évident qu'elles y continuent à céder à l'organisme une partie des liquides et des principes solubles dont elles sont chargées. Chez quelques Animaux, le Cheval, par exemple, il est probable que la quantité de substances nutritives absorbées de la sorte est même très considérable (1); mais on ne sait encore que fort peu de chose à ce sujet, et les observations qui ont été faites par quelques physiologistes relativement au rôle des vaisseaux lymphatiques et des veines dans cette portion complémentaire de l'absorption nutritive sont trop vagues et en trop petit nombre pour qu'il me paraisse utile d'en discuter la portée.

§ 8. — En résumé, nous voyons que les résultats physiologiques de l'alimentation dépendent, d'une part, de la valeur nutritive des matières employées comme aliments, et de la puissance des agents digestifs mis en jeu pour en opérer l'élaboration; d'autre part, de l'action absorbante exercée par les parois de la cavité alimentaire, et que cette action est soumise aux lois qui régissent d'une manière générale les phénomènes d'imbi-

Influence du mode d'organisation des Animaux sur les résultats du travail digestif.

à tous les tissus une odeur stercorale, ainsi que cela a été constaté récemment dans des expériences où le rectum avait été lié (a).

(1) M. Colin a constaté expérimentalement que l'absorption peut s'opérer très rapidement dans le cæcum du Cheval, aussi bien que dans les autres parties du tube intestinal de cet Animal, et ce physiologiste considère ce réservoir comme jouant le principal rôle dans l'absorption des liquides et des matières nutritives chez les Solipèdes (b). Il a vu aussi que les lymphatiques du cæcum et du côlon sont gorgés de liquides chez les Chevaux dont la digestion est en pleine activité, mais il n'a jamais trouvé de chyle laiteux dans ces vaisseaux (c).

(a) Planer, *Die Gase des Verdauungsschlauches und ihre Beziehungen zum Blute (Sitzungs-berichte der wissensch. Akad. zu Wien*, 1860, t. XLII, p. 308).
(b) Colin, *Traité de physiologie comparée des Animaux domestiques*, t. II, p. 37.
(c) Colin, *loc. cit.*, p. 40.

bition et d'irrigation dont l'examen nous a occupés dans une autre partie de ce Cours (1). Ainsi, l'utilisation des aliments, ou ce que, dans le langage des usines, on appellerait le rendement du travail digestif, dépend non-seulement des forces digestives elles-mêmes, mais aussi des circonstances qui influent sur la puissance absorbante des parois de la cavité où ces forces sont mises en jeu, et nous savons par nos études précédentes que, parmi ces circonstances, les plus importantes sont : le degré de perméabilité des tissus qui séparent les matières absorbables du fluide irrigatoire dans lequel elles doivent pénétrer ; l'étendue de la surface par laquelle cette imbibition s'opère, et la multiplicité des points de contact entre ces mêmes tissus et les liquides nourriciers ; enfin, la rapidité plus ou moins grande avec laquelle ces derniers liquides se renouvellent dans les points où ils reçoivent les matières absorbées et se répandent ensuite dans les dernières parties de l'organisme où ils doivent les distribuer. La grandeur des résultats obtenus par le travail digestif chez les divers Animaux ne dépend donc pas seulement du régime de ces êtres, de la puissance chimique de leurs sucs digestifs, ou des instruments mécaniques à l'aide desquels l'action dissolvante de ces liquides est favorisée, mais aussi des dispositions organiques qui influent sur les phénomènes d'absorption gastro-intestinale et du degré de perfection du travail irrigatoire.

Je ne pourrais, sans sortir des limites assignées à ces Leçons, examiner tous les cas particuliers dans lesquels chacune de ces circonstances vient modifier les résultats physiologiques du travail digestif ; mais, afin de bien fixer les idées à ce sujet, il me paraît utile de rappeler ici quelques-uns des faits que nous connaissons déjà, et de montrer les relations qu'ils peuvent avoir avec le sujet qui nous occupe.

(1) Voyez tome V, page 176 et suivantes.

Indépendamment des différences que j'ai déjà signalées dans le degré de perfectionnement des instruments préhenseurs, sécateurs ou broyeurs, qui, chez les divers Animaux, jouent un rôle plus ou moins important dans le travail de la digestion, et des variations que nous avons rencontrées dans la constitution ou dans les produits des organes sécréteurs qui fabriquent les liquides digestifs, il est un grand nombre de particularités anatomiques dont nous connaissons également l'existence, et dont l'influence doit être très considérable sur le rendement du travail alimentaire, à raison de leurs relations avec la puissance absorbante des parois de la cavité digestive.

Ainsi, il est évident que, même en supposant toutes choses égales d'ailleurs, le résultat final du travail digestif doit être comparativement faible chez les Animaux inférieurs, où l'irrigation organique est presque imperceptible, comme c'est le cas chez les êtres qui, dépourvus d'une circulation proprement dite, ne renouvellent que d'une manière lente et irrégulière le fluide nourricier en contact avec les parois de la cavité digestive, à travers lesquelles les matières nutritives y arrivent. Il est également manifeste que, chez les Animaux, tels que les Insectes, qui ont une circulation, mais chez lesquels les courants sanguins, parcourant seulement un système de lacunes interorganiques irrégulières, ne peuvent être rapides dans l'épaisseur des membranes interposées entre les produits de la digestion et le fluide nourricier général, l'utilisation de ces produits doit être moins facile que chez les Animaux dont le système irrigatoire plus perfectionné envoie dans la substance de ces membranes perméables une foule de canaux réguliers que des courants rapides traversent sans cesse. Par conséquent, le degré de perfection atteint par les fonctions digestives, est en partie subordonné au degré de perfectionnement de l'appareil circulatoire; et par conséquent aussi, d'après des différences que nous savons exister dans cet appareil, chez les divers Animaux, nous pouvons prévoir qu'il doit se rencontrer parmi eux de grandes inégalités dans le rendement du travail alimentaire; que, sous ce rapport, les Mollusques et les Articulés doivent être mieux partagés que les Zoophytes, mais inférieurs aux Vertébrés, et que, parmi ces derniers, les Mammifères et les Oiseaux doivent être supérieurs aux Reptiles et aux Poissons. L'adjonction de l'appareil lymphatique au système des vaisseaux centripètes constitué par les veines est aussi une circonstance qui, en facilitant l'écoulement intérieur des produits de la digestion, tend à augmenter les résultats utiles de cette fonction, et par conséquent, sous ce rapport encore, les Vertébrés sont plus favorisés que les Invertébrés, et les Mammifères, où le système des vaisseaux lymphatiques est plus parfait qu'ailleurs, sont les mieux partagés de tous les Animaux.

Influence de la conformation de la cavité digestive.

En étudiant l'absorption, nous avons vu que cette fonction donne des résultats d'autant plus considérables, que la surface par laquelle elle s'exerce est plus étendue, toutes les autres conditions étant supposées les mêmes. Le rendement du travail digestif doit donc être subordonné en partie à l'étendue de la surface des parois de la cavité où séjournent les matières alimentaires absorbables. Or, les divers Animaux présentent, comme nous le savons, de grandes différences sous ce rapport. Ainsi, chez les Zoophytes, où la cavité digestive est un sac seulement, la surface absorbante dont l'organisme dispose ne peut être que très petite, comparativement à la capacité de ce réservoir alimentaire, et nous avons vu qu'un des premiers perfectionnements introduits par la Nature dans la constitution de l'appareil digestif consiste dans la substitution d'un tube étroit à la portion reculée de la poche stomacale. Je rappellerai aussi que nous avons vu la surface absorbante, constituée de la sorte par les parois de l'intestin, s'étendre de plus en plus chez les Animaux supérieurs par le développement de replis ou même de prolongements filiformes qui baignent dans les produits du travail digestif et en activent l'absorption ; mais qu'avant d'avoir recours à la création de ces instruments spéciaux, la Nature obtient un premier degré de perfectionnement par voie d'emprunt. En effet, nous avons vu que, chez un grand nombre de Zoophytes, de Mollusques et d'Animaux annelés, certaines dépendances de l'estomac ou de l'intestin, qui d'ordinaire sont destinées seulement à verser dans la cavité digestive des sucs dissolvants et affectent alors la forme de conduits étroits, se dilatent de façon à pouvoir recevoir dans leur intérieur les matières alimentaires, et concourent à en opérer l'absorption. Cette disposition organique, dont j'ai déjà eu l'occasion de parler sous le nom de *phlébentérisme* (1), trouve ainsi son explication physiologique, et doit être considérée comme se liant à un premier degré de perfectionnement du travail alimentaire chez les Animaux où l'irrigation nutritive n'a pas le degré d'activité nécessaire pour répondre aux besoins de l'organisme (2).

Si j'avais à traiter de l'histoire particulière des diverses espèces zoologiques, il me faudrait insister davantage sur plusieurs des points que je viens d'effleurer, ainsi que sur les variations qui se remarquent dans le régime des Animaux, dans la

---

(1) Voyez tome III, pages 385, 564, etc., et tome V, page 285.

(2) M. de Quatrefages, qui a introduit dans la science un grand nombre de faits nouveaux relatifs au phlébentérisme, et qui a présenté à ce sujet beaucoup de considérations importantes, regardait d'abord ce mode d'organisation de l'appareil digestif comme se liant toujours à un état de dégradation du système circulatoire, et comme étant par conséquent un caractère d'infériorité zoologique quand il existait chez des Animaux dont le type essentiel comporte la présence d'un appareil vasculaire complet. Mais on sait aujourd'hui que ce n'est pas seulement pour se substituer au système circulatoire spécial, et pour constituer une ébauche d'appareil irrigatoire, que les dépendances tubulaires du tube digestif peuvent recevoir la destination indiquée ci-dessus. Ce mode d'organisation peut coexister avec un système vasculaire, et il doit être regardé alors comme un signe de perfectionnement physiologique plutôt que comme un indice d'infériorité.

durée de leur travail digestif et dans les circonstances qui l'accompagnent; mais tel n'est pas l'objet de ce Cours.

Je terminerai donc ici l'examen des phénomènes de la digestion, et dans la prochaine Leçon je passerai à l'histoire d'une autre fonction.

Nous avons étudié successivement le sang, considéré sous le rapport de sa composition, de ses mouvements dans l'organisme, de ses relations avec l'air atmosphérique et avec les matières alimentaires ; nous chercherons maintenant à nous rendre compte de l'emploi de ce liquide dans l'économie animale, et dans ce but nous nous occuperons d'abord du mode de production des humeurs qui en dérivent, ou, en d'autres mots, nous aborderons l'histoire des *sécrétions*.

# SOIXANTE ET UNIÈME LEÇON.



§ 1. — Les physiologistes donnent le nom de *sécrétions* aux actes par lesquels les êtres vivants séparent de leur fluide nourricier général des matières particulières qui ne pourraient s'en échapper en vertu de leur diffusibilité, et qui ne deviennent pas parties constituantes de l'organisme vivant dont elles procèdent, mais qui sont destinées à être expulsées au dehors ou à être mises en réserve pour servir à d'autres usages dans l'intérieur de l'économie.

La ligne de démarcation entre ces phénomènes et ceux que nous avons étudiés précédemment sous les noms de *transsudation* ou d'*exhalation* (1) n'est pas toujours nettement tracée, et c'est aussi par des nuances graduelles que la Nature semble passer de ce travail éliminatoire à celui qui a pour résultat la création de tissus vivants, et qui nécessite l'intervention d'autres forces. Mais, malgré ces liaisons, la sécrétion est une fonction qui, en général, est facile à caractériser, et qui doit être pour nous l'objet d'une étude particulière. Déjà, à plusieurs reprises, j'ai eu l'occasion de parler de phénomènes sécrétoires, d'organes qui en sont le siége, et de produits qui en résultent, tels que la salive, le suc gastrique, la bile ou le suc pancréatique, et, à mesure que je passerai en revue les fonctions dont l'étude nous reste encore à faire, j'aurai souvent

_________

(1) Voyez tome IV, page 391 et suivantes.

à parler d'autres humeurs dont l'origine est analogue. En ce moment, je ne m'occuperai donc pas de toutes les sécrétions, et je me bornerai à traiter de celles qui sont essentiellement excrétoires, après avoir exposé les faits qui me semblent les plus propres à nous donner une idée juste de la nature du travail sécrétoire en général, et des instruments qui l'effectuent.

On donne le nom de *glandes* aux instruments physiologiques qui sont spécialement chargés de sécréter les humeurs destinées à être expulsées directement au dehors ou versées dans la cavité digestive, et on l'applique aussi aux organes qui, en raison de leur structure, semblent devoir remplir des fonctions analogues, bien que les produits qu'ils élaborent ne puissent être excrétés.

Des glandes. — Les glandes les plus remarquables par leur volume et leur importance sont le foie, le pancréas, les glandes salivaires, les reins, les testicules, les ovaires et les glandes mammaires, organes qui sont tous pourvus d'un canal excréteur ou de conduits qui en tiennent lieu. L'étude de leur structure intime présente souvent des difficultés considérables et a occupé l'attention d'un grand nombre d'anatomistes. Malpighi, dont j'ai déjà eu à citer les découvertes nombreuses (1), fut le premier à jeter quelque lumière sur ce sujet ; il considéra les glandes comme étant formées d'un assemblage de vaisseaux sanguins et de canalicules excréteurs dont l'extrémité radiculaire serait fermée et sans communication directe avec le système circulatoire. Un de ses contemporains, justement célèbre pour sa grande habileté dans l'art des injections, Ruysch (2), crut au contraire avoir constaté que les racines des canaux excréteurs des glandes n'étaient que la continuation de certaines branches terminales des artères, et, jusque dans ces derniers temps, les anatomistes ont été partagés d'opinions sur ce sujet. Mais les moyens d'investigation dont

(1) Voyez tome 1, page 41.
(2) Voyez tome III, page 40.

on dispose aujourd'hui ne laissent aucun doute à cet égard, et ont permis de reconnaître non-seulement que les cavités où les humeurs sont sécrétées se trouvent toujours séparées de celles qui contiennent les fluides nourriciers(1), et que cette séparation

(1) Malpighi, dont les travaux datent de la seconde moitié du XVIIe siècle, considéra toutes les glandes comme étant formées essentiellement par la réunion d'un nombre plus ou moins considérable de petites ampoules, ou bourses analogues aux cavités qui sont creusées dans certaines membranes, et qui sont connues sous le nom de follicules. Les opinions de ce grand anatomiste ne furent pas exemptes d'erreur, mais il ne s'éloigna que peu de la vérité en ce qui concerne la disposition dont je viens de parler (a). En 1696, Ruysch soutint au contraire que les glandes étaient composées uniquement de vaisseaux sanguins unis par du tissu que nous appelons aujourd'hui connectif, et qu'il n'y avait ni ampoules ni cloisons organiques quelconques entre le sang en circulation et la cavité sécrétoire ; enfin, que celle-ci n'était que la continuation des vaisseaux sanguins devenus trop étroits pour laisser passer le sang, et livrant passage seulement au liquide dont les humeurs se composent (b). On fonda sur cette hypothèse, une théorie toute mécanique des sécrétions, et les physiologistes se livrèrent à beaucoup de discussions à ce sujet. Plusieurs auteurs, parmi lesquels je citerai Boerhaave et Ferrein (c), combattirent les vues de Ruysch ; mais du temps de Haller elle était assez généralement adoptée (d), et de nos jours même elle compta des partisans (e). Bichat considéra la question comme insoluble et comme ne devant pas occuper l'attention des anatomistes (f). Enfin Béclard, dont l'autorité était très grande dans l'école de Paris il y a quarante ans, pensait que l'opinion de Ruysch pourrait bien être l'expression de la vérité en ce qui concerne certaines glandes, telles que les reins, les testicules et le foie, tandis que les vues de Malpighi seraient conformes à ce qui existe dans les glandes salivaires, le pancréas, etc. (g).

Ce sont principalement les recherches de J. Müller, publiées en 1830, qui fixèrent l'opinion des anatomistes, quant à la non-continuité des cavités glandulaires avec les vaisseaux sanguins ; ses observations portèrent sur toutes les glandes et furent étendues à

(a) Malpighi, *De viscerum structura exercitatio anatomica* (*Opera omnia*, 1686, t. II, p. 57 et suiv.). — *De structura glandularum conglobatarum, consimiliumque partium epistola* (*Opera posthuma*, 1718, p. 137).
(b) Ruysch, *De fabrica glandularum, ad Boerhaavium*, 1722.
(c) Boerhaave, *Epistola de fabrica glandularum*, 1722.
— Ferrein, *Sur la structure des viscères nommés glanduleux*, etc. (*Mém. de l'Acad. des sciences*, 1749, p. 409).
(d) Haller, *De partium corporis humani præcipuarum fabrica et functionibus*, t. V, p. 27 et suiv. — *Elementa physiologiæ*, t. II, p. 734 et suiv.
(e) Adelon, *Traité de physiologie*, 1829, t. III, p. 439.
(f) Bichat, *Anatomie générale* (édit. de Maingault), t. II, p. 603.
(g) P. Béclard, *Éléments d'anatomie générale*, 1823, p. 424.

est établie par un tissu vivant, mais aussi que les instruments essentiels de toute sécrétion sont des utricules ou petites cavités closes qui présentent un mode d'organisation déterminé, qui sont douées de vitalité, qui accumulent dans leur intérieur les matières dont se compose l'humeur sécrétée, et qui mettent ensuite ces matières en liberté.

Ce que l'on peut appeler la théorie cellulaire des sécrétions ne prit naissance qu'il y a une vingtaine d'années ; elle fut proposée d'abord par un physiologiste célèbre de l'Allemagne, M. Purkinje, et développée bientôt après par MM. Schwann, Henle, Goodsir, Bowman et Lereboullet. Aujourd'hui, elle est adoptée, avec quelques légères variantes, par presque tous les physiologistes, et elle me semble être l'expression de la vérité (1).

Utricules des organites sécrétoires élémentaires.

l'ensemble du règne animal. Or, chez les Invertébrés, la structure de ces organes est souvent beaucoup plus facile à étudier que chez l'Homme, et il lui fut par conséquent possible de mettre mieux en évidence les caractères généraux des appareils sécréteurs que ne l'avaient fait ses devanciers. Mais je dois ajouter que Müller ne poussa pas assez loin les investigations microscopiques, et que, tout en se rendant bien compte de la conformation des parties radiculaires des conduits glandulaires, il ne jeta aucune lumière nouvelle sur la structure intime du tissu qui constitue la partie essentielle de tout organe sécréteur (a).

(1) En 1824, Dutrochet aperçut la structure utriculaire des organes sécré-

teurs chez certains Animaux, mais ses observations ne portèrent que sur le foie et les glandes salivaires des Colimaçons, et ce fut par des vues théoriques plutôt que par la constatation des faits qu'il se trouva conduit à admettre que partout « la cellule est l'organe sécréteur par excellence » (b).

M. Purkinje, dont les travaux datent de 1837, fut le premier à donner à cette opinion des bases solides ; il fit connaître les utricules élémentaires des glandes salivaires, du pancréas et des glandules muqueuses, et les compara aux cellules des plantes (c). Bientôt après M. Henle fit une étude plus approfondie des tissus épithéliques, et il généralisa ensuite les notions acquises touchant la structure vésiculaire des

(a) J. Müller, *De glandularum secernentium structura penitiori eorumque prima formatione in Homine atque Animalibus.* Lipsiæ, 1830.

(b) Dutrochet, *Recherches anatomiques et physiologiques sur la structure intime des Animaux et des Végétaux*, p. 202 et 203.

(c) Purkinje, *Bericht über die Versammlung der Naturforscher zu Prag im Jahre 1837,* p. 174.

En effet, toutes les observations microscopiques les mieux faites tendent à établir que partout où des phénomènes de sécrétion se manifestent, il existe des organites vésiculaires ; que ces cellules sont des corps vivants qui, en se développant, absorbent ou élaborent dans leur intérieur les ma-

éléments glandulaires, soit par ses propres recherches (a), soit par celles de plusieurs autres histologistes sur certains organes sécréteurs en particulier, tels que les glandules stomacales (b), les testicules et les autres glandes génitales (c). Les travaux de MM. Valentin, Todd, Bowman, Mandl, Lereboullet et plusieurs autres anatomistes, sur la structure et le rôle physiologique des éléments glandulaires, firent faire de nouveaux progrès à cette partie essentielle de l'histoire des organes sécréteurs chez les Animaux vertébrés (d). Enfin, des recherches analogues, faites principalement sur les Animaux invertébrés, et dues à MM. Goodsir, Laidy, H. Meckel, Williams, Leydig, etc., étendirent et complétèrent les résultats obtenus par les auteurs dont je viens de parler (e).

(a) Henle, *Ueber die Ausbreitung der Epithelium im menschlichen Körper* (Müller's *Archiv für Anat. und Physiol.*, 1838, p. 103).— *Traité d'anatomie générale*, trad. par Jourdan, t. II, p. 465 et suiv. (*Encyclop. anat.*, t. VII).

(b) Pappenheim, *Zur Kenntniss der Verdauung*, 1839, p. 18.
— Wasmann, *De digestione nonnulla*, dissert. inaug. Berlin, 1839.

(c) R. Wagner, *Fragmente zur Physiologie der Zeugung.*
— Kölliker. *Beiträge zur Kenntniss der Geschlechtsverhältnisse und der Samenflüssigkeit wirbelloser Thiere*, 1841.— *Die Bildung der Samenfäden in Bläschen* (*Denkschriften der allgem. Schweitzerischen Gesellschaft für Naturwissenschaften*, 1846, t. VIII).
— Burnett, *Researches on the Origin, Mode of Development and Nature of Spermatic Particles* (*Mém. de l'Acad. amér.*, nouv. série, t. V, p. 29).
— R. Wagner et R. Leuckart, art. SEMEN (Todd's *Cyclop. of Anat. and Physiol.*, t. IV, p. 272 et suiv.).

(d) Valentin, art. *Absonderung* et art. *Gewebe* (Wagner's *Handwörterbuch der Physiologie*, 1842, t. I).
— Todd, *Lectures on the Mucous Membrane* (*Med. Gazette*, 1839 et 1842).
— Bowman, art. MUCOUS MEMBRANE (Todd's *Cyclop. of Anat. and Physiol.*, t. III, p. 484).
— Mandl, *Anatomie microscopique*, t. 1, p. 194 et suiv.
— Lereboullet, *Note sur le mécanisme des sécrétions* (*Ann. des sciences nat.*, 1846, 3ᵉ série, t. V, p. 175).
— Leydig, *Zur Anat. der männlichen Geschlechtsorgane und Analdrüsen der Säugethiere* (*Zeitschr. für wissensch. Zoologie*, 1850, t. II, p. 1). — *Anatomisch-histologische Untersuchungen über Fische und Reptilien*, 1853. — *Lehrbuch der Histologie*, 1857.

(e) Kölliker, *Éléments d'histologie*, trad. par Béclard et Sée, 1855.
— Goodsir, *On the Ultimate Secreting Structure* (*Trans. of the Edinburgh Royal Society*, 1842, et *Anat. and Pathol. Observ.*, 1845, p. 20 et suiv.).
— Laidy, *Researches on the Comparative Structure of the Liver* (*American Journal of the Medical Sciences*, 1848).
— Erdl, *De Helicis algiræ vasis sanguiferis* (Valentin's *Repertorium*, 1841).
— H. Meckel, *Mikroscopie einiger Drüsenapparate der niederen Thiere* (Müller's *Archiv für Anat. und Physiol.*, 1846, p. 1).
— T. Williams, *On the Physiology of Cells, with the View to elucidate the Laws regulating the Structure and Functions of Glands* (*Guy's Hospital Reports*, 2ᵉ série, 1846, t. IV, p. 273).
— Leydig, *Lehrbuch der Histologie*, 1857.

tières caractéristiques de l'humeur sécrétée, et qui, parvenues à un certain degré de maturité, laissent échapper ces substances.

Ce tissu utriculaire, dont nous aurons bientôt à faire une étude plus approfondie, présente les mêmes caractères essentiels que celui qui recouvre la surface extérieure du corps des Animaux, et qui constitue l'épiderme ; il est aussi de la nature du revêtement analogue appelé épithélium, que nous avons trouvé à la surface libre des membranes muqueuses dont les parois des voies aériennes et du tube digestif sont tapissées, et en général il semble être un prolongement de l'une ou de l'autre de ces couches. Il peut servir à la fois comme tunique protectrice et comme instrument de sécrétion, en sorte que le travail sécrétoire peut être effectué par la surface de la peau ou par celle des membranes muqueuses qui tapissent les diverses cavités dont je viens de parler. Mais, quand la fonction se perfectionne, elle est dévolue à des instruments spéciaux, qui résultent, soit de l'adaptation de certaines parties de la tunique générale à cet usage particulier, soit de la création d'organes nouveaux qui, de même que les précédents, sont en quelque sorte des dépendances du système tégumentaire général. Dans l'un et l'autre cas, la couche de cellules repose sur une membrane dite basilaire qui la sépare des vaisseaux sanguins ou des canaux qui en tiennent lieu. Enfin, ce tissu utriculaire peut prendre naissance aussi dans la profondeur de l'organisme sans avoir aucune connexion avec la couche épithélique ou ses prolongements, et être alors, soit dispersé dans les différentes parties du corps, soit localisé de façon à constituer un ou plusieurs organes particuliers.



Les agrégats de tissu sécréteur qui se trouvent ainsi isolés dans la substance de l'organisme, ou qui s'y enfoncent plus ou moins profondément, tout en restant en continuité avec la couche du tissu utriculaire dont se composent l'épiderme cutané et l'épithélium des membranes muqueuses, peuvent rester massifs ou se creuser d'une cavité centrale, par suite de la destruction des cellules qui en occupent le centre ou l'axe, tandis que d'autres prennent naissance et s'accroissent à la périphérie. Ces agrégats constituent alors des poches ou des tubes dont l'intérieur est occupé par les produits du travail sécrétoire ainsi mis en liberté, et dont les parois sont tapissées par une couche d'utricules dont la portion périphérique est en rapport avec les parties circonvoisines de l'économie, et peut être le siége d'un phénomène de développement plus ou moins rapide. Enfin, par les progrès de ces modifications, la cavité, d'abord close, peut s'ouvrir, soit au dehors, soit dans l'intérieur de quelque autre cavité adjacente, et y verser les matières accumulées dans son intérieur. La plupart des glandes passent par ces différents états pendant les premiers temps de leur développement chez l'embryon, et conservent toujours la dernière des formes que je viens de mentionner, de façon à avoir un canal permanent disposé pour l'évacuation des produits de leur sécrétion ; mais, chez d'autres, cette voie de sortie ne se forme qu'au moment où l'évacuation doit avoir lieu, et résulte d'une rupture des parois de la cavité intérieure, qui jusqu'alors était close. Enfin, pour d'autres organes dont la structure est d'ailleurs analogue à celle des glandes excrétoires dont je viens de parler, la cavité intérieure reste toujours fermée ou ne se constitue même pas, et les matières sécrétées ne peuvent en sortir que par absorption, c'est-à-dire pour rentrer dans le fluide nourricier commun.

§ 2. — Il en résulte que, sous le rapport physiologique aussi bien que sous le rapport anatomique, il y a une distinction importante à établir entre les organes sécréteurs qui sont pourvus d'un canal évacuateur, soit permanent, soit adventif, et ceux qui en sont toujours privés, et ne peuvent pas verser hors de l'organisme, soit directement, soit par l'intermédiaire des cavités ouvertes, telles que le tube digestif, les produits de leur activité fonctionnelle. J'appliquerai aux premiers le nom de *glandes excréteuses*, et j'appellerai les seconds, ainsi qu'on le fait généralement, des *glandes imparfaites*. Enfin, je distinguerai les glandes excréteuses en *glandes parfaites*, quand elles sont creuses et qu'elles ont un canal excréteur, et *glandes closes*, quand elles n'offrent pas ce mode d'organisation, et qu'elles évacuent leurs produits par rupture, soit directement au dehors, soit par l'intermédiaire d'une cavité empruntée à quelque autre appareil, soit par un conduit spécial, mais indépendant et complémentaire (1).

Il est aussi à noter que les glandes parfaites ne fonctionnent pas toutes de la même manière : la plupart sont uniquement évacuatrices et ne paraissent fournir au sang aucun principe nouveau; mais il en est qui agissent en même temps comme organes alimentateurs du fluide nourricier, car elles y versent des produits particuliers. Les premières peuvent être appelées les *glandes parfaites ordinaires*, et les secondes les *glandes mixtes*, car elles participent aux fonctions des glandes excréteuses et des glandes imparfaites. Le foie des Animaux vertébrés est le seul appareil sécréteur qui soit ainsi à double effet; nous avons déjà étudié son mode d'action comme agent producteur de la bile, et par conséquent comme agent excréteur, et, dans une prochaine Leçon, nous verrons que le sang, en le traversant, se charge de matières sucrées élaborées dans son inté-

---

(1) J'évite à dessein d'employer ici les expressions de *glandes excrémentitielles* et *récrémentitielles* dont beaucoup de physiologistes ont fait usage, car elles désignent, non pas la direction suivie par les produits de la sécrétion pour sortir de ces organes, mais l'emploi physiologique de ces produits dans l'économie. Ainsi on appelait *sécrétions récrémentitielles*, celles qui concouraient à effectuer la nutrition de l'individu : la salive et le suc gastrique, par exemple ; et *sécrétions excrémentitielles*, celles qui étaient destinées seulement à débarrasser l'organisme de certaines matières ; la sécrétion urinaire, par exemple. Du reste, ces termes sont tombés en désuétude.

rieur. Nous avons rencontré aussi, dans la structure anatomique de cette glande chez les Vertébrés, des dispositions que nous ne rencontrerons pas ailleurs, et qui consistent principalement dans l'enchevêtrement de ses vaisseaux capillaires sanguins et de son tissu sécréteur, ainsi que dans la forme réticulaire de la portion initiale de ses tubes excréteurs.

§ 3. — Pour le moment, je ne m'occuperai que peu des fonctions des glandes imparfaites, car j'aurai à y revenir dans une prochaine Leçon, quand j'étudierai les transformations que les matières alimentaires subissent dans l'intérieur de l'économie animale, et je me bornerai à ajouter ici quelques mots au sujet de l'histoire anatomique de ces instruments sécréteurs.

Comme exemple des organes les plus simples de ce genre, je citerai en premier lieu les vésicules adipeuses, ou éléments constitutifs du tissu graisseux des Animaux. Ces vésicules, que je ne saurais considérer autrement que comme des instruments d'une sécrétion essentiellement récrémentitielle, c'est-à-dire qui est destinée à être reprise par le fluide irrigatoire et à servir à la nutrition, sont des utricules membraneuses logées entre les trabécules du tissu connectif et disséminées dans les différentes parties de l'économie, sans constituer nulle part une glande bien délimitée. En général, elles sont réunies en petits groupes irréguliers et lobuliformes, dont l'aspect rappelle beaucoup celui de quelques glandes excrétoires dont nous avons déjà eu l'occasion d'examiner la disposition, le pancréas à lobules épars des Rongeurs, par exemple (1). Ce sont de petits sacs dont les parois sont d'une ténuité extrême et dont l'intérieur est occupé par la graisse (2). Lorsqu'elles ont

Glandes<br>imparfaites.

Vésicules<br>adipeuses.

---

(1) Voyez tome VI, page 504.

(2) Jusque dans ces derniers temps les anatomistes étaient partagés d'opi-

nions au sujet des caractères du tissu graisseux des Animaux. Malpighi considéra la graisse comme étant contenue

leur forme normale, elles sont arrondies et parfois sphériques ; mais par suite de la pression qu'elles exercent les unes sur les autres en grandissant, ou de la solidification de leur contenu, il arrive souvent qu'elles deviennent polyédriques ou irrégulières. La couleur de ces organites varie suivant celle des matières grasses qu'elles renferment ; et quand celles-ci sont liquides, elles s'en échappent facilement sous la forme de goul-

dans des utricules appendues aux radicules des vaisseaux sanguins (a), et son contemporain Swammerdam donna une bonne description de ces vésicules non-seulement chez les Insectes, mais aussi chez quelques Animaux supérieurs (b). Plusieurs anatomistes des XVII<sup>e</sup> et XVIII<sup>e</sup> siècles envisagèrent la constitution du tissu adipeux à peu près de la même manière : Gruetzmacher et W. Hunter, par exemple (c) ; mais Haller combattit cette manière de voir, et s'appliqua à établir que la graisse est déposée sans enveloppe particulière dans les aréoles du tissu conjonctif commun, ou tissu cellulaire (d). Wolf, Bichat, Meckel, et plus récemment encore Heussinger et Blainville, regardèrent aussi la matière grasse comme étant simplement épanchée au milieu d'une substance muqueuse interorganique, ou répandue comme la sérosité dans les interstices du tissu conjonctif général, qu'ils appelaient *tissu cellulaire* (e). De nos jours, P. Béclard étudia de nouveau la structure de la graisse chez l'Homme, et adopta à peu de chose près les opinions de Malpighi et de Swammerdam ; mais il n'employa pas le microscope, et par conséquent il ne lui fut pas possible d'avancer beaucoup la question (f). Les premières observations décisives à ce sujet furent publiées en 1827 par M. Raspail ; mais la description des utricules adipeuses donnée par cet auteur se ressentit trop de ses idées théoriques relatives à la constitution des cellules végétales et du rôle d'un pédoncule ou hile (g). Plus

(a) Malpighi, *Exercit. de omento, pinguidine et adiposis ductibus* (*Opera omnia*, t. II, p. 33).

(b) Swammerdam, *Biblia Naturæ*, t. I, p. 311.

(c) Gruetzmacher, *De ossium medulla*, 1748 (vésicules adipeuses de la moelle, fig. 3).
— W. Hunter, *Researches on Cellular Membrane* (*Medical Observat. and Inquiries*, t. II, p. 17).

(d) Haller, *Elementa physiologiæ*, t. 1, p. 33 et suiv.

(e) Wolf, *De tela dicta cellulosa* (*Nova Acta Acad. Petropol.*, t. VI, p. 259 ; t. VII, p. 278 ; t. VIII, p. 269).
— Bichat, *Anatomie générale*, t. I, p. 91 et suiv. (édit. de Maingault).
— Meckel, *Manuel d'anatomie générale et descriptive*, t. I, p. 115 et suiv.
— Heussinger, *System der Histologie*, t. II.
— Blainville, *Cours de physiologie générale et comparée*, 1833, t. II, p. 33.

(f) P. Béclard, *Éléments d'anatomie générale*, 1823, p. 156.

(g) Raspail, *Recherches physiologiques sur les graisses et le tissu adipeux* (*Répertoire général d'anatomie*, 1827, t. III, p. 299).

lelettes, pour peu que la membrane capsulaire très délicate qui constitue les parois de chacune de ces utricules soit affaiblie, ainsi que cela se voit quand on les soumet à l'action de l'acide acétique, et comme cela a probablement lieu dans

récemment, quelques micrographes ont considéré la membrane capsulaire de ces organites comme étant constituée par du tissu conjonctif (a) ; mais MM. Gluge, Hollard, Gurlt, Schwann, Mandl, Henle, Todd et Bowman, Kölliker, et plusieurs autres micrographes, ont constaté qu'il n'en est pas ainsi (b).

D'un autre côté, tout en reconnaissant l'existence de l'enveloppe membraniforme qui revêt chaque sphérule de matière grasse, on peut se demander si cette tunique est en réalité une cellule vivante dont l'action détermine l'accumulation de graisse dans son intérieur, ou si ce n'est pas simplement un dépôt de matière albuminoïde inerte dont la formation serait due à l'action chimique de la gouttelette de graisse sur les principes albumineux du liquide séreux qui la baigne. En effet, on sait, par les expériences d'Acherson, que toutes les fois que des gouttelettes d'un corps gras saponifiable sont agitées avec une solution albumineuse, elles se revêtent chacune d'une pellicule mince de matière albuminoïde solide (c), phénomène qui s'explique facilement par l'affinité chimique de ces graisses pour la soude, et l'insolubilité de l'albumine quand les bases alcalines lui ont été enlevées. La sphère creuse de matière albuminoïde remplie de matière grasse qui se forme ainsi ressemble beaucoup à une vésicule adipeuse, et il est probable que beaucoup des globulins graisseux que l'on voit en suspension dans les humeurs de l'économie animale ne sont pas autre chose que des corpuscules inertes constitués de la sorte. Mais il me paraît peu probable que les vésicules du tissu adipeux aient la même nature, et, d'après les signes d'activité qui semblent s'y manifester, je crois devoir les regarder comme des organites vivants.

(a) Krause, *Handbuch der menschlichen Anatomie*, 1833, p. 14.
— Valentin, *Ueber die Physiologie von Burdach* (Hecker's *Wissenschaftliche Annalen der gesammten Heilkunde*, 1835, t. XXXII, p. 55).
(b) Gluge, *Rech. sur les fibres primitives des tissus cellulaire et tendineux* (Ann. françaises et étrangères d'anatomie, 1837, t. I, p. 85).
— Hollard, *Rech. sur l'existence et l'organisation des vésicules adipeuses* (Ann. françaises et étrangères d'anatomie, 1837, t. I, p. 124).
— Gurlt, *Physiologie der Haussäugethiere*, 1837.
— Schwann, *Mikroscopische Untersuchungen*, 1839.
— Mandl, *Anatomie microscopique*, t. I, p. 140, pl. 16.
— Henle, *Anatomie générale*, t. I, p. 420.
— Todd and Bowman, *The Physiological Anatomy of Man*, t. I, p. 80.
— Kölliker, *Éléments d'histologie*, p. 108.
— Virchow, *Pathologie cellulaire*, p. 270.
(c) Acherson, *Ueber den physiologischen Nutzen der Fettstoffe und über eine neue auf deren Mitwirkung begründete und durch mehrere neue Thatsachen unterstützte Theorie der Zellenbildung* (Müller's *Archiv für Anat. und Physiol.*, 1840, p. 44).

l'intérieur de l'organisme dans certains états des fluides nourriciers (1).

Le degré de consistance des vésicules adipeuses et du tissu graisseux formé par leur réunion dépend principalement de la nature des matières grasses contenues dans l'intérieur de ces petits réservoirs. En effet, ces matières sont tantôt du suif ou de la cire, d'autres fois de la graisse ordinaire ou de l'huile, c'est-à-dire des corps gras dont la fusibilité diffère (2); mais

(1) Les vésicules adipeuses sont lisses et brillantes; elles réfractent fortement la lumière, et il est quelquefois difficile de les distinguer des gouttelettes de graisse qui souvent se trouvent à l'état de liberté dans l'intérieur de l'organisme. En effet, les parois de ces utricules sont tellement minces, que souvent on ne peut les apercevoir; mais par le frottement on parvient facilement à diviser ou à réunir les gouttelettes huileuses, tandis que dans les mêmes circonstances les vésicules adipeuses conservent leur individualité. Traitées par l'éther, ces dernières deviennent transparentes tout en conservant leur forme. L'acide acétique rend leur tunique membraneuse perméable à la graisse et finit par la dissoudre complétement. Très souvent on aperçoit sur un des points de leur surface une petite saillie qui paraît correspondre à un vestige de noyau (a), et il arrive aussi que la margarine contenue dans leur cavité se condense au centre de la vésicule, tandis que l'oléine restée liquide en occupe la péri-

phérie (b). Enfin, dans certains cas pathologiques, on a trouvé ces petits sacs remplis en partie par de la sérosité (c); ou contenant des cristaux de margarine (d).

Chez l'Homme et les autres Mammifères, les vésicules adipeuses sont réunies en paquets lobuliformes, non-seulement par des brides de tissu conjonctif, mais aussi par un réseau de capillaires sanguins (e). Leurs dimensions varient beaucoup, mais peuvent être évaluées le plus ordinairement entre $0^{mm},02$ et $0^{mm},13$ (f).

(2) On désigne généralement sous le nom de *matières grasses*, les substances liquides ou fusibles qui brûlent avec une flamme volumineuse en déposant du noir de fumée, qui se dissolvent dans l'alcool, mais qui ne sont point solubles dans l'eau ou ne le sont que très peu, et qui, étendues à l'état liquide sur le papier, le rendent translucide en y formant des taches persistantes. Comme caractères chimiques, on doit ajouter que ce sont des principes immédiats organiques non

(a) Exemple : les cellules adipeuses de la moelle dés os, figurées par M. Kölliker (*Éléments d'histologie*, p. 242, fig. 122).

(b) Henle, *Op. cit.*, t. I, p. 424.

(c) Kölliker, *Op. cit.*, p. 109, fig. 51.

(d) Todd and Bowman, *The Physiological Anatomy of Man*, t. I, p. 82, fig. 11.

(e) Todd and Bowman, *Op. cit.*, t. I, p. 81, fig. 10.

(f) Kölliker, *Op. cit.*, p. 109.

ces variations dans leurs propriétés physiques sont loin d'avoir l'importance qu'au premier abord on serait porté à leur attribuer. En effet, les beaux travaux de M. Chevreul, qui font époque dans l'histoire chimique des corps gras, nous ont appris que toutes ces substances sont des mélanges d'un très petit nombre de principes immédiats dont le point de fusion n'est pas le même, et que suivant que tel ou tel principe domine dans le mélange, celui-ci prend les caractères d'une huile, d'une graisse ou d'un suif.

La plupart de ces corps, dont j'ai déjà eu l'occasion de dire quelques mots en parlant des matériaux constitutifs du sang (1), sont formés par des composés de glycérine (2) et d'un acide organique, tel que l'acide margarique, l'acide stéarique ou l'acide oléique privés d'une certaine quantité d'eau (3). On les appelle des matières grasses neutres, et on les distingue entre eux sous les noms de *margarine*, *stéarine*, *élaïne* (ou

azotés, et dans la composition desquels on trouve unis à de l'oxygène et à de l'hydrogène, dans les rapports convenables pour former de l'eau, de l'hydrogène et du carbone en proportions considérables, ou bien des mélanges de ces principes immédiats.

On appelle communément *huiles*, les corps gras qui sont liquides vers la température de 10 degrés et au-dessus, quelle que soit leur origine ; *graisses* ordinaires, ceux qui proviennent des Animaux et qui restent solides au moins jusque vers 20 degrés ; et *suifs*, ceux qui ne fondent qu'à 40 degrés environ. Les *cires* sont des matières grasses qui se liquéfient de 44 à 64 degrés, et elles ont une composition chimique différente des graisses proprement dites.

(1) Voyez tome I, page 191.

(2) La *glycérine*, appelée anciennement le *principe doux des huiles*, fut découverte en 1779 par Scheele ; elle est liquide, soluble dans l'eau et dans l'alcool ; sa saveur est sucrée, et sa composition élémentaire est représentée par la formule $C^6H^8O^6$ ou $C^6H^7O^5,HO$.

(3) Non-seulement les principes gras neutres se dédoublent en glycérine et en un acide gras, tel que l'acide stéarique ou l'acide margarique, sous l'influence de divers agents chimiques, mais ils peuvent se reconstituer directement par l'action de ces mêmes acides sur la glycérine, à une température convenable et prolongée pendant un temps suffisant. Ainsi, la glycérine et l'acide stéarique s'unissent de la sorte, dans la proportion de 1 équivalent de base et de 3 équiva-

*oléine*), etc., suivant la nature de l'acide gras qui entre dans leur constitution.

Le nombre de ces acides n'est pas très considérable ; ceux que je viens de mentionner jouent en général le principal rôle dans la constitution de la graisse des Animaux aussi bien que dans la formation des huiles végétales ; mais souvent on trouve leurs produits mêlés à d'autres substances du même ordre, et chez quelques Animaux il existe des corps gras dans lesquels la glycérine se trouve remplacée par un autre principe appelé *éthal*, qui est associé à un acide particulier nommé *acide éthalique*, et qui, ainsi que nous l'avons déjà vu, constitue alors la *cétine* (1). Tous ces corps se laissent décomposer par les bases énergiques, telles que la potasse ou la soude, qui en chassent la glycérine ou son représentant, et qui s'emparent de l'acide gras pour former avec lui un composé salin appelé savon. C'est en raison de cette réaction que ces graisses neutres sont dites saponifiables, pour les distinguer de quelques autres corps gras qui ne se comportent pas de la même manière en présence des alcalis : la cholestérine, par exemple. Les cires sont ces corps gras qui, à certains égards, sont intermédiaires entre les substances dont je viens de parler. Ce sont des mélanges de plusieurs principes appelés *myricine*, *cérine*, etc., qui ne se laissent que très difficilement saponifier, et qui, en se combinant de la sorte avec les bases, abandonnent des principes neutres beaucoup plus riches en carbone et en hydrogène que ne le sont la glycérine ou l'éthal (2).

---

lents d'acide, en perdant 3 équivalents d'eau, et constituent un corps appelé tristéarine, qui est identique avec la *tristéarine* naturelle (a).

(1) Voyez tome I, page 191.

(2) J'aurai l'occasion de traiter d'une manière spéciale de la sécrétion de la cire par les Insectes, lorsque je ferai l'histoire des dépendances du système tégumentaire de ces Animaux.

(a) Berthelot, *Chimie organique fondée sur la synthèse*, t. II, p. 60.

L'oléine, ou élaïne, est le plus fusible de tous les corps gras neutres ainsi formés; elle est liquide même à la température de zéro et elle constitue une huile un peu jaunâtre. La margarine, qui s'y trouve associée dans les diverses graisses animales, ne fond qu'à la température de 47 degrés, et la stéarine, qui y est également mêlée, reste solide jusqu'à la température de 62 degrés. Or, ces trois corps se trouvent mêlés en proportions très variables dans les différentes graisses, et suivant que l'élaïne, la stéarine ou la margarine prédominent, ces substances sont plus ou moins solides, molles ou liquides. Mais la consistance du tissu adipeux ne dépend pas seulement de cette circonstance : le degré d'agglomération des vésicules et la résistance des brides intervésiculaires du tissu conjonctif influent aussi beaucoup sur les propriétés physiques des dépôts graisseux (1). En général la graisse est jaunâtre, mais chez quelques Animaux elle est fortement colorée par des matières particulières dont l'histoire chimique n'est que très imparfaitement connue (2). Enfin, il est aussi à noter que, par suite d'altérations analogues à celle que le beurre éprouve en rancissant, les diverses matières grasses dont je viens de parler peuvent donner naissance à des acides

(1) Ainsi la couche graisseuse sous-cutanée du Porc, nommée *lard*, offre beaucoup de consistance, par suite de la structure du réseau de tissu conjonctif renfermant les vésicules adipeuses, bien que la graisse qui est renfermée dans ses utricules, et qui est appelée *axonge*, soit très molle. Elle fond à environ 26 ou 30 degrés. On a constaté d'ailleurs chez les diverses races de Porcs des différences très grandes dans la densité et la fermeté du lard d'individus dont la graisse contenait à peu près les mêmes proportions d'élaïne et de margarine (*a*).

(2) Ainsi chez le Jaguar, et chez divers Insectes, tels que les Cossus, la graisse est jaune orange, tandis que chez d'autres Animaux, les Tortues de mer et les Pentatomes, par exemple, elle est verdâtre.

(*a*) Baudement, *Rapport sur l'appréciation de la viande à l'état*, p. 36 (*Comptes rendus des concours de boucherie pour 1856*, t. IV).

gras particuliers dont l'odeur est souvent fort intense : l'acide hircique et l'acide phocénique, par exemple.

Chez l'Homme, le tissu adipeux est mou, et la graisse contenue dans ses vésicules est fluide à la température du corps. Elle ne se solidifie que vers 15 degrés, et elle est formée de margarine et d'élaïne (1). Chez quelques Mammifères, tels que le Bœuf et surtout le Mouton, la graisse est pauvre en élaïne, mais très riche en stéarine, et elle offre par conséquent, à la température ordinaire, beaucoup de consistance (2). Dans l'industrie on la désigne sous le nom de *suif*. Celle du Bouc contient en forte proportion, associé à la stéarine, à la margarine et à l'élaïne, un quatrième corps gras neutre appelé *hircine*, qui, en se dédoublant, donne naissance à de l'acide hircique, dont l'odeur est caractéristique. La graisse du Marsouin, des Dauphins et de plusieurs autres Cétacés, contient un principe très analogue à la stéarine et à l'oléine, qui a reçu le nom de *phocénine*, et qui donne naissance à un acide gras particulier

(1) Le degré de fusibilité de la graisse humaine n'est pas le même dans toutes les parties du corps, et l'on peut conclure de ce fait qu'elle contient des quantités variables d'élaïne et de margarine. Celle provenant de la paroi dorsale de la cavité abdominale commence à se figer à 27 degrés, et devient complétement solide à 17 degrés ; tandis que celle des jambes reste fluide à 15 degrés et laisse déposer de la stéarine, quand la température s'abaisse davantage.

Il est à noter que des différences analogues se font remarquer dans les graisses des diverses parties du corps chez la plupart des autres Mammifères; et que celle logée dans la cavité abdominale, mais surtout celle qui entoure les reins, est plus dense et moins fusible que celle de la couche souscutanée, qui, à son tour, est plus consistante que celle des os. J'ajouterai que Lassaigne a trouvé dans la graisse du mésentère d'un Bœuf 0,18 de stéarine, tandis que la graisse de la croupe du même Animal ne lui a fourni que 0,02 de ce principe (a).

(2) Ainsi, tandis que la graisse circumrénale du Porc fond à environ 29 degrés, et contient 0,048 de stéarine, celle du Taureau n'entre en fusion qu'à 41 degrés et contient 0,39 de stéarine (b).

(a) Lassaigne, *Recherches sur les variétés que présente la graisse dans les différentes régions du corps des Animaux domestiques* (Journal de chimie médicale, 3ᵉ série, 1851, t. VII, p. 268).

(b) Idem, *Op. cit.* (Journal de chimie médicale, 3ᵉ série, 1851, t. VII, p. 268).

dont l'odeur est très forte (1). Enfin, la graisse des Cétacés contient une matière très remarquable, la *cétine* ou *blanc de baleine*, que les pharmacologistes du moyen âge appelaient bien à tort du *sperma ceti*. Cette substance est mêlée à une huile ordinaire, et ne se trouve qu'en petite quantité chez la plupart de ces Animaux, mais elle existe en grande abondance dans le tissu adipeux qui occupe tout le dessus de la tête du Cachalot (2). Elle est saponifiable comme les autres graisses, mais elle contient, au lieu de glycérine, un principe moins oxygéné, l'éthal, et son acide, appelé *éthalique*, paraît ne pas différer de celui qu'on extrait de l'huile de palme.

(1) C'est à cause de la formation de cette graisse rance appelée *acide phocénique*, dont la découverte est due à M. Chevreul, que les Marsouins et les autres Animaux de la même famille que l'on conserve à l'état sec dans les musées zoologiques y répandent une odeur particulière et très intense (*a*).

(2) Ce n'est pas entre les membranes du cerveau, comme le supposent quelques auteurs, que l'on trouve le grand dépôt de substances graisseuses dont s'extrait la cétine, ou blanc de Baleine, mais dans une espèce de fosse semi-ovalaire, qui est située au-dessus du crâne, entre les os du sinciput qui se relèvent en manière de crête semi-circulaire (*b*), et une grande expansion fibro-cartilagineuse sous-cutanée. On ne connaît encore que très imparfaitement la structure de cet appareil adipeux, mais on peut juger de son importance par la quantité de matières grasses que l'on en extrait et que l'on évalue souvent à 1000 kilogrammes. L'huile qui en sort tient en suspension des lamelles cristallisées de cétine qu'on sépare au moyen d'une sorte de filtration à travers une étoffe de laine serrée, et qu'on purifie ensuite pour la livrer au commerce. La graisse fluide qui s'écoule est formée d'oléine, de margarine et d'une substance particulière nommée *phocénine*, dont on obtient par la saponification de l'acide phocénique, substance fort analogue à l'acide butyrique. La cétine fond à 49 degrés et cristallise en belles lames brillantes; sa composition élémentaire peut être représentée par la formule $C^{64}H^{64}O^4$, et l'on doit la considérer comme un composé d'éthal et d'acide éthalique anhydre, équivalent à équivalent (*c*).

La cétine (ou du moins une matière cristallisée qui paraît ne pas en différer) se trouve aussi, mais en petite quantité, dans l'huile du Dauphin (*d*).


(*a*) Chevreul, *Recherches chimiques sur les corps gras*, p. 101.
(*b*) Voyez Cuvier, *Recherches sur les ossements fossiles*, pl. 225, fig. 2, 3 et 4.
(*c*) Chevreul, *Recherches chimiques sur les corps gras*, p. 292.
(*d*) L. Smith, *De la composition et des produits de la distillation du blanc de Baleine* (*Ann. de chimie*, 3ᵉ série, 1842, t. VI, p. 40).

La graisse paraît offrir des particularités dans sa composition chimique chez plusieurs autres Animaux, tant dans l'embranchement des Vertébrés (1) que dans la classe des Insectes (2) et dans quelques autres groupes zoologiques ; mais les notions que l'on possède à ce sujet sont trop imparfaites pour qu'il me paraisse utile de nous y arrêter ici (3).

Lorsque nous étudierons les phénomènes de la nutrition, nous aurons à revenir sur l'examen de tous ces corps gras, et ici je me bornerai à ajouter que les vésicules chargées de ces matières, et logées dans une sorte de lit ou *stroma* de tissu conjonctif, peuvent se développer dans presque toutes les parties de l'organisme, mais en général ne sont abondantes que sous la peau (4) et autour du canal digestif ou des autres viscères abdominaux. Dans le jeune âge, c'est le tissu adipeux sous-cutané qui prédomine, et de là les formes arrondies de l'enfance ; mais, sur le déclin de la vie, c'est en général dans des

(1) Suivant M. Rossignon, la graisse des Tritons aurait une composition particulière. Par la saponification cet auteur en a tiré de l'acide stéarique, un principe qu'il considère comme nouveau et qu'il nomme *acide batrocholéique*, de la glycérine et une matière jaune qu'il appelle *glutéine* (a).

(2) La graisse de plusieurs Insectes, par exemple des Vers à soie (b) et de la Cochenille (c), n'offre rien de remarquable, et se compose d'élaïne mêlée à de la stéarine ; mais celle du *Coccus polonicus* paraît contenir une matière grasse non saponifiable dont la nature n'est pas bien connue (d).

J'ai déjà eu l'occasion de parler des matières grasses iodées qui existent dans le foie de divers Poissons (e).

(3) La graisse des Oiseaux n'a été que très imparfaitement étudiée. Braconnot a trouvé que chez l'Oie, le Canard et le Dindon, elle abandonne, à la température de 2°,5, des matières solides dans la proportion de 26 à 38 centièmes, quantité qui ne s'éloigne pas de celle qu'il a obtenue en refroidissant au même degré de l'huile d'amandes (f).

(4) La couche adipeuse qui adhère à la face interne de la peau est appelée *panne* chez quelques Animaux de

(a) Rossignon, *Sur la graisse des Salamandres aquatiques* (*L'Institut*, 1841, t. IX, p. 283).
(b) Lassaigne, *Note sur l'existence d'une huile fixe dans les Vers à soie* (*Journal de chimie médicale*, 2ᵉ série, 1844, t. X, p. 271).
(c) Pelletier et Caventou, *Examen chimique de la cochenille* (*Ann. de chimie et de physique*, 1818, t. VIII, p. 270).
(d) Berzelius, *Traité de chimie*, t. VII, p. 551.
(e) Voyez tome VI, page 500.
(f) Braconnot, *Mém. sur la nature des corps gras* (*Ann. de chimie*, 1815, t. XCIII, p. 225).

dépendances du système digestif, et par conséquent dans la cavité abdominale, que la graisse s'accumule de préférence (1); et il est à remarquer que la substitution du tissu adipeux aux matériaux normaux des tissus organiques est un phénomène qui s'observe souvent dans les parties en voie de désorganisation, telles que les couches profondes des os dans le travail régulier du développement, et le foie, les poumons, les reins et les muscles, dans divers états pathologiques de l'économie où ces organes se détruisent peu à peu.

Il est aussi à noter que chez quelques Animaux le tissu adipeux acquiert un très grand développement dans certaines parties bien circonscrites du corps (2). Les gibbosités dorsales du Chameau, et l'énorme loupe graisseuse formée par la queue chez les Moutons de certaines races particulières, sont des exemples remarquables de cette disposition (3). J'ajouterai que chez la plupart des Insectes à l'état de larves, il existe de chaque côté du tube digestif, dans toute la longueur de la cavité viscérale, un gros amas de même matière qui est divisé en lobes

boucherie, et *pannicule graisseuse* chez l'Homme. Je reviendrai sur sa disposition quand je traiterai du système tégumentaire.

(1) C'est principalement dans les épiploons, le mésentère et à la paroi dorsale de la cavité abdominale, autour des reins, que le tissu adipeux profond se développe le plus ; on en trouve aussi des paquets autour du cœur, sous la tunique séreuse de cet organe, entre les muscles et dans diverses autres parties du corps. Enfin, quand il devient très abondant, il se montre également entre les faisceaux charnus des

muscles, ainsi que nous le verrons plus en détail quand nous étudierons les phénomènes de l'engraissement.

(2) Il en est de même dans l'espèce humaine, où le tissu graisseux se développe beaucoup autour des glandes mammaires, aux fesses, etc. Dans quelques races ces particularités s'exagèrent beaucoup. Ainsi, chez les femmes hottentotes, les fesses acquièrent souvent de la sorte un volume énorme (a), mais cette stéatopygie n'est pas constante (b).

(3) Les Moutons à grosse queue se trouvent principalement dans les steppes de la Russie méridionale, en Perse

(a) Exemple : la Femme que l'on montrait à Paris il y a une cinquantaine d'années, sous le nom de la *Vénus hottentote* (F. Cuvier et Geoffroy Saint-Hilaire, *Histoire naturelle des Mammifères*, t. II, pl. 115 et 116).

(b) Prichard, *Researches on the Physical History of Mankind*, 1837, t. II, p. 278.

et en lobules, de façon à ressembler à une glande, mais qui ne consiste qu'en vésicules adipeuses réunies par des brides de tissu connectif et par les ramifications du système trachéen (1).

*Utricules pigmentaires.*

§ 4. — Les petites poches membraneuses fermées de toutes parts, et renfermant des pigments ou autres substances colorées, qu'on trouve souvent dans le système tégumentaire, sont aussi des glandules imparfaites disséminées, qui, sous le rapport anatomique, doivent être rapprochées des vésicules adipeuses, et prendre rang dans la même division morphologique. Nous en ferons l'étude dans une autre partie de ce Cours.

*Globules hématiques.*

Enfin, les globules sanguins, quoique libres et flottants au milieu du fluide nourricier, me semblent, comme je l'ai déjà dit (2), devoir être considérés aussi comme des utricules sécrétoires fort analogues aux précédentes.

*Glandes imparfaites complexes.*

§ 5. — D'autres glandes imparfaites ont une structure plus complexe, et sont formées essentiellement par des vésicules

---

et jusqu'en Chine, ainsi qu'en Afrique, depuis l'Égypte jusqu'au cap de Bonne-Espérance. La loupe graisseuse qui distend la queue de ces Animaux est bilobée, et les voyageurs assurent que quelquefois elle pèse 10 à 15 kilogrammes, et même davantage (a).

(1) Ces paquets de tissu adipeux entourent complétement le tube digestif et occupent une grande partie de la cavité viscérale. Lyonnet les désigne sous le nom de *corps graisseux*, et en a donné d'excellentes figures (b). Leur structure intime a été examinée par M. Leydig, qui les considère comme étant formés de tissu conjonctif, dans la substance duquel des gouttelettes de matières grasses seraient simplement épanchées, et par conséquent ne seraient pas contenues dans un système d'utricules sécrétantes (c). Au moment de mettre cette feuille sous presse, je reçois un travail récent de M. Ciccone sur le corps gras des Vers à soie, et j'y vois que, d'après cet observateur, les traînées de substance conjonctive qui en constitue le stroma contiennent des gouttes huileuses et des globules dont les uns sont très petits, les autres ont jusqu'à $0^{mm},01$, et sont sphériques ou ovalaires (d).

(2) Voyez tome I, page 345.

---

(a) Buffon, *Histoire naturelle des Mammifères*, t. XII, p. 4 (édit. de Verdière).
— Pallas, *Spicilegia zoologica*, fasc. XI, p. 63, pl. 4.
— Fréd. Cuvier et Geoffroy Saint-Hilaire, *Histoire naturelle des Mammifères*, t. II, pl. 84.
(b) Lyonnet, *Traité anatomique de la Chenille qui ronge le bois de saule*, pl. 5, fig. 4 et 5.
(c) Leydig, *Lehrbuch der Histologie*, p. 342, fig. 183.
(d) Ciccone, *Étude sur le corps gras des Vers à soie*, trad. par M. Montagne (*Journal d'agriculture pratique*, 1861).

comparables à celles dont je viens de parler, mais incluses dans des capsules membraneuses beaucoup plus grandes, et communes à un nombre considérable de ces cellules élémentaires. Ces capsules sont elles-mêmes logées entre les mailles d'un tissu conjonctif commun, que les anatomistes appellent le *stroma*, et l'agrégat ainsi constitué est recouvert extérieurement par une tunique membraniforme plus ou moins bien développée.

Chez les unes, la totalité de l'organe est occupée par le tissu sécréteur, les vaisseaux sanguins, les nerfs et le stroma, en sorte qu'on ne trouve dans son intérieur aucune cavité pouvant servir de réservoir pour le liquide formé dans l'intérieur des cellules. Ce mode d'organisation se voit dans les corps glanduliformes qui sont désignés sous le nom de *capsules surrénales*, et qui paraissent exister chez tous les Animaux vertébrés (1), mais sur les usages desquels on ne possède aucune

Capsules<br>surrénales.

(1) Les capsules surrénales, ainsi nommées parce que chez l'Homme elles reposent sur la partie supérieure des reins, qu'elles semblent encapuchonner, sont des organes qui se trouvent dans le voisinage de ces glandes chez tous ou presque tous les Vertébrés, et qui se développent de très bonne heure chez l'embryon, mais ne naissent pas des reins primordiaux, ou corps de Wolff, ainsi que l'ont pensé quelques anatomistes. Dans l'embryon humain, ces corps sont d'abord beaucoup plus grands que les reins (a); mais bientôt ces dernières glandes s'accroissent plus rapidement, et à l'é-

(a) On peut consulter à ce sujet :

Fréd. Meckel, *Abhandlungen aus der menschlichen und vergleichenden Anatomie und Physiologie*, 1806, t. I, p. 285 et suiv.).

— J. Müller, *Bildungsgeschichte der Genitalien*, 1830, p. 70 et suiv., pl, 4, fig. 9.

— S. Delle Chiaje, *Esistenza delle glandole renale ne' Batraci e ne' Pesci, e figura di quelle nel feto umano* (*Atti dell'Instituto d'incoragg. di Napoli*, 1838, t. VI, et *Dissertazioni sull'anatomia umana, comparata e patologica*, 1847, t. I, pl. 50, fig. 10 et 11).

— Ecker, *Der feinere Bau der Nebennieren*, 1846. — Art. *Blutgefässdrüsen* (Wagner's *Handwörterbuch der Physiologie*, t. IV, p. 128).— *Recherches sur la structure intime des corps surrénaux* (*Ann. des sciences nat.*, 3ᵉ série, 1847, t. VIII, p. 103). — Wagner's *Icones physiologicæ*, 1852, pl. 6, fig. 8.

— Frey, art. SUPRARENAL CAPSULES (Todd's *Cyclop. of Anat. and Physiol.*, t. IV, p. 836, fig. 543).

— Goodsir, *On the Suprarenal, Thymus and Thyroid Bodies* (*Philos. Trans.*, 1846, p. 633).

— H. Gray, *On the Development of the Ductless Glands in the Chick* (*Philos. Trans.*, 1852, p. 302, pl. 22, fig. 9).

donnée satisfaisante. Dans ces derniers temps, on a fait beaucoup d'expériences sur leurs usages. Plusieurs pathologistes ont pensé que l'interruption de leurs fonctions déterminait

poque de la naissance elles sont à peu près trois fois plus grosses que les capsules surrénales ; enfin, chez l'adulte celles-ci ne représentent en général qu'environ $\frac{1}{25}$ de leur volume. Chez les Rongeurs, les capsules surrénales sont plus développées proportionnellement, mais chez la plupart des Mammifères il en est autrement, et chez le Phoque elles sont remarquablement petites, leur volume n'étant qu'environ $\frac{1}{150}$ de celui des reins (a). Chez les Oiseaux et les Reptiles elles sont très petites, et chez les Batraciens leur développement est encore moins considérable. Quelques anatomistes avaient pensé que chez ces derniers Animaux elles étaient représentées par les appendices graisseux en connexion avec les reins, mais cela n'est pas, et elles ne consistent qu'en un petit amas de tissu glandulaire mal délimité, qui se trouve appliqué sur la surface abdominale de chacun de ces derniers organes, où leur existence avait été remarquée par Swammerdam (b), mais n'a été bien mise en évidence que par les anatomistes de l'époque actuelle (c). La présence de capsules surrénales a été constatée chez les Raies (d), les Squales (e), l'Esturgeon (f) et plusieurs Poissons osseux, tels que le Brochet, le Saumon, la Morue et les Pleuronectes (g). Elles paraissent ne pas manquer même chez les Cyclostomes, car des organes glanduliformes qui semblent y correspondre ont été trouvés chez les Myxines (h) et la Lamproie (i).

Les capsules surrénales de l'Homme sont de forme triangulaire ou semilunaire (j), et quelquefois il existe le

(a) Cuvier, *Leçons d'anatomie comparée*, t. VIII, p. 682.

(b) Swammerdam en a fait mention sous le nom de *corpora heterogenia*, dans son anatomie de la Grenouille (*Biblia Naturæ*, t. II, p. 796, pl. 46, fig. 1, *n*, *n*).

(c) Rathke. *Ueber die Entwick. der Geschlechtstheile bei den Amphibien* (*Beitr. zur Geschichte der Thiere*, 1825, t. III, p. 34).

— J. Müller, *Bildungsgeschichte der Genitalien*, 1850.

— Delle Chiaje, *Op. cit.* (*Dissert. sull'anatomia*, t. I, p. 104, pl. 50, fig. 6 et 7).

— Gruby, *Recherches anatomiques sur le système veineux de la Grenouille* (*Ann. des sciences nat.*, 2ᵉ série, 1842, t. XVII, p. 217, pl. 10, fig. 6).

— Nagel, *Ueber die Structur der Nebennieren* (Müller's *Archiv für Anat. und Physiol.*, 1836, pl. 15, fig. 4).

(d) Retzius, *Observationes in Anatomiam Chondropterygiorum*, 1819.

— Idem, *ibid.*

— Jacobson, *Anatomiske Afhandlinger* (*Mém. de l'Acad. de Copenhague*, 1828, t. III, p. XXXIX).

— Delle Chiaje, *Op. cit.*, pl. 50, fig. 1 et 2.

(e) Nagel, *Op. cit.* (Müller's *Archiv für Anat. und Physiol.*, 1836, p. 381).

(f) Stannius et Siebold, *Nouveau manuel d'anatomie comparée*, t. II, p. 131.

(g) Stannius, *Ueber Nebennieren bei Knochenfischen* (Müller's *Archiv für Anat. und Physiol.*, 1839, p. 97, pl. 4).

— Ecker, *Op. cit.* (Wagner's *Handwörterbuch für Physiologie*, t. IV). — *Recherches sur la structure intime des corps surrénaux* (*Ann. des sciences nat.*, 3ᵉ série, 1847, t. VIII, p. 141).

(h) Müller, *Eingeweide der Fische*, p. 8, pl. 1, fig. 8 (extr. des *Mém. de l'Acad. de Berlin pour* 1843).

(i) Ecker, *Op. cit.* (Wagner's *Handwörterbuch*, t. IV, p. 129).

(j) Voyez Bourgery, *Anatomie de l'Homme*, t. V, pl. 47, fig. 4 et 5 ; pl. 49.

— Beau, Broca et Bonamy, *Atlas d'anatomie descriptive*, t. III, pl. 36, fig. 1 et 2, et pl. 37.

une coloration particulière de la peau, et quelques auteurs ont cru pouvoir leur attribuer une importance physiologique très grande ; mais ces opinions ne paraissent reposer sur aucune

long de leur bord inférieur des lobules isolés qu'on appelle des *capsules sur-rénales accessoires*. Leur forme varie un peu chez les divers Mammifères, et quelquefois elles sont divisées en beaucoup de petits lobes : par exemple, chez les Phoques et les Cétacés. Leur forme varie davantage chez les Vertébrés à sang froid, mais ne présente rien qui soit important à noter.

Chez l'Homme et la plupart des autres Mammifères, leur surface est revêtue d'une couche mince, mais assez dense, de tissu connectif membraniforme, qui envoie dans leur intérieur des expansions cloisonnaires, et leur substance se compose de deux portions, l'une corticale, l'autre dite médullaire, qui diffèrent par leur teinte aussi bien que par leur structure (a). La substance corticale est divisée en alvéoles allongés par les prolongements fibreux de la tunique externe, et les cavités cylindriques ainsi circonscrites renferment des cellules closes et ovoïdes ou polygonales, à parois minces et membraneuses, dont la cavité est remplie, soit de granulations albuminoïdes et graisseuses mêlées souvent à des corpuscules pigmentaires, soit d'utricules en voie de développement (b). Dans la portion

médullaire des capsules surrénales il y a également un stroma de tissu connectif dont les lamelles sont disposées en réseau à mailles arrondies, et dans les espaces délimités de la sorte se trouve une substance granuleuse, ainsi qu'un réseau extrêmement riche de tubes nerveux d'une ténuité extrême et beaucoup de capillaires sanguins. Quelques auteurs la considèrent comme ayant beaucoup d'analogie avec la substance nerveuse grise (c), mais elle en diffère par ses propriétés chimiques (d). Les nerfs de ces organes proviennent en majeure partie du ganglion semi-lunaire et du plexus solaire, mais quelques-unes de leurs branches naissent des nerfs pneumogastriques et phréniques (e). Les artérioles constituent un réseau autour des cellules cylindriques de la portion corticale, et les racines veineuses naissent pour la plupart dans la portion médullaire où elles se réunissent pour former le principal vaisseau efférent, appelé veine surrénale. Les vaisseaux lymphatiques paraissent être en très petit nombre dans ces organes et n'en occupent que la surface. Il est aussi à noter que la substance médullaire est très altérable, et que sur le cadavre sa destruction donne souvent naissance

(a) Ecker, *Op. cit.* (Wagner's *Handwörterbuch*, t. IV, p. 128). — *Recherches sur la structure intime des corps surrénaux* (*Ann. des sciences nat.*, 3ᵉ série, t. VIII, p. 107). — Kölliker, *Éléments d'histologie*, p. 548 et suiv. — Harley, *The Histology of the Suprarenal Capsules* (*The Lancet*, 1858, t. I, p. 551 et 576).

(b) M. Harley a donné de très bonnes figures des utricules et de leur contenu chez la Grenouille (*The Histology of the Suprarenal Capsules*, in *The Lancet*, 1858, t. I, p. 552, fig. 1 et 2).

(c) Voyez Ecker, *Op. cit.* (Wagner's *Handwörterbuch für Physiologie*, t. IV, p. 130). — Kölliker, *Op. cit.*, p. 552.

(d) Werner, *De capsulis superrenalibus*, dissert. inaug. Dorpat, 1857.

(e) Bergmann, *Dissert. de glandulis suprarenalibus*. Göttingue, 1839.

base solide. En effet, dans divers cas, on a pu faire l'extraction des deux capsules surrénales sans qu'il soit résulté aucun trouble permanent dans l'organisme, et, dans l'état actuel de la science, je n'oserais hasarder aucune hypothèse relative aux fonctions de ces glandes (1).

à des cavités qui ont été considérées par quelques anatomistes comme existant normalement.

Chez quelques Mammifères, le Cheval par exemple, on trouve des utricules glandulaires dans la portion médullaire aussi bien que dans la portion corticale de ces organes. Chez les Oiseaux, la distinction entre ces deux substances cesse d'exister, et l'on y trouve partout des vésicules glandulaires. La structure interne des capsules surrénales des Reptiles et des Poissons n'a été que peu étudiée (a).

Il est aussi à noter que M. Vulpian a découvert dans la partie médullaire des capsules surrénales du Mouton une matière particulière soluble dans l'eau et dans l'alcool, qui donne naissance à une coloration verdâtre ou noirâtre quand on y ajoute un sel de fer, et qui prend une teinte rose carmin par l'action de l'iode. Ce physiologiste n'a pas observé de réactions semblables en expérimentant sur le contenu des autres organes glandulaires, etc. (b). Enfin il a constaté les mêmes réactions dans les capsules surrénales de l'Homme et de beaucoup d'autres Mammifères, des Oiseaux et des Reptiles (c). MM. Cloez et Vulpian ont trouvé dans les capsules surrénales des Ruminants de l'acide tauro-cholique et un autre principe qui paraît être de l'acide hippurique (d). Enfin, on a trouvé aussi dans la substance médullaire de ces organes, de la margarine et de la leucine, mais pas de tyrosine (e).

(1) Les relations anatomiques des capsules surrénales avec les viscères adjacents ont fait supposer d'abord que ces organes pouvaient avoir des fonctions analogues à celles des reins (f) ou se rattachaient à la génération (g). En raison de l'abondance des filets nerveux qui s'y rendent, d'autres physiologistes ont pensé que les usages des capsules surrénales avaient de l'analogie avec ceux du système nerveux (h) ; mais ces

(a) Leydig, *Zur Anatomie und Histologie der* Chimera monstruosa (Müller's *Archiv*, 1851, p. 264). — *Beitr. zur Anat. und Entw. der Rochen und Haie*, p. 15. — *Anatomisch-histologische Untersuchungen über Fische und Reptilien*, p. 101, pl. 2, fig. 17).

(b) Vulpian, *Note sur quelques réactions propres à la substance des glandes surrénales* (*Comptes rendus de l'Acad. des sciences*, 1856, t. XLIII, p. 663).

(c) Vulpian, *Note sur les réactions propres au tissu des capsules surrénales chez les Reptiles* (*Comptes rendus de la Société de biologie*, 2ᵉ série, 1856, t. III, p. 223).

(d) Cloez et Vulpian, *Note sur l'existence des acides hippurique et choléique dans les capsules surrénales des Herbivores* (*Comptes rendus de l'Acad. des sciences*, 1857, t. XLV, p. 340).

(e) Virchow, *Zur Chemie der Nebennieren* (*Archiv für pathologische Anatomie und Physiol.*, 1850, t. XII, p. 48).

(f) Cuvier, *Leçons d'anatomie comparée*, t. VIII, p. 678.

(g) Meckel, *Manuel d'anatomie descriptive*, trad. par Jourdan, t. III, p. 593.

(h) Bergmann, *Op. cit.*

— Leydig, *Lehrbuch der Histologie*, p. 188.

§ 6. — Le corps thyroïde, qui, chez l'homme, occupe la partie antérieure et inférieure du cou, et qui se retrouve chez la plupart des autres Vertébrés, est aussi une glande imparfaite complexe, mais dont les utricules sécrétoires tapissent la paroi

Corps<br>thyroïde.

hypothèses ne reposaient sur aucun raisonnement plausible et n'excitèrent que peu d'attention. Il n'en fut pas de même des opinions émises dans ces dernières années par M. Addison et quelques autres physiologistes au sujet de l'influence des capsules surrénales sur la production du pigment cutané et sur la manière dont diverses onctions importantes de l'organisme s'accomplissent.

Vers 1855, M. Addison remarqua une coïncidence très fréquente entre un état morbide des capsules surrénales et la coloration en brun plus ou moins intense de certaines portions ou même de la totalité de la peau chez des individus de la race blanche ; il constata aussi que cet état particulier des téguments appelés *peau bronzée* est accompagné de désordres graves dans l'organisme, et en général ne tarde pas à être suivi de la mort (*a*). Plusieurs observations analogues furent recueillies, soit en Angleterre, soit en France ou ailleurs (*b*), et, peu de temps après, M. Brown-Séquard publia les résultats d'expériences dans lesquelles il avait extirpé les capsules surrénales chez des Lapins et d'autres Mammifères. Cette opération avait été suivie d'une mort très prompte (*c*) ;

(*a*) Addison, *On the Constitutional and Local Effects of Disease of the Suprarenal Capsules.* London, 1855.

(*b*) Mellenheimer, *Cas de peau bronzée observé en* 1853 (*Gazette hebdomadaire de médecine,* 1857, t. IV, p. 23).

— J. Hutchinson, *Series illustrating the Connexion between Bronzed Skin and Disease of the Suprarenal Capsules* (*The Medical Times,* 1855, t. XXXII, p. 593 ; 1856, t. XXXIII, p. 60, 233, etc.).

— Rees, *Case of Bronzed Skin* (*The Medical Times,* 1857, t. XXXV, p. 645).

— Cotton, *Case of Bronzed Skin* (*The Medical Times,* 1857, t. XXXVI, p. 33).

— Trousseau, *Observation d'un cas de peau bronzée* (*Gazette hebdomadaire de médecine,* 1856, t. III, p. 621 et 890).

— Malherbe, *Observations cliniques* (*Gazette hebdomadaire de médecine,* 1856, t. III, p. 633).

— Mingoni, *Singulière altération des capsules surrénales: peau bronzée* (*Gazette hebdomadaire de médecine,* 1856, t. III, p. 924).

— Spender, *Maladie d'Addison et absence congénitale des capsules surrénales* (*Gazette hebdomadaire de médecine,* 1858, t. V, p. 774).

— Charcot et Vulpian, *Phthisie pulmonaire, albuminurie, coloration bronzée de la peau et altération granuleuse des capsules surrénales* (*Comptes rendus de la Société de biologie,* 2<sup>e</sup> série, 1857, t. IV, p. 146).

— Second-Féréol, *Observations et réflexions sur un cas de coloration bronzée de la peau* (*Mém. de la Société de biologie,* 2<sup>e</sup> série, 1856, t. III, p. 23).

— Gromier, *Maladie bronzée de la peau* (*Gazette médicale de Lyon,* 1857, t. IX, p. 257).

— Danner, *État actuel de nos connaissances sur la maladie bronzée d'Addison* (*Archives générales de médecine,* 5<sup>e</sup> série, 1857, t. IX, p. 31).

(*c*) Précédemment M. Gratiolet avait pratiqué aussi l'extirpation des capsules surrénales chez des Cochons d'Inde, et il n'avait pu conserver aucun de ces Animaux vivants quand il opérait du côté droit (*Note sur les effets qui suivent l'ablation des capsules surrénales* (*Comptes rendus de l'Acad. des sciences,* 1856, t. XLVIII, p. 468).

interne de capsules vésiculaires, de façon à laisser au centre de chacune de celles-ci une cavité close renfermant le liquide

et, d'après les résultats obtenus par la transfusion du sang des Animaux ainsi mutilés, cet auteur fut conduit à penser que les capsules surrénales étaient non-seulement des organes d'une grande importance physiologique, mais qu'elles étaient chargées, soit d'empêcher la formation de certaines matières toxiques ainsi que du pigment cutané qui tendraient toujours à se produire dans l'organisme, soit à détruire ces matières à mesure qu'elles se développent (a). Ces hypothèses ont donné lieu à beaucoup de discussions parmi les médecins et les physiologistes; mais elles ne paraissent pas reposer sur des bases solides, et ni le développement du pigment cutané, ni l'accomplissement des fonctions de nutrition ou de reproduction, ne semblent être subordonnés à l'activité fonctionnelle des glandes surrénales En effet, d'une part, les médecins ont vu des malades dont la peau était bronzée et dont les capsules surrénales n'offraient aucun signe d'altération pathologique (b), tandis que chez d'autres individus dont la peau avait conservé sa teinte ordinaire, ils ont trouvé par l'autopsie que ces organes manquaient complétement (c) ou étaient le siége de lésions graves (d). D'autre part,

(a) Brown-Séquard, *Recherches sur la physiologie et la pathologie des capsules surrénales* (*Comptes rendus de l'Acad. des sciences*, 1856, t. XLVIII, p. 522 et 442, et *Archives générales de médecine*, 5e série, t. VIII, p. 385 et 572).

— Idem, *Nouvelles recherches sur l'importance des fonctions des capsules surrénales* (*Journal de physiologie*, 1858, t. I, p. 160).

(b) Puech, *Cas de peau bronzée* (*Gazette hebdomadaire de médecine*, 1856, t. III, p. 700).

— Fricke, *Case of Cirrhosis of the Liver and Bronzed Skin* (*The British and Foreign Med. Chir. Revew*, 1857, t. XX, p. 355).

— Parkes, *Case of great Pigment Deposit in the Skin (so called Bronzed Skin) without Disease of the Suprarenal Capsules* (*The Medical Times*, 1858, t. XXXVIII, p. 60).

— Tigri, *Cachexie mélanique* (*Gazette hebdomadaire de médecine*, 1857, t. IV, p. 386).

— Harley, *Bronzing of the Skin with Healthy Suprarenal Capsules* (*The Medical Times*, 1858, t. XXXVIII, p. 564).

Il est aussi à noter que des cas de peau bronzée sans état pathologique des capsules surrénales ont été observés sur des Vaches par M. Dupont (*Gazette hebdomadaire de médecine*, 1857, t. IV, p. 356).

(c) Freiderich, *Einige Fälle von ausgedehnter amyloider Erkrankung* (*Virchow's Archiv für path. Anat.*, 1857, t. XI, p. 387).

— Harley, *An Experimental Inquiry into the Functions of the Suprarenal Capsules and their supposed Connexion with Bronzed Skin* (*British and Foreign Med. Chir. Review*, 1858, t. XXI, p. 500).

— Ferroci, *Cancer des capsules surrénales, etc., sans coloration bronzée de la peau* (*Gazette hebdomadaire de médecine*, 1857, t. IV, p. 611).

— Kirkes, *Four Cases in which the Suprarenal Capsules were one or both diseased, no Bronzing of the Skin having been noticed* (*Medical Times*, 1857, t. XXXV, p. 35).

— Peacock, *Two Cases in which the Suprarenal Capsules were found Diseased after Death and no Bronzing of the Skin had existed* (*The Medical Times*, 1857, t. XV, p. 8).

— Dayot, *Altération des capsules surrénales* (*Gazette hebdomadaire de médecine*, 1857, t. IV, p. 376).

— Letenneur, *Cancer des deux capsules surrénales sans altération de la couleur de la peau* (*Gazette hebdomadaire de médecine*, 1858, t. V, p. 613).

(d) A. de Martini, *Sur un cas d'absence congénitale des capsules surrénales* (*Comptes rendus de l'Acad. des sciences*, 1856, t. XLVIII, p. 1052).

sécrété par ces organites. Par sa disposition générale et son aspect, ainsi que par les caractères anatomiques que je viens d'indiquer, ce corps ressemble beaucoup à certaines glandes ordinaires, et il paraît avoir une origine analogue (1); mais on n'y découvre aucune trace de canaux excréteurs, et les matières sécrétées dans son intérieur ne peuvent en être extraites que par absorption (2). Il est très riche en vaisseaux sanguins, et, dans l'espèce humaine, il est sujet à une sorte d'hypertrophie, d'où résultent les tumeurs appelées

M. Philipeaux et quelques autres physiologistes ont constaté expérimentalement que l'extirpation des capsules surrénales pouvait être pratiquée sans qu'aucun trouble permanent en résultât dans l'ensemble de l'organisme, et sans que la perte de ces glandes fût suivie d'aucun changement dans la coloration du pelage. Des Rats et d'autres Mammifères albinos conservèrent un pelage parfaitement blanc après l'extirpation des deux capsules surrénales, et vécurent pendant fort longtemps après l'opération; quelques-uns même se sont reproduits après avoir été mutilés de la sorte (a). Il en résulte que, dans l'état actuel de nos connaissances, on ne peut former aucune conjecture plausible sur les fonctions de ces organes.

(1) Les recherches de M. Remak sur le développement des corps thyroïdes chez le Poulet tendent à établir que ces organes naissent de deux prolongements du tissu épithélique du pharynx, qui, par suite de l'étranglement de leur pédoncule, se sépareraient du tube digestif et s'isoleraient (b).

(2) La glande thyroïde, que quelques auteurs préfèrent appeler le *corps thyroïde*, afin de ne rien préjuger quant à ses fonctions, était connue de Galien (c) et de plusieurs anatomistes de l'époque de la renaissance (d), mais on est resté longtemps incertain au sujet de l'existence ou de l'absence de canaux excréteurs pour l'évacuation de ses produits (e). Sa structure interne n'a été bien étudiée que de nos jours. Enfin, son développement a été ob-

(a) Philipeaux, *Note sur l'extirpation des capsules surrénales sur les Rats albinos* (*Comptes rendus de l'Acad. des sciences*, 1856, t. XLIII, p. 904 et 1155). — Harley, *An Experimental Inquiry into the Function of the Suprarenal Capsules and their supposed Connexion with Bronzed Skin* (*British and Foreign Medico-Chir. Review*, 1858, t. XXI, p. 204 et suiv.).

(b) Remak, *Untersuchungen über die Entwickelung der Wirbelthiere*, p. 39 et 122, etc.

(c) Voyez Morgagni, *Adversaria anatomica*, lib. I, c. XXVI.

(d) Vesale, *De corporis humani fabrica*, lib. VI, cap. IV. — Wharton, *Adenographia*, 1656. — Santorini, *Observationes anatomicæ*, 1724. — Lalouette, *Recherches anatomiques sur la glande thyroïde* (*Mém. des Sav. étrang.*, 1743, t. I, p. 159).

(e) Haller, *De partium corporis humani præcipuarum fabrica et functionibus*, t. VII, p. 261 et suiv.).

*goîtres* (1). Mais l'analyse chimique des produits de cette glande n'a jeté aucune lumière sur ses fonctions (2), et nous sommes dans une ignorance complète au sujet de son rôle dans l'organisme (3). Aussi ne m'arrêterai-je pas davantage sur son histoire anatomique.

servé par MM. Huschke, Arnold, Bischoff, Goodsir et H. Gray (*a*).

(1) Les Oiseaux ne sont pas exempts de cette affection du corps thyroïde : dernièrement j'ai eu l'occasion d'observer un goître énorme chez un Perroquet.

(2) Par quelques expériences faites par M. Bearle, on voit que le liquide renfermé dans la glande thyroïde ne contient pas d'albumine coagulable, mais une matière albuminoïde ; il n'y a découvert aucune trace d'urée ni d'acide urique; enfin, chez le Bœuf il y a rencontré de la gélatine et quelquefois il a trouvé dans ce corps des cristaux de phosphate et d'oxalate de chaux (*b*). Plus récemment on y a

constaté la présence de la leucine (*c*), de l'acide lactique et de l'hypoxanthine (*d*).

(3) La glande thyroïde de l'Homme est un organe bilobé dont les deux moitiés sont réunies entre elles par une portion médiane, mince et étroite, appelée *isthme*. Elle est située au devant de la trachée, à laquelle elle adhère (*e*). Sa disposition est à peu près la même chez les autres Mammifères (*f*), mais chez les Oiseaux ses deux moitiés ne se réunissent pas, et se trouvent sur les côtés de la trachée, près du bord inférieur du larynx (*g*). Chez les Reptiles, cet organe est quelquefois double (*h*), mais en général il est impaire, et du reste

(*a*) Voyez H. Jones, art. THYROID GLAND (Todd's *Cyclopædia of Anat. and Physiol.*, t. IV, p. 1106).

(*b*) Huschke, *Ueber die Umbildung des Darmkanals und der Nieren der Froschquappen* (Isis, 1826, p. 624 ; 1827, p. 403).

—Arnold, *Lehrbuch der Physiologie des Menschen*, 1842 (*Salzburg medicinische Zeitung*, 1834, t. IV, p. 301).

— Bischoff, *Développement de l'Homme et des Mammifères*, p. 292.

— Goodsir, *On the Suprarenal, Thymus and Thyroid Bodies* (Philos. Trans., 1846).

— H. Gray, *On the Development of the Ductless Glands in the Chick* (Philos. Trans., 1852, p. 305).

(*c*) Frerichs et Städler, *Weitere Beiträge zur Lehre vom Stoffwandel* (Müller's *Archiv für Anat. und Physiol.*, 1856, p. 44).

(*d*) Gorup-Besanez, *Ueber die chemische Bestandtheile einiger Drüsensäfte* (Ann. der Chemie und Pharm., 1856, t. XCVIII, p. 1).

(*e*) Voyez Bourgery, *Anatomie descriptive*, t. IV, pl. 1.

(*f*) Meckel, *Abhandlung aus der menschlichen und vergleichenden Anatomie und Physiologie*, 1806.

— Cuvier, *Leçons d'anatomie comparée*, t. VIII, p. 672.

— Turner, *On the Thyroid Gland in Cetacea* (Proceed. of the Royal Soc. of Edinburgh, 1860, t. IV, p. 319).

(*g*) Perrault, *Description de six Outardes*, Mém. pour servir à l'histoire naturelle des Animaux, 2ᵉ partie, p. 109 (*Mém. de l'Acad. des sciences*, t. III, 1732).

— Bellanti, *De organo vocis* (Comment. Bononiensis, 1783).

— Owen, art. AVES (Todd's *Cyclop. of Anat. and Physiol.*, t. I, p. 348).

— Simon, *On the Comparative Anatomy of the Thyroid Gland* (Philos. Trans., 1844, p. 295).

(*h*) Par exemple, chez l'*Istiurus* (Simon, loc. cit., p. 297).

§ 7. — C'est aussi à cette catégorie de glandes imparfaites complexes, à réservoirs intérieurs, qu'il faut rapporter un organe qui a reçu le nom de *thymus*, et ne paraît avoir d'importance

il n'est que peu développé (*a*). Chez les Batraciens, la glande thyroïde est rudimentaire (*b*), et M. Huschke l'a considérée comme étant un dernier vestige des branchies du Têtard (*c*) ; mais cette hypothèse n'est pas soutenable aujourd'hui que l'on a constaté l'existence de cet organe chez les Pérennibranches (*d*). On le retrouve aussi chez le Lepidosiren (*e*). M. J. Simon, à qui on doit des recherches spéciales sur ce sujet, pense que la glande thyroïde est représentée chez les Poissons, tantôt par des amas de vésicules réunies en une masse glanduliforme près de la terminaison du tronc de l'artère branchial, d'autres fois par les ganglions vasculaires qui se trouvent dans diverses positions près de l'appareil hyoïdien, et qui ont été décrits par la plupart des anatomistes sous le nom de branchies accessoires ou de pseudo-branchies (*f*). Cette der-

nière hypothèse (*g*) n'est pas fondée sur des bases suffisantes (*h*) ; mais certains Poissons paraissent avoir réellement un organe analogue à la glande thyroïde des Vertébrés pulmonés : par exemple, les Ganoïdes, et plus particulièrement l'Esturgeon, où les vésicules dont je viens de faire mention constituent, derrière la mâchoire inférieure et à l'extrémité antérieure du tronc branchial, un organe arrondi ou ovoïde et sublobulé, qui contient un liquide laiteux (*i*). D'autres organes, qui ont été observés au-dessus de l'appareil branchial chez les Raies (*j*) et les Squales, et qui ont été considérés par quelques auteurs comme étant aussi les analogues du corps thyroïde, paraissent représenter plutôt le thymus, comme nous le verrons bientôt.

Chez l'Homme et les autres Animaux, une tunique fibreuse en continuité avec les expansions aponévro-

(*a*) Par exemple, chez les Tortues, où cet organe a été pris pour le thymus par Bojanus (*Anat. Testudinis europæ*, fig. 66, 156 et 173), et chez la Vipère, où la même erreur de détermination a été commise par quelques anatomistes. — Charas, *Anatomie de la Vipère* (*Mém. pour servir à l'histoire naturelle des Animaux*, par Perrault, etc., 2ᵉ partie, p. 238, pl. 61, fig. 2, D.
(*b*) Carus, *Traité élémentaire d'anatomie comparée*, t. II, p. 294, pl. 13, fig. 4.
(*c*) Huschke, *Ueber die Umbildung der Darmkana lsund der Nieren der Froschquappen* (*Isis*, 1826, p. 621).
(*d*) Exemples : le *Monobranchus lateralis* et le *Menopoma* (Simon, *loc. cit.*, p. 298).
(*e*) Bischoff, *Description anatomique du Lepidosiren paradoxa* (*Ann. des sciences nat.*, 2ᵉ série, 1840, t. 1, p. 47).
(*f*) Voyez ci-dessus, tome II, page 238, et tome III, page 342.
(*g*) Simon, *Op. cit.* (*Philos. Trans.*, 1844, p. 300 et suiv.).
(*h*) Owen, *Lectures on the Comp. Anat. and Physiol. of the Vertebrate Animals*, p. 269. — Stannius et Siebold, *Lehrbuch der Zootomie*, 1854, t. I, p. 255.
(*i*) Simon, *Op. cit.* (*Philos. Trans.*, 1844, p. 300).
(*j*) Robin, *Sur l'anatomie d'une nouvelle glande vasculaire chez les Plagiostomes et sur la structure de leur glande thyroïde* (*l'Institut*, 1847, t. XV, p. 47). — *Recherches sur un appareil qui se trouve chez les Raies et qui présente les caractères anatomiques des organes électriques* (*Ann. des sciences nat.*, 3ᵉ série, 1847, t. VII, p. 201).

que chez l'embryon. Il existe, dans le jeune âge, chez tous les Vertébrés, excepté quelques Batraciens pérennibranches et la plupart des Poissons ; mais il s'atrophie ou disparaît même

tiques adjacentes entoure la glande thyroïde, et envoie dans sa substance une multitude de prolongements qui se réunissent entre eux de façon à diviser celle-ci en lobes et en lobules. Le stroma ainsi constitué se compose de faisceaux de tissu conjonctif qui s'entrecroisent dans tous les sens et qui sont mêlés à des fibres élastiques très fines (a) ; il contient des vésicules adipeuses et un grand nombre de vaisseaux sanguins (b). La substance de la glande logée dans les lacunes laissées par le stroma est formée par de grosses vésicules arrondies, qui chez l'Homme ont environ $0^{mm},04$ à $0^m,1$ de diamètre, et qui sont constituées par une capsule membraneuse très fine dont la surface interne est tapissée de tissu épithélique. Les utricules qui composent ce dernier tissu renferment un ou plusieurs noyaux et se trouvent à divers degrés de développement. Tantôt elles ne forment qu'une seule couche, d'au-

tres fois elles sont accumulées de façon à donner naissance à un revêtement très épais ; mais, dans l'état normal, elles laissent toujours au centre de chaque capsule un espace libre qui est occupé par un liquide plus ou moins visqueux (c). M. Kohlrausch avait cru que ces cellules épithéliales étaient des globules sanguins en voie de développement (d), mais cette opinion n'est pas admissible. Il est aussi à noter que le tissu de la glande thyroïde est sujet à beaucoup d'altérations pathologiques qui souvent en masquent les caractères histologiques (e).

Les physiologistes ont fait diverses hypothèses sur les usages de la glande thyroïde, mais nous ne savons rien de positif à ce sujet. Les uns ont pensé que ce corps était une sorte de réservoir sanguin destiné à régulariser la circulation dans les vaisseaux de la tête (f), mais la plupart des auteurs le considèrent comme un organe sé-

(a) H. Jones, art. THYROID GLAND (Todd's *Cyclop.*, t. IV, p. 1110).

(b) Voyez Kölliker, *Éléments d'histologie*, p. 523, fig. 243.

(c) Les artères qui se rendent à la glande thyroïde de l'Homme sont très grosses et au nombre de quatre ou cinq, savoir : une paire d'artères thyroïdiennes supérieures qui naissent des carotides externes ; une paire d'artères thyroïdiennes inférieures qui proviennent des sous-clavières, et quelquefois un vaisseau impaire appelé *artère thyroïdienne de Naubauer*, qui se détache directement de la crosse de l'aorte (voyez Bourgery, *Anatomie descriptive*, t. IV, pl. 15).

(d) J. Simon, *A Physiological Essay on the Thymus Gland*, 1845, p. 78, fig. 49.
— Kölliker, *Op. cit.*, p. 523, fig. 243.
— H. Jones, *Op. cit.* (Todd's *Cyclop. of Anat. and Physiol.*, p. 1104 et suiv., fig. 733 à 743).

(e) Kohlrausch, *Beiträge zur Kenntniss der Schilddrüse* (Müller's *Archiv für Anat. und Physiol.*, 1853, p. 142, pl. 4, fig. 1-4).

(f) A. Ecker, *Versuch einer Anatomie der primitiven Formen des Kropfes gegründet auf Untersuchungen über den normalen Bau der Schilddrüse* (Zeitschr. für rationnelle Medizin, 1847, t. VI, p. 123).
— Rokitansky, *Zur Anatomie des Kropfes* (Mém. de l'Acad. de Vienne, 1849, t. I, p. 243, pl. 28).
— Legendre, *De la thyroïde*, thèse. Paris, 1852.
— Moignon, *Des fonctions des lobes thyroïdes des Mammifères et du corps thyroïde dans l'espèce humaine* (Comptes rendus de l'Acad. des sciences, 1843, t. XVI, p. 1200).

complétement chez la plupart des Animaux adultes (1). Il se
trouve à la partie antérieure du thorax ou à la base du cou,

créteur. Il est, du reste, à noter que son extirpation a pu être pratiquée sans qu'il en résultât aucun trouble permanent dans les fonctions de l'économie (a).

(1) L'existence du thymus paraît avoir été constatée pour la première fois par les anatomistes de l'école d'Alexandrie, car Hippocrate et Aristote n'en font pas mention, et Rufus d'Éphèse, l'un des prédécesseurs de Galien, en parle (b). La structure de cet organe et sa ressemblance avec les glandes ordinaires furent indiquées par Wharton, ainsi que par plusieurs autres auteurs du XVIIe siècle, et l'un d'eux, Blasius, en fit la dissection chez un assez grand nombre d'Animaux (c). A une époque plus récente, l'étude du thymus fut poursuivie avec succès par Meckel, Lucæ, Tiedemann et Astley Cooper (d), mais c'est

à MM. J. Simon, Jendrässik et Friedleben que l'on est redevable des recherches les plus approfondies sur la structure intime et sur l'histoire comparative de cet organe chez l'Homme et les Animaux (e). Pour plus de détails sur les travaux dont il a été l'objet, je renverrai à l'ouvrage de ce dernier anatomiste et à des publications précédentes faites par Becker et Haugsted (f). J'ajouterai que le thymus du veau est connu dans le langage vulgaire sous le nom de *ris de veau*.

Cet organe commence à se développer de très bonne heure chez l'embryon. Quelques anatomistes l'ont considéré comme étant primitivement une dépendance de la membrane muqueuse des voies respiratoires (g), ou comme faisant d'abord corps avec la glande thyroïde (h) ; mais il paraît se constituer isolément sous la forme d'un

(a) Bardleben, *Note sur les extirpations de la rate et du corps thyroïde* (Comptes rendus de l'Acad. des sciences, 1844, t. XVIII, p. 485). — *Observ. microsc. de glandularum ductu excret. carentium structura* (dissert. inaug.). Berolini, 1841.
(b) Voyez, à ce sujet, l'ouvrage de M. J. Simon, intitulé : *A Physiological Essay on the Thymus Gland*, in-4, 1845.
(c) Blasius, *Anatome Animalium*, 1681.
(d) Meckel, *Ueber die Schilddrüse, Nebennieren und einige, ihnen verwandte Organe* (Abhandlungen aus der menschlichen und vergleichenden Anatomie und Physiologie, 1803, p. 196 et univ.).
— Lucæ, *Anatomische Untersuchungen der Thymus im Menschen und den Thieren*. Frankf., 1811.
— Tiedemann, *Bemerkungen über die Thymusdrüse des Murmelthieres* (Meckel's *Deutsches Archiv für die Physiologie*, 1815, t. I, p. 481.
(e) J. Astley Cooper, *The Anatomy of the Thymus Gland*, 1832.
— J. Simon, *A Physiological Essay on the Thymus Gland*, 1845.
— Schaffner, *Zur Histologie der Schilddrüse und Thymus* (Zeitschrift für rationelle Medizin, 1849, t. VII, p. 340).
— Friedleben, *Die Physiologie der Thymusdrüse in Gesundheit und Krankheit*. Frankf., 1858.
— Jendrässik, *Anatomische Untersuchungen über den Bau der Thymusdrüse* (Sitzungsbericht der Akad. der Wissensch. von Wien, 1857, t. XXII, p. 75).
(f) Becker, *De glandulis thoracis lymphaticis atque thymo* (dissert inaug.). Berolini, 1826.
— Haugsted, *Thymi in Homine ac per seriem Animalium descriptio anatomica, pathologica et physiologica*, in-8. Hafniæ, 1832.
(g) Arnold, *Lehrbuch der Physiologie*, t. II, p. 265, et *Kurze Angaben einiger anatomischen Beobachtungen* (Salzburger Medic.-chirurg. Zeitung, 1831, t. II, p. 237).
(h) Bischoff, *Traité du développement de l'Homme et des Animaux*, trad. par Jourdan, p. 293.

et se compose d'une multitude de lobulins ou granules réunis en lobules, dans l'intérieur desquels se trouvent des cavités

petit cylindre tortueux situé de chaque côté de la région cervicale, près du bord des arcs viscéraux (a). Chacun de ces cylindres devient promptement un sac tubuliforme, et les parois de celui-ci donnent naissance à des prolongements vésiculaires dont la disposition se complique de plus en plus, et dont la partie inférieure, chez l'Homme et la plupart des autres Vertébrés, ne tarde pas à se réunir à son congénère dans une étendue plus ou moins considérable. La plupart des auteurs datent son apparition de la huitième semaine de la vie embryonnaire dans l'espèce humaine (b), mais M. Kölliker en a constaté la présence chez un embryon de sept semaines (c). A partir du troisième mois, le thymus grossit rapidement, et il atteint son plus haut degré de développement relatif vers la fin de la vie fœtale (d); cependant il continue encore à grandir pendant quelque temps après la naissance, non-seulement chez l'enfant, mais chez tous les

Animaux où les anatomistes en ont étudié le mode d'accroissement, sujet qui a été l'objet de beaucoup de recherches de la part de Haugsted et de quelques autres auteurs (e). Chez les Oiseaux, le thymus ne tarde pas à s'atrophier, et chez la plupart des Mammifères il reste dans un état stationnaire jusqu'aux approches de l'âge de la puberté, puis il diminue de volume peu à peu, et en général il disparaît chez l'adulte. Ainsi, dans l'espèce humaine, cet organe ne change guère de la deuxième à la douzième ou treizième année, mais en général il commence à s'atrophier vers l'époque de la puberté, et n'existe qu'à l'état de vestige chez les individus de vingt à vingt-cinq ans. Quelquefois, cependant, il persiste davantage : ainsi on l'a trouvé souvent bien développé chez plusieurs hommes de cet âge (f), et parfois on en a aperçu des vestiges chez des individus d'un âge beaucoup plus avancé (g).

(a) J. Simon, *A Physiological Essay on the Thymus Gland*, p. 20, fig. 1.
(b) Wrisberg, *Descriptio anat. embryonis*, 1764, p. 23.
— Meckel, *Manuel d'anatomie descriptive*, t. III, p. 549.
— Burdach, *Traité de physiologie*, t. III, p. 564.
— Haugsted, *Thymi in Homine ac per seriem Animalium descriptio*, p. 92.
(c) Kölliker, *Éléments d'histologie*, p. 530.
(d) On trouve dans l'ouvrage d'Astley Cooper une série de figures représentant le développement du thymus de mois en mois chez le fœtus humain (*The Anat. of the Thymus Gland*, pl. 3, fig. 2 à 9 ; pl. 5, fig. 9, etc.). Une série plus complète de figures analogues a été donnée par Haugsted d'après des préparations appartenant pour la plupart au Musée anatomique de M. Eschricht à Copenhague (Haugsted, *Op. cit.*, pl. 1 et 2, fig. 1 à 17).
(e) Haugsted, *Op. cit.*, p. 89 et suiv.
— J. Simon, *Op. cit.*, p. 28.
— Friedleben, *Die Physiologie der Thymusdrüse*, 1858, p. 268 et suiv.
(f) Krause, *Vermischte Beobachtungen und Bemerkungen* (Müller's *Archiv für Anat. und Physiol.,* 1837, p. 6).
(g) Meckel, *Abhandl. aus der menschl. und vergl. Anat.*, p. 234 et suiv.
— Haugsted, *Op. cit.*, p. 183 et suiv.
— J. Simon, *Op. cit.*, p. 31.
— Boyd (voyez Hewson's *Works*, p. 261, note cxvii.
— Friedleben, *Op. cit*, p. 292.

irrégulières qui communiquent les unes avec les autres, et qui donnent à l'ensemble de l'organe une apparence caverneuse. Ces cavités ne paraissent être que des lacunes ou mailles du tissu conjonctif, dans la substance duquel sont logés des agrégats de cellules dont les caractères anatomiques rappellent beaucoup celles des glandules de Peyer dans la tunique

La plupart des auteurs qui ont étudié le thymus chez les divers Animaux pensent que dans certaines espèces il a une existence permanente : ainsi on a cité les Chauves-Souris (a), le Galéopithèque (b), certaines Musaraignes (c), le Hérisson (d), les Antilopes, le Marsouin (e), et plus particulièrement les Rongeurs hibernants (f) ; mais on a souvent confondu avec cet organe une espèce de glande graisseuse qui l'accompagne chez ces derniers Mammifères, et qui présente un grand développement à l'époque du sommeil hivernal (g). Harder, Pallas, Sulzer, Jacobson, avaient signalé l'existence de ces derniers corps (h), et les recherches histologiques faites par Barkow, M. Valentin, et M. Ecker, montrent qu'il ne faut pas les assimiler au thymus (i). Chez le Hérisson (j), la Taupe, le Hamster (k), ce dernier corps s'atrophie comme chez les autres Mammifères.

(a) Meckel, *Abhandlungen aus der menschl. und vergl. Anat.*, p. 198. — Haugsted, *Thymi in Homine ac per seriem Animalium descriptio*, pl. 2, fig. 14. — J. Simon, *A Physiological Essay on the Thymus Gland*, p. 41, fig. 13.
(b) Idem, *ibid.*, p. 41, fig. 14.
(c) Idem, *ibid.*, p. 42.
(d) Haugsted, *Op. cit.*, pl. 2, fig. 15 et 16.
(e) Turner, *Upon the Thyroid Gland in Cetacea, with Observations on the Relations of the Thymus to the Thyroid in these and certain other Mammals* (*Trans. of the Royal Soc. of Edinburgh*, t. XXII, p. 319).
(f) Velsch, *Anatome Muris alpini* (*Ephem. Acad. nat. curios.*, déc. 1, ann. 1, observ. 160, p. 319). — Meckel, *Abhandlungen aus der menschl. und vergl. Anat.*, p. 202 et suiv. — Prunelle, *Recherches sur les phénomènes et les causes du sommeil hivernal de quelques Mammifères* (*Ann. du Muséum*, 1811, t. XVIII, p. 308). — Tiedemann, *Bemerkungen über die Thymusdrüse des Murmelthiers* (Meckel's *Deutsches Archiv für die Physiologie*, 1815, t. I, p. 481).
(g) Simon, *Op. cit.*, p. 47.
(h) Harder, *Anatome Muris alpini* (*Ephem. Acad. nat. curios.*, déc. 2, ann. 4, observ. 122, p. 238). — Sulzer, *Versuche einer Naturgeschichte des Hamsters*, 1774, p. 62. — Pallas, *Novæ species quadrupedum e Glirium ordine*, 1784, p. 118. — Jacobson, *Ueber die Thymus der Winterschläfer* (Meckel's *Deutsches Archiv*, 1817, t. III, p. 151).
(i) Barkow, *Der Winterschlaf nach seinen Erscheinungen im Thierreich dargestellt*, 1846, p. 437 et suiv. — Ecker, art. *Blutgefässdrüsen* (Wagner's *Handwörterbuch der Physiologie*, t. IV, p. 122). — Valentin, *Beiträge zur Kenntniss des Winterschlafes der Thiere* (Moleschott's *Untersuch. zur Naturlehre des Menschen und der Thiere*, 1857, t. II, p. 15 et suiv. — Friedleben, *Op. cit.*, p. 103 et suiv.
(j) F. Simon, *Op. cit.*, p. 42.
(k) Friedleben, *Op. cit.*, p. 103.

muqueuse de l'intestin (1), mais qui présentent quelques particularités de structure (2). On n'a pu faire que des conjectures très vagues quant aux usages de ce corps; on en a pratiqué l'extirpation sans déterminer aucun changement

(1) Voyez tome VI, page 405.

(2) Dans l'espèce humaine, le thymus, logé en majeure partie dans le médiastin antérieur, derrière le sternum et au-devant du péricarde, se prolonge plus ou moins haut dans la région cervicale, au-devant et sur les côtés de la trachée (a). Par son aspect il ressemble en général beaucoup aux glandes salivaires, quoique plus rouge, et il se compose de deux lobes inégaux qui sont toujours distincts organiquement, quoique unis en apparence d'une manière intime. Ces lobes sont à leur tour divisés en lobules qui sont reliés entre eux au moyen d'une sorte de pédicule longitudinal (b), et ordinairement commun, contourné en spirale (c). On trouve dans l'intérieur de cet organe des cavités irrégulières qui communiquent entre elles et qui y donnent une apparence caverneuse, et l'on désigne communément sous le nom de *canal thymique*, ou de *réservoir du thymus*, celle qui occupe l'axe du pédoncule;

mais les anatomistes ne sont pas d'accord sur la nature de ces espaces. La plupart des auteurs considèrent ces cavités comme une sorte de poche close autour de laquelle serait disposée le tissu propre de la glande (d); mais d'autres pensent que ce sont des réservoirs anormaux, et qu'elles résultent en partie de l'élargissement des espaces intertrabéculaires du tissu conjonctif profond, en partie de la dilatation et de la rupture de quelques cellules propres. En effet, on a constaté que leurs parois n'ont pas de revêtement épithélique et que leur disposition est très variable (e).

Les granulations qui entourent ces cavités irrégulières (f), et qui constituent la substance propre du thymus, sont des organites qui ont quelques analogies avec les follicules de Peyer dont il a été question dans une précédente Leçon (g). Elles sont pleines et composées d'utricules, de noyaux de cellules et de vaisseaux sanguins, ainsi que de corpuscules particuliers formés

(a) A. Cooper, *The Anatomy of the Thymus Gland*, pl. 3, fig. 2 à 9; pl. 5, fig. 9.
(b) Kölliker, *Éléments d'histologie*, p. 526, fig. 245.
(c) A. Cooper, *Op. cit.*, pl. 2, fig. 2, 3 et 4.
— J. Jones, *Op. cit.* (Todd's *Cyclop.*, t. IV, p. 1089, fig. 721).
— Ecker, *Op. cit.* (Wagner's *Handwörterb.*, t. IV, p. 115, fig. 1).
— Huscke, *Traité de splanchnologie*, p. 282.
— Liegevis, *Anatomie et physiologie des glandes vasculaires sanguines*, thèse d'agrégation, 1860, pl. 1, fig. 6 et 7).
(d) A. Cooper, *Op. cit.*, pl. 4, fig. 6, 9, 11 et 12.
— Kölliker, *Op. cit.*, p. 527, fig. 246, 247.
(e) Friedleben, *Die Physiologie der Thymusdrüse*, p. 6.
(f) Simon, *Op. cit.*, p. 82, fig. 54.
— Kölliker, *Op. cit.*, p. 528, fig. 247.
(g) Voyez tome VI, page 405.

bien notable dans l'ensemble des phénomènes physiologiques ou dans quelques fonctions en particulier, et l'on ne sait que

de couches concentriques, sur la nature desquels les histologistes ne sont pas d'accord (a).

Enfin on trouve mêlés aux capillaires sanguins qui parcourent les trabécules sus-mentionnés, des réseaux de petites cellules ou lacunes anastomosées entre elles, que l'on a d'abord considérés comme constituant un système de canaux séreux en communication directe avec les vaisseaux sanguins ; mais ces relations anatomiques ne paraissent pas exister (b).

La forme générale et le volume du thymus varient beaucoup dans les divers Mammifères. Quelquefois il est plus ramassé que chez l'Homme (c), mais le plus souvent ses deux lobes restent séparés entre eux dans la région cervicale et remontent plus ou moins haut sur les côtés de la trachée-artère (d). Pour plus de détails à ce sujet, je renverrai à l'ouvrage de M. Simon, qui a donné de bonnes figures de cet organe chez beaucoup de Mammifères (e).

Quelques anatomistes avaient pensé que le thymus manquait chez les Marsupiaux (f), mais cet organe a été trouvé très bien développé chez des fœtus de Sarigue et de Kanguroo par M. Simon, et cet anatomiste a constaté la présence de vestiges d'un thymus chez un Phalanger adulte (g). Dans quelques cas cet organe paraît avoir manqué complétement, non-seulement chez des monstres, mais même chez des fœtus et des enfants bien conformés du reste (h).

Chez les Oiseaux (i) et la plupart

(a) Hassall, *The Microscopic Anatomy of the Human Body*, p. 367.
— Ecker, *Icones physiologicæ*, tab. 6, fig. 2.
— Kölliker, *Éléments d'histologie*, p. 529.
— Friedleben, *Op. cit.*, p. 7.
— Günsburg, *Notiz über die geschichteten Körper der Thymus* (*Zeitschr. für klin. Med.*, 1857, t. VI, p. 456).
— Bruch, *Mikroscopische und Mikrochemische Aufzeichungen* (*Zeitschr. für rat. Med.*, 1850, t. IX, p. 202 et suiv.).
— Jendrässik, *Anat. Untersuch. über den Bau der Thymusdrüse* (*Sitzungsber. der Wien. Akad.*, 1857, t. XXII, p. 93).
— W. Berlin, *Etwas über die Thymusdrüse* (*Archiv für die Holländischen Beitr. zur Natur- und Heilkunde*, 1858, t. I, p. 230).
(b) His, *Beiträge zur Kenntniss der zum Lymphsystem gehörigen Drüsen* (*Zeitschr. für wissensch. Zool.*, 1860, t. X, p. 333).
(c) Par exemple, chez le *Chat* (voy. Simon, *Op. cit.*, p. 43, fig. 18).
(d) Comme exemple de ce mode de conformation, je citerai le thymus du Veau, figuré par A. Cooper (*Op. cit.*, pl. 1, fig. 1, etc.), par Haugsted (*Op. cit.*, pl. 2, fig. 32 et 33) ; du fœtus de la Macaque, du Maki, des Chauves-Souris, du Galéopithèque, du Dauphin et de la Baleine, dont M. Simon a donné des figures (*Op. cit.*, p. 40, fig. 11 et suiv.).
(e) Outre les espèces indiquées ci-dessus, on trouve dans l'ouvrage de M. Simon des figures du thymus du Coati, de la Loutre, du Chien, du Chat, de la Marmotte, du Rat, du Lièvre, du Paresseux, de l'Oryctérope, de l'Échidné, de l'Éléphant, du Pécari, du Daman, du Cheval et du Renne. Haugsted a donné aussi des figures du thymus chez le fœtus du Cheval, de la Brebis, du Cochon, du Chat, etc. (*Op. cit.*, pl. 2, fig. 17 à 31).
(f) Vicq d'Azyr, art. DIDELPHE (*Encyclop. méthod. : Anat. des Animaux*).
— Blainville, *Sur les organes femelles de la génération et le fœtus des Animaux didelphes* (*Bulletin de la Société philomatique*, 1818, p. 27).
— Owen, art. MARSUPIALIA (Todd's *Cyclop.*, t. III, p. 326).
(g) Simon, *Op. cit.*, p. 45, fig. 20, 21 et 22.
(h) Friedleben, *Op. cit.*, p. 41 et suiv.
(i) Exemple : le Pigeon (voy. Simon, *Op. cit.*, p. 57, fig. 38).

fort peu de chose sur le liquide qui se produit dans son intérieur (1).

des Reptiles (a), les deux lobes du thymus sont allongés et très écartés entre eux, de façon à occuper les côtés du cou. Il est aussi à noter que chez les Serpents cette glande est ordinairement en connexion avec un corps graisseux très remarquable (b).

Chez la Grenouille et la Salamandre, le thymus est peu développé et paraît se transformer promptement en un corps graisseux (c). Sa structure intime a été décrite par M. Leydig (d). M. Simon a constaté aussi l'existence de cet organe chez le Menopoma, l'Amphiuma et l'Axolotl, mais il n'a pu en découvrir aucune trace chez le Protée et le Siren (e). Enfin, plus récemment, M. Leydig en a constaté l'existence chez le Protée et chez la Cécilie (f).

On doit considérer comme les analogues du thymus deux corps glanduliformes qui se trouvent au-dessus de l'extrémité dorsale de l'appareil branchial chez les Squales et les Raies (g). Un organe assez semblable aux précédents se trouve près du nerf latéral, derrière la partie supérieure de la ceinture humérale, chez les Pleuronectes, la Baudroie et la Lotte commune (h). Chez le Batrachoïde tau, l'Esturgeon, etc., il paraît être représenté pas un amas de follicules qui débouchent au dehors et laissent échapper du mucus (i). Enfin, chez les Myxinoïdes, il existe de chaque côté du péricarde, derrière les branchies, un corps lobulé dont chaque division se compose d'une double série de cellules à noyau appendues à des vaisseaux sanguins. Müller avait d'abord considéré ces organes glanduliformes comme étant des capsules surrénales ; mais ils paraissent plutôt représenter le thymus (j).

(1) Quand le thymus est en état d'activité fonctionnelle, on y trouve un liquide grisâtre ou laiteux qui présente une réaction légèrement acide, et qui se compose d'une sérosité albumineuse tenant en suspension une foule de noyaux, quelques cellules, et, dans certains cas, des corpuscules à

(a) Exemples : la Couleuvre, le Boa, etc. (voy. Simon, *Essay on the Thymus Gland*, p. 61, fig. 42 à 34).

(b) Exemple : le Crotale (voy. Simon, *Op. cit.*, p. 60, fig. 40).

(c) Simon, *Op. cit.*, p. 62, fig. 46.

(d) Idem, *ibid.*, p. 63 et suiv.

(e) Leydig, *Anatomisch-histologische Untersuchungen über Fische und Reptilien*, 1853, p. 62, pl. 2, fig. 14. — *Lehrbuch der Histologie*, pl. 430, fig. 214.

(f) Leydig, *Anat.-hist. Unters.*, p. 63, pl. 2, fig. 16, et pl. 3, fig. 21.

(g) Fohmann, *Das Saugadersystem der Wirbelthiere*, p. 44.

— Robin, *Op. cit.* (*Ann. des sciences nat.*, 3ᵉ série, 1847, t. VII, p. 202).

— Stannius und Siebold, *Handbuch der Zootomie*, 1854, t. II, p. 256.

— Ecker, *Wagner's Icones physiologicæ*, 1852, pl. 6, fig. 7 (chez un fœtus de *Squatina*).

(h) Stannius, *Ueber eine Thymus entsprechende Drüse bei Knochenfischen* (Müller's *Archiv für Anat. und Physiol.*, 1850, p. 501, pl. 15, fig. 2).

(i) Leydig, *Anatomisch-histologische Untersuchungen über Fische und Reptilien*, p. 26.

— Stannius und Siebold, *Handbuch der Zootomie*, 1854, t. II, p. 256.

(j) J. Müller, *Eingeweide der Fische* (*Archiv*, 1850, p. 507).

— Stannius et Siebold, *Op. cit.*, t. II, p. 256.

§ 8. — Dans toutes les glandes imparfaites dont je viens de parler, il existe des vaisseaux sanguins et lymphatiques, mais ces conduits ne paraissent jouer qu'un rôle secondaire dans leur

*Glandes vasculaires.*

couches concentriques analogues à ceux dont j'ai déjà parlé comme existant dans la substance des granules de la glande. Les globules contenus dans cette humeur sont très altérables, et par l'action de l'eau ils donnent naissance à une matière albumineuse (a). Les corpuscules à couches concentriques ont été découverts par Hewson, qui les considérait comme étant destinés à devenir le noyau de globules sanguins (b), mais cette opinion n'est pas admissible.

L'examen chimique du liquide du thymus n'a donné que peu de résultats intéressants. Frommherz et Gugert ont trouvé dans le tissu de cette glande diverses matières albuminoïdes, de la graisse et des sels (c). Morin en a obtenu environ 30 pour 100 de matières albuminoïdes mal définies (d), et M. J. Simon y a signalé la présence d'une substance qu'il regarde comme intermédiaire entre la caséine et l'albumine (e). Plus récemment, MM. Frerichs et Staedeler y ont trouvé de la leucine (f). M. Gorup-Besanez en a extrait de la leucine, de l'hypoxanthine, de l'acide lactique et de l'acide butyrique (g) ; mais il résulte des expé-

riences de M. Friedleben que la plupart de ces matières n'y existent pas primitivement, et se produisent pendant les opérations chimiques pratiquées pour faire l'analyse. Ce dernier auteur a étudié comparativement la constitution chimique du thymus chez le Veau et chez le jeune Bœuf, et il est arrivé aux résultats suivants. Sur 100 parties il a obtenu :

|  | VEAU. | JEUNE BŒUF. |
| --- | --- | --- |
| Eau. . . . . . . . | 80,0 | 66,00 |
| Albumine . . . . . | 12,5 | 11,60 |
| Gélatine. . . . . . | 3,0 | 4,00 |
| Sucre. . . . . . . | 0,1 | 0,03 |
| Acide lactique. . . | 0,2 | 0,43 |
| Pigment. . . . . . | 0,1 | 0,05 |
| Graisse . . . . . . | 2,0 | 17,00 |
| Sels. . . . . . . . | 2,1 | 0,90 |
| Hypoxanthine . . . | traces | traces |

L'analyse des matières contenues dans les cendres lui donna pour 100 :

|  | VEAU. | JEUNE BŒUF. |
| --- | --- | --- |
| Sulfate de chaux. . | 1 | 1 |
| Phosphate de chaux | 30 | 14 |
| Phosphates à bases alcalines . . . . | 58 | 78 |
| Chlorure de potassium. . . . . | 11 | 7 |

Ainsi la proportion de graisse et celle

(a) Hewson, *Experimental Inquiries* (Works, p. 260).
(b) Tigri, *Sull'umor della glandula timo* (Bull. delle scienz. med. di Bologna, 1859).
(c) Frommherz und Gugert, *Chemische Untersuch. verschiedener Theile des menschlichen Körpers und einiger pathologischen Producte* (Schweiger's Jahrbuch der Chemie und Physik, 1827, t. XX, p. 190).
(d) Morin, *Recherches chimiques sur le ris de veau* (Journal de chimie médicale, 1827, t. III, p. 450).
(e) Simon, *Op. cit.*, p. 36.
(f) Frerichs und Staedeler, *Weitere Beiträge zur Lehre vom Stoffwandel* (Müller's Archiv für Anat. und Physiol., 1856, p. 45).
(g) Gorup-Besanez, *Notiz über eine neue organische Basis im Gewebe der Thymus* (Ann. der Chimie und Pharm., t. LXXXIX, p. 114).— *Ueber die chemischen Bestandtheile einiger Drüsensäfte* (Ann. der Chemie und Pharm., 1856, t. XCVIII, p. 1).

constitution, tandis que, dans d'autres organes qui semblent devoir être rangés également dans la classe des instruments sécréteurs dont les produits sont destinés à modifier la composition des fluides nourriciers, les vaisseaux sont l'élément prédominant. Je réunirai les premiers sous le nom commun de glandes imparfaites indépendantes, et j'adopterai pour les seconds le nom de *glandes vasculaires*. Enfin, ces dernières peuvent être des *glandes lymphatiques* ou des *glandes sanguines*. Les ganglions lymphatiques, ou glandes conglobées, dont j'ai déjà fait

Glandes lymphatiques.

du phosphate terreux augmentent par les progrès de l'âge.

J'ajouterai que dans l'état normal, le liquide contenu dans le thymus est acide chez tous les Vertébrés, et ne devient alcalin que par l'effet de la décomposition cadavérique (a).

Je crois inutile de rappeler ici toutes les suppositions qui ont été faites au sujet des fonctions de la glande thymus. Dans l'ouvrage de Haugsted et dans celui de M. Simon, on trouve l'indication de la plupart de ces hypothèses (b) dont le nombre a été augmenté récemment (c), et je me bornerai à citer quelques faits fournis par les expériences physiologiques.

L'extirpation du thymus, tentée d'abord par un médecin italien, M. Restelli (d), a été pratiquée avec succès sur dix petits chiens par M. Friedleben, qui a étudié ensuite d'une manière comparative l'état du sang, les produits de la respiration, l'alimentation et l'accroissement des divers organes

chez les individus mutilés de la sorte, mais dont la santé s'était rétablie, et chez des individus dans l'état normal. Il a trouvé ainsi que les Animaux privés de leur thymus mangent plus que les autres et croissent plus rapidement, mais que l'augmentation de leur poids comparée à la quantité d'aliments employée est moins grande que chez les premiers ; leur sang contient plus de globules blancs et moins de globules rouges que dans l'état normal, et l'excrétion d'acide carbonique est diminuée par les effets de l'opération, mais la production d'urée est augmentée. Enfin, M. Friedleben pense que la perte du thymus influe sur le travail nutritif des os. Il est aussi à noter que ses expériences tendent à établir qu'il n'existe aucune relation entre l'activité fonctionnelle de cet organe et le phénomène du sommeil léthargique des animaux hibernants, rapports que plusieurs naturalistes avaient cru saisir (e).

(a) Friedleben, *Die Physiologie der Thymusdrüse*, p. 63.
— Simon, *A Physiological Essay on the Thymus Gland*, p. 2 et suiv..
(b) Haugsted, *Thymi in Homine ac per seriem Animalium descriptio anatomica, pathologica et physiologica*, in-8. Hafniæ, 1832.
(c) Rifault, *Sur les fonctions du thymus* (*Comptes rendus de l'Acad. des sciences*, t. XXII, p. 127).
(d) Restelli, *De thymo observationes anatomico-physiologico-pathologicæ*. Ticini Regii, 1845.
(e) Friedleben, *Op. cit.*, p. 115 et suiv.

connaître la structure (1), appartiennent à l'une de ces subdivisions; la rate constitue le principal représentant de la seconde.

Nous avons vu précédemment que dans tous ces organes il paraît y avoir production de globules plasmiques qui arrivent ensuite dans le sang (2), et les physiologistes ont attribué à l'un d'eux, la rate, des usages très variés, mais nous ne savons en réalité que fort peu de chose sur ses fonctions. La structure de cette glande sanguine a été étudiée avec plus de succès (3), et sans vouloir entrer ici dans beaucoup de détails

Glandes sanguines.

Rate.

(1) Voyez tome IV, page 217 et suivantes.

(2) Voyez tome I, page 352 et suivantes.

(3) L'existence de la rate était connue d'Hippocrate, et Aristote donna quelques indications sommaires relatives à la position et aux rapports anatomiques de ce viscère (a). Ce dernier auteur remarqua aussi que la rate est très peu développée chez les Ovipares, et il pensa qu'elle était destinée à aider l'estomac dans le travail de la digestion. Les anatomistes de l'école d'Alexandrie et de l'époque de la renaissance des sciences d'observation n'ajoutèrent que peu à nos connaissances sur ce sujet, bien que dans le XVIᵉ et le XVIIᵉ siècle quelques écrivains en firent l'objet de publications spéciales (b). Vers le milieu du XVIIᵉ siècle, Highmore, Glisson et quelques autres anatomistes donnèrent des descriptions plus exactes de la conformation générale de la rate chez l'Homme (c), et Malpighi découvrit dans cet organe des particularités de structure fort remarquables (d). Vers la même époque, les vaisseaux de la rate furent étudiés avec plus de soin par Ruysch, et au commencement du XVIIIᵉ siècle, Leeuwenhoek fit des observations microscopiques sur le tissu de cet organe (e). Bientôt après Eller en fit mieux connaître les vaisseaux lymphatiques qu'il considéra comme étant les principales voies pour l'évacuation des produits sécrétés par les corps glan-

(a) Aristote, *Hist. nat. des Animaux*, trad. de Camus, t. I, p. 47.

(b) En 1578, une monographie anatomique de la rate fut publiée par Fr. Ulmus ( *De liene libellus*, édition de Paris, 1708).
— Hoffmann, *De usu lienis*, etc. 1639.

(c) N. Highmore, *Corporis humani disquisitio anatomica*, 1651, p. 59 et suiv.
— F. Glisson, *Anatomia hepatis*, 1654, p. 429.
— Wharton, *Adenographia*, 1656, prop. 14-18.
— Schenck, *Exercitationes anatomicæ*, 1662, prop. 412-453.

(d) Malpighi, *De viscerum structura exercitatio anatomica*, 1665 (*Opera omnia*, t. II, p. 101.
— *Philos. Trans.*, 1671, t. VI, p. 2150). — *De structura glandularum conglobatarum.* — *Letter*, etc. (*Opera posthuma*, 1689, p. 130).

(e) Ruysch, *De glandulis, fibris, cellulisque lienalibus*, epist. anat. quart. (*Opera omnia*, 1696).
— Leeuwenhoek, *Microscopical Observ. on the Structure of the Spleen* (*Philos. Trans.*, 1708, t. XXV, p. 2305).

à ce sujet, je ne crois pas pouvoir me dispenser d'en dire quelques mots.

duliformes découverts précédemment par Malpighi (a). On doit citer aussi, parmi les travaux dont la rate a été l'objet pendant le XVIIIᵉ siècle, un mémoire anatomique de Lasône, des expériences physiologiques faites par Deisch et les recherches de Hewson (b). Au commencement du siècle actuel, des opuscules sur le même sujet furent publiés par Assolant et par Moreschi (c); Cuvier fit des observations nombreuses sur l'anatomie comparée de cet organe (d), et quelques années après, Heusinger et Schmidt firent une nouvelle étude des corpuscules malpighiens de la rate (e). Mais c'est surtout depuis une trentaine d'années que nos connaissances sur la structure intime de cet organe ont fait des progrès considérables. Parmi les publications nombreuses qui ont été faites sur ce sujet, je citerai principalement celles de J. Müller, Giesker, Bourgery, W. Evans, Sanders, M. Kölliker, M. Schaffner, et M. H. Gray (f). J'aurai aussi à mentionner les recherches expérimen-

(a) J.-T. Eller, *Dissert. inaug. de liene.* Lugd. Batav., 1716 (Haller, *Disputationum anatomicarum selectarum,* vol. III, p. 23).

(b) De Lasône, *Histoire anatomique de la rate* (*Mém. de l'Acad. des sciences,* 1753, p. 187 et suiv.).

— Deisch, *Dissert. inaug. de splene Canibus exciso.* Halle, 1735 (Haller, *Disput. anatomic. selectarum,* vol. III, p. 47).

— Hewson, *Experimental Inquiries,* part. 3, 1777 (*Works,* p. 264 et suiv.).

(c) Assolant, *Recherches sur la rate,* in-8. Paris, an X.

— Moreschi, *De vero e primario uso della milza, nell'Uomo e tutti gli Animali vertebrati.* Milano, 1803.

(d) Cuvier, *Leçons d'anatomie comparée,* 1ʳᵉ édit., t. IV, p 56 et suiv.

(e) Heusinger, *Ueber den Bau und die Verrichtung der Milz.* Eisenach, 1817.

— C.-A. Schmidt, *Dissert. inaug. sistens nonnulla de structura lienis.* Halæ, 1819.

(f) J. Müller, *Ueber die Structur der eigenthümlichen Körperchen in der Milz einiger Pflanzenfressender Säugethiere* (*Archiv für Anat. und Physiol.,* 1834, p. 80).

— Bardeleben, *Observ. microsc. de glandularum ductu excretorio carentium structura.* Berlin, 1841.

— Hessling, *Untersuch. über die weissen Körperchen der menschlichen Milz,* 1842.

— Bourgery, *Anatomie microscopique de la rate dans l'Homme et les Animaux* (*Collection de mémoires originaux,* 1843).

— W. J. Evans, *Microscopic Anatomy of the Spleen in Man and Animals* (*Lancet,* 1844, t. I, p. 63).

— Oesterlin, *Beiträge zur Physiologie,* 1843, p. 41.

— Sanders, *On the Structure of the Spleen* (Goodsir's *Annals of Anat. and Physiol.,* 1850).

— Kölliker, *Ueber den Bau und die Verrichtungen der Milz* (*Mittheilungen der Züricher Naturforschenden Gesellschaft,* 1847). — Art. SPLEEN (Todd's *Cyclop. of Anat. and Physiol.,* t. IV, p. 771 à 801).

— Spring, *Mém. sur les corpuscules de la rate* (*Mém. de la Société des sciences de Liége,* 1843, t. I, p. 125.

— Poelman, *Mém. sur la structure et les fonctions de la rate* (*Ann. de la Société de médecine de Gand,* 1846).

— Schaffner, *Zur Kenntniss der malpigischen Körperchen der Milz und ihres Inhalts* (*Zeitschr. für rat. Medizin,* 1849, t. VII, p. 345, pl. 5).

— H. Gray, *On the Structure and Use of the Spleen.* London, 1854.

— Crisp, *A Treatise on the Structure and Use of the Spleen.* London, 1856.

— J. Jones, *Observ. on the Spleen. Investigations Chemical and Physiol.,* p. 116 (*Smithsonian Contributions,* 1856).

— Peyrani, *Anatomia e fisiologia della milza.* Torino, 1860.

La rate ne se rencontre chez aucun Invertébré, mais elle existe chez presque tous les Vertébrés et chez les Mammifères. Elle offre, en général, un volume assez considérable, tandis que chez les Oiseaux, les Reptiles, les Batraciens et les Poissons, elle n'est que peu développée; enfin, elle manque chez l'Amphioxus, et peut-être aussi chez tous les Cyclostomes (1). Dans l'espoir de jeter quelque lumière sur ses fonctions, les anatomistes ont fait beaucoup d'observations sur le volume

tales de plusieurs physiologistes contemporains. Enfin, pour plus de détails sur les opinions émises anciennement touchant les usages de la rate et sur les progrès de l'histoire anatomique de cet organe, je renverrai au grand traité de physiologie de Haller, à un ouvrage spécial de M. Giesker, et à l'introduction de la monographie de M. H. Gray (a).

(1) L'absence de la rate chez l'Amphioxus a été constatée par plusieurs observateurs, et la plupart des anatomistes considèrent les Cyclostomes comme étant également privés de ce viscère (b); quelques auteurs pensent qu'il est représenté chez les Lamproies par un organe spongieux qui se trouve au-dessous de la colonne vertébrale, dans presque toute la longueur de la cavité abdominale (c). Mais le tissu spongieux qui constitue cette partie ne présente pas les caractères histologiques de la rate et paraît être seulement une dépendance de l'appareil veineux (d).

Le Lépidosiren a été signalé aussi comme étant dépourvu de rate (e); mais des recherches récentes tendent à établir que cet Animal ne fait pas exception à la règle générale (f).

L'absence congénitale de la rate a été constatée plusieurs fois dans l'espèce humaine, non-seulement chez des monstres acéphales (g), mais même chez des individus bien conformés (h).

(a) Haller, *Elementa physiologiæ*, t. VI, p. 385 et suiv.
— Giesker, *Splenologie, oder anat.-physiol. Untersuch. über die Milz des Menschen.* Zurich, 1835.
— H. Gray, *On the Structure and Use of the Spleen*, p. 1 à 53.
(b) Cuvier, *Leçons d'anatomie comparée*, t. IV, 2ᵉ partie, p. 616.
— Owen, *Lectures on the Comp. Anatomy and Physiol. of the Vertebrate Animals*, p. 271.
— Crisp, *A Treatise on the Struct. and Use of the Spleen*, p. 132.
(c) H. Gray, *Op. cit.*, p. 324.
(d) Voyez tome II, page 369.
(e) Owen, *Description of the* Lepidosiren annectens (*Linn. Trans.*, t. XVIII, p. 343).
(f) H. Gray, *Op. cit.*, p. 323.
(g) Meckel, *Manuel d'anatomie*, t. I, p. 482.
— Heussinger, *Mém. sur les monstruosités de la rate* (*Journal compl*ém. *du Dict. des sciences méd.*, 1824, p. 216).
(h) Martin, *Observation d'une déviation organique de l'estomac*, etc. (*Bulletins de la Soc. anatomique*, 1826, t. I, p. 40).
— Valleix, *Observ. de transposition des organes*, etc. (*Archives générales de médecine*, 2ᵉ série, t. VIII, p. 78).

comparatif de cet organe, soit chez l'Homme à diverses périodes de la vie ou dans des conditions physiologiques variées, soit chez différents Animaux ; mais ces recherches n'ont conduit qu'à peu de résultats intéressants, si ce n'est qu'après chaque repas, la rate se gonfle d'une manière remarquable (1).

(1) M. H. Gray a publié une longue série d'observations sur le poids de la rate de l'Homme à différents âges, et a trouvé que vers le sixième mois de la vie intra-utérine la croissance de cet organe devient très rapide. A l'époque de la naissance, son poids est d'environ $\frac{1}{350}$ du poids total du corps, et cette proportion reste à peu près la même jusqu'à l'âge adulte, où le poids absolu de la rate atteint son maximum. Dans la vieillesse, le poids absolu et le poids relatif de cet organe décroissent, et dans la vieillesse extrême ce dernier ne correspond qu'à environ $\frac{1}{700}$ du poids total du corps, tandis que chez l'adulte il varie entre $\frac{1}{320}$ et $\frac{1}{400}$ (a). Mais comme nous le verrons bientôt, l'état des fonctions digestives au moment de l'observation influe beaucoup sur les résultats de ces pesées comparatives, et il est aussi à noter que les différences individuelles sont parfois extrêmement considérables, sans que l'on puisse les rattacher à aucune particularité physiologique (b). Il faut bien se garder cependant de croire que ces variations puissent être aussi grandes que le disent quelques auteurs: en effet, d'après un passage de l'ouvrage de Haller, on cite souvent Flammerdingh comme ayant observé une rate du poids de 43 livres (c) ; mais cette évaluation repose sur une faute typographique, et c'est 43 onces, au lieu de 43 livres, que ce dernier auteur a constaté (d). M. Sappey, qui a fait cette rectification, fait remarquer avec raison que dans les autres cas où la rate a présenté un volume extrêmement considérable, cet organe paraît avoir été non-seulement hypertrophié, mais le siége du développement de quelque tissu morbide, d'une tumeur cancéreuse, par exemple (e).

Chez les autres Mammifères, le volume relatif de la rate est en général à peu près le même que chez l'Homme; mais M. H. Gray a trouvé que chez les Chauves-Souris ordinaires le poids de ce viscère s'élevait à $\frac{1}{87}$ de celui du corps, et que chez le Kanguroo il n'était que de $\frac{1}{700}$ (f). Chez le Lapin, cet organe est encore plus réduit (g); et

(a) Gray, *On the Structure and Use of the Spleen*, p. 76 et suiv.
(b) Boyd, voyez Hewson's *Works*, note CXXX, p. 265.
— Crisp, *A Treatise on the Struct. and Use of the Spleen*, p. 36, 59, etc.
-- Sappey, *Traité d'anatomie descriptive*, t. III, p. 318.
(c) Haller, *Elementa physiologiæ*, t. VI, p. 396.
(d) Flammerdingh, *Dissert. inaug. de tum. splenis*, 1671, t. XIV, p. 11.
(e) Sappey, *Hypertrophie de la rate. Recherches sur le volume et le poids réels de cet organe* (*Comptes rendus de la Société de biologie*, 3e série, 1860, t. 1, p. 234).
(f) Gray, *Op. cit.*, p. 273.
(g) J. Jones, *Op. cit.*, p. 12.

La position de la rate ne varie que peu. Elle est toujours logée dans la cavité abdominale, et presque toujours elle est attachée par ses vaisseaux sanguins et par le mésentère à l'es- tomac ou à la portion adjacente de l'intestin (1). En général, sa

son volume est en général peu consi- dérable dans tout l'ordre des Ron- geurs (a).

Dans les observations faites par M. H. Gray, le poids relatif de la rate était, terme moyen, de $\frac{1}{277}$ chez les Mammifères et seulement de $\frac{12}{2535}$ chez les Oiseaux ; les termes extrêmes étaient, chez ces derniers, de $\frac{1}{553}$ (chez le Cormoran), et $\frac{12}{5040}$ (chez le Puffin). Dans les espèces observées par M. J. Jones, ces limites étaient, d'une part, $\frac{1}{1226}$ et d'autre part $\frac{1}{3579}$ ; enfin le petit volume de cet organe a été constaté chez un grand nombre d'espèces par M. Crisp (b).

Dans la classe des Reptiles et des Batraciens, le poids relatif de la rate est presque toujours également très faible, et chez les Serpents cet organe ne représente parfois qu'environ $\frac{1}{110000}$, $\frac{1}{10000}$, ou même $\frac{1}{25000}$ du poids total du corps.

Dans la classe des Poissons, la rate est en général plus développée que chez les autres Vertébrés ovipares. Chez les Poissons osseux observés par M. Gray, le poids de cet organe a varié entre $\frac{1}{1600}$ et $\frac{1}{1255}$ du poids total ; mais chez les Lépisostées, les Zygænes et un Trygon adulte examinés par M. J. Jones, cette proportion a varié entre $\frac{1}{292}$ et $\frac{1}{601}$ ; par conséquent, elle se rapproche beaucoup de ce qui existe chez les Mammifères (c).

(1) Chez l'Homme, la rate (d) est située à la partie supérieure de l'abdo- men, du côté gauche (e), où elle est suspendue au pilier gauche du dia- phragme par un petit repli péritonéal appelé *ligament phréno-splénique*, et où elle adhère au grand cul-de-sac de l'estomac par l'intermédiaire de l'épi- ploon *gastro-splénique*, dont j'ai déjà eu l'occasion de parler (f). Les rapports anatomiques sont à peu près les mêmes chez les autres Mammifères ainsi que chez les Oiseaux, mais chez les Rep- tiles ce viscère est en général situé plus loin en arrière, et se trouve attaché au duodénum ou même au côlon, ainsi que cela se voit chez les Tortues. Chez les Poissons il est en général en con- nexion avec l'estomac ou avec une portion adjacente de l'intestin ; mais quelquefois, chez la Tanche par exem- ple, il est accolé au lobe gauche du foie.

(a) Gray, *On the Structure and Use of the Spleen.* p. 283.
(b) H. Gray, *Op. cit.*, p. 273.
— J. Jones, *Op. cit.*, p. 120.
— Crisp, *Op. cit.*, p. 94 et suiv.
(c) Gray, *Op. cit.*, p. 273.
— J. Jones, *Op. cit.*, p. 273.
(d) Voyez Bourgery, *Anatomie de l'Homme*, t. V, pl. 136.
(e) L'étendue de la portion des parois de l'abdomen correspondant à ce viscère a été récemment l'objet de recherches particulières faites par M. Conradi, *Ueber die Grösse und Lagebestimmung der Brustorgane der Leber und Milz* (Arch. des Vereins für gemeinschaftliche Arbeiten, Got- lingen, 1854, t. 1, p. 57).
(f) Voyez tome VI, p. 303.

forme est arrondie ou ovalaire (1). Elle est pourvue d'une tunique propre, de texture fibreuse, qui est à son tour recouverte par le péritoine, et qui envoie dans l'intérieur de l'or-

(1) La rate, chez l'Homme, varie un peu dans sa forme, mais elle est en général convexe du côté externe, un peu concave du côté interne, et allongée de haut en bas, de façon à représenter un segment d'ellipsoïde coupé suivant son grand axe (a). Il en est à peu près de même chez la plupart des Quadrumanes ; mais, chez les Makis, cet organe a presque la forme d'un fer à cheval (b). Chez les Mammifères de l'ordre des Carnassiers, il est généralement plus allongé, et chez les Marsupiaux il est étroit et bifurqué à l'une de ses extrémités (c). Chez le Cheval, il est triangulaire (d), et chez l'Éléphant il est remarquablement allongé (e). Enfin, chez la plupart des Oiseaux, des Reptiles et des Batraciens, il est arrondi, mais chez les Poissons sa forme varie davantage (f).

Il est aussi à noter que la rate est quelquefois plus ou moins fractionnée, de façon à former plusieurs masses distinctes. Ainsi, chez l'Homme, on trouve parfois une rate accessoire, et l'on cite des exemples où l'on en a rencontré trois, quatre (g), cinq (h), sept (i), et même jusqu'à vingt-sept (j).

Chez quelques Mammifères, une disposition analogue est très fréquente, si non constante. Ainsi divers anatomistes ont trouvé la rate composée de deux à six lobes séparés chez le Marsouin (k). Elle est également multilobée chez le Dauphin.

Chez l'embryon, la rate commence à se constituer après la formation du tube digestif, mais elle ne naît pas du duodénum, comme Arnold le croyait (l), et dès l'origine elle paraît être distincte du pancréas (m), bien qu'elle ait avec cet organe des connexions très intimes, surtout chez les Mammifères (n).

Les corpuscules malpighiens de la rate ne deviennent distincts chez le Poulet que vers la fin de la période embryonnaire.

(a) Voyez Bourgery, *Anatomie de l'Homme*, t. V, pl. 36 et 44.
(b) Gray, *On the Structure and Use of the Spleen*, p. 274.
(c) Crisp, *A Treatise on the Structure and Use of the Spleen*, pl. 2, fig. 60 à 72.
(d) Gurlt, *Die Anatomie des Pferdes*, pl. 17, fig. 1 et 2.
— Crisp, *Op. cit.*, pl. 4, fig. 4.
(e) Idem, *ibid.*, pl. 2, fig. 100.
(f) Idem, *ibid.*, pl. 2, fig. 180 à 334.
(g) Duverney, *Cours d'anatomie* (*Œuvres anatomiques*, t. II, p. 245).
(h) Patin, *Epist.* 117 (voyez Haller, *Elem. physiol.*, t. VI, p. 388).
(i) Cruveilhier, *Traité d'anatomie descriptive*, t. III, p. 422.
(j) Otto, *Beitr. zur anatomischen Physiologie und Pathologie*, p. 4.
(k) Blasius, *Anatome Animalium*, 1681, p. 287.
— Hunter, *Observ. sur la structure et l'économie des Baleines* (*Œuvres*, t. IV, p. 462).
— Cuvier, *Leçons d'anatomie comparée*, t. IV, 2ᵉ partie, p. 625.
— H. Gray, *Op. cit.*, p. 290.
(l) Arnold, *Op. cit.* (*Salzburger Medicinische Zeitung*, 1831, t. IV, p. 301).
(m) H. Gray, *On the Development of the Ductless Glands in the Chick* (*Philos. Trans.*, 1854, p. 295, pl. 21, fig. 3, 4 et 5).
(n) Bischoff, *Développement de l'Homme et des Mammifères*, p. 290.

gane une multitude de prolongements trabéculaires dont la réunion constitue une sorte de réseau irrégulier (1). Ces trabécules sont très élastiques, et les interstices qu'elles laissent entre elles, interstices qui constituent les cavités nommées

(1) L'enveloppe externe de la rate est formée par une portion de la membrane péritonéale, et elle adhère à la surface de cet organe partout, excepté dans le point appelé le *hile*, où les vaisseaux sanguins et les nerfs y pénètrent. Chez l'Homme, cette adhérence est plus intime que chez la plupart des Animaux.

La *tunique propre* ou *tunique albuginée* de la rate est une membrane mince et demi-transparente, mais très résistante, qui se compose de tissu conjonctif mêlé de fibres élastiques disposées en réseaux et logeant quelquefois un certain nombre de fibres musculaires lisses. Ces dernières ont été observées chez le Chien, le Chat, le Cochon et l'Ane, mais n'existent pas chez l'Homme, le Bœuf, le Cheval, le Lapin, etc. (a). Au niveau du hile, la tunique albuginée se replie en dedans, et constitue autour des vaisseaux qui pénètrent dans l'intérieur de l'organe une gaîne appelée la *capsule de Malpighi*, et analogue à la capsule de Glisson que nous avons déjà vue

en étudiant la structure du foie (b).

Le réseau trabéculaire dont Highmore fut le premier à décrire la disposition générale (c), naît en partie de la face interne de la tunique albuginée, en partie des branches de la gaîne fibreuse des vaisseaux dont je viens de parler, et il se compose d'une multitude de brides fibreuses de diverses grandeurs, qui se joignent entre elles de façon à circonscrire imparfaitement des espaces irréguliers et à avoir quelque ressemblance avec la charpente d'une Éponge commune. Ainsi que je l'ai déjà dit, ces espaces intertrabéculaires constituent les aréoles appelées *cellules de la rate*, ou *espaces intervésiculaires* (d).

Les anatomistes ont été très partagés d'opinions au sujet de la nature de ces trabécules : Malpighi les considérait comme étant musculaires (e), et cette manière de voir fut partagée par plusieurs autres auteurs (f), mais les observations microscopiques de Leeuwenhoek n'y furent pas favorables (g) ; elle fut combattue par Lasône, Haller,

(a) Kölliker, *Ueber den Bau und die Verrichtungen der Milz* (*Mittheilungen der Züricher Naturforsch. Gesellschaft*, 1847). — *Beiträge zur Kenntniss der glatten Muskeln* (*Zeitschrift für wissenschaftl. Zoologie*, 1848, t. I, p. 75 et suiv.). — *Éléments d'histologie*, p. 491.
(b) Voyez tome VI, page 433.
(c) Highmore, *Corporis humani disquisitio anatomica*, 1651, cap. 3, p. 59.
(d) Voyez Bourgery, *Anatomie de l'Homme*, t. V, pl. 15, fig. 1.
(e) Malpighi, *A Letter concerning some Anat. Observ.* (*Philos. Trans.*, t. VI, p. 2150. — *Opera posthuma*, p. 58).
(f) Duverney, *Œuvres anatomiques*, t. II, p. 142. — Stuckeley, *On the Spleen, its Description and History*, 1723.
(g) Leeuwenhoek, *Microscopic. Observ. on the Structure on the Spleen* (*Philos. Trans.*, 1708, t. XV, p. 2305).

*cellules de la rate*, sont occupés principalement par des vaisseaux sanguins et lymphatiques, des vésicules spléniques appelées *corpuscules de Malpighi*, et une substance pulpeuse de couleur rougeâtre que l'on désigne souvent sous le nom de *parenchyme de la rate*.

Vaisseaux de la rate.

Les vaisseaux sanguins de la rate sont très volumineux, les veines surtout, et l'artère splénique présente dans son mode de distribution quelques particularités. Ainsi que je l'ai déjà dit, elle est logée avec les grosses veines dans un système de gaînes fibreuses appelé la *capsule de Malpighi* (1); ses prin-

Home, etc. (*a*). Les recherches des histologistes montrent que chez l'Homme ces brides blanches et nacrées ont la même structure que la tunique albuginée, et sont formées principalement de tissu conjonctif et de fibres élastiques (*b*). On y trouve cependant des fibres musculaires lisses, principalement dans les plus grêles (*c*), et chez quelques Animaux, le Mouton, par exemple, elles paraissent être composées essentiellement de ce tissu contractile (*d*).

Chez les Oiseaux, le réseau trabéculaire de la rate est plus délicat que chez les Mammifères, et, chez les Poissons, son développement est encore moindre (*e*). Cependant, chez quelques-uns de ces Animaux, les fibres musculaires y sont très distinctes (*f*).

(1) Chez l'Homme, les gaînes fibreuses qui naissent de la capsule albuginée de la rate, et qui logent les vaisseaux sanguins de cet organe (*g*), se continuent jusque vers les parties terminales de cette portion du système circulatoire, et finissent par se perdre au milieu de la pulpe splénique. Mais chez divers Mammifères, tels que le Cheval, le Bœuf et le Cochon, on ne trouve ces gaînes qu'autour des artères et des grosses branches vei-

(*a*) De Lasône, *Histoire anatomique de la rate* (*Mémoires de l'Académie des sciences*, 1754, p. 187).

— Haller, *Elementa physiologiæ*, t. VI, p. 410.

— Everard Home, *The Croonian Lecture* (*Philos. Trans.*, 1821, p. 41).

(*b*) Kölliker, *Éléments d'histologie*, p. 491.

— H. Graÿ, *Op. cit.*, p. 92 et suiv., fig. 12 à 17.

(*c*) Kölliker, *Ueber den Bau und die Verrichtungen der Milz* (*Mittheil. der Züricher Naturforsch. Gesellsch.*, 1847).— *Beiträge zur Kenntn. der glattn Muskeln* (*Zeitschr. für wissensch. Zool.*, t. I). — SPLEEN (*Todd's Cyclop.*, t. IV, p. 773).

— Ecker, *Blutgefässdrüsen* (*Wagner's Handwörterbuch der Physiologie*, t. IV, p. 132).

— Mazoon, *Untersuch. über die Gewebsclemente der glatten Muskeln und über die Existens dieser Muskeln in der menschlichen Milz*. Kiew, 1852.

(*d*) Gray, *Op. cit.*, p. 100, fig. 18.

(*e*) Idem, *ibid.*, p. 297 et 325.

(*f*) Ecker, voyez Kölliker, *Op. cit.* (*Todd's Cyclop.*, t. IV, p. 774).

(*g*) Voyez Bourgery, *Anatomie de l'Homme*, t. V, pl. 15, fig. 1.

cipales branches se rendent chacune à une portion déterminée de la rate sans s'anastomoser avec les branches circonvoisines, et ces vaisseaux se terminent par des faisceaux de ramuscules parallèles qui ressemblent à autant de petits pinceaux (1). Le réseau capillaire qui en naît, entoure les corpuscules malpighiens (2),

neuses ; les petites veines en sont complétement dépourvues (a). Les artères ne sont unies que faiblement à leurs gaînes et y affectent souvent une disposition flexueuse, mais les veines y adhèrent fortement (b).

L'artère splénique de l'Homme est la plus grande des trois branches du tronc cœliaque (c), et, ainsi que nous l'avons déjà vu, après avoir gagné le hile de la rate et s'être divisée en plusieurs branches, elle donne naissance à cinq ou six artères récurrentes, appelées *vaisseaux courts*, qui se rendent à l'estomac (d). Il en résulte qu'une portion considérable du sang qui arrive dans le tronc de l'artère splénique peut se rendre, soit à l'estomac, soit à la rate, suivant que les vaisseaux de l'un ou de l'autre de ces organes opposent plus de résistance à son passage. Or, les parois des artères qui se distribuent à la rate sont non-seulement très épaisses et fort résistantes (e) ; mais elles sont contractiles, car elles

renferment dans leur épaisseur beaucoup de fibres musculaires (f). Cette structure est surtout remarquable chez les grands Mammifères, et il en résulte qu'en raison de leurs propriétés physiologiques, ces vaisseaux peuvent rendre très variable la quantité de sang qui les traverse.

(1) Le mode de division de l'artère splénique indiqué ci-dessus a été constaté par Assolant, et les expériences de Heusinger montrent également que les diverses portions de la rate correspondantes à chacune des principales branches de ce vaisseau ont un système circulatoire indépendant de celui des parties circonvoisines (g). Il résulte aussi des recherches de M. Sappey que le nombre des départements vasculaires établis de la sorte d'une manière indépendante est en général de huit ou dix (h).

(2) Les pinceaux terminaux des artérioles (i) embrassent les corpuscules de Malpighi (j), et quelques-uns de

(a) Kölliker, *Éléments d'histologie*, p. 500.
(b) Fink, *Zur Mekanik der Blutbewegung in der Milz* (*Archiv für Anat. und Physiol.*, 1859, p. 8, pl. 1, A, fig. 1 et 2).
(c) Voyez tome III, page 552.
(d) Home, *The Croonian Lecture* (*Philos. Trans.*, 1821, pl. 3).
(e) Wentringham, *An Experimental Inquiry on some Parts of the Animal Structure*, 1740.
(f) Kölliker, *Éléments d'histologie*, p. 504.
(g) Assolant, *Recherches sur la rate*, p. 37.
— Heusinger, *Ueber den Bau und die Verrichtung der Milz*. Eisenach, 1817.
(h) Sappey, *Traité d'anatomie descriptive*, t. III, p. 328.
(i) Voyez Kölliker, *Éléments d'histologie*, p. 501, fig. 235.
(j) Giesker, *Splenologie, oder anatomisch-physiologische Untersuchungen über die Milz*. Zurich, 1835.

et se répand ensuite dans la pulpe splénique logée dans les espaces intertrabéculaires. Les grosses veines côtoient les artères, mais les petites branches marchent isolément, et leurs parois deviennent d'une minceur extrême (1). Leur étude présente de grandes difficultés, et les anatomistes ne sont pas d'accord au sujet de leur mode d'origine. On pense assez généralement que la portion radiculaire ou initiale du système

ces vaisseaux paraissent y pénétrer (a), tandis que d'autres vont constituer dans le parenchyme pulpeux adjacent un réseau capillaire (b). L'existence de capillaires dans la rate a été niée par quelques anatomistes (c), mais a été mise hors de doute par les recherches des histologistes les plus habiles (d). La disposition pénicillée des ramifications artérielles se voit chez la plupart des Vertébrés ; mais chez les Chéloniens et les Ophidiens, les artères, aussi bien que les veines, constituent des plexus en réseau à la surface de la rate aussi bien que dans la profondeur de cet organe (e).

(1) La veine splénique, de même que la plupart des autres branches du système de la veine porte, est dépourvue de valvules, et son calibre est très grand. Chez l'Homme, son tronc est au moins cinq fois plus gros que l'artère correspondante (f), et ses branches sont encore plus fortes comparativement. C. Schmidt estime leur capacité à vingt fois celle des artères correspondantes (g). Les parois de ce vaisseau sont très minces et paraissent comme criblées de trous, par suite de la disposition des petites branches qui viennent y déboucher presque à angle droit. En effet, les bords de ces orifices (h), appelés *stigmates de Malpighi*, sont moins extensibles que les parois de la veine dont chacune d'elles dépend, et celle-ci est plus ou moins dilatée immédiatement au delà de la ligne correspondante à son insertion terminale. En raison de cette disposition et de la facile distension des parois des veines spléniques dans les points où leurs parois ne sont pas renforcées par des gaînes ou des brides fibreuses, ces vaisseaux se distendent très inégalement quand ils sont injectés ou insufflés, et ils affectent alors la forme d'une série de sacs ou de sinus plutôt que de tubes vascu-

(a) J. Müller, *Ueber die Structur der eigenthümlichen Körperchen in der Milz einiger Pflanzenfressenden Säugethiere (Archiv für Anat. und Physiol.*, 1834, p. 80).

(b) Kölliker, art. SPLEEN (Todd's *Cyclop.*, t. IV, p. 776). — *Eléments d'histologie*, p. 501.

(c) Engel, *Zur Anatomie der Gefässe (Zeitschrift der Gesellschaft der Aerzte in Wien*, 1847).

(d) Gray, *Op. cit.*, p. 315.

(e) Il existe quelques valvules dans les branches stomacales de cette veine (Home, *The Croonian Lecture*, in *Philos. Trans.*, 1821, p. 37, pl. 3, fig. 2, 3 et 4).

(f) Ev. Home, *On the Structure and Use of the Spleen (Philos. Trans.*, 1808, p. 49).

— Giesker, *Splenologie*, 1835.

(g) C.-A. Schmidt, *Dissert. de structura lienis.* Halæ, 1819.

— Kölliker, *Éléments d'histologie*, p. 501.

(h) Home, *Op. cit. (Philos. Trans.*, 1821, pl. 6, fig. 2).

veineux de la rate est constituée par des canaux creusés dans la substance de la pulpe parenchymateuse de cet organe, et tapissée seulement d'une couche mince de tissu épithélique, de façon à ressembler beaucoup aux méats veineux de la plupart des Animaux Invertébrés et à ne retenir que très imparfaitement le sang dans leur intérieur (1).

laires ordinaires. La plupart des auteurs considèrent ces dilatations comme étant normales, et les désignent sous le nom de *cellules veineuses de la rate* (a) ; mais d'autres affirment que, dans l'état naturel, les parois des veines spléniques n'offrent pas de dilatations semblables, et que ces élargissements variqueux résultent seulement des procédés anatomiques employés pour en faire l'étude (b). Cette dernière manière de voir ne me paraît pas fondée ; mais je n'ai jamais trouvé dans cet organe des veines terminées en cul-de-sac ou en ampoule, comme celles figurées récemment par M. Gray, et je suis persuadé que la disposition observée par cet auteur était accidentelle (c).

(1) Il règne encore beaucoup d'incertitudes au sujet de la structure des petits canaux veineux de la rate. Chez plusieurs grands Mammifères, tels que le Cheval, le Bœuf et le Cochon, où la structure de cet organe a été étudiée avec beaucoup de soin, les tuniques propres de ces veines ne commencent à devenir distinctes que dans les grosses branches, et toute la portion radiculaire de ce système de canaux ressemble à une réunion d'espaces irréguliers limités par les brides de l'appareil trabéculaire dont il a déjà été question ou des excavations creusées dans la pulpe parenchymateuse. Mais l'observation microscopique fait reconnaître que les parois de ces cavités veineuses sont tapissées partout d'une couche très mince de tissu épithélique (d). Chez l'Homme, les parois des veines sont moins incomplètes, et l'on trouve beaucoup des vaisseaux capillaires à parois bien distinctes, qui se rendent des artérioles aux troncs veineux sans discontinuité (e) ; mais sur d'autres points cette communication paraît s'établir par l'intermédiaire de méats tapissés seulement d'une couche mince de tissu épithélique, comme le sont toutes les cavités contenant des liquides en mouvement (f).

L'épithélium de ces veines et canaux veineux se détache très facilement, et

(a) Bourgery, *Anatomie microscopique de la rate* (*Collection de mémoires*, 1843, p. 10, pl. 1, fig. 1), et *Traité d'anatomie de l'Homme*, t. V, pl. 45.
— Poelman, *Mém. sur la structure de la rate*, p. 11, pl. 1 (extr. des *Ann. de la Société de médecine de Gand*, 1846).
— Hyrtl, *Lehrbuch der Anatomie des Menschen*, 1846, p. 466.
— Ecker, *Op. cit.* (Wagner's *Handwörterbuch der Physiologie*, t. IV, p. 145).
(b) Eller, *Dissert. de liene* (Haller, *Disput. anat. select.*, vol. III, p. 23).
(c) Gray, *Op. cit*, p. 128, fig. 26.
(d) Kölliker, art. SPLEEN (Todd's *Cyclop.*, t. IV, p. 791), et *Éléments d'histologie*, p. 503.
— Tigri (voy. Peyrani, *Anatomia e fisiologia della milza*. Torino, 1869, p. 56).
(e) Kölliker, *Éléments d'histologie*, p. 501.
(f) Gray, *Op. cit.*, p. 135.

La rate est pourvue aussi de nerfs et de vaisseaux lymphatiques, mais le mode de terminaison des uns et l'origine des autres ne sont encore que très imparfaitement connus (1).

se compose de cellules fusiformes qui ont souvent un noyau pariétal (a). M. Führer paraît s'être mépris sur leur nature, et les avoir prises pour des vaisseaux capillaires en voie de développement (b).

(1) Les vaisseaux lymphatiques de la rate de l'Homme sont nombreux, ceux de la couche superficielle surtout. Ils suivent le trajet des veines spléniques, et se réunissent au hile pour se jeter dans quelques petits ganglions, et constituer enfin un tronc qui va déboucher dans le canal thoracique, à la hauteur de la onzième ou douzième vertèbre dorsale (c). On ne sait rien de certain sur leur mode d'origine.

Au commencement du XVIII<sup>e</sup> siècle, Eller considéra les vaisseaux lymphatiques de la rate comme étant les canaux excréteurs de cet organe glandulaire (d), et cette opinion a de l'analogie avec celle soutenue par quelques physiologistes de nos jours.

Hewson a fait diverses expériences à l'appui de cette hypothèse, mais elles montrent seulement que, sous l'influence d'une augmentation de pression exercée sur le sang dans les vaisseaux de l'intérieur de la rate, les lymphatiques de cet organe deviennent turgides (e).

Les nerfs de la rate proviennent du plexus solaire et accompagnent l'artère splénique (f). Chez quelques Mammifères, tels que le Mouton et le Bœuf, ils sont beaucoup plus gros que chez l'Homme (g). On peut en suivre les branches jusque sur les artérioles qui portent les corpuscules de Malpighi, et quelques anatomistes pensent qu'ils pénètrent dans la pulpe splénique (h); mais les recherches microscopiques les plus approfondies n'ont rien appris sur leurs rapports avec les corpuscules de Malpighi (i). On y remarque beaucoup de fibres nerveuses à noyaux, dites fibres de Remak, et il paraîtrait qu'elles se terminent en se divisant en plusieurs branches dont l'extrémité est libre (j).

Arthaud a cru que les trabécules de la rate étaient de nature nerveuse, et que cet organe devait être considéré comme un appareil électrique (k), mais cette opinion singulière n'était pas fondée.

(a) Kölliker, SPLEEN (Todd's *Cyclop.*, t. IV, p. 791, fig. 534).
(b) F. Führer, *Ueber die Milz und einige Besonderheiten ihres Capillarsystems* (*Archiv für physiol. Heilkunde*, 1854, t. XIII, p. 149). — *Sur la structure de la rate* (*Gazette hebdomadaire*, 1855, t. II, p. 314).
(c) Voyez Bourgery, *Anatomie de l'Homme*, t. V, pl. 48.
(d) J. T. Eller, *Dissertatio inaug. de liene*, 1716 (Haller, *Collect. des anat.*, t. III).
(e) Hewson, *Experimental Inquiries* (*Works*, p. 271 et suiv.).
(f) Voyez Bourgery, *Op. cit.*, t. V, pl. 43.
— Gray, *Op. cit.*, p. 264, fig. 48.
(g) Gray, *Op. cit.*, p. 267, fig. 49.
(h) Sappey, *Traité d'anatomie descriptive*, t. III, p. 331.
(i) Kölliker, *Éléments d'histologie*, p. 503.
(j) Ecker, *Op. cit.* (*Zeitschrift für rationelle Medizin*, 1847, t. VI, p. 149, fig. 10).
(k) J. Arthaud, *Note sur l'organisation de la rate* (*Journal des progrès des sciences médicales*, 1827, p. 216).

Les *corpuscules de Malpighi*, que quelques anatomistes appellent aussi les glandules ou les glomérules de la rate, sont des organites qui ont beaucoup d'analogie avec les follicules clos que nous avons déjà vus dans les parois de l'intestin (1). Ils sont de forme sphérique ou ellipsoïde et de très petites dimensions; par leur couleur blanche, ils contrastent avec la pulpe rougeâtre qui les avoisine, et leur nombre est très considérable; ils adhèrent latéralement aux artérioles, et se composent d'une capsule fibreuse renfermant une substance visqueuse et grisâtre dans laquelle le microscope fait découvrir une multitude de vésicules ou cellules arrondies et des noyaux libres (2).

Corpuscules spléniques.

(1) Savoir, les glandules de Peyer (tome VI, page 405).

(2) Les corpuscules de Malpighi, ainsi nommés en l'honneur de l'anatomiste illustre à qui la découverte en est due (a), se trouvent en grand nombre dans la rate de l'Homme et de a plupart des autres Mammifères. Souvent ils sont difficiles à distinguer chez l'Homme, et beaucoup d'auteurs ont cru que leur existence n'était pas constante, ou même était le résultat d'un état pathologique de la rate (b); mais cette opinion est abandonnée aujourd'hui, et l'absence apparente de ces organites paraît dépendre soit de leur petitesse, soit d'accidents morbides ou de la promptitude avec laquelle ils s'altèrent sur le cadavre (c). En général, ils sont plus faciles à reconnaître chez les enfants que chez les vieillards (d); du reste, pour en constater la présence, il suffit ordinairement de comprimer entre deux lames de verre une tranche mince de la substance de la rate, et de l'examiner au microscope sous un faible grossissement. En général, leur diamètre est d'environ un demi-millimètre; ils se trouvent attachés latéralement aux parois des artérioles, dans les points où ces vaisseaux se divisent en pinceaux (e), et l'on peut évaluer à

(a) Malpighi, *De liene (Opera omnia*, t. II, p. 111).
(b) Andral, *Précis d'anatomie pathologique*, t. II, p. 417 et suiv.
— Gluge, *Ueber die Malpighi'schen Körper der menschlichen Milz* (Häser's *Archiv für die gesammte Medicin*, 1842, t. II, p. 83).
(c) Ce sont ces corpuscules que Bourgery a décrits d'une manière fort inexacte sous le nom de *corpuscules vésiculaires flottants de la rate* (*Anatomie microscopique de la rate*, p. 12).
— Oesterlen, *Beiträge zur Physiologie des gesunden und kranken Organismus*, 1843, p. 48.
(d) Hessling a examiné sous ce rapport 960 sujets. Il en reconnut toujours la présence chez les enfants de un à deux ans; chez ceux de deux à dix ans, il ne les observa que chez 9 individus sur 3; entre les âges de dix à quarante ans, il ne les vit que chez 1 individu sur 16; enfin, chez les personnes d'un âge plus avancé, il ne les distingua que chez 1 individu sur 32. (*Untersuchungen über die weissen Körperchen der menschlichen Milz*, 1842.)
(e) Müller, *Ueber die Structur der eigenthümlichen Körperchen in der Milz* (*Archiv für Anat. und Physiol.*, 1834, p. 80, pl. 1. fig. 1 et 2).
— Kölliker, *Éléments d'histologie*, p. 493, fig. 231 et 232.
— Gray, *Op. cit.*, p. 225, fig. 38.

Enfin, la pulpe splénique est une substance molle et rougeâtre qui, distribuée par petites masses ou agrégats, remplit

1 ou 2 millimètres la distance qui les sépare entre eux (a). Leur capsule ou tunique fibreuse est mince, transparente et d'une texture très lâche ; elle a la même structure que la gaîne fibreuse des artères, et en est une dépendance (b) ; elle n'est pas tapissée d'épithélium intérieurement, et sa cavité est entièrement remplie par la substance plus ou moins fluide et chargée de particules organisées dont il a été fait mention ci-dessus. Les cellules qui s'y trouvent sont arrondies et à divers degrés de développement ; les plus grandes ont environ $0^{mm},014$ de diamètre et elles sont pourvues chacune d'un seul noyau (c). Parfois on trouve aussi dans l'intérieur des corpuscules de Malpighi des globules du sang, et, comme nous le verrons bientôt, leur contenu ressemble beaucoup à la pulpe adjacente, sauf par sa couleur blanchâtre, due à l'absence ou au petit nombre de ces derniers globules. Il est aussi à noter que les capillaires artériels, en s'anastomosant, forment un lacis autour des corpuscules de Malpighi (d), ainsi que cela a été constaté chez le Chat, le Bœuf (e), le Mouton, et le Cochon (f), aussi bien que chez l'Homme (g), et que quelques vaisseaux sanguins pénètrent dans leur intérieur ; mais c'est à tort que Ruysch et même quelques anatomistes de l'époque actuelle ont considéré ces organites comme étant constitués essentiellement par des paquets de capillaires sanguins (h).

J. Müller avait été porté à croire que la structure des corpuscules de Malpighi n'est pas la même chez les Ruminants (i) ; mais l'inexactitude de cette opinion a été démontrée par plusieurs anatomistes, et l'existence d'organites semblables a été constatée non seulement chez un très grand nombre de Mammifères et d'Oiseaux (j), mais aussi chez divers Reptiles (k), où ils sont parfois difficiles à apercevoir (l), et même chez tous les Poissons de

---

(a) Sappey, *Traité d'anatomie descriptive*, t. III, p. 326.
(b) Gray, *On the Structure and Use of the Spleen*, p. 229, fig. 40.
(c) Kölliker, *Éléments d'histologie*, p. 495, fig. 233.
(d) Müller, *Op. cit.* (*Archiv für Anat. und Physiol.*, 1834, p. 80)
(e) Huxley, *On the Ultimate Structure and Relations of the Malpighian Bodies of the Spleen*, etc. (*Quarterly Journal of Microscopical Science*, 1854, t. II, p. 75, pl. 3, fig. 1 à 3).
— Ecker, *Wagner's Icones physiologicæ*, 1852, pl. 16, fig. 10 et 11.
(f) Saunders, *On the Connexion of the minute Arterial Twigs with the Malpighian Sacculi in the Spleen*, 1851.
(g) Kölliker, *Éléments d'histologie*, p. 494.
— Huxley, *loc. cit.*, pl. 3, fig. 7.
(h) Ruysch, *Opuscula de fabrica glandularum*, 1722, p. 52, etc.
— Haller, *Elementa physiologiæ*, t. VI, p. 414.
— Sömmerring, *De corporis humani fabrica*, t. VI, p. 157.
— C.-H. Schmidt, *Comment. de lienis.* Göttingen, 1816.
— Hopfengärtner, *Hist. annot. ad structuram lienis.* Tubingue, 1821.
(i) J. Müller, *Op. cit.* (*Archiv für Anat. und Physiol.*, 1834, p. 80.
(j) Exemple : la Poule (Gray, *Op. cit.*, p. 297, fig. 51 et 52).
(k) Exemples : la Tortue (Müller, *Op. cit.*).
— L'Orvet (Kölliker, *Éléments d'histologie*, p. 495).
(l) M. H. Gray n'a pu les découvrir chez aucun Reptile, *Op. cit.*, p. 313.

les cellules de la rate, c'est-à-dire les intervalles que laissent entre eux les trabécules, les vaisseaux sanguins et les cor-

l'ordre des Plagiostomes (a). Quelques anatomistes ont même cru pouvoir établir qu'ils existent chez tous les Vertébrés (b) ; mais il y a sous ce rapport certaines réserves à faire. Ainsi les recherches de M. Kölliker tendent à établir qu'ils manquent chez tous les Batraciens et chez beaucoup de Poissons osseux (c), à moins qu'on ne considère comme les représentants de ces organites des vésicules grisâtres ou d'une teinte jaune, brune ou même noirâtre, qui se trouvent disséminées dans la pulpe splénique de la Tanche, de la Perche et de plusieurs autres Poissons, et qui paraissent contenir des produits de la décomposition d'amas de globules sanguins (d). Il est aussi à noter que même dans la classe des Mammifères, la substance blanche de la rate n'est pas toujours réunie en glomérules, car M. Leydig a trouvé que chez la Taupe elle est disposée d'une manière dendroïde (e). Le même anatomiste signale un mode d'organisation tout à fait particulier chez un Batracien (le *Bombinator igneus*), où la substance blanche est réunie en une masse centrale et entourée d'une couche

de pulpe rouge (f). On a remarqué aussi chez certains Poissons, l'Esturgeon, par exemple, que les corpuscules de Malpighi semblent être représentés par une couche de substance blanche disséminée dans l'épaisseur de la gaîne fibreuse des artères et y formant d'espace en espace un renflement semi-sphérique (g). Ces faits ont conduit M. Leydig à penser que la distinction entre les corpuscule de Malpighi et la pulpe splénique n'avait pas l'importance que les anatomistes y attachent d'ordinaire. Enfin M. Huxley s'est appliqué à établir que les parois de ces organites ne constituent jamais une capsule propre, et ne sont qu'une dépendance de la gaîne fibreuse des artères (h). Du reste, il y a tout lieu de croire que ces corpuscules ont une très grande analogie avec les ganglions lymphatiques (i). Quelques anatomistes pensent qu'ils sont reliés entre eux par des vaisseaux lymphatiques qui seraient en communication directe avec leur intérieur, et qui serviraient à l'écoulement des produits de leur travail sécrétoire (j). Mais rien de satisfaisant n'a été constaté à ce sujet.

J'ajouterai qu'à la suite du travail

(a) Kölliker, *Éléments d'histologie*, p. 495.
— Gray, *Op. cit.*, p. 313.
(b) Müller, *Op. cit. (Archiv für Anat. und Physiol.*, 1834, p. 90.
— Schaffner, *Ueber die Malpighischen Körperchen und ihren Inhalt (Zeitschr. für rationelle Med.*, 1849, t. VII, p. 345).
(c) Kölliker, *Éléments d'histologie*, p. 495.
(d) Gray, *Op. cit.*, p. 328, fig. 64.
(e) Leydig, *Lehrbuch der Histologie*, p. 425.
(f) Idem, *ibid.*, p. 425, fig. 214, D.
(g) Idem, *ibid.*, p. 426, fig. 212.
(h) Huxley, *On the Ultimate Structure, etc., of the Malpighian Bodies of the Spleen (Quarterly Journ. of the Microscop. Soc.*, t. II, p. 80).
(i) Evans, *Microscopic Anatomy of the Spleen in Man and Mammalia (The Lancet*, 1844, t. I, p. 63).
(j) Spring, *Mémoire sur les corpuscules de la rate (Mém. de la Société des sciences de Liége*, 1843, t. I, p. 142 et suiv.).

puscules de ce viscère (1). On y trouve des brides fibreuses ou musculaires d'une ténuité extrême, et de très petits vaisseaux sanguins; mais elle se compose essentiellement d'un amas de cellules particulières, et elle renferme toujours des globules sanguins extravasés et plus ou moins altérés, qui paraissent entrer en voie de désorganisation (2). La teinte de cette matière pulpeuse varie suivant la proportion des cellules ou noyaux incolores, et des globules sanguins, ou de granules pigmentaires qui semblent dériver de ceux-ci et qui sont souvent bruns ou noirâtres (3).

digestif, les corpuscules de Malpighi présentent souvent une augmentation de volume très considérable (a). Les aliments albuminoïdes paraissent produire ce gonflement d'une manière beaucoup plus marquée que ne le font des aliments non azotés, et l'abstinence prolongée détermine des effets contraires, c'est-à-dire le rapetissement et même la disparition presque complète de ces organites (b).

Quelques physiologistes pensent que les corpuscules de Malpighi, arrivés à l'état de maturité, versent leur contenu dans les cavités intertrabéculaires, où cette matière constituerait la pulpe splénique et serait résorbée après avoir subi certaines modifications (c); mais cette opinion ne repose sur aucune observation probante.

(1) Dans ces derniers temps une opinion différente de celle exposée ci-dessus a été professée en Allemagne par M. Hlasek, relativement à la position de la substance pulpeuse dans l'intérieur de la rate, mais elle n'est admise par aucun autre histologiste. D'après cet auteur, la pulpe ne serait pas extérieure aux vaisseaux ou canaux sanguins; elle serait logée dans l'intérieur d'un assemblage de cavités veineuses anastomosées entre elles, et dont les parois, tapissées par un épithélium régulier, seraient formées par l'appareil trabéculaire, les vaisseaux adjacents, etc. (d). Mais toutes les observations les plus approfondies tendent à établir que les agrégats de la pulpe splénique n'ont aucune enveloppe spéciale, et sont partout en contact avec les trabécules fibreuses, les gaînes des vaisseaux et les enveloppes des corpuscules de Malpighi (e).

(2) Voyez tome I, page 832.

(3) Ainsi que je viens de le dire, la pulpe ou partie dite parenchymateuse

(a) Heussinger, *Ueber den Bau und die Verrichtungen der Milz*, 1817.
— Giesker, *Anat.-physiol. Untersuch. über die Milz des Menschen*, 1855, p. 159.
(b) Gray, *On the Structure and Use of the Spleen*, p. 241.
(c) W. Sanders, *On the Structure of the Spleen* (Goodsir's *Annals of Anat. and Physiol.* 1852, p. 91).
(d) Hlasek, *Disquisitio de structura lienis*. Dorpat, 1852.
(e) Kölliker, *Éléments d'histologie*. p. 497.

Nous ne savons presque rien touchant les fonctions de la rate. Il est peu de questions physiologiques qui aient donné lieu à autant d'hypothèses ; mais les dissertations nombreuses dont cet organe a été l'objet ne constituent pas une véritable richesse pour la science, et les recherches expérimentales n'ont conduit encore qu'à peu de résultats importants, si ce n'est que la rate n'est pas nécessaire à l'existence, même chez les Animaux où son développement est le plus considérable. Ainsi,

Fonctions de la rate.

de la rate (ou *boue splénique*) se compose : 1° de fibres trabéculaires et de ramuscules vasculaires d'une ténuité extrême ; 2° de vésicules et de granules ou de noyaux incolores, qui sont de nature albuminoïde, et 3° de globules rouges de sang extravasés et de corpuscules pigmentaires qui paraissent être des produits de la désorganisation de ces globules hématiques. Les vésicules incolores sont pourvues d'un noyau, et sont, pour la plupart, semblables à celles contenues dans les corpuscules de Malpighi. Les noyaux libres offrent également les mêmes caractères que ceux de ces corpuscules, mais sont généralement en proportion plus considérable. Les globules sanguins sont en partie libres et dans leur état normal ; d'autres sont devenus plus petits, plus foncés et plus arrondis : ainsi, chez les Animaux où ces organites ont une forme elliptique, ils deviennent circulaires ; d'autres encore paraissent s'être, pour ainsi dire, enkystés, car on les voit en nombre variable, tantôt accolés en un amas arrondi, d'autres fois renfermés dans

une cellule membraniforme dans l'intérieur de laquelle on distingue aussi un noyau. Les globules ainsi emprisonnés se colorent diversement, en jaune doré, en brun ou en noir, et paraissent se fractionner de façon à se transformer en granulations pigmentaires. Ces derniers paraissent aussi se constituer aux dépens de globules hématiques restés libres (*a*). Chez les Poissons, où toutes ces modifications dans la constitution des globules hématiques s'observent aussi bien que chez les Vertébrés supérieurs, on trouve souvent, soit dans l'intérieur de ces corpuscules, soit en liberté dans la pulpe, des cristaux bacillaires de couleur rougeâtre, qui paraissent être formés d'hématoïdine (*b*).

La couleur de la rate dépend principalement des globules du sang plus ou moins altérés qui se trouvent, soit dans les veines, soit dans la pulpe de cet organe ; mais il y a aussi des cellules qui contiennent du pigment et qui ne paraissent pas provenir de cette source. Chez les Poissons, ces derniers sont particulièrement remarquables (*c*).

(*a*) Voyez tome I, page 332.
(*b*) Gray, *Op. cit.*, p. 327 et suiv., fig. 60.
(*c*) Remak, *Ueber die sogenannten blutkörperhaltigen Zellen* (Müller's Archiv für Anat. und Physiol., 1851, p. 481). — *Ueber die Blutgerinnsel und über pigmentskugelhaltige Zellen* (Müller's Archiv für Anat. und Physiol., 1852, p. 115, pl. 16, fig. 1-6).

l'extirpation en a été faite sur des Chiens et d'autres Mammifères dont la santé générale s'est très bien rétablie à la suite
de cette opération grave, et même on n'a remarqué chez les
Animaux mutilés de la sorte aucune particularité physiologique
bien caractérisée (1). Un des usages de ce viscère paraît être

(1) La ligature des vaisseaux nourriciers de la rate, et par conséquent la
destruction de cet organe, fut pratiquée
pour la première fois par Malpighi sur
un Chien, qui se rétablit parfaitement (a), et l'extirpation de la rate a
été faite avec le même succès, non-
seulement chez divers Animaux par un
grand nombre de physiologistes (b),
mais même chez l'Homme, dans certains cas où cet organe faisait hernie à
travers une plaie de l'abdomen et paraissait devoir tomber en gangrène (c). On a
constaté aussi l'absence congénitale de
la rate chez des individus où toutes
les fonctions de l'économie paraissaient s'accomplir comme dans l'état
normal (d).

On raconte même que quelques anciens chirurgiens auraient eu recours
à l'opération de l'extirpation de la rate
comme moyen curatif, dans des cas
d'hypochondrie (e).

Dans beaucoup de cas d'extirpation

(a) Malpighi, *De liene* (*Opera omnia*, t. II, p. 114).
(b) Deisch, *Dissertatio inaug. de splene canibus exciso*, Halæ, 1735 (Haller, *Disputationum anatomicarum selectarum*, vol. III, p. 56).
— Hewson, *Letter to D* Haygarth* (*Works*, p. 290).
— Assolant, *Recherches sur la rate*, p. 133.
— Schmidt, *Commentatio de pathologia lienis*. Göttingen, 1816.
— Stinstra, *Comment. physiol. de functione lienis*, 1859, p. 149 et suiv.
(c) Zaccarella (voyez Fioravanti, *Tesoro della vita umana*, lib. II, cap. 8).
— Clark, *De lienis resectione in Homine vivo* (*Ephem. Acad. nat. curios.*, 1673, déc. 1, ann. 4, obs. 165, p. 99).
— Grüger, *Observ. de excisione lienis ex Homine sine noxa* (*Ephem. nat. curios.*, 1684, déc. 2, an. 3, obs. 195, p. 378).
— Fantoni, *De observationibus medicinis et anatomicis epistolæ*, 1738, p. 195.
— Zambeccari, *Experimenta diversorum viscerum a diversis Animalibus viventibus exsectorum* (*Ephem. Acad. nat. curios.*, 1696, déc. 3, ann. 4, p. 98).
— Ferguson, *An Account of the Extirpation of a part of the Spleen of a Man* (*Philos. Trans.*, 1738, p. 425).
— Planque, *Bibliothèque de médecine*, t. IX, p. 702 et 703.
— Adelmann, *Bemerkungen zu D* Küchler's Schrift : Extirpation eines Milztumors beim Menschen* (*Deutsche Klinik*, 1856, n° 17).
— Berthet, *Ablation de la rate chez l'Homme* (*Gaz. méd.*, 1844, t. XII, p. 455, et *Arch. gén. de méd.*, 4e série, 1844, t. V, p. 510).
(d) Pohl, *Programma de defectu lienis et de liene in genere*. Lipsiæ, 1740 (Haller, *Disp. anat. select.*, vol. III, p. 65).
— Martin, *Observ. d'une déviation organique de l'estomac*, etc. (*Bulletins de la Société anatomique*, 1826, t. I, p. 40).
— Valleix, *Transposition irrégulière des organes* (*Arch. gén. de méd.*, 2e série, 1835, t. VIII, p. 78).
(e) Bauhin, *Theatrum anatomicum*, p. 143.
— Haller, *Elementa physiologiæ*, t. VI, p. 421.
— Schultze, *Ueber die Verrichtung der Milz* (Hecker's *Ann. der ges. Heilk.*, 1828, t. XII, p. 385).
— Bardeleben, *Observationes microscopicæ de glandularum ductu excretorio carentium structura*. Berlin, 1841. — *Note sur l'extirpation de la rate et du corps thyroïde* (*Comptes rendus de l'Acad. des sciences*, 1844, t. XVII, p. 485).

de servir en quelque sorte comme déversoir pour une partie du sang en circulation, et de régler ainsi la quantité de ce liquide qui se rend aux autres parties de l'économie. En effet, il constitue un réservoir veineux très extensible, et l'on voit son volume varier beaucoup suivant l'état du système vasculaire (1). Ainsi, quand la quantité des fluides nourriciers en mouvement dans l'organisme vient à augmenter rapidement, comme cela a lieu à la suite des repas et de l'absorption de boissons abondantes, de même que dans les cas où le cours du sang se trouve entravé dans un organe important, tel que le poumon, la rate se gonfle, et le même effet est produit par

La rate<br>est un réservoir<br>sanguin<br>extensible.

de la rate, on a remarqué un état d'hypertrophie ou d'engorgement des ganglions lymphatiques abdominaux (a), et divers faits pathologiques tendent aussi à faire penser qu'il pourrait bien y avoir une certaine solidarité fonctionnelle entre ces deux sortes de glandes vasculaires (b).

Il est aussi à noter que dans certains cas, après l'extirpation de la rate, on a cru qu'il y avait eu reproduction partielle de cet organe (c).

(1) L'attention des physiologistes fut appelée sur les changements de volume que la rate subit dans diverses circonstances, et sur le rôle que ce viscère peut remplir comme *diverticulum* du système circulatoire, par plusieurs auteurs du dernier siècle, parmi lesquels je dois citer en première ligne Stukeley, Cowper et Lieutaud (d). Plus récemment des opinions plus ou moins analogues, touchant les fonctions mécaniques de la rate comme réservoir sanguin, ont été soutenues par d'autres écrivains (e), et quelques auteurs ont supposé que cet organe remplissait les fonctions d'un propulseur du sang veineux destiné au foie (f), hypothèse qui n'est pas soutenable.

(a) C. A. Mayer, *Versuche über die Ausrottung der Milz* (Salzburger medizinisch-chirurg. Zeitung, 1815, t. IX, p. 189). — Gerlach, *Études sur la rate* (Gazette hebdomadaire de médecine, 1856, t. III, p. 386).

(b) Bennett, *On the Functions of the Spleen and other Lymphatic Glands* (Monthly Journ. of Med. Sciences, 1852, t. XIV, p. 200). — Gerlach, *Études sur la rate* (Gazette hebdomadaire de médecine, t. III, p. 587).

(c) Mayer, *Versuche über die Ausrottung der Milz* (Med.-chir. Zeitung, 1815, t. III, p. 189). — W. Stukeley, *On the Spleen, its Description, History, Use and Diseases*, 1723. — W. Cowper, *The Anatomy of the Human Body; revised by Albinus*, 1737. — Lieutaud, *Observations sur la grosseur naturelle de la rate* (Mém. de l'Acad. des sciences, 1738). — *Essais anatomiques concernant l'histoire exacte de toutes les parties qui composent le corps humain*, 1742, p. 308 et suiv.

(e) Moreschi, *Del vero e primario uso delle milza*. Milano, 1803. — Hodgkin, *On the Uses of the Spleen* (Edinb. Med. and Surg. Journal, 1822, t. XVIII, p. 83 et suiv.). — Hake, *On the Structure and Functions of the Spleen* (Proceedings of the Royal Society, 1839, n° 39).

(f) Jackson, *Functions of the Spleen* (The Lancet, 1841-1842, t. II, p. 476).

l'introduction d'une certaine quantité de sang dans les veines d'un Animal vivant (1). Enfin, on a constaté que ce viscère

(1) En 1830, Dobson fit quelques expériences à ce sujet. Il constata d'abord que l'augmentation du volume de la rate qui se remarque à la suite du travail digestif commence à être notable chez les Chiens trois heures après le repas, et atteint son maximum six heures après l'ingestion des aliments dans l'estomac, puis diminue peu à peu. Il observa ensuite que chez les Animaux dont la rate avait été extirpée, il ne se manifestait aucun trouble apparent dans les diverses fonctions, excepté vers quatre heures après un repas copieux, car alors des symptômes de pléthore se déclaraient. Enfin il trouva que l'opération de la saignée détermine une diminution dans le volume de la rate, tandis qu'au contraire cet organe se gonfle beaucoup lorsque du sang en quantité un peu considérable est injecté dans la veine jugulaire (a).

Plus récemment, diverses expériences analogues furent faites par MM. Bardeleben, Landis, Dittmar (b) et M. H. Gray. Ce dernier physiologiste détermina comparativement le poids de la rate chez des Lapins, d'abord chez des individus tués à différentes périodes du travail digestif, puis chez d'autres qui avaient été soumis à une abstinence prolongée, et il trouva : 1° que le poids de cet organe augmente beaucoup à la suite des repas, et atteint son maximum onze ou douze heures après l'ingestion des aliments dans l'estomac ; 2° que chez les individus bien nourris, il pèse alors terme moyen, 6 décigrammes, tandis que chez les individus privés d'aliments, son poids moyen n'est que d'environ 2 décigrammes. Dans d'autres expériences faites sur des Chevaux, le même auteur examina la quantité de sang contenu dans les grosses veines de la rate chez des individus dans différentes conditions de nutrition. Chez neuf Chevaux qui étaient bien nourris, et qui avaient mangé entre quatre et seize heures avant la mort, il trouva que cette quantité variait entre 180 et 90 grammes ; chez d'autres qui étaient également bien nourris, mais dont le dernier repas datait de vingt-quatre heures avant la mort, cette quantité était d'environ 60 grammes ; chez un individu dans les mêmes conditions, mais dont le dernier repas remontait à quarante-huit heures avant la mort, il ne trouva dans ces mêmes vaisseaux que 40 grammes de sang ; enfin, chez d'autres Chevaux qui étaient presque morts de faim, cette quantité était réduite à $5^{gr},4$ ou même $3^{gr},2$. Dans une autre série d'expériences, M. Gray étudia l'influence de l'absorption des boissons sur le poids de la rate. Chez un Cheval bien nourri,

(a) W. Dobson, *An Experimental Inquiry into the Structure and Functions of the Spleen*, 1830.

(b) Bardeleben, *Note sur des extirpations de la rate* (*Comptes rendus de l'Acad. des sciences*, 1844, t. XVIII, p. 495).

— Landis, *Beiträge zur Lehre über die Verricht. der Milz* (dissert. inaug.). Zurich, 1847.

— Goubaux (voy. Bérard, *Cours de physiologie*, t. II, p. 630).

— Dittmar, *Ueber die periodische Volumsveränderungen der menschlichen Milz*. Giesen, 1850.

est non-seulement très extensible et fort élastique, mais aussi qu'il est doué d'une certaine contractilité musculaire (1).

mais qui avait été privé de boisson pendant trente heures, il trouva dans les veines de la rate environ 19 grammes de sang, tandis que chez un autre individu qui, trois heures avant d'être tué, avait bu un seau d'eau, il obtint près de 50 grammes du même liquide, et chez un troisième qui, neuf heures avant d'être abattu, avait bu deux seaux d'eau, le poids de ce sang splénique s'éleva à plus de 110 grammes. Dans une troisième série d'expériences, M. Gray étudia l'influence que les embarras dans la circulation pulmonaire exercent sur le volume de la rate, et chez un Cheval dont la respiration avait été rendue très laborieuse pendant une demi-heure par l'effet du chloroforme, il trouva ce viscère gorgé de plus de 580 grammes de sang veineux. Enfin, dans une quatrième série d'expériences faites sur des Anes, M. Gray étudia l'influence que la saignée et la transfusion peuvent exercer sur la quantité de sang veineux contenue dans la rate, et il a vu ainsi cette quantité se réduire à 3 grammes ou s'élever à 20 grammes (a).

Vers la même époque, d'autres expériences sur le gonflement de la rate à la suite du travail digestif ont été faites par M. Schönfeld. Ce physiologiste opéra sur de jeunes Lapins qui, après avoir jeûné pendant douze heu-

res, furent nourris abondamment et tués à des moments plus ou moins éloignés de la fin de leur repas. Il trouva ainsi qu'immédiatement après l'ingestion des aliments dans l'estomac, le poids de la rate est $\frac{1}{2100}$ de celui du corps, deux heures après il est de $\frac{1}{1137}$, et, trois heures après, de $\frac{1}{736}$. Ce viscère atteint alors son maximum, et diminue lentement de volume : ainsi, huit heures après le repas, il représentait $\frac{1}{998}$ du poids total ; quatre heures après, $\frac{1}{1062}$, et au bout de vingt-quatre heures son poids était tombé à $\frac{1}{2140}$ du poids total. Chez les Lapins adultes les différences étaient moins considérables (b).

Il paraîtrait, du reste, d'après les recherches de M. Sasse, que le gonflement de la rate dans ces circonstances doit être attribué en partie à l'action nerveuse réflexe excitée par la présence des corps étrangers dans le tube digestif (c), action dont nous avons déjà vu les effets sur l'état des vaisseaux sanguins du pancréas (d).

La congestion du sang dans la rate est aussi une conséquence de la section des nerfs qui se rendent à cet organe, et qui constituent le plexus splénique (e).

(1) La contractilité de la rate a été constatée de différentes manières. Ainsi Defermon a observé que, dans les cas

(a) H. Gray, *On the Structure and use of the Spleen*, p. 83, 140 et 141.
(b) Schönfeld, *De functione lienis* (dissert.). Groningue, 1855.
(c) Sasse, *De Milz, beschouwd in hare Structuur, in hare physiologische betrekking*. Amsterdam, 1855.
(d) Voyez tome VI, page 520.
(e) Isachkowitz, *Beiträge zur experimental-Pathol. der Milz* (Archiv für pathol. Anat., 1857. t. XI, p. 235).

L'examen comparatif du sang qui se rend à la rate, qui s'y trouve ou qui en provient, tend à prouver que les fonctions de cet organe ne sont pas seulement mécaniques, et qu'il exerce une influence notable sur la composition du fluide nourricier dont il est traversé. Depuis longtemps plusieurs physiologistes avaient pensé qu'il devait jouer un rôle analogue à celui des glandes (1), et quelques auteurs avaient considéré les vaisseaux lymphatiques qui en partent comme étant en quelque

d'empoisonnement par la strychnine, cet organe se roule en spirale et présente des contractions très énergiques (a).

Dans quelques expériences faites sur des Chiens par M. Bernard, le volume de la rate parut diminuer un peu lors des contractions tétaniques déterminées dans le système musculaire général par l'action de la strychnine ; mais les effets furent bien plus évidents lorsqu'on soumit la rate à l'action d'un appareil électro-magnétique (b). La contraction de la rate sous l'influence de l'électricité avait été constatée précédemment par M. R. Wagner et par plusieurs autres physiologistes (c).

Les recherches récentes de M. Jaschkowitz tendent à établir que les contractions de la rate ne se manifestent que dans le sens de la longueur de cet organe (d).

M. Piorry a cru pouvoir établir, par des observations de plessimétrie, que l'administration du sulfate de quinine détermine dans la rate un état de contraction très remarquable (e). Mais, dans les expériences de M. Stinstra, aucun indice de cette action n'a pu être constaté (f).

(1) Malpighi, guidé par ses recherches anatomiques sur la structure de la rate, avait été conduit à considérer les corpuscules auxquels son nom est resté

---

(a) Defermon, *Sur les contractions de la rate* (*Bulletin des sciences médicales* de Férussac, 1824, t. I, p. 114).

(b) Cl. Bernard, *Expériences sur la contractilité de la rate* (*Comptes rendus de la Société de biologie*, 1849, t. I, p. 156).

(c) Wagner, *Untersuch. über die Contractilität der Milz* (*Nachr. d. Göttinger gelehrten Anzeigen*, 1849).

— Siebert, *Ueber* Wagner's *Untersuch. über die Contractilität der Milz* (*loc. cit.*).

— Gray, *On the Structure and Use of the Spleen*, p. 102.

— Mazonn, *Untersuch. über die Gewebe der glatten Muskeln und über die Existenz dieser Muskeln in der menschlichen Milz.*

— Stinstra, *Commentatio physiologica de functione lienis.* Lugduni Batavorum, 1859, p. 141 et suiv.

(d) Jaschkowitz, *Beiträge zur experimentalen Pathologie der Milz* (*Archiv für pathol. Anat. und Physiol.*, 1857, t. XI, p. 235).

(e) Piorry, *De l'action du sulfate de quinine sur la rate* (*Journal des connaissances médico-chirurgicales*, 1845, t. I, p. 1). — *Diminution instantanée de la rate sous l'influence de la quinine* (*Archives générales de médecine*, 4ᵉ série, 1847, t. XIII, p. 130).

(f) Stinstra, *Op. cit.*, p. 142 et suiv.

sorte ses canaux excréteurs (1) ; mais c'est seulement depuis qu'on a étudié attentivement le sang au moyen du microscope et de l'analyse chimique, qu'on est arrivé à quelques résultats dignes de fixer ici notre attention.

Dans une des premières Leçons de ce cours, j'ai eu l'occasion de signaler les rapports qui paraissent exister entre la proportion des globules blancs, ou globules plasmiques du sang, et le degré d'activité fonctionnelle de la rate (2). En effet, nous avons vu, d'une part, que la proportion des glo—

attaché comme des organes sécréteurs (a), et plusieurs autres physiologistes du XVIIe siècle ont également pensé que cet organe était destiné à séparer du sang certaines humeurs (b). Mais ces vues furent fortement combattues par Ruysch et quelques autres anatomistes de la même époque (c).

(1) Voyez ci-dessus, page 244, note 1.

J'ajouterai que quelques physiologistes ont attribué à la rate un rôle important dans le mécanisme de l'absorption des liquides contenus dans l'estomac, et ont pensé que ceux-ci y passaient par l'intermédiaire des vaisseaux courts ou par quelque autre voie directe. Ainsi Évrard Home pro-

fessa cette opinion, et s'étaya d'une expérience dans laquelle ayant lié le pylore chez un Animal dont l'estomac était rempli de liquide, iltrouva la rate dans un état de turgescence (d) ; mais il modifia sa manière de voir lorsqu'il eut constaté que l'extirpation de la rate ne ralentit pas l'absorption stomacale (e). Dernièrement M. Gerlach a fait aussi des expériences sur les voies suivies par les substances absorbées par les parois de l'estomac, et il a vu que du ferrocyanure de potassium introduit de la sorte dans l'économie se montre dans le foie avant d'apparaître dans la rate (f).

(2) Voyez tome I, page 352 et suivantes.

(a) Malpighi, *De viscerum structura exercitatio anatomica*, 1665 (*Opera omnia*, t. II, p. 101). — Letter (*Philos. Trans.*, 1671, t. VI, p. 2150).

(b) Wharton, *Adenographia*, 1656. — Schenck, *Exercit. anat.* Ienæ, 1662. — T. Bartholin, *Anatom. quartùm renovata*, 1674, p. 155.

(c) Diemerbroeck, *Opera omnia anatomica*, 1685, t. I, p. 86. — Ruysch, *De glandulis, fibris, cellulisque lienalibus, epist. anat. quart.* (*Opera omnia,* 1704). — *Observatio anat. chir.*, obs. 51, p. 67. — Graus, *Disp. inaug. med. de scirrho lienis.* Ienæ, cap. 3. — *De lienis structura*, 1705, p. 8 et suiv.

(d) E. Home, *On the Structure and Uses of the Spleen* (*Philos. Trans.*, 1808, p. 45). — *Further Explanations on the Spleen* (loc. cit., p. 133).

(e) E. Home, *Experiments to prove that Fluids pass directly from the Stomach into the Circulation, and from thence into the Cells of the Spleen, etc., without going through the Thoracic Duct* (*Philos. Trans.*, 1811, p. 163). — *On the Structure of the Spleen, etc.* (*Philos. Trans.*, 1821, p. 38).

(f) Gerlach, *Études sur la rate* (*Gazette hebdomadaire de médecine*, 1856, t. III, p. 587).

bules blancs est plus considérable dans le sang qui sort de cet organe que dans celui qui y arrive (1), et que cette proportion augmente souvent d'une manière très remarquable dans les cas d'hypertrophie de ce viscère (2); d'autre part, que la quantité de ces mêmes globules plasmiques paraît diminuer dans l'ensemble du système circulatoire chez les Animaux dont la rate a été extirpée (3). Divers faits, dont j'ai eu également l'occasion de rendre compte dans les Leçons précédentes, tendent à établir qu'un travail leucocytogénésique sem-

(1) En faisant l'histoire du sang (a), j'ai eu l'occasion de dire que l'abondance des globules plasmiques dans le sang de la rate avait été remarquée par plusieurs physiologistes (b), et que M. Hirt, en comparant au nombre des globules hématiques le nombre de ces corpuscules blancs dans le sang porté à cet organe par l'artère splénique et celui qui en sort par la veine correspondante, a trouvé qu'ils étaient comme 74 ou 82 à 1 dans ce dernier vaisseau efférent, tandis qu'on n'apercevait que 1 globule blanc sur 1800 à 2600 globules rouges dans le courant afférent à la rate (c).

(2) Nous avons vu précédemment (d) que dans beaucoup de cas d'hypertrophie de la rate le sang contient des globules plasmiques en si grande abondance, que les patholo-gistes l'ont désigné sous le nom de sang laiteux. A ce sujet, j'ai cité les observations de M. Bennett, de M. Virchow et de plusieurs autres médecins (e).

(3) Ainsi que je l'ai déjà dit, M. Moleschott a trouvé que chez les Grenouilles les globules blancs du sang sont, par rapport aux globules rouges, dans le rapport de 1 à 8 ; mais qu'à la suite de l'extirpation du foie, les premiers sont parfois aux seconds comme 1 est à 2. Quand il extirpa la rate en même temps que le foie, ce changement dans le nombre relatif des globules rouges et blancs ne se fit pas remarquer. Enfin, chez les Animaux dont il avait extirpé la rate sans enlever le foie, la proportion des globules blancs parut avoir diminué (f).

(a) Tome I, page 353.
(b) Donné, *Cours de microscopie*, 1844, p. 99.
— Funke, *Ueber das Milzvenenblut* (*Zeitschrift für rat. Med.*, 1851, t. I, p. 172).
— Virchow, *Zur pathologischen Physiologie des Blutes* (*Archiv für pathol. Anat.*, 1853, t. V, p. 107).
— Gray, *Op. cit.*, p. 150.
(c) Hirt, *Ueber das numerische Verhältniss zwischen den weissen und rothen Blutzellen* (*Müller's Archiv für Anat. und Physiol.*, 1856, p. 174).
(d) Voyez tome I, page 79.
(e) Bennett, *Leucocythemia, or White cell Blood.* Edinburgh, 1852.
— Virchow, *Zur pathol. Physiol. des Blutes* (*Arch. für path. Anat.*, 1852, t. I et suiv.). — *Zur Geschichte der Leukemie* (*Arch. für path. Anat.*, t. VII, p. 174).
(f) Moleschott, *Ueber Entwickelung von Blutkörperchen* (*Müller's Archiv für Anat. und Physiol.*, 1853, p. 73).

blable a son siége aussi dans d'autres parties de l'organisme, et notamment dans les ganglions lymphatiques (1), en sorte que l'on se trouve conduit à penser que ces glandes vasculaires et la rate, ou du moins quelques-unes de ses parties, et plus particulièrement les corpuscules malpighiens, sont, à certains égards, des instruments physiologiques du même ordre (2).

Plusieurs auteurs pensent que la rate concourt aussi, soit directement, soit indirectement, à la production des globules rouges du sang; mais cette opinion ne me semble pas bien fondée (3), et il me paraît au contraire fort probable que cet

(1) Voyez tome IV, page 563.

(2) Les observations pathologiques de M. Virchow ont conduit cet auteur à considérer les *corps blancs de Malpighi*, c'est-à-dire les corpuscules spléniques, comme ayant la même structure intime et les mêmes fonctions que les follicules solitaires de la muqueuse intestinale ou les plaques de Peyer, et à regarder tous ces organites comme les équivalents des ganglions lymphatiques (a). M. Sanders a insisté aussi sur les ressemblances anatomiques qui existent entre la rate, le thymus, le corps thyroïde, etc. (b). Enfin, M. H. Gray a fait voir qu'il y a une grande similitude dans le mode de développement de la rate, des capsules surrénales et la glande thyroïde (c).

(3) Vers la fin du siècle dernier,

Hewson émit l'opinion que dans le thymus, de même que dans les glandes lymphatiques, il y a formation de globules blancs qui, dans l'intérieur de la rate, se transformeraient en globules rouges par suite du développement de matière colorante dans leur intérieur (d). Plus récemment, une hypothèse analogue au sujet des fonctions de la rate fut adoptée par Tiedemann et Gmelin, qui arguèrent principalement de la teinte rouge qu'offre souvent le liquide contenu dans les vaisseaux lymphatiques de ce viscère (e). Mais, ainsi que j'ai déjà eu l'occasion de le dire, les globules rouges de la lymphe n'y prennent pas naissance et proviennent du sang des capillaires (f). Dans ces derniers temps, beaucoup de physiologistes ont été conduits à penser que les cellules renfermant des glo-

(a) Virchow, *La pathologie cellulaire*, 1861, p. 100.

(b) Sanders, *On the Structure of the Spleen* (Goodsir's *Annals of Anat. and Physiol.*, 1850, p. 49 et suiv.).

(c) H. Gray, *On the Development of the Ductless Glands in the Chick* (*Philos. Trans.*, 1852, p. 308).

(d) Hewson, *Experimental Inquiries*, chap. V, *containing an Account of the Manner in which the Red Particles of the Blood are formed* (*Works*, p. 274 et suiv.).

(e) Tiedemann et Gmelin, *Recherches sur la route que prennent diverses substances pour passer de l'estomac et du canal intestinal dans le sang ; sur les fonctions de la rate*, etc., p. 84.

(f) Voyez tome IV, page 368.

organe est le siége d'un travail éliminatoire qui a pour consé-quence la destruction ou la transformation d'un certain nombre de ces globules hématiques. En effet, nous avons vu précé-demment que le sang, en sortant de la rate, contient moins de globules qu'en y arrivant, et que des changements de même

bules sanguins, qui se trouvent dissé-minés dans la pulpe splénique, sont le siége d'un travail formateur de ces globules, et que ceux-ci s'y rencontre-raient à divers degrés de développe-ment (a). Mais j'ai fait voir dans une des premières Leçons de ce cours (b), que, d'après l'ensemble de faits con-statés par M. Kölliker et plusieurs autres micrographes, les globules emprisonnés de la sorte, ou simple-ment agrégés entre eux, paraissent être en voie de décomposition et de transformation en pigment inorga-nique (c), et depuis lors de nouveaux arguments ont été fournis à l'appui de

cette hypothèse (d). Enfin, M. Vir-chow, tout en différant d'opinion avec M. Kölliker au sujet de l'espèce d'en-kystement des globules dont je viens de parler, et en admettant que des globules hématiques nouveaux peu-vent se développer dans la rate, re-connaît que ces corpuscules peuvent y subir une sorte de dissolution ou de transformation (e), et cette dernière opinion me paraît très bien fondée.

Je dois ajouter cependant que M. Kölliker, après avoir combattu pendant longtemps l'hypothèse de la naissance de globules hématiques dans les cellules en question, a été conduit

(a) Gerlach, *Ueber die Blutkörperchenhaltende Zellen* (Zeitschrift für rationelle Medizin, t. VII, p. 75).

—. Schaffner, *Zur Kenntniss der Malpighischen Körperchen der Milz und ihres Inhalts* (Zeitschr. für rat. Med., t. VII, p. 345).

— Schönfeld, *De functione lienis*. Gœttingue, 1855.

— Bellroth, *Beiträge zur vergleichenden Histologie der Milz* (Müller's Archiv für Anat. und Physiol., 1857, p. 88).

— Beck, *Die Structur und Function der Milz* (Untersuch. und Studien im Gebiete der Anat. und Chir., 1851, p. 81). — Schmidt's Jahrb., 1853, t. LXXVIII, p. 16.

(b) Voyez tome I, page 331 et suiv.

(c) Kölliker, *Ueber den Bau und Verrichtungen der Milz* (Mittheil. der Züricher Naturforsch. Gesellsch., 1847). — SPLEEN (Todd's Cyclop., t. IV, p. 78). — *Ueber Blutkörperchenhaltende Zellen* (Zeitschr. für wissensch. Zoologie, 1849, t. I, p, 260). — *Noch ein Wort über die Blut-körperchenhaltende Zellen* (Zeitschr. für wissensch. Zool., 1850, t. II, p. 115). — *Éléments d'histologie*, 1855, p. 498.

— Landis, *Beiträge über die Verrichtungen der Milz*. Zurich, 1847.

— Ecker, *Ueber die Veränd. welche die Blutkörp. in der Milz erleiden* (Zeitschrift für ration. Med., 1847, t. VI, p. 261). — *Ueber Blutkörperchenhaltende Zellen* (Zeitschr. für wissensch. Zool., 1850, t. II, p. 276).

— Günsburg, *Zur Kenntniss der Milzgewebe* (Müller's Archiv für Anat. und Physiol., 1850, p. 161).

— Stinstra, *Commentatio physiologica de founctione lienis*. Lugduni Batavorum, 1859, p. 113 et suiv.

(d) H. Draper, *Sur les modifications des globules du sang dans la rate* (Journal de physiologie de Brown-Séquard, 1858, t. I, p. 825).

(e) Virchow, *Ueber pathologische Pigmente* (Archiv für pathologische Anatomie, 1848, t. I, p. 379). — *Ueber die Blutkörperchenhaltende Zellen* (Archiv für path. Anat., 1852, t. IV).

ordre ont été constatés dans sa composition chimique (1). Il paraît y avoir en même temps production de fibrine dans ce viscère (2), et les recherches de M. Scherer et de quelques autres chimistes sur la composition chimique de la pulpe splénique tendent également à faire penser que dans l'intérieur de la rate les principes albuminoïdes du sang subissent des transformations remarquables (3). En effet, on y a trouvé diverses

dernièrement à penser que dans le jeune âge il pouvait y avoir formation de ces globules dans l'intérieur de la rate. Chez des Animaux nouveau-nés, il y a trouvé des corpuscules semblables à ceux que l'on rencontre dans le foie de l'embryon, et qui paraissaient être en voie de se transformer en globules rouges du sang (a). Du reste, nos connaissances à ce sujet sont encore trop imparfaites pour que l'on puisse accepter avec confiance l'une ou l'autre de ces manières de voir.

Il est aussi à noter que les utricules fusiformes et nucléolés de la tunique épithélique des vaisseaux sanguins de la rate, qui ont été décrits par M. Tigri et M. Kölliker, se détachent très facilement après la mort (b), et ont été considérés par quelques auteurs comme jouant un rôle important dans la formation des globules du sang (c). C'est cette circonstance qui paraît en avoir

imposé à M. Führer, et lui a fait admettre un développement continu de vaisseaux capillaires dans la pulpe splénique (d).

(1) Voyez tome I, pages 333 et suiv.

Il est cependant à noter que la proportion de fer existant dans le sang veineux de la rate paraît être plus considérable que dans le sang artériel, bien que ce dernier soit plus riche en globules rouges. L'abondance de fer dans le caillot du sang veineux provenant de la rate a été constatée par M. Funke et par M. Gray (e).

(2) Voyez tome 1, page 265.

(3) M. Scherer a extrait de la rate : 1° une matière cristalline jaune, très analogue à la xanthine, mais qui en diffère à certains égards, et qui a reçu le nom d'*hypoxanthine* (f) ; 2° une matière cristallisable, moins azotée que la précédente, et appelée *liénine* ; 3° de l'acide lactique, de

(a) Kölliker, *Einige Bemerkungen über die Resorption des Fettes im Darme, und über die Function der Milz* (Verhandlungen der Phys.-med. Gesellsch. in Würzburg, 1850, p. 174).
(b) Tigri, *Della funzione della milza*, 1848. — *Sulla provenienza e sulla significazione dei globuli incolori del sangue* (Bolletino delle scienze med. di Bologna, 1858). — Führer, *Ueber die Milz* (Archiv für pathol. Anat., 1854, t. XIII. — *Gazette hebdom. de méd.*, 1855, t. II, p. 314).
(c) Kölliker, *Éléments d'histologie*, p. 502, fig. 236.
(d) Voyez tome I, page 354.
(e) Gray, *Op. cit.*, p. 171.
(f) Scherer, *Ueber einen im thierischen Organismus vorkommenden dem Xanthidoxyd verwandten Körper* (Ann. der Chemie und Pharm., 1850, t. LXXIII, p. 328).

matières qui semblent être des produits de la destruction de ces substances organiques (1), sujet sur lequel nous aurons à revenir dans une prochaine Leçon.

En résumé, nous voyons donc que, malgré le nombre immense de publications dont la rate a été l'objet, il reste encore la plus grande obscurité relativement aux usages de cet organe.

l'acide acétique, de l'acide formique, de l'acide butyrique et de l'acide urique (a).

MM. Frerichs et Städeler y ont trouvé de la leucine, de l'acide urique et de l'hypoxanthine ; chez le Bœuf, ils en ont extrait aussi de la tyrosine et de la cholestérine (b).

M. Cloetta a trouvé, dans le suc splénique, de l'*inosite*, corps hydrocarboné cristallisable qui paraît être un dérivé des matières albuminoïdes ; ce chimiste y a rencontré aussi deux substances précipitables par les sels de plomb (c). Enfin, un chimiste italien, M. Gandoni, considère la rate comme contenant une matière grasse phosphorée (d).

Ainsi que je l'ai déjà dit, on trouve souvent, soit dans le sang de la rate, soit dans la pulpe splénique, des petits cristaux ou des baguettes microscopiques jaunes ou rouges qui paraissent dériver de l'hématosine des globules rouges du sang, et être formées par la substance nommée *hématoïdine* (e). Ces corpuscules, observés par MM. Virchow, Kölliker, Gray et plusieurs autres physiologistes (f), sont parfois logés dans l'intérieur de vésicules qui semblent être des globules du sang altérés.

Dans quelques cas pathologiques on rencontre dans la rate des corpuscules qui se colorent en rouge violacé par l'action de l'iode, et qui avaient été considérés d'abord comme étant composés d'une matière fort analogue à la cellulose et appelée *amidon animal*; mais une étude chimique plus approfondie de ces produits a fait reconnaître qu'ils sont formés par une substance azotée (g).

(1) MM. Ludwig et Führer ont fait,

(a) Scherer, *Vorläufige Mittheilung über einige Bestandtheile der Milzflüssigkeit* (*Verhandlungen der Phys. und Med. Gesellsch. in Würzburg*, 1852, t. II, p. 298).

(b) Frerichs und Städeler, *Weitere Beiträge zur Lehre vom Stoffwandel* (Müller's *Archiv für Anat. und Physiol.*, 1856, p. 41).

(c) Cloetta, *De la présence de l'inosite, de l'acide urique, etc., dans diverses parties du corps animal* (*Journal de physiologie*, 1858, t. I, p. 802).

(d) Gandoni, *Cimenti chemici interno alla milza* (*Annali universali di medicina degli Omodei*, 1839, t. IX, p. 355).

(e) Voyez tome I, page 174 et suiv.

(f) Virchow, *Die pathologischen Pigmente* (*Archiv für pathol. Anat. und Physiol.*, 1847, t. I, p. 379).

— Kölliker, *Ueber Blutkörperchenhaltende Zellen* (*Zeitschr. für wissensch. Zool.*, 1849, t. I, p. 266). — SPLEEN (Todd's *Cyclop.*, t. IV, p. 793).

— Gray, *On the Structure and Use of the Spleen*, p. 148.

(g) C. Schmidt, *Ueber das sogenannte thierische Amyloïd* (*Ann. der Chemie und Pharm.*, 1859, t. CX, p. 250).

les hypothèses que j'ai mentionnées ne sont pas les seules qui aient été produites sur ce sujet, mais il ne me semblerait pas utile de m'y arrêter davantage dans ces Leçons.

§ 9. — Toutes les glandes dont je viens de parler sont closes, et les produits sécrétés dans leur intérieur ne peuvent être versés au dehors, mais doivent être résorbés de façon à rentrer dans le torrent de la circulation. Les glandes dont l'étude va nous occuper maintenant sont au contraire destinées à éliminer de l'organisme les substances qu'elles élaborent ; elles peuvent donc être désignées d'une manière générale sous le nom de *glandes excrétoires* ; mais, ainsi que je l'ai déjà dit, l'évacuation de leurs produits peut être le résultat de la rupture de leurs parois, ou peut être facilitée et régularisée par le développement préalable d'un conduit excréteur spécial disposé à cet effet. Il y a donc des *glandes excrétoires closes* dont la communication avec l'extérieur ne s'établit que d'une manière adventive, et des *glandes excrétoires parfaites*, c'est-à-dire munies d'un canal évacuateur propre et permanent ; mais ces différences n'ont pas tout le degré d'importance qu'on serait de prime abord disposé à leur attribuer, et nous verrons des glandes dont les fonctions sont identiques offrir, chez des Animaux différents, l'un et l'autre de ces modes d'organisation (1).

Glandes<br>excrétoires.

à ce sujet, des recherches qui ont conduit ces auteurs à penser qu'une portion notable de l'urée produite dans l'organisme se forme dans la rate par suite de la destruction des globules sanguins qui s'y opérerait ; ils considèrent aussi les ganglions lymphatiques comme pouvant remplir les mêmes fonctions dans les cas d'extirpation de ce viscère (a).

(1) L'ovaire, par exemple, qui, chez les Poissons et beaucoup d'Animaux sans vertèbres, est une glande creuse dont la cavité sécrétoire communique au dehors par l'intermédiaire d'un conduit préexistant, et qui, chez les

(a) Führer and Ludwig, *Ueber die physiologischen Ersatz der Milz und die Quellen des Harn-stoffes* (*Archiv für physiologische Heilkunde*, 1855, t. XIV, p. 315).

*Structure des glandes parfaites.*

§ 10. — Il est fort difficile de classer d'une manière rigou-reuse les diverses formes qu'affectent les glandes parfaites, car on rencontre une multitude de dispositions intermédiaires qui lient entre eux les types principaux ; mais, afin de fixer les idées quant aux différents plans que la nature a adoptés pour la conformation générale de ces organes, il me paraît utile d'y établir un certain nombre de distinctions.

On peut d'abord diviser les glandes en deux groupes : les *glandes parfaites simples* et les *glandes parfaites composées.*

*Glandes parfaites simples.*

J'appellerai *glandes parfaites simples* celles dont la cavité sécrétante est unique, qu'elle soit uniloculaire ou branchue, et qu'elle débouche en dehors directement ou par l'intermédiaire d'un col ou canal excréteur simple.

Ces glandes simples peuvent être *solitaires*, c'est-à-dire uniques ou en petit nombre et très éloignées entre elles ; *disséminées*, c'est-à-dire répandues en grand nombre dans le voisinage les unes des autres, sans former des groupes bien distincts, ou bien encore *agrégées*, c'est-à-dire réunies en paquets de façon à constituer des appareils localisés, bien qu'elles conservent chacune leur individualité.

*Glandes parfaites composées.*

J'appellerai *glandes composées* celles qui possèdent un nombre plus ou moins considérable de cavités sécrétoires distinctes, ou glandulites, ayant chacune un canal excréteur propre, mais dans lesquelles ces canaux se réunissent entre eux de façon à former un système de tubes rameux dont la portion terminale est commune à un grand nombre des parties constitutives de l'appareil (1).

---

Vertébrés supérieurs, est une glande parenchymateuse dont les produits ne sont évacués que par suite de la rup-ture des cavités temporaires où ils sont déposés.

(1) La portion sécrétante de la ca-vité glandulaire se distingue de la por-tion simplement évacuatrice de celle-ci par la structure de son revêtement épithélique, dont les utricules sont arrondis et turgides, au lieu d'être columnaires ou pavimenteux.

Les anciens anatomistes ont donné le nom de *glandes conglomérées* à celles de ces glandes composées qui sont revêtues d'une tunique membraneuse commune, ou capsule. Celles dont les glandulites restent séparées ou ne sont que lâchement unies entre elles par du tissu connectif pourraient être appelées des *glandes composées nues* ou *libres*.

D'autres variations dans la conformation de ces glandes dépendent des différences qui peuvent exister dans la disposition de la cavité dont elles sont creusées. Tantôt le tissu utriculaire qui est le siége du travail sécrétoire s'étend depuis le fond jusqu'à l'orifice de cette cavité, et par conséquent toutes ses parties remplissent des fonctions similaires ; mais, d'autres fois, la division du travail s'introduit dans chacun de ces petits appareils ; les utricules élaborateurs ne tapissent que la portion profonde de la cavité où le liquide s'épanche, et la portion terminale de celle-ci, revêtue d'une couche de tissu épithélique de structure différente, ne sert qu'à conduire ce liquide au-dessous, et constitue par conséquent un canal évacuateur spécial.

Le premier de ces modes d'organisation se rencontre dans la plupart des glandes simples, et lorsque les appareils constitués de la sorte sont peu développés, on les appelle communément des *follicules* ou des *cryptes ;* mais il est à noter que les anatomistes appliquent souvent ces noms à de petites glandes dont la structure est différente, et l'usage ne permet pas d'y donner une acception rigoureuse. Si, pour la commodité des descriptions, il était utile de désigner ces deux sortes de glandes d'une manière plus précise, on pourrait appeler, les unes, des *glandes pédicellées*, les autres, des *glandes sessiles*.

Les unes et les autres peuvent affecter une forme cylindrique, et constituer des tubes fermés à un bout, mais ouverts à l'autre, ou bien s'élargir de façon à ressembler à une bourse ou à une ampoule ; et lorsque cette dernière disposition existe dans une glande simple pédicellée ou dans une glande composée, il en résulte une forme générale qui a de l'analogie avec celle d'une grappe de raisin, et qui a fait donner à plusieurs de ces organes le nom de *glandes racémeuses.*

Il est aussi à noter que les tubes sécréteurs constituent de petits cæcums droits, quand ils sont courts; mais quand ils s'allongent beaucoup, ils se courbent et pelotonnent en général sur eux-mêmes, de façon à former des glomérules ou paquets arrondis.

Enfin les ampoules ou les tubes qui, en se réunissant sur un canal excréteur commun, constituent les glandes racémeuses, peuvent avoir leurs cavités sécrétoires isolées, ou s'anastomoser de façon à devenir confluentes et à présenter une structure réticulaire. J'appellerai *glandes parfaites indépendantes* celles qui présentent le premier de ces deux modes d'organisation, et *glandes mixtes* ou *réticulaires* celles dont les cavités communiquent directement entre elles.

Ces divers caractères organiques sont susceptibles de se combiner entre eux de différentes manières, et les variations qui en résultent dans la conformation générale des glandes peuvent par conséquent être fort nombreuses.

*Résumé de la morphologie des glandes.* Pour en donner la preuve et aussi pour mieux fixer les idées sur cette partie de la morphologie des organes sécréteurs, je citerai quelques exemples de chacun des types ainsi obtenus; mais, afin d'abréger autant que possible cette partie aride de ma tâche, je me bornerai à présenter ces indications sous la forme d'un tableau synoptique, et je choisirai de préférence les exemples dans les appareils dont la structure nous est déjà connue et dont l'étude anatomique offre le moins de difficulté, ou dont il est le plus facile de trouver de bonnes figures dans les ouvrages généralement répandus.

**GLANDES**

§ 11. — D'autres différences dans la conformation générale d'un appareil sécrétoire peuvent dépendre du degré plus ou moins grand de rapprochement de ses diverses parties, qui tantôt sont très disséminées, d'autres fois disposées en un petit nombre d'agrégats, et ceux-ci à leur tour peuvent être tantôt isolés, d'autres fois réunis en une seule masse composée de lobes simplement accolés entre eux, ou n'offrant même extérieurement aucune trace de division. En étudiant l'appareil hépatique des Mollusques, nous avons déjà vu des exemples remarquables de différences de concentration organique (1), et lorsque nous nous occuperons de la structure de l'appareil urinaire des Vertébrés, nous y rencontrerons des faits anatomiques du même ordre.



Le perfectionnement d'un appareil sécréteur dépend en partie des dispositions organiques qui permettent un grand développement de la surface libre où se trouve le tissu utriculaire, siége des phénomènes essentiels de la sécrétion, et par conséquent les cavités tubulaires ou ampulliformes qui sont revêtues par ce tissu doivent devenir de plus en plus étroites, à mesure que l'activité fonctionnelle dévolue à une même quantité pondérale de substance vivante devient plus prononcé. Ainsi, considérés à ce point de vue, les appendices pyloriques des Poissons (2) sont des instruments physiologiques plus grossiers que les tubes malpighiens des Insectes (3), et ceux-ci, à poids égal, n'offrent pas une surface sécrétante à beaucoup près aussi étendue que les canaux radiculaires du foie d'un Mammifère, car ils sont moins capillaires.

Il est également à noter que les appareils sécréteurs formés essentiellement d'une glande et d'un canal évacuateur, peuvent être perfectionnés aussi par l'adaptation de celui-ci à l'emma-

(1) Voyez tome V, page 392 et suivantes.

(2) Voyez tome VI, page 408.

(3) Voyez tome V, page 626.

gasinage temporaire des produits ou par l'adjonction d'un réservoir spécial destiné au même usage. En passant en revue
les organes salivaires des Insectes, nous avons rencontré divers
exemples de la constitution d'une vésicule de ce genre par la
dilatation d'une portion du conduit excréteur, et quelquefois
aussi nous avons vu une poche membraneuse se développer à
côté de la glande, et communiquer avec son canal excréteur,
de façon à recevoir en totalité ou en partie le liquide que celui-
ci verse au dehors (1). La vésicule du fiel, dont nous avons
étudié la structure et les fonctions dans une des précédentes
Leçons, est aussi un organe du même ordre (2), et, lorsque
nous nous occuperons de l'appareil urinaire, nous verrons un
nouvel exemple de ce mode de perfectionnement des instruments sécréteurs.

§ 12. — Si nous laissons de côté l'étude morphologique des
glandes pour nous occuper de la structure intime du tissu
sécréteur qui forme la partie essentielle de tous ces organes,
nous remarquons d'abord qu'il existe partout une grande uniformité dans la constitution des éléments histologiques dont
il se compose. Ces éléments, comme je l'ai déjà dit, sont
toujours des utricules ou cellules closes à parois membraneuses,
dont la cavité renferme un liquide tenant généralement en suspension divers corpuscules. A une certaine époque de son
existence, chaque utricule sécréteur présente aussi, dans son
intérieur, un corps arrondi ou lenticulaire, que les histologistes
appellent un noyau, et souvent il est possible de découvrir
dans ces corpuscules une cavité intérieure et un ou plusieurs
corpuscules inclus ou nucléoles.

La membrane pariétale des utricules sécréteurs est constituée par des substances albuminoïdes, et ne présente rien de

Structure<br>intime<br>des organes<br>sécréteurs.

Tissu<br>utriculaire.

<hr>

(1) Voyez tome V, page 620 et sui-        (2) Voyez tome VI, page 454.
vantes.

particulier à noter. Le noyau de ces organites est très développé dans le jeune âge, et disparaît souvent quand la cellule
est arrivée au terme de sa croissance. Il semble jouer un rôle
important dans le travail sécrétoire dont l'utricule est le siége,
et il y a même quelques raisons de penser que l'activité fonctionnelle de ces organites est liée à son existence ; mais nos
connaissances à ce sujet sont encore très imparfaites.

Ces utricules sont toujours fort petits : chez quelques Animaux, on en trouve qui ont jusqu'à 1/5ᵉ de millimètre (1) ;
mais, en général, leur diamètre n'excède pas 1 ou 2 centièmes
de millimètre, et, dans tous les cas, on en voit qui, dans une
même glande, varient beaucoup quant à leurs dimensions aussi
bien que par l'aspect de leur contenu. Les uns sont d'une petitesse extrême et paraissent être très jeunes ; les autres sont plus
ou moins avancés dans leur développement, et souvent, dans
les tubes ou les ampoules d'une glande parfaite, aussi bien qu'à
la surface des membranes muqueuses ou de la peau, on peut
constater que les premiers se trouvent dans le voisinage de la
membrane limitante ou basilaire de l'organe sécréteur, et par
conséquent dans la partie la plus profonde de la couche du
tissu utriculaire dont celle-ci est revêtue, tandis que les plus
gros sont en même temps les plus superficiels, c'est-à-dire les
plus rapprochés de la surface libre qui limite la cavité dont
l'organe est creusé, et qui laisse échapper le liquide sécrété.
En général, ils ne sont que très faiblement unis entre eux ;
souvent même ils deviennent libres avant d'avoir terminé
leur croissance ; aussi, lorsque l'organe où ils se développent
a la forme d'un tube ou d'un sac long et étroit, et que c'est

(1) Ces utricules, d'une grosseur extraordinaire, ont été observés dans les organes sécréteurs de quelques Insectes (a).

(a) Kölliker, *Éléments d'histologie*, p. 57.

principalement au fond de la cavité de ces tubes ou sacs qu'ils prennent naissance, on les trouve d'autant plus gros qu'on les observe plus près de l'embouchure, et l'on peut reconnaître de la sorte que, dans ces instruments sécréteurs, il y a une production continue d'utricules qui se succèdent, qui semblent se chasser les uns les autres, et qui grandissent à mesure qu'ils s'éloignent du lieu et du moment de leur naissance. Les vaisseaux biliaires des Insectes et les ampoules glandulaires du foie des divers Mollusques ou Crustacés laissent facilement voir ce mode de développement des utricules sécréteurs, et des faits anatomiques non moins significatifs sont fournis par l'examen microscopique de plusieurs glandes chez les Animaux vertébrés, même les plus élevés en organisation ; mais je ne m'arrêterai pas à les exposer ici, car, à mesure que nous avancerons dans l'étude des appareils sécréteurs, nous aurons l'occasion d'y revenir, et, du reste, c'est principalement dans les Leçons consacrées spécialement à l'histoire du développement des tissus que nous pourrons le plus utilement nous en occuper.

En ce moment, je me bornerai à ajouter que la multiplication des cellules glandulaires paraît se faire de deux manières : tantôt par la formation continue ou intermittente d'utricules stériles, c'est-à-dire qui ne sont pas susceptibles de donner naissance à d'autres organites du même ordre ; d'autres fois par le développement de cellules proligères qui produisent dans leur intérieur, une nouvelle génération d'utricules, et constituent ainsi des vésicules complexes.

Les matières contenues dans la cavité des utricules sécréteurs changent d'aspect à mesure que ces organites grandissent. Les modifications qui s'y observent varient suivant la nature de l'appareil dont ils dépendent, et le fait général le plus essentiel à noter, c'est qu'à mesure que la cellule avance en âge et s'approche de l'état de maturité, on voit apparaître dans son intérieur, en quantité de plus en plus considérable, les matières caractéristiques de l'humeur particulière que ces organites sont chargés d'élaborer ou de séparer du fluide nourricier commun.

L'apparition de ces matières dans l'intérieur de l'utricule glandulaire avant leur excrétion est un fait capital dans l'histoire du travail sécrétoire, et qui a été mise bien en évidence pour la première fois par les observations de M. Goodsir sur le mode de production de l'encre de la Sèche (1), et de quelques autres matières colorées, telles que la bile de divers Mollusques (2). Des faits du même ordre ont été constatés dans l'ap-

(1) L'encre de la Sèche et des autres Mollusques Céphalopodes, que ces Animaux lancent au dehors quand un danger les menace, est emmagasinée dans une poche membraneuse située près de l'anus (a). Une portion des parois de ce sac est garnie d'un tissu utriculaire sécréteur composé de cellules sphériques ou ovoïdes qui renferment chacune une sorte de noyau formé d'un groupe de cellules plus petites et entouré d'un liquide brun ou noir semblable en tout à celui qui est en liberté dans l'intérieur du réservoir (b). Nous reviendrons sur l'histoire de ce produit, quand nous nous occuperons d'une manière spéciale des moyens défensifs des Animaux.

M. Goodsir a trouvé que la couleur violacée qui orne le manteau de l'Aplysie se trouve dans des cellules sphériques nucléées. Il a constaté des faits analogues chez la Janthine (c); mais c'est à tort que ce physiologiste assimile à cette substance la pourpre dont les anciens faisaient usage comme matière tinctoriale. Ce dernier produit est sécrété par une glande particulière située dans le voisinage de l'anus, chez le *Purpura hœmastoma*, le *Murex rex brandaris* et quelques autres espèces de la même famille. Du reste, c'est aussi dans l'intérieur des utricules dont la substance de cette glande purpurigène est composée que se forme la matière colorante caractéristique de l'humeur (d).

(2) M. Goodsir s'est borné à constater la présence d'un liquide semblable à la bile dans l'intérieur des cellules qui tapissent les cæcums ter-

(a) Swammerdam, *Biblia Naturæ*, t. II, p. 887, pl. 51, fig. 5.
— Brand et Ratzeburg, *Medizinische Zoologie*, t. II, pl. 32, fig. 2.
(b) Goodsir, *On the ultimate Secreting Structure, and on the Laws of its Function* (*Trans. of the Royal Society of Edinburgh*, 1844, t. XV, p. 295, et *On Secreting Structures* (*Anatomical and Pathol. Observ.*, 1845, p. 21).
(c) Goodsir, *Op. cit.* (*Anat. and Pathol. Observ.*, p. 24).
(d) Lacaze-Duthiers, *Mémoire sur la Pourpre* (*Ann. des sciences nat.*, 4ᵉ série, 1859, t. XII, p. 37 et suiv., pl. 1, fig. 7, 8 et 9).

pareil hépatique des Animaux vertébrés, ainsi que dans le pancréas (1), les glandes gastriques (2) et d'autres organes analogues

minaux de l'appareil hépatique d'un grand nombre de Mollusques et autres Animaux invertébrés, et l'on aurait pu se demander si la bile qui est libre dans les parties adjacentes du foie provient de ces utricules ou y pénètre après avoir été élaborée ailleurs, ou, en d'autres mots, si le fait dont il argue ne serait pas dû à un phénomène d'imbibition ou de teinture plutôt qu'à un travail sécrétoire. Mais les observations publiées ultérieurement par d'autres physiologistes et portant également sur les organes biliaires des Mollusques, des Crustacés et des Insectes, ne me semblent laisser aucune incertitude quant à la justesse des vues de M. Goodsir (a). En effet, on voit que dans les parties profondes de la couche utriculaire, les vésicules sont jeunes et ne contiennent que peu ou point de matières caractéristiques de la sécrétion, mais qu'à mesure qu'elles grandissent, ces matières se montrent en plus grande quantité dans leur intérieur.

(1) Dans une précédente Leçon, nous avons vu qu'on peut extraire du tissu du pancréas la matière saccha-

rifiante qui existe aussi dans le suc sécrété par cette glande (b). Il en est de même pour la substance particulière qui dans certaines circonstances est susceptible de saponifier les graisses neutres (c), et M. Cl. Bernard a constaté que la matière dont j'ai déjà eu l'occasion de parler comme prenant, par l'action du chlore, une couleur rouge caractéristique, existe aussi dans le parenchyme du pancréas (d).

(2) D'après la manière dont les utricules du tissu hépatique de l'Homme se comportent avec divers réactifs, il y a lieu de penser que ces cellules renferment dans leur intérieur, non-seulement des principes albuminoïdes et des corps gras, mais aussi les matières colorantes de la bile et les acides résinoïdes qui caractérisent essentiellement cette sécrétion (e). Il est aussi à noter que les observations de M. Wharton Jones tendent à faire penser que les utricules du tissu sécréteur du foie peuvent se détacher, et être entraînés jusque dans les canalicules biliaires, où ils se détruiraient plus ou moins complétement et laisseraient échapper leur contenu (f).

(a) Karsten, *Disquisitio microscopica et chimica hepatis et bilis Crustaceorum et Molluscorum* (*Nova Acta Acad. nat. curios.*, t. XXI, p. 295 et suiv.). — H. Meckel, *Mikrographie einiger Drüsenapparate der niederen Thiere* (Müller's *Archiv für Anat. und Physiol.*, 1846, p. 1). — Leidy, *Researches on the Comp. Structure of the Liver* (*American Journal of the Medical Sciences*, 1848). — T. Williams, *On the Physiology of Cells; with the View to illucidate the Laws regulating the Structure and Functions of Glands* (*Guy's Hospital Reports*, 1846, t. IV, p. 273).

(b) Voyez ci-dessus, page 67.

(c) Cl. Bernard, *Mém. sur le pancréas* (*Supplément aux Comptes rendus*, t. I, p. 413 et suiv.).

(d) Voyez tome VI, page 527.

(e) Backer, *De structura subtiliori hepatis sani et morbosi* (dissert. inaug.). Utrecht, 1845.

(f) Wharton Jones, *Microscopical Examination of the Contents of the Hepatic Ducts, with Conclusions founded thereon as to the Physiological Signification of the Cells of Hepatic Parenchyma and as to their Anatomical Relation to the Radicles of the Hepatic Ducts* (*Philos. Trans.*, 1848, p. 277).

dont l'étude anatomique nous a déjà occupés ; mais nous rencontrerons des preuves encore plus convaincantes de ce mode d'origine des produits sécrétés, lorsque nous aborderons l'histoire des fonctions de reproduction, et que nous examinerons la manière dont le sperme et le lait sont élaborés dans les glandes où ces liquides prennent naissance.

Il me paraît bien démontré que, dans un grand nombre de cas, les matières accumulées dans l'intérieur des utricules du tissu sécréteur ne sont mises en liberté que par suite de la rupture ou la destruction des parois de ces vésicules, qui, arrivées au terme de leur existence et devenues de plus en plus turgides par l'effet de l'absorption des fluides ambiants, crèvent ou se dissolvent, et laissent échapper ainsi leur contenu. L'activité du travail sécrétoire est alors subordonnée à la rapidité avec laquelle ces utricules parcourent les diverses phases de leur existence et se succèdent dans l'appareil glandulaire. Mais, dans d'autres cas, l'évacuation des produits renfermés dans une cellule de ce genre paraît pouvoir s'opérer sans que cet organite se détruise et par suite d'une simple transsudation à travers la substance de ses parois. En effet, on ne voit pas le tissu utriculaire de toutes les glandes se renouveler à mesure que ce travail sécrétoire dont elles sont le siége progresse, et alors les fonctions de ces petites vésicules paraissent être persistantes, de même que leur existence ; mais on ne sait rien de précis au sujet du mécanisme par lequel l'évacuation de leurs produits s'effectue.

§ 13. — Il est aussi à noter que les utricules plus ou moins turgides qui constituent les instruments essentiels de toute sécrétion sont en général séparés du fluide nourricier commun par la membrane amorphe qui leur sert de support. Les globules du sang et les vésicules constitutives de quelques glandes imparfaites sont les seuls organites de ce genre qui baignent directement dans le liquide nourricier ; mais, dans tous les organes sécréteurs, le plasma du sang, ou l'humeur qui en tient lieu, arrive facilement en contact avec ces cellules membraneuses par voie d'imbibition, et, à mesure que l'activité fonctionnelle d'un appareil sécrétoire est plus grande, les rapports entre ces glandules élémentaires et le courant irrigatoire deviennent de plus en plus intimes et multipliés. Chez les Animaux dont la circulation est lacunaire, et dont le sang est épanché entre les viscères, les glandes plongent directement dans ce liquide, et par conséquent plus elles sont grêles et allongées, plus leur disposition est favorable au renouvellement rapide de la couche de fluide nourricier en contact avec leur surface extérieure. Aussi, chez les Insectes, voyons-nous les organes sécréteurs les plus puissants affecter la forme de tubes capillaires flottants plus ou moins librement dans le torrent circulatoire. Mais chez les Animaux dont le sang est emprisonné dans un système de tubes clos, il n'en est pas de même, et le perfectionnement de toute glande se trouve lié au nombre de vaisseaux capillaires qui se répandent dans son intérieur. Alors ces instruments physiologiques, à moins d'être réduits à un rôle sans importance, ne peuvent plus être formés seulement par les matériaux fondamentaux dont l'étude vient de nous occuper, et doivent se composer de vaisseaux sanguins aussi bien que de vésicules sécrétoires. En effet, chez les Animaux à circulation vasculaire, on voit toujours des artères et des veines se réunir étroitement aux ampoules ou aux tubes qui renferment ces utricules, et constituer dans toutes les parties de la glande un réseau capillaire plus ou moins riche. Les relations entre ce système de canaux irrigatoires et le système de cavités sécrétoires qui s'y trouve associé se multiplient et se compliquent proportionnément au degré de puissance fonctionnelle dont la glande doit être douée. On peut toujours constater un certain rapport entre la quantité de travail que ces organes effectuent et la quantité de sang qui les traverse en un temps donné. Enfin plus une surface sécrétante se perfectionne sous ce rapport, plus ses connexions avec le réseau sous-jacent des capillaires sanguifères devient intime, et lorsque l'irrigation devient la plus active possible, on voit que les petits vaisseaux ne se bornent pas à enlacer dans un réseau à mailles étroites toutes les parties du système sécrétoire de la glande, mais pénètrent même en forme d'anses dans l'intérieur des cavités dont ce système se compose (1).

Chez l'Homme et chez tous les autres Vertébrés, les vaisseaux sanguins jouent ainsi un rôle très important dans la constitution des glandes. Dans la plupart de ces organes, le sang arrive par une artère plus ou moins volumineuse qui se ramifie dans leur intérieur, et donne naissance à un réseau capillaire dont les branches terminales constituent par leur réunion des veines efférentes. Mais dans quelques glandes l'appareil irrigatoire se complique davantage, et des veines aussi bien que des artères pénètrent dans la profondeur de l'organe pour s'y diviser et y former un réseau capillaire, puis se reconstituent en branches et en troncs efférents de la manière ordinaire. Nous avons déjà eu l'occasion de voir un mode d'organisation de ce genre en étudiant la structure du foie chez les Vertébrés (2), et lorsque j'ai fait l'histoire de la circulation, j'ai signalé l'existence d'une disposition analogue dans les reins de beaucoup de ces Animaux (3).

Je dois ajouter que chez les Animaux supérieurs les glandes sont pourvues aussi de vaisseaux lymphatiques, et que des nerfs provenant du système ganglionnaire y pénètrent en rampant sur les parois des vaisseaux sanguins.

*Stroma et tunique des glandes.* Enfin, le tissu conjonctif qui entoure les glandes et qui pénètre entre leurs différentes parties constitutives, tend à

(1) Cette disposition se rencontre dans les reins, comme nous le verrons dans une prochaine Leçon.

(2) Voyez tome VI, page 436.
(3) Voyez tome III, pages 356, 399, 443, etc.

devenir membraniforme, et leur constitue d'ordinaire une sorte de charpente intérieure appelée *stroma*, aussi bien qu'un revêtement extérieur. En général, des fibres élastiques s'y développent en plus ou moins grande abondance, et, lorsque la couche extérieure ainsi constituée devient bien distincte des tissus circonvoisins, elle forme autour de la glande une sorte de tunique ou de capsule.

Les considérations que je viens de présenter au sujet de l'anatomie des glandes suffiront, je pense, pour donner une idée exacte des caractères généraux de ces organes, et les faits particuliers relatifs au mode d'organisation de ceux de ces appareils sécréteurs dont l'étude ne nous a pas encore occupés trouveront leur place dans d'autres parties de ce Cours. Je ne m'arrêterai donc pas davantage sur ce sujet, et dans la prochaine Leçon je passerai à l'examen général des phénomènes dont ces organes sont le siége.

# SOIXANTE-DEUXIÈME LEÇON.

Nature du travail sécrétoire ; hypothèses dont il a été l'objet. — Origine des matières sécrétées. — Caractères généraux de ce phénomène.

Nature
du travail
sécrétoire.

§ 1. — La théorie des sécrétions a donné lieu à beaucoup d'hypothèses, mais elle est encore à découvrir, et, dans l'état actuel de la science, on me paraît plus éloigné du but qu'on ne le pensait jadis, car nous allons voir que l'action sécrétoire semble dépendre essentiellement de la puissance vitale, et il est probable que les lois de cette force nous seront toujours cachées. Cependant les recherches des physiologistes modernes ont jeté beaucoup de lumière sur l'histoire de cette fonction, et si nous ignorons la cause première du phénomène, nous connaissons au moins beaucoup de ses caractères les plus importants.

Les anciens physiologistes, qui se contentaient trop souvent de notions vagues ou de comparaisons spécieuses, se formaient une idée fort simple du mécanisme du travail sécrétoire. Ils le considéraient comme étant un phénomène mécanique, une sorte de triage des matières contenues dans le sang, triage qui serait effectué par les glandes, lesquelles agiraient comme autant de cribles ou de filtres chargés chacun d'un rôle particulier (1) ; et l'illustre Descartes, pour expliquer de la sorte la séparation de ces corps, supposa, d'une part, que les molécules

(1) Galien nous apprend qu'Asclépiade (qui exerçait la médecine à Rome du temps de Cicéron) considérait les tissus à travers lesquels les sécrétions s'opèrent comme étant des espèces de cribles propres à laisser passer certaines matières et à en retenir d'autres (a).

(a) Galien, *De naturalibus facultatibus*, lib. I (*Opera*, t. I, p. 293).

de ceux-ci avaient des formes différentes suivant leur nature respective; d'autre part, que chaque glande, pour laisser passer certains d'entre eux à l'exclusion des autres, était criblée de pores d'une forme correspondante (1). Mais ces vues de l'esprit ne pouvaient être acceptées comme l'expression de la vérité, et d'autres philosophes, le grand Leibnitz, par exemple, crurent pouvoir se rendre mieux compte du mécanisme des sécrétions, en supposant que les pores de l'espèce de filtre représenté par chaque glande étaient préalablement saturés de la matière que cet organe était spécialement chargé d'éliminer, et qu'en vertu d'une attraction particulière entre les choses similaires, ces passages se laissaient traverser par les molécules de cette matière, tandis qu'ils n'admettaient pas les corps étrangers (2). Au premier abord, cette hypothèse pouvait paraître plus plausible que la précédente, mais elle ne devait pas mieux résister aux épreuves de la discussion et de l'expérimentation ; car il était facile de constater que les filtres imbibés de la sorte par de la salive, de la bile ou de l'urine, se laissent traverser par le sérum du sang et n'en séparent aucune de ces humeurs.

Enfin, on imagina aussi que l'espèce de filtration élective opérée par les glandes était la conséquence d'une sorte de sensibilité particulière qui rendait ces organes aptes à distin-

---

(1) Descartes donne la même explication des phénomènes de la nutrition des tissus (a), et ses idées à ce sujet furent adoptées par beaucoup de physiologistes du xvii<sup>e</sup> siècle (b).

(2) Une opinion analogue à celle de Leibnitz (c) fut adoptée dès le commencement du siècle dernier par Winslow (d) et plusieurs autres auteurs de la même époque (e).

(a) Descartes, L'Homme (Œuvres, édit. de Cousin, t. IV, p. 344); De la formation du fœtus (loc. cit., p. 463 et 464), et Discours de la méthode (Op. cit., t. I, p. 183).
(b) Voyez Haller, Elementa physiologiæ, lib. VII, sect. 3, t. II, p. 469.
(c) Voyez Haller, Op. cit., t. II, p. 471.
(d) Winslow, De la manière dont se font les sécrétions dans les glandes (Mém. de l'Acad. des sciences, 1711, p. 245).
(e) Voyez Haller, Op. cit., t. II, p. 471.

guer entre elles les diverses matières que le sang leur apportait et à s'emparer de celles dont ils devaient effectuer l'excrétion. Mais cette supposition ne devait faciliter en aucune façon l'intelligence du phénomène, car on ne comprend pas comment une pareille sensibilité pourrait devenir la cause efficiente du travail sécrétoire (1).

Toutes ces théories supposent nécessairement que les humeurs ou les matériaux constitutifs de ces liquides existent dans le sang et en sont simplement séparés par l'organe sécréteur; cependant rien ne prouvait alors qu'il en fût ainsi, et lorsque les phénomènes chimiques commencèrent à fixer l'attention des physiologistes, quelques auteurs envisagèrent autrement le travail des glandes. Ils pensèrent que les matières caractéristiques de chaque humeur étaient, pour ainsi parler, fabriquées sur place dans l'intérieur de chacun de ces organes, par l'action de forces chimiques, et ils exprimèrent cette idée en disant que ces substances étaient le résultat d'une fermentation particulière (2).

(1). Bichat supposait qu'en raison de sa sensibilité organique, chaque glande distingue dans la masse du sang les matériaux qui conviennent à sa sécrétion, et que par sa contractilité insensible elle se resserre ou se soulève pour rejeter de son sein ceux qui sont hétérogènes à cette sécrétion (a).

(2) L'hypothèse de la production des humeurs par fermentation se trouve vaguement indiquée dans les écrits de Van Helmont (b), et fut développée par plusieurs physiologistes du XVIIᵉ et du XVIIIᵉ siècle, tels que Sylvius et Willis (c).

Les auteurs récents qui en parlent oublient trop souvent qu'à l'époque de Van Helmont et de ses successeurs immédiats, le mot fermentation n'avait pas la signification précise qui y est donnée de nos jours, et était employé pour désigner seulement un travail chimique s'opérant spontanément dans la substance d'un corps et donnant naissance à de nouveaux produits ; il n'impliquait donc en aucune façon l'idée de l'existence d'un ferment particulier dans chaque glande, comme semblent le penser quelques physiologistes (d).

(a) Bichat, *Anatomie générale, système glanduleux*, art. 3, § 2 (édit. de Maingault, t. Iᵇ p. 629).

(b) Van Helmont) *Ortus medicinæ*, 1648.

(c) Voyez Haller, *Elementa physiologiæ*, t. II, p. 465.

(d) Longet, *Traité de physiologie*, t. I, p. 898.

En dépouillant ces vues des idées accessoires qui les enveloppaient, et en faisant abstraction du langage de l'époque, nous voyons donc que de bonne heure il régna parmi les physiologistes deux opinions opposées touchant la nature intime du travail sécrétoire. Tous étaient d'accord pour reconnaître que les matériaux employés à former les humeurs étaient fournis aux glandes par le fluide nourricier : mais, suivant les uns, ces substances ne devenaient les principes constitutifs de la bile, de la salive, de l'urine ou de toute autre sécrétion que dans l'intérieur de l'organe sécréteur et par suite du travail spécial dont celui-ci était le siége; tandis que, suivant les autres, ces mêmes principes se trouvaient déjà tout formés dans le sang qui arrive dans la glande, et celle-ci, pour accomplir sa tâche, n'avait qu'à les séparer des autres corps auxquels ils se trouvaient mêlés dans le torrent de la circulation et à les verser au dehors.

La plupart des physiologistes du siècle dernier, Haller, par exemple, adoptèrent la seconde de ces hypothèses (1); mais de leur temps les procédés analytiques employés en chimie étaient trop imparfaits pour que la solution de la question fût possible,

---

(1) Haller fit quelques réserves à ce sujet, et admit que les humeurs existent dans le sang à l'état parfait ou presque parfait (a). Il est aussi à noter que dans ces derniers temps la plupart des médecins et même des physiologistes semblent avoir considéré chaque humeur comme un corps déterminé existant tout formé dans le sang: ainsi ils parlent souvent de l'existence de la bile ou de l'urine dans ce liquide. Mais il ne faut pas perdre de vue que les humeurs ne sont que des mélanges d'un nombre plus ou moins considérable de principes différents, et n'acquièrent les caractères qui les distinguent que du moment que cet ensemble de substances se trouve séparé des autres matériaux constitutifs de l'organisme. Il faut donc poser la question en d'autres termes, et demander si les principes immédiats qui constituent tel ou tel liquide sécrété existent dans le sang et sont fournis par celui-ci à l'organe sécréteur, ou si ce dernier est chargé de les produire à l'aide d'autres matières puisées dans le fluide nourricier général.

(a) Haller, *Op. cit.*, t. II, p. 368.

et c'est de nos jours seulement que ce point fondamental de l'histoire des sécrétions a pu être éclairci.

Source des matières sécrétées.

§ 2. — Les recherches comparatives sur la composition des divers liquides de l'économie animale, faites vers le commencement du siècle actuel par Berzelius, jetèrent quelques lumières sur ce sujet important, mais ne suffirent pas pour lever les difficultés qui arrêtaient depuis si longtemps les physiologistes dans leurs investigations sur la nature du travail sécrétoire. En effet, Berzelius fit voir que pour l'urine, la bile, la salive, les larmes, le lait et presque toutes les autres humeurs de l'organisme, il existe en dissolution dans l'eau un certain nombre de sels qui tous se rencontrent également dans le sérum du sang, et que ce dernier liquide contient aussi quelques principes organiques qui sont identiques ou peu différents de ceux que l'on retrouve dans diverses sécrétions ; mais il ne put découvrir dans le fluide nourricier quelques-uns des matériaux les plus remarquables de certaines humeurs, l'urée, par exemple, qui est excrétée en quantité considérable par les glandes rénales de l'Homme et de la plupart des autres Animaux, et qui caractérise pour ainsi dire la sécrétion urinaire. Cela pouvait s'expliquer de deux manières : en supposant que l'urée est un produit de l'activité fonctionnelle des glandes urinaires, et qu'elle est formée dans ces organes aux dépens, soit de l'albumine, soit de quelque autre matière provenant du sang ; ou bien en adoptant l'hypothèse de sa préexistence dans le fluide nourricier et en attribuant à l'imperfection des procédés d'analyse employés la non-constatation de sa présence dans ce dernier liquide. Quant aux autres matières caractéristiques de certaines humeurs, telles que les principes colorants de la bile ou la cholestérine, qu'on avait découverts en petites quantités dans le sang, on pouvait penser qu'elles y avaient été portées par absorption après leur formation dans les glandes chargées de les sécréter, ou bien que c'était dans le sang que ces organes les avaient puisées.

La question restait donc entière, et s'il devait paraître extrêmement probable que les glandes se bornent à éliminer du sang plusieurs des matières dont les humeurs se composent, on devait être porté à croire que la plupart des principes les plus caractéristiques des excrétions ne préexistent pas dans le fluide nourricier et sont créés sur place par les organes sécréteurs.

En 1821, MM. Dumas et Prévost (de Genève) la posèrent d'une manière nette, et ils furent les premiers à l'attaquer directement par la voie expérimentale.

Pour la résoudre, ils eurent l'heureuse idée de pratiquer sur un Chien l'ablation des glandes qui sont chargées de sécréter l'urine, et de faire ensuite l'analyse du sang tiré des veines de l'Animal ainsi mutilé.

Il est évident que si l'urée prenait naissance dans les reins, cette opération devait en arrêter la production, tandis que dans le cas où ces organes seraient chargés de puiser cette substance dans le sang, on pouvait s'attendre à la voir s'accumuler dans le fluide nourricier quand l'instrument éliminateur cessait de fonctionner. L'expérience se prononça en faveur de cette dernière hypothèse. MM. Prévost et Dumas constatèrent l'existence de l'urée dans le sang de divers Mammifères dont les reins avaient été extirpés, et ils en conclurent avec raison que ce liquide devait en contenir toujours, mais en trop petite quantité pour être appréciable par les moyens d'analyse dont la chimie disposait ; que les reins étaient chargées de l'éliminer au fur et à mesure de son introduction dans le sang, et que la source de ce principe excrémentitiel était ailleurs (1).

___

(1) Dans une prochaine Leçon, lorsque je traiterai de la sécrétion urinaire, je rendrai plus complétement compte de ces expériences importantes qui font époque dans l'histoire des sécrétions en général (a).

___

(a) Prévost et Dumas, *Examen du sang et de son action dans les divers phénomènes de la vie* (Annales de chimie et de physique, 1823, t. XXIII, p. 90).

Les recherches ultérieures dont je rendrai compte dans une prochaine Leçon sont venues confirmer en tous points ces conclusions, et par conséquent la sécrétion de l'urine par les glandes rénales doit être considérée comme un travail éliminatoire, et non comme un travail producteur. En effet, on sait aujourd'hui que le sang contient toujours de l'urée, mais que, dans l'état normal, ce principe ne s'y rencontre qu'en très petite quantité, parce que les reins l'enlèvent sans cesse pour l'expulser au dehors par les voies urinaires (1).

Dans la plupart des cas, le travail sécrétoire effectué par les glandes paraît être de même nature que celui dont les reins nous offrent un exemple, et, d'après l'ensemble des faits connus, les physiologistes sont généralement disposés à croire que les organes sécréteurs ne produisent aucune des substances contenues dans les humeurs qu'ils sécrètent, et se bornent à les séparer du sang où ces principes préexistent. Mais cette conclusion paraît être trop générale, car dans le foie il semble y avoir production aussi bien qu'élimination de certains principes immédiats. En effet, M. Moleschott est parvenu à conserver en vie pendant quelque temps des Grenouilles dont il avait extirpé le foie, et, en examinant le sang des Animaux mutilés de la sorte, il n'a pu y découvrir aucune trace des acides résinoïdes de la bile que l'appareil hépatique excrète en quantité considérable (2).

§ 3. — Quoi qu'il en soit de ce cas particulier et de quelques autres faits analogues, il me paraît bien démontré aujourd'hui

______

(1) Voyez tome I, page 199 et suivantes.

(2) M. Moleschott est parvenu à conserver en vie pendant trois semaines quelques Grenouilles dont il avait extirpé le foie, et il n'a trouvé aucune trace de la présence des principes biliaires, ni dans le sang, ni dans les muscles, la lymphe, le suc gastrique ou l'urine de ces Animaux (a).

(a) Moleschott, *Untersuchungen über die Bildungsstätte der Galle (Archiv für physiologische Heilkunde*, t. XI, p. 479).

que la sécrétion est toujours uniquement ou principalement un travail d'élimination ; que d'ordinaire la glande trouve dans le sang qui baigne l'une de ses surfaces, ou qui traverse sa substance, toutes les matières dont se compose l'humeur qu'elle évacue par sa surface opposée ; enfin, que la nature des produits de l'activité fonctionnelle de ces organes est subordonnée à la proportion aussi bien qu'à l'existence des matières éliminables dans le fluide nourricier.

L'influence que la composition du sang exerce sur celle des humeurs que les glandes en séparent est rendue manifeste par une multitude d'expériences. En effet, rien n'est plus aisé que de modifier la composition du sang en injectant dans les veines diverses substances qui sont sans action nuisible sur l'économie, et qui sont faciles à reconnaître au moyen de réactifs chimiques appropriés à cet usage. Or, dans la grande majorité des cas, les matières étrangères introduites ainsi dans le torrent de la circulation sont éliminées par l'action des glandes et apparaissent dans les humeurs avec les autres principes que le travail sécrétoire puise dans le sang normal. Dans une prochaine Leçon, lorsque nous étudierons la sécrétion urinaire, j'aurai à citer beaucoup d'expériences de ce genre ; nous verrons ailleurs que le lait sécrété dans l'appareil mammaire peut être également chargé de matières étrangères introduites accidentellement dans le sang, et les sécrétions dont nous avons déjà eu l'occasion de faire l'étude sont susceptibles d'éprouver des modifications analogues sous l'influence des mêmes causes. Ainsi, quand le sang est chargé artificiellement de ferrocyanure de potassium ou de lactate de fer, ces matières ne tardent pas à se montrer dans le suc gastrique (1). Pour que les glandes salivaires sécrètent de l'iode mêlé aux autres matières dont se compose la salive normale, il suffit qu'elles en trouvent en faible proportion



_______

(1) Voyez ci-dessus, page 39, note 1.

dans le fluide nourricier (1), et l'on a vu le mercure, introduit dans l'économie par absorption, se montrer également dans l'humeur produite par ces organes (2).

L'apparition des matières dont le sang est chargé dans les produits de l'action sécrétoire de telle ou telle glande, dépend en grande partie de la proportion de ces substances dans le premier de ces fluides. Ainsi, quand la quantité de glucose dont le sang est chargé atteint une certaine limite, ce principe sucré est éliminé par les reins, et quand il y existe en proportion plus considérable, il peut être excrété également par les glandules gastriques et par les glandes salivaires (3). Des faits du même ordre ont été constatés au sujet de l'excrétion de l'urée contenue dans le fluide nourricier. Dans les circonstances ordinaires, cette substance n'existe dans le sang qu'en proportion extrêmement faible, et n'est séparée de ce liquide en quantité notable que par les glandes urinaires; mais, lorsqu'elle y devient plus abondante, comme cela a lieu dans diverses maladies, ainsi qu'à la suite de l'extirpation des reins, elle peut être excrétée par d'autres voies et se trouver dans la sueur, dans la salive, dans le suc gastrique, dans la bile et dans le lait, ainsi que dans les diverses humeurs de l'économie dont la formation

---

(1) M. Lehmann a constaté que l'iodure de potassium, après avoir été absorbé, passe plus rapidement dans la salive que dans l'urine. Après l'ingestion d'une pilule de cette substance dans l'estomac, il suffit souvent de dix minutes pour qu'à l'aide de l'amidon et de l'acide nitrique, on puisse découvrir l'iode dans le premier de ces liquides, tandis qu'il ne se montrera dans l'urine qu'au bout d'une demi-heure ou davantage (a). L'excrétion de l'iode par la sécrétion mammaire a été également constatée, et cette substance, administrée à l'intérieur sous diverses formes, s'est montrée aussi dans la sueur (b). Il en a été de même pour plusieurs autres corps.

(2) Voyez tome V, page 233.

(3) Voyez tome VI, page 265.

(a) Lehmann, *Lehrbuch der physiologischen Chemie*, t. II, p. 19.
(b) Cantu, *Découverte chimique, etc. (Bulletin des sciences médicales de Férussac*, 1825, t. VI, p. 164).

paraît être due à la transsudation du plasma plutôt qu'à un travail sécrétoire bien caractérisé (1).

§ 4. — Lorsqu'on compare entre eux, sous le rapport de leurs propriétés chimiques, le sang et les principaux liquides qui en dérivent, on remarque tout d'abord qu'ils diffèrent par leur mode d'action sur le papier tournesol ; que certaines humeurs sont notablement plus alcalines que ne l'est le fluide nourricier, tandis que d'autres sont franchement acides, et ces faits, mis en évidence par les recherches de Berzelius vers l'époque où les belles découvertes de Davy venaient d'appeler l'attention des chimistes sur le pouvoir décomposant des cou-

Hypothèse<br>de la formation<br>des sécrétions<br>par le jeu<br>des forces<br>électriques.

(1) Dans le choléra, la sécrétion urinaire est supprimée, et l'urée est alors excrétée par le foie, les glandes sudorifères, etc. Dans la période typhoïde de cette maladie, l'excrétion de cette substance par la peau et la muqueuse buccale est si abondante, qu'elle forme parfois à leur surface une sorte d'efflorescence cristalline (a). La présence de l'urée a été constatée aussi dans la sueur chez des personnes dans l'état normal (b).

A la suite de l'extirpation des reins, M. Marchand a trouvé de l'urée dans les matières rejetées de l'estomac par le vomissement (c), et dans d'autres expériences du même genre la présence de ce principe a été constatée dans la bile (d) ; mais il résulte des expériences de MM. Cl. Bernard et Barreswil, qu'en général, à la suite de cette opération, l'urée est transformée en carbonate d'ammoniaque avant d'arriver ainsi dans le canal digestif (e).

Chez des individus atteints d'albuminurie, l'urée s'est montrée aussi dans les fèces et dans le lait (f).

Dans une des Leçons précédentes, j'ai eu l'occasion de mentionner l'apparition de l'urée dans la sérosité des cavités du corps chez certains malades (g).

(a) Schottin, *Ueber die chemische Bestandtheile des Schweisses* (Archiv für physiol. Heilkunde, 1852, t. XI, p. 73).
— Hamernick, *Die Cholera epidemica*, p. 211.
— Drasche, *Ueber den Harnstoff-Beschlag der Haut und Schleimhäute in Cholera-Typhoïde* (Zeitschr. der Gesellschaft der Aerzte zu Wien, 1856, p. 161).
(b) Landerer, *Pathol. und physiol.-chemische Untersuchungen* (Heller's Archiv für physiolog. und path. Chemie und Mikroskopie, 1847, t. IV, p. 195).
— A. Favre, *Recherches sur la composition chimique de la sueur chez l'Homme* (Comptes rendus de l'Acad. des sciences, 1852, t. XXXV, p. 721).
(c) Marchand, *Sur la présence de l'urée dans le sang* (Ann. des sciences nat., 2ᵉ série, 1838, t. X, p. 55).
(d) Strahl et Lieberkühn, *Harnsäure im Blut*. Berlin, 1848.
(e) Cl. Bernard et Barreswil, *Sur les voies d'élimination de l'urée après l'extirpation des reins* (Archives gén. de méd., 4ᵉ série, 1847, t. XIII, p. 449).
(f) Picard, *De la présence de l'urée dans le sang*, thèse. Strasbourg, 1856, p. 34 et 72.
(g) Voyez tome IV, page 433.

rants galvaniques, portèrent quelques auteurs à penser que l'électricité pourrait être aussi la cause déterminante des sécrétions. On vit que la plupart des substances plus ou moins complexes sont décomposées par l'action de la pile ; que les acides se portent au pôle positif, tandis que les alcalis sont attirés vers le pôle négatif, et l'on crut pouvoir expliquer la nature de l'action exercée sur le sang par les diverses glandes, en supposant que ces organes remplissaient les fonctions d'électrodes. Nous verrons dans une autre partie de ce cours qu'il existe effectivement des courants galvaniques dans l'intérieur de l'organisme des Animaux vivants, et il est probable que les forces ainsi mises en jeu opèrent dans les liquides de l'économie certaines décompositions ; mais, lorsqu'on ne se contente pas de ressemblances vagues, et que l'on approfondit les questions, on ne tarde pas à reconnaître que l'hypothèse physico-chimique dont je viens de parler n'est pas plus satisfaisante que l'hypothèse mécanique qui l'avait précédée. En effet, par l'action de la pile on peut, il est vrai, extraire du sang, d'une part, un liquide alcalin qui est chargé de matières albuminoïdes non coagulables, et, d'autre part, un liquide acide ; mais on n'est parvenu à produire ainsi aucune des humeurs que les glandes élaborent, et, pour ne citer qu'un seul fait, on n'obtient ainsi rien qui ait l'apparence de l'urine, du lait ou de la bile. Dans l'état actuel de la science, il n'y a donc pas lieu de s'occuper davantage de ces vues théoriques, bien qu'elles aient obtenu faveur aux yeux de plusieurs grands chimistes de notre époque et de quelques physiologistes (1).

(1) Evrard Home fut le premier à proposer cette hypothèse physique de l'action sécrétoire, et il supposa que les nerfs pouvaient remplir les fonctions de conducteurs pour conduire le courant électrique aux glandes aussi bien qu'aux muscles (a). Peu de temps après, Wollaston adopta une opinion analogue

(a) Home, *Hints on the Subject of Animal Secretions* (*Philos. Trans.*, 1809, p. 385).

§ 5. — Tout en nous reconnaissant impuissant à expliquer les phénomènes de chimie physiologique dont le travail sécrétoire nous rend témoin, nous devons nous appliquer à préciser la source des forces qui l'effectuent, et chercher d'abord si la faculté éliminatrice des glandes réside dans ces instruments ou

Source<br>de la puissance<br>sécrétoire.

et l'appuya d'une expérience curieuse : il plaça une dissolution saline dans un tube dont l'extrémité inférieure était bouchée par une membrane animale humide, et il mit la surface externe de celle-ci en contact avec l'un des pôles d'un élément voltaïque très faible , tandis que l'autre électrode plongeait dans la dissolution, et il vit bientôt que non-seulement le sel marin était décomposé, mais que la dissolution alcaline se montrait à la surface externe de la membrane (a).

Ce furent surtout les expériences de Wilson Philip qui fournirent des arguments en faveur de l'hypothèse en question. Ainsi que j'ai déjà eu l'occasion de le dire, ce physiologiste étudia l'influence que la section des nerfs pneumogastriques exerce sur la digestion stomacale, et après avoir constaté comme l'avaient fait quelques-uns de ses prédécesseurs, que cette opération arrête (ou du moins ralentit) la transformation des aliments en chyme, il chercha s'il ne serait pas possible de rétablir les fonctions de l'estomac en substituant à l'influence nerveuse un courant galvanique. Il mit donc le tronçon inférieur des nerfs pneumo-gastriques ainsi divisés en communication avec un des pôles d'une pile, et plaça

l'autre électrode dans l'abdomen, de façon à établir un courant galvanique dans l'estomac d'un Animal vivant qui venait de prendre des aliments. Après avoir maintenu les choses dans cet état pendant quelques heures , il ouvrit l'estomac de l'Animal soumis à l'expérience, et il trouva que les aliments y avaient été digérés presque aussi complétement que si les nerfs pneumogastriques n'avaient pas été coupés. Or, la digestion stomacale dépend, comme on le sait, de l'action du suc gastrique sur les aliments, et ce suc est le produit d'une sécrétion qui a son siége dans les parois de l'estomac ; par conséquent Wilson Philip crut pouvoir conclure de cette expérience : 1° que la sécrétion gastrique est arrêtée par la section des nerfs pneumogastriques ; 2° que cette action sécrétoire est rétablie par l'action d'un courant galvanique ; 3° que la force nerveuse n'est autre qu'une force électrique (b).

Les résultats annoncés pas Wilson Philip furent confirmés par les observations de quelques physiologistes, tandis que d'autres en nièrent l'exactitude, et, comme je l'ai déjà dit, cette divergence d'opinions quant aux faits fondamentaux dépendit principalement de ce que de part et d'autre on s'ex-

<hr>

(a) Wollaston, *On the Agency of Electricity on Animal Secretions (Philosophical Magazine, t. XXXIII, p. 488).*
(b) Wilson Philip, *An Experimental Inquiry into the Laws of the vital Functions.*

leur est transmise par d'autres organes, le système nerveux,
par exemple.

Influence de l'action nerveuse sur le travail sécrétoire.

Les résultats fournis par diverses expériences parurent d'abord très favorables à cette dernière manière de voir, et beaucoup

primait d'une manière trop absolue, et qu'on discuta sur la perte ou la persistance de la faculté digestive, au lieu de s'occuper de la mesure de cette puissance (*a*). En effet, des expériences comparatives firent voir que s'il est vrai que la digestion stomacale persiste après la section des nerfs pneumogastriques, comme le soutenaient Magendie et quelques autres physiologistes, il est également vrai que la chymification est beaucoup ralentie par l'effet de cette opération, et qu'en substituant à l'influence nerveuse un courant galvanique, on peut rendre à l'estomac une partie de son activité ordinaire (*b*). Mais en approfondissant davantage la question, on ne tarde pas à reconnaître que cette différence doit être attribuée à l'excitation des mouvements musculaires de l'estomac plutôt qu'au rétablissement de la sécrétion peptique (*c*), et par conséquent les conclusions que Wilson Philip en avait tirées relativement à la cause du travail sécrétoire n'étaient plus admissibles.

En 1824, M. Dumas présenta de nouveaux arguments en faveur de l'hypothèse de la production des humeurs sécrétées par l'action de courants galvaniques (*d*), et plus récemment M. Donné a fait voir que les surfaces sécrétantes qui excrètent, les unes des humeurs acides, les autres des humeurs alcalines, sont dans des états électriques différents, et qu'elles représentent ainsi les pôles opposés d'une pile à courant très faible : mais ce physiologiste s'est bien gardé de présenter ce fait comme nous donnant une explication des phénomènes de sécrétions, et il paraît le considérer plutôt comme une conséquence des actions chimiques dont l'organisme est le siége (*e*).

Dans une autre partie de ce cours, je rendrai compte des expériences de M. Matteucci et de quelques autres physiologistes sur les rapports qui existent entre ces phénomènes galvaniques et l'activité vitale, et ici je me bornerai à ajouter qu'elles n'ont jeté aucune lumière sur la théorie des sécrétions.

(*a*) Voyez ci-dessus, page 24.

(*b*) Breschet, Milne Edwards et Vavasseur, *De l'influence du système nerveux sur la digestion stomacale* (*Archives générales de médecine*, 1823, t. II, p. 481).

(*c*) Breschet et Milne Edwards, *Mém. sur le mode d'action des nerfs pneumogastriques dans la production des phénomènes de la digestion* (*Archives générales de médecine*, 1825, t. VII, p. 187).

— Weber, art. *Muskelbewegung* (Wagner's *Handwörterbuch der Physiologie*, t. III, 2ᵉ partie, p. 48).

— Longet, *Physiologie du système nerveux*, t. II, p. 351.

(*d*) Voyez W. Edwards, *De l'influence des agents physiques sur la vie*, appendice par M. Dumas, p. 575.

(*e*) Al. Donné, *Recherches sur quelques-unes des propriétés chimiques des sécrétions et sur les courants électriques qui existent dans les corps organisés* (*Ann. de chimie et de physique*, 1834, t. LVII, p. 398).

coup de physiologistes de l'époque actuelle considèrent les sécrétions comme étant déterminées par l'action nerveuse. Il est en effet bien évident que cette puissance exerce souvent une grande influence sur la manière dont les glandes remplissent leurs fonctions. Ainsi chacun sait que les émotions mentales peuvent, dans diverses circonstances, imprimer une grande activité à la sécrétion des larmes, et l'on a eu souvent l'occasion d'observer des cas dans lesquels la douleur physique ou morale a arrêté brusquement la formation du lait des nourrices, ou d'autres phénomènes du même ordre (1). M. Brodie a trouvé qu'après l'ablation ou la destruction du cerveau chez des Animaux dont il entretenait la vie pendant assez longtemps au moyen de la respiration artificielle, l'urine cessait d'affluer dans la vessie (2), et dans la prochaine Leçon, lorsque nous

(1) Les émotions morales peuvent aussi arrêter la sécrétion d'autres liquides, celle de la salive, par exemple, et l'on explique ainsi une pratique singulière qui est employée parfois dans l'Inde. Il paraît que dans ce pays, lorsqu'on soupçonne un domestique de vol, on a l'habitude de le soumettre à ce que l'on appelle l'épreuve du riz, c'est-à-dire à lui faire remplir sa bouche avec du riz bouilli et sec, qu'il doit cracher après l'avoir gardé quelques minutes. Si le riz rejeté de la sorte est resté sec, on considère l'accusé comme coupable, tandis que dans le cas contraire on est disposé à le regarder comme innocent. L'émotion produite par la crainte des châtiments peut en effet arrêter la sécrétion salivaire, et l'on présume que l'individu qui, à son insu, manifeste ce signe d'inquiétude, doit être l'auteur du délit (a).

On cite aussi, comme un exemple de l'influence du moral sur le travail sécrétoire, l'excrétion abondante de liquides par la tunique muqueuse de l'intestin, qui, chez quelques individus, est déterminée par le sentiment de la peur et qui provoque des évacuations alvines.

(2) Les expériences de M. Brodie datent de 1811, et eurent principalement pour objet l'étude de l'influence du système nerveux sur la production de la chaleur animale; mais elles fournirent un des principaux arguments employés par les physiologistes de cette époque, en faveur de l'opinion d'après laquelle la puissance sécrétoire ne serait autre que la force nerveuse. M. Brodie pratiqua d'abord la

(a) Carpenter, *Principles of Human Physiology*, 1853, p. 978.

étudierons spécialement la sécrétion de ce liquide, nous verrons que la section des nerfs qui se rendent aux reins arrête aussi les fonctions de ces organes. D'ailleurs j'ai déjà eu l'occasion de citer des faits du même ordre. Ainsi, nous avons vu que la section des nerfs qui se détachent de la corde du tympan pour se rendre aux glandes sous-maxillaires arrête l'excrétion de la salive par ces organes, et que la galvanisation du tronçon inférieur des nerfs divisés de la sorte rétablit l'écoulement de ce liquide (1). Nous avons vu également que la section du nerf trifacial interrompt les fonctions de la glande parotide (2), et récemment M. Cl. Bernard a fait sur ce sujet de nouvelles expériences qui lui ont permis de mieux préciser les filets chargés de transmettre à ces organes l'excitation nerveuse (3).

Je rappellerai également les faits que j'ai déjà eu l'occasion de citer au sujet de l'influence exercée sur la sécrétion du suc pancréatique par l'excitation nerveuse des parois de l'estomac ou de l'intestin grêle (4), et, à mesure que nous avancerons

décapitation d'un Lapin, après avoir préalablement lié les gros vaisseaux sanguins du cou, et ensuite il entretint la vie de l'Animal pendant vingt-cinq minutes, au moyen de la respiration artificielle. Au commencement de l'expérience, la vessie fut vidée, et à la fin on constata qu'il n'y était pas arrivé d'urine. Dans d'autres expériences analogues il entretint la vie pendant plus longtemps, et obtint les mêmes résultats (a).

(1) Voyez tome VI, page 250 et suivantes.

(2) Tome VI, page 252.

(3) Il résulte de ces recherches que les filets qui vont du nerf auriculo-temporal aux glandes parotides sont spécialement chargés d'exercer sur ces organes l'action stimulante qui est provoquée par les sensations gustatives, et qui détermine l'écoulement de la salive par le canal de Sténon (b).

(4) Voyez tome VI, page 521.

(a) Brodie, *The Croonian Lecture, on some Physiological Researches respecting the Influence of the Brain on the Action of the Heart and on the Generation of Animal Heat* (*Philos. Trans.*, 1811, et *Physiolog. Researches*, p. 3 et suiv.).

(b) Cl. Bernard, *Sur le rôle des nerfs des glandes* (*Comptes rendus des séances de la Société de biologie pour* 1860, 3ᵉ série, t. II, p. 23).

dans nos études, nous rencontrerons beaucoup d'autres faits du même ordre.

Il est donc bien évident que le système nerveux a une grande influence sur l'activité fonctionnelle des glandes ; mais devons-nous considérer la puissance nerveuse comme étant le principe de l'action sécrétoire, ou comme une force qui, en modifiant les circonstances dans lesquelles ce travail s'effectue, en modifie aussi les résultats ?

Une des premières objections faites à l'hypothèse qui attribue la faculté sécrétoire à l'action du système nerveux, est tirée de la physiologie végétale. On sait que les plantes ne possèdent ni un système de ce genre, ni rien qui puisse y être assimilé, et que cependant ces êtres vivants opèrent des sécrétions qui ont la plus grande analogie avec le travail glandulaire des Animaux (1). Mais je ne m'arrêterai pas sur ces arguments, car, malgré les tendances de notre esprit à regarder tous les effets semblables comme dus à une même cause, et à considérer par conséquent tous les êtres vivants, Animaux et Plantes, comme puisant dans une même force la faculté d'accomplir les actes d'un même ordre, il existe entre eux trop de différences pour qu'un raisonnement de ce genre soit toujours bien concluant. En effet, nous savons que la Nature ne suit pas toujours la même route pour arriver au même résultat, et l'on conçoit la possibilité de la localisation de la puissance déterminante des sécrétions dans le système nerveux d'un Animal, bien que cette force n'ait pour s'exercer aucun instrument semblable dans l'organisme du Végétal. Mais la comparaison des divers Animaux entre eux tend à montrer aussi qu'il n'existe aucune relation nécessaire entre les organes sécréteurs et le système nerveux. Ainsi que nous le verrons dans une autre partie de ce

(1) Cet argument a été employé par Bostock et plusieurs autres physiologistes.

cours; ce système ne paraît exister qu'à l'état rudimentaire chez un grand nombre d'Animaux inférieurs, et cependant chez ceux-ci le travail sécrétoire est aussi bien caractérisé que dans les rangs les plus élevés du Règne animal. Chez la plupart de ces êtres, il a été impossible de découvrir aucune branche nerveuse se rendant aux glandes, et même chez les Animaux supérieurs, où ces organes en reçoivent, on ne voit jamais les fibres nerveuses se distribuer aux utricules qui sont les instruments essentiels du travail sécrétoire : c'est sur les parois des vaisseaux que ces fibres se répandent.

Les faits fournis par l'anatomie tendent donc aussi à nous faire penser que la puissance en vertu de laquelle ces cellules opèrent la sécrétion n'est pas une puissance qui leur serait transmise par les nerfs, mais une force qui leur est propre ou qui réside dans leurs parois.

L'influence que le système nerveux exerce sur l'activité fonctionnelle des glandes paraît être moins directe et dépendre principalement de l'action régulatrice de ce système sur une des conditions du travail sécrétoire : l'alimentation de la machine qui est chargée de séparer du fluide nourricier les matériaux constitutifs des humeurs. En effet, nous avons déjà vu que chez les Animaux supérieurs le calibre des vaisseaux capillaires peut être modifié par la contraction ou le relâchement de leurs parois, et que ces mouvements sont soumis à l'empire des nerfs qui s'y distribuent. Chez ces êtres, la quantité de sang qui traverse une glande est donc subordonnée à l'action des nerfs vaso-moteurs de cet organe, ou, en d'autres mots, l'abondance des matières sur lesquelles la puissance sécrétante s'exerce est placée sous la dépendance du système nerveux, et par conséquent ce même système peut régler aussi indirectement la quantité des produits du travail glandulaire.

Les belles expériences de M. Cl. Bernard sur l'appareil salivaire mettent bien en évidence cet enchaînement d'effets.

Elles nous ont appris que l'activité fonctionnelle des nerfs qui excitent le travail sécrétoire dans les glandes sous-maxillaires détermine la dilatation des vaisseaux capillaires de ces organes, et qu'en raison de cette dilatation, le sang passe si rapidement des artères dans les veines, qu'il arrive dans celles-ci sans avoir changé de couleur (1). Ainsi la quantité de salive fournie par la glande se trouve en rapport avec la quantité de fluide nourricier qui apporte dans cet organe les matières sur lesquelles sa puissance sécrétoire est destinée à s'exercer. Ce physiologiste a vu aussi que l'activité fonctionnelle du pancréas coïncide avec un état de turgescence analogue dans les vaisseaux sanguins de cet organe (2), et cet état peut être provoqué par l'excitation de parties voisines, excitation qui doit réagir sur la glande par l'intermédiaire des nerfs (3).

Dans une autre partie de ce cours j'exposerai ce que l'on sait relativement à la manière dont l'action nerveuse s'exerce sur les glandes en général, et ici je me bornerai à dire que cette action paraît appartenir essentiellement aux ganglions dont se compose le système du grand sympathique et aux filets que ces ganglions fournissent aux parois des vaisseaux sanguins correspondants, mais qu'elle peut être provoquée par l'influence exercée sur ces centres médullaires par les nerfs de la sensibilité et autres dont l'excitation transmise à l'axe cérébro-spinal semble être en quelque sorte réfléchie sur les ganglions.

(1) Voyez tome VI, page 250.

(2) Voyez tome VI, page 520, note 1.

(3) Dans une précédente Leçon, j'ai dit quelques mots des expériences dans lesquelles M. Bernard a reconnu que l'excitation de la muqueuse gastrique par le contact de l'éther active beaucoup le travail sécrétoire dans le pancréas (a). Ce physiologiste a constaté aussi que, dans ce cas, le pancréas est rouge et dans un état de turgescence, lorsque son activité fonctionnelle est provoquée par le travail digestif normal (b).

(a) Voyez tome VI, page 521.

(b) Cf. Bernard, *Leçons sur les substances toxiques, etc.*, 1857, p. 427.

Du reste, la puissance de cette action nerveuse sur les glandes varie beaucoup, et de là une différence importante dans la manière dont ces organes remplissent leurs fonctions. Ainsi que j'ai déjà eu l'occasion de le dire en parlant des glandes salivaires, des glandes gastriques et du pancréas d'une part, du foie d'autre part, le travail de ces organes est continu dans les uns, intermittent dans les autres. Or, cette différence coïncide avec l'excitabilité de ces organes par l'action réflexe ou sympathique du système nerveux, et les modifications dans l'état de la circulation capillaire qui sont déterminées ainsi dans leur intérieur. Les glandes où le travail est continu ne sont que peu ou point affectées par l'excitation du système nerveux, et la quantité du sang qui les traverse ne varie que peu dans les circonstances ordinaires, tandis que les glandes qui débitent d'une manière intermittente les produits de leur travail sécrétoire sont fortement influencées par cette action nerveuse réflexe. Lorsqu'elles ne sont pas stimulées de la sorte, elles ne reçoivent que peu de sang, car leurs capillaires sont dans un état de contraction, et alors elles ne fournissent aussi que peu ou point de produits ; mais quand elles subissent une excitation de ce genre, leurs vaisseaux se dilatant et le sang y affluant en quantité considérable, elles fonctionnent d'une manière active et versent au dehors les humeurs qu'elles sont chargées d'élaborer.

Influence de l'état de la circulation sur les sécrétions.

§ 6. — Pour bien saisir ce qui se passe dans ces circonstances, et pour mieux apprécier l'influence de l'état de la circulation sur les résultats du travail sécrétoire, il me semble nécessaire d'entrer dans quelques nouveaux détails au sujet des caractères de ce phénomène.

Ainsi que je l'ai déjà dit, toute humeur excrétée par une glande est un produit complexe, un mélange de substances diverses qui ne sont pas associées ni réunies en proportions constantes, mais qui peuvent varier dans leurs rapports. Or, la manière dont la glande les sépare du sang paraît différer aussi, et les circonstances qui influent sur leur sécrétion ne sont pas les mêmes pour toutes.

Quelques-unes de ces matières, et ce sont en général celles qui caractérisent essentiellement l'humeur particulière dont il est question, ne paraissent pouvoir arriver que très lentement dans le torrent de la circulation, ne s'y trouvent qu'en très petites quantités, et en sont séparées presque aussitôt par les utricules sécréteurs appropriés à cet usage; en sorte que la quantité de ces substances dont chaque utricule peut se charger en un temps donné est dépendante de la quantité qui arrive dans le sang, et non de la rapidité avec laquelle ce dernier liquide traverse la glande : car, dans le cas où la circulation vient à s'activer dans cet organe et le travail fonctionnel de celui-ci à augmenter, le fluide nourricier qui y arrive, et qui alimente ce même travail, devient par cela même plus pauvre, et par conséquent moins propre à fournir les matériaux nécessaires à l'élaboration du produit sécrété. Mais pour d'autres substances il n'en est pas de même : le sang en contient si abondamment, que l'action éliminatrice de la glande ne détermine que des changements très faibles dans les quantités en circulation; et par conséquent plus le volume du fluide nourricier qui, en un certain laps de temps, est soumis à l'action éliminatoire de la glande est grand, plus celle-ci pourra en prendre facilement. L'eau, qui est un des principaux matériaux de toutes les humeurs excrétées de la sorte, appartient à cette dernière classe de substances, et par conséquent nous pouvons prévoir que les variations dans l'état des capillaires sanguins, et dans le volume du sang qui traverse la glande en un temps donné, doit influer sur la quantité de l'humeur sécrétée en y augmentant la proportion d'eau plutôt qu'en rendant plus abondantes les matières qui lui donnent son caractère particulier : par exemple, l'urée, quand il s'agit de l'urine, et la pepsine ou la ptyaline, quand il s'agit de la salive ou du suc gastrique.

Ainsi, malgré les variations énormes qui existent dans la quantité totale de liquide fourni par l'ensemble de l'appareil salivaire en un temps donné, le poids des matières organiques excrétées de la sorte reste à peu près constant, et les différences dépendent principalement de la proportion d'eau qui s'y trouve (1). Ce fait a été constaté expérimentalement par M. Jacubowitsch, et concorde parfaitement avec d'autres observations dont j'aurai à parler dans les Leçons suivantes.

Il ne faudrait pas croire cependant que la quantité d'eau éliminée de l'organisme par une glande ne puisse exercer aucune influence considérable sur les autres parties du travail sécrétoire. C'est de l'accumulation d'une certaine quantité d'eau dans l'intérieur de chaque utricule sécréteur que paraît dépendre principalement la mise en liberté des diverses matières contenues dans ces cellules, soit que cette évacuation ait lieu par rupture de leurs parois, par leur chute ou autrement. Par conséquent, l'évacuation de toutes les matières sécrétées est subordonnée jusqu'à un certain point à la quantité d'eau qui traverse le tissu sécréteur, et, dans les cas où ce tissu se renouvelle rapidement, le développement de jeunes cellules peut être facilité par la séparation de leurs devancières, en sorte que sous ce rapport aussi le volume du fluide nourricier qui circule dans une glande peut influer sur les résultats de son activité fonctionnelle. Mais en général, quand le travail sécrétoire devient très rapide, son produit est de plus en plus aqueux.

L'excrétion de l'eau et de quelques matières salines qui accompagnent ce liquide dans la plupart des humeurs sécrétées, paraît être dans les glandes, ainsi que dans les autres parties de l'économie animale, un phénomène de transsudation soumis,

(1) Voyez tome VI, page 257, note 1.

Insuffisance
des hypothèses
chimiques
ou physiques
pour
l'explication
des sécrétions.

comme nous l'avons déjà vu, aux lois de la physique (1); mais il n'en est pas de même de l'élimination des principes caractéristiques de ces liquides, ou des substances qui, en subissant quelques modifications dans l'intérieur des cellules glandulaires, sont destinées à les constituer. Ce n'est pas à l'aide du jeu des affinités chimiques ordinaires que l'urée ou tout autre principe analogue peut être retiré du sang et accumulé dans l'intérieur d'un utricule sécréteur, car il n'y contracte aucune combinaison. S'il fallait chercher dans le domaine de la chimie quelque action moléculaire ayant une certaine ressemblance avec cette fixation élective d'une substance qui ne se combine pas avec le corps sur lequel elle se concentre, je citerais l'attraction que certains corps poreux, tels que le charbon animal, exercent sur quelques matières colorantes et autres qu'ils enlèvent aux liquides qui les contiennent, sans cependant former avec elles aucune combinaison définie ; mais la nature de cette réaction est encore trop imparfaitement connue pour qu'une pareille comparaison puisse nous être bien utile, et d'ailleurs, dans le travail sécrétoire, la matière sécrétée n'est pas fixée, mais seulement enlevée au fluide nourricier et transportée dans une cavité close d'où elle s'échappe ensuite à l'état de liberté.

Aucune des hypothèses imaginées pour ramener les phénomènes de la sécrétion aux lois générales de la physique ou de la chimie n'atteint donc le but voulu, et puisque ces phénomènes ne s'observent que chez les êtres vivants, on se trouve conduit à incliner vers l'opinion de beaucoup d'anciens physiologistes qui, à l'exemple de Stahl, les attribuaient à l'influence de la force particulière dont dépend l'existence même des corps organisés, c'est-à-dire la force vitale. Mais, en s'exprimant de la sorte, il ne faut pas attacher à ces mots un sens que l'on y donnait jadis, et croire qu'on explique ainsi l'inconnu. On

(1) Voyez tome IV, page 403 et suivantes.

n'explique rien ; on caractérise seulement les relations que l'on suppose exister entre certains effets et une puissance dont la nature nous est cachée et dont les lois sont encore à découvrir ; ou, en d'autres termes, on se borne à dire que la sécrétion est un acte propre aux êtres vivants et inexplicable par les lois connues de la nature inorganique. Du reste, ce phénomène semble avoir tant d'analogie avec ceux de la chimie générale, que peut-être serait-il préférable de se borner à avouer franchement notre ignorance.

Rôle physiologique des vésicules.

§ 7. — Quoi qu'il en soit, le travail sécrétoire se trouve lié à l'activité des organites vésiculaires que, dans la Leçon dernière, j'ai décrits sous le nom d'*utricules* (1), et partout où ces utricules peuvent naître et se développer, des phénomènes de sécrétion peuvent aussi se manifester. En effet, ce travail n'est pas confiné dans les glandes et le revêtement épithélique des membranes muqueuses ou tégumentaires ; il peut s'établir partout où existe la substance conjonctive dont le tissu utriculaire est un dérivé. Dans les circonstances ordinaires, les sécrétions n'ont pour siége que les organes spéciaux dont je viens de parler ; mais, lorsque l'afflux des liquides nourriciers augmente dans un point quelconque du corps où il existe du tissu conjonctif, que le cours du sang s'y ralentit, et que l'excitation nerveuse dont dépend la douleur s'y manifeste, accidents morbides qui constituent ce que les pathologistes appellent un état inflammatoire, ou *phlogose*, il peut s'y établir aussi un travail éliminatoire qui offre tous les caractères d'une sécrétion, qui donne naissance à une humeur particulière appelée *pus* (2), et qui

(1) Voyez ci-dessus, page 198.

(2) Le pus est une humeur d'un blanc jaunâtre ou verdâtre, qui se compose d'un liquide séreux tenant en suspension une multitude de globules ou corpuscules solides dont les dimensions varient (a). Ces globules paraissent être des cellules à divers degrés de développement ; ils ont la plus grande analogie avec les globules plas-

(a) La découverte de ces globules microscopiques paraît être due à Gorn (*De pituita,* dissert. inaug., Lipsiæ, 1718).

est connue sous le nom de *suppuration*. L'étude de ce phénomène anormal n'est pas de mon ressort, et par conséquent je ne m'y arrêterai pas ; mais j'ai dû en parler, ne fût-ce que pour montrer que le travail sécrétoire n'est pas l'apanage exclusif des organes glandulaires. J'ajouterai seulement que l'action du système nerveux a beaucoup d'influence sur cette sécrétion

miques du sang et de la lymphe, et en général on distingue dans leur intérieur soit un noyau granuleux, soit un nombre plus ou moins considérable de granules ; quelques-uns ont un aspect framboisé (a). Quand le pus est frais, il présente presque toujours des caractères d'alcalinité, mais il est très altérable, et à l'air il s'acidifie facilement en donnant naissance à de l'acide butyrique et à de l'acide margarique. Il est aussi très putrescible et produit ainsi de l'ammoniaque, du sulfhydrate d'ammoniaque et une substance gélatineuse due à la confluence des globules. On y trouve ordinairement de 76 à 86 ou même 90 centièmes d'eau ; de l'albumine dans la proportion de 60 à 80 millièmes ; des matières grasses, notamment de la cholestérine (b) ; les sels qui existent dans les autres humeurs de l'organisme, et en général de la mucine, ainsi qu'une matière particulière qui a été désignée par Güterbock sous le nom de *pyine* (c), et qui a beaucoup d'analogie avec la substance dérivée de l'albumine et appelée par M. Mulder du trioxyprotéine (d). Parfois on y rencontre aussi du glycocholate et du taurocholate de soude, de l'urée et du sucre (e).

(a) Pour plus de détails sur les éléments histologiques du pus, on peut consulter les auteurs suivants :
— Gruithuisen, *Naturhistorische Untersuch. über den Eiter und Schleim.* Munich, 1809.
— Güterbock, *De pure et granulatione.* Berlin, 1837. — *L'Expérience, journal de médecine,* 1837, p. 385.
— Vogel, *Untersuchungen über Eiter,* 1838, et *Traité d'anatomie pathologique,* trad. par Jourdan, 1847, p. 120.
— Mandl, *Anatomie microscopique,* t. I, 2ᵉ série, p. 29.
— Lebert, *Physiologie pathologique,* t. I, p. 41.
— Henle, *Handbuch der ration. Pathol.,* t. II, p. 685.
(b) Lassaigne, *Cholestérine observée dans la matière puriforme* (*Journal de chimie médicale,* 1836, t. XII, p. 581).
— Valentin, *Repertorium,* 1837, p. 307.
(c) Güterbock, *De puris natura et formatione* (dissert. inaug.). Berlin, 1837.
— La plupart des chimistes pensent que la pyine n'est pas un principe immédiat de l'organisme, et se produit pendant les opérations de l'analyse.
(d) Voyez tome I, page 160.
(e) Pour plus de détails sur la composition chimique du pus, on peut consulter :
— Dumas, *Traité de chimie,* t. VIII, p. 701 et suiv.
— Bibra, *Chemische Untersuch. verschiedener Eiterarten.* Berlin, 1842.
— Lehmann et Messerschmidt, *Ueber Eiter und Geschwüre* (*Archiv für physiol. Heilkunde* 1842, t. I, p. 220).
— Fr. Simon, *Animal Chemistry,* t. II, p. 86.
— Lehmann, *Lehrbuch der physiologischen Chemie,* t. III, p. 127.
— Day, *Chemistry in its Relations to Physiology,* 1860, p. 388.
— Boedeker, *Kleine Beiträge zur chemischen Kenntniss des Eiters* (*Zeitschr. für rat. Med.,* 2ᵉ série, 1856, t. VI, p. 188).
— Scherer, *Untersuchungen zur Pathologie,* p. 85.

adventive aussi bien que sur les sécrétions normales, et que la suppuration peut se substituer à celles-ci dans les organes glandulaires (1).

Quelques physiologistes ont pensé que les globules du pus étaient des globules plasmiques ou des globules hématiques altérés (*a*); mais ces hypothèses ne sont pas admissibles (*b*), et ont été réfutées par plusieurs micrographes (*c*). En effet, la formation de cette humeur morbide a tous les caractères d'une sécrétion (*d*), et paraît devoir être considérée comme le résultat d'un développement anormal d'utricules analogues à ceux qui constituent les tissus épithéliques en général, mais qui, au lieu d'être unis entre eux, deviennent libres. Ce produit pathologique se forme tantôt à la surface des membranes, là où le tissu épithélique normal prend d'ordinaire naissance; d'autres fois dans les mailles du tissu conjonctif, dont les cellules engendrent les globules purulents et se détruisent pour les mettre en liberté (*e*).

(1) Ainsi nous verrons dans une prochaine Leçon que la section des nerfs qui se distribuent aux reins provoque la suppuration dans le tissu de ces organes. Il est aussi à noter que la destruction de certains ganglions nerveux a souvent pour conséquence l'établissement d'une sécrétion abondante du pus à la surface des membranes muqueuses ou séreuses correspondantes. Ainsi M. Cl. Bernard dit que la section du nerf sympathique au cou, tout en ne déterminant aucun phénomène pathologique chez les Animaux vigoureux, provoque chez les individus faibles une suppuration abondante des muqueuses de la tête du côté correspondant (*f*). Dans des circonstances analogues, ce physiologiste a vu la destruction du premier ganglion thoracique être suivie d'une pleurésie intense, et l'extirpation du ganglion solaire avoir pour conséquence une péritonite purulente (*g*). M. Budge a constaté aussi que l'ablation des ganglions semi-lunaires et des ganglions mésentériques détermine une sécrétion abondante de mucosités dans l'intestin (*h*).

(*a*) E. Home, *On the Conversion of Pus into Granulations* (*Philos. Trans.*, 1819, p. 1.)
— Gendrin, *Histoire anatomique des inflammations*, 1826.
— Donné, *Mém. sur les caractères distinctifs du pus* (*Archives générales de médecine*, 2ᵉ série, 1836, t. XI, p. 443).
(*b*) Ainsi les globules du pus ont la même forme chez les Caméliens et chez les autres Mammifères bien que les premiers aient les globules du sang elliptiques (Gulliver, *Medico-Chirurg. Trans.* t. XXIII).
(*c*) Mandl, *Anatomie microscopique*, t. I : *Fluides*, p. 31.
(*d*) J. Morgan, *De puopoiesi, sive tentamen medicum inaugurale de puris confectione*. Edinb., 1763, p. 5.
— Hewson, *A Descript. of the Lymphatic System* (*Works*, p. 164 et suiv.).
(*e*) Voyez, au sujet du mode de formation du pus, Virchow, *Pathologie cellulaire*, p. 375 et suiv., 496.
(*f*) Cl. Bernard, *Leçons sur la physiologie et la pathologie du système nerveux*, t. II, p.
(*g*) Cl. Bernard, *Leçons sur les propriétés physiologiques et les altérations pathologiques des liquides de l'organisme*, 1859, t. II, p. 425.
(*h*) Budge, *De l'influence des ganglions semi-lunaires sur les intestins* (*Gazette médicale*, 1856, t. XI, p. 669).

Il est aussi à noter que les produits du travail sécrétoire d'une glande, sans être dénaturés de la sorte, peuvent parfois changer de caractères. Ainsi une humeur qui, dans l'état normal, est alcaline, peut, dans certaines circonstances, devenir acide, ou *vice versâ*, sans qu'il nous soit possible d'assigner une cause à ces perturbations. En étudiant la sécrétion salivaire, nous avons déjà eu l'occasion d'observer des accidents de ce genre (1), et dans la suite de ces Leçons nous en rencontrerons d'autres (2). On sait aussi que dans certains cas les produits du travail sécrétoire acquièrent des propriétés fort étranges et semblent contenir une sorte de ferment morbifique. La salive des Animaux atteints de la rage nous en offre un exemple remarquable, mais nous ne savons encore rien d'important au sujet de la nature des matières toxiques dont elle est chargée ni de leur mode de formation.

§ 8. — En résumé, nous voyons donc que la sécrétion est un phénomène dont le siége est dans des utricules ou cellules à parois membraneuses, qui, baignant directement dans le fluide nourricier, ou recevant le plasma du sang par voie d'imbibition, puisent dans ce liquide certaines substances, et les accumulent dans leur intérieur, soit en leur laissant leur composition originaire, soit en les modifiant plus ou moins profondément quant à leur constitution chimique ; que cette absorption et les transformations de substances qui peuvent l'accompagner paraissent être dépendantes de la vie de la cellule sécrétoire, et que cet organite, parvenu au terme de sa croissance, ou arrivé seulement à un certain état de plénitude,

*Résumé.*

(1) Voyez tome VI, page 256.
(2) Au sujet des cas d'acidité de la salive, on peut consulter aussi les écrits de MM. Donné [et Laycock (a).

(a) Donné, *Histoire physiologique et pathologique de la salive*, 1836. — Laycock, *Reactions of Saliva upon red and blue Litmus and turmerick Papers* (London Med. Gaz., 1837, t. XXI, p. 43).

laisse échapper les matières accumulées de la sorte dans son intérieur ; que, dans les glandes imparfaites, ces produits du travail sécrétoire restent dans la profondeur de l'organisme et sont portés dans le torrent de la circulation par suite d'un phénomène de résorption, mais que dans les glandes parfaites et les autres organes excréteurs, les cellules sécrétoires se développent à la surface extérieure du corps ou sur une membrane qui revêt une cavité en communication directe avec l'extérieur, de façon que les matières évacuées par ces mêmes utricules deviennent libres et sortent au dehors. Ainsi que nous le verrons bientôt, ces phénomènes ne diffèrent que peu de ceux dont dépendent la formation des tissus vivants et la nutrition de l'organisme ; enfin ils ont aussi des relations intimes avec les phénomènes d'imbibition et de simple transsudation dont l'étude nous a occupés précédemment (1). En général, les humeurs élaborées par les glandes et les autres organes analogues doivent même leur origine au concours de ces deux dernières fonctions, et peuvent être considérées comme les produits du travail nutritif de la cellule sécrétoire mêlés aux liquides que la transsudation fait passer dans ou autour de cette vésicule.

Je rappellerai également que les humeurs ainsi formées sont de simples mélanges dont les matériaux constitutifs peuvent varier considérablement, soit chez les divers Animaux, soit chez le même individu. Mais, bien qu'il n'y ait rien de constant dans la composition de l'un quelconque des liquides sécrétés, ces produits complexes ont chacun un certain cachet d'individualité. Ainsi nous avons vu que la bile, par exemple, peut varier beaucoup dans sa composition chez divers Animaux (2), et dans la prochaine Leçon nous constaterons qu'il en est de même pour l'urine ; mais dans chacun de ces liquides il y a

(1) Voyez tome IV, page 391 et       (2) Voyez tome VI, page 476 et
suivantes.                            suivantes.

toujours un certain assemblage de matières similaires ou correspondantes qui leur donnent un caractère particulier.

§ 9. — Les humeurs qui résultent du travail sécrétoire, soit chez les divers Animaux, soit dans les différentes parties de l'organisme d'un même individu, sont en nombre considérable, et les physiologistes ont cherché à les classer de plusieurs manières sans arriver à des résultats bien satisfaisants. Tantôt on les divise en liquides excrémentitiels et récrémentitiels, suivant qu'on les considère comme devant être aptes seulement à opérer l'expulsion des matières inutiles, ou qu'on leur attribue un rôle utile pour l'accomplissement des fonctions de l'organisme; mais cette distinction est parfois bien arbitraire et n'est jamais très utile. D'autres fois on classe les humeurs d'après certains caractères chimiques, tels que l'acidité ou l'alcalinité. Enfin on peut aussi les répartir en plusieurs groupes d'après la nature des principes qui y dominent.

Considérées à ce dernier point de vue, elles peuvent être réparties en quatre classes principales, savoir :

1° Les humeurs albuminoïdes, qui sont plus ou moins chargées de matières protéiques, et qui doivent leurs principaux caractères à cette circonstance, mais qui peuvent contenir aussi des matières grasses, etc. : par exemple, le mucus, la synovie, le suc pancréatique, la salive, et même le lait.

2° Les humeurs acides, qui ne renferment que peu de matières azotées, mais contiennent un acide libre ou faiblement combiné : le suc gastrique et la sueur, par exemple.

3° Les humeurs sébacées, qui sont riches en matières grasses et ne contiennent que peu ou point de matières protéiques : par exemple, le cérumen des oreilles, la cire des Abeilles, etc.

4° Les humeurs que l'on pourrait appeler *résiduaires*, parce qu'elles ont pour matériaux principaux des principes azotés non albuminoïdes, qui semblent dériver des matières plastiques et qui se rapprochent davantage des corps du règne inorganique :

par exemple l'urée, l'acide urique, les acides biliaires et les divers pigments. L'urine et la bile sont les principaux membres de ce groupe.

Du reste, il ne faut attacher que peu d'importance à ces classifications, et c'est essentiellement au point de vue physiologique qu'il convient d'envisager les sécrétions. En effet, chacune d'elles se rattache plus ou moins étroitement à l'une des grandes fonctions de l'organisme et c'est en traitant de celles-ci qu'on peut le plus utilement en faire l'étude. Déjà, en traçant l'histoire de la digestion, j'ai eu l'occasion de parler de plusieurs des humeurs de l'économie, et lorsque nous nous occuperons des actes de la vie animale et de la reproduction, je serai nécessairement conduit à parler de plusieurs autres produits dont l'examen serait prématuré ici. Mais il est une série de phénomènes dans lesquels certaines sécrétions jouent le rôle principal, et concourent à l'achèvement du travail nutritif en effectuant l'expulsion des matières qui doivent sortir de l'organisme et qui ne peuvent s'en échapper par les voies respiratoires. C'est ici que leur étude doit trouver place, et par conséquent, dans la prochaine Leçon, nous nous occuperons des excrétions en général, mais principalement de l'excrétion urinaire.

# SOIXANTE-TROISIÈME LEÇON.

**DES EXCRÉTIONS.** — Sécrétion urinaire. — Appareil urinaire des Vertébrés, des Mollusques et des Animaux articulés.

En étudiant la respiration, nous avons vu que par cette voie l'économie animale se débarrasse sans cesse de diverses matières qui sont destinées à faire retour à la nature inorganique, et qui sont principalement de l'acide carbonique et de l'eau (1). Dans une autre partie de ce Cours, nous avons constaté que chez l'Homme et les autres Animaux qui vivent à l'air, l'évaporation enlève à la surface de la peau une quantité considérable de ce dernier fluide (2). Enfin, dans une des dernières Leçons, nous avons trouvé que l'appareil digestif expulse au dehors, avec les résidus laissés par les aliments, des matières provenant des parois du tube intestinal, de la bile ou des autres humeurs qui arrivent dans cette cavité (3). Mais ces excrétions ne sont pas les seules, et chez la plupart des êtres animés il existe d'autres voies pour la sortie des produits non utilisables du travail nutritif, ainsi que pour l'expulsion des matières étrangères dont l'organisme se trouve chargé. Ces derniers émonctoires doivent même être considérés comme les instruments spéciaux de l'excrétion, et c'est principalement par leur intermédiaire que les matières azotées et les autres substances non volatiles sont versées au dehors sous la forme de sécrétions, tandis que les corps doués d'une tension considérable s'échappent par la surface respiratoire ou par la peau, à l'état de fluides élastiques. L'un d'eux est l'appareil

Voies excrétoires.

(1) Voyez tome I, page 419 et suiv.
(2) Voyez tome IV, page 439 et suiv.
(3) Voyez tome VII, page 157 et suivantes.

urinaire ; c'est le plus important de tous. Les autres sont les glandes sudorifères, les organes sécréteurs du mucus et quelques glandules qui avoisinent l'anus. L'histoire de la plupart de ces organes trouvera sa place dans une autre partie de ce Cours, et dans ce moment nous ne nous occuperons que de l'appareil urinaire (1) et de ses produits.

§ 2. — La sécrétion urinaire est un phénomène très général dans le Règne animal, mais dont les instruments n'ont été l'objet d'une étude approfondie que chez l'Homme et les autres Vertébrés. Pour le moment, je laisserai donc de côté tout ce qui est relatif à cette fonction chez les Invertébrés, et, afin de faire bien saisir les traits généraux de l'histoire anatomique des organes qui l'accomplissent chez les divers Vertébrés, je crois utile d'indiquer d'abord son mode de développement chez l'embryon.

Chez tous les Vertébrés en voie de formation, on aperçoit de très bonne heure, à la partie dorsale de la cavité abdominale, sur les côtés de la colonne vertébrale, une paire de glandes qui sont connues sous les noms de *reins primitifs* (2) ou de *corps de Wolff* (3). Ces organes grandissent rapidement ;

*De la sécrétion urinaire chez les Vertébrés.*

*Mode de développement de l'appareil urinaire chez l'embryon.*

*Corps de Wolff.*

---

(1) Quelques auteurs désignent d'une manière générale les parties constitutives de cet appareil sous le nom d'*organes uropoétiques*.

(2) On les appelle aussi *faux reins, reins primordiaux* ou *corps d'Oken*.

(3) Gasp. Fréd. WOLFF, anatomiste célèbre du XVIII⁰ siècle, était originaire de Berlin ; mais après la publication de quelques travaux importants, il alla s'établir à Saint-Pétersbourg, et ce fut dans les Mémoires de l'Académie de cette ville qu'il fit paraître la plupart de ses œuvres. On lui doit la découverte des reins primitifs chez les Oiseaux (a) et un grand nombre d'autres observations capitales pour l'embryologie. Oken fit faire ensuite un pas important à l'histoire de ces organes ; mais Rathke fut le premier à en faire une étude approfondie, et ses recherches portèrent sur les Reptiles aussi bien que sur les Mammifères et les Oiseaux.

(a) G. F. Wolff, *Theoria generationis* (dissert. inaug.). Halle, 1759. — *De formatione intestinorum præcipue, tum et de amnio spurio aliisque partibus embryonis gallinacei nondum visis observationes in ovis incubatis instituta* (*Novi Comment. Acad. Petropol.*, t. XIII, p. 486).

ils sont de forme allongée (1), et bientôt on y distingue une multitude de canalicules qui sont terminés en cul-de-sac du côté interne, mais qui vont déboucher dans un conduit situé le long du bord externe de chacune de ces glandes, d'où il se porte en arrière pour aller s'ouvrir, soit dans la portion terminale de l'intestin, soit dans un appendice de ce canal appelé *vésicule allantoïdienne* (2). Par suite de leur grand allonge—

Peu de temps après, l'histoire du développement de ces organes fit de nouveaux progrès entre les mains de M. Baer, de J. Müller, de M. Coste, de M. Bischoff et de quelques autres embryologistes (a).

(1) Au sujet de la forme générale des corps de Wolff et de leur position dans la cavité viscérale, je renverrai aux figures qui en ont été données d'après des embryons de l'espèce humaine (b), de la Brebis (c), la Vache (d), la Souris (e), la Biche (f), la Poule (g), le Faucon (h), la Couleuvre (i), la Grenouille (j), le Saumon (k), etc.

(2) Ce canal est côtoyé par un conduit qui appartient à l'appareil génital, et quelques auteurs l'ont confondu avec ce tube.

(a) Oken, *Anat. von drei Hundsembryonen* (Oken und Keiser, *Beiträge zur vergleichenden Zoologie, Anatomie und Physiologie*, 1807, t. II, p. 19 et suiv.).
— Baer, *Ueber die Entwickelungsgeschichte der Thiere*, 1828, t. I, p. 63, etc.
— Rathke, dans le *Traité de physiologie* de Burdach, t. III, p. 565 et suiv.
— Müller, *Bildungsgeschichte der Genitalien, aus anatomischen Untersuchungen an Embryonen der Menschen und der Thiere*, 1830, p. 9-12.
— Jacobson, *Die Oken'schen Körper, oder Primordialnieren*. Copenhague, 1830 (*Isis*, 1831, p. 487).
— Valentin, *Handbuch der Entwickelungsgeschichte*, 1835, p. 352 et suiv.
— Coste, *Recherches sur les corps de Wolff chez les Mammifères et les Oiseaux* (Ann. des sciences nat., 2e série, 1840, t. XIII, p. 290).
— Bischoff, *Traité du développement de l'Homme et des Animaux*, trad. par Jourdan, p. 341 et suiv. (*Encyclop. anatomique*, t. VIII).
(b) Müller, *Bildungsgeschichte der Genitalien*, pl. 4, fig. 7, etc.
— Coste, *Histoire générale du développement des corps organisés*, espèce humaine, pl. 4 a, fig. 1 et 3.
(c) Müler, *Op. cit.*, pl. 3, fig. 3, etc.
— Coste, *Recherches sur les corps de Wolff* (Ann. des sciences nat., 2e série, t. XIII, pl. 9, fig. 1, 2 et 3, et pl. 10, fig. 1 et 2), et *Histoire générale du développement des corps organisés*, Brebis, pl. 4, fig. 1 et 2.
(d) Müller, *Op. cit.*, pl. 3, fig. 2.
(e) Idem, *ibid.*, pl. 3, fig. 1.
(f) Idem, *ibid.*, pl. 4, fig. 6.
(g) Rathke, *Ueber die Entwickelung der Geschlechtswerkzeuge bei den Wirbelthier en* (Beitr. zur Gesch. der Thierwelt, t. III, pl. 3, fig. 1, 3, etc.).
— Müller, *Op. cit.*, pl. 2, fig. 1, 2, etc.
— Coste, *Op. cit.* (Ann. des sciences nat., 2e série, t. XIII, pl. 9, fig. 4).
(h) Müller, *Op. cit.*, pl. 4, fig. 1.
(i) Rathke, *Entwickelungsgeschichte der Natter*, pl. 1, fig. 4, et pl. 2, fig. 6 ; pl. 3, fig. 1, etc.
(j) Idem, *Bildungsgesch. der Genitalien*, pl. 1, fig. 1, etc.
(k) Vogt, *Embryologie des Salmones*, pl. 6, fig. 136, 140 et 142 (Agassiz, *Histoire naturelle des Poissons d'eau douce*, 1840).

ment, les canalicules des corps de Wolff deviennent ensuite très flexueux et se pelotonnent sur eux-mêmes de très bonne heure (1). On observe aussi de nombreux vaisseaux sanguins qui pénètrent dans la glande par son côté interne, et qui lui donnent une couleur rougeâtre (2). Enfin, on voit un liquide et quelquefois même des concrétions se former dans l'intérieur des canalicules, et, d'après l'examen qui a été fait de ces matières, on a été conduit à reconnaître que ces glandes constituent déjà à cette période peu avancée de la vie embryonnaire un appareil urinaire (3).

Lorsque Wolff observa pour la première fois ces organes chez le Poulet, il les considéra comme étant les reins en

(1) Ces canalicules se constituent d'abord sous la forme de vésicules (a) qui, en s'allongeant, deviennent des tubes légèrement flexueux et disposés parallèlement en travers (b). En continuant à se développer, ils acquièrent une longueur considérable, s'entortillent davantage, et forment de petits pelotons qui sont fort difficiles à démêler (c). Oken, Himley et quelques autres anatomistes ont pu les injecter, ainsi que le canal dans lequel ils débouchent (d), et l'on est parvenu aussi à faire passer par compression leur contenu dans ce dernier tube (e).

(2) Rathke a constaté que chez l'embryon de la Couleuvre les artérioles forment dans l'intérieur des corps de Wolff de petits glomérules (f) semblables aux granulations de Malpighi qu'on rencontre dans les reins proprement dits.

(3) Chez des embryons de Couleuvre, M. Volkmann et quelques autres physiologistes ont trouvé les canalicules et le conduit excréteur des corps de Wolff remplis d'une sécrétion blanchâtre (g), et la présence de l'acide urique a été constatée dans l'allantoïde à une époque où les reins proprement dits étaient encore trop peu développés pour qu'on ait pu leur attribuer la sécrétion de cette matière (h).

(a) Exemple : le Poulet (voyez Müller, *Op. cit.*, pl. 2, fig. 3).
(b) Exemple : la Couleuvre (Rathke, *Entwick. der Natter*, pl. 3, fig. 20 et 21).
(c) Voyez Coste, *Op. cit.* (*Ann. des sciences nat.*, 2e série, t. XIII, pl. 9, fig. 1-3).
(d) Oken, *Beiträge*, t. I, p. 21.
— Bischoff, *Traité du développement de l'Homme et des Mammifères*, p. 347.
(e) Müller, *Bildungsgeschichte der Genitalien*, p. 26.
— Bischoff, *Op. cit.*, p. 347.
(f) Rathke, *Entwick. der Natter*, pl. 3, fig. 15 et 16.
(g) Rathke, *Entwickelungsgesch. der Natter*, p. 207.
(h) Jacobson, *Die Oken'schen Körper, oder die Primordialnieren* (*Isis*, 1831, p. 437).

voie de développement ; mais Oken ne tarda pas à trouver que chez les Mammifères, aussi bien que chez les Oiseaux, ils en sont distincts, et l'on reconnut bientôt que chez tous ces Animaux ils n'ont qu'une existence transitoire, et sont remplacés plus ou moins promptement par ces dernières glandes qui prennent naissance dans leur voisinage (1). Chez l'embryon humain, les reins primordiaux disparaissent presque entièrement pendant le second mois de la vie intra-utérine (2), et chez les Mammifères moins élevés en organisation, quoique leur existence soit un peu plus longue, ils s'atrophient aussi de très bonne heure (3). Chez les Reptiles, ils n'atteignent

(1) Wolff, tout en signalant l'existence de ces organes embryonnaires, n'en avait pas étudié le développement, et Oken fut le premier à constater que les reins en sont indépendants dès leur origine. M. Coste a étudié avec beaucoup de soin les relations qui existent entre les corps de Wolff et les organes de la génération (a).

(2) La disparition des corps de Wolff a lieu d'une manière graduelle ; ils se retirent peu à peu dans la partie inférieure de la cavité abdominale, et nous verrons, dans la suite de ces Leçons, quelles sont les relations qu'ils ont avec les organes de la génération. Les canalicules qui sont logés dans le repli du péritoine près de la trompe, chez l'embryon humain femelle, pendant les derniers mois de la grossesse, et qui ont été désignés sous le nom d'*organes de Rosenmüller*, paraissent être des débris des corps de Wolff (b). On les retrouve encore pendant un certain temps après la naissance.

(3) Ainsi, chez le Lapin, dont la gestation n'est que de trente jours, on voit encore des vestiges des corps de Wolff vers le vingt-quatrième jour de la vie interutérine ; mais ces organes ont complétement disparu avant la parturition (c).

Il y a cependant quelque raison de croire que la portion terminale des conduits excréteurs des corps de Wolff persiste pendant toute la vie chez les Juments, les Vaches, les Brebis et quelques autres Animaux, où ils constitueraient les *canaux de Gartner* (d),

(a) Coste, *Op. cit.* (*Ann. des sciences nat.*, 2ᵉ série, t. XIII, p. 290).
(b) Rosenmüller, *De ovariis embryonum.* Lipsiæ, 1801.
(c) Coste, *Op. cit.* (*Ann. des sciences nat.*, 2ᵉ série, t. XIII, p. 301).
(d) Jacobson, *Die Oken'schen Körper* (*Isis*, 1831).
— Rathke, *Ueber die Bildung der Samenleiter, der Fallopischen Trompete und der Gart-nerschen Kanäle in der Gebärmutter und Scheide der Wiederkäuer* (Meckel's *Archiv für Anat. und Physiol.*, 1832, p. 386).
— Valentin, *Handbuch der Entwickelungsgeschichte des Menschen.*, p. 390.
— Coste, *Op. cit.* (*Ann. des sciences nat.*, 2ᵉ série, t. XIII, p. 302).
— Follin, *Recherches sur les corps de Wolff*, thèse. Paris, 1850.

le maximum de leur développement que vers la moitié de la vie embryonnaire, et ils persistent jusqu'à l'époque de la naissance. Chez les Batraciens, on les retrouve dans le têtard, et dans l'Animal dont les métamorphoses sont achevées, ils sont remplacés, quant à leurs fonctions, par les reins proprement dits; mais il reste toujours des vestiges de leurs dépendances (1). Enfin, chez les Poissons, les corps de Wolff constituent des organes permanents (2); aucune autre

qui sont situés dans les parois du vagin, comme nous le verrons par la suite.

(1) L'existence des reins transitoires, ou corps de Wolff, chez les Batraciens, a été constatée par J. Müller (a) ; mais je dois ajouter que la justesse de cette détermination n'est pas admise par tous les anatomistes (b), et qu'il résulte des observations plus récentes de M. Wittich que ces organes n'ont pas la même structure intime que chez les autres Vertébrés. Au lieu d'être composés d'une réunion de petits cæcums, ainsi que Müller l'avait représenté, ils seraient composés d'un long tube entortillé sur lui-même (c). Les recherches de ce naturaliste et celles de M. Leydig tendent également à établir que chez les

Batraciens adultes ces organes transitoires sont représentés par des appendices de l'appareil génito-urinaire, sur lesquels je reviendrai bientôt (d).

(2) On avait d'abord pensé que les corps de Wolff manquaient chez les Poissons (e) ; mais aujourd'hui tous les embryologistes, à l'exemple de Rathke, admettent que ce sont au contraire ces organes qui constituent les glandes urinaires de l'Animal adulte, au lieu de disparaître et d'être remplacés plus ou moins promptement par des reins nouveaux, comme cela a lieu chez les autres Vertébrés (f). Quelques auteurs avaient supposé que sous ce rapport les Batraciens ressemblent aux Poissons ; mais, ainsi que je l'ai déjà dit, on voit par les recherches de J. Müller qu'il en est

(a) Müller, *Ueber die Wolff'schen Körper bei den Embryonen der Frösche und Kröten* (Meckel's, *Archiv für Anat. und Physiol.*, 1829, p. 65.) *Bildungsgeschichte der Genitalien*, 1830, p. 9 et suiv., pl. 1, fig. 1 et suiv.).

(b) Marcusen, *Sur le développement des parties génitales et uropoétiques chez les Batraciens* (*Gazette médicale*, 1851, p. 273).

(c) Wittich, *Beiträge zur morphologischen und histologischen Entwickelung der Harn-und Geschlechtswerkzeuge der nackten Amphibien* (*Zeitschrift für wissenschaftliche Zoologie*, 1853, t. IV, p. 125, pl. 9, fig. 1, 2, 3, etc.).

(d) Leydig, *Anatomisch-histologische Untersuchungen über Fische und Reptilien*, p. 69 et suiv.

(e) Baer, *Entwickelungsgeschichte der Thiere*, t. II, p. 314. — *Entwickelungsgeschichte der Fische*, p. 35.

(f) Rathke, *Sur le développement des Poissons* (dans Burdach, t. III, p. 137 et 572). — Vogt, *Embryologie des Salmones*, p. 180 (Agassiz, *Histoire naturelle des Poissons d'eau douce*, 1842).

glande rénale ne se développe, et ils forment avec leurs canaux excréteurs et leurs annexes la totalité de l'appareil urinaire.

§ 3. — Les organes qui, chez les autres Vertébrés, se substituent aux corps de Wolff et constituent les reins permanents, apparaissent à une période plus avancée de la vie de l'embryon, et se forment toujours d'une manière indépendante de ces glandes transitoires. Chez les Batraciens, ils en sont même assez éloignés dès l'origine (1); mais chez l'Homme et les autres Mammifères, ils prennent naissance entre la paroi dorsale de la cavité abdominale et les reins primitifs, de façon à être cachés derrière ceux-ci, et ils ne s'en dégagent que peu à peu (2). Dans les premiers temps de leur existence, ces reins

Reins secondaires.

---

autrement : chez les Grenouilles et les Tritons, les corps de Wolff n'ont qu'une existence temporaire, et les reins proprement dits en prennent la place quand la respiration devient aérienne, ainsi que chez les autres Vertébrés pulmonaires (a). Il serait intéressant de savoir si la persistance des corps de Wolff est générale dans la classe des Poissons ou si les Plagiostomes font exception à la règle. Jusqu'ici le développement de l'appareil urinaire des Poissons, n'a été étudié que chez des espèces à squelette osseux.

(1) Quelques anatomistes ont pensé que les reins secondaires, ou reins permanents, dérivaient des corps de Wolff, ou reins primitifs ; mais Rathke a constaté que chez la Grenouille ils sont situés en arrière de ces organes

dès leur première apparition (b), fait qui est d'accord avec ceux observés par J. Müller et avec les résultats des recherches plus étendues de M. Wittich (c).

(2) Rathke a vu, chez un embryon de Cheval long de huit lignes, ces organes adhérents au bord supérieur et externe des corps de Wolff ; chez un embryon du même Animal qui était plus petit, les reins étaient couverts par ces derniers organes, et chez d'autres qui étaient plus jeunes, cet anatomiste n'a pu en découvrir aucune trace. M. Valentin a commencé à distinguer les reins chez des embryons de Cochon longs de cinq lignes, et M. Bischoff n'en avait aperçu aucun vestige chez des embryons de sept à neuf lignes, tandis qu'il les trouva sous la forme de très petits corpus-

---

(a) Müller, *Bildungsgeschichte der Genitalien*, 1830, p. 9 et suiv.
(b) Voyez Burdach, *Traité de physiologie*, t. III, p. 170.
— Rathke *Beobacht. über die Entwickel. der Geschlechtswerkzeuge bei den Wirbelthieren*, 1825.
(c) Müller, *Ueber die Wolffschen Körper bei den Embryonen des Frösche und Kröten* (Meckel's *Archiv für Anatom. und Physiol.*, 1829, p. 65). — *Bildungsgesch. der Genitalien*, pl. 1, fig. 5 à 9.
— Wittich, *Op. cit.* (*Zeitschr. für wissenschaftl. Zoologie*, t. IV, pl. 7, fig. 1, 2 et 5).

secondaires, ou reins proprement dits, n'ont pas encore de canal excréteur ; mais bientôt ce tube, appelé *uretère*, se constitue à son tour, et va déboucher à la base de la vésicule allantoïdienne ou dans la portion adjacente du gros intestin (1). Des canalicules dont la disposition devient très complexe se creusent aussi dans la substance des reins, et ces glandes se divisent plus ou moins profondément en lobes ou en lobules. Enfin, chez les Mammifères, le pédoncule de l'allantoïde où les uretères viennent aboutir, constitue ensuite la vessie urinaire, tandis que sa portion supérieure s'atrophie.

Différences dans l'origine de l'appareil rénal permanent.

Nous voyons donc que l'appareil urinaire n'a pas la même origine, et n'est pas constitué par les mêmes éléments organiques chez tous les Vertébrés. Mais, soit que les glandes rénales de l'Animal parfait résultent du développement des corps de Wolff, soit qu'elles succèdent à ces corps et qu'elles en soient distinctes dès l'origine, elles ont partout le même mode de structure en tout ce qui est essentiel, et elles remplissent toujours les mêmes fonctions. Que les reins soient primordiaux ou secondaires, ils appartiennent évidemment à une même série de produits du travail organogénique, et il me semble qu'il y aurait plus d'inconvénients que d'avantage à les désigner sous des noms différents.

cules chez un individu de même espèce dont la longueur était de dix lignes (a).

(1) Chez les Vertébrés allantoïdiens (c'est-à-dire les Mammifères, les Oiseaux et les Reptiles), l'uretère permanent se développe d'une manière indépendante du canal excréteur du corps de Wolff (b), et jusque dans ces derniers temps on pensait qu'il en était de même chez les Batraciens (c) ; mais il résulte des observations de M. Wittich que chez ces derniers Animaux les reins secondaires semblent quelquefois prendre naissance sur le canal excréteur des reins primitifs, dont la portion inférieure deviendrait ainsi l'uretère permanent (d).

(a) Bischoff, *Traité du développement de l'Homme et des Mammifères*, p. 350.
(b) Rathke, *Op. cit.* (Burdach, *Physiologie*, t. III, p. 575).
(c) Marcusen, *Op. cit.* (*Gazette médicale*, 1851, p. 274).
(d) Wittich, *Op. cit.* (*Zeitschrift für wissenschaftliche Zoologie*, 1852, t. IV, p. 133).

§ 4. — Chez tous les Animaux vertébrés, les organes sécré·teurs ainsi constitués se composent d'un nombre plus ou moins considérable de glandules semblables entre elles, et composées chacune d'un tube étroit terminé en cul-de-sac et renflé en forme d'ampoule à l'une de ses extrémités, ouvert à son extrémité opposée, où il s'embranche sur un de ses congénères ou sur un conduit excréteur commun, et logeant dans son intérieur du tissu utriculaire ainsi qu'un paquet de vaisseaux sanguins réunis en pelote. L'ampoule terminale a reçu le nom de *corpuscule de Malpighi*, en souvenir de l'anatomiste célèbre qui le premier en fit connaître l'existence ; elle renferme le paquet ou *glomérule* de vaisseaux sanguins dont je viens de parler, et le tube qui en part est appelé un *canalicule urinifère* (1). La

(1) Malpighi, dont j'ai eu fréquemment à citer les travaux (a), constata l'existence de ces corpuscules, et, guidé par des idées théoriques fort justes, il les considéra comme de petites glandes dont les canalicules uriniferes précédemment découverts par Bellini (b) seraient les conduits excréteurs ; mais il lui fut impossible de les injecter par ces tubes, ni de voir la continuité de leurs parois, tandis qu'il parvint à les injecter par l'intermédiaire des artères (c). La nature glandulaire de ces corpuscules fut ensuite révoquée en doute par Peyer (d), et Ruysch, ayant réussi à les injecter d'une manière très belle, et ayant vu la matière des injections passer de ces corps dans les tubes uriniferes, les regarda comme étant seulement des pelotes vasculaires en continuité directe avec les canaux glandulaires (e). Ces opinions divergentes firent naître beaucoup de discussions parmi les anatomistes du xviiie siècle (f), et l'hypothèse de Ruysch comptait encore des partisans il y a vingt-cinq ans (g). Les recherches de Schumlansky

(a) Voyez tome I, page 41.
(b) Bellini, *Exercit. anat. de structura renum*, 1662.
(c) Malpighi, *De viscerum structura exercit. anat.* (*Opera omnia*, t. II, p. 87).
(d) Peyer, *Parenga anatomica et medica*, 1682.
(e) Ruysch, *Thesaurus anatomicus primus*, p. 21.
— Schreiber, *Historia vitæ Frederici Ruysch* (voyez Ruysch, *Opera omnia*, t. 1, p. 44).
(f) Boerhaave, *Opusculum anatomicum de fabrica glandularum*, 1722.
— Bertin, *Mém. pour servir à l'histoire des reins* (*Mém. de l'Acad. des sciences*, 1744).
— Ferrein, *Sur la structure des viscères nommés glanduleux, et particulièrement sur celle des reins et du foie* (*Mém. de l'Acad. des sciences*, 1749, p. 489).
(g) Dœllinger, *Was ist Abonderung.* Würzburg, 1819.
— Essenhardt, *De structura renum observationes microscopicæ.* Berlin, 1818. — *Noch einige Worte über den Bau der Nieren* (Meckel's *Deutsches Archiv für die Physiologie*, 1823, t. VIII, p. 218).
— Berres, *Anatomie der mikroscopischen Gebilde*, 1837.

portion initiale de ce tube est garnie intérieurement de cils vibratiles, et dans le reste de son étendue ses parois sont tapissées d'une couche de tissu utriculaire qui constitue un revête-

avaient, il est vrai, jeté un peu plus de lumière sur les connexions de ces corps avec le système circulatoire (a), mais elles n'avaient pas fait mieux connaître leurs rapports avec les canaux urinifères, et c'est de nos jours seulement que ce point a été élucidé d'une manière satisfaisante.

Vers 1828, Huschke était parvenu à injecter les tubes urinifères et à reconnaître que chez les Batraciens et les Oiseaux ces canaux se terminent en partie par des vésicules arrondies ; mais chez les Mammifères il n'avait pu apercevoir aucune connexion entre les canalicules et les corpuscules de Malpighi (b). Bientôt après, J. Müller établit que chez tous les Vertébrés les tubes urinifères se terminent en cul-de-sac, et sont généralement renflés en forme de vésicule à leur extrémité périphérique ; il conclut aussi de ses observations que ces tubes ne sont jamais en communication avec les vaisseaux sanguins ; mais il ne reconnut pas leur relation avec les corpuscules de Malpighi, et il considéra ceux-ci comme des organites purement vasculaires, sans rapports avec

les canaux sécréteurs de l'urine (c). Vers la même époque, plusieurs autres anatomistes étudièrent la structure intime des reins sans plus de succès (d) ; mais en 1842 M. Bowman publia sur ce sujet un travail capital (e). Il fit voir que les corpuscules de Malpighi ne sont autre chose que les ampoules terminales des canalicules urinifères renfermant dans leur intérieur un glomérule vasculaire. Dans les préparations anatomiques faites par l'injection du système circulatoire, les glomérules se voient très nettement, ainsi que leurs connexions avec les vaisseaux sanguins adjacents, mais on ne distingue que difficilement leur capsule, et encore plus difficilement la continuité entre celle-ci avec les tubes urinifères ; tandis que dans les préparations non injectées la continuité entre ces dernières parties est souvent bien évidente, mais les ampoules n'offrent pas l'aspect des corpuscules malpighiens injectés, et l'on pouvait aisément croire qu'elles en différaient. M. Bowman constata les caractères anatomiques essentiels de ces organites. Ses vues à ce sujet fu-

(a) D. A. Schumlansky, *De structura renum tractatus physiologico-anatomicus*. Strasbourg, 1788.

(b) Huschke, *Ueber die Textur der Nieren* (Isis, 1828, t. XXI, p. 561).

(c) J. Müller, *De glandularum secernentium structura penitiori*, 1830.

(d) Cayla, *Observations d'anatomie microscopique sur le rein des Mammifères*, thèse. Paris, 1839.

— Gluge, *Anatomisch-mikroscopische Untersuchungen*, 1839.

(e) Bowman, *On the Structure and Use of the Malpighian Bodies of the Kidney, with Observ. on the Circulation through that Gland* (Philos. Trans., 1842, p. 57, pl. 4). — *Sur la structure et les fonctions des corpuscules de Malpighi* (Ann. des sciences nat., 1843, t. XIX, p. 108).

ment épithélique (1). Enfin les canalicules urinifères se réunissent entre eux, ou débouchent directement dans un canal excré-

rent combattues par plusieurs observateurs habiles (a), mais elles ne tardèrent pas à être confirmées dans tout ce qu'elles ont de plus essentiel (b) ; elles ont été rectifiées ou complétées à certains égards par les recherches de ses successeurs, parmi lesquels j'aurai à citer principalement MM. Bidder, Mandl et Leydig (c). Mais le fait fondamental découvert par cet anatomiste est aujourd'hui généralement admis, et ses travaux font époque dans l'histoire anatomique des organes urinaires.

(1) Les tubes urinifères des reins, dont la portion terminale avait été découverte par Bellini dès le xviie siècle (d), et la portion périphérique avait été décrite vers le milieu du siècle suivant par Ferrein (e), ont été étudiés d'une manière plus complète dans ces dernières années. En 1841,

Vogel leur reconnut une tunique membraniforme et un revêtement intérieur composé de cellules à noyau (f). Bientôt après, M. Henle donna de nouveaux détails sur le même sujet (g), et en 1842 M. Bowman découvrit le mouvement ciliaire dans la portion initiale de ces conduits chez la Grenouille (h). Depuis lors, ce phénomène a été observé dans les canalicules urinifères de divers Reptiles ou Poissons, tels que les Lézards (i), les Serpents (j), les Tortues (k), les Raies (l), et M. Gerlach croit l'avoir vu aussi chez la Poule (m) ; mais, d'après M. Kölliker, le mouvement ciliaire n'existerait ni chez les Oiseaux ni chez les Mammifères (n).

Chez les Tritons et les Lézards, ce mouvement vibratile n'est pas limité au col des vésicules malpighiennes, et

(a) Reichert, *Bericht über die Fortschritte der mikroscopischen Anatomie in dem Jahre* 1842 (Müller's *Archiv*, 1843, p. ccxvii).
— Huschke, *Traité de splanchnologie*, p. 298.
— Hyrtl, *Lehrbuch der Anatomie des Menschen*, p. 488.
(b) Gerlach, *Beiträge zur Strukturlehre der Niere* (Müller's *Archiv für Anat. und Physiol.*, 1845, p. 378, pl. 13, fig. 12-15).
(c) Bidder, *Ueber die Malpighischen Körper der Niere* (Müller's *Archiv für Anat. und Physiol.*, 1845, p. 508).
— Mandl, *Anatomie microscopique*, 1847, t. I, p. 284.
— Leydig, *Lehrbuch der Histologie*, 1857, p. 456 et suiv.
(d) Bellini, *Exercit. anat. de structura renum*, 1662.
(e) Ferrigen, *Op. cit.* (*Mém. de l'Acad. des sciences*, 1749, p. 489).
(f) Vogel, *Gebrauch des Mikroscops*. Leips., 1841.
(g) Henle, *Traité d'anatomie générale*, t. II, p. 504 et suiv.
(h) Bowmann, *Op. cit.* (*Philos. Trans.*, 1842, p. 60, pl. 4, fig. 15).
(i) Kölliker, *Ueber Flimmerbewegungen in den Primordialnieren* (Müller's *Archiv*, 1845, p. 518).
— G. Johnson, art. REN (Todd's *Cyclop. of Anat. and Physiol.*, t. IV, p. 253).
(j) Simon, *Physiol. Essay on the Thymus Gland*, p. 72.
(k) Leydig, *Lehrbuch der Histologie*, p. 458, fig. 224.
(l) J. Müller, *Anmerkung* (*Archiv*, 1845, p. 520).
(m) Gerlach, *loc. cit.*
(n) Kölliker, *Traité d'histologie*, p. 537.

teur commun, ou *uretère*, lequel à son tour va s'ouvrir au dehors ou dans quelque cavité intermédiaire qui est en communication avec l'extérieur (1).

Ces glandules, composées chacune d'un corpuscule malpighien avec son glomérule vasculaire, et d'un canalicule urinifère avec ses cils vibratiles (2) et son épithélium cellulaire, se développent pendant la période embryonnaire dans le corps de Wolff, que ce corps soit seulement un organe temporaire, ou qu'il soit destiné à jouer un rôle permanent dans l'économie animale (3). Des glandules semblables se constituent dans les reins secondaires chez les Vertébrés où l'appareil urinaire doit être formé définitivement par ces derniers organes (4), et par conséquent, chez les Poissons

paraît s'étendre dans toute la longueur des canalicules urinifères (*a*).

(1) Quelques anatomistes ont pensé que les tubes urinifères s'anastomosent entre eux de façon à constituer des mailles (*b*) ; mais l'apparence qui a donné lieu à cette opinion paraît être due à des superpositions ou à des soudures, et non à une confluence réelle.

(2) Le mouvement ciliaire a été observé dans l'intérieur de la portion initiale des tubes urinifères des corps de Wolff, chez l'embryon du Lézard, par MM. Remak et Kölliker (*c*).

(3) Rathke a constaté l'existence de corpuscules de Malpighi, avec le glomérule vasculaire dans leur intérieur, dans les corps de Wolff transitoires chez la Couleuvre (*d*). Mais les glandules urinaires se constituent d'abord sous la forme de tubes cylindriques terminés en cul-de-sac, et sans renflement ampulliforme à leur extrémité.

(4) Dans les reins secondaires, de même que dans les corps de Wolff, les glandules urinaires sont d'abord de petits tubes droits, simples et claviformes, qui, en s'allongeant, deviennent sinueux, puis se renflent et deviennent ampulliformes à leur extré-

(*a*) Remak, *Ueber Wimperbewegung in den Canälchen des Wolff'schen Körpers bei Eidechsen-embryonen* (Froriep's *Neue Notizen*, 1845, t. XXXVI, p. 308).
— Kölliker, *Ueber Flimmerbewegungen in den Primordialnieren* (Müller's *Archiv für Anat. und Physiol.*, 1845, p. 518).
(*b*) Müller, *Manuel de physiologie*, t. 1, p. 354.
— Krause, *Vermischte Beobachtungen* (Müller's *Archiv für Anat. und Physiol.*, 1837, p. 18).
— Tonybee, *On the Intimate Structure of the Human Kidney*, etc. (*Medico-Chirurgical Trans.*, 1846, t. XXIX, p. 308, pl. 7, fig. 7, 9, etc.).
(*c*) Remak, *Op. cit.* (Froriep's *Neue Notizen*, 1845, t. XXXVI, p. 308).
— Kölliker, *Op. cit.* (Müller's *Archiv für Anat. und Physiol.*, 1845, p. 518).
(*d*) Rathke, *Entwickelungsgeschichte der Natter*, 1839, p. 155, pl. 3, fig. 15 et 16.

comme chez les Batraciens, les Reptiles, les Oiseaux et les Mammifères, les glandes urinaires ont toujours une structure similaire. Mais les caractères secondaires de l'appareil rénal peuvent varier beaucoup, et ces différences dépendent principalement de deux circonstances qui influent, l'une sur le mode de conformation des reins eux-mêmes, l'autre sur la disposition des voies préparées pour l'écoulement de l'urine.

Les variations qui se remarquent dans la constitution de la portion fondamentale ou sécrétante de l'appareil urinaire, c'est-à-dire les reins, tiennent en majeure partie à la multiplicité plus ou moins grande des corpuscules de Malpighi, à la longueur des canalicules urinifères et au mode de groupement de ces tubes sur les uretères.

Tantôt ces glandules élémentaires sont en petit nombre et naissent à une distance considérable les unes des autres ; les canalicules urinifères qui en partent sont très courts, et chacun de ces tubes débouche isolément dans le canal excréteur com-

Variations<br>dans<br>la disposition<br>de l'appareil<br>urinaire.

mité périphérique, tandis qu'au contraire ils se rétrécissent dans le reste de leur étendue. Rathke a pu distinguer les corpuscules de Malpighi dans les reins d'un embryon de Brebis dont la longueur n'était que de 2 lignes 1/2, c'est-à-dire de 6 à 7 millimètres (a). La formation du glomérule vasculaire dans l'intérieur de l'ampoule est due au développement d'une pelote de vaisseaux sanguins sur un point de la surface externe de la paroi de cet organite, qui est ainsi repoussé en dedans et encapuchonne ensuite ce paquet vasculaire à la ma-

nière d'une poche séreuse (b) ; mais lorsque le développement de l'organite est achevé, on n'aperçoit aucune trace de l'invagination de la membrane externe ou capsule du corps malpighien, et les vaisseaux paraissent traverser directement cette membrane en soulevant seulement son revêtement épithélique (c).

M. Agassiz a vu aussi que chez l'embryon d'une Tortue d'Amérique (le *Chelydra serpentina*), les corpuscules de Malpighi se développent de très bonne heure dans le rein secondaire (d).

(a) Bischoff, *Traité du développement de l'Homme et des Animaux*, p. 352.
(b) Remak, *Untersuchungen über die Entwickelung der Wirbelthiere*, pl. 8, fig. 6.
(c) Busch, *Beitrag zur Histologie der Nieren* (Müller's Archiv für Anat. und Physiol. 1855, p. 374).
(d) Agassiz, *Contributions to the Natural History of the United States of America*, 1857, t. II, p. 615.

mun qui constitue l'uretère; enfin, les organites ainsi disposés ne sont pas renfermés dans une capsule commune, et conservent leur individualité d'une manière bien apparente. Il en résulte que chaque rein se compose alors d'un certain nombre de sphérules distinctes qui sont en réalité autant de corpuscules malpighiens, et qui se trouvent reliées à l'uretère correspondant par leur canalicule urinifère; mode d'organisation dont un exemple nous est fourni par des Poissons de l'ordre des Cyclostomes (1).

D'ordinaire les glandules élémentaires des reins se forment au contraire en nombre très considérable, et leur portion tubulaire, au lieu de rester droite, courte et trapue, s'allonge excessivement et se contourne sur elle-même; enfin, ces cæcums sécréteurs, au lieu de naître tous directement sur le canal commun qui doit devenir l'uretère, es bifurquent successivement, et constituent ainsi un certain nombre de petits systèmes rameux dont les branches, terminées chacune par un corpuscule malpighien, communiquent avec l'uretère par un pédoncule commun. Par l'effet de leur développement, ces branches se pressent les unes contre les autres ou s'enchevêtrent même, et, suivant que cette coalescence est limitée à des groupes formés chacun par un petit nombre de systèmes adjacents ou qu'elle envahit la totalité de l'appareil sécréteur situé de chaque côté du corps, le rein se trouve en définitive composé d'un nombre plus ou moins considérable de lobes distincts ou d'une seule masse sans divisions extérieures (2). Enfin, par les progrès du

(1) Cette disposition remarquable a été constatée par J. Müller chez le *Bdellostoma Forsteri* (a).

(2) En général, les parties constitutives de chaque rein se développent dans une substance organogénique commune, de façon à ne pas offrir de prime abord de divisions lobulaires extérieures; mais, à une certaine période de la vie embryonnaire, par suite de la crois-

(a) J. Müller, *Untersuchungen über die Eingeweide der Fische* (Abhandl. der Akad. der Wissenschaften zu Berlin, aus 1843, pl. 1, fig. 2 à 7).

travail organogénique, le tissu conjonctif qui entoure ces agrégats de glandules élémentaires tend toujours à constituer autour de chacun d'eux une tunique membraniforme, et, suivant que les lobules ainsi revêtus sont écartés entre eux ou serrés les uns contre les autres, cette tunique affecte la forme d'une capsule fibreuse ou de simples cloisons d'une délicatesse extrême, et quelquefois même elle ne devient distincte qu'à la surface de la masse commune résultant du rapprochement de tous ces systèmes de glandules urinaires.

Nous voyons donc que la conformation générale des reins peut varier beaucoup par le fait seul d'une coalescence plus ou moins grande de ses parties constitutives, et sans que ces variations impliquent aucune différence importante dans la constitution ou dans les caractères anatomiques de l'organe. Ainsi, que l'appareil urinaire ait pour instrument sécréteur une paire de glandes soit conglomérées, soit en grappes, ou une série de lobes rénaux espacés de loin en loin et réunis seulement par des branches d'un uretère commun, il n'en sera pas moins apte à fonctionner de la même manière, et, au point de vue anatomique aussi bien que sous le rapport physiologique, il pourra ne présenter aucune particularité importante.

Quant aux modifications introduites dans la portion évacuatrice de l'appareil rénal, elles peuvent être déterminées tantôt

sance inégale des différentes parties de la glande, ces divisions ou des renflements tuberculaires apparaissent. Par les progrès du développement, elles s'effacent ensuite chez certains Animaux, tandis que chez d'autres elles se prononcent de plus en plus et deviennent permanentes. Chez les Mammifères, ces sillons se montrent lors même que le rein n'est pas destiné à en offrir par la suite : ainsi, chez l'Homme, vers la dixième semaine de la vie intra-utérine, on compte environ huit lobes rénaux de chaque côté; le nombre de ces lobes augmente ensuite, puis décroît; mais cependant à l'époque de la naissance on en compte encore environ quinze (a).

(a) Bischoff, *Traité du développement de l'Homme et des Mammifères*, p. 351.

par des particularités de forme ou de structure offertes par les urètères eux-mêmes, d'autres fois par la création d'organes complémentaires ou par des emprunts faits aux appareils adjacents, et il est à noter que les dispositions obtenues de la sorte ont principalement pour objet la constitution ou le perfectionnement d'un réservoir où l'urine sécrétée peu à peu par les glandes rénales puisse s'accumuler pour être ensuite expulsée avec rapidité et à de longs intervalles.

*Position des reins.*

§ 5. — La position des reins ne varie que peu chez les Vertébrés (1). Toujours ces glandes sont logées dans la cavité abdominale, près de la colonne vertébrale et sur les côtés des grands vaisseaux sanguins que nous avons déjà vus appliqués contre la paroi dorsale de cette cavité (2). Il est aussi à noter que les reins ne sont jamais renfermés dans le sac péritonéal, mais simplement recouverts en dessous par un prolongement de cette tunique séreuse ; quelquefois ils sont logés dans un repli de cette membrane ; mais, à quelques rares exceptions près, ils sont appliqués directement contre la paroi dorsale de la chambre viscérale, et y adhèrent intimement. Ainsi que je l'ai déjà dit, ce sont toujours des organes pairs ; les urètères qui

*Conduits excréteurs.*

en naissent vont gagner la région pelvienne ; enfin les voies urinaires versent l'urine au dehors, tantôt directement, d'autres fois par l'intermédiaire de l'intestin ou des organes génitaux, mais toujours par un orifice impair et médian, qui est tantôt l'anus, d'autres fois une ouverture spéciale ou un pore uréthro-génital.

(1) On ne sait que très peu de choses relativement à l'appareil urinaire de l'*Amphioxus*. J. Müller a aperçu derrière la cavité respiratoire de ces Animaux, et dans le voisinage de leur pore abdominal, de petits corps glanduliformes qui sont séparés les uns des autres, et il pense que ce sont des reins, mais il n'a pu les étudier anatomiquement (a).

(2) Savoir, l'aorte ventrale et la veine correspondante.

(a) J. Müller, *Ueber den Bau und die Lebenserscheinungen der* Branchiostoma lubricum (Costa) Amphioxus lanceolatus (Yarrel), p. 25 (extr. des *Mém. de l'Acad. de Berlin pour* 1842).

Il existe, du reste, de grandes variations dans la forme et le volume des reins, ainsi que dans la disposition de leurs conduits excréteurs, et, avant d'étudier d'une manière plus approfondie la structure intime de ces organes dans les différentes classes de l'embranchement des Vertébrés, je crois devoir faire connaître les principales particularités qui se remarquent dans la constitution générale de cet appareil.

§ 6. — Dans la CLASSE DES POISSONS (1), les reins, formés, comme nous l'avons déjà vu, par le développement des corps de Wolff, ou reins primitifs, acquièrent en général un volume plus considérable que chez les autres Vertébrés (2). Chez les Poissons osseux, ils occupent d'ordinaire toute la longueur de la cavité abdominale, et souvent ils s'avancent même beaucoup entre la base du crâne et l'appareil branchial ; quelquefois aussi ils se prolongent plus ou moins dans des cavités pratiquées sous la colonne vertébrale, dans la région caudale du corps (3).

Appareil rénal<br>des<br>Poissons.

(1) La structure de l'appareil urinaire des Poissons a été l'objet de beaucoup de recherches anatomiques, et à ce sujet je citerai les ouvrages de Monro, de Cuvier, de J. Müller, de M. Stannius, de M. Owen, etc. ; mais j'aurai surtout à puiser dans les travaux de Steenstra Toussaint et de M. Hyrtl (a). Ce dernier naturaliste a contribué plus que tout autre aux progrès accomplis dans ces derniers temps relativement à la morphologie des glandes rénales et de leurs dépendances.

(2) M. Hyrtl a déterminé d'une manière comparative le poids du corps, le poids du foie et le poids des reins chez un grand nombre de Poissons osseux, et il résulte de ces pesées que chez quelques espèces (par exemple, l'*Uranoscopus scaber*, le *Conger myrus* et le *Trigla hirundo*), ces derniers organes constituent environ 1/100ᵉ du poids total ou même davantage (b).

(3) Chez la Sole, par exemple, les reins se prolongent de la sorte dans un appendice de la cavité abdominale

(a) A. Steenstra Toussaint, *Descriptio anatomica organorum urinam secernentium in Piscibus, et comparatio physiologica cum iisdem partibus in reliquis Animalibus*, dissert. inaug. Groningue, 1834 (*Annales Academiæ Lugduno-Batavæ*, 1834-1835). — J. Hyrtl, *Beiträge zur Morphologie der Urogenital-Organe der Fische* (*Denkschriften der k. Akad. der Wissenschaften*, Wien, 1850, t. I, p. 391, pl. 52 et 53). — *Das uropoetische System der Knochenfische* (*Op. cit.*, t. II, p. 27, pl. 9 à 17). — *Ueber den Zusammenhang der Geschlechts-und Harnwerkzeuge bei den Ganioden* (*Op. cit.*, 1854, t. VIII, p. 65, pl. 1 à 3).
(b) Hyrtl, *Das uropoetische System* (*Mém. de l'Acad. de Vienne*, t. II, p. 34).

Dans l'ordre des Plagiostomes, ou Sélaciens, ils sont moins développés, et leur substance est plus dure et plus résistante que chez les autres Animaux de la même classe. Presque toujours ils adhèrent intimement à la paroi supérieure de la chambre viscérale, de chaque côté de la colonne vertébrale, et, chez tous les Poissons qui possèdent une vessie natatoire, ils sont placés au-dessus de cet organe. L'uretère, logé plus ou moins près de la face inférieure de chacune de ces glandes, s'en sépare postérieurement, et d'ordinaire se réunit à son congénère pour constituer avec lui un tronc commun. Tantôt le système de conduits excréteurs ainsi formé débouche directement au dehors, d'autres fois il s'ouvre dans un réservoir membraneux, ou *vessie urinaire*. Enfin, dans l'immense majorité des cas, les voies urinaires se terminent à peu de distance en arrière de l'anus, soit par une ouverture spéciale située derrière le pore génital, soit par un orifice qui leur est commun avec l'appareil reproducteur (1).

où se loge aussi la portion postérieure de l'ovaire (a).

(1) Comme exemple du mode de conformation le plus ordinaire de l'appareil urinaire des Poissons osseux, on peut prendre la Perche (b). Les deux reins de cet Animal occupent toute la longueur de l'abdomen, et leur extrémité antérieure, divisée en plusieurs lobules irréguliers, est logée sous la base du crâne. Dans le reste de leur étendue, ils sont étroits, légèrement bosselés et situés de chaque côté de l'aorte, entre la colonne vertébrale et la vessie natatoire; vers leur extrémité postérieure, ils se réunissent sur la ligne médiane pour former une masse impaire, mais ils restent distincts organiquement et ils ont chacun leur canal excréteur. Les uretères sont cachés dans leur substance jusque auprès de leur extrémité, et descendent ensuite parallèlement pour gagner la face supérieure de la vessie urinaire, où ils débouchent. Enfin cette vessie, qui est simple et ovoïde, est couchée sur la face dorsale du rectum, et va s'ouvrir extérieurement en arrière du pore génital qui, à son tour, est situé immédiatement derrière l'anus, sur la ligne médiane ventrale.

(a) Hyrtl, *Beitr. zur Morphol. der Urogenital-Organe* (*Mém. de l'Acad. de Vienne*, t. 1, pl. 53, fig. 1).

(b) Voyez Cuvier et Valenciennes, *Histoire naturelle des Poissons*, t. I, pl. 7, fig. 1. — Laurillard, *Atlas du Règne animal* de Cuvier, Poissons, pl. 2, fig. 1.

Les Cyclostomes, ou Poissons suceurs, font seuls exception à cette dernière règle : leur uretère débouche au dehors en avant de l'anus, et par conséquent au-dessous du tube digestif (1).

Les reins des Poissons présentent dans leur conformation générale des variations très grandes ; mais ces particularités n'ont pas beaucoup d'importance, et paraissent dépendre principalement, soit de l'union plus ou moins complète de ces deux glandes sur la ligne médiane, soit du degré de développement de leur portion antérieure ou moyenne, et de la manière dont ces portions se moulent pour ainsi dire sur les organes circonvoisins, quand leur volume devient considérable.

Forme<br>des Reins<br>des Poissons.

Dans l'ordre des Plagiostomes, ou Sélaciens, où les reins sont médiocrement développés et composés parfois d'une série de lobules plus ou moins distincts entre eux (2), ces glandes

---

(1) Chez la Lamproie et les autres Cyclostomes, les deux uretères se réunissent en un tronc commun qui s'ouvre dans le pore abdominal situé, comme nous avons déjà eu l'occasion de le dire (a), au-devant de l'anus (b). Il est aussi à noter que chez ces Poissons suceurs, les reins, au lieu d'être, comme d'ordinaire, accolés à la paroi supérieure de la cavité abdominale, y sont suspendus par des replis du péritoine et présentent des particularités de structure très remarquables. Cha-

cune de ces glandes est constituée par une série de petits lobes arrondis, attachés à un uretère très large et disposé longitudinalement (c).

Enfin J. Müller a constaté que, chez le *Bdellostoma Forsteri*, chacun des lobules dont je viens de parler est formé par un gros corpuscule de Malpighi muni de son glomérule vasculaire, et donnant naissance à un canalicule urinifère court et trapu qui se rend en ligne droite à l'uretère (d).

(2) Comme exemple de cette divi-

---

(a) Voyez tome VI, page 6.
(b) Voyez *The Descriptive and Illustrated Catalogue of the Physiological Series of Comp. Anatomy contained in the Museum of the R. College of Surgeons in London*, t. IV, pl. 59, fig. 1.
(c) Exemples :
— L'*Ammocœtes branchialis* (Rathke, *Beiträge zur Geschichte der Thierwelt*, t. IV, pl. 2, fig. 8).
— Le *Myxina glutinosa* (Müller, *Untersuch. über die Eingeweide der Fische*, pl. 1, fig. 1 *Mém. de l'Acad. de Berlin pour* 1843).
— Le *Bdellostoma Forsteri* (Müller, *Op. cit.*, pl. 1, fig. 2).
(d) Müller, *Op. cit.* (*Mém. de l'Acad. de Berlin pour* 1842, pl. 1, fig. 3 à 7).

sont en général séparées l'une de l'autre dans toute leur longueur (1).

Chez les Poissons osseux, au contraire, les deux reins sont presque toujours réunis en une seule masse postérieurement (2), et quelquefois cette fusion apparente a lieu dans toute leur longueur (3), tandis que d'autres fois elle ne s'effectue que de distance en distance (4).

Lorsqu'ils restent complétement séparés l'un de l'autre, ils

sion des reins en lobes, je citerai les Raies (a), les Torpilles (b), et l'Ange, ou *Squatina fimbriata* (c).

(1) Ainsi, chez le Squale acanthias, où les reins sont grêles et cylindriques, on voit les reins s'étendre isolément de la portion antérieure de la cavité abdominale jusque sur les côtés du cloaque (d).

Duverney a constaté que chez la Raie bouclée, la Mourine *narinari* et la Chimère, les deux reins sont réunis postérieurement (e).

(2) Comme exemple de cette disposition, je citerai l'appareil urinaire du *Lucioperca sandra* (f) et du *Cottus scorpio* (g). Deux reins élargis à leur extrémité antérieure, et presque cylindriques dans le reste de leur longueur,

sont confondus entre eux dans toute leur portion postérieure. D'autres fois ces organes, tout en formant en arrière une masse unique qui est bifurquée en avant, présentent dans cette dernière portion un étranglement très prononcé (h) ou des prolongements latéraux (i).

(3) Chez la Truite commune, les reins sont conformés à peu près de la même manière que chez le Sandre, mais unis entre eux dans toute leur étendue (j).

(4) Chez la Sardine, les deux reins sont unis dans presque toute leur longueur ; mais dans toute la moitié antérieure cette confluence n'a lieu que de distance en distance, de façon à laisser une série d'espaces vides (k).

(a) Monro, *The Structure and Physiology of Fishes*, pl. 11.
— Steenstra Toussaint, *Op. cit.*, pl. 1, fig. 4, et pl. 2, fig. 5 (*Ann. Acad. Lugduno-Batava*, 1834).
— Wagner, *Icones anatomicæ*, pl. 22, fig. 31.
— Jourdain, *Recherches sur la veine porte rénale* (*Ann. des sciences nat.*, 4e série, 1820, t. XII, pl. 6, fig. 1 et 2).
(b) Bruch, *Études sur l'appareil de la génération chez les Sélaciens*. Strasbourg, 1860, pl. 6, fig. 1.
(c) Voyez Home, *Lectures on Comp. Anat.*, t. III, pl. 87 et 89.
(d) Müller, *De glandularum secernentium structura penitiori*, pl. 15, fig. 8, c.
(e) Duverney, *Op. cit.*, t. VII, p. 586.
(f) Hyrtl, *Das uropoëtische System* (*Mém. de Vienne*, t. II, pl. 10, fig. 1).
(g) Steenstra Toussaint, *Op. cit.*, pl. 1, fig. 2 b.
(h) Exemple : le *Trachinus draco* (Hyrtl, *loc. cit.*, pl. 10, fig. 2).
(i) Exemple : le *Trigla hirundo* (Hyrtl, *loc. cit.*, pl. 10, fig. 3).
(j) Hyrtl, *loc. cit.*, pl. 10, fig. 1.
(k) Idem, *ibid*, pl. 11, fig. 4.

sont en général remarquablement petits, et ne s'étendent que peu en arrière (1).

Comme exemple des particularités de forme dues au développement des reins dans les espaces laissés libres par les organes circonvoisins, on peut citer la disposition de ces glandes chez la Carpe (2) et plusieurs autres Poissons osseux (3).

Quant à la structure intime des reins, il est à noter que dans cette classe d'animaux les canalicules urinifères paraissent être en général moins fins que chez les Vertébrés supérieurs et les corpuscules de Malpighi moins nombreux (4).

Structure
des Reins.

(1) Ainsi, chez le *Chironectes punctatus*, les reins sont petits, subtriangulaires et non confluents (a). La même disposition se remarque chez le *Pterois volitans* (b).

(2) Chez la Carpe (c), les reins s'élargissent et s'épaississent beaucoup vers le milieu de l'abdomen, et s'y moulent en quelque sorte sur l'étranglement de la vessie natatoire située au-dessous, de façon à affecter la forme d'une croix. Leur extrémité antérieure se contourne au-dessous des os de la base du crâne en manière de cornes. Les uretères et la vessie urinaire n'offrent rien d'important à noter.

Les reins présentent une disposition analogue chez le *Leuciscus rutilus* ou Able rosse (d).

(3) Ainsi, chez une Perche d'Amérique (*Perca gracilis*), les deux reins sont très écartés entre eux et réunis au-devant de la vessie natatoire par une bande transversale qui se prolonge latéralement de façon à donner à chacun de ces organes la forme d'une croix, et postérieurement, en se rencontrant sur deux points, ils constituent avec la commissure précédente deux anneaux (e).

Chez l'*Arius cous*, ces glandes présentent aussi à leur partie jugulaire une forme très irrégulière qui semble être commandée par la disposition des organes circonvoisins, et dans leur portion abdominale elles se prolongent un peu en manière de lobe dans les espaces intercostaux (f).

Chez la Sole, les reins, au lieu de s'étendre en ligne droite, comme d'ordinaire, se recourbent en bas, puis en arrière, pour se conformer à la forme de la cavité abdominale et de son prolongement caudal (g).

(4) Ainsi que je l'ai déjà dit, cha-

(a) Hyrtl, *Das Uropoetische System* (*Mém. de Vienne*, t. II, pl. 11, fig. 2).
(b) Idem, *loc. cit.*, pl. 12, fig. 8.
(c) Petit, *Histoire de la Carpe* (*Mém. de l'Acad. des sciences*, 1733, pl. 16, fig. 1, 2, 3 et 4).
(d) Seenstra Toussaint, *Op. cit.*, pl. 2, fig. 3.
(e) Hyrtl, *Op. cit.* (*Mém. de l'Acad. de Vienne*, t. II, pl. 12, fig. 1).
(f) Idem, *loc. cit.*, pl. 11, fig. 1.
(g) Jourdain, *Op. cit.* (*Ann. des sciences nat.*, 4e série, 1859, t. XII, pl. 8, fig. 3).

Ainsi que je l'ai déjà dit, il existe presque toujours vers la partie terminale des voies urinaires des Poissons un réservoir membraneux et contractile qui est désigné d'une manière générale sous le nom de *vessie urinaire* (1), mais dont l'origine n'est pas toujours la même (2). Tantôt il est constitué par les uretères eux-mêmes, qui présentent postérieurement une dilatation plus ou moins considérable, et alors il est simple et fusiforme (3) ou

cun des lobules sphériques qui, chez le Bdellostome, sont suspendus le long de l'uretère, est un gros corps malpighien avec son glomérule vasculaire intérieur (a).

Chez la Lamproie, les reins sont composés essentiellement de tubes urinifères peu flexueux et disposés à peu près parallèlement, dont le diamètre est de 0ᵖ,00324, c'est-à-dire environ 0ᵐᵐ,087 (b). Chez la Torpille, où ces canalicules sont au contraire très longs et très pelotonnés, leur diamètre est encore plus considérable : J. Müller l'évalue à 0ᵖ,00469, c'est-à-dire environ 0ᵐᵐ,126 (c).

(1) Quelques auteurs ont pensé que ce réservoir urinaire manquait chez plusieurs Poissons osseux (d) aussi bien que chez divers Plagiostomes et chez les Cyclostomes ; mais il résulte des recherches récentes de M. Hyrtl, que la plupart des exceptions à la règle générale qui avaient été signalées chez

les premiers n'existent pas. Ainsi, cet anatomiste a constaté la présence d'une vessie (soit urétérienne, soit spéciale) chez le *Sillago acuta*, le *Bops vulgaris* et le *Clupea pilchardus*, Poissons que l'on croyait en être privés (e).

(2) Jusqu'ici les anatomistes n'ont pas distingué la *vessie urétérienne* de la *vessie urinaire spéciale*, il en est résulté beaucoup d'obscurité dans la description de cette portion de l'appareil rénal des Poissons. Lorsqu'on tient compte de cette différence dans la constitution du réservoir urinaire, on fait disparaître la plupart des exceptions signalées par les auteurs dans le mode de terminaison des uretères.

(3) Ce mode d'organisation se voit très distinctement dans la Tanche (*Tinca fluviatilis*), où le réservoir urinaire est fusiforme et reçoit les deux uretères à son extrémité antérieure (f). Il en est à peu près de

(a) Müller, *Untersuch. über die Eingeweide der Fische* (Abhandl. der Akad. der Wissenschaften zu Berlin, 1843, pl. 2, fig. 1 à 6).

(b) Müller, *De glandularum secernentium structura penitiori*, p. 86, pl. 13, fig. 3 a.

(c) Idem, *Op. cit.*, p. 86, pl. 12, fig. 2.

(d) Cuvier, *Leçons d'anatomie comparée*, t. VII, p. 603.

— Owen, *Lectures on Comp. Anat. Fishes*, p. 283.

(e) Hyrtl, *Beiträge zur Morphologie der Urogenital-Organe der Fische* (Mém. de l'Acad. de Vienne, t. I, p. 391).

(f) Hyrtl, *Das uropoetische System* (Mém. de l'Acad. de Vienne, t. II, pl. 15, fig. 3).

bicorne (1), suivant qu'il est formé par le tronc commun des uretères seulement, ou qu'il commence avant la réunion de ces deux tubes en un conduit unique ; d'autres fois il résulte du développement d'un sac membraneux spécial, sur les côtés duquel les uretères viennent d'ordinaire s'insérer (2). Cette vessie spéciale, qui se trouve en rapport avec la face posté-

même chez la Plie franche ou Carrelet (a), l'Espadon (b) et plusieurs autres Poissons.

Chez le *Salmo hucho* (c) et plusieurs autres espèces de la même famille (d), un réservoir analogue, mais courbé et renflé latéralement à son extrémité antérieure, occupe toute la longueur de la portion impaire des voies urinaires.

Ailleurs le tronc commun des uretères conserve sa forme tubulaire dans toute sa portion antérieure, et ne se dilate pour constituer un réservoir que dans sa portion terminale : par exemple chez le *Gadus minutus* (e). Chez l'Alose, une disposition analogue existe ; seulement le réservoir urétérien est très petit (f), ainsi que chez plusieurs autres Gadoïdes.

(1) Ainsi, chez le *Spatularia folium*, où les deux reins, renflés en avant et très étroits dans leur portion moyenne, se réunissent postérieurement en une masse impaire assez vo-

lumineuse, chaque uretère se dilate énormément presque aussitôt après qu'il s'est dégagé de la portion moyenne de la glande dont il dépend, et, en continuant sa marche vers la région anale, reçoit une série de petits canaux venant de la portion postérieure du rein correspondant. Enfin, ces deux réservoirs ainsi formés se réunissent postérieurement pour constituer un sac médian qui débouche au dehors, derrière l'anus, par un pore urogénital (g). Il est également à noter que les oviductes s'ouvrent dans les cornes de ce réservoir urétérien.

(2) Je ferai aussi remarquer que chez les Poissons dont la vessie natatoire se prolonge beaucoup postérieurement, le tronc commun de l'uretère, en descendant vers la région anale, passe quelquefois à travers cet organe (h) ou entre ses cornes postérieures (i) ; d'autres fois il se dévie du plan médian pour passer à côté de cette poche pneumatique (j).

(a) Steenstra Toussaint, *Op. cit. (Annal. Acad., Lugduno-Batavæ,* 1834), pl. 2, fig. 2 C.
(b) Hyrtl, *loc. cit.,* t. II, pl. 13, fig. 7.
(c) Idem, *ibid.,* pl. 15, fig. 10.
(d) Exemples : le *Thymallus vexillifer,* le *Coregonus Wartmuonni* et l'*Osmerus arcticus* (Hyrtl, *loc. cit.,* t. II, p. 77).
(e) Hyrtl, *loc. cit.,* pl. 16, fig. 1.
(f) Hyrtl, *Beiträge zur Morphologie der Urogenital-Organe der Fische (Mém. de l'Acad. de Vienne,* t. I, p. 391, pl. 52, fig. 1).
(g) Hyrtl, *Ueber den Zusammenhang der Geschlechts-und Harnwerkzeuge bei den Ganoïden (Mém. de l'Acad. de Vienne,* 1854, t. VIII, pl. 1, fig. 1).
(h) Exemple : la Merluche (Hyrtl, *Mém. de l'Acad. de Vienne,* t. II, pl. 9, fig. 1).
(i) Exemple : le *Sillago acuta* (Hyrtl, *loc. cit.,* t. II, pl. 12, fig. 4).
(j) Exemple : l'*Ophicephalus striatus* (Hyrtl, *loc. cit.,* t. II, pl. 14, fig. 6).

rieure du rectum, peut rester complétement distincte des uretères, et déboucher isolément dans le canal digestif, au-devant du pore urinaire (1) ; mais presque toujours ces canaux s'y insèrent, soit séparément, soit après s'être réunis en un conduit commun (2), ou même après s'être dilatés pour consti-tuer un premier réservoir urinaire (3).

(1) Je ne connais aucun exemple de cette disposition chez les Poissons osseux, mais je crois devoir considérer comme l'analogue organique de la vessie urinaire spéciale de ces Animaux un appendice en forme de poche ou de tube terminé en cul-de-sac, qui débouche à la partie dorsale et postérieure du rectum chez les Squales (a). Il est vrai que par suite de sa position au-dessus du sphincter du rectum ce réservoir ne peut pas toujours remplir les fonctions dévolues à la vessie urinaire des autres Poissons ; mais, en raison de ses rapports anatomiques, il me paraît en être le représentant. J'ajouterai que ce réceptacle appendiculaire existe chez les individus mâles aussi bien que chez les femelles, où le vestibule uréthro-génital qui reçoit les uretères ne se prolonge pas en forme de vessie, comme cela se voit parfois dans l'autre sexe.

Chez les Poissons osseux, les uretères s'ouvrent souvent dans le col de la vessie urinaire, proprement dite : par exemple, chez le Brochet, où la disposition de ces parties a été très bien représentée par M. Lereboullet (b).

(2) L'insertion des deux uretères isolément se voit chez la Perche (c) et beaucoup d'autres Poissons osseux. Quelquefois même les embouchures de ces conduits sont très écartées entre elles : par exemple, chez l'*Exocœtus exiliens* (d).

Comme exemple de la réunion des deux uretères en un canal commun simple, je citerai la Sardine (e).

L'insertion des uretères sur la vessie urinaire spéciale a toujours lieu à la face postérieure de cet organe (supposé vertical) ; mais cette face devient supérieure ou inférieure, suivant que ce réservoir est couché sur l'intestin (f) ou renversé en arrière (g).

(3) Comme exemples de la coexis-

(a) Exemples : l'*Acanthias vulgaris* (Hunter, *Descript. and Illustr. Catalogue*, t. IV, pl. 42). — Home, *Lectures on Comp. Anatomy*, t. IV, pl. 137.— Carus et Otto, *Tabulæ Anatomiam comparativam illustrantes*, pars 5, pl. 5, fig. 8. -- Wagner, *Icones zootomicæ*, pl. 22, fig. 23). — Le *Scyllium cænicula* (Wagner, *Icones zootomicæ*, pl. 21, fig. 2). — Le *Selache maxima* (Blainville, *Mémoire sur le Squale pèlerin*, in *Ann. du Muséum*, t. XVIII, p. 108).

(b) Lereboullet, *Rech. sur l'anatomie des organes génitaux des Animaux vertébrés*, pl. 20, fig. 203 (*Nova Acta Acad. curios.*, t. XXIII).

(c) Cuvier, *Histoire naturelle des Poissons*, t. 1, pl. 7, fig. 1.

(d) Hyrtl, *Das uropoetische System* (*Mém. de l'Acad. de Vienne*, t. II, pl. 15, fig. 4).

(e) Exemple : l'*Echeneis remora*, voy. Hyrtl, *Op. cit.* (*Mém. de l'Acad. de Vienne*, t. II, pl. 15, fig. 2).

(f) Hyrtl, *Op. cit.* (*Mém. de l'Acad. de Vienne*, t. II, pl. 11, fig. 4).

(g) Exemple : le *Gymnotus electricus*, voy. Hyrtl, *Beitr. zur Morphol. der urogenital-Organe der Fische* (*Mém. de l'Acad. de Vienne*, t. 1, pl. 52, fig. 3).

La fusion entre la vessie urétérienne et la vessie urinaire proprement dite peut même devenir si complète, qu'aucune ligne de démarcation ne les sépare, et que l'une semble être un appendice ou une simple dilatation de l'autre (1). Enfin, la vessie urinaire spéciale, de même que la vessie urétérienne, peut être bilobée, étranglée irrégulièrement, ou prolongée sur quelque point en manière d'appendice (2). Il résulte de ces diverses

tence d'une vessie urétérienne impaire et d'une vessie urinaire spéciale réunies, mais bien distinctes l'une de l'autre, je citerai la Truite (*Salmo fario*) (a), et le *Gobius paganellus* (b).

Chez l'*Ophicephalus striatus*, où une disposition analogue se voit, le col de la vessie urinaire spéciale présente une forte dilatation dans le point où le col de la vessie urétérienne vient s'y insérer de façon que le réservoir urinaire se compose de trois loges dont la moyenne débouche au dehors (c).

Il est aussi à noter que les Poissons chez lesquels les canaux excréteurs des reins ne se réunissent pas tous en deux troncs ou uretères avant de déboucher dans le réservoir urinaire, sont ceux chez lesquels ce réservoir est formé en partie ou en totalité par ces canaux eux-mêmes. Ce mode d'insertion des conduits urinaires se voit chez l'Épinoche (d).

(1) Ce mode d'organisation est très reconnaissable chez le *Gadus ovak* (e). Chez le *Gadus callarius*, la fusion entre ces deux vessies est plus complète, de façon que la vessie spéciale, moins développée que la vessie urétérienne, semble en être un prolongement postérieur (f).

(2) La vessie urinaire proprement dite, tout en restant simple et distincte d'une vessie urétérienne, varie beaucoup dans sa forme chez les divers Poissons. Ainsi, tantôt elle est presque sphérique (g), d'autres fois elle est ovalaire (h) ou pyriforme (i), et quelquefois elle s'allonge beaucoup de façon à devenir presque cylindrique (j).

Ce réservoir est bilobé antérieure-

(a) Hyrtl, *Das uropoetische System* (*Mém. de l'Acad. de Vienne*, t. II, pl. 9, fig. 2).
(b) Idem, *ibid.*, pl. 14, fig. 12.
(c) Idem, *ibid.*, pl. 14, fig. 6.
(d) Steenstra Toussaint, *Op. cit.*, pl. 2, fig. 2 e (*Ann. Acad. Lugduno-Batavæ*, 1834-35).
(e) Hyrtl, *Op. cit.* (*Mém. de l'Acad. de Vienne*, t. II, pl. 16, fig. 5).
(f) Idem, *ibid.*, pl. 16, fig. 2.
(g) Exemples : le *Monocentris japonica*, voy. Hyrtl, *Op. cit.* (*Mém. de l'Acad. de Vienne*, t II, pl. 12, fig. 10).
— Le *Gasterosteus spinachia* (Hyrtl, *loc. cit.*, pl. 12, fig. 11).
(h) Exemples : la *Perca gracilis* (Hyrtl, *loc. cit.*, pl. 12, fig. 1).
— Le *Trigla hirundo* (Hyrtl, *loc. cit.*, pl. 10, fig. 3).
(i) Exemples : le *Chirocentrus dorab* (Hyrtl, *loc. cit.*, pl. 15, fig. 12).
— Le *Diodon novemmaculatus* (Hyrtl, *loc. cit.*, pl. 11, fig. 3).
(j) Exemples : le *Syngnathus typhle* (Hyrtl, *loc. cit.*, pl. 17, fig. 10).
— La Sole, voyez Steenstra Toussaint, *Op. cit.*, pl. 2, fig. 2 g (*Ann. Acad. Lugduno-Batavæ*, 1834-35).

combinaisons organiques une multitude de formes plus ou moins particulières dont l'explication devient facile quand on tient compte des circonstances dont il vient d'être question, et dont l'étude morphologique n'est pas sans intérêt pour la philosophie de l'anatomie, mais dont l'exposé serait trop long ici.

Il est aussi à noter que parfois les voies urinaires se confondent avec les organes génitaux dans leur portion terminale, et qu'il n'existe pour ces deux appareils qu'un orifice commun. En effet, tantôt les oviductes ou les canaux déférents vont s'ouvrir dans le réservoir urinaire ou dans son canal excréteur, et d'autres fois les uretères débouchent dans l'oviducte ou dans le vestibule génital. Cette coalescence est rare chez les Poissons osseux ordinaires (1), mais est générale chez les

ment chez plusieurs Poissons osseux, tels que l'*Ophidium barbatum* (a), le *Chironectes punctatus* (b), le *Raja batis* (c).

Quelquefois la vessie urinaire se complique davantage par suite du développement d'appendices en forme de culs-de-sac sur divers points de sa surface : par exemple, chez l'*Ostracion cornutus* (d).

Il est aussi à noter que le réservoir urinaire est souvent déjeté de côté, quelquefois à droite et plus souvent à gauche. M. Hyrtl donne une liste des espèces où cette disposition a été constatée (e).

(1) Ainsi que je l'ai déjà dit, chez presque tous les Poissons osseux, les Ganoïdes exceptés, l'embouchure des voies urinaires est spéciale et se trouve derrière le pore génital, qui, à son tour, est situé derrière l'anus ; mais il y a quelques exceptions à cette règle. Ainsi, chez certaines espèces du genre Blennie, où l'appareil mâle débouche au dehors par une paire de pores, l'orifice urinaire est situé entre ces deux ouvertures, et chez les Lophobranches, les Diodons, les Tétraodons, les Balistes, les Pectorales-pédoncules et le Spirobranche du Cap (f), ces ouvertures sont pratiquées dans un élargissement de la paroi postérieure de la portion terminale du gros intestin, au-dessus de la marge de l'anus ; enfin, chez d'autres espèces, les organes génito-urinaires ont un orifice commun (g).

(a) Hyrtl, *Das uropoetische System* (*Mém. de l'Acad. de Vienne*, t. II, pl. 17, fig. 5).
(b) Idem, *ibid.*, pl. 11, fig. 2.
(c) Steenstra Toussaint, *Op. cit.*, pl. 1, fig. 2 et 3 (*Ann. Acad.*, *Lugduno Batavæ*, 1834).
(d) Hyrtl, *loc. cit.*, pl. 17, fig. 11.
(e) Idem, *Op. cit.* (*Mém. de l'Acad. de Vienne*, t. II, p. 41).
(f) Idem, *Op. cit.* (*Mém. de l'Acad. de Vienne*, t. II, pl. 14, fig. 8).
(g) Idem, *loc. cit.*, p. 43.

Ganoïdes (1) et chez les Plagiostomes, où les organes génito-urinaires, de même que l'intestin, débouchent dans un cloaque commun (2).

Ainsi, chez l'*Anableps tetrophthalmus*, les canaux déférents débouchent dans la vessie urinaire, et celle-ci se termine par un canal uréthro-génital logé dans un appendice conique assez semblable à un pénis (a). Chez le *Cyclopterus lumpus*, où une disposition analogue se voit dans les deux sexes, le canal uréthro-génital présente chez le mâle une dilatation ampulliforme près de son extrémité (b). Ce genre de coalescence existe aussi chez quelques Murènes, le *Zoarces viviparus* et le *Lethrinus nebulosus* (c). Enfin, chez les Serrans, les Labres, la Fistulaire et le *Gadus barbatus*, les voies urinaires s'ouvrent dans l'appareil génital.

(1) Chez le *Polypterus bichir*, le canal commun constitué par la réunion des deux uretères est très court, et débouche à la partie postérieure et dorsale du vestibule génital formé par la réunion des deux oviductes (d). Chez l'*Amia calva*, les uretères restent séparés entre eux, et débouchent dans un grand réservoir de forme irrégulière qui résulte de la réunion des deux oviductes et qui s'ouvre au dehors par un pore uro-génital derrière l'anus (e).

Chez l'Esturgeon, le *Spatularia folium* (f) et le *Lepidosteus osseus* (g), les conduits génitaux s'ouvrent dans la vessie urétérienne, qui, chez ce dernier Poisson, porte en dessus un assemblage de cellules irrégulières en communication avec sa cavité.

(2) La disposition de la portion terminale de ces divers organes présente chez les Plagiostomes quelques variations suivant les espèces et les sexes. Ainsi, chez les Raies, les uretères, comme je l'ai déjà dit, débouchent dans un sac membraneux bilobé chez la femelle, et cette vessie s'ouvre dans le cloaque commun par un orifice situé sur la ligne médiane, entre les ouvertures des deux oviductes (h). Chez le mâle, les canaux déférents s'ouvrent dans la vessie urinaire, vers la base des grandes cornes de ce réservoir, et c'est par l'orifice médian de sa portion postérieure et impaire que l'urine, de même que la liqueur spermatique, est versée dans le cloaque (i).

Chez les Torpilles, les deux uretères débouchent isolément près de

(a) Hyrtl, *Beitr. zur Morphol. der Urogenital-Organe der Fische* (*Mém. de l'Acad. de Vienne*, t. I, pl. 53, fig. 3 et 4).
(b) Idem, *loc. cit.*, pl. 52, fig. 5 et 6.
(c) Hyrtl, *Das uropoetische System* (*Mém. de l'Acad. de Vienne*, t. II, p. 43).
(d) Idem, *Ueber den Zusammenhang der Geschlechts und Harnwerkzeuge bei den Ganoides* (*Mém. de l'Acad. de Vienne*, t. VIII, pl. 3, fig. 1).
(e) Idem, *loc. cit.*, pl. 3, fig. 2).
(f) Wagner, *De Spatulariurum anatome*, dissert. inaug. Berlin, 1848, fig. 5.
— Hyrtl, *Op. cit.* (*Mém. de l'Acad. de Vienne*, t. VIII, pl. 1, fig. 1 et 2).
(g) Idem, *ibid.*, pl. 2, fig. 1 et 2.
(h) Steenstra Toussaint, *Op. cit.*, pl. 1, fig. 1 (*Annales Acad. Lugduno-Batavæ*, 1834-35).
(i) Monro, *The Struct. and Physiol. of Fishes*, pl. 12.
— Steenstra Toussaint, *Op. cit.*, pl. 2, fig. 4.

J'ajouterai que dans l'immense majorité des cas l'orifice urinaire, de même que l'anus et le pore génital, se trouve sur la ligne médiane ventrale, mais que chez les Pleuronectes il

l'ouverture de la papille médiane située entre les ouvertures des oviductes ou des canaux déférents (*a*).

Chez les Squales femelles, les uretères s'ouvrent dans le cloaque à l'extrémité d'une papille conique, entre les orifices des ovaires, et la poche qui représente la vessie urinaire est reportée plus en avant (*b*). Enfin, chez les mâles, les uretères et les canaux déférents se réunissent dans une cavité commune, ou vestibule uréthro-génital qui a été décrit par quelques auteurs comme un cloaque antérieur ou comme une vessie urinaire, et qui débouche dans le cloaque proprement dit. M. Owen a constaté que chez le *Galeus canis* chaque uretère se dilate près de son extrémité, de façon à constituer un petit réservoir membraneux avant de se réunir à son congénère et de pénétrer dans l'appendice en forme de verge, qui est situé comme d'ordinaire à la face supérieure du cloaque (*c*). Enfin, chez le *Carcharias glaucus*, la cavité qui paraît être l'analogue de ce vestibule uréthro-génital est divisée supérieurement en deux parties par une cloison membraneuse, et donne ainsi naissance à

une paire d'appendices terminés en cul-de-sac. Suivant M. Steenstra Toussaint, il y aurait de chaque côté deux uretères venant s'ouvrir dans cette poche ; mais il me paraît probable qu'il aura pris le canal déférent pour une portion des voies urinaires (*d*). Chez le *Selache maxima*, le vestibule uréthro-génital présente de chaque côté les orifices des uretères et des canaux déférents, puis un peu plus bas une troisième ouverture conduisant dans une grande cavité qui est située entre le péritoine et la membrane propre du canal afférent (*e*), et qui a été considérée par Blainville comme une vésicule séminale (*f*) ; mais ce dernier réceptacle est probablement l'analogue des prolongements cæcaux du vestibule génito-urinaire décrits par M. Steenstra Toussaint comme des dépendances de la vessie urinaire, ainsi que je viens de le dire. Le vestibule uréthro-génital se prolonge postérieurement en forme d'entonnoir dans le pénis, et s'y ouvre dans le cloaque.

Le sac membraneux, que l'on peut considérer comme l'analogue de la vessie urinaire spéciale, et que l'on

(*a*) J. Davy, *Researches Physiological and Anatomical*, t. I, p. 91, pl. 2, fig. 1).

(*b*) Hunter, dans le *Catalogue du Musée des chirurgiens de Londres*, t. IV, pl. 62, fig. 1.

— Everard Home, *Lectures on Comparative Anatomy*, t. IV, pl. 137.

(*c*) Owen, *Lectures on the Comparative Anatomy and Physiology of the Vertebrate Animals*, 1846, p. 284, fig. 75).

(*d*) Steenstra Toussaint, *De systemate uropoetico Squali glauci* (*Tijdschrift vor Natuurlijke Geschiedenis en Physiologie*, 1839, t. VI, p. 199, pl. 8, fig. 4 et 5).

(*e*) Everard Home, *An Anatomical Account of the Squalus maximus* (*Philos. Trans.*, 1809, p. 212).

(*f*) Blainville, *Mémoire sur le Squale pèlerin* (*Annales du Muséum*, t. XVIII, p. 88, pl. 6, fig. 2).

est en général rejeté un peu de côté, soit à gauche, soit à droite, de la même manière que le sont les yeux de ces Animaux difformes (1).

§ 7. — Dans la classe des Batraciens (2), les reins sont beaucoup moins volumineux que chez la plupart des Poissons,

Appareil<br>urinaire<br>des Batraciens.

désigne quelquefois sous le nom de glande rectale, est situé plus en avant, et s'ouvre tantôt dans le cloaque, comme cela se voit chez l'*Acanthias vulgaris* (a), ou encore plus en avant vers la partie postérieure du rectum, ainsi que cela a lieu chez le *Spinax niger* (b), le *Selache maxima*, etc.

D'après M. Martin Saint-Ange, il existerait une anomalie remarquable dans la disposition des voies urinaires chez l'Émissole mâle. Cet anatomiste assure avoir constaté que plusieurs conduits urinifères se rendent de la portion antérieure du rein au canal déférent, et y versent de l'urine qui, mêlée au sperme, descend dans ce dernier conduit vers le cloaque. De même que chez la femelle, la portion terminale de l'uretère se dilate de façon à constituer un réservoir ou vessie urinaire urétérienne qui débouche dans le vestibule uréthro-sexuel (ou urèthre) à côté de l'orifice des voies génitales ; mais les canaux excréteurs de la portion postérieure des reins ne se rendent pas dans cette vessie (comme cela a lieu chez la femelle), et s'ouvrent directement par un pore spécial dans le vestibule uréthro-sexuel. Il est également à noter que, antérieurement, ce vestibule est aussi en communication chez le mâle avec un sac allongé qui remplit les fonctions d'une vésicule séminale, et qui est l'analogue de l'appendice cæcal que nous avons déjà vu dans une position analogue chez les autres Plagiostomes (c).

(1) Ainsi, chez la Sole, la papille uréthrale qui porte l'orifice terminal des voies urinaires se trouve dans une petite fossette située du côté droit de la ligne médiane ventrale (c'est-à-dire du côté où sont placés les yeux), tandis que l'anus et le pore génital sont situés du côté gauche (d). L'orifice urinaire est rejeté aussi à droite chez le Flet (*Platessa passer*).

Chez le *Bothus podas*, où les yeux sont à gauche, l'orifice uro-génital est du même côté et l'anus à droite.

Chez le *Rhombus nudus*, tous ces orifices sont situés du côté gauche.

(2) Les premières recherches anatomiques sur l'appareil urinaire des Batraciens sont dues à Swammerdam, et datent par conséquent du XVIIe siècle (e) ; mais pendant longtemps on

(a) Home, *Lectures on Comparative Anatomy*, t. IV, pl. 137 et 139. — Wagner, *Icones zootomicæ*, pl. 22, fig. 23. — Carus et Otto, *Tab. Anat. comp. illustrantes*, pars V, pl. 5, fig. 8.

(b) Mayer, *Analecten für vergleichende Anatomie*, 1835, pl. 4, fig. 2.

(c) Martin Saint-Ange, *Étude de l'appareil reproducteur dans les cinq classes d'Animaux vertébrés*, p. 137 et suiv., pl. 14 (*Mém. de l'Acad. des sciences, Sav. étr.*, 1856, t. XIV).

(d) Hyrtl, *Beitr. zur Morphologie der Urogenital-Organe der Fische* (*Mém. de l'Acad. de Vienne*, t. I, pl. 53, fig. 1 et 2).

(e) Voyez tome I, page 42.

et en général ils ne dépassent pas les limites des régions pelvienne et lombaire (1). On n'y aperçoit d'ordinaire ni divisions en lobes (2), ni bosselures notables. Quelquefois cependant la masse principale de l'organe est précédée d'un lobule qui en est plus ou moins éloigné (3).

*Forme des reins.* La forme des reins varie, et d'ordinaire elle est en rapport avec celle du corps. Ainsi, chez les Batraciens pérennibranches, qui sont des Animaux sveltes, ces organes sont très étroits; chez les Urodèles, ils sont moins allongés (4), et chez les Batraciens

n'avait à ce sujet que des notions très imparfaites, et c'est dans ces dernières années seulement que la plupart des particularités relatives aux rapports des voies urinaires avec les organes de la génération ont été bien constatées (a).

(1) Chez le Protée, les reins s'avancent assez loin au-dessus du foie, celui du côté droit surtout, et ils occupent presque la moitié de la longueur du tronc (b). Chez les Cécilies, ou Batraciens Péromèles (Duméril), ils se prolongent même antérieurement jusque vers la bifurcation de la trachée (c) ; mais en général ces organes ne dépassent pas les limites indiquées ci-dessus, et souvent ils sont logés tout entiers dans la région du bassin.

(2) Chez le *Menobranchus* ou *Necturus lateralis*, chaque rein se compose d'une série de lobes distincts placés en file longitudinale, et pourvus chacun d'un conduit excréteur particulier qui va déboucher dans l'uretère (d).

(3) M. Leydig a constaté cette disposition chez la Salamandre terrestre et le Protée (e).

(4) Chez les Cécilies, les reins sont remarquablement grêles. Ils sont

(a) Voyez à ce sujet :
— Fink, *De amphibiorum systemate uropoetico.* Halæ, 1817.
— Prévost et Dumas, *Observations relatives à l'appareil génital mâle* (Ann. des sciences nat., 1824, t. I, p. 279, pl. 20, fig. 1 et 2).
— Wittich, *Beiträge zur morphologische nund histologischen Entwickelung der Harn- und Geschlechtswerkzeuge der nackten Amphibien* (Zeitschr. für wissensch. Zool. von Siebold und Kölliker, 1852, t. IV, p. 123, pl. 9).
— Bidder, *Vergleichende anatomische und histologische Untersuchungen über die männlichen Geschlechts- und Harnwerkzeuge der nackten Amphibien.* Dorpat, 1846.
— Lereboullet, *Recherches sur l'anatomie des organes génitaux des Animaux vertébrés* (Nova acta Acad. nat. curios., t. XXIII).
— Martin Saint-Ange, *Étude de l'appareil reproducteur dans les cinq classes d'Animaux vertébrés* (Mém. de l'Acad. des sciences, Savants étrangers, 1856, t. XIV).
— Leydig, *Anatomisch-histologische Untersuchungen über Fische und Reptilien.* Berlin, 1853.

(b) Delle Chiaje, *Ricerche anatomico-biologiche sul Proteo serpentino,* 1840, pl. 1 et 2, fig. 1.
(c) Leydig, *Anatomisch-histologische Untersuchungen über Fische und Reptilien,* p. 84.
(d) Wittich, *Op. cit. (Zeitschrift für wissensch. Zool.,* t. IV, pl. 9, fig. 18).
(e) Leydig, *Op. cit.,* pl. 4, fig. 29 et 30.

anoures ils sont trapus et oblongs ou ovoïdes (1). Leur structure intime ne présente généralement aucune particularité importante (2). Il est seulement à noter que les corpuscules de Malpighi sont quelquefois assez gros pour être visibles à l'œil nu, et situés principalement vers la face ventrale de l'organe, d'où les canalicules urinifères se portent transversalement vers son bord externe, tandis qu'à la face dorsale de ces glandes ces tubes deviennent très sinueux et enchevêtrés (3).

aussi très étroits et allongés chez l'Axolotl (a), le *Menopoma* (b) et le Protée (c).

Chez tous ces Batraciens, les reins sont légèrement pyriformes, leur extrémité postérieure étant un peu renflée et leur portion antérieure se rétrécissant graduellement. Chez les Tritons, ou Salamandres aquatiques, ils ont la même forme générale, mais ils sont beaucoup plus ramassés et plus larges (d).

(1) Les reins des Grenouilles sont gros, oblongs et très rapprochés l'un de l'autre (e).

Ces organes ont à peu près la même forme chez quelques espèces de la famille des Crapauds (f), mais chez d'autres ils sont rétrécis anté-rieurement, et par conséquent ils ressemblent davantage aux reins des Urodèles (g).

(2) La direction transversale des canalicules urinifères dans les reins de la Grenouille a été indiquée par Huschke (h), et la structure intime de ces glandes a été mieux étudiée par M. Bowman (i). Duvernoy a publié aussi des observations sur la structure intime du rein chez la Salamandre et le Triton (j).

(3) Duvernoy a trouvé chez la Salamandre tachetée des corpuscules de Malpighi dont le diamètre était d'un demi-millimètre (k). Chez la Grenouille, M. Bowman n'en évalue le diamètre qu'à environ un dixième de millimètre, en moyenne (l).

(a) Calori, *Sull'anatomia dell'Axolotl* (*Memorie dell'Accad. delle scienze dell'Instituto di Bologna*, 1851, t. III, p. 343, pl. 3, fig. 18).

(b) Bidder, *Vergl. anat. und hist. Unters. über die männlichen Geschlechts- und Harnwerkzuge der nackten Amphibien*, pl. 2, fig. 6.

(c) Delle Chiaje, loc. cit., pl. 1, fig. 1.

— Leydig, *Op. cit.*, pl. 4, fig. 30.

(d) Bidder, *Op. cit.*, pl. 2, fig. 4.

(e) Swammerdam, *Biblia Naturæ*, t. II, pl. 47, fig. 1.

— Prévost et Dumas, *Op. cit.* (*Ann. des sciences nat.*, 1824, t. I, pl. 20, fig. 1).

(f) Exemple : le *Bufo cinereus* (Wittich, loc. cit., pl. 9, fig. 10).

(g) Exemple : le *Bufo variabilis* (Wittich, loc. cit., pl. 9, fig. 13).

(h) Huschke, *Ueber die Textur der Nieren* (*Isis*, 1828, t. XXI, pl. 28, fig. 3).

(i) Bowman, *On the Structure and Use of the Malpighian Bodies of the Kidney* (*Philos. Trans.*, 1842, p. 57, pl. 4, fig. 15).

(j) Duvernoy, *Fragments sur les organes génito-urinaires des Reptiles* (*Mém. de l'Acad. des sciences, Savants étrangers*, t. XI, p. 56).

(k) Duvernoy, loc. cit., p. 58.

(l) Bowman, loc. cit., p. 72.

Les canaux excréteurs des reins se réunissent ordinairement pour constituer de chaque côté du corps un seul tronc; mais chez les Tritons et les Salamandres ils forment plusieurs tubes distincts qui se dirigent parallèlement en arrière vers le cloaque (1). Quoi qu'il en soit à cet égard, les voies urinaires de tous les Batraciens débouchent dans cette portion terminale de l'intestin par une paire de pores situés sur la paroi dorsale de cette cavité ou sur le bord de l'embouchure des oviductes. Chez les femelles, il n'y a donc aucune communication entre les voies urinaires et les conduits génitaux, si ce n'est à leur extrémité (2); mais chez les mâles il en est autrement, et toujours ou presque toujours les canaux excréteurs des testicules vont s'ouvrir dans la portion antérieure de l'uretère, de façon que ce tube livre passage à la liqueur séminale aussi bien qu'à l'urine. Ainsi, chez la Grenouille, les canaux efférents du testicule, au nombre de cinq ou six, ou même davantage, plongent directement dans la substance du rein correspondant, traver-

(1) Cette disposition fasciculée des uretères est très remarquable chez les Tritons, et l'on peut facilement l'observer chez les individus femelles, où l'on voit de chaque côté du corps un grand nombre de canaux se détacher du rein pour aller déboucher par deux petits pores à la partie dorsale du cloaque, près de l'embouchure de l'oviducte correspondant (a) ; mais, chez les individus mâles, les relations entre ces parties et l'appareil de la génération se compliquent beaucoup, et leur étude offre des difficultés considérables. Nous reviendrons sur ce sujet dans quelques moments.

Le nombre de ces uretères varie suivant les espèces. Duvernoy en a compté, pour chaque rein, vingt-cinq chez la Salamandre noire, et onze chez le Triton ponctué (b).

(2) Chez quelques Batraciens, les Grenouilles, par exemple, les uretères s'ouvrent dans le cloaque si près de l'embouchure des oviductes, qu'on peut les considérer comme se terminant dans ces tubes, et que quelques auteurs les décrivent ainsi.

(a) Duvernoy, *Fragments sur les organes génito-urinaires des Reptiles* (*Mém. de l'Acad. des sciences Sav. étrang.*, t. XI, pl. 2, fig. 21).

— Martin Saint-Ange, *Étude de l'appareil reproducteur*, pl. 11, fig. 2 (*Mém. de l'Acad. des sciences, Savants étrangers*, 1856, t. XIV).

(b) Duvernoy, *loc. cit.*, p. 67 et p. 68.

sent de part en part cet organe, et vont s'ouvrir dans l'uretère qui en occupe le bord externe et dorsal (1).

Le canal génito-urinaire constitué de la sorte se dilate vers son extrémité postérieure, et porte dans cette portion terminale une poche latérale qui est multiloculaire et qui joue le rôle d'une vésicule séminale (2). Enfin il donne aussi insertion à un filament long et grêle qui est dirigé en avant, renflé en forme d'ampoule naviculaire à quelque distance de son extrémité antérieure, et creusé d'un canal longitudinal. Cet appendice paraît être un vestige du corps de Wolff et du canal excréteur de cet organe transitoire ; mais il est séparé de l'uretère

(1) Les testicules de la Grenouille sont appliqués contre la face ventrale des reins, et leurs canaux efférents, rangés en série longitudinale, plongent presque immédiatement dans la substance de ces derniers organes pour les traverser de part en part, et aller déboucher dans la portion initiale de l'uretère située sur le bord externe de chacune de ces glandes. Cette disposition remarquable avait été incomplétement indiquée par Swammerdam (a), et a été bien constatée par MM. Prévost et Dumas, ainsi que par beaucoup d'autres auteurs plus récents (b). D'après les observations inédites de MM. Vogt et Pappenheim, les canaux efférents paraîtraient même se ramifier et s'anastomoser entre eux pendant leur trajet dans l'intérieur du rein, de façon à constituer dans la profondeur de cet organe une espèce d'épididyme (c).

(2) Cet appendice du canal génito-urinaire des Grenouilles mâles se compose d'une série de loges terminées en cul-de-sac, et débouchant chacune dans ce tube par un orifice particulier. Chez les femelles, on ne voit rien de semblable : les uretères ne communiquent qu'avec les reins antérieurement et restent filiformes dans toute leur longueur ; en arrière, ils se rapprochent, et vont déboucher dans le cloaque par une paire de petits pores situés immédiatement derrière les papilles qui portent les embouchures des oviductes (d).

(a) Swammerdam, *Biblia Naturæ*, pl. 47, fig. 1.
(b) Prévost et Dumas, *Observations relatives à l'appareil générateur mâle, etc.* (*Annales des sciences nat.*, 1824, t. I, p. 279, pl. 20, fig. 2). — Bidder, *Vergl. anat. und hist. Untersuch. über die männlichen Geschlechts- und Harnwerkzeuge*, 1846, pl. 1, fig. 1. — Lereboullet, *Rech. sur l'anatomie des organes génitaux des Animaux vertébrés*, pl. 7, fig. 86 (extr. des *Nova Acta Acad. nat. curios.*, t. XXIII).
(c) Vogt et Pappenheim, *Recherches sur l'anatomie comparée des organes de la génération des Animaux vertébrés, présentées à l'Académie des sciences*, 1845 (mss.).
(d) Lereboullet, *loc. cit.*, pl. 19, fig. 193.

dans toute sa longueur et ne paraît avoir aucun usage (1). Chez d'autres Batraciens, ce même filament, que j'appellerai le *tube wolffien*, semble constituer au contraire la partie principale du conduit génito-urinaire. Ainsi, chez le Protée, les canaux efférents du testicule viennent s'y réunir à quelque distance en avant des reins, et plus en arrière les uretères s'y rendent (2). Chez les Ménobranches, c'est aussi le canal du corps de Wolff

(1) Cet appendice, dont la découverte est due à M. Leydig, s'insère sur le côté externe du canal génito-urinaire de la Grenouille mâle, immédiatement au-devant de la vésicule séminale (a) ; il est filiforme, très long et aminci vers son extrémité antérieure, près de laquelle il présente un élargissement fusiforme qui est creusé d'une cavité contenant des cellules à noyaux, et un corps dont l'aspect rappelle celui du glomérule des corpuscules malpighiens (b). Au delà de cette capsule, l'appendice wolffien est plein et s'amincit de façon à se terminer bientôt en une pointe très grêle qui est située dans la partie antérieure de l'abdomen, là où, chez la femelle, se trouvent les trompes de l'oviducte. Enfin, il existe des cils vibratiles à l'entrée du canal qui part de l'extrémité inférieure de la capsule dont il vient d'être question pour descendre dans l'axe du filament, vers l'extrémité postérieure de cet appendice. Ce canal est bien visible, mais il paraît ne pas se continuer jusque dans le conduit génito-urinaire. Chez la femelle, il n'existe aucun appendice de ce genre, et M. Leydig le considère comme l'analogue de l'oviducte.

Chez le Crapaud cornu (*Cerato-phrys dorsata*), l'uretère, ou plutôt le canal génital n'est pas garni d'une vésicule séminale ou glande accessoire, comme chez la Grenouille, et donne directement insertion à un filament wolffien qui est très développé et se termine par un orifice béant situé au-dessus du ligament du foie, dans le même point où se trouve l'entrée des oviductes chez la femelle (c).

(2) Chez le Protée, l'extrémité antérieure du tube wolffien est ouverte, élargie et un peu infundibuliforme. Cet appendice devient ensuite très grêle, et ne tarde pas à donner insertion au canal efférent du testicule, qui est long, simple et pelotonné. Le tube commun ainsi formé augmente ensuite de calibre, et bientôt on y voit arriver un second canal provenant d'un organe pelotonné que M. Leydig considère comme un lobule accessoire du rein ; enfin, le même tube, devenu beaucoup plus gros, s'accole au bord interne du rein principal, qui y envoie ses canaux excréteurs (d). M. Leydig

(a) Leydig, *Anat.-hist. Unters. über Fische und Reptilien*, p. 68, pl. 3, fig. 23.
(b) Idem, *ibid.*, pl. 3, fig. 24.
(c) Idem, *ibid.*, p. 70.
(d) Idem, *ibid.*, p. 78, pl. 4, fig. 30.

qui paraît se développer d'une manière permanente pour recevoir l'urine et la liqueur séminale transmise à travers la substance des reins par une série de canaux spermatiques disposés à peu près comme chez la Grenouille (1). Enfin, chez les

n'a pu apercevoir aucune division longitudinale dans le canal génito-urinaire ainsi constitué, et ce canal ne semble pas être autre chose que le conduit excréteur du corps de Wolff.

Chez le *Menopoma alleghaniensis*, on voit partir de l'extrémité antérieure du rein un long filament tubulaire qui se termine antérieurement par une capsule semblable à celle que nous venons de voir chez le Protée. A quelque distance de ce renflement, le tube wolffien donne insertion à un corpuscule arrondi qui est formé par un tube grêle contourné en manière de glomérule (a). Il est aussi à noter que les canaux efférents du testicule traversent les reins pour aller déboucher dans l'uretère qui fait suite au filament wolffien (b).

(1) Chez le *Menobranchus* ou *Necturus lateralis*, le filament wolffien vient s'appliquer contre l'extrémité antérieure du rein, puis longe cet organe en se renflant et en décrivant des flexuosités nombreuses ; il reçoit, chemin faisant, une série de canaux très grêles provenant du rein et du testicule qui se trouve du côté opposé de ce dernier organe ; enfin il se rétrécit de nouveau, et se détache de l'extrémité postérieure du rein pour aller au cloaque. M. Wittich, qui a

fait connaître cette disposition, ne paraît pas avoir examiné au microscope la structure intérieure du canal ainsi constitué, afin de s'assurer si c'est bien un tube unique ou une réunion de deux ou plusieurs tubes accolés sous une enveloppe commune (c). Cette investigation ne serait cependant pas sans intérêt, car, en étudiant attentivement la structure des parties correspondantes chez la Salamandre terrestre, M. Leydig est parvenu à reconnaître dans la portion rénale du conduit en apparence simple dont la portion antérieure constitue le tube wolffien, deux canaux parallèles et accolés l'un à l'autre, mais parfaitement distincts et sans communication visible ; l'un de ces canaux est la continuation du tube wolffien, l'autre est le conduit génito-urinaire. Il est aussi à noter que le filament wolffien porte un peu en arrière de sa capsule subterminale une ampoule latérale qui renferme un corps gloméruliforme et qui ressemble beaucoup à un corpuscule de Malpighi (d).

Chez le *Bombinator* on trouve aussi inséré à l'extrémité antérieure du rein un filament wolffien dont la portion basilaire est fort pelotonnée (e).

Pour se convaincre de l'identité de ces appendices plus ou moins rudi-

(a) Leydig, *Anat.-hist. Untersuch. über Fische und Reptilien*, pl. 3, fig. 27 et 28.
(b) Bidder, *Vergl. Anat. und hist. Untersuch. über die männlichen Geschlechts- und Harnwerkzeuge der nackten Amphibien*, pl. 2, fig. 6.
(c) Wittich, *Op. cit.* (*Zeitschr. für wissensch. Zool.*, t. IV, pl. 9, fig. 18).
(d) Leydig, *Op. cit.*, p. 75, pl. 4, fig. 29.
(e) Idem, *ibid.*, pl. 3, fig. 25.

Tritons, les relations entre ces voies urinaires, les canaux efférents du testicule et le filament wolffien, se compliquent davantage, ainsi que nous le verrons plus en détail lorsque nous nous occuperons de l'étude des organes de la reproduction chez ces Animaux (1); mais la disposition des uretères est à peu près la même que celle que nous avons vue chez les femelles.

mentaires des organes génito-urinaires mâles des divers Batraciens avec les parties qui ont été décrites chez les Têtards sous les noms de *corps de Wolff* ou de *reins primordiaux*, il suffit de comparer les figures que je viens de citer avec celles que M. Wittich a données de ces derniers organes chez les larves des Tritons (*a*) et du *Bombinator igneus* (*b*). Du reste, nous aurons à revenir sur l'examen de ces parties, quand nous étudierons l'appareil génital des Batraciens.

(1) Les anatomistes sont très partagés d'opinion au sujet de la disposition de cette partie de l'appareil génito-urinaire mâle chez les Tritons ou Salamandres aquatiques. Vers le commencement du siècle dernier, Dufay fit connaître l'existence d'un faisceau de petits tubes qui longent le canal déférent et qui s'insèrent aux reins par leur extrémité antérieure, tandis que par leur extrémité opposée ils débouchent dans le cloaque avec le premier de ces organes (*c*). Il les considéra comme des vésicules séminales, et, en effet, à l'époque du rut, on les trouve remplis d'un liquide laiteux qui ressemble beaucoup à celui dont les canaux déférents sont gorgés, mais qui ne renferme pas, comme celui-ci, des spermatozoïdes ; circonstance qui a été constatée par M. Prévost et Dumas, et qui a conduit ces physiologistes à les regarder comme des uretères (*d*). Dans ces derniers temps, ces parties ont été étudiées d'une manière plus détaillée par M. Bidder, Duvernoy, M. Lereboullet, M. Martin Saint-Ange, M. Leydig et M. Wittich (*e*). Il serait trop long de passer en revue ici les opinions de ces auteurs sur chacun des points en discussion, et, me réservant d'examiner plus

(*a*) Wittich, *loc. cit.* (*Zeitschrift für wissensch. Zoologie*, t. IV, pl. 9, fig. 1, 2 et 3).

(*b*) Idem, *ibid.*, pl. 9, fig. 5.

(*c*) Dufay, *Observ. physiques et anatomiques sur plusieurs espèces de Salamandres qui se trouvent aux environs de Paris* (*Mém. de l'Acad. des sciences*, 1729, p. 148).

(*d*) Prévost et Dumas, *Op. cit.* (*Ann. des sciences nat.*, 1824, t. I, p. 282, pl. 20, fig. 3, et explic. des fig., p. 19).

(*e*) Bidder, *Ueber die männlichen Geschlechts- und Harnwerkzeuge der nackten Amphibien*, pl. 2, fig. 4.

— Duvernoy, *Fragments sur les organes génito-urinaires des Reptiles*, pl. 1 et 2 (*Mém. de l'Acad. des sciences, Savants étrangers*, t. XI).

— Lereboullet, *Rech. sur l'anatomie des Animaux vertébrés* (*Nova Acta Acad. nat. curios.*, t. XXIII, p. 77).

— Martin Saint-Ange, *Op. cit.* (*Mém. de l'Acad. des sciences, Savants étrangers*, 1856, t. XIV).

— Leydig, *Anat.-hist. Untersuch. über Fische und Reptilien*, p. 74.

— Wittich, *Op. cit.* (*Zeitschr. für wissensch. Zool.*, 1853, t. IV, p. 125)

D'après les observations de MM. Vogt et Pappenheim, la coalescence des voies urinaires et spermatiques n'aurait pas toujours lieu avant l'arrivée de ces conduits dans le cloaque : le Crapaud accoucheur ferait sous ce rapport exception à la règle (1). Mais à l'époque où ces anatomistes s'occupèrent de ce sujet, on ne connaissait pas l'existence permanente du tube wolffien, et il est fort possible que ce canal ait été pris par eux pour un conduit déférent spécial.

Je dois ajouter que chez tous les Batraciens il existe une vessie urinaire qui est complétement séparée de l'appareil rénal, et qui communique avec le cloaque par un orifice particulier ; mais ce réservoir, au lieu d'être situé du côté dorsal ou

Vessie<br>urinaire.

tard la disposition des canaux efférents du testicule et leurs relations avec le canal wolffien, je me bornerai à dire qu'un conduit (formé probablement par ce dernier organe) descend du côté externe de l'appareil génito-urinaire, reçoit, chemin faisant, un nombre considérable de branches provenant d'une sorte d'épididyme dépendant du testicule, et va s'ouvrir dans le cloaque : c'est ce canal que l'on désigne généralement sous le nom de canal déférent (a). Mais d'autres conduits excréteurs du testicule s'ouvrent dans un canal accessoire qui gagne la partie antérieure du rein, qui paraît y communiquer avec quelques branches du système des voies urinaires, et qui ensuite se rend au canal déférent dont il vient d'être question. Les conduits qui se détachent ensuite du bord externe

des reins et qui bientôt se dilatent de façon à devenir fusiformes, ne sont pas des cæcums clos à leur extrémité supérieure et simplement accolés à la substance du rein, mais des tubes qui naissent de celle-ci par des racines (b), et qui sont indubitablement des uretères analogues en tout à ceux qui existent à la même place chez la femelle. Il me paraît cependant probable qu'à l'époque du rut ils peuvent remplir les fonctions de vésicules séminales.

(1) D'après ces anatomistes, les voies urinaires du Crapaud accoucheur (*Alytes obstetricans*) seraient disposées de la même manière dans les deux sexes, et les canaux efférents du testicule constitueraient de chaque côté un tronc unique qui longerait le bord externe des reins pour aller déboucher isolément dans le cloaque (c).

(a) Voyez Bidder, *Op. cit.*, pl. 2, fig. 4, *f* (cet auteur appelle ce conduit *urèthre* ou *canal déférent*).
— Loreboullet, *Op. cit.*, pl. 8, fig. 9 *c, e*.
— Martin Saint-Ange, *Op. cit.*, pl. 11, fig. 3, *f, f*.
(b) Loreboullet, *Op. cit.*, pl. 8, fig. 96.
(c) Vogt et Pappenheim, *Sur l'anatomie comparée des organes de la génération* (mss.).

postérieur du rectum, comme cela a lieu chez les Poissons, s'insère sur la paroi inférieure ou antérieure de cette portion du gros intestin (1). En raison de son éloignement de l'embouchure des uretères, on avait d'abord hésité à le considérer comme pouvant servir de réceptacle pour l'urine ; mais l'examen chimique du liquide contenu dans son intérieur n'a laissé subsister aucun doute sur ce point (2).

§ 8. — Chez les REPTILES, l'appareil urinaire est en général conformé à peu près de la même manière que chez la majorité des Batraciens, si ce n'est que chez le mâle aussi bien que chez la femelle les uretères restent séparés des conduits génitaux ou ne s'y réunissent que tout près de leur embouchure dans le cloaque (3). La forme des reins est variable, et présente d'ordinaire une certaine analogie avec celle du corps (4). Presque

Appareil urinaire des Reptiles.

(1) La vessie urinaire est simple et allongée chez la Sirène (a), le Protée (b), l'Axolotl (c) ; mais, chez la plupart des Batraciens, cette poche membraneuse est élargie en avant et plus ou moins profondément bilobée (d).

(2) M. J. Davy, qui a examiné le liquide contenu dans la vessie urinaire du *Rana taurina* et du *Bufo fuscus*, y a constaté la présence de l'urée (e).

(3) Au sujet de la structure de l'appareil urinaire des Reptiles, j'aurai à citer les travaux de M. Lereboullet, et de M. Martin Saint-Ange, dont j'ai déjà parlé en traitant des Batraciens, ainsi que quelques monographies ana-

tomiques, particulièrement le bel ouvrage de Bojanus sur la Tortue d'Europe.

(4) Ainsi les reins sont très étroits et allongés chez les Serpents, tandis que chez les Tortues ils ont une forme trapue. Quelquefois cependant il y a dissimilitude entre la forme de ces organes et la forme générale des corps : chez les Serpents du genre Hydrophis, par exemple (f).

Il est également à remarquer qu'en général, chez les Ophidiens, les deux reins ne sont pas placés symétriquement, l'un étant situé plus avant que l'autre.

(a) Cuvier, *Recherches anatomiques sur les Reptiles regardés encore comme douteux* (Humboldt, Rech. d'obs. de zoologie, t. II, pl. 11, fig. 1).
(b) Delle Chiaje, *Ricerche sul Proteo serpentino*, pl. 1, fig. 1.
(c) Calori, *Sull'anatomia dell'Axolotl*, pl. 2, fig. 8 et 10 (*Acad. de Bologne*, 1852).
(d) Exemples : la Grenouille (Lereboullet, *Op. cit.*, pl. 7, fig. 85).
— Les Tritons (Martin Saint-Ange, *Op. cit.*, pl. 11, fig. 1 et 3).
— La Cécilie (Cuvier, *Anatomie comparée*, t. VII, p. 603).
(e) J. Davy, *On the Urinary Organs and Secretion of some of the Amphibia* (Research. Anat. and Physiol., t. I, p. 100). — *An Account of the Urinary Organs and Urine of two Species of the Genus Rana Philos. Trans.*, 1821, p. 95).
(f) Stannius et Siebold, *Nouv. Manuel d'anatomie comparée*, t. II, p. 259.

toujours ils sont peu volumineux, et leur poids, comparé à celui du reste de l'organisme, est souvent plus faible que chez les autres Vertébrés (1).

Il est aussi à noter que ces glandes sont souvent divisées en un nombre considérable de lobes lâchement unis entre eux, tandis que d'autres fois leurs lobes sont au contraire si serrés les uns contre les autres, qu'ils affectent une disposition sinueuse et décrivent même des circonvolutions. Le premier de ces modes de conformation est très ordinaire chez les Ophidiens (2), et le second se voit chez les Crocodiliens (3) ; mais chez la plupart

(1) M. J. Jones a pesé comparativement les reins, d'une part, et la totalité de l'organisme, d'autre part, chez un certain nombre de Reptiles, ainsi que chez divers Poissons, Oiseaux ou Mammifères, et c'est dans l'ordre des Chéloniens qu'il a trouvé ces glandes le moins développées. Ainsi, chez différentes espèces de Tortues, le poids des reins a varié entre $\frac{1}{245}$ et $\frac{1}{775}$ du poids total de l'animal, et chez des Alligators il était d'environ $\frac{1}{140}$ de ce même poids total ; tandis que chez les Oiseaux ces relations se sont maintenues entre $\frac{1}{217}$ et $\frac{1}{57}$, et que chez les Mammifères M. Jones a trouvé, sauf une seule exception, les limites de variation $\frac{1}{27}$ et $\frac{1}{146}$. Je dois ajouter que chez les Serpents le poids des reins représente une part plus grande du poids total, et dans les expériences de M. Jones il n'a varié qu'entre $\frac{1}{177}$ et $\frac{1}{76}$ (a).

(2) Ainsi, chez les Pythons, chaque rein se compose de 15 à 20 lobes irrégulièrement ovalaires, qui sont disposés en une série longitudinale, unis entre eux par du tissu conjonctif très lâche, appendus de distance en distance à un uretère commun, et logés dans un repli du péritoine (b).

Chez la Couleuvre, les lobes constitutifs des reins sont unis entre eux d'une manière plus intime (c), mais ils sont aussi distincts organiquement. En effet, chaque lobe est formé par un système particulier de canalicules urinifères, qui en occupent la portion corticale, et qui se réunissent successivement entre eux pour donner naissance aux racines d'un conduit excréteur particulier, occupant le centre du système et allant déboucher latéralement dans l'uretère commun (d).

Du reste, la division en lobes n'est pas constante chez les Ophidiens. Ainsi, chez les Acrochordés, les reins ne présentent que de légers sillons transversaux (e).

(3) Chez les Crocodiles, les lobes des reins sont allongés et tellement

(a) J. Jones, *Investigations Chemical and Physiological relative to certain American Vertebrata*, p. 125 (*Smithsonian Contributions*, 1856, t. VIII).
(b) Voyez Jacquart, *Mém. sur les organes de la circulation chez le Serpent python* (*Ann. des sciences nat.*, 4ᵉ série, 1855, t. IV, pl. 11, fig. 12). — Martin Saint-Ange, *loc. cit.*, pl. 10, fig. 3 et 4.
(c) Müller, *De glandularum secern. struct. penit.*, p. 88, pl. 12, fig. 16.
(d) Stannius et Siebold, *Nouv. Manuel d'anatomie comparée*, t. II, p. 259.

des Sauriens les divisions lobulaires sont peu prononcées (1).
J'ajouterai que presque toujours les reins sont situés très loin
en arrière, dans le voisinage du cloaque, et que quelquefois
ils sont logés complétement dans la cavité du bassin. Les
uretères naissent sur leur bord externe, et chez la plupart
des Ophidiens ces conduits se dilatent vers leur extrémité postérieure, de façon à constituer un petit réservoir urinaire analogue à la vessie urétérienne que nous avons déjà vue chez
divers Poissons (2).

Vessie urinaire des Reptiles.

Chez les Chéloniens, ainsi que chez quelques Sauriens, il
existe une vessie urinaire spéciale (3), qui est constituée par
l'allantoïde, et qui s'ouvre isolément à la paroi inférieure du
cloaque (4). Quelquefois même cette portion du tube digestif

contournés, que l'aspect de ces organes rappelle celui du cerveau de
beaucoup de Mammifères (a). Les
canalicules urinifères convergent des
surfaces inférieures et latérales des
circonvolutions ainsi constituées, sur
une série longitudinale de conduits
excréteurs occupant le milieu des
lobes (b), et allant déboucher dans
les uretères qui naissent à la partie
antérieure et dorsale des reins.

Chez les Chéloniens, les reins sont
fort ramassés ; ils sont arrondis et divisés sur le bord par un certain
nombre de scissures (c), ou composés
même de lobes assez distincts, quoique
serrés entre eux.

(1) Ainsi, chez les Lézards, les reins
sont bosselés à leur surface (d) ; chez
le Varan, cette disposition est moins
marquée (e).

(2) Les vrais Serpents n'ont pas
de vessie urinaire spéciale, mais il
existe un réservoir de ce genre chez
les Anguis, et chez le Scheltopusik
de Pallas, ce réservoir est même très
grand (f).

(3) L'existence d'une vessie urinaire
chez les Tortues a été signalée par
Aristote (g), et Blasius a donné une
figure de ce réservoir (h).

(4) Perrault a remarqué que la
vessie urinaire est en général beaucoup plus grande chez les Tortues de
terre que chez les Tortues de mer (i).
Chez la Tortue coui, ce réservoir

(a) Voyez Hunter, *Descriptive and Illustrated Catalogue of the Physiological Series of Comp. Anat. contained in the Museum of the R. College of Surgeons*, t. IV, pl. 63, fig. 1 et 2.

(b) Müller, *De gland. secern. struct. penit.*, pl. 12, fig. 18.

(c) Exemple : l'Émyde d'Europe (Bojanus, *Anatomia Testudinis europææ*, pl. 28, fig. 158).

(d) Jourdain, *Recherches sur la veine porte rénale* (Ann. des sciences nat., 4e série, 1859, t. XII, pl. 5, fig. 2).

(e) Carus et Otto, *Tab. Anat. comp. illustr.*, pars v, pl. 6, fig. 6.

(f) Duvernoy, *Leçons d'anatomie comparée* de Cuvier, t. VII, p. 602.

(g) Aristote, *Histoire naturelle des Animaux*, trad. par Camus, t. I, p. 93, et t. II, p. 812.

(h) Blasius, *Anatome Animalium*, 1681, pl. 30, fig. 6.

(i) Perrault, *Mém. pour servir à l'histoire naturelle des Animaux*, 2e partie, p. 183.

est garnie en outre d'une paire d'appendices en forme de sacs membraneux qui paraissent devoir remplir les mêmes fonctions, et que l'on a appelés des *vessies accessoires*. Plusieurs Tortues présentent ce mode d'organisation ; mais chez quelques Sauriens, les Crocodiliens par exemple, il n'existe aucun réservoir pour l'urine, et les produits de la sécrétion rénale sont en général expulsés au dehors sous la forme de concrétions (1).

§ 9. — Chez les OISEAUX, l'appareil urinaire est constitué d'après le même plan général que chez les Reptiles, et ne présente que peu de particularités importantes à signaler ici. Les reins sont presque toujours divisés en trois portions bien distinctes : l'une antérieure, située dans la région lombaire, les deux autres placées l'une à la suite de l'autre dans la région pelvienne, où elles sont logées derrière le péritoine, dans des excavations du sacrum (2). En général, tous ces lobes sont aussi

Reins<br>des Oiseaux

membraneux est énorme et s'avance jusque auprès du cœur (a).

Chez le *Testudo clausa*, il est profondément bilobé (b).

(1) Les vessies accessoires, ou vessies lombaires, dont l'existence a été mentionnée pour la première fois par Perrault, n'ont été observées, ni chez les Tortues de mer, ni chez la plupart des Tortues de terre ; mais leur présence a été constatée chez plusieurs Tortues d'eau douce, telles que l'Émyde d'Europe (c), et plusieurs espèces du même genre propres à l'Amérique septentrionale (d). Lesueur a trouvé aussi ces organes chez la Chélydre serpentine et la Chélydre certine. Ces vessies sont de forme ovalaire ou cylindrique, et s'ouvrent dans le cloaque, par un large orifice. Chez la Testude de la Caroline, qui habite les lieux secs, il existe une paire de vessies accessoires, mais elles sont très petites (e).

(2) Comme exemple de la disposition ordinaire de l'appareil urinaire des Oiseaux, on peut prendre pour exemple la Poule (f). Les trois lobes

(a) Duvernoy, *Reptiles de l'atlas du Règne animal* de Cuvier, pl. 2, fig. 1.
(b) Carus et Otto, *Tab. Anat. comp. illustr.*, pars V, tab. 6, fig. 8.
(c) Bojanus, *Anatomia Testudinis europœœ*, pl. 27, fig. 156 et 157 ; pl. 28, fig. 158.
(d) Lesueur, *Vessies auxiliaires dans les Tortues du genre Émyde* (*Comptes rendus de l'Acad. des sciences*, 1839, t. IX, p. 456).
(e) Duvernoy, Addition aux *Leçons d'anatomie comparée* de Cuvier, t. VII, p. 601.
(f) Voyez Laurillard, *Atlas du Règne animal* de Cuvier, OISEAUX, pl. 5, fig. 1. — Hunter, voy. *Descript. and Illustr. Catalogue of the Mus. of the Coll. of Surg.*, t. IV, pl. 50, fig. 1.

très écartés entre eux latéralement. Mais, dans quelques espèces, les lobes postérieurs se réunissent sur la ligne médiane, et chez un petit nombre de ces Animaux, non-seulement les deux reins sont contigus, mais leurs différentes portions sont presque entièrement confondues en une seule masse; disposition qui se remarque chez la Spatule (1). La forme de ces organes présente aussi quelques variations qui dépendent principalement, soit du développement relatif des lobes antérieur, moyen ou postérieur, soit de la situation de ces lobes sur une même ligne longitudinale, ou de la déviation de l'un d'eux sur le côté; mais ces particularités n'ont pour nous que peu d'intérêt (2).

Au premier abord, la surface de ces glandes peut paraître

sont de forme ovalaire, et sont bien séparés entre eux. Le lobe moyen est le plus petit de tous, et le lobe antérieur ou lombaire est le plus grand. L'uretère se détache de la partie postérieure de ce dernier, et descend le long du bord interne des deux lobes pelviens, de chacun desquels il reçoit latéralement une branche. Enfin, parvenus à la partie antérieure et dorsale du cloaque, ces canaux s'y ouvrent immédiatement derrière le repli qui sépare ce vestibule de l'intestin rectum, et en dedans et un peu au-dessus de l'embouchure de l'oviducte ou des canaux déférents.

(1) Chez cet Échassier, le lobe postérieur se distingue par sa forme et sa grandeur (a).

Chez le Pélican, les lobes des reins du même côté sont réunis en une seule masse, mais ces deux organes sont écartés entre eux dans toute leur longueur (b).

(2) Pour donner une idée nette de ces particularités de forme, il ne sera peut-être pas inutile de citer ici quelques exemples.

Chez l'Autruche, les trois lobes sont fort rapprochés, le premier est oblong et beaucoup plus large que les autres (c).

Chez la Poule sultane, cette différence est encore plus marquée, et les lobes postérieurs sont très étroits et divisés par un étranglement (d).

Les reins de l'Aptéryx sont très rapprochés de la ligne médiane, et forment chacun une seule masse obscurément subdivisée en cinq lobes (e).

(a) Cuvier, *Leçons d'anatomie comparée*, t. VII, p. 573.
(b) Perrault, *Mém. pour servir à l'histoire naturelle des Animaux*, 3ᵉ partie, pl. 27, fig. R.
(c) Idem, *ibid.*, 2ᵉ partie, pl. 55.
(d) Idem, *ibid.*, 3ᵉ partie, pl. 12.
(e) Owen, *On the Anatomy of the Southern Apteryx* (*Trans. of the Zool. Soc.*, t. II, p. 280, pl. 50).

lisse ; mais, quand on l'examine attentivement, on y aperçoit une multitude de petites circonvolutions dues à l'existence de très petits lobules qui se contournent de diverses manières, et qui ressemblent à une pelote embrouillée de rubans onduleux ; enfin, l'emploi de la loupe permet d'apercevoir dans les circonvolutions un nombre incalculable de canaux urinifères qui débouchent latéralement dans des conduits de second ordre disposés parallèlement en travers sur ces lobules ténioïdes, et plongeant dans la profondeur de l'organe pour aller gagner les grosses racines du système des canaux excréteurs (1).

Les uretères ne présentent, ni à leur origine ni vers leur partie terminale, aucune dilatation notable ; ils sont complétement séparés des voies génitales, et ils débouchent à la partie postérieure du cloaque. Cette dernière cavité remplit jusqu'à un certain point les fonctions d'un réservoir urinaire, car dans les circonstances ordinaires elle est séparée du rectum par la contraction du sphincter qui entoure l'extrémité inférieure de ce canal, et les excréments ne s'y accumulent pas (2). Il existe bien à la paroi postérieure du cloaque des Oiseaux une petite poche membraneuse appelée *bourse de Fabricius*, qui paraît

Voies urinaires<br>des<br>Oiseaux.

---

(1) Ce mode de conformation a été décrit et figuré par Huschke et par J. Müller, mais ces naturalistes considèrent les branches latérales des troncs secondaires comme se terminant en cul-de-sac (*a*), tandis que, suivant toute probabilité, elles reçoivent les canalicules urinifères adjacents. En effet, on sait, par les observations de M. Bowman et de quelques autres anatomistes, que chez les Oiseaux, de même que chez les autres Vertébrés, la substance des reins se compose de canalicules pelotonnés et terminés par des corpuscules malpighiens, mais ces derniers organites sont plus petits que d'ordinaire (*b*).

(2) Voyez tome VI, page 363.

(*a*) Huschke, *Ueber die Textur der Nieren* (*Isis*, 1828, t. XXI, p. 560 et suiv., pl. 8, fig. 9). — J. Müller, *De glandularum secernentium structura penitiori*, p. 91 et suiv., pl. 13, fig. 1 à 10.

(*b*) Bowman, *On the Structure and Use of the Malpighian Bodies of the Kidney* (*Philos. Trans.*, 1842, p. 72, pl. 4, fig. 13).

être l'analogue organique de la vessie urinaire des Poissons, mais qui ne reçoit pas l'urine dans son intérieur et qui est ordinairement réduite à l'état de vestige (1). Chez quelques Oiseaux, le cloaque est très développé et peut contenir une quantité assez considérable d'urine liquide, ainsi que cela se voit chez l'Autruche. Mais en général sa capacité est faible, et les produits de la sécrétion rénale sont expulsés au dehors par l'anus, sans avoir séjourné longtemps dans ce vestibule commun. Quant à la conformation du cloaque et à la manière dont il se renverse à l'extérieur au moment des déjections, j'ai déjà eu l'occasion d'en parler (2), et par conséquent il serait inutile de m'y arrêter ici.

§ 10. — Chez tous les Vertébrés dont l'étude vient de nous occuper, les reins reçoivent du sang, non-seulement par l'intermédiaire des artères qui s'y distribuent, mais aussi par des veines qui naissent dans la partie postérieure du corps, et qui se ramifient dans l'intérieur de ces glandes avant d'aller déboucher dans les gros troncs vasculaires en communication directe avec le cœur. Dans une autre partie de ce Cours, lorsque nous nous occupions de l'étude de l'appareil de la circulation, j'ai fait connaître la disposition de cette portion du système veineux chez les Poissons (3), les Batraciens (4) et les Reptiles (5), où elle est connue sous le nom de *veine porte rénale;* mais alors son existence ne me paraissait pas suffisamment démontrée chez les Oiseaux (6). Aujourd'hui il n'en est plus de même : les recherches faites dans les laboratoires de la Faculté par un de nos jeunes docteurs, M. Jourdain, ne laissent plus aucune incertitude à ce sujet, et permettent

Vaisseaux sanguins des reins.

(1) Voyez tome V, page 365 et suivantes.
(2) Voyez tome VI, page 363.
(3) Voyez tome III, page 357 et suivantes.

(4) Voyez tome III, page 399 et suivantes.
(5) Voyez tome III, page 442 et suivantes.
(6) Voyez tome III, p. 468 et suiv.

d'étendre à tous les Vertébrés ovipares la règle que je viens de rappeler (1).

Il est aussi à noter que chez les Oiseaux, de même que chez les Reptiles et les Vertébrés anallantoïdiens, le tissu des reins présente à peu près le même aspect dans toutes les parties de ces organes, et qu'il n'y a pas de distinction à établir entre la substance de la portion corticale et la portion profonde ou médullaire de ces organes, comme cela a lieu chez les Vertébrés supérieurs dont l'étude va maintenant nous occuper.

Structure<br>des reins<br>chez<br>ces divers<br>Vertébrés.

§ 11. — Dans la CLASSE DES MAMMIFÈRES, l'appareil urinaire se perfectionne plus que chez les autres Animaux : les reins présentent une structure plus complexe ; les uretères conduisent toujours dans une vessie spéciale, et le canal évacuateur de ce réservoir débouche au dehors par l'intermédiaire de la portion terminale des voies génitales ; enfin l'orifice extérieur qui livre passage à l'urine est presque toujours complétement distinct de l'ouverture anale.

Appareil<br>urinaire<br>des<br>Mammifères.

La position des reins (2) ne varie que peu dans cette classe.

---

(1) Les recherches de M. Jourdain, entreprises postérieurement à la publication de la partie de cet ouvrage où j'ai traité de la circulation du sang, ont ajouté aussi plusieurs faits nouveaux à ce que l'on connaissait déjà sur la disposition du système de la veine porte rénale chez les Oiseaux, les Batraciens et les Poissons. Ses observations sur la distribution des veines dans les reins des Oiseaux, et sur des anastomoses de ces vaisseaux avec les troncs voisins, me paraissent prouver qu'une portion plus ou moins considérable du sang veineux qui est ramené des membres postérieurs, et de la région pelvienne doit pénétrer dans ces glandes et y être distribuée par des rameaux en communication avec les veines rénales efférentes. Il est aussi très probable que la portion de la colonne sanguine qui se trouve ainsi déviée de la route directe pour circuler dans le système veineux de l'appareil urinaire, est plus considérable pendant la durée du travail digestif que lorsque le canal alimentaire est inactif (a).

(2) Il est à noter que dans le langage ordinaire, on désigne les reins des Animaux de boucherie sous le nom de *rognons*.

(a) Jourdain, *Recherches sur la veine porte rénale* (Ann. des sciences nat., 4ᵉ série, 1859, t. XII, p. 154 et suiv., pl. 4 à 8).

Chez l'Homme, ces organes sont placés entre le péritoine et les muscles de la paroi postérieure de la cavité abdominale, de chaque côté de la colonne vertébrale, entre les dernières fausses côtes et le bassin (1). Ces organes sont situés à peu près de la même manière chez les autres Mammifères (2), et

(1) En général, les reins de l'Homme correspondent à la dernière vertèbre dorsale et aux deux ou trois premières vertèbres lombaires ; mais dans quelques cas ils descendent plus bas, et celui du côté droit est placé un peu moins haut que son congénère (a). Les changements qui ont été remarqués dans la situation de ces organes sont presque toujours congénitaux ; mais dans quelques cas, par exemple à la suite d'une constriction excessive de la taille déterminée par l'usage de corsets trop serrés, on a trouvé l'un des reins refoulé jusque dans la fosse iliaque (b).

Le déplacement congénital des deux reins est rare, mais les anatomistes citent beaucoup d'exemples de vice de position de ce genre portant sur un de ces organes (c). Il est aussi à noter que, dans certains cas tératologiques, on a trouvé les deux reins réunis entre eux ou même confondus si intimement, qu'ils paraissaient ne former qu'un seul organe impair (d). Quelquefois les anomalies présentées par l'appareil urinaire dépendaient de l'absence totale de l'une de ces glandes (e), ou de leur division en deux ou plusieurs lobes séparés.

(2) Souvent le rein droit est situé un peu plus en avant (c'est-à-dire plus loin du bassin) que le rein gauche : par exemple, chez le Cheval (f), le Bœuf, le Lama, divers Carnassiers, la plupart

(a) Voyez Bourgery, *Traité d'anatomie descriptive*, t. 5, pl. 52.
— Bonamy, Broca et Beau, *Atlas d'anatomie descriptive*, t. 3, pl. 37.
(b) Cruveilhier, *Traité d'anatomie descriptive*, t. III, p. 530.
(c) Meckel, *Handbuch der patholog. Anatomie*, t. I, p. 632.
— Andral, art. MONSTRUOSITÉS du *Dictionnaire de médecine*.
— Guigon, *Description d'un rein trouvé dans le bassin d'un Homme* (*Histoire de la Société de médecine*, t. X, p. 66).
— Martin Saint-Ange, *Note sur le déplacement d'un rein dans un enfant nouveau-né* (*Ann. des sciences nat.*, 1826, t. VII, p. 82).
— Seymour, *Malposition of the left Kidney* (*London Med. Gazette*, 1829, t. III, p. 824).
— Lond, *Case of Malposition of the Kidney* (*London Med. Gazette*, t. XXX, p. 552).
— Reed, *Case in which both Kidneys were on the same side of the Spinal Column* (*Monthly Journ. of Med. Scienc.*, 1845, t. V, p. 664).
(d) Haller, *Elementa physiologiæ*, t. VII, p. 241 et suiv.
— Meckel, *Op. cit.*, t. I, p. 616 et suiv.
— Martin Saint-Ange, *Mémoire sur les vices de conformation du rein*, etc. (*Ann. des sciences nat.*, 1830, t. XIX, p. 306).
(e) Rayer, *Traité des maladies des reins*, t. III, p. 770.
— Spence, *Left Kidney and Urethra wanting* (*Monthly Journ. of Med. Scienc.*, 1842, p. 224).
— Busk, *Account of a case of Congenial Deficiency of one Kidney* (*Med. Chir. Transactions*, 1846, t. XXIX, p. 269).
(f) Voyez Gurlt, *Die Anatomie des Pferdes*, pl. 18, fig. 1.
— Chauveau, *Traité d'anatomie comparée des Animaux domestiques*, p. 453, fig. 141.

ils sont d'ordinaire entourés d'une quantité considérable de tissu graisseux.

Chez plusieurs Animaux de cette classe, les sillons qui se montrent à la surface des reins, à une certaine période de la vie intra-utérine, se creusent de plus en plus à mesure que ces glandes se développent, et il en résulte que chez l'individu adulte chacune de ces glandes se trouve composée d'un nombre plus ou moins grand de lobes parfaitement distincts entre eux et attachés en forme de grappe sur les branches radiculaires de l'uretère.

Forme générale des reins.

Ce mode d'organisation est très remarquable chez l'Ours, la Loutre et les Cétacés (1). Chez d'autres Mammifères la divi-

des Rongeurs (a), les Dauphins, beaucoup de Marsupiaux et les Monotrèmes (b).

(1) Chez l'Ours brun, chaque rein se compose de plus de cinquante lobes entièrement distincts entre eux, de grandeur variable, et dont la forme devient polygonale par suite de la pression qu'ils exercent les uns sur les autres à leurs points de contact ; vers le centre de l'organe chacun de ces lobes est suspendu aux branches des vaisseaux sanguins et du système des canaux excréteurs, de façon qu'ils représentent une grappe de gros grains dont la forme serait à peu près elliptique (c).

Chez la Loutre, chaque rein se compose d'une dizaine de lobes en grappe et réunis sous une enveloppe commune (d).

Chez le Marsouin, chaque rein est divisé de la sorte en un nombre beaucoup plus considérable de lobes parfaitement distincts ; on en a compté jusqu'à cent soixante (e).

Une disposition analogue paraît exister chez tous les Cétacés proprement dits (f) ; mais chez les fœtus de la Baleine, dont M. Eschricht a fait l'anatomie, on distinguait dans chaque rein environ trois mille lobulins réunis en un certain nombre de groupes qui étaient probablement destinés à constituer chez l'Animal adulte autant de lobes (g).

Chez le Dugong, les reins ne sont pas lobulés (h).

(a) Exemple : le Porc-Épic (Perrault, *Mém. pour servir à l'histoire naturelle des Animaux*, 2ᵉ partie, pl. 42, fig. S.

(b) Exemple : l'Ornithorhynque (Meckel, *Ornithorhynchi paradoxi descriptio anatomica*, pl. 8, fig. 1).

(c) Perrault, *Op. cit.*, 1ʳᵉ partie, pl. 10, fig. K et P.

(d) Idem, *ibid.*, 2ᵉ partie, pl. 22, fig. G.

(e) Carus et Otto, *Tab. Anat. comp. illustr.*, pars V, pl. 9, fig. 4.

(f) Hunter, *Observ. on the Structure and Economy of Whales* (*Philos. Trans.*, 1787, p. 412).

(g) Eschricht, *Zool.-anat.-phys. Untersuch. über die nordischen Wallthiere*, p. 101, fig. 20 et 21.

(h) Rapp, *Die Cetaceen*, pl. 7, fig. 2.

sion des reins en lobes est encore très marquée ; mais ces diverses portions de la glande urinaire adhèrent les unes aux autres, ou se soudent même de manière à ne former qu'une seule masse dont la surface est bosselée (1). Enfin, d'autres fois les divisions primordiales du rein s'effacent davantage et ne laissent plus de trace à l'extérieur, de sorte que la surface de l'organe devient lisse. Ce dernier mode de conformation se voit chez l'Homme, mais n'existe pas encore à l'époque de la naissance (2). Quant à la forme générale des reins, les variations sont peu considérables. Ces organes sont plus ramassés

(1) Chez les Phoques, la division des reins en lobules est très visible à la surface de ces organes, mais n'est pas aussi complète que chez la Loutre, etc., car les sillons interlobulaires ne pénètrent pas jusqu'aux racines de l'uretère (a).

Chez le Bœuf, on compte dans chaque rein quinze à vingt lobes dont la surface extérieure est arrondie (b).

Chez l'Éléphant, le nombre des lobes de chaque rein est réduit à quatre.

Quelques bosselures qui chez le Chat se voient à la surface des reins sont des vestiges d'une division primordiale analogue.

(2) Dans l'embryon humain, à l'âge d'environ deux mois et demi, chaque rein est composé de huit lobes, et ce nombre augmente beaucoup ensuite, puis se réduit, de sorte qu'à l'époque de la naissance on compte une quinzaine de ces divisions. Les sillons qui les séparent s'effacent ensuite peu à peu, et, en général, dans l'espace de trois ans, ils disparaissent presque complétement. Cependant il n'est pas rare de voir des traces de cette disposition lobulaire se conserver à la surface des reins jusqu'à l'âge de huit ou dix ans, et quelquefois elles persistent pendant toute la durée de la vie.

Comme exemples de Mammifères dont les reins sont également lisses extérieurement, je citerai le Cheval adulte (c) ; mais chez le fœtus ces organes sont d'abord multilobés, et à l'époque de la naissance on y remarque encore quelques scissures (d).

M. Alessandrini a trouvé que chez le Tatou à l'état fœtal il existe aussi des indications de lobulation, qui ne se voient plus chez l'Animal adulte (e).

(a) Perrault, *Mém. pour servir à l'histoire naturelle des Animaux*, 2ᵉ partie. p. 195, pl. 28.
— Daubenton, *Description du Phoque* (Buffon, *Histoire naturelle des Mammifères*, édit. de Verdière, pl. 396, fig. 3 et 4).
(b) Daubenton, *loc. cit.*, pl. 20, fig. 1 et 2.
— Chauveau, *Traité d'anatomie comparée des Animaux domestiques*, p. 157, fig. 143.
(c) Gurlt, *Die Anatomie des Pferdes*, pl. 34, fig. 2, etc.
— Chauveau, *Anat. comp. des Anim. domest.*, p. 443, fig. 141.
(d) Idem, *ibid.*, p. 460, fig. 145.
(e) Alessandrini, *Cenni sull'Anatomia del Dasipo minimo*, pl. 16, fig. 10, et pl. 17, fig. 8 (*Mem. dell'Accad. delle scienze dell'Inst. di Bologna*, 1856, t. VII).

chez certaines espèces, plus allongés chez d'autres, mais d'ordinaire ils ont, comme chez l'Homme, une forme ovalaire avec une échancrure du côté interne dans un point appelé *scissure du rein* ou *hile*, où ces organes sont en connexion avec leurs vaisseaux sanguins et leurs canaux excréteurs (1). Leur volume n'est pas très considérable. Ainsi, chez l'Homme ils ont en général environ 1 décimètre de long sur 5 ou 6 centimètres de large et 2 ½ centimètres d'épaisseur (2).

Pour se rendre facilement compte du mode d'organisation intérieure des reins de l'Homme ou de tout autre Mammifère où ces glandes sont constituées de la même manière, il est bon

Structure intérieure des reins des Mammifères.

(1) Les anatomistes comparent avec raison la forme des reins de l'Homme à celle d'un haricot, dont le hile représenterait l'échancrure qui donne naissance à l'uretère.

Chez quelques Mammifères, tels que le Bœuf et le Lion, le hile du rein, au lieu d'avoir la forme d'une échancrure, consiste en une fosse plus ou moins profonde, creusée à la face ventrale de cette glande, et d'autres fois, par exemple chez le Marsouin et le Dauphin, il n'est représenté que par une simple fente.

(2) Les anatomistes ont constaté des variations très grandes dans les dimensions et dans le poids des reins chez des individus où ces organes paraissaient être dans l'état sain (a).

Il est à regretter que ces pesées n'aient pas été faites comparativement avec celle du corps tout entier, car les données obtenues de la sorte auraient peut-être conduit à des résultats intéressants.

Les naturalistes ont fait quelques déterminations de ce genre chez divers Mammifères ; mais elles ne sont pas encore assez nombreuses pour qu'on puisse en tirer aucune conclusion générale. M. J. Jones, dont j'ai déjà cité les observations au sujet du poids des reins chez les Reptiles et les Oiseaux, a trouvé que ces organes représentaient de $\frac{1}{57}$ à $\frac{1}{166}$ du poids total chez divers Rongeurs et Carnassiers. Chez un Mouton ce rapport était de 1 : 350, mais il est probable que cet Animal, élevé en domesticité, était surchargé de graisse et de laine (b). D'après l'ensemble des faits constatés par ce physiologiste, il paraîtrait que le poids des reins, comparé à celui du corps entier, est plus élevé chez les Vertébrés à sang chaud que chez les Reptiles, les Batraciens et les Poissons cartilagineux ; quant aux Poissons osseux, M. Jones ne s'en est pas occupé.

(a) Huschke, *Traité de splanchnologie*, trad. par Jourdan (*Encyclop. anat.*, p. 288).
(b) J. Jones, *Investigations Chemical and Physiological relative to certain American Vertebrata*, p. 125 (*Smithsonian Contributions*, 1856, t. VIII).

de suivre une marche inverse de celle qui, au premier abord, pourrait paraître la plus logique, et de remonter de l'uretère vers la partie périphérique de l'organe dont ce tube est le conduit excréteur.

Chez les Mammifères, la portion initiale de l'uretère n'affecte pas une disposition dendroïde comme, nous l'avons vu chez la plupart des Vertébrés inférieurs, où ses différentes racines se réunissent successivement pour former des branches de plus en plus grosses : ces racines convergent vers un seul point et s'y joignent très promptement de manière à constituer une sorte de houppe. Chez un petit nombre d'espèces, telles que le Marsouin et le Dauphin, en se réunissant de la sorte, elles conservent leur forme tubulaire et ne présentent rien de particulier dans le point où, confondues en un tronc unique, elles constituent l'uretère ; mais chez presque tous les Mammifères elles se dilatent brusquement dans ce point de confluence, et par leur élargissement elles donnent naissance à un réservoir membraneux dont l'uretère, proprement dit, tire son origine. Ce premier réservoir urinaire, appelé le *bassinet* (1), est logé dans la scissure ou hile du rein, derrière les gros vaisseaux sanguins, et il s'y enfonce profondément jusque vers la partie centrale de la glande. Sa portion terminale ou urétérienne est simple, mais en général sa portion profonde est divisée en plusieurs branches appelées *calices* (2), et chez l'Homme, ainsi que chez la plupart

Bassinet.

(1) Ou *pelvis renum.*

(2) Chez l'Homme, le bassinet (*a*) a la forme d'un entonnoir dont le bec se continuerait avec l'uretère, et dont la portion évasée serait voûtée en dessus et divisée d'abord en deux branches principales. Celles-ci divergent en sens opposé vers les deux extrémités du rein, et sont appelées le *grand calice supérieur* et le *grand calice inférieur.* Ces grosses branches donnent naissance à leur tour à des divisions secondaires, appelées *moyens* et *petits calices,* dont les uns sont en rapport chacun avec

(*a*) Voyez Bourgery, *Traité de l'anatomie de l'Homme,* t. 5, pl. 55, fig. 4 et 5.
— Bonamy, Broca et Beau, *Atlas d'anatomie descriptive,* t. 3, pl. 39, fig. 4.

des autres Mammifères, l'extrémité périphérique de chacune de celles-ci encapuchonne, pour ainsi parler, un mamelon qui fait saillie dans son intérieur, ou même plusieurs de ces éminences que les anatomistes appellent les *papilles du rein* (1). Enfin, la surface de chacun de ces mamelons ou papilles est criblée de petites ouvertures qui sont les embouchures des canalicules urinifères, et qui versent par conséquent l'urine dans le bassinet.

Ces canalicules sont dirigés en ligne droite vers la partie périphérique du rein, mais ils ne marchent pas tout à fait parallèlement entre eux, car en s'éloignant du calice correspondant, ils se bifurquent souvent de distance en distance, de sorte que leur nombre augmente beaucoup, et que les faisceaux constitués par leur réunion affectent une forme conique. Ainsi chacune des papilles qui font saillie dans les calices ou branches du bassinet

Substance<br>médullaire<br>des<br>reins.

une seule papille rénale, et les autres encapuchonnent plusieurs de ces mamelons urinifères.

Le bassinet ne se divise pas de la sorte chez tous les Mammifères. Ainsi, chez le Cheval, ce réservoir urinaire s'allonge un peu vers les deux extrémités du rein et forme de cette manière deux petits diverticules appelés *bras du bassinet*, mais il ne présente pas de calices, ou plutôt n'en constitue qu'un seul (a). Chez l'Échidné, il n'y a aussi qu'un seul calice, bien qu'il y ait plusieurs papilles. Enfin, chez les Chats et plusieurs autres Mammifères, le bassinet se loge plus profondément dans la fosse représentée par le hile, et ne donne pas naissance à des calices, mais il envoie des prolongements étroits jusque dans la substance corticale des reins (b):

(1) Chez quelques Mammifères, tels que le Chien, le Chat, les Phalangers et les Tatous, le sommet des pyramides de Malpighi ne fait pas saillie dans les calices, et par conséquent il n'y a pas de papilles du rein. Chez d'autres, le Cheval par exemple, ces éminences sont représentées par une crête saillante qui occupe le fond du bassinet en face de l'embouchure de l'uretère. Souvent il n'y a qu'un seul mamelon, par exemple chez l'Orang-outang, le Callitriche, les Coatis, l'Écureuil, le Lièvre et le Daman. Il y en a deux chez quelques Rats, trois chez l'Éléphant, quatre chez l'Échidné et cinq chez le Hérisson (c).

(a) Chauveau, *Anatomie comparée des Animaux domestiques*, p. 455, fig. 142.
(b) Cuvier, *Leçons d'anatomie comparée*, t. VII, p. 566.
(c) Idem, *loc. cit.*

est le sommet d'un cône de canalicules urinifères dont la base est dirigée vers la périphérie du rein. On a donné à ces canalicules droits le nom de *tubes de Bellini*, pour rappeler l'auteur présumé de leur découverte (1), et l'on appelle communément *pyramides de Malpighi*, les cônes résultant de leur assemblage. Enfin la réunion de ces cônes divergents, qui, par leur structure et leur teinte, diffèrent de la portion périphérique du parenchyme de la glande, constitue ce que les anatomistes appellent la *substance médullaire des reins* (2).

La base et les côtés de chacune des pyramides de Malpighi sont, à leur tour, encapuchonnés par la portion superficielle du tissu glandulaire, qui est moins rouge que la substance médullaire et qui est connue sous le nom de *substance corticale des reins* (3). Celle-ci est formée, comme la précédente, par les canalicules urinifères ; mais ces tubes, au lieu de marcher en ligne droite, s'y recourbent dans tous les sens, s'entremêlent

*Substance corticale.*

(1) L. Bellini, médecin florentin du xviie siècle, fut le premier à fixer l'attention des anatomistes sur la structure tubuleuse de la portion centrale des reins (*a*) ; mais le fait avait été aperçu longtemps auparavant par J. Bérenger de Carpi, qui considérait ces canalicules comme des veines portant l'urine (*b*).

(2) La distinction entre la substance corticale et la substance médullaire des reins a été pour la première fois nettement indiquée par Highmore, en 1651 (*c*) ; mais les différences entre ces parties n'avaient pas entièrement

échappé à l'attention de plusieurs de ses devanciers, tels que Eustachi et Spigel (*d*).

(3) La substance corticale revêt ainsi la totalité de la surface de chaque pyramide de substance médullaire, sauf la portion de ces cônes qui fait saillie dans le calice et qui constitue la papille. On a donné le nom de *colonnes de Bertin* aux prolongements de la substance corticale qui s'avancent ainsi vers le hile entre les pyramides de Malpighi. Bertin, en effet, montra que la substance corticale n'occupe pas seulement la partie superficielle des

(*a*) Bellini, *De structura renum observatio anatomica*, 1662.
(*b*) Berengerius Carpi, *Commentaria in Mundinum*, 1521, p. 178.
(*c*) Highmore, *Corporis humani disquisitio anatomica*, 1651.
(*d*) Eustachi, *Opuscula anatomica*, 1564.
— Spigel, *De corporis humani fabrica*, 1632.

d'une manière inextricable (1), et s'y terminent en constituant des corpuscules malpighiens. Enfin, les vaisseaux sanguins, comme nous le verrons bientôt, ne se comportent pas de même dans ces deux substances, et contribuent à rendre bien tranchée leur ligne de séparation.

Ainsi, en résumé, nous voyons donc que chez les Mammifères les ampoules initiales du système des canalicules urinifères, et les glomérules sanguins qui sont logés dans leur intérieur, au lieu d'être disséminés d'une manière plus ou moins uniforme dans toute l'étendue de la glande, comme cela a lieu chez la plupart des Vertébrés inférieurs, sont reportés dans la portion périphérique de l'organe, et que c'est aussi dans cette portion seulement que les tubes capillaires faisant suite à ces ampoules se contournent et se pelotonnent, tandis que dans la partie centrale des reins ces mêmes tubes convergent vers l'uretère en suivant des lignes droites. Chez quelques Vertébrés ovipares, la Grenouille par exemple, des différences analogues dans la disposition des canalicules urinifères tendent à s'établir entre la portion dorsale et la portion ventrale des reins, mais elles ne sont jamais aussi tranchées que chez les

Rapports<br>de ces parties<br>chez divers<br>Mammifères.

reins, mais pénètre profondément autour de chaque division de la substance médullaire ou tubuleuse (a).

(1) Les auteurs désignent quelquefois, sous le nom de *tubes de Ferrein* ou de *canaux corticaux*, cette portion tortueuse des canalicules urinifères, et ils appellent *pyramides de Ferrein* les petits faisceaux coniques qui sont formés par ces tubes en entrant dans la substance corticale.

L'anatomiste dont le nom a été appliqué à ces diverses parties publia, vers le milieu du siècle dernier, un travail important sur la structure des reins, et tout en émettant des opinions erronées sur plusieurs points, il contribua notablement au progrès de nos connaissances touchant la disposition des canalicules urinifères (b). Ferrein était professeur d'anatomie au Jardin du roi, établissement qui est appelé aujourd'hui le Muséum d'histoire naturelle de Paris.

(a) Bertin, *Mémoire pour servir à l'histoire des reins* (*Mém. de l'Académie des sciences*, 1744, p. 77).

(b) Ferrein, *Sur la structure des glandes nommées glandules, et particulièrement sur celle des reins et du foie* (*Mémoires de l'Académie des sciences*, 1749, p. 284, pl. 14 et 15).

Mammifères, et c'est seulement chez ces derniers Animaux que ces organes se montrent formés d'une substance corticale nettement séparée d'une substance médullaire. Chez quelques Mammifères, le Cheval par exemple, la substance corticale est moins bien caractérisée que d'ordinaire, et ne forme à la surface des reins qu'une couche très mince (1), mais elle ne paraît jamais faire complétement défaut, et toujours la portion terminale du système des canalicules urinifères présente la disposition fasciculaire qui est propre à la substance dite *médullaire*.

Je ferai remarquer aussi que dans les reins non lobés, dont je viens de décrire la structure, les pyramides de Malpighi, avec leur capuchon de substance corticale et le calice qui engaîne leur sommet, correspondent évidemment aux lobes isolés chez les Mammifères où les reins sont en forme de grappe, et par conséquent la différence entre les organes constitués suivant ces deux types ne dépend guère que d'un degré de plus ou de moins dans la coalescence de ces parties que l'on peut considérer comme autant de petits reins indépendants les uns des autres (2).

---

(1) On voit, par les recherches de J. Müller, que chez le Cheval les tubes de Bellini forment des faisceaux disposés en gerbe, qui s'avancent jusqu'à une très petite distance de la surface des reins sans devenir notablement flexueux ; mais là ils s'entortillent beaucoup et donnent au parenchyme de cette portion de l'organe les caractères propres à la substance corticale (a).

(2) Ainsi, chez le Marsouin, chacun des lobules arrondis et isolés, dont les reins se composent, est constitué par une couche épaisse de substance corticale qui encapuchonne un cône à base arrondie formé par la substance médullaire, et le sommet de ce cône fait saillie (comme la papille d'une pyramide de Ferrein) dans la portion initiale et élargie d'un uretère analogue à un calice qui serait isolé et qui s'embrancherait directement sur l'uretère au lieu de se dilater et de se confondre avec ses congénères en un bassinet commun (b).

(a) J. Müller, *De glandularum secernentium structura penitiori*, pl. 15, fig. 1 et 2.
(b) Müller, *Op. cit.*, pl. 14, fig. 15.

Les artères rénales, qui naissent de l'aorte ventrale (1) et qui Artères rénales. sont d'un fort diamètre, pénètrent dans la scissure du rein, en avant du bassinet, et s'y divisent aussitôt en beaucoup de branches. Celles-ci s'avancent vers la périphérie de l'organe entre les pyramides de Malpighi. Là elles se bifurquent un grand nombre de fois, et suivent exactement la ligne de démarcation entre la substance médullaire et la substance corticale. Les vaisseaux artériels qui entourent ainsi les pyramides de Malpighi envoient ensuite dans la substance corticale une multitude de petites branches qui s'avancent parallèlement entre les pyramides de Ferrein (2) ; enfin, chemin faisant, ces branches fournissent latéralement des artérioles qui plongent dans les ampoules des tubes urinifères, et y constituent les glomérules dont j'ai déjà parlé comme existant dans l'intérieur des corpuscules de Malpighi.

La disposition des artérioles dans l'intérieur de ces ampoules Glomérules<br>vasculaires. n'est pas la même chez tous les Vertébrés. Chez les Oiseaux, les Reptiles, les Batraciens et les Poissons osseux, l'artériole se contourne et se pelotonne sur elle-même pour constituer le glomérule, et sort ensuite de cet organite sans s'y être ramifiée ; mais chez l'Homme et les autres Mammifères, elle s'y divise en une multitude de branches rameuses qui ensuite se réunissent de nouveau pour constituer un tronc efférent (3). Là

---

(1) Voyez tome III, page 556.

(2) C'est-à-dire les petits faisceaux formés par la substance corticale. Quelques auteurs désignent ces dernières branches vasculaires sous le nom d'*artères interlobaires*.

(3) Il paraît y avoir aussi des différences assez considérables dans la grandeur du glomérule vasculaire des corpuscules malpighiens comparé à la capacité de la capsule formée par l'ampoule urinifère. Ainsi, chez le Protée, ce paquet de vaisseaux sanguins n'occupe qu'une très faible partie de cette cavité (*a*), et il en est à peu près de même chez le Triton (*b*).

(*a*) Bowman and Todd, *Physiological Anatomy*, t. II, p. 488, fig. 232.
(*b*) Idem, *ibid.*, t. II, p. 490, fig. 234.

les glomérules malpighiens offrent tous les caractères de ces plexus vasculaires que j'ai décrits dans une précédente Leçon, sous le nom de réseaux admirables bipolaires. Les branches de ce plexus sont disposées en manière d'anse et fortement contournées sur elles-mêmes, de façon à former une pelote sphérique dont le pédoncule, constitué par les troncs afférent et efférent accolés l'un à l'autre, traverse les parois de l'espèce de capsule représentée par l'ampoule urinifère, dans un point qui, en général, est diamétralement opposé à celui où naît le canalicule urinifère. Il est aussi à noter que presque toutes les artérioles efférentes des corpuscules malpighiens se résolvent ensuite en capillaires qui constituent dans la substance corticale un réseau entre les mailles polygonales duquel serpentent les canalicules urinifères flexueux. Quelques-unes de ces artérioles qui naissent des corpuscules limitrophes des pyramides de Malpighi se ramifient beaucoup moins et se distribuent dans l'intérieur de la substance médullaire des reins (1).

Veines rénales.    Les veines provenant du réseau vasculaire répandu ainsi dans toutes les parties des reins naissent en partie au sommet des papilles, en partie à la surface de la substance corticale, où leurs radicules, en convergeant pour donner naissance à des branches centripètes plus grosses, forment de petits groupes radiaires qu'on a appelés les *étoiles de Verheyen*. Les vaisseaux ainsi constitués se réunissent ensuite en branches de plus en

---

(1) Ces artérioles des pyramides de Malpighi marchent en ligne droite entre les tubes de Bellini jusque vers les papilles des reins, où elles donnent naissance à un réseau capillaire; elles ne s'y ramifient que peu et leur diamètre est supérieur à celui des capillaires de la substance corticale. Chez l'Homme, ces vaisseaux appelés *artérioles droites* ont de $0^{mm},02$ à $0,035$ de diamètre, tandis que les artérioles du réseau capillaire de la substance corticale n'ont en général que $0^{mm},05$ à $0^{mm},014$ de diamètre (a).

(a) Kölliker, *Éléments d'histologie humaine*, p. 540.

plus fortes, qui côtoient les artères dans les espaces situés entre les pyramides de Malpighi, et qui, après avoir reçu les veinules provenant de la substance médullaire, sortent de l'organe par son hile, pour aller déboucher dans la veine cave inférieure. Il est aussi à noter que les veines des reins sont toutes dépourvues de valvules.

J'ajouterai que les artères des reins sont accompagnées, dans l'intérieur de ces glandes, par quelques vaisseaux lympha-tiques (1) et par des nerfs. Ces derniers proviennent du plexus cœliaque, et l'on peut les suivre jusque dans la substance corti-cale, mais on ne connaît pas leur mode de terminaison (2).

Les vésicules urinifères et les canalicules qui y font suite (3) ont des parois très minces, mais composées de deux couches : une membrane extérieure, qui est amorphe et une tunique interne formée de tissu épithélique. La tunique externe, ou

Lymphatiques<br>et nerfs<br>des reins.

Structure<br>intime<br>des vésicules<br>et canalicules<br>urinifères.

---

(1) Les vaisseaux lymphatiques ne sont pas très abondants dans l'inté-rieur des reins. Ils se réunissent dans le hile pour constituer plusieurs troncs qui vont se jeter dans les ganglions lombaires.

(2) Les nerfs des reins sont assez nombreux et forment un lacis autour des artères. Au niveau du hile on y remarque quelques petits renflements gangliomaires.

(3) Les observations de M. Bowman tendent à établir que chaque tube uri-nifère naît d'une ampoule qui, avec son glomérule vasculaire, constitue un corpuscule malpighien (a). D'autres histologistes pensent que ces corpus-cules sont appendus aux côtés des canalicules et y débouchent par un col

étroit (b) ; mais le premier de ces mo-des d'organisation paraît exister très généralement, et les apparences qui ont donné lieu à l'opinion que je viens de rappeler en second lieu ne me semblent dépendre que de la brièveté de la portion initiale de quelques ca-nalicules qui se trouve en amont de leur point de confluence avec un tube adjacent dont le diamètre est déjà plus considérable. En effet, nous avons vu qu'en avançant de la périphérie des reins vers le bassinet, les canalicules urinifères se réunissent successive-ment de façon à constituer un nombre de conduits de moins en moins grand ; or, cette confluence a lieu dans la partie corticale aussi bien que dans la partie médullaire de la glande, et elle

---

(a) Bowman, *On the Malpighian Bodies of the Kidney* (*Philos. Trans.* 1842, p. 57).
(b) Gerlach, *Beiträge zur Strukturlehre der Niere* (Müller's, *Archiv. für Anat. und Physiol.*, 1845, p. 378).

membrane propre de ces organites, présente les mêmes caractères dans les ampoules, les canalicules flexueux et les tubes de Bellini ; elle est partout transparente et très mince, mais assez résistante et élastique. Le revêtement épithélique qui adhère à sa face interne se compose partout aussi d'une couche d'utricules à noyaux, faiblement unies entre elles, mais ses caractères varient dans les différentes parties du conduit.

Dans l'intérieur des corpuscules malpighiens cette couche épithélique est très mince ; ses cellules constitutives sont petites et difficiles à distinguer entre elles. Enfin, après avoir tapissé la paroi de la capsule ou ampoule urinifère, cette tunique utriculaire se réfléchit sur le glomérule, et l'encapuchonne de façon à être partout en rapport avec elle-même et à ne laisser que peu de vide dans l'intérieur de ces organites (1).

peut facilement produire la disposition en question.

Quelquefois cependant, chez les Tritons, le glomérule paraît être logé dans un élargissement situé sur le trajet des canalicules urinifères (a).

(1) M. Bowman, en faisant connaître pour la première fois la disposition des glomérules vasculaires dans l'intérieur d'une capsule formée par l'élargissement de la portion initiale des canalicules urinifères, avait décrit les artérioles constitutives de ces glomérules comme se trouvant à nu dans la cavité des ampoules urinifères (b), et cette opinion a été soutenue par d'autres micrographes (c) ; mais il résulte des observations de M. Gerlach et de la plupart des autres histologistes les plus récents (d), que la couche

(a) Voyez Carus, Ueber die Malpighi'schen Körper der Niere (Zeitschr. für wissensch. Zool., 1850, t. II, p. 58, pl. 5 a, fig. 1).

(b) Bowman, Op. cit. (Philos. Trans., 1842, p. 60.)

(c) Marcusen, Beitrag zur Lehre vom Verhältnisse der Malpighi'schen Körper zu den Harnkanälchen (Bulletin de l'Acad. des sciences de Saint-Pétersbourg, 1851, t. IX, p. 58, pl. x, fig. 1 et 2).

(d) Gerlach, Op. cit. (Müller's Archiv für Anat. und Physiol., 1845, p. 378). — Zur Anatomie der Niere (Müller's Archiv., 1848, p. 102).

— Bidder, Ueber die Malpighi'schen Körper der Niere (Müller's Archiv. für Anat. and Physiol., 1845, p. 508).

— Mandl, Anatomie microscopique, t. I, p. 286.

— Kölliker, Éléments d'histologie humaine, p. 536, fig. 251.

— V. Carus, Ueber die Malpighi'schen Körper der Niere (Zeitschr. für wissensch. Zoologie, 1850, t. II, p. 58, pl. 5 a, fig. 1, 3.

— Bush, Beitrag zur Histologie der Nieren (Müller's Archiv für Anat. und Physiol., 1855, p. 374).

— Isaacs, Recherches sur la structure et la physiologie du Rein (Journal de Physiologie de Brown-Séquard, 1858, t. I, p. 595).

L'épithélium cilié qui garnit l'embouchure des ampoules, et qui s'étend plus ou moins loin dans l'intérieur des canalicules urinifères chez les Vertébrés inférieurs, n'a pas encore été observé chez les Mammifères ni chez les Oiseaux. Les cellules de la couche épithélique de ces tubes ont des dimensions différentes dans la substance corticale, où elles sont ovoïdes, et dans les pyramides de Malpighi, où elles sont plus ou moins aplaties et lamelleuses. Elles contiennent chacune un noyau entouré d'une substance granulée qui paraît être albuminoïde, et souvent on y aperçoit aussi de la graisse et de la matière colorante jaunâtre (1). Enfin ce revêtement épithélique se prolonge dans le bassinet et de là dans l'uretère, mais en y acquérant une structure lamelleuse de plus en plus prononcée.

Les canalicules urinifères, ainsi constitués, sont de très petit calibre (2). Chez l'Homme, ils ont en moyenne de $0^{mm},03$ à $0^{mm},09$ de large, et, à mesure qu'ils se réunissent entre eux

de tissu épithélique qui revêt cette cavité se réfléchit sur la surface des vaisseaux en question, et recouvre le peloton constitué par ceux-ci.

(1) M. Kölliker a remarqué aussi que dans l'intérieur des cellules épithéliques des canalicules droits, on trouve une matière transparente, ce qui donne à la substance médullaire vide de sang un aspect blanchâtre, tandis que dans les mêmes conditions la substance corticale paraît jaunâtre (a), Or cette circonstance semble indiquer que la matière colorante jaune de l'urine provient des cellules de cette dernière substance.

Dans l'état normal la quantité de matière grasse renfermée dans l'intérieur des cellules épithéliques des canalicules urinifères est très faible (b), mais dans certains états pathologiques elle augmente beaucoup (c).

(2) On peut cependant injecter ces tubes soit avec du mercure, soit avec d'autres liquides. Chez l'Homme cela présente, il est vrai, de grandes difficultés, mais chez divers Animaux où le sommet des pyramides de Malpighi ne constitue pas une papille saillante, le Cheval par exemple, cette préparation anatomique est assez facile, ainsi que M. Huschke s'en est assuré (d).

(a) Kölliker, *Éléments d'histologie*, p. 536.
(b) G. Johnson, *On the Minute Anatomy and Pathology of Bright's Disease of the Kidney* (Med. Chir. Trans., 1846, t. XXIX, p. 3, pl. 1, fig. 1-4).
(c) E. Godard, *Recherches sur la substitution graisseuse du rein*, 1859, p. 11.
(d) Huschke, *Ueber die Textur der Nieren* (Isis, 1828, t. XXI, p. 560).

pour constituer les troncs terminaux du système des tubes de Bellini, ils augmentent de diamètre (1). Chez quelques Mammifères, le Chien, le Chat et le Lapin, par exemple, ils sont encore plus fins (2); mais on observe des différences plus considérables dans la grandeur des corpuscules malpighiens dont ils naissent. Ainsi, M. Bowman a trouvé que chez la Souris le diamètre de ces organites n'est que d'environ la moitié de celui qu'ils offrent chez l'Homme (3).

(1) Ferrein évalua le diamètre des canalicules urinifères de la substance corticale des reins de l'Homme à environ 1/60[e] de ligne (a), c'est-à-dire environ $0^{mm},035$. Les mesures prises plus récemment par M. Wagner et quelques autres micrographes ont donné à peu près les mêmes résultats (b). M. Krause a trouvé que le diamètre de ces tubes était de $0^{mm},38$ à $0^{mm},44$ dans la substance corticale ; de $0^{mm},31$ à $0^{mm},060$ dans la substance médullaire, et de $0^{mm},1$ au sommet des papilles (c).

(2) Ainsi, d'après M. Henle, le diamètre des canalicules urinifères varie entre $0^{mm},012$ et $0^{mm},02$ chez le Chat (d).

(3) M. Bowman évalue le diamètre moyen des corpuscules malpighiens de la manière suivante (en fractions de pouce anglais) :

| | |
|---|---|
| Cheval | $\frac{1}{70}$ |
| Lion | $\frac{1}{90}$ |
| Homme | $\frac{1}{104}$ |
| Blaireau | $\frac{1}{124}$ |
| Chien | $\frac{1}{126}$ |
| Lapin | $\frac{1}{130}$ |

| | |
|---|---|
| Rat | $\frac{1}{180}$ |
| Chat | $\frac{1}{200}$ |
| Écureuil | $\frac{1}{207}$ |
| Cochon d'Inde | $\frac{1}{205}$ |
| Souris | $\frac{1}{215}$ |
| Chat nouveau-né | $\frac{1}{260}$ |

D'après ces évaluations, il semblerait y avoir un certain rapport entre la grosseur des corpuscules malpighiens et la grandeur des Animaux d'une même classe ; mais les faits ne sont pas assez nombreux pour que l'on puisse attacher beaucoup d'importance aux coïncidences dont je viens de parler.

J'ajouterai que le même auteur (e) a donné les mesures suivantes prises chez divers Vertébrés ovipares :

| | | |
|---|---|---|
| Perroquet | $\frac{1}{450}$ | de pouce anglais. |
| Tortue | $\frac{1}{240}$ | |
| Boa | $\frac{1}{400}$ | |
| Grenouille | $\frac{1}{250}$ | |
| Anguille | $\frac{1}{207}$ | |

Nous voyons donc qu'en général les corpuscules malpighiens sont plus gros chez les Mammifères que chez les Ver-

(a) Ferrein, *Op. cit.* (*Mém. de l'Acad. des sciences*, 1749, p. 504).
(b) Voyez Mandl, *Anatomie microscopique*, t. I, p. 283.
— Huschke, *Traité de splanchnologie*, p. 295 (*Encyclopédie anatomique*, t. V).
(c) Krause, *Vermischte Beobachtungen* (*Müller's Archiv*, 1837, p. 18).
(d) Henle, *Traité d'anatomie générale*, t. II, p. 505.
(e) Bowman, *Op. cit.* (*Philos. Trans.*, 1842, p. 72).

Le nombre des canalicules urinifères et des corpuscules malpighiens qui en dépendent est extrêmement considérable. Un anatomiste allemand, M. Huschke, a cherché à l'évaluer, et ses calculs tendent à établir que chez l'Homme chaque rein doit contenir plus de deux millions de ces tubes (1). En s'avançant vers le hile, ils se réunissent entre eux, comme je l'ai déjà dit, et en arrivant à la surface des papilles, le système urinifère débouche dans le bassinet par une multitude de petits pores. Sur chaque papille, on compte plusieurs centaines de ces orifices qui correspondent chacun à un des tubes de Bellini (2).

Les corpuscules malpighiens, les canalicules urinifères et les vaisseaux sanguins dont je viens de faire connaître la disposition, sont logés entre les mailles d'une sorte de trame fibrillaire qui constitue, en quelque sorte, la charpente générale des reins, et qui est désignée, par les anatomistes, sous le nom de

Stroma<br>et<br>capsule propre<br>du rein.

tébrés des autres classes. Mais M. Hyrtl a constaté que chez les Poissons cartilagineux ils sont beaucoup plus gros que chez les Poissons osseux, et même que ceux des Batraciens se rapprochent de ceux des Mammifères (a).

(1) Cette évaluation est basée sur le nombre présumé de canalicules contenus dans chaque pyramide de Ferrein, et le nombre (également présumé) de ces faisceaux correspondant à chacun des lobes ou pyramides de Malpighi que l'on suppose être de 15 pour chaque rein. D'après les données admises par Eysenhardt, le chiffre total de ces canalicules monterait beaucoup

plus haut, il s'élèverait à 42 millions (b); mais les bases de ces calculs sont trop hypothétiques pour que nous puissions nous y arrêter.

Ferrein a cru pouvoir évaluer à 60 000 pieds, c'est-à-dire environ 20 kilomètres ou cinq lieues de poste, la longueur totale de ces tubes dans chaque rein (c); mais je me hâte d'ajouter que ces calculs ne méritent pas plus de confiance que les précédents.

(2) Le nombre de ces orifices varie entre 200 et 500 sur chaque papille, et leur diamètre est évalué à $0^{mm},05$ ou $0^{mm},02$ (d).

(a) Hyrtl, *Ueber die Nierenknäuel der Haifische* (*Verhandlungen der zool.-bot. Gesellschaft in Wien, 1861*, p. 125).
(b) Huschke, *Traité de splanchnologie*, p. 294.
(c) Ferrein, *Op. cit.* (*Mém. de l'Acad. des sciences, 1749*, p. 505).
(d) Kölliker, *Traité d'histologie*, p. 533.

*stroma* (1). Enfin, cette trame adhère extérieurement à une membrane capsulaire de nature fibreuse, qui revêt chaque lobe séparément chez les Animaux dont les reins ont la forme de grappes, mais qui ne constitue qu'une enveloppe commune, pour toutes les parties de l'organe, chez ceux où les reins sont massifs, et qui se continue en forme de gaîne autour de l'uretère. Cette tunique, dite *albuginée* ou *capsule propre du rein* (2), est très mince, mais assez résistante, et elle adhère fortement aux parties incluses, tandis que par sa surface externe elle n'est que faiblement unie au tissu graisseux circonvoisin (3).

Uretère.

§ 12. — Le bassinet, en se rétrécissant à sa partie inférieure (4) et interne, devient infundibuliforme, et se continue avec l'uretère, qui est cylindrique dans toute sa longueur et descend obliquement jusque dans le bassin, où il débouche dans la vessie urinaire (5). On y distingue trois tuniques : l'une

(1) La disposition de cette espèce de trame fibrillaire, appelée quelquefois la *matière celluleuse* du rein, a été étudiée avec beaucoup de soin par M. Goodsir, et surtout par M. Isaacs (*a*).

(2) La tunique albuginée des reins est formée par une membrane blanchâtre et très mince, composée de tissu conjonctif ordinaire mêlé à des réseaux de fibres élastiques très fines.

(3) Quelques anatomistes désignent sous le nom de *capsule adipeuse des reins*, la couche de tissu graisseux qui entoure ces organes et qui adhère à leur surface ; mais chez l'Homme elle ne constitue pas une tunique ou membrane enveloppante. Chez quelques Mammifères elle acquiert plus de densité et mérite mieux ce nom. Ainsi, chez les Cétacés, où le rein est composé d'un grand nombre de lobes distincts qui sont pourvus chacun de leur capsule propre, la totalité de l'appareil est logée dans une capsule commune dont les prolongements intérieurs forment pour chacune de ces petites masses arrondies une loge particulière (*b*).

(4) Ou postérieure chez les Mammifères dont le corps est dans une position horizontale.

(5) Les uretères, au nombre de deux, ont une longueur considérable (environ 30 centimètres chez l'Homme); ils sont logés entre le péritoine et les muscles de la paroi dorsale de l'abdomen, et ils croisent obliquement les psoas, les vaisseaux iliaques, etc. Du tissu conjonctif les unit aux parties adjacentes.

(*a*) Goodsir, *On the Structure of the Kidney* (*Monthly Journal of Medical Science*, 1842, p. 474). — C. Isaacs, *Recherches sur la structure et la physiologie du rein* (*Journal de la physiologie de l'Homme et des Animaux*, 1858, t. I, p. 604 et suiv.).
(*b*) Voyez art. REIN (*Todd's Cyclop. of Anat. and Physiol.*, t. IV, p. 233, fig. 142).

interne, qui est mince, blanche, lisse, revêtue d'un épithélium stratifié, et fait suite aux parois des canalicules (1) ; une autre, externe et fibreuse, qui est en continuité avec la capsule rénale ; enfin, une troisième qui se compose de fibres musculaires et se trouve entre les deux précédentes (2). Chez quelques Mammifères, ces conduits s'ouvrent à la partie antérieure de la vessie, mais, en général, ils s'insèrent vers le tiers postérieur de cet organe, et, chez certaines espèces, ils ne s'ouvrent que dans son col ou portion terminale, ou même dans le canal uréthro-génital (3).

(1) La couche épithélique qui revêt le bassinet et l'uretère n'est pas simple comme celle des canalicules urinifères, mais se compose de plusieurs couches. Les cellules qui en occupent la partie la plus profonde sont petites et arrondies ; celles de la couche moyenne sont cylindriques ou coniques et ont jusqu'à $0^{mm},05$ de longueur ; enfin celles de la couche superficielle sont polygonales et arrondies, ou aplaties en forme de lamelles (a).

(2) Beaucoup d'anatomistes confondent ensemble la tunique externe ou fibreuse et la tunique moyenne ou musculaire des uretères : et, en effet, chez l'Homme on ne peut les distinguer à l'œil nu ; mais chez les grands Mammifères leur étude est plus facile. Cependant les observations microscopiques des histologistes nous apprennent non-seulement que la couche musculeuse de l'uretère existe chez l'Homme, mais qu'elle se compose de deux plans de fibres, les unes profondes et transversales, les autres superficielles et longitudinales, et que, dans le voisinage de la vessie, il y a même un troisième plan de fibres disposées longitudinalement et situées en dedans des fibres transversales. Dans le bassinet, la tunique musculaire est plus mince et elle se perd sur les calices (b).

(3) Chez les Monotrèmes, l'insertion des uretères a lieu au delà d'un bourrelet qui garnit l'embouchure de la vessie et qui correspond au col de cet organe (c).

Chez les Vertébrés ordinaires et chez quelques Marsupiaux, ils s'ouvrent dans le col de la vessie : par exemple, chez le Phalanger oursin (d) et le Phalanger à front concave (e).

Chez le Lagomys nain, au contraire, ces conduits débouchent près du som-

(a) Kölliker, *Éléments d'histologie*, p. 542, fig. 255.
(b) Idem, *ibid.*, p. 542.
(c) Meckel, *Ornithorhynchi paradoxi descriptio anatomica*, pl. 8, fig. 1, 2 et 3.
— Owen, *On the Glands of the Ornithorhynchus* (*Philos. Trans.*, 1832, pl. 17), et art. MONOTREMA (Todd's *Cyclop. of Anat.*, t. III, p. 393, fig. 191).
(d) Quoy et Gaimard, *Voyage de l'Astrolabe*, MAMMIFÈRES, pl. 18, fig. 10 et 11.
(e) Carus et Otto, *Tab. Anat. comp. illustr.*, pars V, pl. 8, fig. 2.

§ 13. — La vessie urinaire, dont nous étudierons l'origine quand nous nous occuperons des modifications subies par la poche allantoïdienne chez l'embryon, est située à la partie antérieure du bassin, au-devant ou au-dessous du rectum, c'est-à-dire toujours du côté ventral de cet intestin, quelle que soit la position du corps, et chez les femelles elle en est séparée par le vagin. Elle a la forme d'un sac généralement ovoïde (1), dont le fond ou sommet est dirigé en haut (2), et dont l'embouchure, rétrécie en forme d'entonnoir, est placée à son extrémité inférieure et se continue vers le dehors sous la forme d'un tube membraneux appelé *canal de l'urèthre* (3). Enfin,

met de la vessie (a). Ils s'insèrent vers la moitié supérieure de la face dorsale de cet organe chez quelques autres Rongeurs, tels que le Lapin (b), ainsi que chez le Daman parmi les Pachydermes. Ces canaux s'ouvrent aussi très en avant chez le Tenrec (c); mais chez la plupart des Mammifères leur embouchure se trouve près du col de la vessie, à peu près comme chez l'Homme (d), le Cheval (e) et le Rhinocéros (f).

(1) Par exemple chez l'Homme (g), le Chien (h).

Chez quelques Mammifères, le fond de la vessie est conique, et conserve ainsi une forme qui rappelle celle qui existe chez l'embryon avant l'oblité-

ration de l'ouraque : cette disposition est très prononcée chez le Marsouin (i).

(2) En supposant le corps dans la position verticale, comme chez l'Homme; mais en avant, quand la position est horizontale, comme chez les quadrupèdes.

(3) Dans les ouvrages sur l'anatomie descriptive du corps humain, on appelle *bas-fond de la vessie*, la portion inférieure de ce réservoir urinaire qui repose en avant sur le périnée et en arrière sur la face antérieure de l'extrémité inférieure du rectum ou sur le vagin, suivant les sexes (j). Chez l'Homme, on y remarque une partie élargie ou fosse transversale qui cor-

(a) Pallas, *Novæ species Quadrupedum*, p. 43, pl. 4, fig. 9.
(b) Martin Saint-Ange, *Op. cit.*, pl. 2, fig. 3 (*Mém. de l'Acad. des sciences, Savants étrangers,* t. XIV).
(c) Carus et Otto, *loc. cit.*, pl. 9, fig. 2.
(d) Voyez Bourgery, *Op. cit.*, t. V, pl. 52 et 82.
(e) Chauveau, *Traité d'anatomie comparée des Animaux domestiques*, p. 453, fig. 141. — Gurlt, *Anat. des Pferdes*, pl. 19, fig. 1, 2 ; pl. 10, fig. 2, et pl. 37, fig. 1.
(f) Owen, *Anat. of the Indian Rhinoceros* (*Trans. of the Zool. Soc.*, t. IV, pl. 57 et 58, fig. 1).
(g) Voyez Bourgery, *Traité de l'anatomie de l'homme*, t. 8, pl. 52, 55, etc.
(h) Prévost et Dumas, *Op. cit.* (*Ann. des sciences nat.*, 1824, t. I, pl. 2, fig. 1).
(i) Carus et Otto, *Tab. Anat. comp. illustr.*, pars V, pl. 9, fig. 1.
(j) Voyez Bourgery, *Op. cit.*, t. V, pl. 58 et 67.

elle est en quelque sorte amarrée dans cette position par trois cordons arrondis, qui s'étendent de sa surface aux parties adjacentes des parois abdominales, et qui sont formés principalement par des vaisseaux sanguins ou par les vestiges de la portion antérieure de l'allantoïde (1). Le péritoine revêt la

respond antérieurement à la prostate, et qui loge souvent les concrétions vésicales chez les personnes affectées de la pierre.

On appelle *col de la vessie*, une partie plus resserrée et infundibuliforme qui termine ce sac inférieurement, et qui descend obliquement vers l'arcade du pubis pour se continuer avec le canal de l'urèthre.

Enfin, pour l'intelligence du langage anatomique, il est bon d'ajouter qu'on appelle *trigone vésical*, ou *trigone de Lieutaud*, la portion de la vessie qui est comprise entre l'embouchure de ce réservoir et les orifices des deux uretères.

(1) Ces cordons, appelés *ligaments de la vessie*, sont situés l'un avant, les deux autres sur les côtés et plus en arrière.

Le premier, nommé *ligament supérieur*, ou *ligament médian de la vessie*, se détache du sommet de cet organe et se dirige en avant vers l'ombilic; il consiste en une grosse bride résultant de l'oblitération de la portion de l'allantoïde qui fait suite à celle destinée à devenir la vessie, et qui constitue chez l'embryon le conduit appelé *ouraque*. Quelquefois le canal qui, chez l'embryon, parcourt

toute la longueur de cet organe, persiste dans une étendue plus ou moins considérable du ligament médian pendant les premières années de l'enfance ou même chez l'adulte (*a*); mais, en général, il est complétement oblitéré à l'époque de la naissance (*b*). La persistance de ce canal nous explique comment dans quelques cas tératologiques l'urine a pu être évacuée par l'ombilic (*c*).

Les *ligaments latéraux de la vessie* résultent de l'oblitération des artères ombilicales qui, chez le fœtus, s'étendent des parties latérales du bassin à l'ombilic. Ils naissent chacun du tronc de l'artère vésicale supérieure, et remontent le long des parois latérales de la vessie pour gagner ensuite la paroi antérieure de l'abdomen, au-dessus du pubis, et pour aller rejoindre la portion terminale du ligament supérieur. Le péritoine recouvre tous ces cordons, et l'espace qu'ils laissent entre eux de chaque côté du ligament médian constitue deux dépressions triangulaires appelées *fosses inguinales internes*.

Des cordons fibreux, qui s'étendent de la face postérieure du pubis à la partie antérieure de la vessie chez la Femme et à la prostate chez l'Homme, contribuent aussi à fixer ce réservoir

(*a*) Haller, *Elementa physiologiæ*, t. VII, p. 343.
— Walter, *Observ. anat.*, p. 19. Berlin, 1775.
(*b*) Meckel *Manuel d'anatomie descriptive*, t. III, p. 566.
(*c*) Haller, *loc. cit.*

vessie extérieurement dans une étendue variable, suivant qu'elle s'avance plus ou moins dans la cavité abdominale au delà du détroit du bassin, et les parois de ce réservoir urinaire sont composées essentiellement de deux tuniques (1) : l'une, interne, formée par une membrane muqueuse ; l'autre, externe, de nature musculaire.

Les fibres charnues qui constituent cette dernière tunique sont lisses, mais plus colorées que ne le sont d'ordinaire les muscles non striés (2), et elles forment deux couches principales. Dans la couche profonde, elles sont disposées longitudi-

urinaire, et sont connus sous les noms de *ligaments antérieurs de la vessie*, *ligaments pubio-vésicaux*, ou *ligaments pubio-prostatiques*.

(1) En général, on appelle *tunique externe* ou *séreuse* de la vessie, l'enveloppe partielle qui est fournie à cet organe par la portion correspondante du péritoine, et qui adhère à sa surface externe au moyen d'une couche de tissu conjonctif.

Chez l'Homme, le péritoine se détache de la paroi antérieure de l'abdomen pour se réfléchir sur le sommet de la vessie, au-dessus du pubis, et ne s'étend pas sur la plus grande partie de la face antérieure de cet organe, même lorsque celui-ci s'avance très haut dans l'abdomen (a). Il en résulte que dans les opérations pour l'extraction des calculs ou pierres vésicales, on peut ouvrir la vessie sans léser le péritoine, en pratiquant une incision au-dessus de l'arcade du pubis aussi bien qu'en divisant le périnée, et

c'est sur cette particularité anatomique qu'est fondée la méthode dite de la taille hypogastrique.

Chez l'Homme, le péritoine recouvre la presque totalité de la paroi postérieure de la vessie, et en se portant de cet organe sur le rectum, au-dessus des vésicules séminales, cette membrane forme deux replis appelés *ligaments postérieurs de la vessie* ou *plis semi-lunaires de Douglas*.

Chez la Femme, le péritoine ne s'étend pas si bas sur la vessie et se réfléchit bientôt en arrière pour recouvrir l'utérus.

(2) M. Kölliker considère les faisceaux musculaires de ce réservoir comme étant composés de fibres-cellules contractiles à extrémités libres (b); mais, d'après les recherches plus récentes de M. G. Viner Ellis, elles consisteraient en cylindres continus offrant de distance en distance des corpuscules nucléiformes et étant semblables aux fibres des muscles volon-

(a) Voyez Bourgery, *Anatomie de l'Homme*, t. 5, pl. 55.
(b) Kölliker, *Beiträge zur Kenntniss der glatten Muskeln* (*Zeitschr. für wissensch. Zoologie*, 1848, t. 1, p. 64).

nalement, et, dans la couche superficielle, leur direction générale est transversale ; mais le mode d'arrangement des faisceaux qu'elles constituent est très complexe (1), et latéralement surtout plusieurs de ces faisceaux s'entrecroisent obliquement de façon à simuler des mailles entre lesquelles la tunique intérieure se dilate parfois au point de constituer des bosselures ou cellules pariétales (2). Chez plusieurs Mammifères, particulièrement les Carnassiers, cette tunique musculaire se développe plus que chez l'Homme, et constitue d'épaisses colonnes charnues qui font saillie dans l'intérieur de la vessie, surtout quand cet organe n'est pas fortement distendu. Enfin, dans le voisinage du col de la vessie, les faisceaux musculaires deviennent plus forts et plus serrés, surtout ceux dont la direction est transversale, et ils y constituent une sorte d'anneau contractile mal délimité, qu'on appelle *sphincter de la vessie* (3).

taires, si ce n'est qu'on n'y voit pas de stries transversales (a).

Une particularité remarquable des faisceaux musculaires de la vessie consiste dans leur mode de terminaison, qui a souvent lieu au moyen de petits tendons élastiques (b), et il est aussi à noter que, de distance en distance, elles sont unies entre elles latéralement, de façon à former un réseau fort complexe (c).

(1) Pour plus de détails relativement à la disposition des fibres de la tunique musculaire de la vessie dans l'espèce humaine, je renverrai aux recherches faites sur ce sujet par Lieutaud, Ch. Bell, etc.

(2) Cette disposition sacculée de la vessie est fréquente chez les vieillards, et quelquefois des concrétions urinaires se logent dans ces dépressions.

(3) Les anatomistes, depuis Galien jusqu'à nos jours, ont été très partagés d'opinion, au sujet de la disposition et

(a) G. Viner Ellis, *Researches on the Nature of the Involuntary Muscular Tissue of the Urinary Bladder* (*Philos. Trans.*, 1859, p. 469, pl. 26 et 27, et (*Medico-Chirurg. Trans.*, 1856, t. XXXIX, p. 328).

(b) Treitz, voyez Kölliker, *Éléments d'histologie*, p. 543.
— G. V. Ellis, *Op. cit.* (*Philos. Trans.*, 1859, p. 470).

(c) Lieutaud, *Observations anatomiques sur la structure de la vessie* (*Mém. de l'Acad. des sciences*, 1753, p. 5).
— Ch. Bell, *Account of the Muscles of the Ureters*, etc. (*Medico-Chirurg. Transactions*, t. III, p. 171).
— Mercier, *Recherches anatomiques, pathologiques et chirurgicales sur les maladies des organes urinaires et génitaux*, 1841, p. 30.

La tunique interne ou muqueuse de la vessie est pâle, mince et lisse quand cet organe est distendu ; mais, quand celui-ci est contracté, elle offre des plis nombreux, surtout dans le voisinage du col. Elle est pourvue de beaucoup de vaisseaux sanguins et garnie d'un épithélium stratifié dont l'épaisseur a environ un dixième de millimètre. Enfin, dans le bas-fond et dans le col de la vessie, cette membrane muqueuse loge beaucoup de glandules dont les unes sont simples et pyriformes, et dont les autres sont en grappes. Ces organites sécréteurs sont tapissés en dedans par un épithélium cylindrique, et ils produisent un mucus transparent (1).

Les embouchures des uretères, situées, comme je l'ai déjà dit, à la partie postérieure et inférieure de la vessie chez l'Homme, et placées à peu près de même chez la plupart des autres Mammifères, ne sont garnies d'aucune valvule, mais présentent cependant une disposition qui empêche le reflux de l'urine de ce réservoir vers les reins. En effet, la portion terminale de l'uretère, après s'être engagée dans l'épaisseur de la paroi de la vessie, ne la traverse pas directement, mais marche

même de l'existence du sphincter de la vessie (a). Bichat, Boyer, et plusieurs auteurs de l'époque actuelle, pensent que les fibres charnues du col de la vessie ne méritent pas ce nom (b), tandis que d'autres les décrivent comme constituant un anneau contractile dont les fonctions sont très importantes (c), opinion qui me paraît bien fondée.

(1) Dans l'état normal les glandules muqueuses de la vessie sont très petites et peu actives ; leur diamètre varie entre $0^{mm},09$ et $0^{mm},05$, et leur embouchure n'excède pas $0^{mm},4$ de large (d) ; mais dans quelques états pathologiques elles acquièrent çà et là des dimensions beaucoup plus considérables, et se remplissent d'une matière muqueuse blanchâtre.

(a) Voyez Haller, *Elementa physiologiæ*, t. VII, p. 320.
(b) Sabatier, *Anat.*, t. II, p. 403.
— Bichat, *Anatomie descriptive*, t. V, p. 147.
— Boyer, *Anat.*, t. IV, p. 490.
— H. Cloquet, *Traité d'anat. descript.*, 1816, t. II, p. 1050.
— Wilson, *Lectures on the Urinary and Genital Organs*, p. 57.
(c) J. Bell, *System of Anatomy*, t. IV, p. 159.
— Meckel, *Manuel d'anatomie*, t. III, p. 564.
(d) Kölliker, *Éléments d'histologie*, p. 543.

pendant quelque temps entre ses tuniques et ne s'y ouvre que très obliquement. Il en résulte que la pression exercée par le fluide emprisonné dans la vessie comprime et oblitère cette portion des voies urinaires de façon à interrompre la communication entre la vessie et les uretères.

La capacité de la vessie urinaire est très variable chez divers individus d'une même espèce, et plus encore chez les Animaux d'espèces différentes. Chez l'Homme, elle peut être évaluée en moyenne à environ un quart ou un tiers de litre. Chez les Herbivores, la vessie est en général plus vaste proportionnellement, et chez les Carnivores elle est d'ordinaire très petite.

Chez presque tous les Mammifères femelles, le canal de l'urèthre ne présente dans sa disposition aucune particularité importante à noter (1), si ce n'est qu'il débouche au dehors au-devant de l'appareil génital, soit dans un vestibule uréthro-génital ou même dans un cloaque, soit directement au dehors par un orifice spécial (2).

·Canal de l'urèthre.

(1) Le canal de l'urèthre des Mammifères est d'une structure très simple chez les femelles (a). C'est un canal membraneux formé par un prolongement de la tunique muqueuse du col de la vessie, qui est garni à l'intérieur d'un épithélium pavimenteux, et revêtu extérieurement d'une couche de fibres musculaires circulaires. Ses parois logent dans leur épaisseur des glandules mucipares appelées *glandes de Littre*, dont les orifices sont disposés en séries longitudinales et dirigés vers le col de la vessie; enfin, sa portion terminale est quelquefois dilatée en arrière, de façon à diriger en avant le jet urinaire au moment de l'évacuation de ce liquide. La longueur de ce tube varie beaucoup chez les divers Mammifères; chez le Renard (b), les Chats et les autres Carnassiers, il est en général très long.

(2) Chez quelques Mammifères, par exemple le Surmulot (*Mus decumanus*), le canal de l'urèthre de la femelle débouche directement au dehors à l'extrémité d'un tubercule situé au devant de l'orifice de l'appareil génital, et il n'existe pas de vestibule génito-urinaire.

Chez d'autres, au contraire, le vestibule génito-urinaire constitue un canal assez long à l'extrémité interne duquel l'uretère vient s'ouvrir : par

(a) Voyez Bourgery, *Traité de l'anatomie de l'homme*, t. 5, pl. 67.
(b) Hunter, *On the Descript. and Illustr. Catalogue of the Mus. of the College of Surgeons*, t. IV, pl. 65.

Chez les mâles, il s'unit aux voies génitales, et, sauf un petit nombre d'exceptions (1), le canal commun, ainsi constitué, est d'une longueur considérable. Lorsque nous étudierons les organes de la reproduction, j'en ferai connaître la disposition, et, pour le moment, je me bornerai à ajouter que les Marsupiaux et les Monotrèmes sont les seuls Mammifères chez lesquels les orifices génito-urinaires et l'intestin débouchent dans un cloaque commun, mode d'organisation que nous avons vu au contraire exister chez les Oiseaux, aussi bien que chez les Reptiles et les Batraciens. Je rappellerai également que les rapports de position entre les orifices des appareils digestifs, génitaux et urinaires, sont, chez les Mammifères, l'inverse de ce que nous avons vu chez presque tous les Poissons. Chez ces derniers, la règle commune est que l'anus, le pore génital et l'orifice urinaire se suivent d'avant en arrière, tandis que chez les Mammifères, quand ces orifices sont distincts, c'est l'embouchure des voies

exemple, chez la Lapine (a), le Lama (b), et surtout chez plusieurs Édentés, tels que le Tatou (c) et chez les Marsupiaux ; mais, en général, cette portion commune des voies génito-urinaires est très courte, de sorte que l'orifice urinaire se trouve presque à son embouchure.

Enfin, chez les Marsupiaux le canal uréthro-sexuel débouche, comme je l'ai déjà dit (d), dans un cloaque commun, et par conséquent les produits de la sécrétion rénale et les matières alvines sont expulsés par la même ouverture que les jeunes (e).

(1) Chez les Ornithorhynques (f) et les Échidnés (g), le canal de l'urèthre, qui, chez le mâle, est aussi le conduit évacuateur de la semence, s'ouvre directement dans le cloaque par un pore

(a) Carus et Otto, *Tab. Anat. comp. illustr.*, pars V, pl. 8, fig. 1.
(b) Lereboullet, *Recherches sur l'anatomie des organes génitaux*, pl. 10, fig. 102 (*Nova Acta Acad. nat. curios.*, t. XXIII).
— Martin Saint-Ange, *Op. cit.*, pl. 1, fig. 2.
(c) Carus et Otto, *Op. cit.*, pl. 5, fig. 5.
(d) Voyez tome VI, page 365.
(e) Owen, *On the Generation of Marsupial Animals*, pl. 6, fig. 4 (*Trans. Philos.*, 1834), et Art. MARSUPIALIA (Todd's *Cyclop.*, t. IV, p. 393, fig. 191). — *Atlas du Règne animal de Cuvier*, MAMMIFÈRES, pl. 75 *bis*, fig. 1.
— Martin Saint-Ange, *Op. cit.*, pl. 5, fig. 1 et 2.
(f) Meckel, *Ornithorhynchi paradoxi descriptio anatomica*, pl. 8, fig. 2.
— Owen, art. MONOTREMA (Todd's *Cyclop. of Anat. and Physiol.*, t. XIII, p. 392, fig. 190).
— Martin Saint-Ange, *Op. cit.*, pl. 6, fig. 2 et 3.
(g) Martin Saint-Ange, *Op. cit.*, pl. 7, fig. 2 et 3.

urinaires qui se trouve en avant et qui est suivie par l'ouverture génitale, laquelle, à son tour, est suivie par l'anus ; et lorsque les voies génito-urinaires n'ont qu'une ouverture commune, celle-ci est toujours placée au-devant de l'anus.

§ 14. — Les Vertébrés ne sont pas les seuls Animaux qui soient pourvus d'un appareil urinaire. Les Mollusques, les Insectes et d'autres Invertébrés possèdent des organes excréteurs analogues, quant à leurs fonctions, mais la conformation et les caractères extérieurs de ces instruments éliminateurs diffèrent tant de ce que nous avons vu jusqu'ici, que les lumières fournies par l'anatomie ne suffisent pas pour les faire reconnaître, et c'est par l'examen de leurs produits seulement qu'on peut constater le rôle qu'ils remplissent dans l'économie.

Ne voulant pas séparer l'histoire anatomique de ces organes de celle de l'appareil rénal des Animaux supérieurs, je serai donc obligé d'anticiper un peu sur les faits que nous fournira dans une prochaine Leçon l'étude chimique de l'urine ; nous verrons alors que l'une des matières les plus caractéristiques de ce liquide est l'acide urique, et que les glandes chargées spécialement de l'excrétion de ce principe immédiat peuvent toujours être considérées comme les représentants physiologiques des reins.

Appareil
urinaire
des
Invertébrés.

situé au sommet d'une papille à la base du canal de la verge, de sorte que l'urine est expulsée au dehors de la même manière chez les deux sexes, et que c'est temporairement, au moment de l'érection, que le canal génito-urinaire s'engage dans le canal de la verge pour former avec lui un conduit continu analogue au canal de l'urèthre chez les Mammifères où cette espèce d'hypospadias normal n'existe pas.

Dans quelques cas tératologiques les organes génito-urinaires mâles présen-tent, chez l'Homme et les autres Mammifères monodelphiens, une disposition qui a quelque analogie avec ce que nous venons de rencontrer chez les Monotrèmes : le canal de l'urèthre présente un orifice dans le périnée, tout en se continuant comme d'ordinaire jusqu'à l'ouverture située à l'extrémité du pénis. Ce vice de conformation a reçu le nom d'*hypospadias* et a été souvent considéré à tort comme un signe d'hermaphrodisme.

Appareil
urinaire
des
Mollusques
céphalopodes.

§ 15. — L'appareil urinaire est bien développé chez tous les Mollusques. Chez les Céphalopodes, il est constitué par des organes sécréteurs en forme de grappes. qui entourent les grosses veines dans le voisinage du cœur, et qui sont suspendues dans deux cavités à parois membraneuses dont les orifices sont situés sur les côtés du rectum et donnent dans la chambre branchiale. Pendant longtemps il a existé beaucoup d'incertitudes au sujet des usages de ces corps spongieux, mais ils offrent tous les caractères anatomiques d'organes sécréteurs, et l'on a constaté qu'ils éliminent des matières urinaires. Il y a donc lieu de les considérer comme les représentants des reins (1).

(1) Cuvier, en décrivant la structure intérieure du Poulpe, a désigné sous le nom de *cavités veineuses*, ou *grandes cellules péritonéales*, une paire de poches membraneuses qui occupent la majeure partie de la face inférieure de l'abdomen, qui communiquent librement avec la chambre respiratoire par un orifice situé de chaque côté entre le rectum et la base de la branchie correspondante (*a*), et qui renferment les corps spongieux dont il est question ci-dessus. Ces derniers organes sont appendus, comme je l'ai déjà dit, aux deux veines caves et aux deux canaux péritonéaux qui y débouchent à peu de distance de la terminaison de ces vaisseaux dans les cœurs branchiaux (*b*). Quand ils sont contractés, comme dans les préparations figurées par Cuvier, ils ressemblent à des tubercules framboisés dont l'intérieur serait creux et en communication avec la cavité de la veine adjacente (*c*); mais dans l'état frais ils se montrent composés d'une multitude de lobules et ont une structure caverneuse (*d*). Le sang veineux arrive en grande abondance dans les cavités irrégulières, dont leur substance est creusée et peut même suinter assez facilement à travers leur tissu. Enfin leur surface est lubrifiée par une mucosité jaunâtre, et ils flottent dans le liquide aqueux dont les poches péritonéales sont remplies. On a fait beaucoup de conjectures sur les usages de ces appendices veineux, et Cuvier était disposé à croire qu'ils étaient le siége d'une sorte de respiration, aussi bien que d'un travail sécrétoire (*e*). En 1835, Meyer fut conduit à les

(a) Voyez l'*Atlas du Règne animal* de Cuvier, MOLLUSQUES, pl. 1 *a*.
(b) Voyez tome III, p. 169.
(c) Cuvier, *Mémoire pour servir à l'histoire et à l'anatomie des Mollusques*, pl. 2, fig. 1 et 3.
(d) Milne Edwards, *Voyage en Sicile*, t. 1, pl. 12, 14, et *Atlas du Règne animal*, MOLLUSQUES, pl. 1 *b*.
(e) Cuvier, *Op. cit.*, p. 19.

§ 16. — Dans la classe des Gastéropodes, l'appareil urinaire est plus développé. Ainsi, chez le Colimaçon, il est constitué par une grosse glande triangulaire qui est située à la partie postérieure et supérieure de la chambre respiratoire, entre le cœur et le rectum, et qui est pourvue d'un canal excréteur dont l'orifice se trouve à côté de l'anus, près du pneumostome (1). Cet

considérer comme des glandes urinaires (a), et cette opinion a été pleinement confirmée par l'examen chimique de la matière qu'ils sécrètent. En effet, M. Harless y a trouvé une substance dont les réactions caractéristiques sont analogues à celles de l'acide urique.

La disposition de ces glandes urinaires est à peu près la même chez les Calmars (b), les Sèches, etc.

Chez le Nautile, les corps spongieux appendus de la même manière aux gros troncs veineux sont moins étendus que chez les autres Céphalopodes, et forment de chaque côté deux petits paquets (c).

Dernièrement, M. Hancock a publié une description anatomique de l'appareil urinaire des Céphalopodes dibranchiaux, et cet auteur fait bien connaître le mode d'arrangement des poches ou chambres rénales dont les subdivisions varient suivant les espèces. Ce naturaliste pense que les appendices spongieux qui sont fixés à

la partie postérieure des cœurs branchiaux, et qui sont suspendus dans des compartiments spéciaux de ce système de cavités, sont des organes glandulaires, et appartiennent aussi à l'appareil urinaire (d).

(1) Cet appareil glandulaire du Colimaçon n'a pas échappé aux recherches de Swammerdam, qui en a décrit la disposition générale, mais qui le croyait chargé de séparer du sang une matière calcaire destinée à être versée dans l'intestin (e). Cuvier en a mieux fait connaître la structure, mais il n'avait pas de notions plus exactes sur ses usages, car il le considérait comme étant le siége de la production de la viscosité que ces Mollusques excrètent en grande abondance (f). Döllinger et Wohnlich furent conduits à penser que cette glande réputée mucipare était en réalité un rein (g) ; enfin, le fait de la sécrétion de l'acide urique dans son intérieur fut constaté par Jacobson, et fixa l'opinion des physiologistes au sujet de ses

(a) Meyer, Analecten für vergleichende Anatomie, p. 54.
(b) Siebold et Stannius, Nouveau Manuel d'anatomie comparée, t. II, p. 391.
(c) Milne Edwards, Voyage en Sicile, t. 1, pl. 18. — Owen, Mem. on the Pearly Nautilus, 1832, pl. 5, et Annales des sciences naturelles, 1re série, t. XXVIII, pl. 3, fig. 1 et 2.
(d) Hancock, On certain Points of the Anatomy and Physiology of the Dibranchiate Cephalopoda (The Natural History Review, 1861, t. I, p. 473).
(e) Swammerdam, Biblia Naturæ, t. I, pl. 5, fig. 5.
(f) Cuvier, Mémoire sur la Limace et le Colimaçon, p. 26, pl. 1, fig. 2 et 4.
(g) Wohnlich, Dissert. inaug. de Helice pomatia et aliquibus aliis affinibus Animalibus e classe Molluscorum Gasteropodum, 1813.

organe se compose d'une multitude de lamelles dont le bord inférieur est libre et dont le tissu est formé principalement d'utricules sécrétoires ; il est renfermé dans un sac membraneux très mince qui se continue sous la forme d'un tube pour constituer le conduit urinaire dont je viens de parler ; enfin, l'humeur qu'il sécrète contient de l'acide urique (1), et je dois

fonctions (a). M. J. Davy a constaté aussi l'excrétion de l'acide urique chez des Hélices exotiques (b). J'ajouterai que quelques auteurs croient devoir faire encore des réserves au sujet de la détermination de cet organe, et que M. Moquin-Tandon, par exemple, se borne à le désigner sous le nom peu significatif de *glande précordiale* (c), tandis que d'autres naturalistes y appliquent le nom de *corps de Bojanus*, par extension de la nomenclature souvent employée en parlant des Mollusques acéphales.

(1) Chez les Colimaçons, la glande rénale est allongée et de forme triangulaire ; elle se trouve tout entière du côté droit du cœur, et son canal excréteur, qui est étroit et fort long, naît de l'angle postéro-extérieur de la poche urinaire qui la renferme, puis se recourbe en dehors et en avant, suit le bord supérieur du gros intestin, et va déboucher à côté de l'anus près de l'entrée de la chambre pulmonaire (d). Suivant M. de Saint-Simon, il y aurait chez quelques Hélices un petit conduit allant de cette glande à l'intestin (e) ; mais il est probable que cet auteur aura pris un vaisseau sanguin pour un canal excréteur.

Chez les Limaces, la glande urinaire est disposée à peu près de même, si ce n'est qu'elle est plus ramassée et qu'elle contourne le péricarde de façon à représenter un croissant dont les cornes se rencontreraient presque. Il est aussi à noter que chez ces Mollusques les lamelles constitutives de cet organe sont rangées parallèlement entre elles, et que son canal excréteur se courbe de la même manière, puis débouche au plafond de la cavité pulmonaire par un orifice assez large (f).

Pour plus de détails sur les variations de formes de la glande rénale chez les Gastéropodes pulmonés, je renverrai au mémoire de M. Saint-Simon et à l'ouvrage de M. Moquin-Tandon (g).

Chez la Paludine vivipare, la glande

(a) Jacobson, *Om Blöddyrenes Nyrer og om Urinsyren, som ved dem hos nogle af disse Dyr af sondres* (*Das Videnskabernes Selskabs Afhandlinger*, 1828, t. III, p. 324).

(b) J. Davy, *On the Urinary Secretion of Fishes*, etc. (*Trans. of the Edinburgh Royal Society*, 1857, t. XXI, p. 547).

(c) Moquin-Tandon, *Histoire naturelle des Mollusques terrestres et fluviatiles de France*, p. 65.

(d) Cuvier, *loc. cit.*, pl. 1, fig. 2.

(e) Saint-Simon, *Observations sur la glande précordiale des Mollusques terrestres et fluviatiles* (*Journal de conchyliologie*, 1851, t. II, p. 342).

(f) Cuvier, *loc. cit.*, pl. 2, fig. 8 et 10.

— Moquin-Tandon, *Op. cit.*, pl. 1, fig. 7.

(g) Saint-Simon, *loc. cit.*

-— Moquin-Tandon, *Histoire naturelle des Mollusques terrestres et fluviatiles*, t. I, p. 65.

faire remarquer que c'est à tort que beaucoup de naturalistes ont attribué à cette glande la production du pourpre ou des autres matières colorantes analogues dont l'excrétion est très abondante chez divers Gastéropodes (1).

Les relations anatomiques de la glande rénale sont à peu près les mêmes chez les autres Gastéropodes; toujours elle est située dans le voisinage du cœur et du gros intestin, mais sa position dans le corps de l'Animal varie suivant la place occupée par l'anus, et il est aussi à noter que souvent la poche urinaire qui la renferme s'ouvre directement, soit au dehors, soit dans la chambre respiratoire, au lieu de se prolonger en forme de canal excréteur. Ainsi, chez les Tritons, on trouve au fond de la cavité branchiale, et tout à côté du cœur, une large ouverture qui conduit dans une vaste poche de forme irrégulière, où sont logées deux énormes glandes rénales de couleur brunâtre (2).

urinaire est pourvue d'un long canal excréteur qui s'avance entre le rectum et l'oviducte pour déboucher du côté droit, à l'entrée de la chambre respiratoire, comme chez le Colimaçon (a).

(1) M. Lacaze-Duthiers a fait voir que la matière colorante sécrétée par le *Purpura lapillus* et les autres Gastéropodes voisins de celui-ci, est produite par une bande de tissu utriculaire disposée longitudinalement à la partie latérale de la cavité branchiale, et parfaitement distincte de la glande rénale ou corps de Bojanus, qui débouche, comme d'ordinaire, à la partie postérieure de cette même cavité (b).

(2) L'existence de cet appareil glandulaire a été brièvement indiquée par Cuvier chez le *Buccinum undatum* (c), et la position de son orifice dans la chambre branchiale a été représentée par Eysenhardt et par Leiblein (d) ; mais on prendra, je crois, une idée plus juste de sa conformation générale par la figure que j'en ai donnée dans mon travail sur la circulation chez les Mollusques (e).

L'orifice urinaire se voit aussi au

(a) Cuvier, *Mémoire sur la Vivipare d'eau douce*, etc., fig. 3 (*Mém. sur les Mollusques*).
(b) Lacaze-Duthiers, *Mémoire sur la Pourpre* (*Ann. des sciences nat.*, 4ᵉ série, 1859, t. XII, p. 33 et suiv., pl. 1, fig. 1, 2, 4, etc.).
(c) Cuvier, *Mémoire sur le grand Buccin de nos côtes*, p. 5, pl. 1, fig. 6.
(d) Eysenhardt, *Beiträge zur Anatomie des Murex Tritonis* (Meckel's *Deutsches Archiv für die Physiologie*, 1823, t. VIII, p. 213, pl. 3, fig. 4). — Leiblein, *Beitray zu einer Anatomie des Purpurstachels* (Heusinger's *Zeitschr. für die organ. Physik.*, 1827, t. I, p. 4, pl. 1, fig. 4, 5 et 6). — *Observations anatomiques sur la Pourpre des anciens, ou Rocher droite épine* (*Ann. des sciences nat.*, 1828, t. XIV, p. 181, pl. 10, fig. 4).
(e) Milne Edwards, *Voyage en Sicile*, t. I, pl. 25.

La position et les caractères généraux de l'appareil urinaire sont à peu près les mêmes chez les autres Gastéropodes de la grande division des Prosobranches, les Haliotides et les Patelles par exemple (1); mais dans l'ordre des Opisthobranches, où l'anus ne s'ouvre pas dans une chambre cervicale et varie dans sa position, on rencontre moins d'uniformité dans la situation de la glande rénale. Chez les Pleurobranches, par exemple, elle entoure en avant et à droite la masse viscérale dans plus de la moitié de l'étendue de celle-ci, et elle débouche directement au dehors, du côté droit du corps, sous la base de la branchie, dans le sillon qui sépare le manteau et le pied de l'Animal (2).

fond de la cavité branchiale chez le Turbo pica (a), la Pyrule trompette (b), les Pourpres (c), les Casques (d), la Natice marbrée (e), la Littorine littorale (f), l'Auricule brune (g), etc.

(1) Chez les Haliotides, l'orifice du sac urinaire se trouve dans le fond de la poche branchiale, à côté du rectum et immédiatement au-devant du cœur; mais la glande rénale, qui est très développée, et qui paraît cependant avoir échappé aux recherches de Cuvier (h), s'étend davantage en avant entre le grand muscle rétracteur et le bord gauche de la cavité respiratoire. Il ne faut pas confondre cet organe sécréteur avec celui que Cuvier a mentionné sous le nom d'*organe de la viscosité;* celui-ci est constitué par une couche épaisse de tissu mucipare qui forme de gros plis transversaux à la voûte de la chambre respiratoire, entre l'intestin et la branchie du côté gauche, tandis que la glande rénale se trouve du côté droit, au delà de la branchie droite (i).

La position de l'orifice urinaire est à peu près la même chez la Patelle, où la chambre respiratoire est représentée par une chambre cloacale (j).

(2) Chez ces Mollusques, la glande rénale n'est pas limitée à une partie restreinte de la poche urinaire, comme chez les Tritons, mais tapisse la presque totalité de ses parois sous la forme

(a) Cuvier, *Mém. sur la Vivipare,* etc., fig. 7, q. (*Mém. sur les Mollusques*).

(b) Souleyet, *Voyage de la Bonite,* Zool., t. II, MOLLUSQUES, pl. 43, fig. 3.

(c) Lacaze-Duthiers, *Mém. sur la Pourpre* (*Ann. des sciences nat.,* 4e série) 1859, t. XII, pl. 1, fig. 3).

(d) Quoy et Gaimard, *Voyage de l'Astrolabe,* MOLLUSQUES, pl. 43, fig. 2.

(e) Souleyet, *loc. cit.,* pl. 36, fig. 6.

(f) Idem, *ibid.,* pl. 33, fig. 1 et 2.

(g) Idem, *ibid.,* pl. 32, fig. 1.

(h) Cuvier, *Mém. sur l'Haliotide,* etc., p. 9, pl. 1, fig. 11 et 12, c (*Mém. pour servir à l'histoire des Mollusques*).

(i) Milne Edwards, *Mém. sur la dégradation des organes de la circulation chez les Patelles et l'Haliotide* (*Voyage en Sicile,* t. I, pl. 26, fig. 1 et 2, et *Ann. des sciences nat.,* 3e série, 1847, t. VIII, pl. 1).

(j) Milne Edwards, *loc. cit.,* pl. 27, fig. 2, et *Ann. des sc. nat.,* t. VIII, pl. 2, fig. 2.

Chez les Doris, elle occupe la partie postérieure et supérieure de la cavité viscérale, et s'ouvre au dehors à côté de l'anus, dans le milieu de l'espèce de rosace formée par les branchies (1).

Je n'hésite pas à considérer comme l'analogue des glandes rénales dont je viens de parler, et par conséquent comme un appareil urinaire, la poche que Souleyet a décrite chez les Élysies ou Actéons, sous le nom de poumons. L'orifice de cet organe se voit sur le dos de ces petits Mollusques, à côté de l'anus, comme celui des voies urinaires chez les Aplysies ; mais la glande elle-même, au lieu d'être localisée comme d'ordinaire, s'étend au loin dans l'organisme, sous la forme de canaux rameux, à peu près de la même manière que la cavité digestive et les organes de la reproduction (2). Enfin, je rappellerai aussi

d'un tissu utriculaire de couleur gris brunâtre. La glande elle-même constitue donc un grand sac comparable à une besace dont une des cornes est placée transversalement au-devant de la masse viscérale, et dont l'autre branche se porte en arrière. L'orifice excréteur se trouve en avant et à droite, près du point de jonction de ces deux portions de la cavité sécrétoire. M. Lacaze-Duthiers a donné une excellente description de cet appareil urinaire, qu'il désigne sous le nom de *sac de Bojanus*, et il a constaté que des concrétions contenues en grand nombre dans le tissu glandulaire de cet organe présentaient les caractères chimiques de l'acide urique (a).

(1) Cet organe glandulaire est formé par une grande poche membraneuse à parois très délicates, qui s'étend sur la fissure médiane du foie, au-dessous du péricarde, et qui est tapissée par du tissu spongieux ; il est très vasculaire et son orifice est situé à droite de l'anus (b).

(2) Cet appareil consiste en une poche membraneuse et subcylindrique, qui entoure la masse viscérale en formant un bourrelet circulaire, et qui donne naissance à plusieurs prolongements dendroïdes, dont les branches, terminées en cul-de-sac, s'avancent jusque vers le bord du manteau. Souleyet a supposé que ce système de cavités recevait l'air dans son intérieur par l'intermédiaire d'un orifice situé du côté droit du cœur, près de l'anus (c) ; mais j'y vois plutôt les caractères anatomiques

(a) Lacaze-Duthiers, *Histoire anatomique et physiologique du Pleurobranche orange* (Ann. des sciences nat., 4ᵉ série, 1859, t. XI, p. 256, pl. 10, fig. 1, etc.).
(b) Alder and Hancock, *A Monograph of the British Nudibranchiate Mollusca*, pl. 1, fig. 13, et pl. 2, fig. 1.
(c) Souleyet, *Mém. sur l'Actéon d'Oken* (Journal de conchyliologie, 1850, t. I, p. 13, pl. 1, fig. 1), et *Voyage de la Bonite*, Zoologie, t. II, p. 182, MOLLUSQUES, pl. 24, D, fig. 1.

que la poche dorsale des Onchidies, dont j'ai déjà fait mention paraît être aussi un appareil rénal plutôt qu'un poumon (1).

Chez les Firoles et les autres Hétéropodes, l'appareil urinaire paraît être constitué par un sac contractile qui est situé à côté du cœur, et qui débouche au dehors par un orifice particulier. Dans une précédente Leçon, j'ai eu l'occasion d'en parler à cause de ses relations singulières avec le système circulatoire (2).

§ 17. — L'appareil rénal des Mollusques acéphales est facile à apercevoir et a souvent fixé l'attention des naturalistes ; mais, jusque dans ces derniers temps, sa structure était mal connue, et l'on était fort partagé d'opinion au sujet de ses fonctions : aussi beaucoup d'auteurs, afin de ne rien préjuger à cet égard, l'ont-ils appelé le *corps de Bojanus*, en y donnant le nom d'un anatomiste célèbre de l'Allemagne, qui en avait fait une étude particulière (3). Il consiste en une paire de glandes creuses,

*Appareil urinaire des Acéphales.*

d'un appareil sécréteur, et l'analogie doit nous porter à admettre que c'est le représentant du corps de Bojanus, ou glande urinaire des autres Mollusques.

(1) Voyez tome II, p. 90.

(2) Voyez tome III, page 155.

(3) Bojanus ne fut pas le premier à parler de ces organes, et l'opinion qu'il avança relativement à leurs fonctions avait été émise précédemment par Méry, mais elle n'était pas mieux fondée que celle de Poli, qui les considérait comme des glandes destinées à sécréter la coquille (a). En effet, Bojanus supposa qu'elles servaient à la respiration (b); un autre naturaliste les prit pour des testicules (c); enfin, Treviranus et la plupart des zoologistes de l'époque actuelle les ont regardés comme des glandes urinaires (d), et cette hypothèse acquit beaucoup de force lorsqu'en 1835 Garner eut annoncé que l'acide urique est un des produits sé-

(a) Méry, *Remarques faites sur la Moule des étangs* (Mém. de l'Acad. des sciences, 1710, p. 424). — Poli, *Testacea utriusque Siciliæ historia et anatome*, 1791, introd., p. 1 ; t. II, p. 20, etc. — (b) Bojanus, *Ueber die Athmen-und Kreislaufwerkz. der zweischaaligen Muscheln* (Isis, 1819, p. 82. — *Mém. sur les organes respiratoires et circulatoires des Coquillages bivalves en général et spécialement ceux de l'Anodonte des Cygnes* (Journal de physique, 1819, t. LXXXIX, p. 113 et suiv., fig. 3, 7, 8 et 9). — (c) Neuwyler, *Die Generations-Organe von Unio und Anodonta* (Neue Denkschr. der allgem. Schw. ges. für die Gesammt. Natur, 1842, t. VI, p. 25). — (d) Treviranus, *Ueber die Zeugungstheile und die Fortpflanzung der Mollusken* (Zeitschrift für Physiologie, 1824, t. I, p. 53).

oblongues, et colorées ordinairement en brun verdâtre ou jaunâtre, qui se trouvent dans la région dorsale du corps, au-dessous du péricarde et de la base des branchies, en arrière du foie et en avant du muscle postérieur de la coquille. Supérieurement, c'est-à-dire du côté de la charnière, ces poches sécrétoires peuvent être plus ou moins écartées entre elles, mais inférieurement elles se rencontrent sur la ligne médiane du corps et souvent s'y confondent. Leur orifice est situé de chaque côté de la base du pied, vers la partie postérieure de celui-ci, en dedans de la ligne d'attache des branchies et en dehors du connectif ou cordon nerveux, qui, de chaque côté du corps, après avoir côtoyé la masse viscérale, va se rendre aux ganglions postérieurs. Tantôt cet orifice est placé à côté de celui de l'appareil génital ; mais chez quelques espèces il se confond avec lui, et d'autres fois il en tient lieu, car le conduit excréteur des organes de la reproduction débouche parfois dans l'intérieur de la glande rénale (1). Quoi qu'il en soit de ces varia-

crétés par ces corps (a). L'observation de ce naturaliste fut corroborée par les recherches de M. Siebold sur des concrétions trouvées dans cet organe (b); enfin, le fait de l'élimination de matières urinaires par cette voie fut mis hors de doute par les recherches de MM. Lacaze-Duthiers et Riche (c). Du reste, les organes en question ne paraissent pas avoir uniquement pour

usage de sécréter l'urine, et il y a lieu de croire que leurs fonctions se lient aussi à celles de l'appareil génital. Je reviendrai sur ce point en traitant de la reproduction chez les Mollusques.

(1) Dans les Spondyles (d), les Peignes (e) et les Anomies (f), les organes génitaux s'ouvrent dans l'intérieur du sac formé par la glande rénale, à la face interne de cet organe, et, par

(a) R. Garner, *On the Anatomy of the Lamellibranchiate Conchifera* (*Trans. of the Zoological Soc.*, 1841, t. II, p. 92).
(b) Siebold et Stannius, *Nouveau Manuel d'anatomie comparée*, t. II, p. 280.
(c) Lacaze-Duthiers, *Mém. sur l'organe de Bojanus des Acéphales Lamellibranches* (*Ann. des sciences nat.*, 4e série, 1855, t. IV, p. 312 et suiv.).
(d) Lacaze-Duthiers, *Op. cit.* (*Ann. des sciences nat.*, 4e série, t. IV, pl. 4, fig. 6).
(e) Idem, *Mém. sur les organes de la génération des Acéphales Lamellibranches* (*Ann. des sciences nat.*, 4e série, 1844, t. II, pl. 8, fig. 1 et 2).
(f) Idem, *Mém. sur l'organisation de l'Anomie* (*Ann. des sciences nat.*, 4e série, 1854, t. II, pl. 4, fig. 5).

tions, le pore urinaire donne dans un premier sac qui loge, à sa partie interne, une seconde poche, et communique librement avec la cavité dont cette dernière est creusée; enfin, dans quelques espèces, sinon dans toutes, celle-ci communique à son tour avec la cavité du péricarde situé au-dessus. Il est aussi à noter que, chez quelques-uns de ces Mollusques, les deux reins ainsi constitués communiquent librement entre eux par leur portion sous-péricardique, et que les parois de ces organes, creusées de beaucoup d'anfractuosités irrégulières, de façon à avoir une apparence spongieuse, sont tapissées de cils vibratiles et d'une couche épaisse d'utricules sécrétoires (1).

conséquent, c'est l'orifice urinaire qui sert à l'évacuation des œufs.

Chez les Nacres ou Jambonneaux, l'orifice génital est percé tout près de l'embouchure de l'appareil rénal, et l'on peut considérer son ouverture extérieure comme étant commune à l'ensemble des organes génito-urinaires (a). Il en est à peu près de même chez l'Arche (b) et chez la Modiole (c).

Mais, chez la plupart des Acéphales lamellibranches, les organes génitaux et l'appareil urinaire débouchent séparément, et les deux orifices sont plus ou moins écartés entre eux, ainsi que cela se voit chez l'Anodonte (d), les Bucardes (e), les Chames (f), les Pétricoles (g), les Cardites (h).

(1) Chez l'Anodonte et chez la Moulette, par exemple, l'appareil urinaire, de couleur brune, consiste en deux poches glandulaires qui sont intimement unies entre elles au-dessous du péricarde, et qui ont leur embouchure en avant près de l'extrémité antérieure des branchies. Dans l'intérieur de chacun de ces sacs, on trouve sur leur paroi interne une éminence allongée qui est également creuse, et dont les parois ont une structure caverneuse. Le sac périphérique ou vestibulaire communique avec ce dernier organe, ou sac central, par une large fente située à sa partie postérieure, et celui-ci, à son tour, communique avec la cavité du péricarde par un prolongement tubulaire et membraneux situé à son extrémité antérieure au-dessous

(a) Lacaze-Duthiers, *Mém. sur l'organisation des organes génitaux des Acéphales Lamellibranches* (Ann. *des sciences nat.*, 2ᵉ série, 1854, t. II, pl. 5, fig. 1, c, c).
(b) Idem, *Mém. sur l'organe de Bojanus* (Ann. *des sciences nat.*, 4ᵉ série, t. IV, pl. 5, fig. 8).
(c) Idem, *loc. cit.*, t. IV, pl. 5, fig. 10, o, o.
(d) Idem, *Op. cit.* (Ann. *des sciences nat.*, t. IV, pl. 5, fig. 2).
(e) Idem, *Op. cit. Ibid.*, fig. 6).
(f) Idem, *Op. cit. Ibid.*, fig. 13).
(g) Idem, *Op. cit. Ibid.*, fig. 11).
(h) Idem, *Op. cit. Ibid.*, fig. 12).

Vaisseaux
sanguins
du rein
des
Mollusques.

Chez tous les Mollusques, les glandes urinaires reçoivent une grande quantité de sang qui se répand dans des sinus et des cavités anfractueuses dont elles sont creusées, et chez les Acéphales, ainsi que chez les Gastéropodes, ce liquide y circule dans un système de canaux veineux qui a beaucoup d'analogie avec celui de la veine porte rénale des Poissons. Chez les Gastéropodes, une portion considérable du sang veineux qui vient de l'abdomen, et qui se dirige versl e cœur, traverse ces organes, et parvient ainsi à l'oreillette sans passer par les branchies ou les poumons ; et chez les Acéphales la plus grande partie du fluide nourricier suit une marche analogue, pour aller dans les sinus branchiaux et traverser ensuite l'appareil respiratoire (1).

Je rappellerai aussi que, dans une précédente Leçon, nous avons vu que chez plusieurs Mollusques les réservoirs urinaires dont les corps de Bojanus sont creusés semblent devoir servir

d'une espèce de fenêtre par laquelle les deux reins donnent l'un dans l'autre.

La communication entre la cavité du corps de Bojanus et le sac péricardique, signalée d'abord par Garner chez l'Anodonte (a), fut aussi constatée par M. Lacaze chez les Unios, les Bucardes (b), les Pholades, les Lutraires et les Corbules ; mais cet anatomiste habile n'a pu s'assurer de son existence chez les Pecten, l'Huître vermeille et le Jambonneau (c).

Pour plus de détails sur la conformation générale de l'appareil urinaire chez d'autres Lamellibranches, je renverrai au mémoire de M. Lacaze.

(1) Le passage du sang veineux dans les corps de Bojanus, ou glandes rénales des Acéphales, a été imparfaitement indiqué par Bojanus et mieux observé par Garner (d) ; enfin il a été étudié dernièrement avec beaucoup de soin par M. Lacaze-Duthiers (e). J'ai déjà eu l'occasion d'indiquer la disposition des canaux veineux qui portent le sang à ces organes ou qui les traversent (f).

(a) Garner, On the Anatomy of the Lamellibranchiate Conchifera (Trans. of the Zool. Soc., t. II, p. 94).
(b) Lacaze-Duthiers, Op. cit. (Ann. des sciences nat., 4e série, 1855, t. IV, p. 273 et suiv., pl. 4, 5 et 6).
(c) Bojanus, Op. cit. (Journal de physique, 1819, t. LXXXIX, p. 114 et suiv.).
(d) Garner, Op. cit. (Trans. of the Zool. Soc., t. II, p. 90).
(e) Lacaze-Duthiers, Mém. sur l'organe de Bojanus (Ann. des sciences nat., 4e série, 1855, t. IV, p. 282 et suiv.).
(f) Voyez tome III, page 122.

d'intermédiaire entre l'appareil circulatoire et l'extérieur, car des communications directes paraissent exister parfois entre les gros vaisseaux sanguins et le péricarde, qui, à son tour, communique avec les cavités urinaires, dont l'embouchure donne au dehors (1). Une disposition analogue paraît exister aussi chez quelques Gastéropodes (2).

Nous ne connaissons pas les organes urinaires des Molluscoïdes.

Appareil urinaire des Insectes.

§ 18. — Jusque dans ces derniers temps, les naturalistes ne savaient presque rien sur la sécrétion urinaire chez les Animaux annelés, et nos connaissances à ce sujet sont encore très incomplètes ; mais, d'après l'ensemble des faits constatés, on peut voir que, dans un grand nombre de cas au moins, les produits de ce travail physiologique sont les mêmes que chez les Vertébrés et les Mollusques, quelles que soient d'ailleurs les différences dans la position et les caractères anatomiques des organes qui en sont le siége.

Ainsi, on a reconnu depuis longtemps que les excréments des Insectes renferment de l'acide urique (3), et, comme j'ai déjà eu l'occasion de le dire, plusieurs anatomistes avaient été

(1) Voyez tome III, p. 126 et suiv.

(2) Par exemple, les Phyllirhoés et les Firoles (voy. t. III, p. 157).

(3) L'évacuation d'une matière acide par l'anus avait été constatée chez les Vers à soie, vers la fin du siècle dernier, par Chaussier, qui donna à cette substance le nom d'*acide bombycin*, mais sans en faire connaître, ni les caractères, ni la nature (*a*), et, ainsi que j'ai eu l'occasion de le dire dans une précédente Leçon (*b*), l'existence de l'acide urique libre, ou en combinaison soit avec de l'ammoniaque, soit avec une autre base, dans les excréments des Insectes, a été constatée d'abord chez le Ver à soie (*c*), puis chez plusieurs autres Animaux de la même classe, tels que les

(*a*) Chaussier, *Mémoire sur un acide particulier découvert dans le Ver à soie* (*Nouveaux Mém. de l'Acad. de Dijon*, 1783, t. IV, p. 70).

(*b*) Voyez tome V, page 637.

(*c*) Brugnatelli, *Osserv. sopra l'ossiurato d'ammoniaca* (*Giornale di fisica*, 1815, t. VIII, p. 42). — *Observations sur l'existence de l'urate d'ammoniaque dans les matières excrémentitielles de la Phalène du Ver à soie* (*Ann. de chimie*, 1815, t. XCVI, p. 55).

— Séguin, *Études sur les Vers à soie* (*Comptes rendus de l'Acad. des sciences*, 1859, t. XLVIII, p. 801).

portés à penser que les tubes malpighiens, ou vaisseaux biliaires de ces Animaux, étaient les organes chargés de sécréter l'urine et de la verser dans l'intestin qui, à son tour, l'évacue au dehors avec les fèces ; mais, pour s'en assurer, il a fallu déterminer la nature chimique des matières contenues dans ces canaux étroits, opération qui présente quelques difficultés à cause de la petitesse et de la délicatesse des parties qu'il est nécessaire d'isoler par la dissection. On y est parvenu cependant de manière à ne laisser aucune incertitude sur ce fait, soit en profitant de cas pathologiques dans lesquels des concrétions urinaires s'étaient formées dans ces vaisseaux sécréteurs, soit en étudiant au microscope les produits normaux contenus dans leur intérieur (1). On a con-

Charançons (a), les Guêpes (b), les Papillons (c), les Sauterelles, les Mouches et plusieurs autres Insectes (d). J'ajouterai qu'en 1810, l'existence de l'acide urique dans l'organisme des Cantharides a été constatée à l'aide de l'analyse du corps entier de ces Insectes par Robiquet (e), et plus récemment un résultat analogue a été obtenu par des recherches faites sur des Charançons (f) et des Blaps (g).

(1) La découverte de ce fait important me paraît être due à Wurzer, qui, en 1818, constata la présence de l'acide urique dans le liquide contenu dans les vaisseaux biliaires du Bombyx du Mûrier (h). Quelques années après, un résultat analogue fut obtenu chez le Hanneton par MM. Straus et Chevreul (i). Mais l'opinion des naturalistes n'a été fixée à ce sujet qu'à la suite d'une observation faite, en 1836, par Audouin (j), qui, en étudiant chimiquement un calcul présumé biliaire,

(a) Milne Edwards, *Observations sur la sécrétion urinaire chez les Insectes* (Ann. de la Société entomologique de France, 1833, Bulletin, p. 64).
(b) Audouin, *Lettre concernant des calculs trouvés dans les vaisseaux biliaires d'un Cerf-volant* (Ann. des sciences nat., 2ᵉ série, 1836, t. V, p. 134).
(c) Lehmann, *Lehrbuch der physiologischen Chemie*. t. II, p. 409.
(d) J. Davy, *Note on the Excrements of certain Insects* (The Edinburgh new Philos. Journal, 1840, t. XL, p. 231). — *Additional Notice on the Urinary Excrements of Insects*, etc. (loc. cit., p. 335).
(e) Robiquet, *Expériences sur les Cantharides* (Ann. de chimie, t. LXXVI, p. 302).
(f) Henry et Bonastere, *Recherches analytiques sur les Charançons du blé* (Journal de pharmacie, 1827, t. XIII, p. 539).
(g) Hornung und Bley, *Entomologisch-chemische Untersuchung des sogenannten Mistkäfers* (Blaps obtusa, Fabr.) (Journal für praktische Chemie, 1835, t. VI, p. 257).
(h) H. Wurzer, *Chemische Untersuchung des Stoffes, in den sogenannten Gallengefässen des Schmetterlings der Seidenraupe* (Meckel's Deutsches Archiv für die Physiologie, 1818, t. IV, p. 243).
(i) Straus-Durkheim, *Considérations générales sur les Animaux articulés*, 1828, p. 251).
(j) Audouin, *Lettre concernant des calculs trouvés dans les canaux biliaires d'un Cerf-volant* (Ann. des sciences nat., 2ᵉ série, 1836, t. V, p. 120).

staté de la sorte que l'urine des Insectes, caractérisée par la présence de l'acide urique, est produite par les organes tubulaires qui paraissent être chargés aussi de sécréter la bile ; ces glandes filiformes excrètent aussi de l'oxalate de chaux, qui est également un des produits anormaux de la sécrétion rénale, comme nous le verrons bientôt (1). Dans une précédente Leçon, j'ai fait connaître le mode d'organisation de cet appareil sécréteur, qui est un appendice du tube digestif (2). J'ai exposé aussi les raisons qui me portent à le considérer comme un organe producteur de la bile, et si cette opinion est fondée, nous aurions là un exemple remarquable de cumul physiologique. Deux fonctions importantes auraient leur siége dans le même organe, tandis que chez les Animaux plus perfectionnés sous ce rapport, la division du travail est toujours complète ; mais, du reste, il y a tout lieu de penser que, même dans les tubes malpighiens, la réunion de facultés sécrétoires différentes dans une même partie est plus apparente que réelle, et qu'il y a là seulement agglomération d'utricules glandulaires de deux ou de plusieurs sortes, dont les unes sécrètent les principes biliaires, et les autres séparent du fluide nourricier les matières urinaires pour les verser dans une cavité excrétoire commune (3). Il y a même quelques raisons de croire que chez certains Insectes la localisation de

---

trouvé par M. Aubé dans un des tubes malpighiens d'un Lucane Cerf-volant, reconnut que cette concrétion était formée en grande partie d'acide urique.

(1) M. Sirodot a fait récemment un grand nombre d'expériences sur ce sujet, et il a été conduit à penser que la principale fonction, ou même la fonction unique des tubes de Malpighi, appelés généralement des *vais-*

*seaux biliaires*, est de sécréter des matières urinaires (a).

(2) Voyez tome V, page 626 et suivantes.

(3) Les observations de M. Leydig tendent même à faire penser que la sécrétion urinaire est limitée à quelques-uns des tubes de Malpighi ou à une portion de chacun de ces vaisseaux, et que dans le reste de cet ap-

(a) Sirodot, *Recherches sur les sécrétions chez les Insectes* (*Ann. des sciences nat.*, 4e série. 1859, t. X, p. 251).

la sécrétion urinaire n'est pas aussi complètes que dans le espèces dont je viens de parler, et que les parois de l'estomac peuvent prendre part à ce travail excréteur. En effet, M. Fabre (d'Avignon), en étudiant le développement des Sphex et de quelques autres Animaux de la même classe, a vu qu'à l'époque où les métamorphoses s'achèvent, il y a un dépôt considérable de matières urinaires dans le ventricule chylifique, tandis que les tubes malpighiens paraissent être inactifs (1).

Dans la classe des Arachnides, les analogues des tubes malpighiens des Insectes paraissent être spécialement affectés à la sécrétion de l'urine ; car, ainsi que nous l'avons déjà dit, il existe chez ces Animaux un appareil hépatique bien développé qui en est distinct, et la présence de concrétions d'acide urique ou d'urates a été constatée dans l'intérieur de ces vaisseaux filiformes (2). J'ajouterai que les canaux urinaires des Ara—



pareil il y a production de matières biliaires. Cet histologiste habile fonde son opinion sur des différences qui se font remarquer dans la couleur du contenu de ces organes, et dans la manière dont les corpuscules que l'on y voit se comportent en présence des agents chimiques (a).

(1) M. Fabre a trouvé des dépôts granulaires d'acide urique disséminés dans le tissu adipeux des Sphex et de quelques autres Hyménoptères, et il pense que l'excrétion de cette matière est effectuée essentiellement par les parois du ventricule chylifique, car il a constaté la présence de concrétions urinaires dans cette portion du tube alimentaire, et il n'en a pas trouvé dans

les vaisseaux malpighiens (b) ; mais les expériences de M. Sirodot ne me paraissent laisser aucune incertitude, quant aux fonctions de ces derniers organes, comme glandes urinaires (c). J'ajouterai que M. Sirodot combat l'opinion de M. Fabre au sujet de la sécrétion urinaire par les parois de l'estomac, phénomène qui, en effet, ne paraît pas être constant chez les Insectes, mais qui a probablement lieu chez les espèces observées par ce dernier naturaliste.

(2) Chez les Araignées, l'urine, mêlée aux autres matières excrémentitielles, consiste en un liquide trouble et blanchâtre qui tient en suspension des corpuscules solides et qui s'accu-

(a) Leydig, *Lehrbuch der Histologie*, p. 472 et suiv.
(b) Fabre, *Étude sur l'instinct et les métamorphoses des Sphégiens* (Ann. des sciences nat.. 4e série, 1856, t. VI, p. 168 et suiv.).
(c) Sirodot, *Op. cit.*, p. 107.

néides ont cependant été le plus souvent décrits sous le nom de *vaisseaux biliaires*, et que leur structure est semblable à celle des tubes malpighiens des Insectes ; mais, ainsi que je l'ai déjà dit, ils débouchent dans la portion terminale de l'intestin (1), et, au lieu d'être simples, ils se ramifient au milieu des grappes utriculaires du foie (2).

On ne sait encore presque rien relativement à la sécrétion urinaire chez les Crustacés (3).

mule dans le cloaque. Chez les Mygales, ce liquide est rougeâtre (a).

Les concrétions blanchâtres qui paraissent être des produits d'une sécrétion urinaire furent remarquées autour du rectum de la Mygale par Dugès (b), et M. Siebold constata ensuite que ces corps trouvés dans les tubes malpighiens avaient les caractères chimiques de l'acide urique (c).

(1) Voy. tome V, page 577.

(2) Chez les Araignées, il y a deux paires de canaux urinaires : ceux de la première paire s'ouvrent à l'extrémité de l'intestin grêle, et s'étendent jusqu'à la base de l'abdomen ; ceux de la seconde paire débouchent à l'origine du gros intestin (d).

Chez les Acariens, une paire de tubes urinaires débouche de même dans le cloaque (e).

(3) On peut tout au plus hasarder quelques conjectures à ce sujet. Ayant découvert à la partie postérieure de la chambre branchiale des Crabes un organe d'apparence glandulaire dont le conduit excréteur va déboucher au dehors, de chaque côté de la base de l'abdomen, près de l'articulation de la patte postérieure, j'avais d'abord pensé qu'il pourrait être le siége d'une sécrétion urinaire (f) ; mais rien n'est venu confirmer cette supposition, et, d'après quelques faits constatés plus récemment, on pourrait être disposé à considérer cette excrétion comme ayant plutôt pour instruments les organes verdâtres qui se trouvent de chaque côté de l'estomac des Décapodes, au-dessus des tubercules dits *auditifs* (g). En effet, MM. Gorup-Besanez et Will ont trouvé dans ces corps une matière qui ne paraît pas différer de la guanine (h).

(a) Siebold et Stannius, *Nouveau Manuel d'anatomie comparée*, t. II, p. 525.

(b) Dugès, *Observations sur les Aranéides* (*Ann. des sciences nat.*, 2ᵉ série, 1836, t. VI, p. 180).

(c) Siebold et Stannius, *Op. cit.*, t. II, p. 525.

(d) Treviranus, *Ueber den innern Bau der Arachniden*, p. 6, fig. 6.

— Blanchard, *Organisation du Règne animal*, ARACHNIDES, p. 65, pl. 4, fig. 4.

(e) Pagenstecher, *Beiträge zur Anatomie der Milben*, t. II, p. 34, pl. 1, fig. 7 et 8.

(f) Milne Edwards, *Histoire naturelle des Crustacés*, t. I, p. 105, pl. 10, fig. 2.

(g) Idem, *ibid.*, t. I, p. 123, pl. 12, fig. 9.

(h) F. Will und Gorup-Besanez, *Guanine in wesentlich Besthandtheil gewiesser Secrete wirbelloser Thiere* (*Gelehrte Anzeigen der K. baier. Akad. der Wissensch.*, 1848, t. XXVII, p. 825).

§ 19. — Enfin, on peut tout au plus hasarder quelques conjectures au sujet de l'existence d'un appareil urinaire chez les Vers et chez les Zoophytes. Quelques auteurs pensent qu'il faut considérer comme telles les ampoules sous-cutanées de la Sangsue (1), ainsi que le système de canaux latéraux en communication avec la vésicule de Laurer et le pore caudal que nous avons vu chez les Trématodes (2), et que d'autres naturalistes regardent comme des dépendances de l'appareil vasculaire, ou bien encore comme des organes respiratoires ou des tubes aquifères (3). On a supposé aussi que les appendices foliacés qui sont suspendus aux parois de la cavité générale du corps, à la base des ambulacres, chez les Échinodermes, pourraient bien être des glandules de ce genre (4). Enfin, on s'est demandé si les filaments dits *mésentériques*, qui garnissent le

Appareil urinaire des Vers et des Zoophytes.

(1) Ainsi que je l'ai déjà dit dans une autre partie de ce cours, il existe à la face ventrale du corps, chez les Sangsues, deux séries de pores qui donnent chacun dans une petite poche membraneuse considérée à tort par Dugès comme étant une espèce de poumon (a). Ces vésicules sont en connexion chacune avec un tube disposé en anse et terminé intérieurement par un pavillon cilié. On trouve des organes analogues chez les Lombriciens et chez d'autres Annélides, où ils ont, comme nous le verrons par la suite, des rapports avec la génération; mais chez les Hirudinées ils sont es-

sentiellement des instruments sécréteurs. La plupart des zoologistes qui en ont étudié la structure dans ces derniers temps, pensent qu'ils constituent un appareil urinaire (b), mais on ne sait encore rien relativement à la nature chimique des matières qu'ils excrètent.

(2) Voyez tome III, p. 280 et suiv.

(3) Si cette conjecture était fondée, il y aurait également lieu de penser que les tubes aquifères des Rotateurs (c) sont aussi des organes urinaires.

(4) Ces appendices foliacés de l'appareil ambulacraire ont été décrits, dans une précédente Leçon, sous le

(a) Voyez tome II, page 104, note 2.
(b) Gegenbauer, *Ueber die Schleifen-canäle der Hirudineen* (*Verhandl. der phys.-med. Gesellschaft in Würzburg*, 1856, t. VI, p. 320). — Udekem, *Hist. nat. des Tubifex des ruisseaux*, p. 17, (*Mém. de l'Acad. de Bruxelles, Sav. étr.*, t. XXVI). — *Nouvelle classification des Annélides sétigères à branches*, p. 7 (*Op. cit.*, t. XXXI). — Gratiolet, *Rech. sur l'organisation du système vasculaire dans la Sangsue médicinale et l'Alacostome vorace* (*Ann. des scien. nat.*, série 4e, 1862, t. XVII, p. 197).
(c) Voyez tome II, page 98.

pourtour de la cavité digestive des Actinies ne seraient pas des organes excréteurs d'une sorte d'urine (1); mais dans l'état actuel de nos connaissances, ces opinions ne reposent sur aucune base solide, et, en l'absence de données suffisantes pour les juger, il me paraîtrait inutile d'en discuter ici la valeur. Je ne m'arrêterai donc pas davantage sur ce sujet, et dans la prochaine Leçon je passerai à l'examen des produits de l'appareil sécréteur dont nous venons d'étudier la structure dans les différentes classes du Règne animal.

nom de *branchies internes* (a). M. Leydig est disposé à les considérer comme des organes sécréteurs de l'urine (b); mais il ne fonde son opinion sur aucun fait probant.

(1) Nous avons vu précédemment que chez les Coralliaires le pourtour de la cavité digestive, ou chambre viscérale, est garni d'un nombre plus ou moins considérable de grands replis membraneux qui constituent autant de cloisons verticales dites *mésentéroïdes*, qui portent les organes génitaux, et qui s'avancent des parois du corps vers son axe, en affectant une disposition radiaire (c). Chez les Alcyonaires, il y en a toujours huit (d); mais chez les Zoanthaires on en compte d'ordinaire douze, vingt-quatre, quarante-huit, ou même beaucoup plus (e). Or, le bord libre, c'est-à-dire le bord interne de chacune de ces cloisons, loge un organe cylindrique, grêle, très long et contourné, d'apparence tubulaire (f), qui a été désigné sous le nom de *cordon pelotonné*, mais dont les usages ne sont pas connus, et a été l'objet de diverses hypothèses. Quelques auteurs pensent que ces filaments sont des organes sécréteurs de l'urine, et ils les désignent sous le nom de reins (g).

(a) Voyez tome II, page 7 et suiv.
(b) Leydig, *Lehrbuch der Histologie*, p. 469.
(c) Voyez tome III, page 72 ; tome V, page 307.
(d) Exemple : le *Paralcyonium*, ou *Alcyonidie élégante* (voy. Milne Edwards, *Recherches anatomiques, physiologiques et zoologiques sur les Polypes*, dans *Ann. des sciences nat.*, 3ᵉ série, 1835, t. IV, pl. 12. fig. 3 et 4 ; pl. 13, fig. 2).
(e) Voyez Milne Edwards, *Atlas du Règne animal*, ZOOPHYTES, pl. 62, fig. 2.
— Hollard, *Monographie anatomique du genre* Actinia (*Ann. des sciences nat.*, 3ᵉ série, 1851, t. XV, p. 279, pl. 6, fig. 6 à 9).
(f) Milne Edwards, *Histoire naturelle des Coralliaires*, t. 1, p. 14.
(g) Bergmann und R. Leuckart, *Anatomisch-physiologische Uebersicht des Thierreichs*, 1851, p. 214.
— V. Carus, *System der thierischen Morphologie*, 1853, p. 148.

# SOIXANTE-QUATRIÈME LEÇON.

De l'urine. — Composition chimique de ce produit excrémentitiel. — Propriétés de l'urée ; de la créatine, de la créatinine ; de l'acide hippurique ; de l'acide urique ; de l'acide cyanurique ; de la guanine ; de l'acide oxalique, — Matières minérales contenues dans l'urine. — Constitution de l'urine normale chez l'Homme ; chez les autres Mammifères ; chez les Oiseaux, les Reptiles, les Batraciens et les Poissons ; chez les Animaux articulés ; chez les Mollusques, etc.

§ 1. — L'urine est de toutes les matières animales celle dont l'étude a le plus occupé l'attention, non-seulement des médecins et des physiologistes, mais aussi des chimistes. Dès l'antiquité, ayant entrevu l'existence de quelques rapports entre les variations qui se manifestent dans les caractères physiques de ce liquide et l'état général de l'organisme, les médecins pensèrent qu'ils pouvaient l'interroger utilement pour le diagnostic des maladies, et ils en firent l'objet d'observations multipliées. Les physiologistes ont compris que sa formation devait jouer un grand rôle dans le travail mystérieux de la nutrition, et ils se sont appliqués avec persévérance à en éclairer l'histoire. Enfin les chimistes, émerveillés tout d'abord des produits qu'ils extraient de cette humeur excrémentitielle, la soumettent à des expériences sans nombre.

Aussi, vers le milieu du xvii<sup>e</sup> siècle, c'est-à-dire à une époque où la chimie était à peine née, voyons-nous déjà l'ingénieux Van Helmont essayant de déterminer la nature et l'origine des matières dont l'urine se compose (1). En 1669, les recherches

Recherches des chimistes sur l'urine.

(1) C'est principalement en s'occupant de la formation des calculs rénaux ou vésicaux, que Van Helmont (a) parle des matières contenues dans l'urine, et ses notions à cet égard sont toujours très vagues ; les

(a) Voyez tome I, page 379.

dont ce liquide était l'objet conduisirent Brand à la découverte du phosphore, et bientôt après Kunkel, Boyle et beaucoup d'autres expérimentateurs, stimulés par ce succès et par le mystère dont on l'entourait, soumirent l'urine à de nouvelles investigations (1).

Au commencement du xviii° siècle, le célèbre Boerhaave fit une analyse de l'urine, dont les juges les plus compétents parlent comme d'un chef-d'œuvre, pour l'époque où elle a été faite (2), mais dont la physiologie ne pouvait tirer que peu de lumière. Enfin, quelques années plus tard, un des anciens chimistes de notre Muséum d'histoire naturelle, Rouelle

faits lui manquèrent pour l'échafaudage des raisonnements qu'il élève. Mais si l'on dépouille ses idées de la forme bizarre que son langage leur donne, on voit que parfois ce philosophe avait entrevu des vérités dont la constatation ne date que de nos jours. Ainsi, il cherche à établir que la substance urinaire qui constitue le gravier, et que nous savons aujourd'hui être de l'acide urique, doit se trouver dans le sang et en être simplement éliminée par les reins (a).

(1) Les alchimistes croyaient que la pierre philosophale à l'aide de laquelle ils espéraient opérer la transmutation des métaux devait se trouver dans l'urine, et c'est en faisant des expériences sur ce liquide, que Brand, médecin à Hambourg, obtint pour la première fois le phosphore, à l'aide d'un procédé dont il faisait un secret, mais que Kunkel ne tarda pas à découvrir (b). C'est donc en majeure partie à cé dernier chimiste qu'appartient le mérite de la découverte de ce corps remarquable. Les expériences dont l'urine fut ensuite l'objet de la part de Boyle et des autres chimistes de la même époque eurent aussi principalement pour objet la préparation du phosphore (c). Il faut cependant excepter les recherches de Bellini ; mais les résultats auxquels ce médecin chimiste arriva ne jetèrent que fort peu de lumière sur la constitution de l'urine (d).

(2) Berzelius apprécie de la sorte le travail de Boerhaave (e) ; mais les écrits de ce médecin sur la chimie ne peuvent être lus avec profit aujourd'hui, et je ne les cite qu'à raison de l'intérêt qu'ils offrent pour l'histoire de la science (f).

(a) Van Helmont, *Tractatus de lithiasi* (*Opuscula medica*, édit. 5°, 1535, p. 11).
(b) Voyez Hoeffer, *Histoire de la chimie*, t. CCIII.
(c) Boyle, *An Account of making Phosphorus* (*Philos. Trans.*, 1693, t. XVII, p. 583).
(d) Voyez Fourcroy, *Système des connaissances chimiques*, t. X, p. 109.
(e) Berzelius, *Traité de chimie*, t. VII, p. 340 (édit. de 1833).
(f) Boerhaave, *Elementa chemiæ*, t. II, p. 199 et suiv. (édit. de 1733).

jeune (1), vint à son tour s'occuper du même sujet, et il découvrit le fait le plus important de l'histoire de ce liquide : l'existence de la matière connue aujourd'hui sous le nom d'*urée*.

C'est du travail de Rouelle jeune que date la longue série de recherches bien dirigées relativement à la composition de l'urine et à la nature de ses matériaux constitutifs, dont la physiologie est redevable aux chimistes (2); mais les résultats obtenus par Rouelle étaient bien incomplets, et c'est petit à petit, grâce aux recherches de Scheele (3), de Bergmann (4), de Cruikshank (5), de Fourcroy et Vauquelin (6), et surtout

(1) Hilaire Rouelle, démonstrateur de chimie au Jardin du roi, était frère de G. Rouelle le pharmacien, qui était professeur dans le même établissement scientifique et le maître de Lavoisier.

(2) Les recherches de Rouelle sur l'urée parurent de 1773 à 1777, et l'on doit à ce chimiste non-seulement la découverte de la matière urinaire, mais aussi la constatation de l'existence d'un acide particulier dans l'urine des herbivores, regardé longtemps comme étant de l'acide benzoïque (a).

(3) Scheele, dont j'ai déjà eu l'occasion de citer les travaux relatifs à la composition de l'air (b), fit connaître la véritable nature de la matière terreuse de l'urine, dont on avait obtenu le phosphore, et il découvrit aussi dans les calculs urinaires le principe appelé aujourd'hui *acide urique* (c).

(4) Les recherches de Bergmann furent faites en même temps que celles de Scheele, et conduisirent aussi à la découverte de l'acide urique (d).

(5) Cruikshank (e) a étudié mieux qu'on ne l'avait fait avant lui le principe immédiat qu'il appelait la matière savonneuse de l'urine, et que l'on connaît aujourd'hui sous le nom d'urée ; il fut le premier à constater la formation des cristaux qui se produisent, quand on fait agir l'acide nitrique sur cette substance, phénomène qui est très utile pour en faire reconnaître la présence (f).

(6) En 1800, Fourcroy donna sur l'histoire chimique de l'urine un article bien supérieur à tout ce qui avait été publié précédemment sur le même sujet (g). Il fit aussi, en commun avec Vauquelin, de nombreuses recherches

(a) Rouelle, *Observ. sur l'urine humaine, etc.* (*Journal de médecine* de Roux, 1775, t. XL, p. 463).
(b) Voyez tome I, page 399.
(c) Scheele, *Examen chimicum calculi urinarii* (*Acta Acad. reg. Succ.*, 1776). — *Opuscula chemica et Physica*, 1788, t. II, p. 73.
(d) Bergmann, *Observationes nonnullæ de calculis urinæ* (*Acta Acad. reg. Suec*, 1776).
(e) Voyez tome IV, page 457.
(f) Voyez Rollo, *On Diabetes mellitus*, 1797.
(g) Fourcroy, *Système des connaissances chimiques*, t. X. p. 93 et suiv.

de Berzelius, que l'on est arrivé à des idées nettes sur ces sujets importants (1). Enfin, dans ces dernières années, les expériences de M. Wöhler, de M. Liebig et d'un grand nombre d'autres chimistes, dont j'aurai à citer les publications dans le cours de cette Leçon, ont fait faire de nouveaux progrès à cette partie de l'histoire de la sécrétion urinaire, et ont permis aux physiologistes d'employer l'examen des produits de cette sécrétion pour la solution d'autres questions dont l'intérêt est encore plus considérable.

§ 2. — L'urine de l'Homme et des Animaux contient, comme les autres humeurs de l'économie, de l'eau et divers sels minéraux ; mais ce qui la caractérise essentiellement, c'est la présence d'une ou de plusieurs substances azotées qui ne ressemblent pas aux principes constitutifs des aliments plastiques, ou des tissus organisés, qui se rapprochent davantage des corps bruts, qui sont cristallisables, et qui sont susceptibles de jouer le rôle d'un acide ou d'une base. Ces matières diffèrent beaucoup entre elles sous le rapport chimique, mais elles dérivent toutes des principes albuminoïdes, et se ressemblent par des caractères dont nous devons tenir grand compte ; en s'altérant, elles donnent facilement naissance à de l'ammoniaque, et considérées au point de vue de la physiologie, elles constituent un groupe important de produits essentiellement excrémentitiels, que je désignerai sous le nom de *principes urinaires*.

*Composition de l'urine.*

*Principes urinaires.*

sur la composition des calculs urinaires (a).

(1) On doit à Berzelius la première analyse quantitative de l'urine. Ce travail remarquable fut publié en 1808, dans un ouvrage sur la chimie animale, en suédois, et parut quelques années plus tard, d'abord dans un recueil anglais, puis dans les *Annales de chimie* (b).

(a) Fourcroy et Vauquelin, *Mém. pour servir à l'hist. nat. chim. et méd. de l'urine* (*Ann. de chimie*, 1799, t. XXXI, p. 48 ; t. XXXII, p. 80).

(b) Berzelius, *General views of the Composition of Animal Fluids* (*Medico-Chirurgical Transactions*, t. III). — *Mém. sur la composition des fluides animaux* (*Bibl. britannique*, t. LIII. — *Ann. de chimie*, 1814, t. LXXXIX, p. 38).

§.3. — L'une de ces substances, celle que Rouelle jeune    Urée.
découvrit dans l'urine de l'Homme (1), et que l'on appelle aujourd'hui *urée*, est une base organique complexe (2), qui, par
la nature et les proportions de ses éléments, ne diffère pas d'un
cyanate à base ammoniacale (3), mais qui s'en distingue par

(1) Ainsi que je l'ai déjà dit, la découverte de cette substance est due à
Rouelle (a), mais Boerhaave et quelques
autres chimistes paraissent l'avoir entrevue longtemps avant lui (b). Fourcroy et Vauquelin furent les premiers à
l'obtenir à l'état de pureté ; ils en firent
une étude sérieuse, et lui donnèrent le
nom qu'elle porte aujourd'hui.

Par des considérations qu'il serait
trop long d'exposer ici, M. Morin (de
Genève) a été conduit à penser que
l'urée n'existe pas dans l'urine, mais
se forme aux dépens d'une substance
particulière appelée *urite*, qui se trouverait dans ce liquide en combinaison
avec du chlore ou avec de l'acide
chlorhydrique, et qui, en se combinant
avec de l'oxyde de carbone, se transformerait en urée (c). M. Persoz a
aussi révoqué en doute l'existence de
l'urée dans l'urine (d) ; mais ces opinions ont été réfutées par les expériences de M. Dumas, de M. Lecanu et
d'autres chimistes (e).

(2) Pour le physiologiste il me paraît utile de classer d'une manière particulière les substances qui sont susceptibles de jouer le rôle de base, et
qui se rencontrent, soit dans l'économie
animale, soit dans ses produits. Il faut
distinguer, d'une part, le groupe formé
par les bases binaires dont le radical
est un corps à molécules simples et
métalliques, tel que le sodium ou le
fer ; d'autre part, le groupe formé par
les *bases non métalliques*, dont les
unes peuvent être considérées comme
ayant pour radical un corps composé,
tel que le cyanogène ou l'ammonium
dans la constitution de chaque atome
desquels l'azote se trouve uni à du carbone ou à de l'hydrogène, et dont les
autres, tels que l'urée, d'une constitution encore plus complexe, ressemblent,
par la nature de leurs éléments, à une
combinaison de ces derniers radicaux
ou de quelques corps analogues avec
de l'oxygène, quel que puisse être d'ailleurs le mode de groupement de leurs
atomes constitutifs.

(3) L'acide cyanique, dont la découverte est due à M. Wöhler, se compose
de 2 équivalents de cyanogène et de
1 équivalent d'oxygène ; il forme des
sels assez stables, mais on ne peut
l'isoler, car, en présence de l'eau, ses
éléments se combinent avec un équivalent de ce liquide pour donner naissance à du carbonate d'ammoniaque.

(a) Voyez ci-dessus, page 394.
(b) Fourcroy.
(c) A. Morin, *Système des connaissances chimiques*, t. X, p. 154.
t. LXI, p. 1).  Morin, *Mém. sur la constitution des urines* (*Annales de chimie et de physique*, 1836,
(d) Persoz, *Introduction à l'étude de la chimie moléculaire*, p. 587.
(e) Dumas, *Sur l'action du calorique sur les corps organiques*, thèse de concours. Paris, 1838.
p. 101.
Lecanu, *De l'état dans lequel existe l'urée dans l'urine* (*Ann. de chimie et de physique*,
1840, t. LXXIV, p. 90).

VII.                                                                    26

ses propriétés et par le mode de groupement de ses molécules constitutives.

En effet, le cyanate d'ammoniaque se compose d'un équivalent d'acide cyanique ($C^2AzO$) uni à un équivalent d'ammoniaque ($AzH^3$) et à un équivalent d'eau (HO), et par conséquent peut être représenté par la formule :

$$AzH^3, HO, C^2AzO.$$

Or, l'équivalent de l'urée a également pour formule :

$$C^2H^4Az^2O^2.$$

Et la ressemblance entre ces corps isomères ne se borne pas là, car on peut former artificiellement de l'urée en mettant en présence de l'ammoniaque et de l'acide cyanique à l'état naissant. Ainsi, pour en obtenir, il suffit de verser du sulfate d'ammoniaque dans une dissolution du cyanate de potasse : la double décomposition s'opère, et il se produit du sulfate de potasse ; mais l'acide cyanique et l'ammoniaque ne s'unissent pas de façon à former du cyanate d'ammoniaque, et ils constituent de l'urée. Enfin, pour que le cyanate d'ammoniaque se transforme en urée, il suffit aussi d'abandonner ce sel à lui-même quand il est en dissolution dans l'eau.

Le fait de la production artificielle de l'urée est non moins important pour la physiologie que pour la chimie. La découverte en est due à M. Wöhler, un des savants les plus distingués de l'Allemagne (1). Jusqu'alors on n'était jamais

(1) Ce résultat capital fut obtenu en 1828 (a), et aujourd'hui, quand les chimistes veulent se procurer de l'urée en quantité considérable, ce n'est plus dans l'urine qu'ils vont chercher cette substance ; ils la forment au moyen de la réaction indiquée ci-dessus. L'urée se produit aussi dans d'autres circonstances : ainsi, on l'a préparée artificiellement en décomposant le fulminate de cuivre ammoniacal par l'acide sulfhydrique, ou bien encore en faisant passer de l'oxamide à travers un tube chauffé au rouge.

(a) Wöhler, *Sur la formation artificielle de l'urée* (Ann. de chimie et de physique, 1828, t. XXXVII, p. 330).

parvenu à former de toutes pièces, dans un vase inerte, un des nombreux principes immédiats que l'on voit naître dans les corps vivants, et l'on pouvait croire que l'intervention de la puissance vitale était nécessaire à la création de toutes ces substances ; mais la belle expérience de **M.** Wöhler nous montre que, dans certains cas au moins, les phénomènes chimiques dont l'organisme est le siége, ressemblent en tout aux phénomènes de la nature inorganique.

J'ajouterai que la transformation de l'urée en ammoniaque et en acide cyanique est également facile à déterminer. Ainsi, quand on verse de l'acétate de plomb dans une dissolution d'urée, il se forme un précipité de carbonate de plomb, et de l'acétate d'ammoniaque reste dans la dissolution (1).

En jetant les yeux sur la formule qui représente la constitution de l'urée, on remarque que sous le rapport de sa composition élémentaire, cette substance ne diffère du carbonate d'ammoniaque que par la proportion d'oxygène et d'hydrogène qu'elle renferme, et que si l'on supposait 1 équivalent d'urée uni à 4 équivalents d'eau, cette différence cesserait d'exister. En effet, le carbonate d'ammoniaque se compose de $AzH^3,CO^2HO$; et par conséquent 2 équivalents de ce sel correspondent à 1 équivalent d'urée combiné avec 4 équivalents d'eau; car

$$2(AzH^3,CO^2,HO) = C^2H^4Az^2O^2 + 4HO.$$

On conçoit donc que l'urée en présence de l'eau puisse facilement se transformer en carbonate d'ammoniaque, et effectivement c'est ce qui a lieu quand cette matière en dissolution dans ce liquide est exposée à l'action de l'air. Sous l'influence

______

(1) Il en est de même quand on ajoute de l'azotate d'argent à une dissolution bouillante d'urée : il se forme de l'azolate d'ammoniaque, qui est très soluble, et des cristaux de cyanate d'argent se déposent ; mais à froid cette réaction ne s'opère pas, et l'urée, en se combinant avec le nitrate d'argent, donne naissance à un sel basique double, qui se dépose en gros cristaux incolores.

des ferments que l'atmosphère y dépose, ainsi que dans quelques autres circonstances, l'urée s'empare des éléments d'une certaine quantité d'eau, et donne naissance à ce sel ammoniacal (1). C'est ainsi que l'urine se putréfie rapidement à l'air, et exhale alors l'odeur piquante qui est propre aux matières ammoniacales.

Si les résultats annoncés dernièrement par M. Béchamp sont exacts, il y aurait des relations non moins importantes à noter ici entre l'urée et les matières albuminoïdes. Nous avons vu précédemment que les principes albuminoïdes dont se composent en grande partie les aliments plastiques et les tissus organisés des animaux se décomposent facilement pour donner naissance à du carbonate d'ammoniaque, quand ils sont exposés à l'action de l'eau et de l'oxygène de l'air. On savait aussi que cette transformation dépend de la fixation d'une certaine quantité d'oxygène par la matière organique azotée, et qu'elle pouvait être considérée comme le résultat d'une sorte de combustion imparfaite de cette substance. Il était donc permis de présumer que les matières albuminoïdes, en s'emparant d'une même quantité d'oxygène, pourraient, dans certaines circonstances, ne pas retenir les éléments de l'eau en même proportion, et produire non du carbonate d'ammoniaque, mais bien de l'urée. Ainsi que nous le verrons dans une prochaine Leçon, c'était même de la sorte que les physiologistes expliquaient théoriquement la création de l'urée dans l'économie animale. Or, M. Béchamp assure que dans des expériences de laboratoire, il a réalisé cette transformation. En oxydant par des

(1) La transformation de l'urée en carbonate d'ammoniaque peut être déterminée aussi par d'autres moyens. Ainsi, elle a lieu quand on soumet de l'urée à l'action des alcalis hydratés, et cette circonstance, ainsi que plusieurs autres particularités de l'histoire de cette substance, tend à la faire considérer comme un corps appartenant au groupe des amides composées qui dérivent des divers sels ammoniacaux, quand ceux-ci perdent les éléments d'un équivalent d'eau. Dans cette hypothèse, l'urée serait de la *carbamide*.

moyens qu'il serait trop long d'expliquer ici, de la fibrine, de l'albumine, ou même du gluten, ce chimiste est parvenu à former une matière qu'il regarde comme étant de l'urée (1).

Nous reviendrons bientôt sur l'examen de ce phénomène remarquable et des conséquences qu'on en pourra déduire, si l'opinion émise par M. Béchamp sur la nature du produit ainsi obtenu vient à être confirmée ; mais je dois ajouter qu'il y a des doutes à cet égard, et si j'en parle ici, c'est seulement pour faire pressentir quel est probablement le mode de formation de l'urée dans l'intérieur des organismes vivants.

L'urée est très soluble dans l'eau (2), et elle est susceptible de cristalliser en longs prismes à quatre pans, incolores, inodores et d'une saveur fraîche. Elle est sans action sur les réactifs colorés ; mais elle a les propriétés d'une base, et elle forme avec divers acides des sels cristallisables (3). Il est aussi à noter qu'elle ne

---

(1) M. Béchamp assure avoir effectué cette transformation des matières albuminoïdes en urée, en les soumettant, à l'état de dissolution dans l'eau, à l'action de l'hypermanganate de potasse, sel qui cède facilement de l'oxygène aux substances organiques (a). Mais il existe beaucoup de doutes au sujet de cette découverte, car M. Städeler, en opérant dans les conditions indiquées par ce chimiste, n'est pas arrivé aux mêmes résultats ; il n'a pas obtenu d'urée, et il a vu que l'oxydation de la matière albuminoïde donnait naissance à de l'acide benzoïque (b) ; il serait donc possible que les cristaux formés par ce dernier produit eussent été pris pour du nitrate d'urée par M. Béchamp.

(2) L'urée est beaucoup moins soluble dans l'alcool et ne l'est que très peu dans l'éther.

(3) Les sels à base d'urée sont anhydres quand leur acide ne contient pas d'oxygène, mais renferment 1 équivalent d'eau quand l'acide est oxygéné (c).

(a) A. Béchamp, *Essai sur les substances albuminoïdes et leur transformation en urée*, thèse. Strasbourg, 1856.
(b) Städeler, *Ueber die Oxydation des Albumin durch Uebermangensäure kali* (Journ. für prakt. Chemie, 1857, t. LXXII, p. 251).
(c) Regnault, *Nouvelles recherches sur la composition des alcalis organiques* (Ann. de chimie, 1838, t. LXVIII, p. 154). — Marchand, *Ueber die Zusammensetzung des Oxalsäuren und Salpetersäuren-Harnstoff's* (Journal für prakt. Chemie, 1845, t. XXXIV, p. 248). — Werthein, *Nachträgl. Bemerk.* (Ibid., t. XXXV, p. 483). — Fehling, *Ueber die Zusammensetzung des Salpetersäuren-Harnstoff's* (Ann. der Chemie und Pharm., 1845, t. LV, p. 248). — Heintz, *Ueber die quantitative Bestimmung des Harnstoffs* (Poggendorff's Annalen der Physik und Chemie, 1845, t. LXVI, p. 114).

se combine pas avec tous les acides, les acides carbonique, lactique, hippurique et sulfhydrique, par exemple (1). Enfin, elle peut entrer en combinaison avec des oxydes, des sels et des chlorures métalliques, tels que le chlorure de sodium et le sel ammoniac (2).

Je ne veux pas faire ici une histoire chimique complète de l'urée, mais il me semble utile de signaler les caractères à l'aide desquels on peut constater la présence de cette substance dans les humeurs de l'organisme, et même d'indiquer comment on peut en apprécier la quantité. Pour le reconnaître, il suffit de concentrer la liqueur qui la contient, et d'y ajouter un peu d'acide nitrique ou d'acide oxalique ; les sels que l'urée produit avec ces réactifs sont insolubles et se précipitent en petits cristaux dont les formes sont déterminables et caractéristiques (3). Quelques chimistes ont recours à cette réaction

---

(1) Ce fait est important à noter, parce que quelques auteurs avaient été conduits à penser que l'urée se trouve dans l'urine à l'état salin, en combinaison avec de l'acide lactique (a) ; mais cette opinion, combattue par M. Lecanu (b), a été rendue inadmissible par les recherches de M. Pélouze. En effet, ce chimiste a constaté que l'urée ne se combine avec l'acide lactique, ni directement, ni par voie de double décomposition (c).

(2) Les combinaisons de l'urée avec divers sels ont été étudiées par M. Werther. Celle formée par le chlorure de sodium et l'urée est remarquable ; elle cristallise en prismes rhomboïdaux brillants, et renferme $NaCl + 2C^2H^4Az^2O^2 + 2HO$ (d).

(3) Cette expérience est très facile à faire. On filtre le liquide pour le débarrasser des corpuscules qui peuvent s'y trouver en suspension, et s'il contient de l'albumine, on le chauffe pour coaguler cette matière ; puis on le fait évaporer jusqu'à consistance presque sirupeuse, et l'on y ajoute un peu d'acide azotique. Pour obtenir le dépôt cristallisé, il suffit d'une goutte de chacun de ces liquides, et en opérant sur

(a) Cuss et Henry, *Recherches sur les lactates et l'état de l'urée dans l'urine* (Journal de pharmacie, 1839, t. XXV, p. 133). — *Sur l'état de l'urée dans l'urine* (Journal de pharmacie, 1840, t. XXVI, p. 202). — *Expériences pour prouver l'existence du lactate d'urée dans l'urine normale de l'Homme* (Journal de pharmacie, 1841, t. XXVII, p. 355).

(b) Lecanu, *De l'état dans lequel existe l'urée dans l'urine* (Ann. de chimie, 1840, t. LXXIV, p. 90).

(c) Pelouze, *Mém. sur l'émétique arséniqué, l'urée et l'allantoïne* (Ann. de chimie et de phys., 3e série, 1842, t. VI, p. 65).

(d) Werther, *Ueber die Verbindung des Harnstoffs mit Salzen* (Journal für praktische Chemie, t. XXXV, p. 54).

pour doser l'urée ; mais on arrive plus facilement et plus sûrement au résultat voulu, en précipitant cette substance à l'aide d'une dissolution titrée d'azotate de mercure (1).

§ 4. — Un autre principe urinaire, dont il est important pour les physiologistes de connaître la nature et les propriétés, est l'*acide urique* (2).

Ce corps remarquable est une substance azotée comme l'urée, mais qui contient beaucoup plus de carbone et moins

une lame de verre qu'on place ensuite sous le microscope, on peut reconnaître facilement les formes caractéristiques de l'azotate d'urée (*a*), qui est presque insoluble. Lorsqu'on emploie de l'acide oxalique, les cristaux se déposent de la même manière et sont également bien caractérisés (*b*).

(1) J'ai déjà eu l'occasion de mentionner ce procédé de dosage (*c*), et j'ajouterai ici que M. Millon a proposé l'emploi d'une autre méthode basée sur les phénomènes qui se produisent quand on met en contact de l'urée et de l'azotate de mercure dissous dans de l'acide oxalique ; l'urée est décomposée et la totalité de son carbone est transformée en acide carbonique, de

sorte qu'en déterminant la quantité de ce gaz qui se dégage, on peut calculer la quantité d'urée existant dans la matière employée (*d*).

Une autre méthode de dosage de l'urée est fondée sur la décomposition de cette substance par l'hypochlorite de soude et la détermination du volume du gaz azote obtenu par cette réaction (*e*). Mais le procédé de M. Liebig (*f*), indiqué ci-dessus, est celui qui paraît être le plus commode dans la pratique, et qui est le plus employé (*g*).

(2) Quelques auteurs désignent cette substance sous le nom d'*acide lithique*, parce qu'elle a été d'abord extraite des pierres vésicales.

(*a*) Voyez : Funko, *Atlas der physiologischen Chemie*, 1858, pl. 3, fig. 2.
— Robin et Verdeil, *Traité de chimie anatomique et physiologique*, t. II, p. 514, pl. 30, fig. 5, 6, etc.
(*b*) Funke, *Op. cit.*, pl. 3, fig. 2.
— Robin et Verdeil, *Op. cit.*, t. II, p. 515, pl. 31, fig. 2, et pl. 32.
(*c*) Voyez tome I, page 296.
(*d*) Millon, *Mémoire sur le dosage de l'urée* (*Comptes rendus de l'Académie des sciences*, 1848, t. XXVI, p. 319).
(*e*) Edmond Davy, *On a New and Simple Method of determining the amount of Urea in the Urinary Secretion* (*Philosophical Magazine*, 4° série, 1854, t. VII, p. 385).
— Leconte, *Procédé de dosage de l'urée par l'hypochlorite de soude* (*Comptes rendus de l'Acad. des sciences*, 1858, t. XLVII, p. 237).
(*f*) Liebig, *Sur quelques combinaisons de l'urée et sur une nouvelle méthode pour déterminer le chlorure de sodium et l'urée dans l'urine* (*Ann. de chimie et de physique*, 3° série, 1853, t. XXXIX, p. 86).
(*g*) Picard, *De la présence de l'urée dans le sang, etc.*, thèse. Strasbourg, 1856.
— Golding Bird, *De l'urine et des dépôts urinaires*, trad. par O'Rorke, 1861, p. 14.
— L. Beale, *On Urine, Urinary Deposits and Calculi*, 1861, p. 363 et suiv.

d'hydrogène. Sa composition atomique (1) est représentée par la formule

$$C^{10}H^2Az^4O^4,2HO.$$

Il cristallise en petites lames blanches et insipides. Il n'est que très peu soluble dans l'eau (2) et il n'exerce qu'une action très faible sur le tournesol, mais il forme avec les bases des sels bien définis. Suivant toute probabilité, l'acide urique dérive des matières protéiques, comme l'urée, bien que l'on ne sache pas encore comment cette transformation peut s'opérer ; mais on a constaté qu'en subissant l'action de l'oxygène, cet acide peut donner naissance à cette dernière substance, ainsi qu'à quelques autres principes qui se rencontrent dans l'économie animale. En effet, MM. Wöhler et Liebig ont constaté que si l'on fait bouillir de l'acide urique dans de l'eau tenant en suspension de l'acide plombique (ou oxyde puce de plomb), cette substance organique est en quelque sorte brûlée par l'oxygène qu'elle enlève au plomb, et qu'en s'emparant en même temps des éléments d'une certaine quantité d'eau, elle se transforme en urée, en acide oxalique et en allantoïne (3). Or, nous ver-

(1) On représente de la sorte l'acide urique, parce qu'il est à l'état d'hydrate, et que les 2 équivalents d'eau qu'il renferme en sont chassés quand il se combine avec les bases alcalines pour constituer des urates neutres anhydres (a). Quelques chimistes réservent à l'acide urique anhydre le nom d'*acide lithique*.

(2) Il faut environ 1000 parties d'eau froide pour dissoudre 1 partie d'acide urique, et la solubilité de ce corps n'est guère plus considérable à chaud. L'alcool et l'éther ne le dissolvent pas.

(3) La production de ces trois matières, aux dépens de l'acide urique, s'explique en supposant que cette substance s'empare de 2 équivalents d'oxygène provenant de l'acide plombique, qui passe à l'état de protoxyde de plomb, et des éléments de 3 équivalents d'eau. En effet, l'équivalent d'acide urique $= C^{10}H^2Az^4O^4,2HO$, ou autrement dit, $C^{10}H^4Az^4O^6$, et les éléments de cette substance, plus $O^2$ et $3HO = C^{10}H^7Az^4O^{11}$. Or, 1 équivalent d'urée $= C^2H^4Az^2O^2$ ; 1 équivalent d'allantoïne $= C^4H^3Az^2O^3$ ; et 2 équi-

(a) Wöhler et Liebig, *Untersuchungen über die Natur der Harnsäure* (*Ann. der Chemie und Pharm.*, 1838, t. XXVI, p. **244**).

rons bientôt que dans l'intérieur de l'économie des phénomènes du même ordre se manifestent (1).

L'acide urique est facile à reconnaître à la belle couleur rouge
pourpre de l'une des substances qui en dérivent, quand, après
l'avoir traité à chaud par de l'acide azotique, on fait agir sur le
résidu ainsi obtenu des vapeurs ammoniacales. Il se forme alors
de la murexide (2). Enfin, je rappellerai que la présence de
l'acide urique, de même que celle de l'urée, a été constatée dans
le sang, sinon dans l'état normal, où il ne se trouve pas en
proportion assez considérable pour être mis en évidence par
les réactifs que la chimie nous fournit, au moins dans certains
états pathologiques de l'organisme : par exemple, chez des
arthritiques et des malades atteints d'albuminurie (3).

§ 5. — A la suite de ces deux principes je rangerai plu-

---

valents d'acide oxalique $(C^2O^3)$ = $C^4O^6$ : total, $C^{10},H^7Az^3O^{11}$. La somme des atomes de chacun de ces éléments est donc égale de part et d'autre.

(1) M. J. Davy a constaté aussi que l'urate d'ammoniaque exposé pendant quelques jours à l'air et à l'action des rayons solaires se transforme en oxalate d'ammoniaque (a).

(2) L'acide urique, traité par l'acide nitrique, s'oxyde et donne naissance à de l'urée, ainsi qu'à une matière par-ticulière appelée *alloxane*, qui, en se combinant avec l'ammoniaque, pro-duit la murexide (ou purpurate d'am-moniaque).

Les cristaux microscopiques fournis par le dépôt de l'acide urique et des urates sont également caractéristi-ques (b). Au sujet des procédés em-ployés pour le dosage ou l'extraction de ces matières urinaires, je me bor-nerai à renvoyer aux publications faites sur ce sujet dans ces dernières années par plusieurs chimistes (c).

(3) Voyez tome I, page 201.

(a) J. Davy, *On the Action of the sun's rays on Lithic Acid* (Philos. Mag., 1844, t. XXV, p. 142).

(b) Voyez Robin et Verdeil, *Traité de chimie anatomique*, t. II, p. 395, pl. 11 et 12.
— Golding Bird, *De l'urine et des dépôts urinaires*, p. 150 et suiv., fig. 48 à 73.

(c) Heller, *Bestimmung der Harnsäure im Harn* (Archiv für physiol. Chemie und Mikroscopie, 1844, t. I).
— Landerer, *Sur la préparation de l'acide urique avec les excréments des Oiseaux* (Journal de pharmacie, 3ᵉ série, 1851, t. XIX, p. 439).
— Delffs, *Vereinfachte Methode Harnsäure aus Schlangen-Excrementen zu gewinnen* (Pog-gendorff's Annalen der Physik und Chemie, 1850, t. LXXXI, p. 311).
— Bensch, *Darstellung der Harnsäure aus Guano* (Ann. der Chemie und Pharm., 1846, t. LVIII, p. 266).
— Seller, *On the natural Acid Reaction of the Urine, and on the Determination of the Pro-portions therein of Uric Acid and Urea* (Edinburgh Medical Journal, 1859, t. IV, p. 585).

sieurs autres matières azotées qui peuvent se trouver dans l'urine, soit chez l'Homme, soit chez certains Animaux inférieurs, et qui doivent être considérées comme appartenant à la même famille naturelle de produits excrémentitiels. Telles sont la créatine, la créatinine, l'allantoïne, la xanthine, l'hypoxanthine et la guanine (1). En général, ces substances ne sont sécrétées par les reins qu'en très petites quantités, et jusqu'en ces dernières années l'existence dans l'urine n'en avait pas été constatée ; mais il est nécessaire d'en tenir grand compte lorsqu'on cherche à acquérir des idées précises touchant les phénomènes chimiques qui accompagnent le travail nutritif dont l'économie animale est le siége.

Créatine.

Ainsi la *créatine*, substance dont j'ai déjà eu l'occasion de signaler l'existence dans le sang (2), se rencontre aussi dans l'urine (3), et elle ressemble à l'urée sous plus d'un rapport.

---

(1) Quelques chimistes considèrent l'urine comme renfermant aussi de la *triméthylammine* ($C^6H^9Az$), substance basique volatile qui est analogue à de l'ammoniaque dans laquelle les 3 équivalents d'hydrogène seraient remplacés par un égal nombre d'équivalents de méthyle ($C^2H^3$). Elle se trouve dans le jus extractif des Harengs salés (a), et M. Dessaignes l'a obtenue dans diverses expériences sur l'urine (b) ; mais il y a lieu de penser qu'elle est un produit de la décomposition de cette humeur, et qu'elle n'y existe pas dans les circonstances ordinaires. Le même résultat a été obtenu plus récemment par M. Bucheim (c).

(2) Voyez tome 1, page 201.

(3) L'existence de ce principe dans l'urine a été constatée par M. Heintz. Ce chimiste l'avait d'abord considéré comme un acide organique susceptible de former avec l'oxyde de zinc un sel soluble assez analogue à un lactate (d), et M. Pettenkofer, en étudiant de son côté cette substance, avait reconnu qu'elle est neutre (e) ; mais à cette époque on ne soupçonnait pas son identité avec la créatine précédemment découverte par M. Chevreul dans la

(a) Hofmann, *Sur la présence de la triméthylammine dans le jus extractif des Harengs salés* (*Comptes rendus de l'Acad. des sciences*, 1852, t. XXXV, p. 62).

(b) Dessaignes, *Triméthylammine obtenue de l'urine humaine* (*Comptes rendus de l'Acad. des sciences*, 1856, t. XLIII, p. 670).

(c) Voyez Day, *Chemistry in Relation to Physiology and Medicine*, p. 309.

(d) Heintz, *Ueber eine neue Säure im menschlichen Harn* (Poggendorff's *Annalen der Physik und Chemie*, 1844, t. LXII, p. 602).

(e) Pettenkofer, *Notiz über eine neue Reaction auf Galle und Zucker* (*Ann. der Chem. und Pharm.*, 1844, t. LII, p. 97).

En effet, de même que celle-ci, la créatine est un principe immédiat azoté, cristallisable et basique ; en se décomposant, elle peut facilement donner naissance à de l'ammoniaque (1), et en s'unissant à des acides, elle peut constituer des sels bien définis (2).

Il est aussi à noter que la créatine, en se dédoublant sous l'influence de certains agents, peut donner naissance à de l'urée en même temps qu'à une autre base organique appelée *sarko-sine* (3).

Un autre dérivé de la créatine qui doit également prendre place dans le groupe des matières urinaires azotées, est la *créatinine* (4), base organique cristallisable, dont la composition atomique est représentée par la formule $C^8H^7Az^3O^2$ (5).

Créatinine.

Ce corps prend naissance quand on soumet la créatine à l'action d'un acide concentré et bouillant, qui lui fait perdre les éléments de 4 équivalents d'eau. En effet, la créatine est for-

---

viande, et ce fut par des recherches ultérieures que M. Heintz et M. Liebig en déterminèrent la nature (a). Au sujet du mode d'extraction de ce principe urinaire, je renverrai au mémoire de M. Liebig. Ses cristaux ont été figurés par plusieurs auteurs (b).

(1) La créatine, traitée par les alcalis concentrés, se transforme en ammoniaque, en acide carbonique et en sarkosine ($C^6H^7AzO^4$).

(2) Les sels de créatine sont cristallisables et s'obtiennent directement par la dissolution de cette base dans des acides faibles. Ils rougissent la teinture bleue de tournesol.

(3) Ce dédoublement s'opère quand on fait bouillir la créatine dans de l'eau de baryte.

(4) L'existence de la créatinine dans l'urine a été démontrée par les expériences de M. Liebig (c).

(5) Il est aussi à noter que la créatine cristallisée perd 2 équivalents d'eau par l'action d'une température de 100°.

(a) Heintz, *Nouvelles recherches sur la créatine* (*Comptes rendus de l'Acad. des sciences*, 1847, t. XXIV, p. 500).
— Liebig, *Sur les principes des liquides de la chair musculaire* (*Ann. de chimie et de physique*, 3ᵉ série, 1848, t. XXIII, p. 151).
(b) Voyez Funke, *Atlas der physiologischen Chemie*, pl. 4, fig. 4.
— Robin et Verdeil, *Traité de chimie anatomique*, pl. 23, 24 et 25.
— Beale, *Illustrations of Urine*, pl. 7, fig. 3.
— Golding Bird, *De l'urine et des dépôts urinaires*, p. 6, fig. 7.
(c) Liebig, *Op. cit.* (*Ann. de chimie et de physique*, 3ᵉ série, 1842, t. XXIII, p. 51).

mée de $C^8H^9Az^3O^4,2HO$, et par conséquent, en perdant $4HO$, sa composition devient identique avec celle de la créatinine [1].

J'insiste sur ces faits, parce que j'aurai bientôt à montrer que l'urée, la créatine, la créatinine et les autres matières urinaires dont il me reste à parler ont toutes la même origine dans l'économie animale, et se ressemblent par leur rôle physiologique aussi bien que par un certain ensemble de caractères chimiques.

Allantoïne.

§ 6. — L'*allantoïne* [2], dont la composition élémentaire peut être représentée par la formule $C^4H^3Az^2O^3$, est un corps cristallisable qui, dans certaines expériences de laboratoire, peut être formé aux dépens de l'urée, et qui, à son tour, peut facilement donner naissance à cette substance excrémentitielle [3]. Elle renferme moins d'oxygène et elle est surtout riche en carbone. On conçoit donc que dans des circonstances où l'oxydation des matières albuminoïdes ne serait pas portée assez loin pour donner lieu à la formation d'urée, cette réaction

---

[1] Voyez tome VI, page 486.

[2] Ce principe immédiat, qu'on a désigné aussi sous les noms d'*acide amniotique*, d'*acide allantoïque* et d'*allantoïdine*, fut découvert par Vauquelin et Buvina dans les eaux de l'amnios de la Vache (a), et étudié d'une manière plus complète par MM. Liebig et Wöhler. Ce dernier chimiste en a constaté aussi la présence dans l'urine du fœtus humain et dans celle du Veau (b).

[3] Il suffit de l'action de l'eau bouillante pour déterminer le dédoublement de l'allantoïne en urée et en acide allanturique ($C^{10}H^7Az^4O^9$). Légè-rement chauffée avec de l'acide azotique, l'allantoïne se décompose de la même manière, et la liqueur laisse déposer des cristaux d'azotate d'urée. L'acide chlorhydrique détermine le même dédoublement. Enfin, il est aussi à noter que sous l'influence du ferment alcoolique, cette substance donne naissance à de l'urée et à divers produits ammoniacaux.

D'autre part, l'allantoïne est une des substances que l'on obtient quand on oxyde de l'urée au moyen du peroxyde de plomb, expérience sur laquelle nous reviendrons en parlant de l'acide urique.

---

(a) Vauquelin et Buvina, *Mémoire sur l'eau de l'amnios* (Annales de chimie, 1799, t. XXXII, p. 269).

(b) Wöhler, *Ueber den Allantoïn-Gehalt des Kälberharns* (Nachrichten von der Gesellschaft der Wissenschaften zu Göttingen, 1849, p. 61).

pourrait produire de l'allantoïne. J'ajouterai qu'en se dédoublant, ce principe urinaire, uni à de l'eau, peut se transformer en ammoniaque et en acide oxalique, substance que nous allons bientôt rencontrer également parmi les matières organiques que les glandes rénales évacuent au dehors (1). Dans l'état normal de l'organisme, l'allantoïne ne se montre dans l'urine que chez le fœtus ou chez quelques très jeunes Animaux; mais on l'a vue apparaître aussi chez des individus adultes dont la respiration était embarrassée (2).

§ 7. — Chez quelques Animaux, les matières urinaires dont je viens de parler paraissent être remplacées par une autre substance basique qui contient aussi de l'azote en proportion considérable, mais qui est moins oxydée que l'urée et l'allantoïne. On l'a désignée sous le nom de *guanine*, parce que c'est dans l'espèce d'engrais urinaire appelé *guano* que la découverte en a été faite (3).

Guanine.

§ 8. — La *xanthine* et l'*hypoxanthine*, par leur composition

---

(1) Cette transformation s'opère quand l'allantoïne est soumise à l'action des alcalis, et elle s'explique facilement; car 1 équivalent d'allantoïne, en s'appropriant les éléments de 3 équivalents d'eau, représente 2 équivalents d'ammoniaque anhydre. En effet, $C^4H^3Az^2O^3 + 3(HO = 2(AzH^3, C^2O^3)$.

(2) MM. Frerichs et Städeler ont constaté l'existence de l'allantoïne dans l'urine de deux Chiens dont la respiration avait été entravée artificiellement par l'injection d'huile dans les poumons, et l'on croit en avoir aperçu aussi chez un Homme atteint d'une maladie des poumons (a). Des faits analogues ont été constatés chez des Lapins (b). Enfin, M. Schottin annonce l'avoir observée à la suite de l'administration du tannin à hautes doses (c).

(3) La guanine est cristalline et de couleur jaune; elle forme avec les acides des sels qui sont décomposés par l'eau, et sa composition est représentée par la formule $C^{10}H^5Az^5O^2$. Traitée par l'acide chlorhydrique et le chlorate de potasse, elle s'oxyde, perd un équivalent d'azote et d'hydrogène, se combine avec de l'eau, et se transforme en acide guanique. On l'avait d'abord confondue avec la xanthine,

(a) Frerichs und Städeler, *Ueber das Vorkommen von Allantoïn im Harn bei gestörter Respiration* (Müller's *Archiv für Anat. und Physiol.*, 1854, p. 393).
(b) Kockler, *De allantoini in urina impedita respiratione præsentia*. Gottingue, 1857.
(c) Lehmann, *Handbuch der physiologischen Chemie*, 1859, p. 93.

Xanthine.

élémentaire, ressemblent beaucoup à l'acide urique, si ce n'est qu'elles renferment moins d'oxygène. En effet, ces trois corps forment une série dans laquelle $C^{10}H^4Az^4$ se trouvent associés à

$O^2$ dans l'hypoxanthine,
$O^4$ dans la xanthine,
$O^6$ dans l'acide urique.

L'urine humaine paraît contenir toujours de la xanthine en très petite quantité, et, dans certains cas pathologiques, cette substance y devient assez abondante pour donner naissance à des calculs vésicaux. On la rencontre aussi dans le tissu de divers organes, et là, de même que dans l'urine, elle est presque toujours accompagnée par de l'hypoxanthine. Elle n'est pas cristallisable, mais elle peut jouer le rôle de base et former avec les acides minéraux des composés salins (1).

mais elle s'en distingue par sa solubilité dans l'acide chlorhydrique (a).

(1) La xanthine, ou oxyde xanthique, ainsi nommée à cause de sa coloration en jaune par l'action de l'acide nitrique, a été découverte par Marcet dans certains calculs vésicaux (b). Sa composition élémentaire a été déterminée par MM. Wöhler et Liebig (c), et elle est représentée par la formule $C^{10}H^4Az^4O^4$. Quelques chimistes l'appellent *acide ureux*, et, en effet, elle forme avec les bases des composés salins (d). Elle est peu soluble dans l'eau, mais se dissout dans l'acide azotique, et forme avec cet acide un composé cristallisable (e).

L'existence de la xanthine dans l'urine de l'Homme a été d'abord annoncée par MM. Strahl et Lieberkühn (f);

(a) Unger, *Ueber den Xanthicoxydgehalt des Guano* (*Journal für prakt. Chemie*, 1844, t. XXXII, p. 507).
— Magnus, *Ueber das Vorkommen von Xanthicoxyd in Guano* (*Ann. der Chemie und Pharm.*, 1844, t. LI, p. 395).
— Einbrodt, *Notiz über die Zusammensetzung des Harnoxyds* (*Ann. der Chemie und Pharm.*, 1846, t. LVIII, p. 15).
— Unger, *Bemerkung zu obiger Notiz* (*loc. cit.*, t. LVIII, p. 18).
— Unger, *Das Guanin und seine Verbindungen* (*Ann. der Chemie und Pharm.*, 1846, t. LIX, p. 58).
— Strahl et Lieberkühn, *Harnsäure im Blut*, 1848, p. 122.
— Lehmann, *Lehrbuch der physiologischen Chemie*, t. I, p. 146.
(b) Marcet, *Essai sur l'histoire chimique et le traitement médical des concrétions urinaires* (*Ann. de chimie et de physique*, 1820, t. XIII, p. 14).
(c) Wöhler et Liebg, *Ueber Marcet's Xanthic-Oxyd* (*Poggendorff's Annalen*, t. XLI, p. 393).
— Unger, *Bemerkungen* (*Ann. der Chemie und Pharm.*, 1846, t. LVIII, p. 18).
(d) Goebel, *Observations sur l'acide ureux* (*Journal de pharmacie*, 1851, t. XX, p. 312).
(e) Lehmann, *Handbuch der physiologischen Chemie*, p. 85, fig. 14.
(f) Strahl und Lieberkühn, *Harnsäure im Blut*. Berlin, 1848, p. 112.

L'hypoxanthine jouit de propriétés analogues (1). Elle se pré-sente sous la forme d'une poudre blanche, cristalline, qui est peu soluble dans l'eau. Traitée par l'acide azotique, elle donne naissance à une matière qui, desséchée, est d'une couleur jaune intense et prend une teinte rouge vif quand on y ajoute de la potasse.

Il est aussi à noter que dans nos expériences de laboratoire il est facile de transformer l'hypoxanthine, ainsi que la xanthine, en guanine (2).

mais on pensait qu'ils avaient pris de la guanine pour cette substance, et c'est tout récemment que ce fait a été constaté d'une manière satisfaisante par M. Scherer et M. Strecker (a). Ces chimistes ont trouvé de la xanthine dans les muscles et dans beaucoup d'autres parties du corps, et suivant M. Thudichum elle existerait toujours dans le foie de l'Homme (b).

(1) Ainsi que je l'ai déjà dit, M. Scherer a donné ce nom à une substance cristallisable qu'il a extraite de la rate (c). Elle paraît ne pas différer du principe que M. Strecker (d) a appelé *sarcine* (e). Gerhardt en a trouvé dans le sang du Bœuf (f),

et M. Scherer en a rencontré en proportion considérable chez un malade affecté de leukémie (g). Ainsi que je l'ai déjà dit, l'hypoxanthine existe aussi dans le thymus (h). Enfin, elle est très abondante dans le tissu du pancréas, et M. Scherer l'a constamment trouvée associée à de l'acide urique dans le foie (i).

(2) L'hypoxanthine, ou sarcine de M. Strecker, se transforme par l'action de l'acide nitrique en un corps particulier plus riche en oxygène, qui, réduit par l'action de l'hydrogène naissant, se change en guanine (j). Le même résultat est obtenu quand on traite de la sorte la xanthine (k).



(a) Scherer, *Xanthicoxyd (Harnigesäure) ein normaler Bestandtheil des thierischen Organismus* (Ann. der Chemie und Pharm., 1858, t. CVII, p. 314). — Strecker, *Ueber die Verwandlung des Guanins in Xanthin* (Ann. der Chemie und Pharm., 1858, t. CVIII, p. 151).

(b) Thudichum, *Xanthic Oxyd in the Human Liver* (Medical Times, 1858, t. XXXVIII, p. 270).

(c) Voyez ci-dessus, page 259.

(d) Strecker, *Ueber das Sarkin* (Ann. der Chemie und Pharm., 1858, t. CVIII, p. 129).

(e) Scherer, *Xanthicoxyd ein normaler Bestandtheil des thierischen Organismus. Sarkin und Hypoxanthin identisch* (Ann. der Chemie und Pharm., 1858, t. CVII, p. 314).

(f) Gerhardt, voy. Scherer, *Ueber einige chemische Bestandtheile der Milzflüssigkeit* (Verhandlungen der Phys.-Med. Gesellschaft in Würzburg, 1853, t. II, p. 299).

(g) Scherer, *Untersuchung des Blutes bei Leukæmia* (Verhandl. der Phys.-Med. Gesellschaft in Würzburg, 1852, t. II, p. 321).

(h) Voyez ci-dessus, page 231.

(i) Scherer, *Ueber eine einfache Reaction zur Erkennung von Tyrosin, Leucin, Hypoxanthin, Harnsäure und einen neuen Stoff der Leber, Xanthoglobulin* (Verhandl. der Phys.-Med. Gesellsch. in Würzb., 1857, t. VII, p. 263).

(j) Strecker, *Ueber das Sarkin* (Annalen der Chemie und Pharm., 1858, t. CVIII, p. 138).

(k) Strecker, *Ueber die Verwandlung des Guanins in Xanthin* (loc. cit., p. 141).

Acide
cynurique.

§ 9. — Enfin, chez quelques Animaux, l'acide urique paraît être remplacé par une autre substance qui lui ressemble beaucoup, mais qui s'en distingue par un certain nombre de caractères, et qui a reçu le nom d'*acide cynurique* (1).

§ 10. — J'ajouterai que sous le rapport chimique, le glycocolle, ou sucre de gélatine, a beaucoup d'analogie avec l'urée, la créatine et la créatinine ; c'est aussi une base azotée cristallisable qui dérive des matières animales plastiques, et bien que sa présence n'ait pas encore été constatée dans l'urine, ni même dans aucune autre humeur de l'économie, je crois devoir en signaler ici l'existence, parce qu'il me paraît fort probable que, associée à un acide organique, elle constitue une des matières urinaires, de même que nous avons déjà cru en reconnaître la présence dans une des substances constitutives de la bile : l'acide glycocholique (2).

Acide
hippurique.

En effet, la matière urinaire qui a reçu le nom d'*acide hippurique*, parce qu'on l'extrait ordinairement de l'urine de Cheval, ressemble singulièrement, par ses réactions aussi bien que par sa composition, à un benzoate de glycocolle, qui serait anhydre. Le glycocolle est composé de $C^4H^4AzO^3,HO$, et l'acide benzoïque est représenté par la formule $C^{14}H^5O^3,HO$ ; si en se combinant, chacune de ces substances abandonnait l'équivalent d'eau qu'elle renferme quand elle est à l'état libre, il en résulterait un composé corres-

(1) Cet acide, découvert par M. Liebig dans l'urine des Chiens, est très soluble dans l'eau et cristallise en aiguilles fines. Il se distingue facilement de l'acide urique par sa solubilité dans l'acide chlorhydrique (a). Sa composition paraît correspondre à la formule $C^{16}AzH^7O^5$ (b).

Une substance urinaire étudiée plus récemment par M. Eckhardt paraît ne pas en différer (c).

(2) Voyez tome VI, page 486.

(a) Liebig, *Ueber Kynurensäure* (Ann. der Chemie und Pharm., 1853, t. LXXXVI, p. 125).
(b) Liebig, *Ueber Kreatin und Kynurensäure im Hundeharn* (Ann. der Chemie und Pharm., 1858, t. CVIII, p. 156).
(c) Eckhardt, *Ueber einen neuen Körper im Harn des Hunden* (Ann. der Chemie und Pharm., 1856, t. XCVII, p. 358).

pondant à $C^{14}H^5O^3,C^4H^4AzO^3$, ou, ce qui revient au même, $C^{18},H^9AzO^6$. Or, ce sont là précisément les proportions dans lesquelles les éléments de l'acide hippurique se trouvent réunis. On a constaté aussi que dans une foule de circonstances l'acide hippurique, en se décomposant, abandonne de l'acide benzoïque. Ainsi, quand on fait bouillir de l'acide hippurique dans de l'eau en présence d'un acide énergique, il s'associe 2 équivalents d'eau, et se dédouble en acide benzoïque hydraté et en glycocolle (1). Lorsqu'on l'expose à une température élevée, il entre en fusion, puis se décompose, et l'un de ses produits est de l'acide benzoïque, qui se dégage sous la forme de vapeurs. Sa transformation en acide benzoïque est même si facile, que jusqu'en ces dernières années on avait confondu entre elles ces deux substances, et que les chimistes considéraient l'acide benzoïque comme étant un des principaux matériaux constitutifs de l'urine des herbivores, tandis qu'en réalité il n'est représenté dans ce liquide que par l'acide hippurique (2).

(1) La constatation de ce fait important est due à M. Dessaignes (de Vendôme). Le glycocolle, ou sucre de gélatine, se combine avec l'acide employé, et constitue ainsi des sels qui ont beaucoup d'analogie avec ceux à base d'urée (a).

(2) Rouelle jeune, en étudiant l'urine de Vache, en retira un acide particulier qui lui parut avoir toutes les propriétés de l'acide benzoïque (b). Scheele indiqua plus tard le benzoate d'ammoniaque comme existant dans l'urine des jeunes enfants (c) ; Vau-

quelin annonça la présence du benzoate de soude dans l'urine du Cheval (d); et depuis le commencement du siècle actuel jusqu'en 1829, tous les chimistes qui s'occupèrent de la constitution de l'urine des Herbivores regardèrent ce liquide comme renfermant de l'acide benzoïque. Mais à l'époque que je viens d'indiquer, M. Liebig constata que cet acide est un produit des opérations pratiquées pour faire l'analyse de cette urine, et qu'il est fourni par une matière inconnue jusqu'alors, savoir, l'acide hippurique.

(a) Dessaignes, *Nouvelles recherches sur l'acide hippurique, l'acide benzoïque et le sucre de gélatine* (*Comptes rendus de l'Acad. des sciences*, 1845. t. XXI, p. 1224). .
(b) Rouelle, *Observ. sur l'urine humaine et sur celle de la Vache et du Cheval* (*Journal de médecine de Roux*, 1773, t. XL, p. 463).
(c) Scheele, *Sammlung phys. und chem. Werke*, 1793, t. II, p. 385.
(d) Fourcroy et Vauquelin, *Premier mémoire pour servir à l'histoire chimique et médicale de l'urine* (*Ann. de chimie*, 1799, t. XXXI, p. 62).

C'est en raison de ces faits que l'acide hippurique me semble devoir être considéré par les physiologistes comme une substance du même ordre que les précédentes, bien qu'il ne contienne que peu d'azote, et que par l'ensemble de ses propriétés chimiques il s'en éloigne beaucoup.

Quoi qu'il en soit, cette matière urinaire joue un rôle important, et pour compléter ce qui me paraît devoir en être dit ici, j'ajouterai qu'elle est assez soluble dans l'eau (1), qu'elle cristallise en gros prismes incolores, terminés par des sommets dièdres; enfin, qu'elle forme avec les bases des sels qui pour la plupart sont solubles dans l'eau et cristallisables. C'est à l'état d'hippurate de soude, de potasse et de chaux que cet acide se rencontre dans l'urine. Dans une précédente Leçon j'ai eu l'occasion de dire que l'existence de l'acide hippurique dans le sang a été constatée chez le Bœuf, et même chez l'Homme (2).

*Acide oxalique.* § 11. — Je viens de montrer que l'acide urique, en s'oxydant, donne naissance à de l'acide oxalique aussi bien qu'à de l'urée. Il n'est donc pas sans intérêt de savoir que *l'acide oxalique est* aussi une matière dont l'existence est normale dans l'urine. Depuis longtemps on avait constaté que certaines concrétions pathologiques formées par ce liquide sont composées d'acide oxalique combiné avec de la chaux, et M. Lehmann a fait voir

C'est donc réellement à M. Liebig qu'appartient la découverte de ce principe urinaire, bien que depuis plus d'un demi-siècle on l'eût vu et étudié (*a*).

(1) L'acide hippurique est soluble dans 600 parties d'eau froide et dans une quantité beaucoup moindre d'eau bouillante. Il est très soluble dans l'alcool; enfin, il ne l'est que peu dans l'éther. Pour en constater la présence dans l'urine, on concentre ce liquide et l'on y verse de l'acide chlorhydrique; au bout de quelques heures, il se dépose des cristaux microscopiques dont la forme et les réactions sont caractéristiques (*b*). Des figures en ont été données par plusieurs auteurs (*c*).

(2) Voyez tome I, page 204.

(*a*) Liebig, *Ueber die Harnsäure welche in dem Harn der grassfressenden vierfüssigen Thiere enthalten ist* (Ann. der Phys. und Chemie, 1829, t. XXVII, p. 389). — *Sur l'acide contenu dans l'urine des Quadrupèdes herbivores* (Ann. de chimie et de physique, 1830, t. XLIII, p. 188).

(*b*) Golding Bird, *De l'urine et des dépôts urinaires*, p. 234.

(*c*) Voyez Robin et Verdeil, *Traité de chimie anatomique*, pl. 20.

récemment que le même sel est constamment éliminé de l'organisme par la sécrétion dont les reins de certains Animaux sont le siége (1).

L'acide oxalique, comme on le sait, n'est point un principe azoté comme l'acide urique ; il résulte de la combustion incomplète du carbone, et se compose de 2 équivalents de cet élément unis à 3 équivalents d'oxygène ; mais il ne peut exister qu'à l'état de combinaison, soit avec l'eau, soit avec une base. Il

(1) Bergmann paraît avoir été le premier à signaler l'existence de l'acide oxalique dans des produits de la sécrétion urinaire ; il en découvrit dans des calculs rénaux (a), et, peu de temps après, Brugnatelli et Fourcroy trouvèrent de la chaux combinée avec ce même acide dans les sédiments de l'urine (b). Wollaston fit voir ensuite que certains calculs vésicaux sont formés essentiellement d'oxalate de chaux (c), et la présence de ce sel fut constatée dans ces concrétions par beaucoup d'autres chimistes (d). Mais jusqu'en ces derniers temps on considérait l'oxalate de chaux comme un produit pathologique seulement. En 1849, M. Walshe reconnut cependant l'existence de ce corps dans l'urine, dans 28 cas sur 100 chez l'Homme, et dans 33 cas sur 100 chez la Femme (e). Plus recemment, M. Bacon (de Boston), a fait des observations analogues (f). Enfin M. Lehmann a signalé l'oxalate de chaux comme étant un des principes normaux de l'urine des Herbivores (g).

(a) Bergmann, *Dissertatio de acido sacchari*, 1781, § 1.

(b) Brugnatelli, *Ueber den Bodensatz des Harns* (Journal de chimie de Crell, 1787, t. II, p. 99).

— Fourcroy, *Système des connaissances chimiques*, t. X, p. 177.

(c) Wollaston, *On Gout and Urinary Concretions* (Philos. Trans., 1797, p. 386).

(d) Bertholdi, *Sur un calcul urinaire de Cochon* (Ann. de chimie, 1799, t. XXXII, p. 187).

— Fourcroy et Vauquelin, *Sur l'analyse des calculs urinaires humains* (Ann. de chimie, 1799, t. XXXII, p. 413).

— Brande, *On the Differences in the Structure of Calculi which arise from their being formed in different Parts of the Urinary Passages* (Philos. Trans., 1808, p. 223).

— Gaultier de Claubry, *Note sur les calculs formés dans les reins* (Ann. de physique et de chimie, 1815, t. XCIII, p. 67).

— Martres et B. Prevost, *Sur des concrétions vésicales d'oxalate de chaux qui ne sont pas murales* (Ann. de physique et de chimie, 1817, t. VI, p. 221).

— Hopff, *Analyse chimique de quelques calculs vésicaux* (Journal de pharmacie, 1831, t. XVII, p. 406).

— Bouchardat, *Analyse de calculs* (Journal de pharmacie, 1836, t. XXII, p. 53).

— Farreau, *Examen de cristaux trouvés à la surface de deux calculs urinaires* (Journal de pharmacie, 1836, t. XXII, p. 618).

— Ohme, *Analyse d'un calcul urinaire de Cheval* (Arch. der Pharm., 1847, t. XCVIII, p. 287).

(e) Walshe, *On the occurrence of Oxalate of Lime Chrystals in the Urine* (Monthly Journal of Medical Sciences, 1849, t. IX, p. 454).

(f) J. Bacon, *Sur la fréquence de l'oxalate de chaux dans l'urine* (Journal de physiologie, 1858, t. I, p. 422).

(g) Lehmann, *Harn* (Wagner's Handwörterbuch der Physiologie, 1844, t. II, p. 6).

naît dans une foule de circonstances, quand des matières organiques, hydrocarbonées, s'oxydent à une température peu élevée. Ainsi, quand on soumet le sucre ou la fécule à l'action du permanganate de potasse, qui leur cède de l'oxygène à l'état naissant, on voit ces substances se changer en acide oxalique. Ce corps se rencontre dans le règne minéral (1), mais il n'est abondant que dans certaines plantes, et, en s'oxydant d'une manière complète, il se transforme en acide carbonique. Je rappellerai aussi que l'oxalate d'ammoniaque, en perdant de l'eau, donne naissance à de l'oxamide, substance qui a une certaine analogie avec l'urée, mais qui contient plus de carbone (2).

J'aurai à revenir sur la considération de tous ces faits, lorsque nous étudierons les phénomènes chimiques qui se manifestent dans l'économie animale, et qui se lient au travail de la nutrition ; ici je ne m'y arrêterai pas davantage, et je me bornerai à ajouter que l'acide oxalique combiné avec la chaux forme un sel très peu soluble, l'oxalate de chaux, qui se trouve dans l'urine (3).

Acide lactique. **§ 12.** — L'acide oxalique n'est pas le seul principe immédiat non azoté qui s'échappe souvent de l'économie animale

---

(1) L'acide oxalique existe dans le minéral appelé *humboldtite* (a), qui est un oxalate sesquibasique de fer (b); mais ce corps se trouve dans les lignites, et provient probablement des plantes qui ont formé ces dépôts de matières combustibles.

(2) Nous avons vu ci-dessus que l'urée peut être considérée comme une carbamide, c'est-à-dire un corps de la famille des amides, dans lequel les éléments que l'oxamide tire de l'acide oxalique ($C^2O^3$) seraient remplacés par les éléments provenant de l'acide carbonique ($CO^2$). L'oxamide, par sa composition atomique, correspond à de l'oxalate d'ammoniaque, qui aurait perdu 1 équivalent d'eau, de même que l'urée, additionnée de 1 équivalent d'eau, représente du carbonate d'ammoniaque.

(3) L'oxalate de chaux cristallise

(a) Rivero, *Note sur une combinaison de l'acide oxalique avec le fer, trouvée à Kolowserut, près Belin, en Bohême* (Ann. de chimie et de phys., 1821, t. XVIII, p. 207).
(b) Braconnot, *De la présence de l'oxalate de chaux dans le Règne minéral* (Ann. de chimie et de phys., 1825, t. XXVIII, p. 318).

par les voies urinaires. L'acide lactique uni à de la soude ou à d'autres bases se trouve en quantité considérable dans l'urine de certains Animaux, et, ainsi que j'ai déjà eu l'occasion de le dire, ce corps est un des produits les plus ordinaires de l'oxydation incomplète des matières amylacées ou sucrées (1).

L'acide butyrique, qui est un produit plus oxydé du même ordre, peut se montrer également dans les urines (2), et l'on a signalé aussi dans ces liquides excrémentitiels l'existence d'autres corps gras volatils, tels que l'acide damolique, l'acide damalurique et l'acide taurylique ; mais on ne les y trouve jamais en quantité un peu notable, et ils ne paraissent avoir que peu d'importance physiologique.

*Acides butyrique, damolique, etc.*

ordinairement en petits octaèdres incolores, transparents et brillants (a) ; mais quand il se précipite en amas un peu considérable dans un liquide contenant des substances organiques, il entraîne toujours une certaine quantité de celles-ci, et il peut affecter alors des formes anormales : par exemple, celle de haltères ou corps ovalaires étranglés au milieu (b).

(1) Voyez ci-dessus, page 99.

(2) M. Städeler a découvert l'acide damalurique ($C^{14}H^{11}O^3$,HO) et l'acide damolique ($C^{26}H^{23}O^3$,HO) parmi les produits de la distillation de l'urine de la Vache et de l'Homme. Ce sont des huiles acides peu solubles dans l'eau, mais très solubles dans l'alcool et dans l'éther : ils paraissent être des

dérivés de l'oléine, et avoir une certaine analogie avec l'acide oléique ; mais leur histoire chimique et physiologique n'est encore que très imparfaitement connue.

C'est aussi en distillant l'urine que M. Städeler a obtenu l'acide taurylique.

M. Städeler a obtenu également par ce procédé de l'acide phénique ou carbolique ($C^{12}H^6O^2$), et il pense que cette substance se trouve normalement dans l'urine de la Vache ; mais il y a des raisons pour croire qu'elle s'était formée pendant l'opération et qu'elle n'existait pas dans l'organisme, car on sait qu'elle exerce sur l'économie animale une action toxique très violente (c).

(a) Donné, *Tableau des sédiments des urines*, 1838. — *Cours de microscopie*, atlas, 1845, pl. 13, fig. 51.
— Rayer, *Maladies des reins*, 1839, t. I, pl. 3.
— Funk, *Atlas der physiologischen Chemie*, 1858, pl. 2, fig. 1.
— Robin et Verdeil, *Traité de chimie anat. et physiol.*, pl. 6, fig. 2 et 3 ; pl. 8, fig. 4.
— De l'urine et des dépôts urinaires, p. 250 et suiv., fig. 88 à 94.
(b) Golding Bird, *Researches into the Nature of certain frequent Forms of Disease characterised by the Presence of Oxalate of Lime in the Urine* (Medical Gazette, 1842, N. S., t. II, p. 637).
(c) Städeler, *Ueber die flüchtigen Säuren des Harns* (Journal für praktische Chemie, 1851, t. LII, p. 39).

Matières colorantes.

§ 13. — L'urine tient en dissolution quelques autres substances organiques que l'on réunit d'ordinaire sous le nom de *matières extractives* (1), mais dont la nature n'est pas encore bien connue. Il y existe aussi des principes colorants qui paraissent être susceptibles d'éprouver des transformations nombreuses, et qui ont été l'objet de beaucoup de recherches sans que leur histoire chimique soit encore très avancée. Un de ces corps, qui donne au liquide une teinte jaune ou rougeâtre, suivant qu'il s'y trouve en plus ou en moins grande abondance, paraît avoir beaucoup d'analogie avec le principe colorant jaune du sérum du sang, et a été désigné dans ces derniers temps sous le nom d'*urohématine* (2). Une autre substance colorante dont il existe ordinairement des traces dans l'urine de

(1) M. Scharling a étudié, il y a quelques années, une substance organique brune qui se trouve dans la matière extractive de l'urine, et qui contribue à y donner sa couleur. C'est un corps soluble dans l'alcool, dans l'éther et dans les alcalis, qui, chauffé, fond comme une résine et qui brûle avec flamme. A froid, l'odeur de cette substance rappelle celle du castoréum, et à chaud, elle ressemble à celle de l'urine. Traitée par l'essence de térébenthine, elle répand une odeur de violette ; enfin, traitée par le chlore, elle donne naissance à de l'acide chlorochymilique ($C^{14}H^5ClO^4$), corps qui est isomérique avec le chlorure de salicyle (*a*). M. Scharling le considère comme étant l'oxyde d'un radical hydrocarboné, ce qui porta ce chimiste à lui donner le nom d'*oxyde d'omychmyle* (*b*), et le conduisit à le représenter par la formule $C^{14}H^6O^4$ (*c*) ; mais jusqu'ici on n'a pu l'obtenir assez pur pour en faire utilement l'analyse élémentaire, et l'on ignore si le produit chloruré dont il vient d'être question ne dérive pas de quelque autre substance urinaire dont la composition serait plus complexe. La matière que Prout a appelé de la *résine urinaire* était probablement un mélange d'oxyde d'omychmyle et d'autres substances extractives (*d*).

(2) Les matières colorantes de l'urine sont très altérables, et varient dans leurs propriétés, suivant les procédés employés pour les séparer ; aussi règne-t-il une grande confusion dans leur histoire chimique. Prout, qui fut l'un des premiers à en faire une étude attentive, crut devoir distinguer dans

(*a*) Scharling, *Untersuchungen über den Harn* (*Ann. der Chemie und Pharm.*, 1842, t. XLII, p. 265).
(*b*) Proust, *Expér. sur l'urine* (*Ann. de chimie*, 1809, t. XXXVI, p. 258).

l'Homme, et dont la proportion est plus considérable chez certains malades, ainsi que chez le Cheval, présente des particularités fort remarquables. Elle a été signalée d'abord, par M. Heller, sous le nom d'*uroxanthine*, et, ainsi que l'a constaté

l'urine humaine deux de ces principes, l'un jaune, l'autre rouge (a).

La substance jaune est la plus abondante, et, ainsi que je l'ai déjà dit, elle paraît avoir beaucoup d'analogie avec celle qui se trouve dans le sérum du sang. Fr. Simon la considère comme étant identique avec la substance qu'il a désignée sous le nom d'*hématéine* (b), et qu'il croit être un dérivé de l'hématosine (c).

La matière colorante rouge n'est probablement qu'une modification de la matière jaune dont je viens de parler. Ordinairement elle n'existe qu'en très petite quantité dans l'urine fraîche, mais dans certaines circonstances anormales elle devient assez abondante. Elle paraît être associée à l'acide urique, et elle accompagne ce principe quand il se dépose, soit à l'état de liberté, soit à l'état d'urate. On la remarqua d'abord dans l'urine des goutteux (d), combinée avec de l'acide urique, et elle fut désignée sous les noms d'*acide rosacé* ou d'*acide rosacique* (e). Vogel parvint à la séparer des urates; il en fit connaître les principales propriétés, et il la considéra comme étant un corps très analogue à l'acide urique (f). Prout fu porté ensuite à la regarder comme étant du purpurate d'ammoniaque (g), mais les expériences de Wurzer, de Berzelius et de quelques autres chimistes prouvèrent qu'il n'en était pas ainsi (h). Fr. Simon l'appela *uroérythrine* (i), et plus récemment d'autres auteurs l'ont décrite sous les noms de *purpurine* (j) et d'*urrosacine* (k). C'est une substance azotée très peu soluble dans l'eau, soluble dans l'alcool et dans l'éther, qui paraît former une sorte de laque avec les sels terreux dont elle modifie le mode de cristallisation. M. Scherer en a fait l'analyse élémentaire, et a remarqué qu'elle semble former avec le pigment biliaire et l'hématosine une série dans laquelle

(a) Prout, *An Inquiry into the Nature and Treatment of Diabetes*, etc., 1825, p. 21.
(b) Fr. Simon, *Animal Chemistry*, t. II, p. 119.
(c) Voyez tome I, page 184.
(d) Cruikshanks, voyez Rollo, *Cases of the Diabetes mellitus*, 1798.
(e) Proust, *Expériences sur l'urine* (*Ann. de chimie*, 1797, t. XXXVI, p. 265).
— Vauquelin, *Expériences sur une matière rose que les urines déposent dans certaines maladies* (*Ann. du Muséum d'histoire naturelle*, 1811, t. XVII, p. 133).
— Chevreul, *Note sur le diabète* (*Ann. de chimie*, 1815, t. XCV, p. 319).
(f) Vogel, *Expériences et observations sur l'acide rosacique de l'urine de l'Homme* (*Ann. de chimie*, 1815, t. XCVI, p. 306).
(g) Prout, *Description d'un principe acide extrait de l'acide lithique ou urique* (*Ann. de physique et de chimie*, 1819, t. XI, p. 47).
(h) Wurzer, voyez Berzelius, *Traité de chimie*, t. VII, p. 358.
— Brett and Bird, *On pink Deposits in the Urine* (*London Med. Gazette*, 1834, t. XIV, p. 600 et 751).
(i) Fr. Simon, *Animal Chemistry*, t. I, p. 45.
(j) Golding Bird, *De l'urine et des dépôts urinaires*, p. 216.
(k) Robin et Verdeil, *Chimie anatomique*, t. III, p. 396.

ce chimiste, elle peut donner naissance à deux autres matières colorantes, dont l'une, d'un rouge violacé, a été appelée *urrhodine*, et l'autre, d'un bleu intense, a d'abord reçu le nom d'*uroglaucine*, mais ne paraît être en réalité autre chose que de l'*indigotine*, ou indigo bleu (1). En effet, l'uroxanthine ne diffère en rien du principe indigogène qui existe dans le pastel et les autres plantes dont on tire l'indigo ordinaire (2). Sous l'influence des acides, des alcalis et d'autres agents chi-

la proportion de carbone va en diminuant et celle de l'oxygène en augmentant; l'hématosine, bien entendu, étant des trois la plus riche en carbone (a). Mais, d'après les expériences plus récentes de M. Harley, il y a lieu de croire que cette substance n'est pas un principe immédiat, et qu'elle est un mélange de plusieurs matières colorantes, dont l'une, soluble dans l'éther et désignée sous le nom d'*urohématine*, contient comme l'hématosine une proportion notable de fer (b).

(1) M. Heller n'est pas parvenu à isoler la matière colorante qu'il nomma uroxanthine, et il ne s'est pas bien rendu compte de la théorie de sa transformation en urrhodine et uroglaucine; mais il a reconnu que la coloration bleue des sédiments urinaires était due à la présence de ce dernier produit (c). Pendant longtemps les physiologistes ne firent que peu d'attention aux résultats annoncés par ce chimiste; mais les recherches dont l'urine a été l'objet dans ces dernières années en ont fait mieux apprécier la valeur.

(2) L'indigo bleu, ou indigotine, est une matière insoluble dans l'eau et dans l'éther, à peine soluble dans l'alcool, susceptible de se volatiliser, et formant avec l'acide sulfurique un composé soluble. Sa composition élémentaire est représentée par la formule $C^{16}H^5AzO^2$, et lorsque, en présence de l'eau, il est soumis à l'action de divers corps avides d'oxygène, tels que le protosulfate de fer, les sulfites ou sulfures alcalins, il perd 1 équivalent d'hydrogène, et se transforme en une matière incolore qui a reçu le nom d'*indigo blanc*. Ce dernier produit ($C^{16}H^6AzO^2$) est également insoluble, mais en se combinant avec l'ammoniaque, la potasse, la chaux, etc., il forme des sels qui sont insolubles dans l'eau. Enfin, sous l'influence de l'oxygène, il abandonne facilement 1 équivalent d'hydrogène et régénère de l'indigo bleu. Les recherches de M. Chevreul avaient conduit les chimistes à penser que c'est

(a) Scherer, *Ueber die Extractionsstoffe des Harns* (Ann. der Chemie und Pharm., 1846, t. LVII, p. 180).

(b) Harley, *Ueber Urohämatin und seine Verbindung mit animalischem Harze* (Verhandl. der Phys.-Med. Geselsch. in Würzburg, 1855, t. V, p. 1).

(c) Heller, *Ueber neue Farbstoffe im Harn, Uroxanthin, Uroglaucin und Urrhodin* (Archiv für phys. und path. Chemie und Mikroscopie, 1845, t. II, p. 161).

miques, cette substance est susceptible de se dédoubler de diverses manières, et de former ainsi un nombre considérable de corps différents dont le plus important est l'indigotine, circonstance qui nous donne l'explication de la coloration bleue de l'urine ou des sédiments urinaires dans certains cas pathologiques (1).

D'autres matières colorantes peuvent aussi résulter des trans-

à l'état d'indigo blanc ou indigo réduit, que cette matière colorante se trouvait dans le pastel (*Isatis tinctoria*), les diverses Légumineuses du genre *Indigofera* et les autres plantes avec lesquelles on prépare l'indigo bleu (*a*), et que c'était par un phénomène d'oxydation que ce dernier corps prenait naissance ; mais on voit par les expériences récentes de M. Schunck, qu'elle ne préexiste pas dans le végétal, et résulte de la décomposition d'un principe immédiat appelé *indican* (*b*), qui avait été déjà entrevu par Giobert et désigné par ce chimiste sous le nom d'*indigogène* (*c*).

L'indican, ou indigogène, est une substance azotée, amorphe, jaunâtre ; soluble dans l'eau et très altérable. Il a un goût amer, et il rougit le bleu de tournesol. Par l'action de l'oxygène, il ne se transforme pas en indigotine ; mais, lorsqu'on le traite à chaud par de l'acide sulfurique ou tout autre acide énergique, il se décompose, et donne

naissance à plusieurs corps dont le plus abondant et le plus remarquable est de l'indigo bleu, et dont un autre, nommé *indirubine*, paraît être identique avec la matière appelée indigo rouge par Berzelius. Enfin, il forme avec l'oxyde de plomb un composé insoluble, d'après l'analyse duquel M. Schunck considère sa composition comme pouvant être représentée par la formule $C^{52}H^{33}AzO^{36}$ (*d*).

(1) Depuis fort longtemps les médecins ont signalé de loin en loin des cas dans lesquels les urines étaient colorées en bleu au moment de leur émission, ou donnaient naissance à des sédiments qui prenaient cette teinte. Aussi Actuarius, médecin grec du XIII<sup>e</sup> siècle, parla d'une anomalie de ce genre sous le nom d'*urina veneta* (*e*). Mais c'est seulement depuis une quarantaine d'années que les chimistes ont cherché à connaître la cause de ce phénomène. Les uns l'ont attribué à l'existence d'une certaine quan-

(*a*) Chevreul, *Expériences chimiques sur l'indigo* (Ann. de chimie, 1808, t. LXVI, p. 5). — *Analyse chimique* de *l'Isatis tinctoria et de l'Indigofera anil* (Ann. de chimie, 1809, t. LXVIII, p. 284).

(*b*) E. Schunck, *On the Formation of Indigo-Blue* (Memoirs of the Literary and Philosophical Society of Manchester, 2ᵉ série, 1855, t. XII, p. 177).

(*c*) Giobert, *Traité sur le pastel et l'extraction de son indigo*, 1813.

(*d*) Schunck, *On the Formation of Indigo-Blue*, part. 2 (Mem. of the Manchester Soc., 2ᵉ série, 1857, t. XIV, p. 190).

(*e*) *Actuarii Joannis Zachariæ filii de differentiis urinarum*, lib. 1, A. L. Nolano interprete. 1548, cap. VIII, p. 16.

formations subies par ce principe immédiat ; mais leur histoire est encore trop obscure pour qu'il me paraisse utile de nous y arrêter ici, et je me bornerai à ajouter qu'il y aurait de l'inté-

tité de bleu de Prusse ou ferro-cyanide de fer (a) ; d'autres à un principe colorant particulier, que Braconnot a décrit sous le nom de *cyanurine* (b) ; ou bien encore à de l'indigo (c). En 1845, M. Heller fit voir que la matière bleue en question était un produit dérivé de la substance urinaire, qu'il nomma *uroxanthine* (d) ; enfin, M. Kletzinsky reconnut l'identité de ce produit urinaire, appelé *uroglaucine*, avec l'indigotine ou indigo bleu (e). Plus récemment l'existence de l'indigo, ou tout au moins d'une matière colorante qui paraît ne pas en différer, a été constatée dans certaines urines humaines par plusieurs pathologistes (f). En 1857, M. Schunck trouva que dans l'état normal de l'organisme, l'urine humaine contient presque toujours des traces d'indican ou indigogène, et que ce principe existe en proportion plus forte dans l'urine de la Vache, et surtout du Cheval (g). Enfin, M. Carter a reconnu l'identité de cette substance et de la matière urinaire précédemment signalée par M. Heller sous le nom d'uroxanthine, et ce physiologiste, après avoir examiné les urines de plus de 300 individus, n'a jamais vu l'indigogène manquer complétement dans ces liquides. Il est parvenu à constater également que chez l'Homme, ainsi que chez le Bœuf, ce principe immédiat existe aussi dans le sang (h).

Pour reconnaître la présence de l'indigogène dans l'urine, M. Schunck fait usage du procédé suivant : On ajoute à l'urine de l'acétate basique de plomb jusqu'à ce qu'il ne s'y forme

---

(a) Julia Fontenelle, *Nouvelles recherches sur les urines et les sueurs bleues* (Journal de chimie médicale, 1825, t. I, p. 330).

— Cantu, *Essai chimico-médical sur la présence simultanée du prussiate de fer et d'une matière sucrée dans une variété particulière d'urine humaine* (Journal de pharmacie, 1833, t. XIX, p. 192).

— Moyon, dans Bolt, *De urina sedimentum cœruleum demittente*, 1809 (cité par Rayer, *Traité des maladies des reins*, t. I, p. 211).

— Dranty, *Observat. sur l'urine bleue* (Journal de chimie méd., 2e série, 1833, t. III, p. 289).

(b) Braconnot, *Examen d'une matière colorante bleue particulière à certaines urines* (Ann. de physique et de chimie, 1825, t. XXIX, p. 252).

(c) Prout, *Stomach and Renal Diseases*, 5e édit., p. 567.

(d) Heller, *Op. cit.* (Archiv für physiol. und pathol. Chemie und Mikrosc., 1845, t. II, p. 464).

(e) Kletzinsky, *Ueber Uroglaucin als Indenoxyd* (Archiv für phys. Chemie und Mikroscop., 1853, t. VI, p. 414).

(f) Fr. Simon, *Animal Chemistry*, t. II, p. 328.

— Hassal, *On the frequent Occurrence of Indigo in Human Urine and on its Chemical, Physiological and Pathological Relations* (Philos. Trans., 1854, p. 297).

— Seckerer, *Ueber die Bildung von Indigo im menschlichen Organismus* (Ann. der Chemie und Pharm., 1854, t. XC, p. 120).

— Eade, *Blue Deposit in Urine* (Archives of Medicine, 1860, t. I, p. 311).

— Rottmann, *Kurze Notiz über Vorkommen von Indighan im Urin* (Archiv der Pharm., 1860, t. XCIX, p. 288).

(g) Schunck, *On the Occurrence of Indigo-Blue in Urine* (Mem. of the Litter. and Philos. Soc. of Manchester, 2e série, 1857, t. XIV, p. 239).

(h) T. Carter, *On Indican in the Blood and Urine* (Edinburgh Medical Journal, 1860, t. V, p. 119).

rêt à examiner si les substances pourpres ou brunes qui sont
sécrétées par divers Mollusques ont quelque analogie avec les
principes immédiats dont je viens de parler (1).

§ 14. — Enfin, comme je l'ai déjà dit, on trouve dans les
urines un certain nombre de substances minérales dont les plus
importantes sont les chlorures de sodium et de potassium (2),

Substances
minérales.

plus de précipité; on filtre, on lave le précipité, et l'on verse dans le liquide de l'ammoniaque en excès, qui y détermine presque toujours la formation d'un précipité blanchâtre ou jaunâtre, lequel est lavé, puis traité à froid par l'acide sulfurique faible, ou de l'acide chlorhydrique, pour en séparer l'oxyde de plomb. On filtre, de nouveau et lorsque la proportion d'indigogène est considérable, on voit des particules d'indigo bleu mêlées au sulfate ou au chlorure de plomb, puis le liquide d'un brun pourpre qui a passé, se couvrir plus ou moins rapidement d'une pellicule mince qui est bleue par la lumière transmise et d'un rouge cuivré par la lumière réfléchie. Quand la proportion d'indigogène est faible, la pellicule bleue ne se forme qu'au bout de vingt-quatre heures (a). M. Garter a trouvé qu'on pouvait se contenter d'une expérience plus simple (b). Il place dans une petite éprouvette l'urine à examiner, puis il y verse doucement de l'acide sulfurique dont la densité est de 1,845, et il agite le tout ; aussitôt on voit se manifester une coloration qui varie de la teinte rosée la plus légère

au bleu d'indigo le plus intense, suivant la quantité d'indigogène ou d'uroxanthine contenue dans le liquide.

(1) Parmi les produits qui résultent de la décomposition de l'indigogène que M. Schunck a décrits, il en est un appelé *indirubine* ou *urrhodine*, qui paraît être de l'indigo rouge, et une autre, l'*indihumine*, qui est brun à peu près comme la sépia (c). Il me paraît probable que la substance urinaire dont Braconnot a fait mention sous le nom de *mélanourine* est un dérivé analogue (d), et qu'il en est encore de même de l'*acide mélanique*, matière noire signalée précédemment dans les urines d'un malade par Prout (e).

(2) Les anciens chimistes se sont beaucoup occupés de l'étude des matières salines qui cristallisent quand on fait évaporer l'urine, et ils en obtenaient de la sorte divers mélanges qu'ils désignaient sous les noms de *sel microcosmique, sel fusible* et *sel natif d'urine*. De bonne heure on rangea le sel marin, ou chlorure de sodium, parmi les matières qui se déposent ainsi, et quelques auteurs crurent

(a) Schunck, *Op. cit.* (*Manchester Mem.*, t. XIV).
(b) Carter, *loc. cit.*, p. 124.
(c) Schunck, *On the Fermentation of Indigo-Blue* (*Mem. of the Litter. and Philos. Soc. of Manchester*, 1857, t. XIV, p. 401).
(d) Braconnot, *Examen d'une matière bleue particulière à certaines urines* (*Ann. de chimie et de physique*, 1825, t. XXIX, p. 252).
(e) Prout, *On the Chemical Properties of the Black Urine* (*Med. Chir.-Trans.*, 1823, t. XII, p. 43).

des sulfates à bases alcalines (1) et des phosphates de soude (2),

même que le phosphore tiré de l'urine en provenait, opinion dont Marggraf fit justice dès 1743 (a). Rouelle fut le premier à porter un peu de lumière dans ce chaos, et, ainsi que l'avait déjà fait Marggraf, il reconnut la présence du chlorure de potassium dans l'urine de quelques animaux, tels que le Cheval (b).

(1) L'existence du sulfate de soude dans l'urine de l'Homme a été constatée d'abord par Rouelle jeune (c), puis par Scheele et par un grand nombre d'autres chimistes (d). On l'a trouvé aussi dans l'urine des Solipèdes (e), du Chameau (f), etc.

Le sulfate de potasse en dissolution dans l'urine humaine fut d'abord confondu avec le sulfate de soude ; mais Proust, Thenard, Berzelius, et tous les chimistes plus modernes l'en ont

distingué (g). La présence de ce sel a été constatée aussi dans l'urine du Cheval (h), de la Vache ou du Veau, du Bouc, du Castor, du Lion et de plusieurs autres Animaux, comme nous le verrons plus en détail dans la suite de cette Leçon.

(2) Le phosphate de soude avait été aperçu dans l'urine par Marggraf et plusieurs autres chimistes du milieu du siècle dernier ; mais Proust et Klaproth furent les premiers à le bien isoler et à en reconnaître la nature (i).

Heller considérait ce corps comme étant toujours un sel basique ; mais M. Liebig a fait voir que l'urine renferme aussi du phosphate acide de soude (j), fait qui a été confirmé par les recherches plus récentes de MM. Robin et Verdeil (k).

(a) Marggraf, *Nonnullæ novæ methodi phosphorum solidum ex urina facilius conficiendi* (*Miscell. Beroliensia*, 1743, t. VII, p. 324). — *Examen chimique d'un sel d'urine* (*Mém. de l'Acad. de Berlin*, 1746, p. 81).

(b) Rouelle, *Observ. sur l'urine humaine et sur celle de la Vache et du Cheval* (*Journal de médecine* de Roux, 1773, t. XL, p. 451).

c) Rouelle, *Op. cit.* (*Journal de médecine*, 1774, t. XL).

(d) Scheele, *Op. cit.* (*Mém. de l'Acad. de Stockhòlm*, 1775, t. XXXVI, et *Opuscula chemica*, t. II, p. 79).

— Gmelin, *Grundriss der allgem. Chemie*, 1789, t. II, p. 730.

— Berzelius, *Sur la composition des fluides animaux* (*Ann. de chimie*, 1814, t. LXXXIX, p. 38).

(e) Brande, *Lettre de Hatchett sur l'urine des Chameaux*, etc. (*Ann. de chimie*, 1808, t. LXVII, p. 266).

(f) Chevreul, *Note sur l'urine de Chameau, de Cheval, et sur l'acide urique des excréments des Oiseaux* (*Ann. de chimie*, t. LXXXVII, p. 294).

(g) Proust, *Expériences sur l'urine* (*Ann. de chimie*, 1800, t, XXXVI, p. 258).

— Thenard, *Mém. sur l'analyse de la sueur, l'acide qu'elle contient et sur les acides de l'urine et du lait* (*Ann. de chimie*, 1806, t. LIX, p. 278).

— Berzelius. *Op. cit.* (*Ann. de chimie*, 1814, t. LXXXIX).

(h) Rouelle, *Op. cit.* (*Journal de médecine*, 1773, t. XL, p. 467).

(i) Proust, *Mém. sur une substance nouvelle trouvée dans les urines* (*Journal d'observ. sur la physique et l'hist. nat.*, de Rozier, 1781, p. 145).

— Klaproth, *Ueber die wahre Natur des Prousteschen sogenannten Perlsalzes* (*Ann. de chimie* de Creil, 1785, p. 236).

(j) Liebig, *Ueber die Constitution des Harns der Menschen und fleischfressenden Thiere* (*Ann. der Chemie und Pharm.*, 1844, t. L, p. 161).

(k) Robin et Verdeil, *Traité de chimie anatomique et physiologique*, t. II, p. 339.

de chaux (1) et de magnésie (2). Pour reconnaître la présence de plusieurs de ces sels, il suffit de déposer quelques gouttes d'urine sur une lame de verre, et de faire évaporer le liquide, car les cristaux qui se forment alors sont faciles à caractériser, surtout ceux du chlorure de sodium et du phosphate de soude (3). L'urine contient aussi un peu d'acide carbonique libre (4), et chez quelques Animaux elle est chargée d'une quantité considérable de carbonates et de

(1) Scheele constata l'existence du phosphate de chaux dans l'urine dès 1776 (a), et bientôt après plusieurs autres chimistes trouvèrent ce sel terreux dans des calculs vésicaux (b).

(2) Fourcroy et Vauquelin, ainsi que Wollaston, reconnurent l'existence du phosphate magnésien dans l'urine vers la fin du siècle dernier.

Berzelius a trouvé aussi dans ce liquide des traces de silice, et il a cru y reconnaître la présence de fluorure de calcium (c); mais son opinion ne paraît pas avoir été bien fondée.

Le fer, comme je l'ai déjà dit, se trouve dans la matière colorante de l'urine, et par conséquent ce métal peut être compté aussi parmi les éléments normaux de la sécrétion urinaire (d).

(3) Les cristaux de chlorure de sodium qui se déposent ainsi ont la forme de cubes, de croix ou de glaives diversement modifiés par leur groupement ; ceux du phosphate de soude ont une forme dendritique ou plumeuse, et ont été souvent décrits par les médecins comme étant du chlorhydrate d'ammoniaque. Pour constater la présence de la magnésie et de l'acide phosphorique, on ajoute à l'urine un peu d'ammoniaque, et l'on obtient alors des cristaux de phosphate ammoniaco-magnésien dont la forme étoilée est très élégante. On trouve des figures de ces divers cristaux dans la plupart des ouvrages récents sur les urines (e).

(4) La présence d'une petite quantité d'acide carbonique en dissolution dans l'urine humaine fut constatée d'abord par Priestley (f), puis par

(a) Scheele, *Opuscula chemica*, t. II, p. 78.
(b) Linke, *Dissertatio de urinæ et calculorum analysi.* Göttingen, 1788.
— Giobert, *Lettre à Séguin* (*Ann. de chimie*, 1792, t. XII, p. 64).
— Ingenhousz, *Sur le calcul vésical* (*Ann. de chimie*, 1797, t. XXV, p. 177).
— Fourcroy, *Système des connaissances chimiques*, t. X, p. 217.
— Wollaston, *Op. cit.* (*Philos. Trans.*, 1797, p. 386).
(c) Berzelius, *Lettre à M. Vauquelin sur le fluate calcaire contenu dans les os et dans l'urine* (*Ann. de chimie*, 1807, t. LXI, p. 256).
(d) Wurzer, *Eisen in Sedimenten des Menschen-Harns gefunden* (*Schweigger's Jahrb. der Chemie*, 1821, t. XXXII, p. 470).
(e) Voyez Robin et Verdeil, *Traité de chimie anatomique*, pl. 1, 7 et 8.
— Golding Bird, *De l'urine et des sédiments urinaires*, 1861.
(f) Priestley, *Experiments and Observations*, t. II, p. 216.

lactates à bases alcalines et terreuses (1). D'ordinaire elle tient en suspension du mucus et des débris d'épithélium provenant de la vessie ou des autres parties de l'appareil urinaire (2). Enfin, cette humeur excrémentitielle peut être chargée accidentellement d'une multitude d'autres substances qui, apportées du dehors jusque dans le torrent de la circulation, s'échappent de l'organisme par cette voie. Dans divers états pathologiques de l'appareil rénal ou des autres parties de l'organisme, l'urine peut aussi contenir des matières qui ne s'y rencontrent pas normalement, et bientôt nous reviendrons sur l'examen de ces faits ; mais avant de nous en occuper, il est nécessaire de compléter l'étude de la constitution normale de cette humeur par l'indication des particularités que l'on y remarque dans la nature ou dans les proportions de ses divers matériaux constitutifs chez les différents Animaux, et chez le même individu placé dans des conditions variées.

Urine de l'Homme.

§ 15. — L'urine humaine, dans l'état normal, est un liquide jaunâtre, transparent, dont la saveur est amère et salée, dont

Proust et Vogel (a), et plus récemment par M. Marchand (b), à qui la découverte de ce fait est attribuée par quelques auteurs (c). Ce dernier chimiste a vu aussi que l'urine contient un peu d'azote libre.

(1) Cette particularité se rencontre chez le Cheval, comme nous le verrons dans la suite de cette Leçon.

(2) Les corpuscules solides, ou *matériaux morphologiques de l'urine*, pour employer ici l'expression adoptée par quelques auteurs, sont chez l'Homme : 1° des cellules épithéliques provenant principalement de la vessie, et offrant des formes un peu différentes, suivant les parties de ce réservoir ou des autres portions des voies urinaires dont elles sont tombées ; 2° du mucus, consistant en corpuscules lenticulaires. Quelquefois on y trouve aussi un certain nombre de globules sanguins ou des spermatozoïdes ; mais ce sont là des accidents pathologiques dont nous n'avons pas à nous occuper ici.

(a) Proust, *Expériences sur l'urine* (Ann. de chimie, 1800, t. XXXVI, p. 260).
— Vogel, *De l'existence de l'acide carbonique dans l'urine et dans le sang* (Ann. de chimie, t. XCIII, p. 71).
(b) Marchand, *Ueber den Kohlensäure-Gehalt des Harns und der Milch* (Journal für prakt. Chemie, 1848, t. XLIV, p. 250).
(c) Lehmann, *Lehrbuch der physiologischen Chemie*, t. II, p. 351.

l'odeur est faible et dont la densité ne dépasse que de peu celle de l'eau (1).

La composition chimique de ce liquide est très complexe. On y trouve à la fois presque tous les corps que j'ai signalés, dans la première partie de cette Leçon, comme pouvant être éliminés de l'organisme par la sécrétion rénale dans son état normal,

(1) Dans les circonstances ordinaires la pesanteur spécifique de l'urine humaine ne s'élève jamais au-dessus de 1,03, et généralement elle ne s'éloigne guère de 1,015 à 1,018 (a), fait avec lequel s'accordent assez bien les évaluations données par plusieurs auteurs anciens. Ainsi, d'après Muschenbroeck, la densité de ce liquide serait 1,013, et Brisson l'évalue à 1,0106 ; mais d'autres l'avaient estimée trop haut : par exemple, Bryan Robinson, qui lui donne 1,03 ; Silberling, 1,04, et Davies, 1,08 (b).

Dans ces derniers temps, plusieurs médecins ont pensé qu'il suffisait de déterminer à l'aide d'un aréomètre (c) la densité de l'urine pour arriver à la connaissance de la proportion d'eau et de matières solubles que ce liquide renferme, et A. Becquerel, M. G. Bird et quelques autres auteurs ont même publié des tables de concordance pour le dosage des matières solides d'après les indications aréométriques (d). Ainsi, A. Becquerel a cru pouvoir établir que pour chaque millième d'excédant dans la pesanteur spéci-

fique de l'urine comparée à celle de l'eau, le premier de ces liquides contient sur 1000 parties 1,65 de matières dissoutes (e). Mais cette hypothèse n'est pas en accord avec les données fournies par les analyses, et peut conduire à des résultats très erronés, car la composition des matières dissoutes dans l'eau étant variable, et ces substances pouvant différer entre elles quant à leur condensation dans la solution, il peut y avoir similitude dans la densité totale du mélange, bien qu'il y existe des différences dans la proportion d'eau, ou *vice-versâ*. Il est aussi à noter que les tableaux de réduction publiés par les différents auteurs qui en conseillent l'usage sont en désaccord entre eux. Par exemple, l'urine dont la densité est 1,020, contiendrait en matières solides 3,300 pour 100 d'après A. Becquerel, 4,109 d'après le tableau de F. Simon, et 4,639 pour 100 d'après celui de M. G. Bird. Les expériences de F. d'Arcet, de Fr. Simon, de M. Chambert et de M. Lehmann, montrent, du reste qu'il n'y a pas de concordance

(a) A. Becquerel, *Traité de chimie pathologique*, 1854, p. 270.

(b) Haller, *Elementa physiologiæ*, t. VII, p. 342.

(c) Pour les rapports entre la densité des urines et les indications données par l'aréomètre de Baumé, on peut consulter le tableau publié par M. Rayer (*Traité des maladies des reins*, t. I, p. 72).

(d) A. Becquerel, *Sémiotique des urines*, p. 33.
— A. Becquerel et Rodier, *Chimie pathologique*, p. 271.
— Golding Bird, *Lectures on the Physical and Pathological Characters of Urinary Deposits* (London Medical Gazette, 1843, t. XXXI, p. 677). — *De l'urine et des dépôts urinaires*, 1861, p. 66.

(e) A. Becquerel, *Sémiotique des urines*, p. 13.

chez les divers Animaux. Mais ces matières, si variées, sont loin d'y avoir toutes la même importance, et parmi les divers principes organiques urinaires que l'on y rencontre, c'est l'urée qu'il faut placer en première ligne, et l'acide urique au second rang.

L'analyse quantitative qui a servi de point de départ pour toutes les recherches faites depuis quelques années sur la constitution de l'urine humaine est due à Berzelius. En opérant sur 1000 parties de ce liquide, ce chimiste habile en retira :

| | |
|---|---|
| Eau . . . . . . . . . . . . . . . . . . . . . . . . . . . . | 933,00 |
| Urée . . . . . . . . . . . . . . . . . . . . . . . . . . . . | 30,10 |
| Acide urique. . . . . . . . . . . . . . . . . . . . . . . . | 1,00 |
| Matières animales indéterminées, mêlées de lactate d'ammoniaque, d'acide lactique, etc. . . . . . . . . | 17,14 |
| Sulfate de potasse. . . . . . . . . . . . . . . . . . . | 3,71 |
| Sulfate de soude . . . . . . . . . . . . . . . . . . . . | 3,16 |
| Phosphate de soude . . . . . . . . . . . . . . . . . | 2,94 |
| Muriate de soude (ou chlorure de sodium). . . . . . | 4,45 |
| Phosphate d'ammoniaque. . . . , . . . . . . . . . . | 1,65 |
| Muriate d'ammoniaque (ou chlorure d'ammonium). . | 1,50 |
| Phosphates terreux. . . . . . . . . . . . . . . . . . . | 1,00 |
| Silice. . . . . . . . . . . . . . . . . . . . . . . . . . . | 0,05 |
| Mucus de la vessie. . . . . . . . . . . . . . . . . . . | 0,32 (1). |

Les résultats principaux de cette analyse sont pleinement constante entre la densité et la composition chimique des urines (a).

Il en résulte que les essais aréométriques ne sont utiles que lorsqu'on veut comparer entre elles des urines dont la composition est à peu près la même, et dont les variations de densité sont déterminées par l'existence des mêmes matières en proportions plus ou moins grandes; mais dans les cas de ce genre on peut y avoir recours avec avantage, et quelques médecins s'en servent souvent (b). L'instrument appelé urinomètre n'est autre chose qu'une sorte de pèse-liqueur ordinaire dont la graduation est appropriée à la détermination de la densité des urines (c).

(1) Cette analyse date de 1809 (d).

(a) D'Arcet, *De l'inutilité de l'examen des urines sous le point de vue de leur densité* (*l'Expérience*, 1838, t, II, p. 193).

— Fr. Simon, *Beiträge zur med. Chem. und Mikroscopie*, t. I, p. 77 et 143.

— Chambert, *Recherches sur les sels et la densité des urines chez l'Homme sain* (*Recueil de mémoires de médecine et pharmacie militaires*, 1845, t. LVIII, p. 358).

— Lehmann, *Bericht* (Schmidt's *Jahrbücher für die gesammte. Med.*, 1845, t. XLVII, p. 8).

(b) Day, *On the Specific Gravity of Urine in Health and Disease* (*The Lancet*, 1841, t. I, p. 369).

(c) Golding Bird, *De l'urine et des dépôts urinaires*, p. 56.

(d) Berzelius, *Mém. sur la composition des fluides animaux* (*Ann. de chimie*, 1814, t. LXXXIX, p. 38).

d'accord avec ceux fournis par toutes les recherches analogues d'une date plus récente (1). Mais les travaux chimiques dont l'urine humaine a été l'objet depuis un quart de siècle nous ont appris que ce liquide contient plusieurs substances remarquables qui avaient été confondues par Berzelius sous la dénomination commune de matières extractives ; que les composés ammoniacaux dont il avait constaté l'existence ne se trouvent pas dans la sécrétion normale et ont dû prendre naissance pendant les opérations du chimiste (2) ; enfin, que les proportions dans lesquelles les divers matériaux constitutifs de l'urine se trouvent

(1) Plusieurs analyses d'urine provenant de personnes en bonne santé et placées dans les conditions ordinaires, ont été publiées par Fr. Simon, M. Marchand, Alf. Becquerel et M. Lehmann (a).

Je me bornerai à rapporter ici les résultats obtenus par ce dernier chimiste dans trois analyses comparatives de l'urine fournie par un jeune homme d'un tempérament biliososanguin (b).

|  | NUMÉRO 1. | NUMÉRO 2. | NUMÉRO 3. |
|---|---|---|---|
| Eau. . . . . . . . . . . . . . . . . . . | 937,683 | 934,002 | 932,019 |
| Urée. . . . . . . . . . . . . . . . . . | 31,450 | 32,914 | 32,909 |
| Acide urique. . . . . . . . . . . . . | 1,021 | 1,073 | 1,098 |
| Acide lactique . . . . . . . . . . . | 1,496 | 1,551 | 1,513 |
| Extrait aqueux. . . . . . . . . . . . | 0,621 | 0,591 | 0,632 |
| Extrait alcoolique. . . . . . . . . . | 10,059 | 9,871 | 10,872 |
| Lactates. . . . . . . . . . . . . . . | 1,897 | 1,066 | 1,732 |
| Chlorures de sodium et d'ammonium. . | 3,646 | 3,602 | 3,712 |
| Sulfates alcalins . . . . . . . . . . | 7,314 | 7,289 | 7,321 |
| Phosphate de soude. . . . . . . . . . | 3,765 | 3,666 | 3,989 |
| Phosphates de chaux et de magnésie. . . | 1,132 | 1,187 | 1,108 |
| Mucus. . . . . . . . . . . . . . . | 0,112 | 0,101 | 0,110 |

(2) Dans toutes les anciennes analyses de l'urine humaine on voit figurer des composés ammoniacaux ; mais M. Schlossberger, M. Liebig et M. Lehmann ont montré que ce liquide, au moment de son expulsion de l'organisme, ne contient pas d'ammoniaque, à moins que ce ne soit dans des cas pathologiques. En effet, lorsqu'au lieu de concentrer le liquide par évaporation, comme cela se pratique d'ordinaire dans les analyses, on enlevait l'eau par congélation partielle, et qu'on y ajoutait ensuite du chlorure

(a) Fr. Simon, *Animal Chemistry*, translated by Day, 1846, t. II, p. 243 et suiv.
— Marchand, *Lehrbuch der physiologischen Chemie*, p. 292.
— A. Becquerel, *Sémiotique des urines*, 1841.
(b) Lehmann, *Ueber menschlichen Harn in gesundem und krankhaftem Zustande* (*Journal für praktische Chemie*, 1842, t. XXV, p. 25).

réunis dans cette humeur peuvent varier beaucoup sous l'influence de diverses circonstances, même chez des individus en état de santé.

§ 16. — Parmi les substances qui ne figurent pas sur la liste que je viens de rapporter et qu'il faut y ajouter, je signalerai l'acide hippurique. Effectivement, il en existe dans l'urine de l'Homme, mais en très petite proportion ; et comme ce corps est moins facile à reconnaître que l'acide urique et l'urée, il a souvent échappé aux recherches des chimistes. Les expériences de M. Liebig montrent qu'il se trouve parmi les pro-

de platine avec de l'alcool, on y faisait naître un précipité de chlorure de potassium et de platine, mais il n'y avait pas de production de chlorure de platine et d'ammonium. En ajoutant à de l'urine rapprochée de la sorte à froid de la potasse, et en examinant au microscope le précipité obtenu, M. Lehmann n'y aperçut aucun de ces groupes cristallins étoilés qui sont formés par le phosphate ammoniaco-magnésien, et qui sont très faciles à reconnaître. Enfin, en traitant le dépôt par divers réactifs, ce chimiste ne put y découvrir aucun indice de la présence de l'ammoniaque.

D'autre part, on sait que l'urée est une substance très altérable et qu'elle donne naissance à de l'ammoniaque avec une facilité extrême. Ainsi, M. Lehmann a constaté que si l'on fait bouillir dans de l'eau du phosphate de soude et de l'urée pure ou mêlée à des matières extractives alcooliques dont on a enlevé toutes les bases et tout composé ammoniacal au moyen de l'acide sulfurique que l'on sature ensuite avec de la potasse ou de la soude, il y a encore production d'ammoniaque aux dépens de la matière organique employée.

Or, dans l'évaporation de l'urine, le phosphate acide de soude décompose, comme je l'ai déjà dit, l'urée, et il se produit du phosphate de soude et d'ammoniaque ; mais à la température de 100 degrés, ce sel dégage de l'ammoniaque, et le phosphate acide de soude se reconstitue de façon à pouvoir exercer de nouveau son action décomposante sur l'urée. Il en résulte donc qu'une petite quantité de phosphate acide de soude peut déterminer à la longue la décomposition d'une quantité considérable d'urée, et donner ainsi naissance à beaucoup d'ammoniaque, dont une portion peut se retrouver dans le résidu de l'opération, en combinaison avec les acides existant dans l'urine (a).

Dernièrement la non-existence de l'ammoniaque dans l'urine fraîche a été constatée de nouveau par M. Bamberger (b).

(a) Liebig, *Ueber die Constitution des Harns des Menschen und der fleischfressenden Thiere* (*Annalen der Chemie und Pharm.*, 1844, t. L, p. 161).
— Lehmann, *Lehrbuch der physiologischen Chemie*, t. II, p. 377.
(b) H. Bamberger, *Ist Ammoniak ein normaler Harnbestandtheil* (*Würzburger Med. Zeitschr.*, 1860, t. I, p. 146).

duits normaux de la sécrétion rénale (1), mais on ne sait encore presque rien relativement aux variations qui peuvent survenir dans la quantité de cette matière dont l'urine de l'Homme est chargée. Il est seulement à noter que dans quelques cas pathologiques l'acide hippurique s'est montré en grande abondance, sans qu'il fût possible de se rendre bien compte des causes de cette particularité (2), et qu'il paraît être

(1) Ainsi que je l'ai déjà dit, l'acide hippurique se transforme facilement en acide benzoïque, et c'est ce produit dérivé qui a d'abord été obtenu dans les analyses de l'urine. Ainsi, tout ce que les chimistes ont dit jusque dans ces derniers temps au sujet de la présence de l'acide benzoïque dans l'urine humaine doit s'appliquer a l'acide hippurique. Vers la fin du siècle dernier, Scheele retira cet acide de l'urine des enfants à la mamelle (a), et Fourcroy assure l'avoir trouvé dans toutes les urines, chez les adultes aussi bien que chez les nouveau-nés (b). Proust en parle aussi (c). mais ce fait fut ensuite révoqué en doute par beaucoup de chimistes, et ce sont les recherches de M. Liebig qui ont décidé la question (d). Les expériences plus récentes de M. Weismann et de M. Hallwachs prouvent aussi que dans les circonstances ordinaires l'urine de l'Homme contient de l'acide hippurique (e), mais quelquefois cette substance manque (f).

(2) Ainsi, M. Bouchardat, en analysant les urines d'une femme qui se plaignait de malaise général, de soif et de légères douleurs dans la région du foie, trouva ce liquide composé de la manière suivante :

| | |
|---|---:|
| Eau. . . . . . . . . . . | 986,00 |
| Urée . . . . . . . . . . | 1,56 |
| Acide hippurique. . . . . | 2,23 |
| Albumine . . . . . . . . | 1,47 |
| Mucus. . . . . . . . . . | 0,20 |
| Chlorure de sodium . . . | 2,75 |
| Phosphate de soude . . . | 0,97 |
| Sulfates alcalins. . . . . | 1,44 |
| Phosphates terreux . . . | 3,42 (g) |

Dans un cas publié par M. Garrod, la proportion d'acide hippurique s'est élevée à 1 pour 100 (h). M. Pettenkofer a trouvé une quantité très considérable d'acide hippurique dans

(a) Voyez ci-dessus, page 413.
(b) Fourcroy, *Système des connaissances chimiques*, 1800, t. X, p. 140.
(c) Proust, *Faits pour la connaiss. des urines* (*Ann. de chim. et de phys.*, 1820, t. XIV, p. 261).
(d) Liebig, *Op. cit.* (*Ann. der chemie and Pharm.*, 1844, t. L, p. 161).
(e) Weismann, *Ueber Bildung der Hippursäure im menschl. Organismus* (*Journal für prakt. Chemie*, 1858, t. LXXIV, p. 106).
— Hallwachs, *Der Uebergang der Bernsteinsäure in den Harn* (*Ann. der Chem. und Pharm.*, 1858, t. CVI, p. 160).
(f) Duchek, *Ueber das Vorkommen der Hippursäure im Harn des Menschen* (*Prager Vierteljahresschrift*, 1854, t. III, p. 25).
— Haughton, voyez Day, *Chemistry in its Relations to Physiology and Medicine*, 1860, p. 305).
— Kühne, *Contributions to the Pathol. of Icterus* (*Archives of Medicine*, 1850, t. I, p. 351).
(g) Bouchardat, *Annuaire de thérapeutique pour 1842*, p. 285.
(h) Garrod, *On the Existence of the Hippuric Acid in the Urine in Health and Disease* (*The Lancet*, 1844, t. II, p. 239).

en moins faible proportion chez les enfants à la mamelle que chez les adultes (1).

Les principales matières urinaires qui, chez l'Homme à l'état normal, coexistent avec l'urée, l'acide urique et l'acide hippurique, dans l'excrétion rénale, sont la créatine, la créatinine, l'hippurate de soude et l'oxalate de chaux ; mais ces substances y sont en trop petites proportions et sont trop difficiles à isoler pour qu'on ait pu les évaluer quantitativement, et en général on les confond entre elles sous la dénomination de matières extractives (2). Dans la plupart des analyses on s'est borné à déterminer les quantités d'eau, d'urée, d'acide urique, de sels à bases alcalines et de sels terreux, qui se trouvent dans l'urine, ou à doser en outre chacun des divers sels minéraux que je viens d'indiquer en bloc. Quant aux principes colorants, on ne les connaît pas assez bien, et, dans l'état normal, leur proportion

l'urine d'une jeune fille chlorotique qui se nourrissait principalement de pain et de pommes ; lorsque la malade fut remise à un régime ordinaire, l'excès d'acide hippurique disparut (a). M. Lehmann a signalé aussi l'existence de beaucoup d'acide hippurique dans l'urine d'un diabétique (b).

Il est également à noter que l'acide benzoïque administré à l'intérieur détermine l'excrétion de l'acide hippurique en forte proportion par les voies urinaires. Nous aurons à revenir sur ce sujet lorsque nous étudierons les transformations chimiques qui s'opèrent dans l'économie animale.

(1) Ainsi que je l'ai déjà dit, ce ne fut d'abord que dans l'urine des enfants que l'on trouva les produits

indicatifs de la présence de l'acide hippurique (acide benzoïque), et comme dans la plupart des analyses de l'urine des adultes les mêmes matières ne furent pas signalées, on en conclut que pendant l'allaitement la proportion d'acide hippurique devait être plus considérable qu'aux autres périodes de la vie ; mais cette opinion ne repose pas sur des expériences comparatives assez exactes pour inspirer grande confiance.

(2) M. Loebe vient de publier quelques recherches sur la quantité de créatinine existant dans l'urine de l'Homme. Dans une expérience, 2180 centimètres cubes de ce liquide lui donnèrent 47$^{gr}$,63 d'urée et 0,78 de créatinine (c).

(a) Pettenkoffer, *Ueber das Vorkommen einer grossen Menge Hippursäure im Menschenharn* (Annalen der Chemie und Pharm., 1844, t. LII, p. 86).

(b) Lehmann, *Vorkommen von Harnbenzoensäure im diabetischen Urine* (Journal für prakt. Chemie, 1835, t. VI, p. 113).

(c) Loebe, *Beiträge zur Kenntniss des Kreatinins* (Journ. für prakt. Chemie, 1861, t. LXXXII, p. 178).

est trop faible pour qu'il y ait utilité à nous en occuper ici (1).

§ 17. — Les substances minérales qui se trouvent dans l'urine humaine forment environ un quart du poids total des matières fixes (2).

Près du tiers de ces matières salines inorganiques est constitué par les sulfates de soude et de potasse. Le chlorure de sodium forme aussi à peu près un tiers de la quantité totale des matières minérales de l'urine, et le phosphate de soude en représente environ un cinquième. Enfin, les phosphates de chaux et de magnésie entrent pour environ un quinzième dans ce total (3).

Il est aussi à noter que l'oxalate de chaux existe souvent, sinon toujours, dans l'urine de l'Homme, mais en très faible

(1) Tout ce que j'ai dit précédemment de ces matières lorsque je parlais de l'urine en général (a) est surtout applicable à l'urine de l'Homme, et j'aurai bientôt à revenir sur ce sujet lorsque je traiterai des anomalies de la sécrétion rénale.

(2) Voici les proportions calculées d'après les données des analyses faites par les chimistes suivants :

Berzelius . . .   23 pour 100.
Lehmann . . .   23 à 25 pour 100.
Day. . . . . .   23 pour 100.
A. Becquerel .   24 pour 100.
Marchand.. . .   27 pour 100.
Fr. Simon. . .   30 pour 100 (b).

(3) Dans un cas mortel de ramollis-

sement des os chez un enfant, M. Marchand trouva l'urine composée de :

Eau. . . . . . . . . . . . . . . . 938,2
Urée. . . . . . . . . . . . . . .  27,3
Acide urique. . . . . . . . . .    0,9
Lactates, etc. . : . . . . . . . .  14,2
Phosphates de chaux, de magnésie.  5,7
Autres substances. . . . . . . .  13,7

Les 61,8 millièmes de matières solides renfermaient donc plus de 9 pour 100 de phosphates terreux (c), tandis que dans l'état normal cette proportion n'atteint pas 2 pour 100. Dans un cas analogue observé par M. Solly, la proportion des phosphates terreux était aussi plus de trois fois plus grande que dans l'état normal (d).

Il paraît du reste que la totalité du

(a) Voyez ci-dessus, page 418.
(b) Berzelius, *Traité de chimie*, t. VII, p. 393.
— Lehmann, *Op. cit.* (*Journal für prakt. Chemie*, 1842, t. XXV, p. 25).
— Day, *On the Specific Gravity of Urine* (*Lancet*, 1844, t. 1, p. 369).
— A. Becquerel, *Sémiotique des urines*, p. 7.
— Marchand, *Lehrbuch der physiologischen Chemie*, p. 292.
— Fr. Simon, *Animal Chemistry*, t. II, p. 143.
(c) Marchand, *Lehrbuch der physiologischen Chemie*, p. 338.
(d) Solly, *Remarks on the Pathology of* Mollities ossium (*Med. Chir. Trans*, 1844, t. XXVII, p. 448).

proportion, et lorsqu'il s'y trouve en quantité un peu plus considérable, il donne lieu à la formation d'un sédiment granuleux (1).

Dans l'état normal, l'urine humaine, au moment de son évacuation, est faiblement acide, caractère qui est dû principalement à la présence d'un phosphate acide de soude (2). Quelquefois ce liquide se trouble un peu par le refroidissement, mais à moins

*Fermentation putride de l'urine.*

soufre et du phosphore qui sont éliminés de l'organisme par les voies urinaires, et qui dans la plupart des analyses sont considérés comme entrant dans la composition des sels dont il vient d'être question, ne se trouve pas dans ces produits inorganiques. En effet, il résulte des recherches de M. Ronalds que les matières dites extractives de l'urine humaine contiennent en proportion très notable le phosphore, et surtout le soufre, non combinés avec l'oxygène. Dans l'état normal, la proportion de soufre excrétée dans cet état n'a pas été trouvée au-dessus de 0,018 pour 100, tandis que chez un diabétique, M. Ronalds en a obtenu 0,024 pour 100 (a).

(1) M. Golding Bird et M. Lehmann ont souvent constaté l'existence d'oxalate de chaux dans l'urine de personnes dont la santé était bonne (b) ; dans un grand nombre de cas, cette substance fait partie des sédiments urinaires (c), et chez des personnes atteintes de phthisie, d'ostéomalacie et d'affections asthéniques, ainsi que dans quelques maladies aiguës, elle se montre quelquefois en proportion plus considérable que d'ordinaire ; mais l'oxalurie ne paraît pas constituer un état pathologique grave (d).

(2) Les chimistes et les physiologistes varient beaucoup d'opinion au sujet de l'acidité de l'urine et de la cause de ce caractère. Haller pensait que dans l'état normal l'urine était neutre, et qu'elle ne devenait acide qu'accidentellement, sous l'influence de certaines boissons, par exemple (e). Mais toutes les expériences les mieux faites établissent qu'au moment de son évacuation au dehors, ce liquide rougit toujours la couleur bleue du tournesol chez les personnes en santé et placées dans les conditions de régime ordinaire. Cette action est du reste faible, et il reste encore quelque incertitude sur la cause dont elle dépend. Quelques chimistes ont attribué l'acidité de l'urine humaine à la présence d'une certaine quantité d'acide phosphorique

(a) E. Ronalds, *Remarks on the Extractive Material of Urine and on the Excretion of Sulphur and Phosphorus by the Kidneys in unoxydized State (Philos. Trans.,* 1846, p. 461).

(b) Golding Bird, *Researches into the Nature of certain frequent Forms of Disease characterized by the Presence of Oxalate of Lime in the Urine. (London Medical Gazette,* 1842, t. 130, p. 636). — *De l'urine et des dépôts urinaires,* p. 244 et suiv.

— Lehmann, *Lehrbuch der physiologischen Chemie,* t. I, p. 43.

(c) J. Bacon, *Sur la fréquence de l'oxalate de chaux dans l'urine (Journal de physiologie,* 1858, t. I, p. 422).

(d) Gallois, *De l'oxalate de chaux dans les sédiments de l'urine, etc. (Comptes rendus,* 1859, t. XLVIII, p. 693).

(e) Haller, *Elementa physiologiæ,* t. VII, p. 348.

que les voies urinaires ne soient dans un état morbide, le dépôt ainsi formé est peu considérable (1). Quoi qu'il en soit, les prin-

libre ou de phosphate acide de chaux (a), d'autres à de l'acide acé-tique (b) ou à de l'acide lactique (c). Mais M. Liebig a cru pouvoir conclure de ses expériences qu'elle est due au phosphate de soude existant dans ce liquide, lequel sel, en présence de l'acide urique ou hippurique, cesse d'être basique et devient acide. Il se fonde sur deux expériences. D'abord ayant saturé très exactement de l'urine fraîche avec de la baryte, qui en précipite les acides sulfurique et phospho-rique, il constata que le liquide ne contenait pas de baryte en dissolution, ce qui aurait été, si du lactate de ba-ryte s'était formé. Mais cette expé-rience n'étant pas à l'abri de toute objection, il chercha à constater direc-tement la non-existence de l'acide lac-tique dans l'urine et pensa y être par-venu (d). Quoi qu'il en soit à cet égard, il paraît indubitable qu'une portion du phosphate de soude de l'urine, sinon la totalité de ce sel, doit être à l'état de biphosphate, et doit contribuer ainsi à donner à ce liquide des propriétés acides : en effet, on sait que l'acide urique peut se dissoudre dans une dis-solution de phosphate de soude, et qu'il transforme alors ce sel en phosphate acide en passant à l'état d'urate de soude (e). Cependant il y a tout lieu

de croire que ce sel acide n'est pas la seule cause de l'action exercée par l'urine sur la couleur bleue du tour-nesol, et que ce liquide contient en outre un acide organique libre ; car M. Lehmann ayant comparé avec soin la quantité d'alcali nécessaire pour neutraliser de l'urine fraîche et la quantité de phosphate de soude qu'on en peut extraire, a trouvé que la quan-tité d'acide accusée par l'alcali dépas-sait celle calculée d'après le dosage du phosphate, et il en a conclu que la réaction en question doit dépendre en partie de quelque acide organique libre (f). L'acide urique contribue pro-bablement à donner à l'urine ce carac-tère ; mais il est si peu soluble dans l'eau, qu'il ne saurait exister en pro-portion notable à l'état de liberté dans l'urine parfaitement claire, et il s'en sépare sous la forme cristalline ou amorphe, quand il cesse d'être combiné soit avec la soude, soit avec quelque autre substance jouant le rôle de base.

Il est aussi à noter qu'il n'existe au-cun rapport entre le degré d'acidité de l'urine et la proportion d'acide urique contenue dans ce liquide (g).

Enfin je dois ajouter que l'urine hu-maine contient, comme je l'ai déjà dit, aussi de l'acide carbonique libre (h).

(1) Le léger dépôt qui se forme sou-

(a) Morin, *Sur la constitution de l'urine (Journ. de pharm.*, 3e série, 1843, t. III, p. 351).
(b) Thenard, *Mém. sur l'analyse de la sueur, sur l'acide qu'elle contient, et sur les acides de l'urine et du lait (Ann. de chimie*, 1806, t. LIX, p. 269).
(c) Berzelius, *Mém. sur la composition des fluides animaux (Ann. de chimie*, t. LXXXIX, p. 28).
(d) Liebig, *Ueber die Constitution des Harns der Menschen und der fleischfressenden Thiere (Ann. der Chemie und Pharm.*, 1844, t. L, p. 161).
(e) Lipowitz, *Ueber die Löslichkeit der Harnsäure (Ann. der Chemie und Pharm*, t. XXXVIII, p. 348).
(f) Lehmann, *Lehrbuch der physiologischen Chemie*, t. II, p. 353.
(g) Bence Jones, *Contribut. to the Chemistry of Urine (Philos. Trans.*, 1849, p. 245 et suiv.)
(h) Voyez ci-dessus, page 425.

cipes azotés de l'urine sont très altérables, et les transformations qu'ils subissent ne tardent pas à déterminer dans la constitution de cette humeur des changements dont il est important de tenir compte, quand on veut s'expliquer divers points de l'histoire physiologique des fonctions rénales. On remarque d'abord qu'au bout de quelques heures l'action de l'urine sur la couleur bleue du tournesol augmente, et qu'il se forme un dépôt d'acide urique libre ou d'urate acide de soude mêlé à de la matière colorante. Ce phénomène paraît être dû principalement à la production d'une certaine quantité d'acide lactique aux dépens du mucus et de quelques autres substances organiques contenues dans l'urine (1). Il persiste pendant quelques jours, ou

vent dans l'urine par l'effet du refroidissement de ce liquide, est dû principalement à de l'urate de soude, qui se redissout quand on le chauffe ou qu'on y ajoute de l'urine moins chargée.

(1) Ce sédiment, que les anciens chimistes appelaient du tartre urinaire, a été analysé par M. Heintz, qui y a trouvé des urates acides de soude, d'ammoniaque et de chaux en proportions variables, et quelquefois des sels de potasse et de magnésie (a). Le mode de formation de ce dépôt a été étudié avec beaucoup de soin par M. Scherer, et paraît se lier étroitement aux modifications subies par la matière colorante et quelques autres matières organiques dites extractives qui se trouvent dans l'urine. On avait cru d'abord pouvoir en expliquer la production par le fait du refroidissement de l'urine et la diminution dans la solubilité des urates qui en résulte ; mais le précipité dont il est ici question est très différent de celui qui souvent se forme dans ces

circonstances : dans la plupart des cas, il n'apparaît que fort longtemps après que l'urine s'est mise en équilibre de température avec l'atmosphère, par exemple huit à dix heures après l'évacuation de ce liquide, ou même plus tard, et il n'offre pas la même composition, car il consiste principalement en acide urique libre mêlé à de la matière colorante modifiée. On remarque en même temps que l'urine devient le siége d'une espèce de fermentation acide, dont la marche est plus ou moins rapide, suivant la température et plusieurs autres circonstances, et dont la cause paraît être le mucus existant en suspension dans le liquide; car M. Scherer a vu qu'en enlevant cette matière par filtration, on pouvait empêcher ou interrompre le développement de l'acide. Ce chimiste considère ce mucus vésical comme jouant le rôle d'un ferment et déterminant la formation d'acide lactique aux dépens de la matière colorante extractive de

(a) Heintz, *Ueber die harnsäuren Sedimenten* (*Ann. der Chemie und Pharmacie*, 1845, t. LV, p. 43 ).

même parfois pendant quelques semaines, et fait alors place à une fermentation putride qui détermine la formation de produits ammoniacaux (1); ceux-ci rendent le liquide neutre,

l'urine. Dans certaines circonstances, sinon toujours, de l'acide acétique et peut-être aussi de l'acide oxalique, se forment en même temps que l'acide lactique (a), et les acides ainsi développés, en s'emparant en totalité ou en partie de la base de l'urate de soude, transforment ce sel en un urate acide, ou mettent en liberté l'acide urique, corps qui sont l'un et l'autre très peu solubles et qui se déposent. Il me paraît probable que l'acide carbonique dont l'urine se charge n'est pas étranger à cette transformation de l'urate basique en urate acide, et par conséquent à la production du sédiment urinaire, car nous savons que cet acide, quoique très faible, agit de la sorte sur le phosphate basique de chaux. Il paraîtrait aussi, d'après quelques expériences de Marcet, que la quantité d'acide carbonique contenue dans l'urine qui a été exposée à l'air pendant quelques heures est beaucoup plus considérable que celle dont ce liquide est chargé d'ordinaire au moment de son expulsion de la vessie (b).

M. Lehmann pense que la solubilité de l'urate de soude dans l'urine dépend en partie de l'association de ce sel avec la substance organique colorée que l'on appelle extractive, et que c'est par suite des modifications subies par cette matière colorante durant l'espèce de fermentation acide dont il vient d'être question, que l'urate de soude, ainsi que cette matière elle-même, se dépose. En effet, ce chimiste a constaté que l'addition d'une petite quantité de cette substance extractive rend l'urate de soude incristallisable, et l'on sait que dans le sédiment urinaire il y a un produit rougeâtre qui semble être un dérivé de cette matière colorante jaune (c).

Il reste, comme on le voit, beaucoup d'incertitude relativement à la théorie chimique de ce phénomène; mais ce qui paraît bien établi et qui a beaucoup d'importance pour l'explication de la formation de certains calculs urinaires et autres dépôts analogues, c'est l'influence du mucus vésical et de l'apparition des acides sur la production du sédiment d'acide urique.

(1) Les expériences récentes de M. Pasteur ont jeté une grande lumière sur les causes de la fermentation putride de l'urine. En effet, elles tendent à établir que cette transformation est déterminée par le développement d'êtres vivants microscopiques, dont les germes déposés dans ce liquide par les courants atmosphériques s'y multiplient, et en se nourrissant aux dépens des matières organiques qu'ils y rencontrent, déterminent la formation du

(a) Scherer, *Beiträge zur pathologischen Chemie* (*Annalen der Chemie und Pharmacie*, 1842, t. XLII, p. 173 et suiv.).

(b) Marcet, *Histoire chimique et traitement médical des affections calculeuses*, trad. par Buffault, 1828, p. 156.

(c) Lehmann, *Lehrbuch der physiologischen Chemie*, t. II, p. 357.

puis alcalin, y développent une odeur infecte, et y font naître un dépôt de sels terreux composés de phosphate basique de chaux (1) et de phosphate ammoniaco-magnésien (2).

carbonate d'ammoniaque. On peut empêcher cette fermentation de s'établir en conservant l'urine en vase clos, après avoir tué par l'action de la chaleur tous les corpuscules vivants ou viables qui s'y trouvaient déjà ou qui existaient dans le vase employé ; et, au contraire, on peut la provoquer à volonté en semant dans ce liquide une petite quantité de ce ferment, quand la température et les autres conditions sont favorables au développement de ces êtres microscopiques (a). Les physiologistes avaient déjà observé le développement de mucédinées et d'animalcules infusoires dans l'urine en putréfaction (b), mais on considérait ces phénomènes comme étant de simples coïncidences et l'on n'attribuait pas les altérations chimiques en question à l'action de ces petits êtres vivants. Il me paraît au contraire fort probable que lorsqu'on aura étudié davantage ce qui se passe dans ces circonstances, on trouvera que la production de l'acide qui se développe d'abord dans l'urine résulte de l'action d'un ferment végétal provenant également du dehors, et que la fermentation ammoniacale est occasionnée par des animalcules microscopiques d'espèces particulières ou par d'autres mucédinées.

Il est aussi à noter que la levûre de bière active beaucoup la fermentation putride de l'urine et le développement de carbonates dans ce liquide. Le dépôt provenant d'urine déjà putréfiée agit aussi comme un ferment puissant quand il se trouve mêlé à de l'urine fraîche (c).

Parmi les animalcules microscopiques qui ont été observés dans l'urine en putréfaction, on cite des Vibrions et des Monades.

On a trouvé aussi dans l'urine le *Sarcina ventriculi*, ou *Merismopedia* (d), dont la présence a été constatée parfois dans les matières rejetées de l'estomac (e).

(1) Le phosphate acide de chaux est décomposé et ramené à l'état de phosphate basique insoluble toutes les fois que l'urine devient alcaline par le développement de l'ammoniaque ou par toute autre cause. Le dépôt constitué de la sorte affecte la forme pulvérulente, et se compose de granules microscopiques amorphes.

(2) Le phosphate ammoniaco-magnésien est un sel double qui est très peu soluble dans l'eau. Il constitue presque entièrement la pellicule bril-

(a) Pasteur, *Mémoire sur les corpuscules organisés qui existent dans l'atmosphère ; examen de la doctrine des générations spontanées* (Ann. des sciences naturelles, 4ᵉ série, 1861, t. XVI, p. 45 et suiv.).

(b) Voyez Höfle, *Chem. und mikrosc. Nachträge*, p. 159.

(c) Jacquemart, *Note sur la fermentation urinaire* (Ann. de chimie et de physique, 3ᵉ série, 1843, t. VII, p. 149).

(d) Heller, *Neue Beiträge über das Vorkommen der Sarcina als Harnsediment* (Archiv für Chemie und Mikroscopie, 1852, n. s., t. I, p. 30).

— Mackay, dans Bennett, *Introd. to Clinical Medicine*, 2ᵉ édit., p. 96.

(e) Voyez ci-dessus, page 101.

Diverses<br>sources<br>des produits<br>ammoniacaux.

Ce n'est pas seulement dans ces circonstances que des produits ammoniacaux se développent dans l'urine ; sous l'influence d'une température élevée, l'urée et quelques autres principes azotés qui se trouvent mêlés dans ce liquide sont décomposés par l'acide phosphorique du biphosphate de soude, et donnent naissance à de l'ammoniaque, qui entre en combinaison avec ce même acide ou avec d'autres corps analogues. Or, cette réaction est très difficile à éviter dans les opérations employées pour faire l'analyse de l'urine, et par conséquent les résultats obtenus de la sorte sont généralement altérés par la formation consécutive de matières ammoniacales, dont ce liquide, dans son état physiologique, n'est pas chargé (1). Enfin, je dois ajouter que souvent, sous l'influence des maladies, des matières ammoniacales sont réellement sécrétées par les reins, ou produites dans l'intérieur de la vessie, de façon à exister dans l'urine au moment de son expulsion au dehors (2).

lante et cristalline qui se montre souvent à la surface de l'urine en voie de putréfaction ; en cristallisant ainsi, il affecte la forme de petits prismes, et quand il se dépose par suite d'une évaporation plus rapide, il constitue ordinairement des groupes de cristaux microscopiques représentant des étoiles dendroïdes ou des arborisations plus ou moins irrégulières. Les formes cristallines de ce produit urinaire ont été représentées par plusieurs micrographes (a).

(1) Je reviendrai sur ce sujet dans la Leçon suivante.

(2) Au nombre des produits salins qui viennent ainsi compliquer la composition chimique de l'urine, il faut citer le chlorhydrate d'ammoniaque et le lactate de la même base.

(a) Vigla, *Étude microscopique de l'urine, éclairée par l'analyse chimique* (*l'Expérience*, 1838, t. I, p. 177).
— Simon, *Animal Chemistry*, t. II, pl. 3, fig. 27.
— Vogel, *Icones histologiæ pathologicæ*, 1843, pl. 8, fig. 14, et pl. 26, fig. 5.
— Rayer, *Maladies des reins*, 1839, t. I, pl. 3, fig. 1 et 2.
— Donné, *Cours de microscopie*, atlas, fig. 53 et 54.
— Frick, *Renal Affections*, 1850, p. 69, fig. 5, etc.
— Heller, *Mikrosk. Beiträge* (*Archiv für phys. und pathol. Chemie und Mikrosc.*, 1852, t. V, pl. 1, fig. 1 à 7).
— Robin et Verdeil, *Traité de chimie anatomique*, atlas, pl. 7, fig. 1, 2 et 3 ; pl. 8, fig. 1 et 2.
— Golding Bird, *De l'urine et des dépôts urinaires*, p. 309, fig. 103, 104.

§ 18. — L'urine des Mammifères carnivores ne diffère en général que peu de celle de l'Homme. Elle est acide au moment de son excrétion, mais elle s'altère très promptement, de façon à devenir alcaline ; elle est très chargée d'urée, mais ne contient en général que très peu d'acide urique ; enfin, son odeur varie suivant les espèces (1).

(1) Vauquelin analysa les urines d'un Lion et d'un Tigre ; il les trouva identiques, et n'y découvrit aucune trace d'acide urique, mais beaucoup d'urée, des phosphates de soude et d'ammoniaque, du sulfate de potasse, du chlorhydrate d'ammoniaque, du mucus et une petite quantité de chlorure de sodium (a).

Hieronymi a analysé les urines provenant d'un Lion, d'un Tigre et d'un Léopard. Il a trouvé ces liquides transparents et acides, et contenant en moyenne :

| | |
|---|---|
| Eau. . . . . . . . . . . . . . . | 846,1 |
| Urée, avec un peu de matière animale soluble dans l'alcool, et d'acide acétique. . . . . . . . | 132,2 |
| Acide urique. . . . . . . . . . | 10,2 |
| Mucus vésical . . . . . . . . . | 5,1 |
| Sulfate de potasse. . . . . . . . | 1,2 |
| Chlorhydrate d'ammoniaque et chlorure de sodium. . . . . . . . | 1,1 |
| Phosphates de chaux et de magnésie. . . . . . . . . . . . . | 1,7 |
| Phosphates de potasse et de soude. | 8,0 |
| Phosphate d'ammoniaque . . . . . | 1,0 |
| Acétate de potasse . . . . . . . | 3,3 |

Ce chimiste a trouvé les mêmes substances dans l'urine de la Panthère et de l'Hyène (b).

Je dois ajouter que suivant Giese l'urine de Chat fournirait quelquefois de l'acide benzoïque (c), ce qui impliquerait l'existence de l'acide hippurique dans ce liquide.

M. Hünefeld a trouvé beaucoup d'urée, mais pas d'acide urique, dans l'urine d'un Ours qui était nourri principalement avec du pain (d).

Chez le Hérisson, qui est un Carnassier insectivore, la proportion d'acide urique paraît être, au contraire, très considérable ; d'après les expériences de M. Landerer, elle s'élevait à 1 pour 100 (e).

L'urine du Chien contient, ainsi que je l'ai déjà dit, un principe particulier appelé l'*acide cynurique* (f); M. Liebig y a trouvé aussi de la créatine et de la créatinine (g).

(a) Vauquelin, *Analyse comparée des urines de divers Animaux* (*Annales du Muséum d'hist. nat.*, 1811, t. XVIII, p. 82, et *Ann. de chimie*, 1812, t. LXXXII, p. 198).

(b) Hieronymi, *Dissert. inaug. de analysi urinæ comparata.* Gottingue, 1829. — *Chemische Untersuchungen des Harns einiger fleischfressenden Thiere* (Schweigger's *Jahrbuch der Chemie und Physik*, 1829, t. LVII, p. 222).

(c) Giese, *De l'acide benzoïque dans l'urine des Chats* (*Mém. de la Soc. des nat. de Moscou*, 1809, t. II, p. 25).

(d) Hünefeld, *Beiträge zur Chemie des Harns* (*Journ. für prakt. Chemie*, 1839, t. XVI, p. 306).

(e) Landerer, *Physiologisch-und pathol.-chim.-Beiträge ; Analyse des Harns des Igels* (*Arch. für Chemie und Mikroscopie*, 1846, t. III, p. 296).

(f) Voyez ci-dessus, page 412.

(g) Liebig, *Ueber Kreatin und Kynurensäure im Hundsharn* (*Ann. der Chemie und Pharm.*, 1859, t. CVIII, p. 355).

Le Cochon, qui est omnivore comme l'Homme, présente au contraire des particularités fort remarquables dans la composition de son urine. Ce liquide est alcalin et fait effervescence avec les acides, phénomène qui est dû à l'existence d'une quantité considérable de carbonates à bases alcalines et terreuses. Il contient aussi de l'urée, ainsi que des chlorures, des sulfates et des lactates, mais on n'a pu y découvrir ni acide urique, ni acide hippurique (1).

Chez les Mammifères herbivores, tels que les Ruminants, les Pachydermes et la plupart des Rongeurs, l'urine est trouble et alcaline ; elle contient de l'urée en proportion assez considérable, mais on n'y trouve pas d'acide urique, et ce corps y est remplacé par de l'acide hippurique uni à de la potasse. Il est aussi à noter que l'urine de ces Animaux est très pauvre en phosphates ter-

---

(1) L'urine de Porc, qui a été étudiée chimiquement par MM. Lassaigne, Van den Setten, Boussingault et Bibra (a), est parfaitement transparente au moment de son expulsion, mais elle devient trouble par l'action de la chaleur, car les bicarbonates de magnésie et de chaux qui s'y trouvent en dissolution abandonnent alors une partie de leur acide, et se précipitent à l'état de carbonates neutres. Le premier de ces chimistes y a trouvé des sels ammoniacaux, mais cela dépendait probablement de l'altération putride du liquide employé. En effet, quand cette urine est fraîche, elle ne contient pas d'ammoniaque, et M. Boussingault n'y a découvert aucune trace d'acide hippu-

rique, même après avoir fait entrer des aliments herbacés en proportion considérable dans le régime des Animaux soumis à ses expériences. Ce chimiste assigne à cette urine la composition suivante :

| | |
|---|---|
| Urée . . . . . . . . . . . . . | 4,90 |
| Bicarbonate de potasse. . . . . | 10,74 |
| Carbonate de magnésie. . . . . | 0,87 |
| Carbonate de chaux . . . . . . | traces |
| Sulfate de potasse . . . . . . . | 1,98 |
| Phosphate de potasse. . . . . . | 1,02 |
| Chlorure de sodium . . . . . . | 1,28 |
| Lactate alcalin. . . . . . . . . | indéterm. |
| Silice. . . . . . . . . . . . . | 0,07 |
| Eau et matières organiques indéterminées. . . . . . . . | 979,14 |
| Total. . . | 1000,00 |

(a) Lassaigne, *Analyse de l'urine du Cochon domestique* (*Journal de pharmacie*, 1819, t. V, p. 174).

— Van den Setten, *Analyse de l'urine du Cochon* (*Bulletin des sciences en Néerlande*, 1838, p. 43).

— Boussingault, *Recherches sur la constitution de l'urine des Animaux herbivores* (*Ann. de chimie et de physique*, 3ᵉ série, 1845, t. XV, p. 97).

— Bibra, *Ueber den Harn einiger Pflanzenfresser* (*Ann. der Chemie und Pharm*, 1845).

reux, et contient des carbonates à bases alcalines et terreuses, ainsi que du lactate de potasse. Enfin, le chlorure de sodium ne s'y trouve d'ordinaire qu'en quantités très faibles, et ce sont les sels à base de potasse qui y prédominent (1).

Par sa composition chimique l'urine de tous ces Mammifères diffère donc beaucoup de celle des Carnivores de la même classe (2) ; mais ces particularités ne sont pas constantes, et,

(1) Ainsi, dans l'urine d'un Mouton, analysée par Braconnot, un litre de liquide donna 6gr,13 de chlorure de potassium et 3,74 de sulfate de potasse, mais ce chimiste ne put y découvrir aucune trace de chlorure de sodium (a).

(2) L'urine du Cheval a été étudiée par plusieurs chimistes (b). C'est un liquide trouble, d'une odeur particulière et d'une couleur jaune pâle au moment de son émission ; mais au contact de l'air, elle prend très promptement une teinte brun foncé. Une analyse de ce liquide, faite par M. Boussingault, a fourni :

| | |
|---|---|
| Urée . . . . . . . . . . . . . . | 31,00 |
| Hippurate de potasse. . . . . . . | 4,74 |
| Lactate de potasse. . . . . . . . | 11,28 |
| Lactate de soude . . . . . . . . | 8,81 |
| Bicarbonate de soude. . . . . | 15,50 |
| Carbonate de chaux . . . . . . . | 10,82 |
| Carbonate de magnésie . . . . . | 4,16 |
| Sulfate de potasse. . . . . . . . | 1,18 |

| | |
|---|---|
| Chlorure de sodium. . . . . . . | 0,74 |
| Silice. . . . . . . . . . . . . | 1,01 |
| Eau et matières indéterminées. . | 910,76 |

Quelquefois l'acide hippurique est remplacé dans l'urine de Cheval par une matière azotée, incristallisable et résinoïde, dont la nature chimique n'a pas encore été étudiée d'une manière satisfaisante (c).

Ainsi que je l'ai déjà dit, cette urine contient une quantité notable d'indigogène (d), et c'est en raison de la matière bleue formée par cette substance qu'elle prend la couleur foncée dont il a été question ci-dessus. Le sédiment formé par ce liquide est composé principalement de carbonates de chaux et de magnésie combinés avec une matière organique qui paraît avoir de l'analogie avec l'acide humique (e). Ce dépôt contient aussi beaucoup de cristaux d'oxalate de chaux (f).

L'urine de Vache, analysée successi-

(a) Braconnot, *Analyse des urines de Veau et de Mouton* (Ann. de chimie et de physique, 3ᵉ série, 1847, t. XX, p. 246).

(b) Vauquelin, *Analyse de l'urine de Cheval* (Ann. du Muséum d'histoire naturelle, 1811, t. XVIII, p. 240).

— Brande, voyez Hatchett, *Op. cit.* (Phil. Trans., 1806, p. 372), et *Lettre sur l'urine de Chameau et de quelques autres Herbivores* (Ann. de chimie, 1808, t. LXVII, p. 266).

— Chevreul, *Note sur l'urine de Chameau, de Cheval, etc.* (Ann. de chimie, 1808, t. LXVII, p. 303).

— Bibra, *Op. cit.* (Ann. der Chemie und Pharm., 1845, t. LIII, p. 99).

— Boussingault, *Op. cit.* (Ann. de chimie, 3ᵉ série, 1845, t. XV, p. 107).

(c) C. Schmidt, voyez Lehmann, *Lehrbuch der physiol. Chemie*, t. II, p. 406.

(d) Voyez ci-dessus, page 420.

(e) Bibra, *Op. cit.* (Ann. der Chem. und Pharm., t. LIII, p. 98).

(f) Lehmann, *Lehrbuch der physiologischen Chemie*, t. II, p. 406.

comme nous le verrons bientôt, elles paraissent dépendre du régime de ces Animaux plutôt que de leur constitution. En effet, elles ne persistent pas chez le même individu placé dans des

vement par Rouelle, Brande, Bibra et Boussingault (a), contient, d'après ce dernier chimiste :

Urée. . . . . . . . . . . . . . 18,48
Hippurate de potasse. . . . . . . 16,51
Lactate de potasse. . . . . . . . 17,16
Bicarbonate de potasse. . . . . . 16,12
Carbonate de magnésie . . . . . 4,74
Carbonate de chaux. . . . . . . 0,55
Sulfate de potasse. . . . . . . . 3,60
Chlorure de sodium. . . . . . . 1,52
Silice. . . . . . . . . . . . . . traces
Eau et matières indéterminées. . 921,32

M. Boussingault n'y a trouvé aucune trace de phosphate. Il est d'ailleurs à noter que les Animaux sur lesquels ces expériences furent faites recevaient journellement dans leur ration alimentaire une dose assez forte de sel marin (b). Suivant M. E. Brücke, il y aurait aussi de l'acide urique dans l'urine du Bœuf (c).

M. Bibra a trouvé, dans l'urine d'une Chèvre, de 0,76 à 3,78 d'urée, et de 0,88 à 1,25 d'acide hippurique pour 100 (d).

La présence de l'urée dans l'urine du Chameau a été constatée par Rouelle (e), et Brande y trouva aussi de l'urate de potasse (f) ; mais M. Chevreul fut le premier à obtenir de l'acide benzoïque en opérant sur ce liquide, fait qui indique l'existence de l'acide hippurique dans cette humeur comme dans l'urine des autres Mammifères herbivores. Ce chimiste a constaté aussi que l'odeur de l'urine du Chameau est due à la présence d'une huile rousse ; enfin, il trouva que ce liquide ne contient ni acide urique ni phosphates, et il a expliqué la cause de l'erreur commise à ce sujet par Brande (g).

L'urine de Rhinocéros a été examinée par Vogel, et ce chimiste en a obtenu de l'acide benzoïque, provenant sans doute de la décomposition de l'acide hippurique ; en opérant de la même manière sur l'urine de l'Éléphant, il n'a pas obtenu ce produit (h), mais M. Brandes a constaté plus récemment qu'il y existe de l'hippurate d'urée en quantité très notable (i).

Vauquelin a trouvé que l'urine du

(a) Rouelle, *Observ. sur l'urine humaine et sur celle de la Vache et du Cheval* (*Journal de médecine* de Roux, 1773, t. XL, p. 451).
— Brande, voyez Hachett, *Lettre sur l'urine des Chameaux et des autres Herbivores* (*Ann. de chimie*, 1808, t. LXVII, p. 268).
— Bibra, *Op. cit.* (*Ann. der Chemie und Pharm.*, 1845, t. LIII, p. 104).
— Boussingault, *Op. cit.* (*Ann. de chimie et de physique*, 3ᵉ série, 1845, t. XV, p. 103).
(b) Idem, *Note ajoutée au mémoire de Braconnot* (*Ann. de chimie*, 1847, t. XX, p. 245).
(c) E. Brücke, *Vorkommen der Harnsäure im Rinderharn* (Müller's *Archiv für Anat. und Phys.*, 1842, p. 91).
(d) Bibra, *Op. cit.* (*Ann. der Chemie und Pharm.*, 1845, t. LIII, p. 106).
(e) Rouelle, *Observ. sur l'urine de Chameaux* (*Journal de médecine*, 1778, t. L, p. 264).
(f) Hachett, *Op. cit.* (*Ann. de chimie*, 1808, t. LXVII, p. 273).
(g) Chevreul, *Note sur l'urine de Chameau, etc.* (*Ann. de chimie*, 1808, t. LXVII, p. 294).
(h) Vogel, *Analyse des Urins vom Rhinoceros und vom Elephanten* (Schweigger's *Journal für Chemie*, 1817, t. XIX, p. 156).
(i) Berzelius, *Rapport sur les progrès de la chimie*, présenté en 1840, p. 329.

conditions biologiques différentes. Ainsi, l'urine du Veau, qui ne se nourrit qu'en tetant, ne ressemble pas à celle de sa mère ; elle est acide comme l'urine d'un Carnassier, et, au lieu de contenir de l'acide hippurique, elle tient en dissolution de l'urée, de l'acide urique et un principe azoté particulier, appelé allantoïdine (1). Nous verrons bientôt que le régime exerce

Castor a beaucoup de ressemblance avec celle des Herbivores ordinaires ; il y a rencontré du carbonate de chaux tenu en dissolution par de l'acide carbonique, de l'urée et point d'acide urique ; mais il en a obtenu de l'acide benzoïque, ce qui suppose la présence de l'acide hippurique. Il n'y a pas découvert de phosphates, et il y signale la présence d'une matière colorante végétale provenant de l'écorce de saule dont l'Animal s'était nourri, et d'une certaine quantité d'acétate de magnésie, sel qui était probablement un lactate (a).

L'urine du Lièvre est alcaline et trouble, comme celle des autres Mammifères herbivores ; elle est assez riche en urée, mais ne contient que peu d'acide hippurique (b).

L'existence de l'acide cyanhydrique dans l'urine du Lapin a été annoncée par M. Dranty, mais l'opinion de ce chimiste ne paraît pas être fondée (c).

Il est aussi à noter que chez les très jeunes animaux de cette espèce qui tettent encore, l'urine est ordinairement acide, au lieu d'être alcaline comme chez les adultes (d).

(1) L'absence de l'acide hippurique et la présence d'une matière animale particulière dans l'urine des Veaux avaient été constatées en 1847 par Braconnot (e), et peu de temps après M. Wöhler reconnut que cette substance n'est autre que l'allantoïdine (f), principe qui se rencontre aussi dans le liquide de la vésicule allantoïdienne chez le fœtus, et qui fut d'abord désigné sous les noms d'acide amniotique (g) et d'acide allantoïque (h).

Le premier de ces chimistes a trouvé dans l'urine d'un Veau âgé de huit jours :

| | |
|---|---|
| Eau. | 993,80 |
| Urée et matière animale urinaire. | 2,30 |
| Phosphate ammoniaco-magnésien. | 0,18 |
| Chlorure de potassium. | 3,22 |
| Sulfate de potasse. | 0,44 |
| Phosphates de fer, de chaux et de potasse ; acide combustible uni à de la potasse ; silice ; mucus et chlorure de sodium ? | traces. |

Je dois ajouter que M. Stas n'a trouvé

(a) Vauquelin, *Analyse comparée des urines de divers Animaux* (*Ann. de chimie*, 1812, t. LXXXII, p. 201, et *Ann. du Muséum*, t. XVIII).
(b) Bibra, *Op. cit.* (*Ann. der Chem. und Pharm.*, 1845, t. LIII, p. 107).
(c) Dranty, *Lettre*, etc. (*Journal de chimie médicale*, 2ᵉ série, 1837, t. III, p. 527).
(d) Cl. Bernard, *Leçons sur les liquides de l'organisme*, 1859, t. II, p. 21.
(e) Braconnot, *Analyse des urines de Veau et de Mouton* (*Ann. de chimie et de physique*, 3ᵉ série, 1847, t. XX, p. 238).
(f) Wöhler, *Op. cit.*, (*Nachr. d. Gesellsch. d. Wissensch. zu Göttingen*, 1849, p. 64).
(g) Vauquelin et Buvina, *Mém. sur l'eau de l'amnios* (*Ann. de chimie*, t. XXXIII, p. 269).
(h) Lassaigne, *Nouvelles recherches sur la composition des eaux de l'allantoïde et de l'amnios de la Vache* (*Ann. de chimie et de physique*, 1821, t. XVII, p. 295).

beaucoup d'influence sur la composition chimique de l'urine chez d'autres Animaux.

§ 19. — L'urine des Oiseaux se mêle d'ordinaire aux excréments de ces Animaux avant d'être expulsée au dehors par le cloaque, et elle est en général si chargée de matières salines et terreuses, qu'elle affecte la forme d'une pâte plus ou moins épaisse ; en se desséchant, elle devient friable et prend une apparence crétacée. Elle est composée principalement d'acide urique combiné avec de la chaux et de l'ammoniaque ; chez les Oiseaux granivores elle est blanchâtre, mais chez les Oiseaux de proie elle contient une matière colorante et une petite quantité d'urée (1). Sur quelques îlots de l'océan Pacifique, où les Oiseaux de mer vont nicher en grand nombre, l'urine et les excréments de ces Animaux, accumulés pendant des siècles, forment d'immenses dépôts d'une matière appelée *guano*, qui est très riche en azote et que les agriculteurs emploient comme engrais (2).

Urine<br>des Oiseaux.

---

ni acide hippurique, ni acide benzoïque dans l'eau de l'allantoïde de la Vache. Ce chimiste parle de l'existence de l'urée dans l'allantoïde de la Femme ; mais c'était probablement l'amnios qui avait été l'objet de ses expériences, car la vésicule allantoïdienne disparaît de très bonne heure chez l'embryon humain (*a*).

(1) La présence de l'acide urique dans les excréments des Oiseaux fut constatée d'abord par Fourcroy et Vauquelin, puis par M. Chevreul (*b*).

(2) Les Oiseaux de mer, appelés d'une manière générale *Guanos* par les habitants du Pérou, sont extrêmement abondants sur la côte orientale de l'Amérique du Sud et nichent sur les récifs et les îles de ces parages, où leur fiente, mêlée à des débris organiques ou terreux, et déposée depuis un grand nombre de siècles, constitue des amas énormes d'une matière très riche en produits ammoniacaux et précieuse comme engrais, qui a reçu le nom de *guano*. Un des gisements les plus importants de ces matières stercorales est le petit groupe des îles de Chincha, près de l'équateur ; mais on en rencontre beaucoup d'autres sur le

(*a*) Stas, *Note sur les liquides de l'amnios et de l'allantoïde* (*Comptes rendus de l'Acad. des sciences*, 1850, t. XXXI, p. 629).

(*b*) Fourcroy et Vauquelin, *De l'urine d'Autruche* (*Journal de physique*, 1811, t. LXXIII, p. 158).

— Chevreul, *Op. cit.* (*Ann. de chimie*, 1808, t. LXVII, p. 307).

§ 20. — L'urine des Reptiles ressemble beaucoup à celle des Oiseaux, mais elle offre plus de consistance, et se présente en général sous la forme de concrétions blanchâtres dans la composition desquelles l'acide urique joue le principal rôle. Souvent ce principe y existe presque seul, et d'autres fois il est uni à de l'ammoniaque ainsi qu'à des alcalis fixes, et mêlé à un peu de phosphate de chaux (1).

littoral du Pérou, entre le 2e et le 21e degré de latitude australe, ainsi que sur quelques autres points du globe ; et dans le commerce on confond souvent sous le nom de guano des détritus provenant des cadavres et des excréments des Phoques, etc. On a calculé que pour se rendre compte de la quantité de ces excréments accumulés sur les rochers des îles de Chincha, il faut supposer que pas moins de 264 000 grands Oiseaux pélagiques y ont niché pendant 6000 ans (a). A l'époque des Incas, les Péruviens faisaient usage de cette matière comme engrais (b), et depuis quelques années on en importe beaucoup en France et en Angleterre pour le même usage.

Les premières notions sur la nature chimique du guano sont dues à Fourcroy et Vauquelin, qui analysèrent un échantillon de cette substance rapporté des côtes du Pérou par le célèbre voyageur Humboldt. Ces savants y trouvèrent plus de 50 pour 100 de matières organiques et de sels ammoniacaux, ainsi que beaucoup de phosphate de chaux et d'autres substances minérales (c). Plus récemment cette matière fertilisante a été étudiée par plusieurs autres chimistes, et l'on en a extrait le principe organique particulier dont j'ai déjà parlé sous le nom de *guanine* (d).

(1) L'urine des serpents est évacuée en général sous la forme d'une bouillie blanche, mais quelquefois elle se solidifie dans l'intérieur du cloaque et ressemble à un calcul. Quelques auteurs confondent ces concrétions avec les excréments de ces Reptiles, qui consistent en débris d'os, de plumes, de poils, etc. Dans les échantillons de l'urine du Boa, dont Vauquelin a fait l'analyse, il n'y avait pas de phosphates (e). Prout y a trouvé :

| | |
|---|---|
| Acide urique. . . . . . . . . . . | 90,16 |
| Potasse. . . . . . . . . . . . . | 3,45 |
| Ammoniaque . . . . . . . . . . | 1,07 |
| Sulfate de potasse. . . . . . . | 0,95 |
| Phosphate de chaux, carbonate de chaux et magnésie. . . . | 0,08 |
| | 2,94 (f) |
| Mucus, etc. . . . . . . . . . . | |

M. Boussingault a trouvé dans l'u-

(a) Boussingault, *Mémoire sur les gisements du guano dans les îlots et sur les côtes de l'océan Pacifique (Comptes rendus de l'Acad. des sciences*, 1860, t. LI, p. 844).
(b) Garcillasco de la Vega, *Memoriales reales*. Lisbonne, 1609, p. 102.
(c) Humboldt, *Sur le guano (Ann. de chimie*, t. LVI, p. 258).
(d) Voyez ci-dessus, page 409.
(e) Vauquelin, *Examen des excréments des Serpents (Ann. de chimie et de physique*, 1822, t. XXI, p. 440).
(f) Prout, *Analyses of the Excrements of the Boa constrictor (Ann. of Philosophy*, t. V, p. 413).

On a trouvé de l'urée en quantité notable dans l'urine de quelques Tortues ; mais chez d'autres espèces du même ordre ce produit excrémentitiel était formé presque exclusivement d'urates et d'autres sels (1).

rine fraîche d'un Python de la ménagerie du Muséum :

| | |
|---|---|
| Acide urique. . . . . . . . . . . | 46,3 |
| Ammoniaque. . . . . . . . . . . | 0,9 |
| Phosphates de chaux, magnésie et potasse. . . . . . . . . . . | 5,6 |
| Graisse . . . . . . . . . . . | 0,2 |
| Matières albumineuses . . . . . . | 1,0 |
| Eau et perte. . . . . . . . . . | 46,0 |

Il n'a pu y découvrir aucune trace d'urée (a).

La présence de l'acide urique dans l'urine des Sauriens a été constatée chez les Lézards (b), les Caméléons (c), etc. D'après les recherches de M. Kletzinsky, l'urine de ce dernier Saurien contiendrait aussi de la xanthine (d), substance qui dans quelques états pathologiques est sécrétée par les reins de l'Homme, et concourt à la formation de certains calculs vésicaux. Aucune trace d'urée n'a été trouvée dans l'urine d'un Crocodile examinée par M. Moore (e).

(1) Vauquelin, John et Stoltze ont signalé l'existence de l'acide urique dans l'urine de la Tortue (f), et M. Marchand a trouvé dans ce liquide, chez un de ces animaux (le *Testudo tabulata*) :

| | |
|---|---|
| Eau . . . . . . . . . . . . . | 950,64 |
| Urée . . . . . . . . . . . . . | 6,40 |
| Acide urique . . . . . . . . . | 17,25 |
| Sels inorganiques, etc. . . . . . | 23,70 |

Il n'y a rencontré aucune trace d'acide hippurique (g) ; mais en examinant de l'urine d'un autre individu de la même espèce, M. Schiff y a constaté la présence de ce corps (h).

Dans l'urine du *Testudo nigra*, analysée par M. Magnus et J. Müller, il n'y avait pas d'acide urique, mais de l'urée dans la proportion de 0,1

(a) Boussingault, *Recherches sur la quantité d'ammoniaque contenue dans l'urine* (Ann. de chimie, 3ᵉ série, 1850, t. XXIX, p. 496).

(b) Schreibers, *Ueber den Harn von Eidechsen* (Gilbert's *Annalen der Physik*, 1843, t. XLIII, p. 83).

(c) Persoz et Duvernoy, *Sur l'urine du Caméléon* (Journal de chimie médicale, 1835, t. XI, p. 557).

(d) Kletzinsky, *Ueber ein neues muthmassliches Vorkommen des Xanthins* (Canstatt's *Jahresbericht für 1858*, p. 195).

(e) Moore, *On the Urine of the Crocodile* (Dublin quarterly *Journal of Medical Sciences*, 1851, t. XI, p. 479).

(f) Fourcroy, *Système des connaissances chimiques*, t. X, p. 192.

— John, *Chemis. ne Untersuchung verschiedener thierischer Flüssigkeiten und fester Körper* (Meckel's *Deutsches Archiv für die Physiologie*, 1817, t. III, p. 360).

— Stoltze, *Beiträge zur Geschichte des Schildkrötenharns* (Meckel's *Deutsches Archiv für die Physiol.*, 1820, p. 349).

(g) Marchand, *Ueber die Zusammensetzung des Harns der Schildkröte* (Erdmann's *Journal für praktische Chemie*, 1845, t. XXXIV, p. 244).

(h) Schiff, *Zur Kenntniss des Schildkrötenharns* (Ann. der Chemie und Pharm., 1859, t. III, p. 368).

Dans la classe des Batraciens, l'urine paraît contenir aussi de l'urée (1).

*Urine des Poissons.*

On n'a que peu étudié la composition chimique de l'urine des Poissons. On a rencontré dans ce liquide de l'acide urique, de l'oxalate de chaux et des phosphates à bases alcalines et terreuses ; enfin, dans quelques espèces, il paraît contenir de l'urée (2).

*Urine des Animaux invertébrés.*

§ 24. — Ainsi que j'ai déjà eu l'occasion de le dire, l'excrétion de l'acide urique a été constatée chez les Mol-

pour 100 (*a*). L'absence de l'urée a été constatée aussi dans l'urine d'une grande Tortue marine par M. J. Davy ; mais chez la Tortue grecque ce dernier chimiste a trouvé un peu d'urée associée à de l'acide urique et à de l'urate d'ammoniaque (*b*). Enfin, M. J. Jones a trouvé beaucoup d'urée et un peu d'acide urique dans l'urine de l'*Emys serrata* et de l'*Emys terrapin*, tandis que chez le *Testudo Polyphemus* il y a trouvé plus de 4 centièmes d'urate d'ammoniaque, près de 6 pour 100 d'urate de soude et de potasse mêlés à du mucus, et seulement des traces d'urée. Ce physiologiste a constaté aussi l'absence de l'acide hippurique dans ces excrétions (*c*).

(1) M. J. Davy a examiné les produits de la sécrétion rénale chez deux espèces de Batraciens Anoures (le *Rana taurina*, Cuv., et le *Bufo fuscus*, Laur.), et il annonce y avoir reconnu l'existence de l'urée; mais il n'a pas fait une analyse complète (*d*). Plus récemment, M. Hantz a trouvé aussi de l'urée dans l'urine du Crapaud (*e*).

(2) M. J. Jones a examiné l'urine contenue dans la vessie du *Corvina ocellata*, et après l'avoir desséchée sur une lame de verre, il y a reconnu, au moyen du microscope, des cristaux formés par les substances indiquées ci-dessus et par du chlorure de sodium (*f*). M. J. Davy a trouvé des traces d'acide urique dans le liquide de la vessie urinaire du Brochet, mais il n'a pu en découvrir dans l'urine du Congre, de la Raie et de la Lotte. Chez ce dernier Poisson il a obtenu une substance qui paraissait avoir tous les caractères de l'urée. Enfin, l'examen des matières contenues dans l'appareil rénal de plusieurs autres Poissons, tels que la Morue et le Turbot, ne

(*a*) Müller, *Manuel de physiologie*, t. I, p. 501.

(*b*) J. Davy, *Researches Physiological and Anatomical*, t. I, p. 99.

(*c*) J. Jones, *Investigations Chemical and Physiological relative to certain American Vertebrata*, p. 131 et suiv. (*Smithsonian Contributions*, 1856).

(*d*) J. Davy, *On the Urinary Organs and Urine of two species of the genus Rana* (*Philos. Trans.*, 1821, p. 98. — *Researches Physiol. and Anat.*, t. I, p. 89).

(*e*) Hantz, *Harnstoff im Harne der Kröte* (*Ann. der Chemie und Pharm.*, t. LXXXIV, p. 127).

(*f*) J. Jones, *Investigations Chemical and Physiological relative to certain American Vertebrata*, p. 128 (*Smithsonian Contributions*, 1856).

lusques (1) et les Insectes, mais nous ne savons encore que fort peu de chose sur les autres substances qui se trouvent dans l'urine de ces Animaux.

Chez les Insectes, les matières excrétées de la sorte affectent souvent la forme de petites concrétions, et contiennent de l'acide urique libre, ainsi que des urates (2). M. Sirodot y a trouvé aussi de l'oxalate de chaux (3).

Les excréments des Scolopendres contiennent de l'urate d'ammoniaque, et par conséquent l'acide urique doit être con-

lui a fourni que des résultats négatifs en ce qui concerne l'urée aussi bien que l'acide urique (a).

(1) Voyez ci-dessus, page 376 et suivantes.

(2) Voyez ci-dessus, page 386.

(3) En étudiant au microscope les caractères cristallographiques et chimiques des matières contenues dans les tubes malpighiens de l'*Oryctes nasicornis*, M. Sirodot y a reconnu : 1° de l'acide urique libre, 2° de l'urate de soude, 3° de l'urate de chaux, 4° de l'oxalate de chaux, 5° un sel calcaire à acide indéterminé, 6° une matière colorante rouge brun, 7° des traces d'urée. Il est aussi à noter que dans les concrétions urinaires de ces Insectes M. Sirodot n'a jamais découvert aucun des principes immédiats qui d'ordinaire concourent à la formation des calculs biliaires. La plus grande partie des matières urinaires

se trouve à l'état solide dans l'intérieur des tubes malpighiens. Ce naturaliste a obtenu à peu près les mêmes résultats en étudiant les produits de la sécrétion de ces tubes chez d'autres Insectes, tels que la chenille de l'Hyponomeute du cerisier, le Ver à soie, le Grillon domestique, le Carabe des jardins, le Hanneton, le Dytique et l'Hydrophile brun (b).

M. J. Davy, qui a trouvé les excréments de la plupart des Insectes composés principalement d'acide urique, y a reconnu aussi du phosphate de chaux chez un Bourdon ; mais chez un autre Hyménoptère de la même famille il n'a pu découvrir dans les matières évacuées par l'anus aucune trace d'acide urique, et il croit qu'il y avait de l'urée (c). Enfin, chez des Chenilles il y a constaté la présence de l'acide hippurique mêlé avec de l'acide urique (d).

(a) J. Davy, *On the Urinary Secretion of Fishes, with some Remarks on the Secretion in other Classes of Animals* (Transact. of the Roy. Soc. of Edinburgh, 1857, t. XXI, p. 543).

(b) Sirodot, *Recherches sur les sécrétions chez les Insectes* (Ann. des sciences nat., 4° série, 1859, t. X, p. 315).

(c) J. Davy, *Note on the Excrements of Insects* (The Edinburgh new Philosophical Journal, 1840, t. XL, p. 233).

(d) J. Davy, *On the Urinary Secretion of Fishes*, etc. (Trans. of the Edinburgh Roy. Soc., 1857, t. XXI, p. 547).

sidéré comme un des produits de la sécrétion urinaire des Myriapodes (1).

L'urine des Araignées paraît contenir de la guanine (2), et MM. Gorup-Besanez et Will pensent que cette matière existe aussi dans les organes verdâtres de l'Écrevisse, dont j'ai déjà eu l'occasion de parler comme étant peut-être des glandes urinaires (3).

Les expériences chimiques dont les matières excrétées par les glandes rénales ou corps de Bojanus des Mollusques ont été l'objet (4), nous ont appris qu'en général il y existe

(1) M. J. Davy a trouvé cette matière en grande abondance dans les excréments du *Scolopendra morsitans*, qui est un Myriapode carnassier, mais il n'a aperçu que de faibles traces de la présence de l'acide urique dans les déjections de l'Iule terrestre, qui est phytophage (a).

(2) La découverte de la guanine dans les excréments de ces Animaux est due à MM. Gorup-Besanez et Will. Leurs expériences portent sur l'*Epeira diadema* (b).

M. J. Davy avait d'abord cru que les excréments des Araignées contenaient de l'oxyde xanthique (c), mais il reconnut ensuite que la substance en question était de la guanine. Ce chimiste a trouvé aussi de la guanine dans les excréments des Scorpions (d).

(3) MM. Gorup-Besanez et Will considèrent comme étant de la guanine une substance cristallisable qu'ils ont extraite de ces organes par l'action de l'acide chlorhydrique ; mais la quantité de matière obtenue était trop faible pour que la question pût être complétement résolue (e), et les nouvelles recherches faites sur ce sujet par M. H. Dohrn tendent à établir que ce produit n'est pas de la guanine et se rapproche davantage de la tyrosine (f).

(4) MM. Lacaze-Duthiers et Riche ont observé les réactions caractéristiques de l'acide urique en opérant sur des dépôts cristallins extraits des corps

(a) J. Davy, *On the Temperature of the Spider and on the Urinary Excretion of the Scorpion and Centipede* (Edinburgh Philosophical Journal. 1848, t. XLIV, p. 383).

(b) Gorup-Besanez und Fr. Will, *Guanin, ein wesentlicher Bestandtheil gewisser Sekrete wirbelloser Thiere* (Ann. der Chemie und Pharm., 1849, t. LXIX, p. 117).

(c) J. Davy, *Additional Notice on the Urinary Excrements of Insects with some Observ. on that of Spiders* (Edinb. new Philosoph. Journ., 1846, t. XL, p. 335).

(d) Idem, *On the Urinary Secretion of Fishes*, etc. (Trans. of the Roy. Soc. of Edinburgh, 1857, t. XXI, p. 547).

(e) Gorup-Besanez und Will *Op. cit.* (Ann. der Chem. und Pharm., 1849, t. LXIX, p. 120). — Hessling. *Histologische Beiträge zur Lehre von der Harnabsonderung*. Iena, 1851.

(f) H. Dohrn, *Analecta ad historiam naturalem Astaci fluviatilis*, dissert. inaug. Berolini, 1861.

de l'acide urique ; mais chez quelques Acéphales ce principe paraît manquer et être remplacé, soit par de· l'urée ou par une substance qui s'en rapprocherait beaucoup , soit par de la guanine (1).

Nous ne savons presque rien concernant la nature chimique des excrétions qui, suivant toute probabilité, représentent la sécrétion urinaire chez les Vers et chez les Zoophytes.

§ 22. — En résumé, nous voyons que l'urine des Animaux peut présenter quatre formes principales :

Chez les uns, elle est acide et caractérisée essentiellement par la présence de l'urée.

Chez d'autres, elle est alcaline, et l'urée s'y trouve associée à des hippurates en proportions considérables.

Chez d'autres encore, le principe azoté qui y domine est l'acide urique, soit libre, soit à l'état de combinaison avec une base.

Enfin, chez quelques Animaux, ces divers principes urinaires paraissent être remplacés par de la guanine.

Pour abréger, on pourrait désigner ces différentes sortes d'urines sous les noms d'*urine guanique,* d'*urine urique,* d'*urine hippurique* et d'*urine uréenne.*

Résumé.

---

bojaniens de la Lutraire ; mais en étudiant de la même manière des produits analogues recueillis chez des Mactres, ils n'ont pas obtenu de la murexide, et ils ont été conduits à penser que la matière examinée contenait de l'urée (a) ; mais les résultats n'étaient pas assez nets pour décider la question. D'après MM. Gorup-Besanez et Will, la guanine serait excrétée par l'organe de Bojanus chez l'Anodonte (b).

(1) M. Kölliker a trouvé chez les Porpites des cristaux d'une matière en apparence identique avec la guanine dans un organe situé sous le foie (c).

(a) Lacaze-Duthiers, *Mém. sur l'organe de Bojanus (Ann. des sciences nat.,* 4ᵉ série, 1855, t. IV, p. 312).

(b) Gorup-Besanez und Will, *Op. cit. (Ann. der Chemie und Pharm.,* 1849 , t. LXIX, p. 120).

(c) Kölliker, Gegenbaur und H. Müller, *Bericht über einige im Herbste* 1852, *in Messina angestellte vergleichendanatomische Untersuchungen (Zeitschrift für wissensch. Zoologie,* 1853, t. IV, p. 368).

L'urine uréenne est sécrétée par l'Homme, les Mammifères omnivores et carnassiers, ainsi que par quelques autres Vertébrés.

L'urine hippurique est propre aux Mammifères herbivores.

L'urine urique est fournie par les Oiseaux, la plupart des Reptiles, les Insectes, etc.

Enfin, l'urine guanique paraît exister chez les Arachnides et quelques autres Animaux invertébrés.

Ces notions concernant la constitution normale de l'urine étant acquises, cherchons à nous rendre compte des différences que nous venons de constater, et étudions les variations que la sécrétion rénale peut offrir chez le même Animal quand les conditions biologiques viennent à changer. Nous aborderons ces questions dans la prochaine Leçon.

# SOIXANTE-CINQUIÈME LEÇON.

Suite de l'étude de la sécrétion urinaire. — Source des matières urinaires. — Influence de l'alimentation et des autres conditions biologiques sur la composition de l'urine. — Quantité de matières urinaires excrétées journellement.

§ 1. — Ainsi que j'ai déjà eu l'occasion de le dire dans une précédente Leçon, les matières urinaires ne sont pas formées par les reins ou les autres organes qui remplissent des fonctions analogues; elles existent dans le sang qui arrive dans ces glandes, et celles-ci sont chargées seulement de les extraire du fluide nourricier et de les éliminer de l'organisme. La preuve nous en a été fournie par les expériences célèbres de MM. Prévost et Dumas. Vers la fin du xviⁱᵉ siècle, un anatomiste de l'école de Bologne, Valsalva, avait constaté la possibilité de conserver en vie pendant un certain temps des Animaux dont on extirpe les reins (1); mais les physiologistes n'avaient pas encore profité de la connaissance de ce fait pour étudier les caractères de la sécrétion urinaire, lorsqu'en 1821 les deux savants dont je viens de parler eurent l'heureuse idée de chercher si la constitution du sang est modifiée par la destruction de ces glandes. Nous savons quel fut le résultat de cette expérience (2). La sécrétion urinaire étant arrêtée par l'extirpation des reins, MM. Prévost et Dumas virent l'urée s'accumuler dans le sang, et ils en conclurent avec raison que, dans l'état normal, ce devait être aussi ce liquide qui fournit à ces glandes l'urée que celles-ci expulsent de l'organisme (3). Les moyens d'analyse dont on

Source des matières urinaires.

L'urée provient du sang.

---

(1) Valsalva fit cette expérience en 1687 (a).

(2) Voyez ci-dessus, page 281.

(3) MM. Dumas et Prévost (de Ge-

(a) Voyez Portal, *Histoire de l'anatomie*, t. IV, p. 323.

disposait alors ne permirent pas la constatation de l'existence de l'urée et des autres matières urinaires dans le sang chez l'Homme ou chez des Animaux à l'état normal, et, pour les

nève) ont trouvé que les Animaux les plus propres à cette expérience sont les Chiens et les Chats. A l'aide d'une incision longitudinale pratiquée dans la région lombaire, le long du bord du muscle carré, ils mirent à découvert un des reins, et, après l'avoir dégagé des parties adjacentes et en avoir lié les vaisseaux sanguins, ils en firent la résection, et ils réunirent les bords de la plaie par quelques points de suture ; une quinzaine de jours après, quand l'Animal fut remis des suites de l'opération, ils agirent de la même manière sur le rein du côté opposé. La plaie se ferma promptement, et, dans les premiers temps qui suivirent l'ablation complète des glandes urinaires, les Animaux ainsi mutilés parurent ne pas souffrir, ils mangeaient bien et n'étaient pas tristes. Mais au bout de trois ou quatre jours un trouble assez grand se manifesta dans leur organisme ; ils eurent des déjections liquides et abondantes, des vomissements et de la fièvre ; puis ils présentèrent des symptômes de grande faiblesse, et ils moururent en général du cinquième au neuvième jour. Le

sang de ces Animaux, examiné avant l'opération, ne montrait aucun indice de l'existence d'urée ; mais lorsque ce liquide était recueilli après la manifestation des symptômes dont je viens de parler, on en put retirer une quantité notable de cette matière urinaire (a).

La présence de l'urée dans le sang des Chiens privés de leurs reins fut constatée ensuite par Vauquelin et M. Ségalas, ainsi que par plusieurs autres expérimentateurs (b), et un fait analogue a été observé chez l'Homme, à la suite d'une blessure dans la région lombaire (c) et dans un cas de néphrite aiguë (d).

Les physiologistes ont été naturellement conduits à attribuer à l'accumulation de l'urée dans le sang les symptômes nerveux et les autres phénomènes pathologiques qui se manifestent à la suite de l'extirpation des reins, ainsi que dans certaines maladies où la proportion de cette substance y augmente ; mais les expériences de M. Stannius tendirent à renverser cette opinion, car il parut en résulter que la mort des Animaux

(a) Prévost et Dumas, *Examen du sang et de son action dans les divers phénomènes de la vie* (*Ann. de chimie et de physique.* 1823, t. XXIII, p. 90).

(b) Ségalas, *Sur de nouvelles expériences relatives aux propriétés médicamenteuses de l'urée, etc.* (*Journal de physiologie* de Magendie, 1822, t. II, p. 354).

— Mitscherlich, Tiedemann et Gmelin, *Versuche über das Blut* (*Zeitschrift für Physiologie,* von Treviranus, 1833, t. V, p. 1, et Poggendorff's *Annalen,* t. XXXI, p. 303).

— Scheven und Stannius, *Ueber die Ausschneidung der Nieren und deren Wirkung,* inaug. dissert. Rostock, 1848.

— Stannius, *Versuche über die Ausschneidung der Niere und über die Injektion von Harnstoff und Harnsäure in die Gefässe nephrotomister Thiere* (*Archiv für physiol. Heilkunde,* 1850, t. IX, p. 201).

— Bernard, *Leçons sur les liquides de l'organisme,* 1859, t. II, p. 43, etc.

(c) Shearman. *Suppression of the Secretion of Urea by the Kidneys and Absorption of the Urea into the blood* (*Edinb. monthly Journ.,* 1848, p. 866).

(d) Voyez tome 1, page 298.

découvrir dans ce liquide, il fallait que l'élimination en fût arrêtée (1), ou que la production en fût beaucoup augmentée, comme cela a lieu dans certains états morbides de l'économie (2) ; mais depuis lors les procédés mis en usage pour

néphrotomisés ne serait pas accélérée par l'injection de l'urée ou de l'urate de soude dans leurs veines (a). Les expériences de M. Gallois, ainsi que celles de M. Ségalas, montrent aussi que l'injection de l'urée dans le sang, en quantité même assez considérable, ne produit aucun trouble grave dans l'organisme chez les Animaux dont la sécrétion urinaire n'est pas entravée (b) ; mais lorsque la dose dépasse certaines limites, elle devient toxique. Pour les Lapins, par exemple, l'injection de 20 grammes d'urée dans les veines détermine la mort (c). L'intoxication urique a été obtenue de la même manière dans les expériences de M. Hammond sur des Animaux néphrotomisés (d).

Ainsi que nous le verrons dans une autre Leçon, l'urée dont l'économie ne peut pas se débarrasser par les glandes urinaires est transformée en majeure partie en carbonate d'ammoniaque avant d'être excrétée par d'autres voies ; et M. Frerichs a considéré les matières ammoniacales ainsi produites comme étant la cause d'accidents nerveux qui accompagnent l'urémie (e) ; mais l'existence de ce produit dans le sang n'explique pas davantage les accidents mortels qui surviennent toujours chez les Animaux néphrotomisés, car on peut injecter du carbonate d'ammoniaque en quantité considérable dans les veines d'un Chien sans produire aucun des effets en question (f).

(1) Chez les personnes en proie à une attaque violente de choléra asiatique, la sécrétion rénale est suspendue, et par conséquent, d'après les résultats obtenus dans les expériences de MM. Prévost et Dumas, on pouvait s'attendre à trouver de l'urée dans le sang de ces malades. Les premières recherches faites sur ce sujet ne donnèrent que des résultats négatifs (g) ; mais en 1838, M. Marchand (de Berlin), en traitant par les moyens appropriés une certaine quantité de ce liquide, obtint des cristaux d'azotate d'urée parfaitement caractérisés (h).

(2) Ainsi que j'ai déjà eu l'occasion de le dire, la présence de l'urée dans le sang de malades affectés d'albuminurie a été constatée par plusieurs

(a) Stannius, *Op. cit.* (*Archiv für physiologische Heilkunde*, 1850, t. IX, p. 201).
(b) Ségalas, *Op. cit.* (*Journal de physiologie* de Magendie, 1822, t. II, p. 357 et suiv.).
(c) Gallois, *Essai physiologique sur l'urée et les urates*, thèse. Paris, 1857.
(d) Hammond, *Sur les résultats d'injections d'urée, etc., dans le sang* (*Journal de physiologie* de Brown-Séquard, 1859, t. II, p. 166).
(e) Frerichs, *Die Brightsche Nierenkrankheit und deren Behandlung*, 1851.
(f) Cl. Bernard, *Leçons sur les liquides de l'économie*, 1859, t. II, p. 34.
(g) Hermann, *Ueber die Veränderungen welche die Secretion des menschl. Organes durch die Cholera erleiden* (*Poggendorff's Annalen*, 1831, t. XXII, p. 162).
— Wittstoch, *Chemische Untersuch. als Beiträge zur Physiologie der Cholera* (*Poggendorff's Annalen der Physik und Chemie*, t. XXIV, p. 509).
(h) Marchand, *Op. cit.* (*Ann. des sciences nat.*, 2ᵉ série, 1838, t. X, p. 56).

découvrir l'urée au milieu des autres substances animales ont été perfectionnés, et l'on a pu reconnaître que le fluide nourricier à l'état normal en contient (1) ; seulement la quantité de ce principe immédiat est très faible quand l'action éliminatoire des reins s'exerce, et la proportion s'accroît lorsque ces glandes cessent de fonctionner.

D'autres expériences ont fait voir que la quantité d'urée excrétée par les reins s'élève beaucoup quand on augmente artificiellement la proportion de cette substance qui est tenue en dissolution dans le sang, résultat qui est facile à obtenir par l'injection d'une certaine dose d'urée dans les veines d'un Animal vivant (2).

En déterminant la proportion d'urée qui se trouve dans le sang et en estimant approximativement le volume de ce dernier liquide qui dans un temps donné traverse les reins, on a trouvé aussi que cette source suffisait et au delà pour rendre compte de la quantité totale de cette matière urinaire dont l'organisme se débarrasse par cette voie (3). Enfin on a comparé la propor-

---

pathologistes, tels que Bostock, Christison, Babington, Rees, Fr. Simon, Heller, Schottin et Lacave, à l'aide de moyens qui étaient insuffisants pour mettre cette substance en évidence lorsqu'on opérait sur le sang de personnes en bonne santé (a).

(1) Voyez tome I, page 200, note 1.

(2) Cette expérience a été faite en 1822 par M. Ségalas (b).

(3) M. Picard a calculé qu'il doit exister au moins 56 grammes d'urée dans la quantité de sang qui traverse les reins en vingt-quatre heures, et il évalue à environ 28 grammes la quantité de ce principe urinaire qui est journellement excrétée de l'organisme, ce qui correspondrait à environ la moitié de ce qui arrive dans ces organes sécréteurs (c) ; mais si l'on prend pour base de ces calculs l'estimation du cours du sang dans les artères rénales adoptée par M. Brown-Séquard, l'excédant de l'entrée sur la sortie serait beaucoup plus considérable. En effet, nous avons vu précédemment que d'après ce physiologiste, la quantité de sang qui en vingt-

---

(a) Voyez tome I, page 297.

(b) Ségalas, *Nouvelles expériences relatives aux propriétés médicamenteuses de l'urée* (Journal de physiologie de Magendie, 1812, t. II, p. 354).

(c) Picard, *De la présence de l'urée dans le sang, et de sa diffusion dans l'organisme.* Strasbourg, 1856, p. 40.

tion de l'urée contenue dans le sang artériel qui arrive dans les reins, et dans le sang veineux qui sort de cet organe, et l'on a trouvé que ce dernier liquide en offrait beaucoup moins qu'avant son passage dans ces glandes (1).

Ainsi, il ne peut y avoir aucune incertitude quant à la source de l'urée excrétée par les reins ; cette substance est fournie à ces organes par le sang qui les traverse, et bien que nous n'ayons pas une démonstration aussi complète de l'origine des autres matières urinaires, il me paraît indubitable que toutes proviennent de la même source (2). Il est vrai que la chimie ne nous a pas encore fourni les moyens de constater avec certi-

*Origine des acides urique, hippurique, etc.*

quatre heures passe dans les artères rénales de l'Homme, serait de plus de 900 kilogrammes (a). Nous avons vu également que la proportion d'urée contenue dans ce liquide était d'environ 0,016 pour 100 (b). Par conséquent, en se fondant sur ces données, on évaluerait à plus de 120 grammes la quantité d'urée que le sang fait passer journellement dans les reins. Or, nous verrons bientôt que la quantité d'urée qui s'échappe de l'organisme par les voies urinaires est en moyenne de 28 à 30 grammes par jour.

(1) Ces expériences comparatives sur la proportion de l'urée dans le sang de l'artère et de la veine rénales ont été faites dernièrement sur des Chiens par M. Picard. Dans un cas, le sang artériel renfermait 0,0365 pour 100 d'urée, et le sang veineux seulement 0,186 pour 100. Dans une seconde expérience, la différence était dans la proportion de 0,04 à 0,02 pour 100. Ainsi, à en juger par ces données, le sang, en traversant les reins, ne se dépouillerait que de la moitié de l'urée dont il est chargé (c).

(2) Peut-être conviendrait-il de faire ici quelques réserves au sujet de la créatine, substance qui se trouve dans le sang, mais qui pourrait bien prendre naissance dans le tissu des reins aussi bien que dans d'autres parties de l'organisme. En effet, M. Goll a trouvé que lorsqu'on trouble la sécrétion urinaire en liant les uretères, ce qui détermine une pression considérable sur les vaisseaux sanguins de la substance rénale, et peut y interrompre le dépôt d'urée, il y a accumulation de créatine dans le tissu des glandes urinaires. Or, dans ces circonstances le travail éliminateur paraît être considérablement affaibli (d).

(a) Voyez tome IV, page 385.
(b) Voyez tome I, page 297.
(c) Picard, *De la présence de l'urée dans le sang*, etc. Strasbourg, 1856, p. 33.
(d) Goll, *Ueber den Einfluss des Blutdruckes auf die Harnabsonderung* (Zeitschr. für rat. Med., 2ᵉ série, 1854, t. IV, p. 89).

tude l'existence de l'acide urique dans le sang quand l'organisme est à l'état normal ; mais dans divers cas pathologiques la production de cette substance étant accrue, on a pu la découvrir dans le fluide nourricier (1), ainsi que dans d'autres parties de l'organisme (2), et cette diffusion de l'acide urique dans l'économie a été observée chez des Insectes aussi bien que chez des Mammifères (3). On a pu constater aussi la présence de

(1) Voyez tome I, pages 200 et 299.

(2) De l'acide urique, soit libre, soit à l'état de combinaison avec de la soude ou avec quelque autre base, a été souvent trouvé dans les concrétions articulaires chez les goutteux (a), et quelquefois dans la substance de divers tissus du corps humain : par exemple, dans la substance des poumons (b) et dans les parois des vaisseaux sanguins (c), ou même dans la sueur (d).

Dans quelques-unes des expériences faites par MM. Strahl et Lieberkühn sur des Animaux néphrotomisés, il y avait des indices de l'existence de l'acide urique dans le sang chez des Chiens, des Chats et des Grenouilles. Chez des Animaux dans l'état normal, il n'est parvenu qu'une seule fois à découvrir de l'acide urique dans le sang (e).

(3) M. Fabre (d'Avignon) a constaté l'existence d'une multitude de petites concrétions blanches disséminées dans le tissu adipeux et sous les téguments chez les larves du Sphex et de beaucoup d'autres Hyménoptères ; il a reconnu aussi que ces corpuscules contiennent beaucoup d'acide urique, mais il n'a pu en découvrir aucune trace dans le tissu adipeux des larves de l'Hydrophile, du Bombyx et de plusieurs autres Insectes (f). M. Sirodot, en faisant des recherches analogues, n'est arrivé qu'à des résultats négatifs (g).

(a) Tennant, *Des nodosités des goutteux* (*Journal de physique ; analyse des travaux sur les sciences naturelles pendant les années* 1795, 1796 et 1797, par M. de Lamétherie, p. 120).
— Wollaston, *On Gouty and Urinary Concretions* (*Philos. Trans.*, 1797, p. 11).
— Fourcroy, *Mém. sur le nombre, la nature et les caractères distinctifs des différents matériaux qui forment les calculs*, etc. (*Ann. du Muséum*, 1802, t. I, p. 93).
— Vogel, *Analyse d'une concrétion tirée du doigt d'une personne sujette à la goutte* (*Bulletin de pharmacie*, 1811, t. III, p. 568).
(b) Cloetta, *De la présence de l'inosite, de l'acide urique*, etc., *dans diverses parties du corps animal* (*Journal de physiologie*, 1858, t. I, p. 801).
(c) Mazuyer, *Sur le traitement de la goutte* (*Archives générales de médecine*, 1826, t. XI, p. 132).
— Schroder van der Kolk, *Uras calcis in de rokken der aderen bijk knobbeljicht* (*Nederlandsch Lancet*, 1853, 3ᵉ série, t. III, p. 97).
(d) Wolff, *Dissert. sistens causam calculositatis*. Tubingue, 1817.
(e) Strahl und Lieberkuhn, *Harnsäure im Blut und einige neue constante Bestandtheile des Harns*, 1848 (*Archiv für physiologische Heilkunde*, 1849, t. VIII, p. 294).
(f) Fabre, *Étude sur l'instinct et les métamorphoses des Sphégides* (*Ann. des sciences nat.*, 4ᵉ série, 1856, t. VI, p. 168 et suiv.).
(g) Sirodot, *Recherches sur les sécrétions chez les Insectes* (*Ann. des sciences nat.*, 4ᵉ série, 1858, t. X, p. 301).

l'acide hippurique dans le sang des Animaux herbivores (1), dont l'urine, comme nous l'avons déjà vu, est fortement chargée de ce principe particulier. La créatine, dont des traces existent dans l'urine, se rencontre aussi dans le sang (2). Enfin, nous avons vu précédemment que chez l'Homme et les autres Animaux ce liquide tient en dissolution les phosphates, les sulfates et les autres sels inorganiques qui se rencontrent dans l'urine (3).

Nous pouvons donc prévoir que l'activité de la sécrétion urinaire doit être subordonnée non-seulement à la puissance fonctionnelle des glandes rénales, mais aussi au travail physiologique dont dépend la production des matières que ces glandes puisent dans le sang et expulsent de l'économie. Ainsi l'étude de la formation des matières urinaires se lie de la manière la plus intime à celle des phénomènes généraux de la nutrition, et c'est seulement quand je traiterai de l'emploi des matières alimentaires et des modifications subies par la substance des tissus de l'organisme, que je pourrai aborder franchement l'examen de cette question ardue.

Du reste, ce n'est pas seulement en enlevant au sang l'urée et les autres substances dont l'urine se compose, que les reins modifient la constitution du premier de ces liquides. Le sang, en traversant ces glandes, perd la plus grande partie de

Action des reins sur le sang.

(1) Voyez tome I, page 201.

(2) Voyez ci-dessus, page 406. Ainsi que je l'ai déjà dit (a), il y a néanmoins quelque raison de croire que la créatine peut prendre naissance dans le tissu du rein aussi bien que dans d'autres parties de l'organisme ; et M. Hermann de même que M. Goll, a trouvé qu'à la suite de la ligature des uretères et de l'accumulation de l'urine dans les reins qui résulte de l'opération, le liquide ainsi emprisonné contient beaucoup plus de créatine que d'ordinaire, circonstance qui paraît se lier à l'état pathologique du tissu de la glande déterminé par la pression de l'urine (b).

(3) Voyez tome I, page 195 et suivantes.

(a) Voyez ci-dessus, page 457.

(b) Max Hermann, *Vergleichung des Harns aus den beiden gleichzeitig thätigen Nieren* (*Sitzungsberichte der Akademie der wissensch. zu Wien*, 1859, t. XXXVI, p. 349).

la fibrine dont il est chargé dans le système artériel; mais cette substance ne passe pas dans les urines, et, dans l'état actuel de nos connaissances, il est impossible d'expliquer d'une manière satisfaisante sa disparition partielle (1).

Il est également à noter que le sang, en circulant dans les reins, ne change pas de couleur, ne se charge pas d'acide carbonique en quantité notable, et paraît conserver la totalité de son oxygène (2). L'action du sang artériel sur le tissu sécréteur de ces glandes semble cependant être une condition essentielle pour le maintien de leur activité fonctionnelle, car la sécrétion urinaire s'arrête quand c'est du sang veineux qui les traverse (3).

§ 2. — Tout dernièrement, lorsque je traitais des sécrétions en général, je disais que ni la chimie, ni la physique ne pouvaient nous donner la théorie de ces phénomènes, et que nous étions dans une ignorance complète relativement à la cause qui détermine dans les reins ou dans toute autre glande l'espèce de filtration élective par suite de laquelle le sang abandonne

*Application des phénomènes du dialyse à l'explication de l'action sécrétoire des reins.*

---

(1) Fr. Simon (de Berlin) a analysé comparativement le sang fourni par l'artère rénale et celui de la veine rénale chez un Cheval, et il a trouvé dans le premier de ces liquides 8 millièmes de fibrine, tandis que dans le second il n'en a pas découvert. La proportion d'albumine était à peu près la même de part et d'autre, mais le sang veineux contenait notablement moins d'eau que le sang artériel : la différence était comme 778 à 790 (a).

(2) Ce fait a été constaté par M. Cl. Bernard, et montre que sous ce rapport il y a similitude entre les reins et les glandes salivaires, quand ces dernières sont en activité (b).

(3) M. Cl. Bernard a trouvé que si l'on empoisonne un Animal avec du curare, de façon à le tuer sans léser son système nerveux, la sécrétion urinaire continue tant que, par le moyen de la respiration artificielle, le sang en circulation dans les artères est vermeil; mais que l'urine cesse de se former dès qu'on suspend l'action de l'air sur le sang, et que par conséquent celui-ci arrive aux reins à l'état veineux; si au contraire on recommence l'insufflation, la sécrétion rénale se rétablit (c).

(a) Fr. Simon, *Animal Chemistry*, t. II, p. 214.
(b) Cl. Bernard, *Leçons sur les liquides de l'organisme*, 1859, t. II, p. 149 et suiv.
(c) Idem, *ibid.*, p. 151.

quelques-unes des matières qui s'y trouvent en dissolution, tandis qu'il en conserve d'autres (1). Mais aujourd'hui la lumière me paraît près de pénétrer dans cette partie obscure de la physio-logie. En effet, les nouvelles recherches de M. Graham sur la diffusion moléculaire montrent qu'en présence de l'eau, d'une gelée soit animale, soit végétale, ou d'une cloison de matière albuminoïde, les substances en dissolution se comportent très différemment suivant qu'elles sont cristallisables ou qu'elles appartiennent à un groupe de corps non cristallisables et à molécules volumineuses que ce chimiste habile réunit sous le nom de *substances colloïdes*. La gomme, la gélatine et l'albu-mine appartiennent à cette dernière catégorie; leur pouvoir diffusif est très faible, et lorsqu'une dissolution qui en con-tient se trouve séparée d'une colonne d'eau par un diaphragme formé par une substance colloïde, elles ne la traversent pas pour se répandre dans le liquide adjacent, tandis que les molécules des corps cristallisables franchissent cet obstacle pour occuper l'espace liquide situé au delà (2). Or, les mem-

(1) Voyez ci-dessus, page 297.

(2) Dans une autre partie de ce Cours, j'ai eu l'occasion de parler des premières expériences de M. Graham sur la diffusion moléculaire des liquides et des corps en dissolution (a). Dans le nouveau travail que je viens de citer (b), ce savant établit la distinc-tion entre les corps colloïdes et cristal-loïdes ; puis il étudie la manière dont les uns et les autres se comportent au contact des substances gélatineuses, qui arrêtent les premiers et laissent passer les seconds ; enfin il s'occupe du passage des matières cristalloïdes à travers les membranes ou autres corps colloïdes, et il fait des applications des résultats ainsi obtenus à la théorie de l'endosmose. Suivant M. Graham, la progression d'un liquide ou d'un corps cristallisable quelconque dans une ge-lée ou dans l'épaisseur d'une mem-brane non poreuse résulterait d'une série d'actions chimiques analogues à celles qui ont lieu dans la cémen-tation. Ses vues à ce sujet ne me pa-raissent pas différer de celles de M. Buckheim, de Dorpat, dont j'ai rendu compte précédemment (c). J'a-jouterai que la non-pénétration des

(a) Voyez tome V, page 103 et suivantes.

(b) Graham, *Mémoire sur la diffusion moléculaire appliquée à l'analyse (Ann. de chimie et de physique*, 3ᵉ série, 1862, t. LXIV, p. 229).

(c) Voyez tome V, page 121.

branes animales en général, ainsi que les lames minces qui forment les parois des cellules sécrétoires, sont constituées par des substances colloïdes, et par conséquent l'eau, les sels, l'urée, et les autres matières cristalloïdes qui se trouvent dans le plasma du sang dont l'une des surfaces de ces tissus est baignée, doivent tendre à y pénétrer, et à se répandre dans le liquide en contact avec la surface opposée. Par conséquent aussi ces substances doivent tendre à s'échapper du sérum, tandis que l'albumine et les autres colloïdes qui peuvent accompagner ces matières dans le sang ne les suivent pas et restent dans le torrent de la circulation. La séparation qui s'opère ainsi, et que M. Graham appelle *dialyse*, ressemble donc extrêmement à ce qui a lieu dans les glandes rénales (1), et il me paraît très probable que l'élimination des principes urinaires dépend d'un phénomène du même ordre (2). Mais ces faits sont encore trop nouveaux et trop peu connus pour que l'on puisse les employer avec sûreté dans l'explication des actions sécrétoires, et je dois me borner à les signaler à l'attention des physiologistes.

Caractères de. a sécrétion urinaire.

§ 3. — La sécrétion urinaire est continue. On a pu s'en assurer même chez l'Homme, dans les cas d'extroversion ou de renversement de la vessie au dehors ; car alors le liquide

---

colloïdes dans une gelée ou dans la substance d'une lame dialytique de même nature s'expliquerait ainsi, parce que ces corps ne peuvent pas décomposer les hydrates de corps de la même catégorie, tandis que les corps cristallisables peuvent s'emparer de l'eau de combinaison et s'y répandre.

(1) M. Graham a donné le nom de *dialyse* au phénomène de diffusion moléculaire à travers une cloison de

matière gélatineuse qui effectue la séparation de diverses matières mélangées dans une dissolution, et il appelle *dialyseur* l'instrument séparateur dont il fait usage pour obtenir ce résultat.

(2) Dans une des expériences de M. Graham, de l'urine placée dans le dialyseur au-dessus d'un bain d'eau, abandonna très promptement à ce liquide son urée et ses autres matières cristalloïdes (a).

(a) Graham, *Op. cit. (Ann. de chimie,* 1862, t. LXIV, p. 136).

fourni par les reins ne pouvant plus être emmagasiné dans ce réservoir pour être expulsé de loin en loin, s'échappe du corps goutte à goutte, comme il descend toujours dans les uretères (1). Mais la quantité d'urine évacuée par le même individu pendant un temps donné n'est pas toujours la même, et elle peut varier aussi suivant les individus et les espèces.

La circonstance qui influe le plus sur la quantité de liquide éliminée par les voies urinaires, est la proportion d'eau dont l'organisme se trouve chargé. Ainsi que je l'ai déjà dit en parlant de la transpiration, il y a pour les Animaux de chaque espèce une certaine latitude entre le degré de dessiccation incompatible avec l'exercice des fonctions vitales et ce que l'on pourrait appeler le point de saturation de l'économie, c'est-à-dire le point où le corps renferme la plus grande quantité d'eau qu'il est susceptible de recevoir. Ces limites extrêmes varient suivant les individus, et même suivant les circonstances biologiques, ainsi que suivant les espèces ; et en général, plus la quantité d'eau complémentaire, c'est-à-dire la quantité qui dépasse le minimum, est considérable, plus la sécrétion urinaire devient abondante, toutes choses étant supposées égales d'ailleurs. Ainsi, chez les Animaux qui ne boivent que peu ou point, les Reptiles, par exemple, la quantité de liquide excrétée par l'appareil urinaire est très faible ; et chez ceux qui, à des

Variations dans la quantité d'urine sécrétée.

Influence des boissons.

(1) Dans quelques cas d'extroversion de la vessie, on a vu cependant l'urine s'échapper des uretères par petits jets toutes les deux ou trois minutes (a) ; mais en général le liquide s'écoule goutte à goutte, ainsi que cela se voyait chez les individus qui ont fourni à Stenberger et à M. Erichsen l'occasion de faire plusieurs observations intéressantes (b).

(a) Parmeggiani, *Osservaz. sopra l'orina emesse da un individuo affetto da estrofia della vesica* (*Annali univ. di medicina* d'Omodei, 1857, t. CXXIV, p. 241).

(b) Stenberger, *Versuche über die Zeit. binnen welcher verschiedene in dem menschlichen Körper aufgenommene Substanzen in den Urin vorkommen* (*Zeitschrift für Physiologie* von Treviranus, 1826, t. II, p. 47).
— Erichsen, *Observations and Experiments on the Rapidity of the Passage of some foreign Substances through the Kidneys* (*The London Med. Gazette*, 1845, t. XXXVI, p. 260).

intervalles plus ou moins éloignés, introduisent dans leur estomac une quantité considérable d'eau, la sécrétion rénale est non-seulement abondante, mais s'active beaucoup à la suite de l'absorption de chaque nouvelle charge de liquide. Chacun sait par l'expérience journalière combien l'influence de l'ingestion des boissons dans l'estomac est grande sur la rapidité avec laquelle l'urine est sécrétée.

Influence de la température, etc.

Il est cependant à noter que la charge aqueuse de l'économie n'est pas la seule circonstance qui influe sur l'abondance des urines. En effet, les reins ne sont pas l'unique voie par laquelle l'eau s'échappe de l'économie; l'évaporation qui s'effectue à la surface de la peau et dans la cavité respiratoire en enlève sans cesse des quantités considérables, et il existe une certaine solidarité entre l'activité fonctionnelle de ces deux émonctoires. Toutes choses étant égales d'ailleurs, la sécrétion urinaire diminue quand la transpiration, insensible, activée par la température élevée de l'atmosphère, la raréfaction de l'air, ou toute autre cause, se trouve augmentée, et quand au contraire l'évaporation se ralentit, l'excrétion rénale tend à s'accroître. Depuis longtemps les médecins ont remarqué ces relations entre l'activité fonctionnelle des reins et de la peau; ils ont même vu que, suivant les conditions dans lesquelles l'organisme est placé, l'administration d'une boisson déterminée peut provoquer tantôt la sueur, d'autres fois un écoulement abondant d'urine.

D'après ces faits, nous aurions pu prévoir que la quantité d'urine excrétée doit être généralement plus considérable en hiver qu'en été, et effectivement l'expérience prouve qu'il en est ainsi (1). Il suffit, du reste, d'exposer la surface du corps

(1) Vers le milieu du siècle dernier, Lining fit sur ce sujet une longue série d'expériences, et trouva que pendant l'hiver la moyenne journalière fournie par trente jours d'observations était à celle obtenue de la même ma-

pendant quelques heures à l'action du froid ou d'une température élevée, pour constater des différences considérables dans la quantité du liquide excrété par les reins (1).

§ 4. — Les variations les plus grandes qui se font remarquer dans la composition de l'urine normale dépendent aussi de la quantité d'eau comparée à celle de l'ensemble des matières organiques et minérales dont cette humeur est chargée. Dans les circonstances ordinaires, on y trouve entre 95 et 98 centièmes d'eau, et lorsque la proportion de matières fixes qui s'y trouvent en dissolution dépasse 6 pour 100, l'organisme est rarement dans son état normal; mais la quantité relative d'eau, ainsi que la quantité absolue de l'urine sécrétée, peut être aug-



nière en été comme 2,03 est à 1 (a). Chossat a examiné les rapports qui existent entre la quantité des boissons ingérées dans le corps et celle de l'urine excrétée, en décembre et en avril : pendant la première de ces périodes, le volume de ce dernier liquide était de 1,5, tandis que pendant la seconde période elle tomba à 0,89, la quantité de boisson étant supposée constante (b).

(1) Je citerai à ce sujet quelques expériences faites par Chossat. Pendant la saison froide, ce physiologiste disposa les couvertures de son lit de façon à être, de deux nuits l'une, soumis alternativement à une température assez élevée pour provoquer parfois la sueur, ou assez basse pour interrompre le sommeil ; et il trouva que la quantité d'urine sécrétée depuis dix heures du soir jusqu'à sept heures

du matin était en moyenne de 26$^{onces}$,2 sous l'influence du froid, et seulement de 16$^{onces}$,8 sous l'influence d'une température douce. Pendant le jour, la quantité de liquide excrétée était à peu près la même, malgré ces différences dans la sécrétion nocturne. Chossat a étudié aussi l'influence exercée par les bains chauds ou froids, et il a trouvé qu'après être resté une heure trois quarts dans de l'eau à 37°, la quantité de liquide accumulé dans la vessie n'était en moyenne que de 3 onces, tandis qu'après une immersion de même durée dans un bain à 28°, cette quantité s'élevait en moyenne à plus de 12 onces. La différence était par conséquent dans le rapport d'environ 1 à 4 ; mais les variations dans la quantité totale de matières solides excrétées de la sorte n'étaient pas à beaucoup près aussi grandes (c).

(a) Lining, *Statistical Experiments* (*Philosophical Transactions*, 1743, p. 509).
(b) Chossat, *Mém. sur l'analyse des fonctions urinaires* (*Journal de physiologie* de Magendie, 1825, t. V, p. 193).
(c) Idem, *ibid.*, p. 129 et suiv.

mentée beaucoup par l'ingestion des boissons dans l'estomac et l'accroissement du volume d'eau en circulation dans l'économie qui résulte de l'absorption de ces liquides. La sécrétion des matières urinaires proprement dites et l'excrétion de l'eau par les glandes rénales sont des phénomènes complétement distincts ; l'une peut influer sur l'autre, mais leur marche n'est pas réglée par les mêmes lois, et les circonstances qui activent ou qui ralentissent l'une d'elles peuvent être sans action directe sur l'autre (1). On peut même poser en règle générale que dans l'état normal, plus la quantité d'eau éliminée de l'organisme par les reins est considérable, ou, en d'autres mots, plus les urines sont abondantes, moins le liquide évacué est chargé des matières caractéristiques de la sécrétion urinaire (2). Lorsqu'on veut se rendre bien compte des variations qui peuvent se manifester dans les produits de ce travail sécrétoire, il faut donc ne pas se contenter des données brutes

(1) Les vues nouvelles sur la théorie de la sécrétion urinaire que fait naître la découverte des phénomènes de dialyse par M. Graham (a), me portent à attacher plus d'importance à cette distinction entre le passage mécanique de l'eau du sérum, soit dépouillée de son albumine, soit chargée de ce principe, et le transport chimique des matières cristalloïdes du torrent de la circulation jusque dans les canaux urinifères à travers les tissus qui constituent les parois des vaisseaux sanguins et de ces tubes sécréteurs. Je considère l'excrétion urinaire comme un phénomène complexe qui a deux facteurs distincts, quoique susceptibles d'influer l'un sur l'autre : l'un est la filtration mécanique qui fait transsuder le liquide de l'appareil circulatoire dans l'appareil urinaire ; l'autre est la translation chimique qui semble se faire à travers les substances colloïdes, de molécule à molécule, par une série de combinaisons et de décompositions chimiques entre l'eau de ces substances et les matières cristalloïdes du sang.

(2) M. Falk (de Marbourg), en étudiant l'influence de l'alimentation sur la sécrétion urinaire, a examiné comparativement la quantité et la pesanteur spécifique du liquide excrété à la suite du repas. Or, il a toujours vu que plus la quantité devenait grande, plus la densité diminuait (b).

(a) Voyez ci-dessus, page 461.
(b) Falk, *Physiologisch-pharmacologische Studien und Kritiken (Archiv für physiol. Heilkunde,* 1852, t. XI, p. 125).

fournies par la plupart des analyses et indiquant la quantité de chaque principe extrait d'un poids donné d'urine ; il faut aussi faire abstraction de l'eau, qui est un élément extrêmement variable, et qui constitue à elle seule la plus grande partie du total dont il vient d'être question, puis comparer les proportions suivant lesquelles les matières urinaires se trouvent réunies dans le résidu sec obtenu par l'évaporation du liquide.

Nous nous occuperons ailleurs des circonstances qui influent sur la quantité d'eau contenue dans l'urine, et ici je me bornerai à ajouter que pour reconnaître les variations qui existent sous ce rapport, il n'est même pas nécessaire d'avoir recours à la chimie. La couleur du liquide sécrété suffit en général pour faire reconnaître que dans certains cas celui-ci est fortement chargé de principes urinaires, tandis que d'autres fois il n'en contient que fort peu. On sait aussi qu'après l'ingestion d'une quantité considérable d'eau dans l'estomac, l'urine est pâle et d'une faible densité ; on désigne même quelquefois sous le nom d'*urine des boissons* le liquide excrété dans ces circonstances, et il est d'observation journalière que la privation des boissons aqueuses détermine une grande concentration dans les produits de la sécrétion rénale (1).

---

(1) Nysten, qui fut un des premiers à entreprendre une série de recherches analytiques sur la constitution des urines dans différentes conditions physiologiques et dans quelques maladies, compara ces liquides recueillis quelques heures après un repas ordinaire et à la suite d'un repas léger, pendant lequel, dans l'espace d'une heure et demie, il avait bu 2 à 3 litres d'eau et de bière. Un litre d'urine évaporé à sec lui donna dans le premier cas un résidu pesant 10 grammes ; dans le second cas il en obtint un résidu semblable, dont le poids n'était que d'environ 5 grammes et demi (a).

Dans une série d'expériences faites par M. Lehmann sur l'urine d'un Homme qui ne buvait que la quantité de liquide strictement nécessaire pour

(a) Nysten, *Des altérations de la sécrétion des urines* (*Recherches de physiologie et de chimie pathologiques*, 1811, p. 243 et suiv.).

Les quantités relatives de l'eau et des matières fixes de l'urine varient aussi dans divers états morbides de l'organisme (1). Ainsi, en général, ce liquide est très chargé chez les personnes atteintes de phlegmasies locales (2), tandis qu'il

apaiser la soif, la proportion d'eau trouvée dans cette humeur n'était que de 932 à 937 pour 1000 (a).

Dans les expériences d'A. Becquerel sur l'urine de personnes dont le régime ne présentait rien de particulier, la proportion d'eau s'est élevée entre 968 et 975 (b). M. Chambert a fait des expériences analogues, et en comparant la densité des urines évacuées le matin au réveil à celles rendues après l'introduction de boissons dans l'estomac, il a vu que la densité de ces liquides était, en moyenne, de 1,0227 dans le premier cas, tandis que dans le second elle est descendue jusqu'à 1,0070 (c).

(1) Ainsi que je viens de le dire, Nysten, dont les travaux datent de cinquante ans, fut un des premiers à étudier comparativement la composition chimique des urines dans diverses maladies ; mais c'est depuis une vingtaine d'années seulement que les recherches de ce genre ont été faites en assez grand nombre et avec un degré de précision suffisant pour permettre quelques généralisations bien fondées. Les chimistes qui se sont le plus occupés de ces recherches sont A. Becquerel en France, Fr. Simon et M. Heller en Allemagne (d).

(2) On désigne souvent sous le nom d'*urines inflammatoires* ou d'*urines fiévreuses* celles qui sont denses, foncées en couleur, très acides et sédimenteuses ; elles offrent en général ces caractères non-seulement dans les cas de pneumonie, de pleurésie, de rhumatisme articulaire aigu et d'autres phlegmasies locales, mais aussi chez les malades atteints de fièvre dite *inflammatoire* ou *hypersthénique.* Il est aussi à noter que dans ces circonstances, il y a ordinairement diminution dans la proportion des sels inorganiques.

Comme type de l'urine fiévreuse comparée à l'urine normale, A. Becquerel donne les analyses suivantes :

|  | Urine fébrile. | Urine normale. |
|---|---|---|
| Eau. | 964,0 | 972,0 |
| Urée | 13,2 | 12,1 |
| Acide urique | 1,5 | 0,4 |
| Autres matières organ. | 14,7 | 8,6 |
| Sels fixes | 7,1 | 6,9 (e) |

On voit qu'ici la somme des ma-

(a) Lehmann, *Ueber menschlichen Harn im gesunden und krankhaften Zustande* (*Journal für praktische Chemie*, 1842, t. XXV, p. 25).

(b) A. Becquerel, *Sémiotique des urines*, p. 7.

(c) Chambert, *Recherches sur les sels et la densité des urines chez l'Homme sain* (*Recueil de mémoires de médecine, de chirurgie et de pharmacie militaires*, 1845, t. LVIII, p. 348 et suiv.).

(d) Nysten, *Op. cit.*

— A. Becquerel, *Sémiotique des urines*, 1841.

— Becquerel et Rodier, *Traité de chimie pathologique*, 1854, p. 267 et suiv.

— F. Simon, *Beiträge zur physiologischen und pathol. Chemie*, 1844. — *Physiol. und pathol. Anthropochemie*, 1842. — *Animal Chemistry*, translated by Day and Cantab, 1845, t. II, p. 20 et suiv.

(e) Becquerel et Rodier, *Op. cit.*, p. 331.

est au contraire remarquablement aqueux dans la plupart des cas de chlorose et d'anémie (1).

§ 5. — Le régime influe beaucoup sur la constitution des urines, et, sans qu'il y ait des différences notables dans la quantité de boissons ingérées dans l'estomac, il peut y avoir de grandes variations dans la proportion de l'eau et des matières solides éliminées par les reins, ainsi que dans l'abondance relative de l'urée comparée aux autres substances urinaires. Comme preuve de ces relations entre l'alimentation et la richesse plus ou moins grande des urines, je citerai quelques faits constatés par Chossat, physiologiste genevois à qui l'on doit une longue suite de recherches sur la sécrétion urinaire. Pendant un certain nombre de jours, Chossat s'est nourri presque exclusive-

Influence du régime sur la composition de l'urine.

tières solides est 36 millièmes dans l'urine fébrile et seulement 28 millièmes dans l'urine normale.

Dans quelques cas de diabète sucré, la concentration des urines est beaucoup plus grande ; la proportion d'eau tombe parfois à 834 millièmes (a), mais cela dépend de la présence d'une grande quantité de produits anormaux.

(1) Comme type de l'urine anémique, A. Becquerel et M. Rodier donnent l'exemple suivant. 100 parties d'urine contenaient :

Eau . . . . . . . . . . . . . 982,8
Urée . . . . . . . . . . . . 6,51
Acide urique . . . . . . . 0,25
Autres matières organiques. 6,23
Sels fixes. . . . . . . . . 4,20 (b)

Dans un cas de diabète insipide,

Lhéritier trouva dans l'urine, pour 100 parties du liquide :

Eau . . . . . . . . . . . . 989,7
Urée . . . . . . . . . . . . 3,3
Acide urique. . . . . . . . 0,2
Matière organique indéterm. 3,6
Sels fixes . . . . . . . . . 3,2 (c).

Il arrive souvent que les urines, après avoir présenté le caractère dit *fiévreux* pendant la période hypersthénique du typhus, de la scarlatine, etc., deviennent au contraire pâles et aqueuses dans la période adynamique de ces maladies (d) ; elles sont aussi plus ou moins pauvres en matières fixes dans la plupart des cas d'anémie générale déterminée, soit par des hémorrhagies abondantes, soit par un état de spanhémie du sang (e).

(a) Bouchardat, voyez Lhéritier, *Traité de chimie pathologique*, p. 557.
(b) Becquerel et Rodier, *Traité de chimie pathologique*, p. 336.
(c) Lhéritier, *Op. cit.*, p. 543.
(d) Becquerel et Rodier, *Op. cit.*, p. 339.
(e) Voyez tome I, page 304.

ment de pain et de lait ou d'aliments analogues pris en petites quantités, et il trouva que la densité moyenne de son urine variait entre 1,012 et 1,021; mais dans une autre série d'expériences pendant lesquelles ses repas, composés en grande partie de viande, étaient copieux, il vit la densité de ce liquide s'élever successivement de 1,022 à 1,026 (1).

La composition des matières organiques excrétées de l'organisme par les voies urinaires est susceptible de varier aussi beaucoup sous l'influence du régime. Dans la dernière Leçon, nous avons vu que, chez les divers Animaux à l'état normal, il existe de grandes différences dans les caractères chimiques des produits de la sécrétion rénale : chez les uns, nous avons trouvé l'urine acide ; chez d'autres ce liquide est alcalin, et nous avons constaté que tantôt il est riche en urée ou en acide urique, tandis que d'autres fois il est chargé d'hippurates. La coïncidence que nous avons déjà remarquée entre ces particularités et le mode d'alimentation des Animaux chez lesquels on les rencontre devait nous porter à croire qu'elles pourraient bien dépendre de cette circonstance plutôt que de la constitution même de ces êtres ; mais pour juger de la valeur de cette présomption, il nous faut des faits plus probants, et l'étude des variations qui surviennent dans la composition chimique de l'urine d'un même individu placé dans des conditions d'alimentation différentes va nous en fournir.

En effet, en changeant le régime d'un Animal, on peut à volonté changer le caractère de ses urines. Nous avons vu dans la dernière Leçon que, chez le Lapin et les autres Mammifères

(1) Ce fut dans la série d'expériences où le régime était le plus nourrissant que l'urine présenta la densité la plus élevée (a).

(a) Chossat, *Mémoire sur l'analyse des fonctions urinaires* (*Journal de physiologie de Magendie*, 1825, t. V, p. 197).

herbivores, l'urine est alcaline et riche en hippurates (1). Nous savons également que les matières herbacées dont ces Animaux se nourrissent ne renferment que très peu d'azote. Or, il suffit de substituer à ces aliments une substance assimilable riche en azote pour qu'aussitôt l'urine de ces mêmes Animaux devienne acide et semblable à celle d'un Carnivore ; phénomène dont la race bovine nous a du reste déjà fourni un exemple, puisque nous avons trouvé que l'urine du Veau contient de l'urée et de l'acide urique lorsque ce jeune Animal est nourri avec du lait seulement, tandis que chez le Bœuf et la Vache, dont le régime est herbacé, ces principes urinaires sont remplacés par des hippurates, et le liquide est alcalin au lieu d'être acide.

Je montrerai dans une prochaine Leçon que les Animaux privés d'aliments vivent pendant un certain temps aux dépens de leur propre substance, et par conséquent ressemblent sous ce rapport à des Carnivores, quel que soit d'ailleurs leur régime normal. Or, les Mammifères herbivores que l'on fait jeûner cessent de sécréter des urines hippuriques et alcalines, pour en produire qui ressemblent en tout à celles des Carnivores. Ce fait est facile à constater chez le Cheval.

D'autre part on peut déterminer un changement inverse en expérimentant sur un Chien, et en substituant aux aliments azotés dont cet Animal se nourrit d'ordinaire des substances végétales qui ne renferment que peu ou point d'azote.

Enfin, chez l'Homme lui-même on observe des phénomènes analogues. Dans les circonstances ordinaires, notre régime est mixte, et l'urine, comme je l'ai déjà dit, est jaunâtre, faiblement acide, et contient une petite quantité d'acide hippurique. Or, M. Liebig a constaté que sous l'influence d'une nourriture essentiellement animale, ce liquide pâlit, devient très acide et

(1) Voyez ci-dessus, page 441.

cesse de fournir la moindre trace d'acide hippurique ; tandis que, sous l'influence d'une alimentation non azotée, il cesse d'être acide, devient en général trouble et foncé en couleur, enfin se charge d'acide hippurique en proportion assez forte. On sait aussi depuis longtemps qu'il suffit de manger du fruit en quantité considérable pour que les urines deviennent alcalines, et que le même changement est produit par l'introduction de divers sels à acides végétaux dans les voies digestives (1).

§ 6. — L'urée forme en général à peu près les quatre dixièmes du poids des matières que l'urine de l'Homme tient en dissolution et que ce liquide donne pour résidu quand on l'évapore (2);

*Circonstances qui influent sur la proportion d'urée.*

(1) Quelquefois l'urine devient alcaline par le seul fait de l'introduction d'une quantité un peu considérable de matières amylacées dans le tube digestif.

Ainsi, M. Bence Jones a souvent observé cette anomalie quelques heures après un repas composé principalement de pain (a), et M. Lehmann cite l'exemple d'un jeune homme dont les urines devenaient alcalines toutes les fois qu'il mangeait quelques pruneaux. Ce chimiste a vu aussi que chez beaucoup de personnes qui ont un régime mixte, le même effet se manifeste quelques heures après l'ingestion d'une faible dose d'acétate de soude dans l'estomac (b). Enfin on a constaté depuis longtemps, par des expériences pratiquées sur des Animaux aussi bien que par des observations faites sur l'Homme, que l'absorption d'une certaine quantité de tartrates ou de malates produit dans la composition de l'urine un changement analogue (c).

Des effets semblables ont été produits par l'injection d'une certaine quantité d'amidon dans les veines d'un Lapin (d), ou par l'introduction d'une solution de sucre de raisin dans le torrent de la circulation (e).

(2) Si l'on prend comme terme de comparaison la quantité totale de matières solides (ou fixes) trouvées dans l'urine par les différents chimistes qui ont analysé ce liquide, et si par le calcul on y ramène le poids de l'urée obtenue dans leurs expériences, on

(a) Bence Jones, *Contribution to the Chemistry of Urine* (*Philos. Trans.*, 1845, p. 344).

(b) Lehmann, *Lehrbuch der physiologischen Chemie*, t. II, p. 365).

(c) Wöhler, *Versuche über den Uebergang von Materien in den Harn* (*Zeitschr. für Physiologie* von Treviranus, 1824, t. I, p. 143). — *Expériences sur le passage des substances dans les urines* (*Journal des progrès des sciences médicales*, 1827, t. I, p. 54).

(d) Magendie, *Note sur la présence du sucre dans le sang* (*Comptes rendus de l'Acad. des sciences*, t. XXIII, p. 191).

(e) Cl. Bernard, *Des différences que présentent les phénomènes de la digestion et de la nutrition chez les Animaux carnivores et herbivores* (*Comptes rendus de l'Acad. des sciences*, t. XXII, p. 536).

mais quelquefois cette proportion descend au tiers de ce poids total, tandis que dans d'autres cas elle en constitue la moitié, et il est facile de reconnaître que souvent ces variations sont dues principalement à des circonstances de régime. Ainsi, dans des expériences faites par M. Lehmann, la proportion d'urée, comparée à celle des autres matières fixes de l'urine, s'est élevée à plus de 60 pour 100 sous l'influence d'une nourriture essentiellement animale, et est descendue au-dessous de 40 pour 100 quand ce physiologiste ne faisait usage que d'aliments non azotés (1).

Ce physiologiste a fait remarquer aussi que les relations entre le régime des individus et la proportion d'urée dont leur urine est chargée sont également mises en évidence par la com-

voit que pour 1000 parties de matières solides ce principe représente :

33 en moyenne, d'après Fr. Simon (a) ;
40 d'après Berzelius (b) ;
41 d'après Duménil, de Wunsdorff (c) ;
42 terme moyen, d'après M. Day (d) ;
41 chez la Femme,
44 chez l'Homme (terme moyen), d'après
      A. Becquerel (e) ;
60 au plus et 37 au moins, d'après M. Leh-
      mann (f) ;
48,5 en moyenne, d'après M. Marchand (g).

Dans les analyses faites par M. Lehmann, la proportion d'urée a atteint même 50 pour 100, et dans celles de Fr. Simon on la voit descendre jusqu'à 30 pour 100.

Ainsi, en résumé, la proportion suivant laquelle l'urée entre dans la composition de l'urine humaine ne s'éloigne que peu des 42 centièmes du poids total des matières fixes contenues dans ce liquide.

(1) En représentant par 100 la quantité d'urée contenue dans son urine, M. Lehmann a trouvé que le poids des autres matières solides était représenté par :

63 pendant le régime animal ;
116 pendant le régime mixte ;
155 pendant le régime végétal (h).

Des faits analogues ont été constatés par plusieurs autres physiologistes.

(a) F. Simon, *Animal Chemistry*, translated by Day, 1846, t. II, p. 146.
(b) Berzelius, *Op. cit.*
(c) Duménil, *Chemische Analyse des Urins* (*Archiv des Apothekervereins*, 1826, t. XXIII, p. 358).
(d) Day, *Lancet*, 1844.
(e) A. Becquerel, *Sémiotique des urines*, p. 17.
(f) Lehmann, *Lehrbuch der physiologischen Chemie*, t. II, p. 402.
(g) Marchand, *Lehrbuch der physiologischen Chemie*, p. 292.
(h) Lehmann, *Untersuchungen über den menschlichen Harn* (*Journal für praktische Chemie*, 1842, t. XXVII, p. 269). — *Lehrbuch der physiol. Chemie*, t. II, p. 403.

paraison des analyses de ce liquide faites dans des pays différents où l'alimentation ordinaire n'est pas la même. Ainsi on sait qu'en France les Hommes sont généralement sobres dans leurs repas, et se nourrissent en grande partie de pain ou d'autres substances végétales, tandis qu'en Angleterre ils font un usage plus abondant de viande ; enfin qu'en Allemagne ils mangent ordinairement plus qu'en France, sans prendre cependant une nourriture aussi substantielle qu'en Angleterre. Or, dans les analyses d'urine faites en Angleterre, la proportion d'urée a été généralement plus élevée que dans celles publiées par les chimistes de l'Allemagne, et ce sont les recherches faites en France qui ont donné sous ce rapport les résultats les plus faibles (1).

J'ajouterai que dans l'état de maladie la proportion de l'urée, comparée aux autres matières solides de l'urine, diminue. Ainsi, même dans les urines dites *fiévreuses*, qui sont beaucoup plus chargées que l'urine normale, l'urée ne constitue en général qu'environ 36 centièmes du poids total de ces substances, tandis que dans l'état normal elle en forme, terme moyen, 43 centièmes (2). Dans certaines affections tant aiguës que chroniques, on voit quelquefois cette proportion descendre à 23 pour 100 ou même plus bas, et j'insiste sur ces faits parce qu'ils se lient, comme nous le verrons

(1) Ainsi Alf. Becquerel, à Paris, a trouvé en moyenne seulement 12 millièmes d'urée ; M. Marchand, à Berlin, en a trouvé de 30 à 32 millièmes, et M. Lehmann fait remarquer que Prout, à Londres, trouva quelquefois l'urine tellement chargée de ce principe, qu'en y ajoutant de l'acide azotique, il se déposait aussitôt des cristaux d'azotate d'urée, circonstance qui ne s'est jamais présentée dans les expériences décrites par les chimistes de l'Allemagne et de la France (a).

(2) Ces proportions sont calculées d'après les analyses types des urines fiévreuses et anémiques, données par A. Becquerel (voyez ci-dessus, p. 473, note.

(a) Lehmann, *Lehrbuch der physiologischen Chemie*, t. II, p. 398.

bientôt, à la manière dont le travail nutritif s'effectue dans l'organisme (1).

§ 7. — L'acide urique qui se trouve dans l'urine de l'Homme, soit à l'état libre, soit en combinaison avec des bases, constitue d'ordinaire 1 ½ à 2 pour 100 du poids total des matières fixes contenues dans ce liquide (2); mais de même que pour l'urée, ces proportions peuvent varier beaucoup, suivant la nature des aliments dont on fait usage, et comme l'acide urique est très peu soluble dans l'eau, les changements déterminés de la sorte causent parfois des modifications considérables dans l'état physique des produits de la sécrétion rénale. Un régime très azoté tend à augmenter la quantité d'acide urique excrété par cette voie, et souvent il suffit d'avoir bu un peu de vin mousseux ou d'avoir pris un peu trop de café, pour que l'urine en soit chargée au point d'en déposer par le refroidisse-

Circonstances<br>qui influent<br>sur<br>la proportion<br>d'acide urique.

---

(1) Ainsi, dans l'urine d'un Homme dans la première période d'une attaque mortelle de choléra sporadique, M. Heller trouva :

Eau. . . . . . . . . . . . . 935,67
Urée. . . . . . . . . . . . . 10,50
Acide urique. . . . . . . . 0,10
Matières extractives. . . . 27,32
Sels fixes . . . . . . . . . 6,41 (a)

Dans un cas de marasme sénile, M. Scherer ne trouva dans l'urine que 24 d'urée pour 100 parties de matières solides (b).

Chez un malade atteint de carcinome du foie, M. Percy trouva dans l'urine :

Eau. . . . . . . . . . . . . 979,00
Urée . . . . . . . . . . . . 3,76
Matières organiques indéterminées. 8,78

Sels solubles . . . . . . . . . . . 8,18
Sels insolubles. . . . . . . . . . . 0,24

Par conséquent, la proportion d'urée, relativement aux autres matières fixes, était réduite à 18 pour 100 (c).

(2) Dans l'analyse faite par Berzelius, l'acide urique représente 15 millièmes des matières solides fournies par l'urine ; dans les analyses de M. Marchand, cet acide représente 16 millièmes du même poids total, et dans celles faites par M. Lehmann, la proportion de cette substance varia entre 16 et 20 millièmes du poids des matières solides. Mais, dans les analyses faites par A. Becquerel, la quantité relative de l'acide urique ne fut évaluée, terme moyen, qu'à 14 millièmes de la totalité des matières solides.

(a) Heller, *Harn, Blut, Vomitus und Fæces bei Cholera sporadica* (*Archiv für physiol. und pathol. Chemie*, 1844, t. I, p. 15).
(b) Scherer, *Untersuchungen*, p. 75.
(c) Fr. Simon, *Animal Chemistry*, t. II, p. 318.

ment. Quelquefois même l'urine donne naissance à de petits cristaux ou à des granules amorphes d'acide urique, avant d'avoir été expulsée des canalicules des reins, et la médecine nous apprend que les excès de table contribuent plus que toute autre chose à déterminer ces accidents. Les petites concrétions qui se forment de la sorte, et qui sont connues sous le nom de graviers(1), sont souvent la cause de souffrances très vives, et pour en arrêter le développement, il suffit généralement d'adopter un régime frugal (2).



§ 8. — Comme exemple des modifications que les aliments peuvent déterminer dans la constitution de l'urine, je citerai encore l'augmentation dans la proportion d'oxalate de chaux, qui parfois résulte de l'emploi d'une quantité trop considérable d'oseille (3).

---

(1) Les graviers sont ordinairement composés d'acide urique associé à la matière colorante rouge de l'urine (a), et ils se forment en général dans l'intérieur des reins (b). Ils consistent en agrégats de cristaux microscopiques soudés entre eux (c).

Souvent de petites concrétions analogues, mais composées d'urate d'ammoniaque, se trouvent dans les canalicules des reins chez les enfants nouveau-nés.

Dans quelques cas de gravelle, les concrétions urinaires sont blanches et formées, soit de phosphate ammoniaco-magnésien et de phosphate de chaux, soit d'oxalate de chaux.

(2) J'aurai à revenir sur ce sujet quand je traiterai de la nutrition ; mais je dois signaler ici à l'attention du lecteur les observations de Schultens et de Magendie sur la gravelle (d).

(3) Les médecins avaient remarqué que l'usage fréquent de l'oseille comme aliment pouvait déterminer la formation de calculs urinaires qui sont composés essentiellement d'oxalate de chaux (e), et la présence de ce sel en

---

(a) Lecanu, *Nouv. rech. sur l'urine* (*Mém. de l'Acad. de médecine*, 1840, t. VIII).

— Ségalas, *Essai sur la gravelle et la pierre*, 1838, p. 59.

(b) Brande, *On the Differences in the Structure of Calculi which arise from their being formed in different Parts of the Urinary Passages* (*Philos. Trans.*, 1808).

(c) Voyez Golding Bird, *De l'urine et des dépôts urinaires*, p. 157, fig. 58 à 60.

— Magendie, *Recherches physiologiques et médicales sur les causes, les symptômes et le traitement de la gravelle*, 1818.

(d) Schultens, *Dissert. chem. med. de causis imminutæ in Hollandia morbi calculosi frequentia*, 1802 (*Journal de Gehlen*, t. III, p. 335).

(e) Magendie, *Note sur deux nouvelles espèces de gravelles* (*Journal de physiologie*, 1826, t. VI, p. 297).

— Donné, *Cours de microscopie*, p. 216.

— Golding Bird, *De l'urine et des dépôts urinaires*, p. 277.

— Caventou, *Analyse d'un calcul mûral* (*Journal de pharmacie*, 1830, t. XVI, p. 754).

Le régime influe plus que toute autre chose sur la proportion de l'acide phosphorique et de l'acide sulfurique qui, à l'état de combinaisons salines, sont expulsés de l'économie par la sécrétion urinaire ; mais l'état général de l'organisme peut contribuer aussi à la faire varier, et comme nous le verrons bientôt, il semble y avoir quelques relations entre l'abondance plus ou moins grande de ces matières et le degré d'activité vitale de certains appareils, ainsi que la manière dont le travail nutritif s'y effectue (1).

§ 9. — D'autres variations dans la composition chimique de l'urine de l'Homme et des Animaux, sans dépendre du régime ordinaire de ces êtres, sont dues à des causes analogues. En effet, l'eau, l'urée et les diverses substances organiques ou minérales que nous venons de passer en revue ne sont pas les seules matières qui soient susceptibles d'être séparées du sang par l'action

Présence de matières étrangères dans l'urine.

proportion notable a été observée dans l'urine d'Animaux auxquels on avait administré de l'acide oxalique (a). Mais, ainsi que nous le verrons bientôt, cet acide peut être formé dans l'organisme aux dépens d'autres substances.

Morichini et d'autres pathologistes ont trouvé aussi de l'acide oxalique en proportion insolite dans l'urine de quelques personnes qui avaient fait un grand usage des tomates comme aliment (b).

(1) Il résulte des recherches expérimentales de M. Bence Jones que l'exercice musculaire tend à augmenter la proportion des sulfates contenus dans l'urine, et que la quantité des phosphates sécrétés par les reins est surtout remarquable dans les maladies aiguës qui affectent les organes dont le tissu contient le plus de matières phosphorées, savoir, le système nerveux et le système osseux. Ainsi, dans un cas d'inflammation cérébrale, et chez un individu affecté de ramollissement des os, ce physiologiste a vu les phosphates à bases alcaline et terreuse devenir très abondants dans les urines (c).

(a) Wöhler, *Ueber den Uebergang von Materien in den Harn* (*Zeitschr. für Physiologie von Treviranus*, t. I, p. 138).

(b) Morichini, *Memoria sopra alcuna sostanze che passano indecomposate nelle urine* (*Memorie della Società italiana*, 1815, t. XVII).

— Bouchardat, *Annuaire de thérapeutique*, 1850, p. 157.

(c) Bence Jones, *Contributions to the Chemistry of Urine* (*Philos. Trans.*, 1846, p. 449, et 1852, p. 255).

sécrétoire des reins. Presque tous les corps qui se trouvent en dissolution dans ce liquide peuvent en sortir par la même voie, pourvu qu'ils y existent en proportion suffisante ; et par conséquent, lorsque le sang qui traverse les glandes rénales est chargé de matières étrangères à sa constitution normale, soit que ces matières y aient été portées du dehors par absorption, soit qu'elles aient pris naissance dans l'intérieur de l'organisme, on doit s'attendre à les voir apparaître dans les urines. En effet, c'est ce qui a lieu. Toutes les substances qui sont absorbées par les parois du canal digestif ou qui arrivent par quelque autre route dans le torrent de la circulation, et qui ne sont ni fixées dans l'organisme, ni détruites dans l'intérieur de l'économie animale, peuvent en être expulsées par la sécrétion urinaire. Si ces matières étrangères sont gazeuses ou volatiles, elles s'échappent en plus grande abondance par la surface respiratoire, mais elles se montrent aussi dans les urines ; et quand elles sont fixes, c'est principalement ou même uniquement par les voies urinaires qu'elles sont expulsées au dehors. Nous examinerons plus tard quels sont les corps étrangers qui, introduits ainsi dans le sang par absorption, arrivent aux reins et sont éliminés par ces glandes, conjointement avec les matériaux constitutifs de l'urine ordinaire, et en ce moment je me bornerai à citer quelques faits propres à mettre bien en évidence les phénomènes dont je viens de parler, et à montrer quelle est la source de ces produits adventifs de la sécrétion rénale.

Chacun a pu remarquer qu'à la suite de l'emploi alimentaire de certains végétaux ou de l'administration de quelques médicaments, l'urine prend une odeur particulière ou se colore d'une manière insolite ; et dans les observations faites sur des malades, ainsi que dans une multitude d'expériences pratiquées sur des animaux, on a pu constater chimiquement dans l'urine la présence de matières qui avaient été absorbées dans le canal digestif (1). Ainsi, la rhubarbe, administrée même à faible dose, rend l'urine très jaune, et y développe une couleur brun rouge lorsqu'on ajoute à ce liquide un peu de potasse, réaction qui est caractéristique de cette substance (2).

(1) Plusieurs auteurs ont vu l'urine devenir rouge après l'emploi abondant de divers aliments végétaux, tels que les fruits du *Cactus opuntia*, les Betteraves et les Mûres ; mais dans d'autres cas, ces effets n'ont pas été produits (*a*), et les variations que l'on a remarquées à cet égard dépendaient probablement de ce que dans certaines circonstances, la matière colorante contenue dans l'aliment aura été absorbée, tandis que, d'autres fois, elle aura été entraînée rapidement au dehors avec les fèces, par suite de l'action purgative exercée par la substance ingérée dans les voies digestives. L'absorption du principe colorant de la garance et d'autres matières tinctoriales peut produire des effets analogues sur les urines, ainsi que cela a été constaté chez l'Homme par Sewal, Bradner Stuart, Perceval, etc., et chez la Vache par Deyeux et Parmentier (*b*).

La santonine (ou acide santonique), qui s'extrait du semen-contra, et qui jaunit par l'action de la lumière, éprouve un changement analogue en traversant l'économie animale, et détermine dans les urines une coloration jaune très intense et fort persistante (*c*).

Les médecins ont souvent remarqué qu'à la suite de l'emploi intérieur de l'essence de térébenthine, l'urine exhale une odeur de violettes, et même ce phénomène se manifeste quelquefois quand la vapeur de cette substance a été absorbée par les voies pulmonaires. Or, cette particularité dépend du passage de l'essence de térébenthine dans les urines, et de l'action exercée par cette substance sur la matière colorante extractive que M. Scharling a désignée sous le nom d'*omychmyle*. En effet, cette matière, traitée par l'essence de térébenthine, développe l'odeur de la violette (*d*).

On sait généralement que l'urine des personnes qui ont mangé des asperges prend une odeur particulière (*e*) : mais la théorie de ce phénomène n'est pas connue, car l'asparagine, qui est alors expulsée par la sécrétion rénale, est par elle-même inodore.

(2) Ce phénomène, constaté par Home et par plusieurs autres physiologistes dans des expériences sur des Animaux (*f*), a été observé aussi chez

(*a*) Rayer, *Traité des maladies des reins*, t. I, p. 66.
(*b*) Nous reviendrons sur ce sujet dans la prochaine Leçon.
(*c*) Mouthner, *Sur l'action de la santonine chez les enfants* (*Gaz. méd.*, 1855, t. X, p. 314).
(*d*) Voyez ci-dessus, page 418.
(*e*) Voyez Burdach, *Traité de physiologie*, t. VIII, p. 335.
(*f*) Home, *Experiments to prove that Fluids pass directly into the Circulation of the Blood, and from thence to the Cells of the Spleen, the Gall Bladder and Urinary Bladder, without going through the Thoracic Duct* (*Philos. Trans.*, 1811, t. CI, p. 163). — Tiedemann et Gmelin, *Recherches sur la route que prennent diverses substances pour passer de l'estomac dans le sang*, etc., p. 10. — Hering, *Versuche die Schnelligkeit des Blutlaufs und der Absonderung zu bestimmen* (*Zeitschr. für Physiol.* von Treviranus, 1829, t. III, p. 85).

L'existence du cyanoferrure de potassium est encore plus facile à constater dans l'urine peu de temps après que cette substance a été portée dans le torrent de la circulation (1). Il en est de même pour les préparations iodurées (2), ainsi que pour un grand nombre de sels métalliques ; et si l'excrétion des matières étrangères par les voies urinaires ne peut pas être constatée dans toutes les circonstances où ces substances n'ont pas été détruites dans l'intérieur de l'organisme, cela dépend presque toujours de la lenteur avec laquelle leur élimination s'effectue et de l'impuissance des réactifs chimiques employés pour les faire découvrir. Même les substances non destructibles

l'Homme par quelques médecins (a). Il paraît dû à l'acide chrysophanique qui se trouve dans la rhubarbe (b).

(1) La présence du cyanoferrure de potassium dans l'urine peu de temps après l'absorption de cette substance par les voies digestives a été constatée d'abord par Wollaston, puis par tous les physiologistes qui ont fait des expériences sur ce sujet (c).

(2) Le passage des préparations iodées dans les urines a été constaté non-seulement chez des Animaux (d), mais aussi chez l'Homme (e).

(a) Par exemple, Bradner Stuart (voy. Rayer, *Traité des maladies des reins*, t. I, p. 67).
(b) Schlossberger und Döpping, *Chem. Unters. der Rhubarberwurzel* (*Ann. der Chemie und Pharm.*, 1844, t. L, p. 295).
(c) Wollaston, *On the non-existence of Sugar in the Blood of persons labouring under Diabetes mellitus* (*Philos. Trans.*, 1811, p. 105).
— Wetzlar, *Dissert. de kali borussici in organismum transitu.* Marbourg, 1821.
— Home, *Op. cit.* (*Philos. Trans.*, 1811, p. 163).
— Magendie, *Précis élémentaire de physiologie*, t. II, p. 477.
— Mayer, *Ueber das Einsaugungsvermögen der Venen* (Meckel's *Deutsches Archiv für Physiologie*, 1817, t. III, p. 498).
— Tiedemann et Gmelin, *Recherches sur la route que prennent diverses substances pour passer de l'estomac et du canal intestinal dans le sang*, etc., 1821, p. 15.
— Emmert et Höring, *Ueber die Veränderungen, welche einige Stoffe in dem Körper sowohl hervorbringen als erleiden, wenn sie in die Bauchhöhle lebender Thiere gebracht werden* (Meckel's *Deutsches Archiv für Physiologie*, 1818, t. IV, p. 516 et 518).
— Westrumb, *Physiol. Untersuchung. über die Einsaugekraft der Venen*, 1825.
— Seiler und Ficinus, *Versuche über das Einsaugungsvermögen der Venen* (*Zeitschrift für Natur-und Heilkunde*. Dresde, 1821, t. II, p. 378, etc.).
(d) Tiedemann et Gmelin, *Op. cit.*
— Wöhler, *Versuche über den Uebergang von Materien in den Harn* (*Zeitschr. für Physiologie* von Treviranus, 1824, t. I, p. 124). — *Recherches sur les substances qui passent dans l'urine* (*Archives générales de médecine*, 1824, t. VII, p. 577). — *Expériences sur le passage des substances dans l'urine* (*Journal des progrès des sciences médicales*, 1827, t. I, p 42).
(e) Cantu, *Sur la présence de l'iode dans les urines, la sueur*, etc. (*Journal de chimie médicale*, 1826, t. II, p. 291).
— Guibourt, *De l'iode dans l'urine d'un scrofuleux* (*Journal de chimie médicale*, 1832, t. VIII, p. 460).
— Melsens, *Mém. sur l'emploi de l'iodure de potassium pour combattre les affections saturnines et mercurielles* (*Ann. de chimie et de physique*, 3ᵉ série, 1849, t. XXVI, p. 215).

qui sont de prime abord fixées dans le tissu de certains organes, finissent par s'en séparer et par être expulsées de l'économie ; or, dans l'immense majorité des cas, c'est principalement, sinon uniquement, par la sécrétion rénale que leur sortie s'opère, et par conséquent presque toutes les substances fixes qui arrivent dans le torrent de la circulation, et qui n'y sont pas décomposées, finissent par se trouver dans les urines (1).

Il est aussi à noter que, dans certains cas, des matières étrangères introduites dans l'économie par les voies digestives ou autrement, subissent dans l'intérieur de l'organisme des transformations, et donnent ainsi naissance à des produits nouveaux qui sont excrétés par la sécrétion rénale. Dans une prochaine Leçon j'aurai à traiter de ces métamorphoses, et ici je me bornerai à ajouter que c'est de la sorte qu'à la suite de l'absorption des carbonates alcalins (2) ou de certains sels à acide

(1) Il serait trop long d'énumérer ici tous les corps dont le passage dans l'urine a été observé, et dans une prochaine Leçon j'indiquerai ceux qui, étant détruits ou fixés dans l'organisme, ne se montrent pas dans cette humeur excrémentitielle. Je me bornerai à ajouter que la présence de diverses substances métalliques, telles que le mercure (a) et l'arsenic (b), qui ne se trouvent pas d'ordinaire dans l'organisme, mais qui y ont été introduits comme médicaments ou de toute autre manière, a été souvent constatée dans les urines chez l'Homme, et qu'il en a été de même pour des bases organiques et beaucoup d'autres matières.

(2) Ce phénomène est facile à constater à la suite de l'usage des eaux alcalines comme boisson (c). Plusieurs remèdes empiriques préconisés depuis longtemps comme préventifs de la gravelle, ou même comme propres à opérer la dissolution de ces petites concrétions d'acide urique, consistent aussi en matières alcalines qui

(a) Cantu, Specimen chimico-medicum de mercurii præsentia in urinis syphiliticorum mercurialem curationem patientium (Mem. della Soc. delle scienze di Torino, 1824, t. XXIX).
— Piorry, Présence du sulfate de quinine dans l'urine (Gazette médicale, 1836, p. 73).
— Quevenne, De la présence de la quinine dans l'urine des individus auxquels elle a été administrée à haute dose (l'Expérience, journal de médecine, 1836, p. 97).
(b) Orfila, Mémoire sur l'empoisonnement par l'acide arsénicux (Mém. de l'Acad. de médecine, 1840, t. VIII, p. 376).
(c) Mascagni, Untersuch. über Stein und Greis im Urin, und die Wirkung des Alcali darauf, im Lebenden (Hufeland's Journal für prakt. Arzneikunde, 1816, t. IX, p. 126).
— Brande, Observ. on the Effects of Magnesia in preventing or increasing the formation of Uric Acid, with some Remarks on the Composition of Urine (Philos. Trans., 1810, p. 143).
— Wöhler, Op. cit. (Zeitschrift für Physiol., 1824, t. I, p. 129).

organique, l'urine, en se chargeant de carbonate de soude ou de potasse, devient alcaline (1), et que, dans d'autres circonstances, ce liquide a pu présenter dans sa composition chimique diverses anomalies plus ou moins remarquables, et contenir, par exemple, une certaine quantité d'acide azotique (2).

§ 10. — D'après les divers faits dont je viens de rendre compte, on conçoit facilement que si le sang, par l'effet de quelque phénomène physiologique, reçoit en quantité considérable un principe dont il est d'ordinaire peu chargé, ou qui n'y existe même pas dans l'état normal, il pourra se faire que

Source des produits excrémentitiels anormaux.

passent dans les urines (a) ; et c'est principalement à raison de l'influence exercée ainsi sur la sécrétion urinaire que l'eau de Vichy est très utile dans le traitement de diverses maladies des reins (b).

(1) Ce phénomène a été constaté expérimentalement par M. Wölher. En administrant à des Animaux du tartrate, du malate, ou de l'acétate de soude ou de potasse, il vit l'urine se charger bientôt d'un carbonate correspondant (c) ; et la production de ces carbonates alcalins dans l'intérieur de l'organisme nous explique comment l'emploi de certains fruits peut déterminer l'alcalinité de l'urine, ainsi que je l'ai indiqué ci-dessus (page 172). L'apparition d'une certaine quantité de sulfate de potasse dans ce liquide

peut être déterminée de la même manière par l'introduction du sulfure de potassium dans l'économie animale.

M. Bence Jones a vu que chez l'Homme, l'acidité de l'urine diminue beaucoup très peu de temps après l'ingestion d'une certaine dose de tartrate de potasse dans l'estomac, et que même ce liquide peut devenir ainsi alcalin (d).

(2) Bence Jones a constaté la présence d'une certaine quantité d'acide azotique dans l'urine de personnes auxquelles il avait administré préalablement du carbonate d'ammoniaque, et ainsi que nous le verrons dans une prochaine Leçon, il attribue ce phénomène à l'oxydation de l'azote de ce sel dans l'intérieur de l'organisme (e).

(a) Bostock, *Medico-chirurgical Transactions*, t. V, p. 81.

(b) Darcet, *Notes pour servir à l'histoire des eaux thermales de Vichy* (*Ann. de chimie*, 1836, t. XXXI, p. 301).

— Ch. Petit, *Du traitement des calculs urinaires, et particulièrement de leur dissolution par les eaux de Vichy et les bicarbonates alcalins*, 1835. — *Du mode d'action des eaux de Vichy*, 1850.

(c) Wöhler, *Op. cit.* (*Zeitschr. für Physiol.* von Treviranus, t. I, p. 144).

(d) B. Jones, *Appendice to a Paper on the Variations of the Acidity of the Urine in the state of health* (*Philos. Trans.*, 1849, p. 261).

(e) B. Jones, *On the Oxydation of Ammoniac in the human body, with some Remarks on Nitrification* (*Philos. Trans.*, 1851, p. 399).

cette substance passe dans les urines, comme nous venons de le constater pour une multitude de corps étrangers introduits du dehors et pour un certain nombre de principes normaux du fluide nourricier. Or, il est des circonstances dans lesquelles la production de certaines matières qui prennent naissance dans l'intérieur de l'organisme, et qui d'ordinaire sont détruites presque aussitôt après leur formation, devient trop abondante pour qu'elles puissent disparaître de la sorte, et alors le sang, en étant surchargé, en abandonne pendant son passage à travers les capillaires des glandes rénales. Il en résulte que l'urine, à son tour, s'en trouve chargée et en effectue l'évacuation au dehors. C'est de la sorte que dans quelques états pathologiques de l'organisme, dans le diabète, par exemple, l'urine devient sucrée (1). La glycose, engendrée

Sucre dans l'urine.

(1) La découverte de l'existence du sucre dans l'urine des malades affectés de diabète est assez généralement attribuée à Cruikshank (a). Mais, ainsi que l'a fait remarquer M. Bell (b), ce fait avait été entrevu plus d'un siècle auparavant par Willis, puis par Dobson, et bien établi par Cowley, Marabelli et P. Frank (c). Parmi les auteurs qui ont ensuite le plus contribué à l'avancement de nos connaissances sur ce sujet, je citerai Fourcroy, Nicolas et Gaudeville, Dupuytren et Thenard, Bostock, Henry, M. Chevreul et M. Péligot (d).

Pour constater la présence du sucre dans l'urine, et même pour doser cette substance, on peut faire usage de trois méthodes, dont l'une est essentielle-

(a) H. Bell, art. DIABÈTE (*Dictionnaire des études médicales pratiques*, t. V, p. 110).
(b) Willis, *Pharmaceutice rationalis*, 1677, p. 164.
(c) Dobson, *Experiments and Observations on the Urine in a Diabetes* (*Medical Observ. by a Society of Physicians in London*, t. V).
— T. Cowley, *A Singular case of Diabetes consisting entirely in the Quantity of the Urine* (*The London Medical Journal*, 1788, t. IX, p. 291).
— Marabelli, *Memoria su i principî e sulle differenze dell'urina in due spezie di diabete*. Pavia, 1783, p. 32.
— Frank, *De curandis hominum morbis*, lib. V, 1794, p. 39.
(d) Fourcroy, *Système de chimie*, t. X, p. 178.
— Nicolas et Gaudeville, *Recherches chimiques et médicales sur le diabète sucré, ou phthisurie sucrée* (*Ann. de chimie*, 1802, t. XLIV, p. 45).
— Dupuytren et Thenard, *Mém. sur le diabète sucré* (*Ann. de chimie*, 1806, t. LIX, p. 11).
— Bostock, *Two cases of Diabetes* (*Trans. of the Med. Chir. Soc. of London*, 1806, t. VI, p. 237).
— Chevreul, *Note sur le diabète sucré* (*Bulletin de la Société philomatique*, 1817, p. 148).
— Henry, *Experiments on the Urine discharged in Diabetes mellitus* (*Med. chir. Trans.*, 1817, t. II, p. 119).
— Péligot, *Recherches sur la nature et les propriétés chimiques des sucres* (*Ann. de chimie et de physique*, 1837, t. LXVII, p. 136).

dans le foie et entraînée par le torrent de la circulation, est alors un des principes constitutifs de l'urine ; mais la présence de cette substance parmi les produits de la sécrétion rénale n'implique aucune altération dans la nature de ce travail phy-

ment physique et les deux autres reposent sur des réactions chimiques.

La première de ces méthodes a été proposée par Biot, et consiste dans la constatation du mode d'action du liquide sur la lumière polarisée, soit à l'aide de l'instrument inventé par ce savant physicien (a), soit au moyen du saccharimètre de M. Soleil et du procédé opératoire décrit par M. Clerget (b).

L'une des méthodes chimiques repose sur l'aptitude du sucre à fermenter, et à donner ainsi naissance à de l'alcool et à de l'acide carbonique sous l'influence de la levûre de bière ou de tout autre ferment alcoolique.

La seconde méthode chimique est basée sur l'action réductrice que le sucre exerce sur divers composés métalliques, tels que le réactif de Trommer, ou d'autres préparations cupriques analogues, employées par M. Fehling et par M. Barreswil (c). Dans ces derniers temps, la valeur relative de ces procédés saccharimétriques et de quelques autres méthodes plus ou moins analogues, a été l'objet de beaucoup de recherches (d).

M. Brücke, en étudiant le dépôt dont

(a) Biot, *Sur l'emploi des caractères optiques comme diagnostic immédiat du diabète sucré* (*Comptes rendus de l'Acad. des sciences*, 1840, t. XI, p. 1028). — *Instructions pratiques sur l'observation et la mesure des propriétés optiques appelées rotatoires, avec l'exposé succinct de leur application à la chimie médicale, scientifique et industrielle*, 1845.

(b) Clerget, *Analyse des substances saccharifères* (*Ann. de chimie et de physique*, 3e série, 1849, t. XXVI, p. 175).

— Voyez aussi à ce sujet : Neubauer, *Ueber optische Harnzuckerbestimmung* (*Archiv für physiol. Heilk.*, 1858, t. XI). — *Anleitung zur qualitativen und quantitativen Analyse des Harns*, von Neubauer and Vogel, 1858, t. I, p. 61.

(c) Voyez tome I, page 300.

(d) Poiseuille, *Détermination à l'aide de la fermentation de faibles quantités de glycose contenue dans des liquides de très petit volume* (*Comptes rendus de l'Acad. des sciences*, 1858, t. XLVII, p. 906 et 1058).

— Brücke, *Ueber die reducirenden Eigenschaften des Harns gesunder Menschen* (*Sitzungsber. der Ak. der Wissensch. zu Wien*, 1858, t. XXVIII, p. 568). — *Ueber Harnzuckerproben* (*Zeitschr. d. Gesellsch. der Aerzte zu Wien*, 1858).

— Fehling, *Die quantitative Bestimmung von Zucker* (*Ann. der Chemie und Pharm.*, 1858, t. CVI, p. 75).

— Mulder, *Indigo als Reagens auf Trauben- und Fruchtzucker* (*Archiv für die Holländischen Beiträge zur Natur- und Heilkunde*).

— Ch. Leconte, *Sur la recherche du sucre dans l'urine* (*Journal de physiologie de Brown-Séquard*, 1859, t. II, p. 593).

— Wiederhold, *Ueber die Nachweisung des Zuckers im Harn.* Göttingue, 1849.

— Lowenthal, *Notiz zur Fehling'schen Kupferlösung* (*Journal für praktische Chemie*, 1859, t. LXXVII, p. 336).

— Schneyder, *Eine Methode Zucker zu erkennen* (*Zeitschr. für rationelle Medecin*, 1860, Bericht für 1859, p. 331).

— Bödeker, *Mittheilungen aus dem chem. Laboratorium des physiologischen Instituts zu Göttingen* (*Zeitschrift für rationelle Medizin*, 1859, t. VII, p. 128).

— Miahle, *Note sur la recherche du sucre dans l'urine* (*Journal du progrès*, 1860).

— Fischer und C. Bödeker, *Ueber die künstliche Darstellung von Zucker* (*Zeitschr. für rationelle Medicin*, 1860, t. X, p. 153).

siologique, et doit être considérée seulement comme une conséquence du changement survenu dans la composition chimique du sang. En effet, chez les personnes qui sont atteintes de diabète sucré, on trouve du sucre dans le sang (1), et, ainsi que nous le verrons bientôt, on peut à volonté déterminer cette particularité dans la composition des urines en provoquant une production surabondante de sucre dans le foie (2), ou en introduisant artificiellement une quantité considérable de cette substance dans le torrent de la circulation (3).

Comme exemple de l'apparition de matières anormales dans l'urine par suite de la production trop abondante de ces substances dans l'intérieur de l'organisme ou de leur résorp-

Matière<br>colorante<br>de la bile<br>dans<br>l'urine.

la formation a lieu dans l'urine fraîche qui a été préalablement traitée par l'alcool absolu et par une solution alcoolique de potasse, a été conduit à considérer le sucre comme étant un des produits normaux de la sécrétion rénale (a) ; mais cette opinion repose seulement sur la réduction du réactif cuprique, et ne paraît pas être fondée, car la réduction de l'oxyde de cuivre peut être effectuée aussi par l'hypoxanthine, l'acide taurylique, etc., dont on rencontre souvent des traces dans l'urine (b).

(1) L'existence du sucre dans le sang des diabétiques avait été entrevue plutôt que démontrée par quelques pathologistes du siècle dernier ; mais d'autres expérimentateurs n'étaient arrivés qu'à des résultats négatifs dans leurs recherches pour y découvrir cette substance, et c'est de nos jours seulement que le fait a été mis hors de doute par les expériences dont j'ai rendu compte dans une précédente Leçon (c).

(2) La piqûre du plancher du quatrième ventricule de l'encéphale, comme nous le verrons par la suite, détermine une production abondante de sucre dans l'organisme et cause ainsi la glycosurie. Mais cela ne dépend pas de l'influence exercée par le système nerveux sur les reins.

(3) Lorsqu'on injecte une certaine quantité de glycose dans les veines d'un Animal, on voit bientôt après du sucre apparaître dans son urine. Ce dernier phénomène peut être déterminé aussi par l'ingestion de beaucoup de sucre dans les voies digestives (d).

(a) Brücke, *Ueber das Vorkommen von Zucker im Urin gesunder Menschen* (*Sitzungsbericht der Akad. der Wissenschaften zu Wien*, 1858, t. XXIX, p. 346).

(b) Lehmann, *Handbuch der physiologischen Chemie*, 1859, p. 140.

(c) Voyez tome I, page 193.

(d) Cl. Bernard, *Leçons sur les liquides de l'organisme*, 1859, t. II, p. 74 et suiv.

— Limpert und Falk, *Untersuchungen über die Ausscheidung des Zuckers durch die Nieren* (*Archiv für pathologische Anat. und Physiol.*, 1856, t. IX).

tion quand elles ne sont pas évacuées au dehors par les voies ordinaires, je citerai aussi l'état particulier de ce liquide dans la plupart des cas de jaunisse. En général, l'urine des ictériques contient une quantité plus ou moins considérable de la matière colorante jaune de la bile, et prend ainsi une teinte foncée, qui parfois tire sur le brun rouge. Dans divers cas pathologiques du même genre, on a constaté aussi la présence des acides résineux de la bile, et même de la cholestérine, parmi les produits de la sécrétion rénale (1).

Quelquefois l'urine paraît presque noire, par suite de la quantité considérable de matières colorantes de la bile qui s'y trouvent dans un état d'altération particulier (2); et dans certains cas, ce liquide a présenté une couleur bleue très remarquable qui est due à l'indigo, et qui résulte de l'excrétion abondante d'un principe particulier dont j'ai eu déjà l'occasion de parler, et dont la présence a été constatée dans le sang : savoir l'indican, ou indigogène, qui a reçu aussi le nom d'*uroxanthine* (3).

Cystine.

Une substance dont l'existence n'a pas encore été constatée dans le sang, mais qui s'y trouve probablement dans certaines circonstances et qui est parfois sécrétée par les reins, de façon qu'elle peut se rencontrer dans les urines, a reçu le nom de *cystine*. C'est un corps cristallisable et azoté comme l'urée, mais qui renferme beaucoup de soufre et probablement aussi du phosphore. Elle est susceptible de se combiner avec certains

(1) Comme exemples de la présence de la cholestérine dans l'urine, je citerai des cas observés récemment par M. Beale chez des personnes affectées d'une dégénérescence graisseuse des reins (a).

(2) Dans d'autres cas où l'urine était noire, cette particularité paraît avoir dépendu de la présence de beaucoup d'hématosine altérée et provenant de globules sanguins (b).

(3) Voyez ci-dessus, page 419.

(a) Beale, *On the presence of Cholesterine in Urine* (Archives of Medicine, 1859, t. I, p. 8).
(b) Dulk, *Urine noire* (Berzelius, *Rapport sur les progrès de la chimie*, présenté en 1840, p. 330).

acides et paraît devoir être considérée comme une base organique faible, mais son histoire n'est encore que très imparfaitement connue (1).

(1) Ce principe immédiat fut découvert par Wollaston dans un calcul vésical, et appelé d'abord *oxyde calculeux* ou *oxyde cystique* (a). Marcel trouva ensuite de petites concrétions de cette substance dans les reins (b), et Prout en constata la présence dans l'urine, anomalie qui a été observée également par Stromeyer et par M. Civiale (c). Berzelius, qui en détermina la nature chimique mieux que ne l'avaient fait ses devanciers, donna à ce corps le nom de *cystine* (d) que quelques pathologistes voudraient remplacer par ceux de *néphrine* ou de *scordosmine*. La forme des cristaux de cystine est caractéristique et a été représentée par plusieurs auteurs (e).

L'existence du soufre dans ce corps a été constatée expérimentalement par MM. Malaguti et Baudrimont (f); celle du phosphore est rendue présumable par ce fait que, chauffée dans un tube, la cystine donne naissance à un gaz qui, au contact de l'air, s'enflamme spontanément (g).

Il me paraît probable qu'une anomalie singulière qui a été mentionnée par quelques auteurs, et qui consiste dans l'excrétion d'une urine lumineuse (h), pouvait dépendre de la présence d'une certaine quantité de cystine en voie de décomposition. Il est d'ailleurs à noter que des phénomènes de phosphorescence en apparence analogues se manifestent très souvent pendant la putréfaction des Poissons et autres Animaux marins, et que dans ce dernier cas il paraît être dû à la décomposition des matières organiques phosphorées par l'hydrogène naissant et à la combustion de la petite quantité de gaz hydrogène phosphoré qui se dégage alors d'une manière lente et continue (i).

D'après M. Thaulow, la composi-

(a) Wollaston, *On Cystic Oxyde, a new species of Urinary Calculus* (Philos. Trans., 1810, p. 223).—*De l'oxyde cystique, nouvelle espèce de calcul* (Ann. de chimie, 1810, t. LXXVI, p. 21).
(b) Marcel, *Op. cit.*, p. 89.
(c) Prout, *An Inquiry into the Nature and Treatment of Gravel*, etc., p. 171.
— Stromeyer, *Oxyde cystique* (Ann. de chimie et de physique, 1824, t. XXVII, p. 221).
— Civiale, *Mém. sur les calculs de cystine* (Comptes rendus de l'Acad. des sciences, 1838, t. VI, p. 897). — *Traitement médical et préservatif de la gravelle*, 1840, p. 418.
— Milner Baary, *Urin containing Cystine* (Archiv. of Medicine, 1859, t. I, p. 134).
(d) Berzelius, *De l'emploi du chalumeau pour reconnaître les calculs urinaires.*
(e) Donné, *Tableau des sédiments des urines*, 1838.
— Mandl, *Anatomie microscopique*, 2ᵉ série, t. I, pl. 5, fig. 15.
— Rayer, *Traité des maladies des reins*, t. I, pl. 2, fig. 6.
— Robin et Verdeil, *Chimie anatomique*, pl. 33, fig. a, s.
— Neubauer und J. Vogel, *Anleitung zur quantitativen und qualitativen Analyse des Harns*, 1858, pl. 3, fig. 4.
(f) Baudrimont et Malaguti, *Observations sur la Note de* Thaulow (Journal de pharmacie, 1838, t. XXIV, p. 633).
(g) Thaulow, *Sur la composition de la cystine* (Journal de pharmacie, 1838, t. XXIV, p. 629 ; — *Ann. der Chemie und Pharm.*, t. XXXVII, p. 193).
(h) Rayer, *Op. cit.*, t. I, p 125.
— Burdach, *Traité de physiologie*, t. VIII, p. 362.
(i) Mulder, *Natürliches und künstliches Phosphoresciren von Fischen* (Archiv für die Holländischen Beiträge zur Natur- und Heilkunde von Donders und W. Berlin, 1860, I, II, p. 398).

D'ordinaire l'urine ne renferme ni leucine ni tyrosine, mais dans quelques cas pathologiques ces substances s'y sont montrées, et suivant toute probabilité elles prennent naissance loin des reins, dans diverses parties de l'économie animale (1).

Présence de l'albumine dans l'urine.

Dans l'état normal de l'organisme, l'albumine, qui existe en grande abondance dans le sang, ne passe pas dans l'urine. Ce liquide ne contient d'ordinaire aucune trace de cette substance; mais dans divers cas pathologiques, il en est si fortement chargé, qu'il devient trouble par l'ébullition ou par l'addition d'un peu d'acide azotique (2). Au premier abord, on pouvait croire que cette excrétion albumineuse dépendait de quelque modification dans la nature de la matière albuminoïde du sang, qui, dans l'état normal, ne traverse les membranes ani-

tion élémentaire de la cystine serait représentée par la formule $C^{12}H^{32}Az^2O^6S^4$.

(1) MM. Frerichs et Städeler ont trouvé beaucoup de leucine et de tyrosine dans l'urine, ainsi que dans tous les organes, chez un malade qui avait succombé à une atrophie aiguë du foie (a).

(2) Pour reconnaître la présence de l'albumine dans l'urine, il suffit en général de chauffer ce liquide à 70°, car alors cette substance se coagule. L'addition de quelques gouttes d'acide azotique détermine aussi la coagulation de l'albumine, et l'eau régale décèle de la même manière des traces encore plus minimes de ce corps protéique. Le cyanoferrure de potassium préalablement mêlé à un peu d'acide acétique est aussi un réactif très sensible pour des essais de ce genre; mais, de même que l'eau régale, il précipite toutes les matières albuminoïdes. On peut employer aussi l'appareil polarisateur appelé *albuminimètre* (b).

L'existence de l'albumine dans l'urine chez divers malades, particulièrement des diabétiques et des hydropiques, avait été notée depuis fort longtemps, et vers le commencement du siècle actuel elle fut constatée à plusieurs reprises (c); mais c'est surtout depuis la publication des travaux d'un médecin d'Édimbourg nommé Bright, sur certains états pathologiques du tissu des reins, que les observa-

(a) Frerichs und Städeler, *Weitere Beiträge zur Lehre vom Stoffwandel* (Müller's *Archiv für Anat. und Physiol.*, 1856, p. 47).

(b) A. Becquerel, *Recherches physiologiques et pathologiques sur l'albumine du sang et des divers liquides organiques* (Archives générales de médecine, 1850, t. XXII, p. 52).

(c) Bright, *Reports of medical Cases*, 1827.

— Christison, *Observ. on the variety of Dropsy which depends on diseased Kidney* (Edinb.

males qu'avec beaucoup de difficulté, et qui, modifiée d'une certaine manière, ne se laisse pas arrêter de la sorte (1). Mais, ainsi que nous le verrons bientôt, cette anomalie paraît en

tions relatives à cette anomalie ont été beaucoup multipliées (a). On donne quelquefois le nom d'*albuminurie* aux affections dans lesquelles les urines sont chargées d'albumine ; mais ce symptôme peut dépendre de causes très variées, et apparaît quelquefois sans qu'il y ait aucun trouble grave dans l'économie (b). Dans la néphrite albumineuse, ou maladie de Bright, la proportion d'albumine s'élève quelquefois à 7 ou 8 millièmes (c), ou même davantage (d). J'aurai bientôt à revenir sur les causes que peuvent déterminer le passage de l'a lbumine du sang dans les urines (e).

(1) Cette théorie de l'albuminurie, qui, au premier abord, paraissait très séduisante, a été soutenue avec talent par M. Miahle et par quelques

*Med. and Surg. Journ.*, 1829, t. XXXII, p. 262). — *On Granular Degenerescence of the Kid - neys*, 1839.

— Mac Gregor, *On diseased states of the Kidney connected during life with Albuminous Urine* (Edinb. Med. and Surg. Journ., 1831, t. XXXVII, p. 54).

— Tissot, *De l'hydropisie causée par l'affection granuleuse des reins*, thèse. Paris, 1833.

— Sabatier, *Considérations et observations sur l'hydropisie symptomatique d'une lésion spéciale des reins* (Arch. gén. de méd., 2ᵉ série, 1834, t. V, p. 333).

— Désir, *De la présence de l'albumine dans l'urine, considérée comme phénomène et comme signe dans les maladies*, thèse. Paris, 1835.

— Martin-Solon, *De l'albuminurie*, 1838.

— Rayer, *Traité des maladies des reins*, 1840, t. II, p. 97 et suiv.

— Ayres, *Contrib. to Chemical Pathology* (The Lancet, 1845, t. II, p. 121).

— A. Becquerel, *Sémiotique des urines*, 1841, p. 445 et suiv.

— Stuart Cooper, *De l'urine des albuminuriques*, thèse. Paris, 1846.

— Fr. Simon, *Animal Chemistry*, t. II, p. 208.

— Miller, *On Scarlatinal Albuminurie* (The Lancet, 1849, t. I, p. 127).

— Frerichs, *Die Bright'sche Nieren-Krankheit*. Brunschweig, 1851.

— Heller, *Pathologische Chemie des Morbus Brighti* (Archiv für phys. und path. Chemie und Mikroscopie, 1845, t. II, p. 173 et suiv.). — *Ueber das Albumin, Bestandtheil des Harns in Krankheiten* (Arch., 1852, t. V, p. 253).

— Walshe, *Lectures on Clinical Medicine* (The Lancet. 1849, t. I, p. 415 et suiv.).

— Vogt, *Semiotik des menschlichen Urins*, 2ᵉ vol. de l'ouvrage de Neubauer et Vogel sur l'analyse de l'urine, 1858.

(a) Cotugni, *De ischiade nervosa commentarius*, 1770, p. 24.

— Cruikshank, dans Rollo, *Two cases of Diabetes*, 1798, p. 443.

— Nicolas et Gaudeville, *Recherches chimiques et médicales sur le diabète sucré, ou phthisurie sucrée* (Ann. de chimie, 1802, t. XLIV, p. 45).

— Brande, *An Account of some Changes from Disease in the Composition of human Urine* (Trans. of a Soc. for the improvement of Med. and Chir. Knowledge, t. III, p. 187).

— Dupuytren et Thenard, *Mémoire sur le diabète sucré* (Ann. de chimie, 1806, t. LIX, p. 41).

— Nysten, *Recherches de physiologie et de chimie pathologiques*, 1811, p. 256 et suiv.

— Thompson, *Système de chimie*, 1818, t. IV, p. 615.

— Parkes, *On the Composition of Urine in Health and Disease*, 1860.

(b) Rayer, *Traité des maladies des reins*, t. II, p. 504 et suiv.

— Finger, *Recherches statistiques sur l'albuminurie qui n'est pas liée à une maladie des reins* (Arch. gén. de méd., 1848, t. XVII, p. 358).

(c) Gorup-Besanez, *Ueber ein eigenthümliches Verhalten des Albumins im Harn* (Archiv für physiol. und path. Chemie und Mikrosc., 1846, t. III, p. 10).

(d) A. Becquerel, *Op. cit.*, p. 509.

(e) Voyez ci-après, page 498.

général dépendre seulement d'une cause mécanique; elle peut être déterminée à volonté par le seul fait de l'augmentation de la pression sous laquelle le sang circule dans les artères rénales, et d'ordinaire elle tient à des altérations pathologiques du tissu sécréteur des glandes urinaires par suite desquelles celui-ci cesse de mettre un obstacle à la transsudation du sérum du sang.

*Existence de matières grasses dans l'urine.* Les matières grasses ne passent que rarement du sang dans les urines (1), et c'est aussi des désorganisations de la substance des reins que dépend leur apparition dans ce dernier liquide; je ferai remarquer cependant que dans quelques cas elles y sont devenues si abondantes, que, par suite de cette circonstance et de l'excrétion de matières albuminoïdes, l'urine a offert un aspect laiteux (2).

autres médecins, qui considèrent la transformation de l'albumine ordinaire en albuminose, albumine caséiforme ou albumine modifiée, comme étant la condition nécessaire pour le passage de cette matière du sang dans les urines (a).

(1) D'après une série d'expériences faites à ce sujet par M. Lang, à Dorpat, la quantité de matières grasses contenues dans les urines normales a été estimée entre 0,077 et 0,200 pour 100 (b).

(2) Les pathologistes ont donné le nom d'*urine chyleuse* ou d'*urine laiteuse* aux urines rendues opaques et blanchâtres par des matières grasses et albuminoïdes à l'état d'émulsion ou de globules, qu'elles tiennent en suspension (c). Quelques auteurs ont attribué cette anomalie au passage du chyle dans les voies urinaires, et l'on a remarqué que la quantité de matières émulsionnées qui se trouvent éliminées de la sorte augmente notablement à la suite des repas; mais la présence de la graisse dans l'urine ne paraît pas dépendre toujours de l'existence d'un excès de principes gras dans le sang, et peut résulter d'un état morbide des reins (d). Quant à la nature précise de la substance albuminoïde qui donne aux urines ce caractère particulier, on ne sait rien de bien satis-

(a) Miahle, *Chimie appliquée à la physiologie et à la thérapeutique*, 1855, p. 161 et suiv.
(b) Lang, *De adipe in urina et renibus hominum bene valentium contento.* Dorpat, 1852 (Canstatt's *Jahresbericht für* 1852, t. I).
(c) Voyez Rayer, *Revue critique des principales observations faites en Europe sur les urines chyleuses, albumino-graisseuses, diabétiques, laiteuses, huileuses et graisseuses* (*l'Expérience,* 1838, p. 657).
(d) Prout, *An Inquiry into the Nature and Treatment of Diabetes*, etc., p. 39.
— Rayer, *Op. cit.* (*l'Expérience*, 1838, p. 662).
— Bence Jones, *On so-called Chylous Urine* (*Philos. Trans.*, 1850, p. 651).

§ 11. — La puissance avec laquelle les reins enlèvent au sang les diverses substances dont je viens de parler et les expulsent du corps est très grande, et en général le phénomène paraît commencer presque aussitôt que le fluide nourricier, chargé de la matière excrémentitielle, arrive dans les vaisseaux rénaux. Ainsi, quand on injecte du ferrocyanure de potassium dans les veines d'un Chien ou d'un Cheval, il suffit de quelques secondes pour que le réactif se montre dans le tissu sécréteur des reins, et souvent, en moins d'une minute, ces matières sont excrétées en quantité suffisantes pour être reconnaissables dans l'urine en liberté dans le bassinet, ou même dans les uretères.

Rapidité<br>de la sécrétion<br>urinaire.

faisant. Plusieurs physiologistes la considèrent comme étant de la caséine (a). Mais, ainsi que l'a fait remarquer avec raison M. Lehmann, le diagnostic de ce principe protéique est si difficile à préciser, qu'on ne saurait accorder grande confiance à cette détermination (b) ; et il est à noter que parfois les corpuscules en question sont formés d'une matière qui paraît différer de toutes les substances albuminoïdes observées ailleurs : par exemple, dans un cas fort curieux observé par M. Bence Jones (c).

Les matières grasses ne se montrent que rarement en quantité notable dans l'urine non albumineuse, à moins que ce ne soit par suite du mélange de ce liquide avec les produits fournis par les glandules des organes génitaux externes de la Femme. Les anciens pathologistes ont souvent donné le nom d'urines graisseuses à celles qui se recouvrent promptement d'une pellicule mince et irisée ; mais c'est à tort qu'on a considéré cette matière comme étant formée par de la graisse : elle est due à la putréfaction, et se compose, comme je l'ai déjà dit, de cristaux microscopiques de phosphates ammoniaco-magnésiens et calcaires mêlés à des mucédinées (d). Dans quelques cas de dégénérescence du tissu des reins, on a observé cependant des gouttelettes de matières grasses dans les urines (e).

<hr>

(a) Persoz, *Examen d'une urine laiteuse* (*Journal de chimie médicale*, 1828, t. IV, p. 56). — Lutrand, *Urine laiteuse* (*Journal des connaissances médicales*, 2ᵉ série, t. III, p. 379). — Bouchardat, *Urine dite laiteuse* (*Journal des connaissances médicales*, 1842, t. X, p. 329).
(b) Lehmann, *Lehrbuch der physiologischen Chemie*, t. II, p. 372.
(c) B. Jones, *On a new Substance occurring in Urine of a patient with mollities ossium* (*Philos. Trans.*, 1848, p. 55).
(d) Voyez ci-dessus, page 436 et suiv.
(e) Rayer, *Op. cit.* (*l'Expérience*, 1838). — Elliotson, *On the Discharge of Fatty Matters from the alimentary and urinary passages* (*Med. chir. Trans.*, 1832, t. XVIII, p. 80). — Golding Bird, *Remarks on Fatty Urine* (*London Medical Gazette*, 1843, t. XXXIII, p. 110).

Des expériences analogues ont été faites sur l'Homme, et elles montrent aussi que l'excrétion des matières étrangères par les voies urinaires peut se faire avec une grande rapidité. Afin d'éviter les causes d'erreur dépendantes du séjour plus ou moins long de l'urine dans la vessie, on a opéré sur des individus où ce sac membraneux était renversé, et où, par conséquent, les uretères débouchaient au dehors ; mais comme on ne pouvait pas introduire directement dans le torrent de la circulation le réactif dont on se proposait de constater l'apparition dans les urines, et qu'il fallait en déterminer l'absorption, soit par l'estomac, soit par quelque autre voie, ce qui nécessitait un temps variable et impossible à mesurer exactement, les résultats obtenus furent moins nets que dans les recherches sur les Animaux.

Les différences qui existent sous ce rapport dépendent en partie de la rapidité plus ou moins grande avec laquelle les matières étrangères sont absorbées ; mais elles sont dues aussi en partie au degré de facilité avec laquelle les reins s'emparent de ces substances et les séparent du sang pour les verser au dehors, phénomène dont la rapidité varie suivant la nature de celles-ci. En effet, il y a des matières qui ne passent que lentement du torrent de la circulation dans les voies urinaires, et qui restent longtemps dans le sang avant d'être complétement éliminées de la sorte, tandis que d'autres s'échappent par cette voie avec une grande rapidité.

Influence de la pression artérielle sur la sécrétion urinaire.

§ 12. — Divers faits, dont j'ai déjà eu l'occasion de faire mention en passant, semblent indiquer que les conditions physiques dans lesquelles la circulation du sang s'effectue dans l'intérieur des glandes urinaires doivent exercer une grande influence sur la manière dont ces organes opèrent la sécrétion qu'ils sont chargés d'opérer. Effectivement il en est ainsi, et cette circonstance nous permet de nous rendre compte de plusieurs particularités de l'histoire de cette fonction éliminatrice.

En étudiant les phénomènes de transsudation, nous avons vu que la pression exercée par le sang contre les parois des vaisseaux influe beaucoup sur la rapidité avec laquelle la partie fluide de cette humeur filtre à travers ces mêmes parois et se répand dans les cavités circonvoisines (1). Nous pouvons donc prévoir que l'eau plus ou moins chargée de matières salines et organiques, qui fait partie du sérum et qui chemine dans les vaisseaux capillaires des reins, doit s'épancher de la même manière, et passer dans les tubes urinifères en quantité d'autant plus grande que la pression à laquelle ce liquide s'y trouve soumis sera plus considérable. Or, la quantité d'urine excrétée en un temps donné paraît dépendre principalement de la quantité d'eau qui arrive de la sorte dans les voies urinaires, et, par conséquent, le degré d'activité sécrétoire des reins doit être en partie subordonné à la pression plus ou moins grande que le courant circulatoire éprouve dans le système capillaire rénal. Les résultats fournis par les expériences directes et par l'observation de beaucoup de faits journaliers sont généralement en accord complet avec ces conclusions.

Ainsi, on peut diminuer brusquement la pression du sang sur les parois des artères, soit en diminuant la quantité de ce liquide qui circule dans l'économie, ou en lui permettant de s'écouler librement au dehors par l'ouverture d'une veine, soit en affaiblissant les contractions du cœur qui le lancent dans le système des canaux irrigatoires. Or, dans l'un et l'autre cas, on diminue en même temps la quantité d'urine excrétée par les reins. M. Goll (de Zurich) a fait beaucoup d'expériences qui mettent bien en évidence cette coïncidence entre la diminution de la pression sanguine et le ralentissement de la sécrétion urinaire (2); mais je citerai de préférence des faits du même ordre

____

(1) Voyez tome IV, page 403.

(2) Les recherches de M. Goll, pu-   bliées en 1854, furent entreprises pour contrôler les vues de M. Ludwig sur

qui ont été constatés par M. Cl. Bernard, parce que chacun de nous a pu en être témoin.

Dans une des expériences faites sur des Chiens, au Collége de France, la pression artérielle était de 134 millimètres, et le poids de l'urine sécrétée s'élevait à 9 grammes par minute. On pratiqua à la jugulaire une saignée qui fit tomber la pression 119 millimètres, et en même temps la quantité d'urine excrétée descendit à 3 grammes par minute (1).

En affaiblissant ou en suspendant momentanément les contractions du cœur par l'effet de la galvanisation de l'extrémité inférieure des nerfs pneumogastriques préalablement divisés, on fait tomber encore plus bas la pression artérielle, et en même temps on diminue davantage l'excrétion urinaire (2).

le mécanisme de la sécrétion urinaire, et elles fournirent plusieurs résultats intéressants. Ainsi, dans une de ces expériences faites sur un Chien portant une fistule urinaire, la pression artérielle était de 136,7, et la quantité d'urine excrétée en une demi-heure s'élevait à 15gr,27. On pratiqua une saignée : la pression tomba à 130,0 et la quantité d'urine excrétée pendant le même laps de temps n'était plus que de 10gr,23 (a).

(1) Les expériences dont il est ici question furent faites en 1858 (b).

(2) Ainsi, chez l'Animal dont il a déjà été question, M. Goll paralysa de la sorte les mouvements du cœur, et vit la pression, qui était déjà descendue de 134 à 129 par l'influence de la saignée, tomber à 105,7. Or, la quantité d'urine qui avant la saignée était de 15 grammes, et qui était réduite à 10 par cette opération, ne fut plus que de 2,7 pendant la durée de la galvanisation des pneumogastriques. Je dois faire remarquer cependant que cet effet n'est pas constant, et que dans l'expérience n° 2 du même auteur on ne l'observa pas (c).

Dans une expérience analogue, faite par M. Cl. Bernard, la diminution dans la pression artérielle, obtenue par la galvanisation des tronçons périphériques des nerfs pneumogastriques, fut dans le rapport de 100 à 135, et la quantité d'urine sécrétée, qui était de 10 grammes avant l'arrêt des mouvements du cœur, ne fut plus que de 2gr,3 pendant la durée de ce phénomène (d).

Au moment de mettre cette feuille


(a) Goll, *Ueber den Einfluss des Blutdruckes auf die Harnabsonderung* (*Zeitschrift für rationnelle Medizin*, 2ᵉ série, 1854, t. IV, p. 89).

(b) Cl. Bernard, *Leçons sur les liquides de l'organisme*, 1859, t. II, p. 156.

(c) Goll, *Op. cit.* (*Zeitschr. für rat. Med.*, 1854, t. IV, p. 89).

(d) Cl. Bernard, *Op. cit.*, t. II, p. 257.

Si, au contraire, la pression sanguine vient à augmenter, on voit un changement correspondant se manifester dans la sécrétion rénale : la quantité de liquide excrété dans un temps donné devient en général plus considérable. Ainsi, quand on interrompt le passage du sang dans plusieurs des gros troncs artériels situés en aval de l'embouchure des artères rénales, on détermine une poussée plus forte du liquide en circulation dans ces derniers vaisseaux, et en général on remarque en même temps une augmentation dans le flux de l'urine (1).

Des effets analogues peuvent être produits par l'augmentation de la quantité du sang en circulation : ainsi, dans les expériences de M. Cl. Bernard, de même que dans celles de M. Goll, la transfusion a déterminé une certaine accélération dans la marche de l'excrétion urinaire (2).

La poussée latérale du sang contre les parois des artères augmente pendant le travail de la digestion ; par conséquent, si

sous presse, j'ai appris qu'en décembre 1861, M. Hermann avait présenté à l'Académie de Vienne un nouveau travail sur ce sujet, et qu'en comprimant l'artère rénale d'un Animal à l'aide d'une pince, il avait toujours vu la sécrétion urinaire augmenter ou diminuer en raison directe de la pression hémostatique (a).

(1) Dans une expérience de ce genre faite par M. Goll, la pression artérielle était de 127 et la quantité d'urine excrétée de 8$^{gr}$,7 pendant la demi-heure qui précéda la ligature des artères ; pendant la demi-heure durant laquelle ces troncs vasculaires situés en aval de l'embouchure des artères rénales furent

oblitérés, la pression s'éleva à 142, et la quantité d'urine excrétée dépassa 21 grammes. On ôta alors les ligatures, ce qui fit descendre la pression à 121 et réduisit la quantité d'urine à 12$^{gr}$,5 pour trente minutes (b). Mais je dois ajouter qu'en cherchant à obtenir une augmentation de pression plus considérable au moyen de ligatures plus multipliées, ce physiologiste vit la sécrétion urinaire se ralentir.

(2) Dans une des expériences de M. Goll, la sécrétion urinaire était de 2 à 3 grammes avant la saignée, et fut réduite à 0$^{gr}$,8 par cette opération ; puis s'éleva à 12,2 par l'effet de la transfusion (c).

(a) Hermann, *De l'influence de la pression du sang sur la sécrétion urinaire* (*l'Institut* 2 août 1862).
(b) Goll, *Op. cit.* (*Zeitschr. für rat. Med.*, t. IV, p. 96).
(c) Goll, *Op. cit.* (*Zeitschr. für rat. Med.*, t. IV, p. 93).

toutes choses sont égales d'ailleurs, la sécrétion urinaire doit être plus active durant cette période que chez l'individu à jeun. C'est effectivement ce qui s'observe chez l'Homme aussi bien que chez les Animaux (1), et l'augmentation de la pression artérielle, qui est une conséquence de l'absorption des boissons, est certainement la principale cause de l'abondance avec laquelle les urines sont excrétées peu de temps après l'ingestion des liquides dans l'estomac.

La connaissance de ces faits nous permet de concevoir comment la structure anatomique des reins donne à ces glandes une puissance sécrétoire très grande. Nous avons vu précédemment qu'une sorte de *rete mirabile*, logée dans la portion ampulliforme de chaque tube urinifère, constitue le glomérule malpighien, et se compose de vaisseaux sanguins dont les parois sont d'une ténuité extrême, et par conséquent très perméables. Or, M. Ludwig a fait remarquer que l'artère dont naît chacun de ces glomérules a un calibre plus fort que la veine qui y fait suite, et qu'il résulte de cette disposition que le courant doit subir, dans ces capillaires, un certain retard dans sa marche, retard dont la conséquence nécessaire est une augmentation de la poussée exercée par le sang contre les parois délicates de ces mêmes vaisseaux. Il y a donc dans chacun de ces glomérules un mode d'organisation singulièrement favorable à l'établissement d'une filtration rapide des liquides en circulation à travers les parois vasculaires, et les liquides

(1) Ainsi, chez un Chien à jeun dont les deux uretères avaient été mis à nu pour recueillir l'urine, on trouva que la quantité de ce liquide évacué en une minute était de 0$^{gr}$,8, et que la pression artérielle n'était que de 76$^{mm}$ ; tandis que chez un autre Chien en pleine digestion la pression artérielle était de 134$^{mm}$, et la quantité d'urine rendue en une minute était de 9 gram. Ces résultats n'ont pas besoin de commentaire (a).

(a) Cl. Bernard, *Leçons sur les propriétés physiologiques et les altérations pathologiques des liquides de l'organisme*, 1859, t. II, p. 155.

qui s'extravasent de la sorte tombent dans l'intérieur de la cavité des tubes urinifères, où ils contribuent à former l'urine (1).

Les variations dans la pression exercée par le sang sur les parois des vaisseaux capillaires des reins paraissent influer sur la composition de l'urine aussi bien que sur la quantité et le degré de concentration de ce liquide. En effet, quand cette

Influence<br>de<br>cette pression<br>sur<br>la composition<br>de l'urine.

(1) M. Ludwig a basé sur ces considérations une théorie mécanique de la sécrétion urinaire, qui au premier abord paraît très plausible, mais qui ne me paraît pas être en accord avec l'ensemble des faits connus. Ce physiologiste éminent pense que cette sécrétion est simplement le résultat d'une filtration du sérum du sang à travers les parois des vaisseaux capillaires des glomérules malpighiens, filtration par laquelle ce liquide se trouverait dépouillé de ses matières albuminoïdes et n'emporterait avec lui dans les voies urinaires que les sels, l'urée, et les autres substances complétement solubles dont il serait chargé. Les produits de cette transsudation seraient ensuite plus ou moins concentrés par l'effet de la résorption d'une certaine quantité d'eau à mesure que l'urine cheminerait dans les canalicules des reins (a).

On cite, à l'appui de ces vues, les résultats fournis par les expériences dans lesquelles, au moyen de la ligature de l'uretère, on produit une accumulation de liquide dans les voies urinaires, et l'on détermine par conséquent une contre-pression qui doit tendre à ralentir le passage de l'eau des vaisseaux sanguins dans les canalicules rénaux, et à activer la résorption des liquides contenus dans ces derniers tubes. Effectivement, dans ces circonstances, l'urine devient plus riche en urée et en chlorure de sodium que ne l'est celle qui est sécrétée en même temps par l'autre rein dont le canal excréteur est resté libre (b).

M. Hermann (de Vienne) a trouvé aussi que la substance de la glande rénale ne contient que peu d'urée quand la contre-pression a été établie de la sorte pendant un certain temps, bien que, dans le tissu du rein opposé dont les fonctions n'avaient pas été troublées, la proportion de cette matière excrémentitielle fût considérable. Mais ce résultat n'a pas toute la portée qu'on serait disposé à y attribuer au premier abord, car la pression que l'urine emprisonnée de la sorte exerce sur la surface externe des vaisseaux sanguins des glomérules doit gêner beaucoup le cours du sang dans ces capillaires, et par conséquent diminuer d'autant l'arrivée de l'urée dont le tissu sécréteur de l'organe se charge.

(a) Ludwig, *Nieren-und Harnbereitung* (Wagner's *Handwörterbuch der Physiologie*, 1844, t. II, p. 637).

(b) Max. Hermann, *Vergleichung des Harns aus den beiden gleichzeitig thätigen Nieren* (*Sitzungsbericht der Wiener Akad.*, 1859, t. XXXVI, p. 349).

pression augmente jusqu'à un certain point, on voit l'albumine du sérum passer dans les voies urinaires avec les autres matières que le sang abandonne pendant son trajet dans les vaisseaux rénaux. On peut s'en assurer en augmentant brusquement le volume des liquides en circulation dans l'organisme, ou en augmentant la pression à l'aide de moyens mécaniques qui n'influent en rien sur la composition du sang (1). On sait aussi que chez les femmes enceintes la pression exercée par l'utérus trouble la circulation de façon à augmenter la tension du sang artériel dans les parties adjacentes du tronc (2), et l'on a remarqué aussi que souvent, dans les derniers temps de la gestation, les urines se chargent de matières albuminoïdes (3).

(1) Magendie a vu que l'albumine passe dans les urines toutes les fois que chez un Animal vivant on injecte une certaine quantité d'eau dans les veines (a). Le même fait a été constaté plus récemment par M. Kierulf; mais, d'après une des expériences de ce dernier physiologiste, on devait être disposé à croire que l'albuminurie était due à l'altération produite dans la constitution du sang par l'injection de l'eau plutôt qu'à l'augmentation de la quantité du liquide en circulation (b).

(2) Une expérience de M. Meyer fait pencher en faveur de la première de ces hypothèses, et montre que l'augmentation de la pression artérielle peut suffire pour produire l'albuminurie. Effectivement, par des ligatures placées tantôt sur l'aorte, au-dessous de l'origine des artères rénales, tantôt sur une partie du système veineux efférent des reins, ce physiologiste a augmenté la poussée du sang dans ces organes ou dans l'un d'eux seulement, et il a trouvé qu'alors l'urine devenait albumineuse ou même chargée de sang des deux côtés, ou uniquement du côté sur lequel il avait opéré (c).

(3) L'existence de l'albumine dans les urines chez les femmes enceintes avancées a été constatée par plusieurs pathologistes (d), et quelques auteurs

(a) Voyez Cl. Bernard, *Leçons sur les liquides de l'organisme*, 1859, t. II, p. 139.
(b) Kierulf, *Einige Versuche über die Harnsecretion* (*Zeitschrift für rat. Med.*, 2ᵉ série, 1853, t. III, p. 279).
(c) G. H. Meyer, *Pathologisch-histologische Versuche* (*Archiv für physiologische Heilkunde*, 1844, t. III, p. 116 et suiv.).
(d) Rayer, *Traité des maladies des reins*, t. II, p. 579.
— A. Becquerel, *Sémiotique des urines*, p. 394.
— Devilliers et J. Regnault, *De l'urine dans l'albuminurie des femmes enceintes* (*Arch. gén. de méd.*, 1848, t. XVII, p. 289).
— Blot, *De l'albuminurie chez les femmes enceintes*, thèse, 1849.

Il suffit aussi d'une certaine augmentation dans la pression artérielle pour que la fibrine (1) et les globules rouges du sang sortent des capillaires rénaux, et se montrent en plus ou moins grande abondance dans l'urine (2).

ont même considéré comme un signe de l'état de grossesse l'existence dans ce liquide d'une matière albuminoïde particulière qui a été désignée sous les noms de *kyestéine* et de *graveline*. Cette substance se rassemble vers la partie supérieure des urines deux ou trois jours après son émission, et concourt à la formation d'une couche gélatineuse qui contient des matières salines, des mucédinées, etc. On n'en connaît pas bien la nature, mais il y a lieu de penser qu'elle résulte de l'altération de l'albumine dont l'urine de ces personnes est souvent chargée (a). Du reste, on a constaté que la production de cette matière caséiforme n'est pas constante pendant la grossesse, et elle a été observée chez des femmes qui n'étaient pas enceintes (b).

Il est aussi à noter que chez les femmes dans l'état de grossesse, l'urine est souvent moins acide que dans les circonstances ordinaires, et présente dans beaucoup de cas des caractères d'alcalinité. Quelquefois ce liquide est aussi moins chargé de phosphate de chaux (c).

(1) Dans quelques cas pathologiques des reins, le plasma du sang passe dans les voies urinaires par une sorte de filtration, sans entraîner avec lui les globules hématiques. Ainsi, on cite des malades dont l'urine, sans être sanguinolente, se coagulait spontanément après son expulsion de la vessie, et donnait naissance, soit à une masse gélatineuse, soit à des filaments ou à des grumelots granuleux (d).

(2) L'urine est devenue sanguinolente dans toutes les expériences de M. Kierulf, lorsqu'une certaine quantité d'eau avait été injectée dans les veines; mais ce phénomène ne se présenta pas lorsqu'au lieu d'eau, on employa du sang défibriné (e).

(a) Nauche, *Sur la kyestéine* (Journal de chimie médicale, 1839, t. V, p. 64).
— Audouard, *Note sur la kyestéine, substance particulière à l'urine des femmes enceintes* (Journal de chimie médicale, 3ᵉ série, 1845, t. II, p. 233).
— Stark, voyez Berzelius, *Rapport sur les progrès de la chimie*, présenté à l'Académie de Stockholm en 1843, p. 373.
— J. Regnauld, *Des modifications de quelques fluides de l'économie pendant la grossesse*, thèse. Paris, 1847, p. 26.
— Kane, *Experiments on Kyesteine* (American Journal of Med. Science, 2ᵉ série, 1842, t. IV, p. 13).
(b) A. Becquerel, *Sémiotique des urines.*
(c) Donné, *Recherches sur l'urine considérée dans les différentes maladies et dans l'état de grossesse* (Comptes rendus de l'Acad. des sciences, 1841, t. XII, p. 954).
(d) Prout, *On the Nature and Treatment of Stomach and Renal Diseases*, 1848, p. 46.
— Nasse, *Untersuch. zur Physiol. und Pathol.*, 1835, p. 215.
— Pukford, *Der Harn in der Brightischen Krankheit* (Archiv für phys. Heilkunde, 1847, t. VI, p. 85).
— Heinrich, *Reinische Monatschrift für Aertze*, t. I, p. 24.
(e) Kierulf, *Op. cit.* (Zeitschr. für rationelle Medizin, neue Folge, t. III, p. 279).

§ 13. — Du reste, des phénomènes analogues peuvent résulter, soit des modifications dans la constitution du sang qui rendent ce liquide plus apte à traverser les tissus organiques, soit de certaines altérations dans la substance des reins, par suite desquelles les parois des vaisseaux y perdent leurs propriétés rétentrices ordinaires et livrent passage non-seulement au sérum dépouillé de ses principes albuminoïdes, mais aussi à ces dernières matières et même aux globules rouges du sang (1).

Quand le fluide nourricier est très appauvri, comme cela se voit dans certains états pathologiques de l'organisme, l'albumine passe aussi très souvent dans les urines ; et lorsque chez un Animal vivant on injecte une certaine quantité d'eau dans les veines, non-seulement l'urine devient albumineuse, mais se trouve chargée de globules hématiques (2).

(1.) L'existence de l'albumine dans les urines est considérée par quelques médecins comme l'indice d'un état pathologique grave du tissu des reins. Cette anomalie est, en effet, comme je l'ai déjà dit, une des conséquences de l'affection connue sous le nom de *maladie de Bright* (a). Mais on a constaté depuis longtemps qu'elle peut se présenter dans d'autres circonstances où le tissu des reins n'offre aucune altération appréciable (b), et toutes les fois que ces organes sont dans un état de congestion sanguine, ce phénomène est fréquent. Ainsi on l'observe souvent à la suite de l'absorption de certaine substances médicamenteuses ou toxiques qui exercent sur ces organes une action irritante, les Cantharides (c) et le poivre cubèbe (d), par exemple, et il suffit parfois de l'application d'un vésicatoire sur la peau pour le déterminer. La congestion des reins occasionnée par une forte dyspnée peut être aussi une cause d'albuminurie passagère (e).

(2) Dans les expériences de M. Kierulf, que j'ai déjà citées (f), la dilution du sang détermina le passage de l'albumine dans les urines avant d'y faire apparaître les globules rouges ; mais chez les Animaux où il avait injecté

(a) Voyez ci-dessus, page 488.
(b) Rayer, *Traité des maladies des reins*, t. II, p. 277, etc.
(c) Bouillaud, *Sur une cause d'albuminurie* (Bulletin. de l'Acad. de médecine, 1847, t. XII, p. 744). — *Sur l'albuminurie cantharidienne* (Arch. gén. de méd., 1848, t. XVII, p. 99). — Morel-Lavallée, *Sur la cystite cantharidienne* (Arch. gén. de méd., 1847, t. XIII, p. 138). — Chalvignac, *Empoisonnement par la teinture alcoolique de Cantharides*, thèse, 1852, p. 7.
(d) Heller, *Untersuchungen des Harns nach dem innerlichen Gebrauche verschiedener Arzneimittel* (Arch. für phys. und path. Ch. und Mikr., 1847, t. IV, p. 133).
(e) A. Becquerel et Rodier, *Traité de chimie pathologique*, p. 307.
(f) Voyez ci-dessus, page 498.

Ainsi les conditions mécaniques dans lesquelles s'effectue le travail excrétoire dont les reins sont le siége peuvent amener non-seulement des variations dans la proportion d'eau contenue dans les urines, mais aussi dans la composition chimique de ces liquides. Ces conditions physiques peuvent être modifiées soit par l'état du sang, soit par l'altération des tissus de ces glandes ; mais elles me paraissent tout à fait distinctes des actions chimiques dont dépend, suivant toute probabilité, l'élimination de l'urée, de l'acide urique et des autres principes cristallisables de l'urine.

§ 14. — On conçoit aussi que la quantité de sang qui traverse les reins en un temps donné puisse influer sur la quantité des produits tirés de ce fluide par le travail sécrétoire des glandes. Si le sang était modifié de façon à couler plus facilement dans les vaisseaux capillaires où il éprouve toujours un retard plus ou moins grand, il en résulterait une diminution dans la pression artérielle, mais cet effet pourrait être contre-balancé et au delà par l'augmentation du travail sécrétoire résultant de l'alimentation rapide de la machine éliminatoire. C'est de la sorte que quelques physiologistes pensent pouvoir expliquer l'action des substances dites *diurétiques*, qui activent l'excrétion urinaire ; mais nos connaissances à ce sujet ne sont pas assez avancées pour que ces vues théoriques prennent place dans la science (1), et je suis disposé



de l'eau dans les veines, M. Hermann vit toujours l'hématosine et l'albumine se montrer dans l'urine simultanément, sans qu'il y eût passage de globules sanguins non décomposés (a).

(1) M. Poiseuille a constaté, comme j'ai déjà eu l'occasion de le dire, que l'eau pure coule moins facilement dans les tubes capillaires que de l'eau chargée d'une certaine quantité d'azotate de potasse ou d'azotate d'ammoniaque, et que la présence de ces sels dans le sang abrége le temps employé par ce liquide pour parcourir le cercle circu-

(a) Max. Hermann , *Ueber den Einfluss der Blutverdünnung auf die Secretion des Harns* (*Virchow's Archiv für pathol. Anat.*, 1859, t. XVII, p. 145).

à croire que les effets observés dépendent plutôt de ce que les agents excitateurs de la sécrétion urinaire rendent la transsudation plus facile, soit à raison des modifications qu'ils impriment au sang, soit par suite de leur action sur le tissu des reins.

*Influence du système nerveux sur la sécrétion urinaire.*

§ 15. — L'action nerveuse a aussi une grande influence sur les résultats du travail physiologique dont les reins sont le siége. En effet, la section des nerfs qui se distribuent à ces organes arrête d'ordinaire la sécrétion de l'urine, et la lésion de certaines parties du système cérébro-spinal est suivie de changements très remarquables dans les caractères chimiques de ce liquide. Mais l'influence exercée de la sorte par le système nerveux sur les fonctions de ces glandes paraît être en général indirecte, et les perturbations qu'elle détermine dépendent le plus ordinairement, soit de certaines modifications dans la production ou dans l'emploi préalable des matières apportées à l'appareil urinaire par le sang, soit des altérations physiques que subit le tissu des reins.

Ainsi, la section ou la désorganisation des nerfs qui se rendent aux reins n'arrête pas toujours la sécrétion de l'urine (1), et en général, quand l'opération produit cet effet, on remarque

---

latoire (a). Or, l'azotate de potasse est un diurétique, et M. Poiseuille attribue cette propriété à l'influence que ce sel exerce sur le cours du sang (b).

(1) Dans des expériences de ce genre faites par Krimer, la sécrétion urinaire paraît avoir persisté après la destruction des nerfs rénaux, mais le liquide excrété ne contenait que peu de principes urinaires (c). Il est aussi à noter que M. Marchand a trouvé de l'urée en quantité notable dans les produits de la sécrétion rénale chez des Chiens dont il avait préalablement désorganisé les nerfs rénaux au moyen d'une ligature (d).

(a) Voyez tome IV, page 284.
(b) Poiseuille, *Recherches expérimentales sur le mouvement des liquides de nature différente dans les tubes de très petits diamètres (Ann. de chimie et de physique*, 3ᵉ série, 1847, t. XXI, p. 82).
(c) Krimer, *Physiologische Untersuchungen*, 1820.
(d) Marchand, *Op. cit. (Ann. des sciences nat.*, 2ᵉ série, 1838, t. X, p. 55).

dans le tissu de ces glandes des signes d'un état morbide qui semble devoir suffire pour expliquer la cessation de leur action sécrétoire. On a constaté aussi qu'un état inflammatoire des reins, ou même des altérations plus profondes de leur substance peuvent être provoquées par des lésions de la moelle épinière (1), et l'on sait qu'à la suite de désordres analogues dans le tissu sécrétoire, qui dépendent d'autres causes, ces organes cessent de fonctionner d'une manière normale, sans qu'il y ait aucun trouble appréciable dans l'action du système nerveux. Il semble donc probable que dans les expériences où la production de l'urine a été interrompue par la destruction des nerfs rénaux, ce phénomène a dû être une conséquence de l'état morbide de la substance glandulaire déterminé par l'opération plutôt que le résultat direct de la cessation de l'action nerveuse sur le travail sécrétoire.

Je suis disposé à croire que diverses altérations qui surviennent dans la composition chimique de l'urine, à la suite de certains troubles dans les fonctions du système nerveux, peuvent être aussi des phénomènes consécutifs, et dépendre des modifications que l'action nerveuse exerce sur l'état de la circulation capillaire dans l'intérieur des reins (2), et non d'un changement dans la force en vertu de laquelle le travail sécrétoire s'effectue.

(1) Dans des expériences de ce genre faites à Berlin par J. Müller et Peipers, la sécrétion urinaire fut presque toujours arrêtée, et par l'autopsie on reconnut constamment que les reins étaient dans un état morbide caractérisé par le ramollissement de leur tissu (a). A la suite de la destruction des nerfs rénaux, M. Brachet a vu les urines devenir sanguinolentes (b). Mais je dois ajouter que M. Valentin, en répétant les expériences de Müller et Peipers, n'a pas constaté les mêmes altérations dans la substance des reins (c).

(2) Bellingieri a remarqué que chez les Moutons l'inflammation de la moelle

(a) Peipers, *De nervorum in secretione actione*, dissert. inaug. Berlin, 1834. — Müller, *Manuel de physiologie*, t. 1, p. 374.
(b) Brachet, *Recherches expérimentales sur les fonctions du système nerveux ganglionnaire*, 1837, p. 278.
(c) Valentin, *De functionibus nervorum*, 1839, p. 149.

Ainsi, des désordres dans le système nerveux sont souvent suivis de l'apparition de l'albumine dans les urines, accident que nous avons déjà vu résulter d'un embarras dans le cours du sang à travers les capillaires des reins.

Les belles expériences de M. Claude Bernard nous ont appris aussi que les blessures du bulbe rachidien sont suivies d'une excrétion de sucre par les voies urinaires (1); mais ce phénomène ne dépend pas d'un changement déterminé dans les propriétés physiologiques des reins par la perturbation introduite dans l'action du système nerveux; il est la conséquence de l'abondance insolite de la matière sucrée dans le torrent de la circulation, et les glandes urinaires fonctionnent comme elles le feraient si une quantité considérable de glycose était introduite dans le sang par injection ou par toute autre voie.

Dans d'autres expériences, on a vu l'urine d'un Animal herbivore cesser d'être alcaline, et devenir très acide à la suite de la section des nerfs pneumogastriques ou de la division de la moelle épinière, soit dans la région dorsale, soit dans la région lombaire (2); enfin, dans certains cas de lésions analogues, les

épinière et de ses membranes est souvent suivie d'un état analogue dans le tissu des reins, et d'altérations très considérables dans la composition de l'urine (a).

(1) On voit par plusieurs expériences dues à M. Cl. Bernard que l'état des vaisseaux sanguins des reins peut être modifié par l'action de parties éloignées du système nerveux. Ainsi, la galva-nisation de l'extrémité périphérique des pneumogastriques préalablement liés ou coupés, détermine la turgescence de ces vaisseaux (b).

(2) L'urine des Lapins, comme nous l'avons déjà vu, est alcaline dans l'état normal (c). Mais Naveau a vu que ce liquide devient acide à la suite de la division de la moelle épinière dans la région lombaire ou plus en avant (d).

(a) Voyez Longet, *Traité de physiologie*, t. I, p. 962).
(b) Cl. Bernard, *Leçons sur les liquides de l'organisme*, t. II, p. 171.
(c) Voyez ci-dessus, p. 444.
(d) Naveau, *Experimenta quædam circa urinæ secretionem*, p. 24 et suiv.

urines se sont chargées de produits ammoniacaux (1). Il serait possible que ces phénomènes dépendissent aussi de quelque modification déterminée dans la composition du sang par la perturbation survenue dans les fonctions nerveuses (2). Mais

M. Longet a constaté des faits analogues (a), et plusieurs physiologistes ont remarqué le même changement après la section des nerfs pneumogastriques (b). Naveau a déterminé aussi ce phénomène en excitant mécaniquement ou par le galvanisme, soit ces mêmes nerfs, soit le grand sympathique.

(1) L'existence de produits ammoniacaux dans l'urine a été constatée par plusieurs physiologistes à la suite de lésions traumatiques ou de commotions de la moelle épinière (c), et dans certains cas, au moins, cette particularité paraît ne pas avoir été déterminée par le séjour prolongé des liquides dans la vessie (d). Mais en général c'est à cette dernière circonstance, ou au mélange de ce liquide avec des produits morbides sécrétés par les parois de ce réservoir, qu'il faut attribuer les anomalies de ce genre.

(2) En effet, M. Cl. Bernard a vu souvent l'urine cesser d'être alcaline et devenir acide chez des Lapins qu'il faisait respirer dans du gaz oxygène pur ; puis redevenir alcaline quand il replaçait l'animal dans l'air atmosphérique (e).

Chez l'Homme en bonne santé, l'urine devient en général moins acide que d'ordinaire, quand la digestion est en pleine activité, et souvent elle devient même légèrement alcaline à la suite d'un repas. M. Bence Jones a vu ces variations se produire, quelle qu'eût été la nature des aliments employés ; et il a été conduit à penser qu'elles sont corrélatives du travail sécrétoire dont l'estomac est le siége, que la quantité de carbonates alcalins existants dans le torrent de la circulation, et par conséquent dans les urines, dépend non-seulement de la quantité de ces sels qui se trouvent dans les aliments ou qui en dérivent directement par suite des phénomènes de combustion physiologique dont nous aurons bientôt à nous occuper, mais aussi de la décomposition du chlorure de sodium ou autres matières salines dont proviennent les acides du suc gastrique ou des autres humeurs acides, telles que la sueur. Ainsi, toutes les fois qu'une sécrétion acide de ce genre

(a) Longet, *Traité de physiologie*, t. I, p. 961.

(b) Cl. Bernard, *Leçons sur les liquides de l'organisme*, 1859, t. II, p. 17.

(c) Voyez Burdach. *Traité de physiologie*, t. VIII, p. 205.

— Brodie, *Lectures on the Diseases of the Urinary Organs*, 1838, p. 161.

— Hunkel, *Altération de la composition de l'urine à la suite de lésions de la moelle épinière* (*Journal des connaissances médico-chirurgicales*, 1834, p. 376).

— Stanley, *On the Irritation of the Spinal Cord and its Nerves in connexion with Diseases of the Kidneys* (*Arch. Med. Chir. Trans.*, 1833, t. XVIII, p. 260).

— Smith, *Injuries of the Spine* (*Med. Gazette*, 1832, t. IX, p. 662).

(d) Graves, *Carbonate d'ammoniaque dans l'urine* (*Journal de chimie médicale*, 2e série, 1835, t. I, p. 142).

(e) Cl. Bernard, *Leçons sur les liquides de l'organisme*, 1859, t. II, p. 18.

dans l'état actuel de la science, ces questions sont encore très obscures, et l'on s'éloignerait peut-être de la vérité si l'on refusait au système nerveux toute influence directe sur la puissance sécrétoire des reins.

§ 16. — Nous ne sommes aussi que très peu éclairés sur les causes des variations que l'on remarque dans la composition de l'urine à l'état normal chez les individus de sexe et d'âge différents (1), ou chez le même individu dans divers états pathologiques, et je ne pourrais m'arrêter longuement sur ce dernier ordre de faits sans sortir du cadre tracé pour ces Leçons; car

s'établirait dans une partie de l'organisme, l'urine contiendrait plus de carbonates alcalins que d'ordinaire, et ces carbonates, en s'emparant d'une portion de l'acide phosphorique du phosphate acide de soude, qui donne à ce liquide son caractère acide, affaiblirait ce même caractère ou le ferait même disparaître (a). Il est fort probable que des phénomènes de ce genre ne sont pas étrangers aux variations que l'on a observées dans la composition chimique des urines, mais la cause principale de l'alcalinité de ce liquide est sans contredit l'introduction des alcalis à l'état de carbonate ou de composés hydrocarbonés dans les voies digestives (voyez page 471).

(1) Chez la Femme, l'urine contient en général plus d'eau que chez l'Homme, et la proportion d'urée y est au contraire moins élevée, comparativement à celle des autres matières fixes. Ainsi, une série d'analyses comparatives faites par Alf. Becquerel a donné en moyenne les résultats suivants :

Matières fixes pour 1000 parties d'urée :

31,2 chez les Hommes,
24,9 chez les Femmes.

Quantité d'urée fournie pour 100 parties de résidu sec :

44 chez les Hommes,
42 chez les Femmes.

Il est aussi à noter que chez les vieillards la proportion d'urée contenue dans les urines est, en général, moins considérable que chez les adultes. Ainsi, chez deux vieillards d'une bonne constitution, dont M. Lecanu a examiné l'urine, la densité de ce liquide variait entre 1,8 et 2,7 de l'aréomètre, tandis que chez les adultes dans l'état normal, le liquide marquait entre 2,1 et 3,2. Chez les premiers, la quantité de nitrate d'urée fournie par 500 grammes d'urine variait entre 6 et 14 grammes; chez les adultes dont je viens de parler, cette quantité n'est presque jamais descendue au-dessous de 8, et en gé-

(a) Bence Jones, *Contributions to the Chemistry of Urine* (*Philos. Trans.*, 1845, p. 343, et 1849, p. 235 et suiv.).

Jusqu'ici l'étude de ces accidents morbides n'a jeté que peu de lumière sur l'histoire physiologique de la sécrétion rénale (1). Cependant je ne saurais passer sous silence quelques-uns

néral a oscillé entre 12 et 30 grammes; quelquefois elle s'est élevée même à 36 grammes (a).

On ne sait encore que peu de chose sur la composition de l'urine dans les premiers temps de la vie. Les médecins ont souvent répété depuis Hippocrate que chez les enfants les urines sont épaisses, et que, si elles deviennent claires, c'est un signe fâcheux; mais l'observation infirme cette opinion (b).

Hünefeld a analysé l'urine d'un enfant de neuf mois, et y a trouvé de l'urée, de l'acide hippurique, une trace d'acide urique, et une matière extractive; mais il ne put y découvrir aucun phosphate (c).

Dans l'urine d'un fœtus dont M. Moore a fait l'analyse, il n'y avait ni urée ni sucre, mais une proportion considérable d'une matière azotée qui était probablement de l'allantoïne, des sels et beaucoup d'épithélium (d).

Il est aussi à noter qu'à en juger par les expériences de M. Boussingault sur le dosage de l'azote attribuable d'une part à l'urée, d'autre part à l'ammoniaque, il y aurait eu une forte proportion de cette dernière substance dans l'urine d'un enfant de huit mois (e).

(1) Ainsi que je l'ai déjà dit, l'urine humaine ne paraît pas contenir de l'ammoniaque quand ce liquide est dans son état normal (f). Mais dans diverses circonstances pathologiques, il est plus ou moins changé, et quelquefois cette anomalie paraît pouvoir dépendre de la sécrétion d'une certaine quantité de carbonate ou de chlorhydrate d'ammoniaque par les reins, mais en général elle est due aux altérations que les principes azotés de l'urine éprouvent pendant leur séjour dans la vessie, par suite de son mélange avec des matières purulentes provenant des parois de ce réservoir.

Pour doser les sels ammoniacaux dans l'urine, M. Liebig fait usage de bichlorure de platine (g), et M. de Vry préconise la méthode suivante : L'urine fraîche est traitée par du bicarbonate de potasse pour en précipiter les bases terreuses; puis on la filtre et l'on y ajoute du sulfate de magnésie, qui donne naissance à un précipité de phosphate ammoniaco - magnésien, d'après le poids duquel on calcule la

(a) Lecanu, *Nouvelles recherches sur l'urine humaine* (*Ann. des sciences nat.*, 2ᵉ série, 1839, t. XII, p. 119).
(b) Rayer, *Traité des maladies des reins*, t. I, p. 217.
(c) Hünefeld, *Der Harn der Säuglinge* (*Journal für prakt. Chemie*, 1839, t. XVI, p. 306).
(d) Moore, *Exper. on the Existence of Sugar in the Urine of the Fœtus* (*The Dublin quarterly Journal of the Medical Science*, 1855, t. XX, p. 88).
(e) Boussingault, *Recherches sur la quantité d'ammoniaque contenue dans l'urine* (*Ann. de chimie et de physique*, 3ᵉ série, 1850, t. XXIX, p. 484).
(f) Voyez ci-dessus, page 429.
(g) Liebig, *Ueber die Constitution des Harns der Menschen und fleischfressenden Thiere* (*Ann. der Chemie und Pharm.*, 1844, t. L, p. 195).

des faits de ce genre, ne fût-ce que pour montrer comment ils se rattachent aux phénomènes normaux de l'excrétion urinaire.

Nous avons vu précédemment que l'urine est un liquide très altérable, et que, chez l'Homme, il séjourne pendant un temps plus ou moins long dans la vessie avant d'être expulsé au dehors. Là il se mêle aux matières qui peuvent être sécrétées par les parois de cette poche membraneuse ou par d'autres

quantité d'ammoniaque (a). Mais il est à noter qu'une partie de cette dernière base est précipitée avec la magnésie préexistante dans l'urine, dans la première partie de l'expérience, quand on ajoute le bicarbonate de soude, et qu'il n'y a pas toujours assez de phosphate de soude dans le liquide pour que la totalité de l'ammoniaque soit précipitée à l'état de phosphate ammoniaco-magnésien (b).

M. Boussingault a fait usage d'une autre méthode. Il fait bouillir l'urine en vase clos avec de la chaux, et il dose l'ammoniaque qui se dégage. Or, il a reconnu que dans ces circonstances l'urée n'est pas décomposée, et par conséquent il attribue à la présence de sels ammoniacaux les résultats obtenus. Dans une série d'expériences faites de la sorte sur l'urine normale de l'Homme, ce chimiste a trouvé que l'ammoniaque ainsi dégagée variait entre 0,23 et 1,40 pour 1000, et représentait de 4 à 10 centièmes de

la quantité totale d'azote contenue dans le liquide (c). M. Neubauer a obtenu des résultats analogues (d). Mais on doit se demander si l'ammoniaque dosée de la sorte ne s'est pas formée pendant l'opération aux dépens de quelque matière azotée de l'urine; car, ainsi que je l'ai déjà dit, beaucoup d'autres expériences tendent à prouver qu'au moment de son émission, l'urine humaine n'en renferme pas.

M. Bamberger, qui n'en a trouvé aucune trace dans l'urine normale, en a rencontré chez un malade affecté d'emphysème et chez un albuminurique (e).

J'ajouterai que, lorsque de l'ammoniaque provenant de la transformation de l'urée en carbonate d'ammoniaque, ou de toute autre source, se trouve dans l'urine, il y a, comme dans l'urine putride (f), formation de phosphate ammoniaco-magnésien, ainsi que de phosphate basique de chaux, qui se précipitent.

(a) De Vry, *Bestimmung der Ammoniak im Harn* (*Ann. der Chemie und Pharmacie*, 1840, t. LIX, p. 383).

(b) Voyez ci-dessus, page 438.

(c) Boussingault, *Op. cit.* (*Ann. de chim. et de phys.*, 3ᵉ série, 1850, t. XXIX, p. 472).

(d) Neubauer, *Ueber den Ammoniakgehalt des normalen Harns* (*Journal für prakt. Chemie*, 1855, t. LXVI, p. 177).

(e) Bamberger, *Ist Ammoniak ein normaler Harnbestandtheil?* (*Wurzburger Med. Zeitschr.*, 1860, p. 146).

(f) Voyez ci-dessus, page 438.

parties des voies urinaires. Or, ces matières, qui sont tantôt du mucus, tantôt du pus ou quelque autre produit morbide, présentent en général des réactions alcalines, et par conséquent il arrive souvent que, par le seul fait d'une rétention d'urine ou d'un état pathologique de la vessie, ce liquide devient trouble et ammoniacal, phénomène qui entraîne la précipitation plus ou moins complète des phosphates terreux qui s'y trouvent en dissolution. La sécrétion trop abondante de certains principes urinaires, tels que l'acide urique, les phosphates terreux ou l'oxalate de chaux, ainsi que la résorption d'une proportion trop forte d'eau dans l'intérieur des canalicules rénaux, peuvent déterminer la précipitation de ces matières et la constitution de concrétions solides, qui, en irritant les parois de la vessie, y excitent la sécrétion de matières aptes à réagir sur l'urine et à augmenter la formation de dépôts. Enfin, la présence d'un corps étranger, tel qu'un caillot de sang, ou tout autre objet introduit accidentellement dans la vessie, peut exercer une influence analogue et provoquer la formation d'un sédiment qui, en s'attachant à la surface du noyau ainsi produit, constitue une concrétion dont le volume augmente peu à peu. C'est de la sorte que prennent en général naissance les espèces de pierres vésicales qu'on désigne sous le nom de *calculs urinaires* (1). Ainsi, la formation de ces pierres peut être due primitivement à une production trop abondante d'acide urique ou d'oxalate de chaux dans l'intérieur de l'organisme, à un

---

(1) Le nombre des calculs contenus dans la vessie est quelquefois très considérable. On cite le cas d'un vieillard qui en avait 678, et chez lequel on trouva aussi plus de 10 000 petites concrétions analogues dans l'intérieur des reins (a). Le volume des calculs vésicaux devient parfois très considérable. On en a vu dont le poids dépassait 3 kilogrammes (b).

(a) Murat, *Calculs vésicaux* (Arch. gén. de méd., 1825, t. VIII, p. 131).
(b) Morand, voyez Civiale, *Traité de l'affection calculeuse*, p. 138.

dépôt de phosphate ammoniaco-magnésien déterminé par l'introduction de matières ammoniacales dans l'urine, ou à la présence d'un corps étranger, tel qu'un caillot de fibrine; mais en général l'accroissement de ces concrétions dépend en grande partie des altérations déterminées dans la constitution de l'urine par le mélange de ce liquide avec les matières que les parois de la vessie, irritées par la présence du calcul, sécrètent en plus ou moins grande abondance (1). Aussi, dans la plupart des cas, les pierres vésicales sont-elles composées de couches concentriques dans la composition desquelles le phosphate basique de chaux et le phosphate ammoniaco-magnésien jouent un rôle important, tandis que le noyau de ces corps est formé plus communément d'acide urique ou d'oxalate de chaux (2).

(1) La composition des calculs urinaires a été un sujet d'étude pour plusieurs chimistes, parmi lesquels je citerai en première ligne Scheele, Wollaston, Fourcroy et Vauquelin, Marcel et Prout (a).

(2) Plusieurs pathologistes ont fait des recherches statistiques sur la fréquence relative des différentes espèces de calculs urinaires (b), et l'on voit par ces relevés que plus de la moitié de ces pierres ont pour noyau une concrétion d'acide urique ou d'urate d'ammoniaque mêlé à de petites quantités de sels terreux. Les calculs composés uniquement ou principalement de la même matière forment près du tiers du nombre total des échantillons analysés.

L'urate de soude peut se déposer

(a) Scheele, *Examen chemicum calculi urinarii* (*Opuscula chemica et physica*, t. II, p. 73).
— Wollaston, *On Gouty and Urinary Concretions* (*Philos. Trans.*, 1797, p. 386).
— Fourcroy, *Mémoire sur le nombre, la nature et les caractères distinctifs des différents matériaux qui forment les calculs, les bézoards et les diverses concrétions des Animaux* (*Ann. du Muséum*, 1802, t. I, p. 93, et t. II, p. 201).
— Marcel, *An Essay on the Chemical History and Medical Treatment of Calculous Disorders.*
— *Histoire chimique et médicale des affections calculeuses*, trad. par Briffaut, 1828.
— Prout, *Faits pour la connaissance des urines et des calculs* (*Ann. de chimie et de physique,* 1820, t. XIV, p. 257).
— Krause, *De concretionibus urinæ, præsertim de calcarea oxalica.* Kiliæ, 1852.
(b) Brandt, *A Letter on the Differences in the Structure of Calculi which arise from their being formed in different Parts of the Urinary Passages, etc.* (*Philos. Trans.*, 1808, p. 223).
— Marcel, *Op. cit.*
— Wood, *Observations on the Analysis of Urinary Calculi* (*London Medical and Physical Journal*, 1827, t. LVII, p. 29).
— Yellowly, *Remarks on the Tendency to Calculous Diseases, with Observations on the Nature*

§ 17. — Par l'ensemble de faits dont je viens de rendre compte, on a pu voir que la sécrétion urinaire joue un rôle très considérable dans l'économie animale ; mais, pour mieux

Quantité<br>des produits<br>urinaires<br>excrétés<br>en vingt-quatre<br>heures.

aussi en quantité considérable sur des calculs vésicaux, et contribuer ainsi à leur accroissement (a).

Les calculs dont le noyau est composé d'oxalate de chaux sont moins communs ; mais cependant ils sont loin d'être rares.

Ceux qui sont formés principalement de ce sel dans toute leur épaisseur ont, en général, la surface très rugueuse, et ont reçu pour cette raison le nom de *calculs mûraux* ; on évalue qu'en moyenne on les rencontre dans la proportion d'un sur quatorze ou quinze.

Les calculs urinaires n'ont que très rarement pour origine une concrétion terreuse ; mais dans un très grand nombre de cas le phosphate ammoniaco-magnésien et le phosphate basique de chaux se déposent autour d'un noyau formé, soit par de l'acide urique ou de l'oxalate de potasse, soit par quelque autre substance, et contribuent beaucoup à l'accroissement de la pierre vésicale. On peut même dire que presque toujours ces sels terreux entrent pour une proportion plus ou moins considérable dans la composition de ces corps.

Dans quelques cas très rares, les calculs sont formés par de l'oxyde cystique. On en compte un exemple sur trois cents cas.

Marcet a décrit un calcul vésical qui était formé uniquement de matières albuminoïdes, que ce chimiste considérait comme étant de la fibrine (a).

M. Heller a donné le nom d'*urostéarite* à une substance azotée, combustible, insoluble dans l'eau, soluble dans l'alcool, dans l'éther et dans une dissolution de carbonate de soude, dont se composait une concrétion urinaire dont souffrait un de ses malades (b).

of *Urinary Concretions, and an Analysis of a large Part of the Collection belonging to the Norfolk and Norwich Hospitals* (Philos. Trans., 1829, p. 55).

— Henry, *On the Urinary and other Morbid Concretions* (Medico-chir. Trans., 1819, t. X, p. 125).

— Rapp, *Naturwissenschaftliche Abhandlungen*. Tubingue, 1826.

— Lecanu et Ségalas, *Analyses de graviers et de calculs* (Journal de pharmacie, 1838, t. XXIV, p. 463).

— Taylor, *Observ. on Urinary Calculi, with a Descriptive Account of the Collection in the Museum of Saint-Bartholomew's Hospital* (London and Edinburgh Philosophical Magazine, 1838, t. II, p. 412).

— Scharling, *De chemicis calculorum vesicariorum rationibus*. Copenhague, 1839.

— Smith, *A Statistical Inquiry into the Frequency of Stone in the Bladder* (Medico-chirurg. Trans., 1811, t. XI, p. 1).

— Grosse, *A Treatise on the Formation, Constituents and Extraction of Urinary Calculi*, 1835.

— Prout, *An Inquiry into the Nature and Treatment of Gravel*, etc.

— Haskins, *On the Chemical Analysis of the Tenessee Collection of Urinary Calculi*, 1855.

— Pour la comparaison des résultats partiaux fournis par ces auteurs, on peut consulter les tableaux donnés par Fr. Simon (*Animal Chemistry*, t. II, p. 454) ; M. Owen Rees (Todd's *Cyclopædia of Anat. and Physiol.*, t. IV, p. 1284), etc.

(a) Leroy (d'Étiolles), *Calculs vésicaux observés chez des malades soumis à l'usage des eaux alcalines ; calcul très dur d'urate de soude* (Comptes rendus de l'Acad. des sciences, 1839, t. IX, p. 821).

(b) Heller, *Pathologisch-chemische und mikroskopische Untersuchungen* (Archiv für physiol. und pathol. Chemie, 1845, t. II, p. 1).

en apprécier l'importance, il est nécessaire d'examiner la somme des produits excrémentitiels qu'elle élimine journellement de l'organisme. Depuis vingt-cinq ans des recherches très intéressantes sur ce sujet ont été faites chez l'Homme, d'abord par M. Lecanu, professeur à l'École de pharmacie de Paris, puis par M. Lehmann en Allemagne, et par plusieurs autres physiologistes. Elles montrent qu'il existe des variations fort considérables dans l'activité fonctionnelle des reins, non-seulement chez les divers individus, mais aussi chez la même personne, suivant les conditions biologiques dans lesquelles elle se trouve; cependant, dans les circonstances ordinaires, les différences de ce dernier ordre se compensent assez promptement, et il suffit de quelques jours pour que la moyenne s'établisse d'une manière fort approchée.

Ce qui varie le plus dans le rendement de l'appareil urinaire, c'est la quantité totale de liquide excrété en un temps donné. Cependant, dans la plupart des cas, les différences quotidiennes sont moins grandes qu'on ne serait porté à le supposer, et pour chaque individu la moyenne fournie par trois ou quatre jours d'observation ne s'éloigne que peu de la moyenne générale. Ainsi, dans une des séries de recherches faites par M. Lecanu, le poids de l'urine évacuée en vingt-quatre heures pendant douze jours consécutifs a varié entre 743 grammes et 1664 grammes; mais si l'on fait abstraction du dernier jour où l'écart était trop considérable pour ne pas être attribué à quelques circonstances particulières, on trouve que la moyenne quotidienne était environ 937 grammes; que pendant les trois premiers jours le minimum était 918 et le maximum 966; enfin que les moyennes quotidiennes fournies par quarante-huit heures d'observation étaient 934, 1002, 892 et 921. Dans une seconde série d'expériences dont la durée était la même, mais qui était faite sur une autre personne, la moyenne générale était 964 grammes; les extrêmes, d'une part, 894 grammes, d'autre part, 1133 gram.

Enfin, chez un troisième individu, le même auteur a trouvé, pour la moyenne générale, 953 grammes.

A en juger par ces résultats, on pourrait évaluer à environ 1 kilogramme ou 1200 grammes la quantité moyenne d'urine excrétée en vingt-quatre heures par un Homme adulte (1) ; mais cette quantité est beaucoup plus élevée chez certains individus. Ainsi, chez un Homme d'une constitution athlétique observé par M. Lecanu, le poids des urines évacuées journellement varia de 1 kilogramme et demi à 2 kilogrammes, et une sécrétion rénale non moins abondante fut constatée chez un autre individu bien nourri et prenant beaucoup d'exercice. En général, le sexe ne paraît influer que peu sur ces résultats (2) ; mais, ainsi qu'il est facile de le prévoir d'après ce que nous

(1) Voici les résultats quotidiens obtenus par M. Lecanu en expérimentant sur cinq hommes en bonne santé, âgés de vingt à trente-huit ans et nourris de la manière ordinaire (a) :

| N° I. | N° II. | N° III. | N° IV. | N° V. |
|---|---|---|---|---|
| 918 | 1024 | 1139 | 1713 | 2036 |
| 932 | 947 | 908 | 1678 | 2271 |
| 966 | 913 | 990 | 1436 | 1607 |
| 1125 | 907 | 1004 | 1742 | 1952 |
| 743 | 1133 | 869 | 1906 | 2190 |
| 785 | 905 | 822 | 1932 | 2254 |
| 1220 | 940 | 809 | | 1915 |
| 896 | 950 | 1088 | | 1848 |
| 888 | 922 | | | 1990 |
| 985 | 894 | | | 1960 |
| 1664 | 1088 | | | |
| | 949 | | | |

Dans vingt-quatre observations de ce genre faites par M. Chambert, le maximum était 1590, le minimum 685, et la moyenne 1034 grammes d'urine par jour (b).

La moyenne obtenue par A. Becquerel, chez quatre hommes adultes, était 1267 grammes.

(2) Dans les expériences d'A. Becquerel, la quantité d'urine évacuée en vingt-quatre heures a été un peu plus élevée chez la femme que chez l'homme. Cet auteur l'évalua en moyenne à 1371 grammes, c'est-à-dire environ 100 grammes de plus que la moyenne fournie par ses recherches sur la sécrétion urinaire de l'homme (c). Mais les recherches de M. Lecanu n'accusent pas des différences si grandes, et dans quelques cas la sécrétion rénale était notablement moins abondante chez les femmes que chez les hommes (d), et je dois ajouter que, dans les recherches

(a) Lecanu, *Nouvelles recherches sur l'urine* (Ann. des sciences nat., 2e série, 1838, t. XII, p. 118 et suiv.).

(b) Chambert, *Recherches sur les sels et la densité des urines chez l'homme sain* (Recueil de mém. de méd., de chir. et de pharm. militaires, 1845, t. LVIII, p. 345).

(c) A. Becquerel, *Sémiotique des urines*, p. 7.

(d) Lecanu, *Op. cit.* (Ann. des sciences nat., 2e série, 1838, t. XII, p. 120).

savons relativement à l'influence que les boissons exercent sur la sécrétion rénale, la quantité des urines évacuées journellement dépend en grande partie de la quantité d'eau qui est introduite dans l'estomac.

*Quantité journalière d'urée, etc.* L'étude de la quantité de matières urinaires que l'urine entraîne journellement au dehors offre plus d'intérêt. Cette quantité est susceptible de varier aussi beaucoup. On peut admettre qu'en général un Homme adulte de taille moyenne, et nourri de la manière ordinaire, évacue en vingt-quatre heures environ :

> 28 ou 30 grammes d'urée.
> 1 gramme d'acide urique.
> Quelques décigrammes de créatine et de créatinine.
> 15 grammes de matières minérales.

Mais il existe à cet égard des différences très grandes qui dépendent de la constitution des individus, du régime qu'ils suivent ou des autres conditions biologiques auxquelles ils sont soumis, et les variations peuvent porter très inégalement sur les diverses substances contenues dans l'urine (1).

faites plus récemment en Prusse par M. Beigel, la différence a été en sens inverse : en effet, chez dix hommes, la quantité quotidienne a été de 1688 centimètres cubes, et chez six femmes de 882 centimètres cubes seulement. En tenant compte de la grandeur des individus, ce physiologiste a trouvé que la quantité d'urine correspondante à 1 kilogramme du poids du corps était par jour, terme moyen, de 13 centimètres cubes chez les femmes et de 21 centimètres cubes chez les hommes (a). Il est du reste évident que ce désaccord dans les résultats doit dépendre principalement de différences dans le régime chez les peuples où les expériences ont été faites.

(1) Dans une série d'expériences faites par M. Lecanu sur des hommes adultes de vingt à quarante ans environ, l'excrétion journalière d'urée a varié notablement chez le même individu : ainsi chez l'un de ceux-ci elle a oscillé entre 23 et 31 grammes ; mais en général les écarts étaient peu considérables, et la moyenne fournie

(a) Beigel, *Untersuchungen über die Harn- und Harnstoffmengen welche von Gesunden ausgeschieden werden bei gewöhnlicher, knapper und reicher Diät. (Nova Acta Acad. nat. curios.*, 1855, t. XVII, p. 487 et suiv.).

Ainsi, dans quelques-unes des expériences faites sur l'Homme, on a vu l'excrétion de l'urée s'élever à plus de 50 grammes par

par les observations de plusieurs jours consécutifs a été assez fixe. Ainsi chez deux hommes de vingt à vingt-deux ans (A et B), la quantité d'urée contenue dans les urines évacuées en vingt-quatre heures pendant douze jours consécutifs a été en moyenne de 28 grammes pour l'un et de 27$^{gr}$,9 pour l'autre. Chez un troisième individu (C), cette moyenne est descendue à environ 26 grammes, et, chez un quatrième (D), elle s'est élevée à 30 grammes. La moyenne générale était donc d'environ 28 grammes. Mais chez un cinquième individu dont la sécrétion urinaire présentait diverses anomalies, cette quantité était notablement moins élevée.

Dans les mêmes expériences, l'évacuation journalière d'acide urique était en général d'environ 1 gramme, et il est à noter que chez l'individu D, où l'excrétion de l'urée était la plus élevée, elle n'était que de 0,3, tandis que chez la personne C, qui produisait moins d'urée que les autres, elle a atteint en moyenne 1$^{gr}$,5. Si l'on fait la somme de ces quantités partielles, on voit qu'en général la quantité totale de matières urinaires azotées excrétées par un homme adulte ne s'éloigne que peu de 30 grammes par jour.

Le poids des sels et autres matières fixes a varié davantage : ainsi, chez l'individu A, il s'est élevé un jour à plus de 23 grammes, et est tombé un autre jour à environ 14 grammes ; chez l'individu B, il a varié entre 10 et 16 grammes (a).

Des recherches analogues faites par Alf. Becquerel sur l'urine de quatre hommes à l'état normal ont donné pour l'excrétion journalière les résultats suivants :

|  | Gram. |
|---|---|
| Quantité des urines. . . . . | 1267,3 |
| Eau . . . . . . . . . . . . . | 1227,779 |
| Urée. . . . . . . . . . . . | 17,537 |
| Acide urique. . . . . . . . | 0,495 |
| Matières organiques indéterm. | 11,738 |
| Sels fixes, etc. . . . . . . | 9,751 (b) |

La quantité d'urée était, comme on le voit, très faible ; mais dans des expériences du même ordre, faites par M. Lehmann, des résultats semblables n'ont été obtenus que sous l'influence d'un régime non azoté, et dans les conditions d'alimentation ordinaire la quantité d'urée excrétée en vingt-quatre heures ne s'éloignait que peu de celle constatée par M. Lecanu. En effet, elle était de 32$^{gr}$,5 (c). M. Scherer trouva chez un individu 27 gram., et chez un autre 29$^{gr}$,8 (d). M. Bischoff évalue l'excrétion journalière de l'urée à 37 grammes (e), et chez un des individus sur lesquels M. Rummel fit ses recherches, la quantité évacuée de la sorte s'est évaluée à 39 grammes (f). Dans une série de recherches dues à M. Ham-

(a) Lecanu, *Nouv. rech. sur l'urine humaine* (*Ann. des sc. nat.*, 2ᵉ série, t. XII, p. 120 et suiv.).
(b) A. Becquerel, *Sémiotique des urines*, p. 7.
(c) Lehmann, *Unters. über den menschl. Harn* (*Journ. für prakt. Chemie*, 1842, t. XXV, p. 25).
(d) Scherer, *Vergleichende Untersuchungen der in 24 Stunden durch den Harn austretenden Stoffe* (*Verhandl. der Phys.-Med. Gesellschaft zu Würzburg*, 1852, t. III, p. 180).
(e) Bischoff, *Der Harnstoff als Mass des Stoffwechsels*, 1853, p. 19.
(f) Rummel, *Beiträge zu den vergleichenden Untersuchungen der in 24 Stunden durch den Harn ausgeschiedenen Stoffe* (*Verh. der phys.-med. Gesellsch. zu Würzburg*, 1854, t. V, p. 116).

jour, tandis que chez le même individu placé dans d'autres circonstances, cette quantité est descendue à environ 15 gram-

mond, la sécrétion journalière d'urine dans les circonstances ordinaires de régime s'est élevée de 1280 à 1447 centimètres cubes, et la quantité d'urée et autres produits organiques contenus dans ce liquide était en moyenne de 33 à 45 grammes ; mais je dois ajouter que le sujet de ces expériences était de très grande taille, et faisait par jour trois repas très substantiels. Le poids de son corps était d'environ 90 kilogrammes (a). Dans des expériences analogues faites par M. O. Franque sur un Homme de vingt et un ans, pesant 62$^{kil}$,6, la quantité d'urée excrétée en vingt-quatre heures, sous l'influence d'un régime mixte, fut, terme moyen, de 37$^{gr}$,9 (b), et

dans une série d'expériences dues à M. Kaupp, cette quantité n'a varié qu'entre 33$^{gr}$,9 et 35$^{gr}$,9 (c), tandis que dans les recherches de M. Bödecker, faites sur neuf jeunes gens, elle a varié entre 30$^{gr}$,3 et 38$^{gr}$,9 (d).

En poursuivant pendant trois cent trente-six jours la détermination des quantités d'urée excrétée par la même personne, M. Smith a trouvé, terme moyen, 519 grains ( ou 33$^{gr}$,6 ) par vingt-quatre heures (e).

M. G. Kerner (f) a analysé les urines rendues pendant huit jours par un homme pesant 72 kilogrammes, et a obtenu pour l'excrétion quotidienne les résultats suivants :

| | MAXIMA. | MINIMA. | TERME MOYEN. |
|---|---|---|---|
| Urine . . . . . . . . . . . . . . . . . | 2150 c. c. | 1090 c. c. | 1491 c. c. |
| | Gram. | Gram. | Gram. |
| Urée . . . . . . . . . . . . . . . . | 43,4 | 32,0 | 38,1 |
| Acide urique. . . . . . . . . . . . . | 1,3702 | 0,6995 | 0,9394 |
| Chlorure de sodium. . . . . . . . . . | 19,2 | 15,0 | 16,8 |
| Acide sulfurique . . . . . . . . . . . | 2,481 | 2,257 | 2,478 |
| Acide phosphorique. . . . . . . . . . | 4,069 | 3,000 | 3,417 |
| Phosphate tribasique de chaux. . . . . . | 0,5144 | 0,2534 | 0,3705 |
| Phosphate basique de magnésie . . . . . | 1,2782 | 0,6777 | 0,9757 |
| Phosphates terreux. . . . . . . . . . | 1,7250 | 0,9311 | 1,3522 |
| Ammoniaque. . . . . . . . . . . . . | 1,0110 | 0,7398 | 1,9492 |
| Acide libre. . . . . . . . . . . . . | 2,2000 | 1,4727 | 1,9492 |

Dans une série d'expériences qui portent spécialement sur l'excrétion de l'acide urique, M. Bödecker a vu la quantité de ce principe immédiat

(a) Hammond, *De l'action de certains diurétiques végétaux* (*Journal de physiol.*, 1860, t. III, p. 227).

(b) O. Franque, *Beiträge zur Kenntniss der Harnstoffausscheidung beim Menschen. Inaug. Abh.* Würzburg, 1854 (Canstatt's *Jahresbericht für* 1855, t. I, p. 205).

(c) Kaupp, *Beiträge zur Physiologie des Harnes* (Vierordt's, *Archiv für physiol. Heilkunde,* 1855, t. XIV, p. 385).

(d) Bödecker, *Einige Beiträge zur Kenntniss des Stoffwechsels im gesunden Körper* (*Zeitschr. für ration. Med.*, 1860, t. X, p. 161).

(e) E. Smith, *On the Elimination of Urea and Urinary Water*, etc. (*Proceedings of the Royal Society,* 1861, t. XI, p. 215).

(f) G. Kerner, *Ueber das physiologische Verhalten der Benzoesäure* (*Archiv für wissensch. Heilkunde,* 1858, t. III, p. 616).

mes. Les différences qui dépendent de l'âge, du poids du corps, de l'état de santé ou de maladie, du régime, etc., sont également très considérables, et l'étude doit en être faite avec soin.

Nous ne savons encore que peu de chose au sujet de l'excrétion journalière de la créatine et des autres matières dites extractives de l'urine, mais les écarts sont également très grands (1).

Il en est de même relativement aux matières minérales qui sont entraînées au dehors par les urines, et qui ont été l'objet de recherches plus nombreuses (2).

Le chlorure de sodium est d'ordinaire beaucoup plus abondant qu'aucune des autres substances salines qui sont éliminées

se maintenir entre 1$^{gr}$,160 et 1$^{gr}$,529 par jour (a).

(1) Quelques expériences relatives au rendement de la sécrétion urinaire en créatine et en créatinine ont été faites par M. Thudicum. Elles portent sur deux hommes : la quantité de créatine obtenue journellement a varié entre 36 et 58 centigrammes ; celle de la créatinine s'est maintenue entre 20 et 41 centigrammes (b). M. Loebe a trouvé des quantités un peu plus élevées de créatinine : chez un individu elle était de 0$^{gr}$,73, et chez un second de 0$^{gr}$,77 en vingt-quatre heures (c).

Suivant M. Weisemann, la quantité quotidienne d'acide hippurique con-

tenu dans son urine varia entre 0$^{gr}$,79 et 2$^{gr}$,17 (d).

(2) Dans les recherches de M. Chambert, la quantité de matières salines évacuée en vingt-quatre heures par les voies urinaires a varié entre 6$^{gr}$,995 et 23$^{gr}$,936. La moyenne générale était de 14$^{gr}$,854 (e). M. Lehmann a vu que, sous l'influence d'un régime ordinaire, les quantités extrêmes étaient 9$^{gr}$,65 et 17$^{gr}$,28, et que la moyenne était 15$^{gr}$,24 (f), résultats qui sont notablement plus élevés que ceux obtenus précédemment par M. Lecanu et rapportés ci-dessus, ainsi que des évaluations faites par Alfred Becquerel, qui donne pour moyenne 9$^{gr}$,75 (g).

(a) J. Bödecker, *Beiträge zu chemisch-pathologischen Versuchen*, Würzburg, 1854 (Canstatt's Jahresbericht für 1856, t. I, p. 96).

(b) Thudicum, *A Treatise on the Pathology of Urine*, 1860.

(c) Loebe, *Beiträge zur Kenntniss des Kreatinens* (*Journal für prakt. Chemie*, 1861, t. LXXXII, p. 180).

(d) Weisemann, *Ueber die Bildung der Hippursäure beim Menschen*, Göttingue, 1857 (Canstatt's Jahresbericht für 1853, t. I, p. 72).

(e) Chambert, *Op. cit.* (*Recueil de mémoires de médecine chirurgicale et de pharmacie militaires*, 1845, t. LVIII, p. 343).

(f) Lehmann, *Lehrbuch der Chemie*, t. II, p. 401.

(g) Alf. Becquerel, *Sémiotique des urines*, p. 7.

de l'organisme par la sécrétion rénale ; quelquefois la quantité s'en élève à plus de 20 grammes, mais d'autres fois on n'en trouve que de faibles traces. Du reste, ces grandes différences sont en général accidentelles plutôt que physiologiques, et dépendent principalement du mode d'assaisonnement des mets. Ainsi on a vu cette quantité varier de 1 à 10 chez le même individu, suivant qu'il se nourrissait d'aliments frais ou de salaisons, et cela s'explique facilement d'après ce que nous savons déjà au sujet du passage des matières minérales de l'estomac dans les urines. C'est aussi à des circonstances analogues que nous devons attribuer en grande partie les différences considérables qui se font remarquer dans les résultats moyens obtenus par divers expérimentateurs. Ainsi, en France, où l'on n'a pas l'habitude de consommer beaucoup de sel de cuisine, le poids des chlorures contenus dans les urines dépasse rarement 8 grammes par jour et peut être évalué en moyenne à environ 8 grammes, tandis que dans la plupart des expériences faites en Allemagne, où l'usage des salaisons est plus général, cette moyenne est au moins de 11 à 12 grammes, et s'élève chez quelques personnes à 17 ou même 18 grammes par jour (1).

La quantité d'acide sulfurique contenu dans les sels de

---

(1) La quantité de chlorure de sodium extraite des urines évacuées en 24 heures a été, terme moyen, de :

Gram.

1 gram. environ dans quelques expériences faites à Paris par A. Becquerel, qui trouva en moyenne 0,659 de chlore (a).

3,4    dans les expériences de M. Lecanu, faites à Paris sur cinq hommes adultes (b).

6,6    dans les expériences de M. Barral, faites également à Paris sur trois hommes adultes (c).

9,6    dans les expériences de M. Jul. Lehmann, faites en Allemagne (d).

10 à 13    d'après Vogel (e).

6,8 à 14,9    dans les expériences de M. Wilde (f).

(a) A. Becquerel, *Sémiotique des urines*, 1841, p. 7.
(b) Lecanu, *Op. cit.* (*Ann. des sciences nat.*, t. XII, p. 121.
(c) Barral, *Statique chimique des Animaux*.
(d) Jul. Lehmann, *Ueber den Kaffee als Getränk in chemisch-physiol. Hinsicht* (Canstatt's *Jahresbericht für* 1853, t. I, p. 197).
(e) Vogel, *Die Semiotik des menschlichen Urins*, 1858, p. 326.
(f) Wilde, *Disquis. quædam de alcalicis per urinam excretis*. Dorpat, 1855 (Canstatt's *Jahresbericht für* 1856, t. I, p. 98).

l'urine est ordinairement d'environ 2 grammes par jour ; mais à cet égard les différences individuelles et les variations qui peuvent survenir chez la même personne sont aussi très grandes. Ainsi, dans des expériences faites par M. Lehmann pour étudier l'influence du régime sur les produits de la sécrétion rénale, le poids des sulfates excrétés de la sorte en vingt-quatre heures a varié entre $5^{gr},846$ et $10^{gr},399$ chez la même personne (1).

En général, les phosphates alcalins et terreux qui se trouvent

(1) Voici les résultats moyens fournis par les recherches de plusieurs physiologistes :

Gram.

| 14,5 | d'après M. Bischoff, de Munich ; moyenne de huit jours d'observation sur un homme de quarante-cinq ans (a). |
| 14,9 | dans une série d'expériences faites par M. Kaupp. |
| 17,0 | dans une autre série d'expériences du même auteur (b). |
| 11,3 | d'après six séries d'expériences faites par M. Wagner (c). |
| 11,3 | d'après six séries d'expériences faites par M. Buckheim (d). |
| 12,8 | dans une série d'expériences faites par M. Genth. |
| 18,5 | dans une autre série d'expériences par le même (e). |
| 17,5 | dans huit séries d'expériences faites par M. Hegar (f). |
| 16,8 | d'après M. Kerner (g). |

Gram.

| 2,34 | d'acide sulfurique en vingt-quatre heures chez les cinq hommes adultes employés aux expériences de M. Lecanu. |
| 1,12 | d'après A. Becquerel. |
| 3,93 | pour l'ensemble des expériences faites par M. Lehmann. |
| 1,90 | pour une série d'expériences faites sur sept personnes par M. Gruner (h). |
| 1,74 | pour douze expériences faites sur la même personne par M. Buckheim (i). |
| 2,06 à 2,28 | dans deux séries d'expériences faites par M. Bencke (j). |
| 2,10 | pour une série de dix expériences faites sur un même individu par M. Wagner (k). |

(a) Bischoff, *Der Harnstoff als Mass des Stoffwechsels.* Giessen, 1853, p. 25.
(b) W. Kaupp, *Beiträge zur Physiologie des Harnes (Archiv für physiologische Heilkunde,* 1855, t. XIV, p. 385).
(c) Wagner, voyez Day, *Chemistry in its Relations to Physiology and Medicine,* p. 312.
(d) Buckheim, voyez Day. *loc. cit.*
(e) Genth, *Untersuchungen über den Einfluss des Wassertrinkens auf den Stoffwechsel,* 1856.
(f) Hegar, *Ueber Ausscheidung der Chlorverbindungen durch den Harn. Inaug. Abh.* Giessen, 1852 (Canstatt's *Jahresbericht über die Fortschritte der gesammten Medicin im* 1852, p. 121).
(g) Kerner, *Op. cit. (Archiv für wissensch. Heilk.,* 1858, t. III).
(h) Gruner, *Die Auscheidung der Schwefelsäure durch den Harn. Inaug. Abh.* Giessen, 1852 (Canstatt's *Jahresbericht für* 1852, t. I, p. 122).
(i) Buckheim, *loc. cit.*
(j) Bencke, *Studien zur Urinologie (Archiv des Vereins für gemeinschaftliche Arbeiten,* 1854, t. I, p. 602).
(k) Wagner, *loc. cit.*

dans l'urine entraînent au dehors chaque jour environ 3 grammes d'acide phosphorique. De même que pour les autres matières minérales dont je viens de parler, les différences qui s'observent à cet égard dépendent en grande partie de la quantité de phosphates que les aliments introduisent dans l'organisme (1). D'ordinaire, environ un quart de l'acide phospho-

Gram.
- 2,48 pour une série de dix-sept expériences faites par un même individu par M. Neubauer.
- 2,27 pour une série de vingt-deux expériences faites par le même auteur sur un autre homme (a).
- 2,28 pour une série de quatorze expériences faites par M. Clare (b).
- 2,55 dans les expériences faites par M. Genth dans des conditions de régime ordinaire.
- 1,8 à 4,0 dans les expériences de M. Bödecker, portant sur neuf jeunes gens (c).

(1) Ainsi, M. Aubert a trouvé que, par suite de l'administration intérieure de 31 grammes de phosphate de soude, la quantité d'acide phosphorique contenu dans les urines s'est élevée à 4 grammes, tandis que dans les circonstances ordinaires elle n'était que de $2^{gr},8$ en vingt-quatre heures (d).

Dans les expériences comparatives faites par M. Haughton sur des individus soumis les uns à un régime végétal, les autres à un régime animal, la quantité d'acide phosphorique évacué en vingt-quatre heures était, terme moyen, de $26^{grains},9$ (ou $1^{gr},7$) pour les premiers, et de 37 grains (ou $2^{gr},4$) pour les seconds.

Voici les résultats moyens obtenus par divers physiologistes :

Gram.
- 3,1 dans les expériences de M. Mosler (e).
- 3,4 dans les expér. de M. Krobbe (f).
- 3,7 } dans des expériences faites sur
- 4,2 } trois individus par M. Winter (g).
- 5,2 }
- 3,8 à 3,9 dans les expériences de N. Julius Lehmann (h).
- 3,7 dans quatre séries d'expériences faites par M. Breed (i).

(a) Neubauer, *Anleitung zur qualitativen und quantitativen Analyse des Harns*, 1854.

(b) Clare, *Experimenta de excretione acidi sulphurici per urinam*, dissert. inaug. Dorpat, 1854 (Canstatt's *Jahresbericht für* 1855, t. I, p. 103).

(c) Bödecker, *Ein Beitrag zur Kenntniss des Stoffwechsels im gesunden Körper* (*Zeitschr. für ration Med.*, 1860, t. X, p. 153).

(d) Aubert, *Experimental-Untersuchungen über die Frage, ob die Mittelsalze auf Endosmotischem Wege abführen* (*Zeitschrift für rationelle Medicin*, 2e série, 1852, t. II, p. 225).

(e) Mosler, *Beiträge zur Kenntniss der Urins-Absonderung bei gesunden, schwangern und kranken Personen. Inaug. Abh.* Giessen, 1853.

(f) Krobbe, *Ueber die Menge der Phosphorsäure im Harn und über die Ausscheidung der Erdphosphate beim Kochen des Harnes*, Copenhague, 1857 (Canstatt's *Jahrsbericht für* 1857, t. I, p. 181).

(g) Winter, *Beiträge zur Kenntniss der Urinubsonderung bei Gesunden. Inaug. Abhand.* Giessen, 1842 (Canstatt's *Jahresberichte*, 1852, p. 123).

(h) J. Lehmann, *Ueber den Kaffee als Getränk in chemisch-pathologischer Hinsicht* (Canstatt's *Jahresbericht für* 1853, t. I, p. 197).

(i) Breed, *Ueber den Gehalt des normalen Urins an Phosphorsäuren* (*Annalen der Chemie und Pharm.*, 1851, t. LXXVIII, p. 150).

rique est combiné avec les bases terreuses, c'est-à-dire avec la chaux et la magnésie, tandis que les trois quarts sont unis aux bases alcalines. La quantité de phosphate terreux excrété de la sorte en vingt-quatre heures peut être évaluée, terme moyen, à environ 1 gramme (1), dont à peu près 0,33 centigrammes de phosphate de chaux et 0,67 centigrammes de phosphate de magnésie (2).

§ 18. — D'après ce que nous avons vu précédemment en étudiant les causes des variations dans la composition chimique des urines, nous pouvons prévoir que les différences que je

par les voies urinaires a été, en moyenne, de :

1,09 d'après M. Lehmann (g).
1,20 d'après M. Beneke (h).
1,48 d'après M. Böcker (i).
0,94 d'après M. Neubauer (j).

3,1 chez un individu dans les expériences de M. Neubauer.
1,6 chez un autre individu dont les urines furent analysées par le même auteur (a).
3,4 dans les expér. de M. Genth (b).
3,4 dans les expér. de M. Kaupp (c).
2,9 chez un individu examiné par M. Beneke.
2,2 chez un autre individu examiné par le même auteur (d).
2,9 d'après M. Haxthausen (e).
2,8 d'après M. Duncklemberg (f).

(1) La quantité totale des phosphates terreux excrétés journellement

(2) Cette proportion correspond à peu près à 3 équivalents de phosphate de magnésie $(2MgO,PO^5)$ pour 1 équivalent de phosphate de chaux $(3CaO, PO^5)$. Elle a été constatée par M. Kletzinski et par M. Neubauer (k).

Dans une série d'expériences sur

(a) Neubauer, *Ueber die Erdphosphate des Harns* (*Journal für prakt. Chemie*, 1856, t. LXVII, p. 65).

(b) Genth, *Unters. über den Einfluss des Wassertrinkens auf den Stoffwechsel*, 1856.

(c) Kaupp, *Op. cit.*

(d) Beneke, *Studien zur Urologie* (*Archiv des Vereins für gemeinschaftliche Arbeiten*, 1854, t. I, p. 600).

(e) Haxthausen, *Acidum phosphoricum urinæ et excrementorum*, dissert. inaug. Halle, 1860 (*Zeitschr. für ration. Med. Bericht. für* 1860, p. 348).

(f) Duncklemberg, *Versuch über Harn, besonders zur Bestimmung seines Gehaltes an Phosphorsäure und phosphorsaurer Erde* (*Ann. für Chemie und Pharm.*, 1855, t. XCIII, p. 88).

(g) Lehmann, *Lehrbuch der physiologischen Chemie*, t. II, p. 350.

(h) Beneke, *Op. cit.* (*Archiv des Vereins für gem. Arbeiten*, 1854, t. I, p. 600).

(i) Böcker, *Versuche über die Wirkung des Thees auf den Menschen* (*Archiv des Vereins für gemeinsch. Arbeiten*, 1854, t. I, p. 213).

(j) Neubauer, *Ueber die Erdphosphate des Harns* (*Journal für prakt. Chemie*, 1856, t. LXVII, p. 65).

(k) Kletzinski, *Zur Semiotik der phosphosauren Salze des Harns* (Heller's *Archiv für phys. und path. Chemie und Mikrosc.*, 1852, t. V, p. 270).
— Neubauer, *Op. cit.* (*Journal für prakt. Chemie*, t. LXVII, p. 76).

viens de signaler dans le rendement du travail sécrétoire effectué par les reins doivent dépendre en grande partie de l'alimentation et de l'état général de l'organisme ; cependant ces notions générales ne peuvent nous suffire, et, pour terminer cette étude de la sécrétion urinaire, nous devrions nous occuper maintenant de l'examen plus approfondi des circonstances qui influent sur ces phénomènes ; mais, ainsi que j'ai déjà eu l'occasion de le dire, les questions qu'il nous faudrait examiner se lient d'une manière si intime à l'histoire de la nutrition, qu'on ne peut guère les en séparer. En effet, pour bien apprécier la signification de la plupart des faits que nous aurions à passer en revue, il nous faudrait tenir compte de ce qui entre dans l'organisme, aussi bien que de ce qui en sort, et nous aurions besoin de connaître aussi quelles sont les transformations que les matières introduites dans le torrent de la circulation subissent avant d'arriver dans l'appareil rénal. D'un autre côté, la considération des résultats fournis par l'élimination urinaire jette d'utiles lumières sur les actions chimiques dont l'économie animale est le siége. Pour toutes ces raisons, il me semble préférable de ne pas m'avancer davantage dans l'histoire des excrétions avant d'avoir abordé l'étude des caractères du travail nutritif, et, par conséquent, dans la prochaine Leçon, j'aborderai ce sujet en même temps que j'examinerai comparativement l'emploi physiologique de l'*ingesta* et l'origine de l'*excreta*.

les proportions relatives des terres contenues dans les urines excrétées en vingt-quatre heures, M. Wagner a trouvé, terme moyen, 0,172 de magnésie (*a*).

(*a*) G. Wagner, *Experimenta de excretione calcariæ et magnesiæ*, Dorpat, 1855 (*Canstatt's Jahresberichte für* 1856, t. I, p. 85).

# SOIXANTE-SIXIÈME LEÇON.

DE LA NUTRITION. — Sort des diverses matières qui entrent dans l'organisme. — Matières qui ne se fixent pas dans l'économie et qui la traversent sans y éprouver de changements ; usage de quelques-unes de ces substances ; importance physiologique de l'eau. — Sels minéraux, etc. — Matières organiques qui sont détruites dans l'économie animale. — Preuves de la combustion physiologique. — Produits de la combustion des matières organiques non azotées et azotées. — Origine des principes urinaires. — Dédoublement des matières organiques sous l'influence d'une oxydation partielle. — Production des matières grasses dans l'organisme. — Production du sucre ; fonctions glycogéniques du foie. — Rapports entre la recette et la dépense nutritives. — Pertes journalières de carbone, d'azote, etc., etc.

§ 1. — Nous avons vu dans les précédentes Leçons, que tous les Animaux puisent sans cesse dans le monde extérieur, d'une part, de l'oxygène qui pénètre dans leur organisme par les voies respiratoires, et d'autre part, de l'eau, des substances salines et des matières organiques riches en carbone, en hydrogène et en azote, qui, introduites d'abord dans une cavité digestive, sont ensuite absorbées et versées dans le sang ou dans le fluide irrigatoire correspondant à ce liquide, de façon à être répandues dans les diverses parties de l'économie. Nous savons aussi que tout être animé émet en même temps de l'aide carbonique, et perd, sous la forme d'urine et d'autres produits excrémentitiels, de l'eau, divers composés azotés et des matières minérales. Nous avons étudié les fonctions à l'aide desquelles ces échanges s'établissent entre l'Animal et le monde extérieur ; mais nous n'avons encore pu nous rendre compte de l'emploi physiologique de tout ce qui arrive de la sorte dans l'intérieur de l'organisme, ni de l'origine des matières excrétées. Pour avancer davantage dans l'étude des phénomènes de nutrition, il faut que nous cherchions à résoudre ces questions, à saisir les relations qui peuvent exister entre l'*ingesta* et l'*excreta*, à connaître les modifications que la matière subit en traversant les corps vivants, et découvrir les conséquences de ce travail intérieur.

Afin de procéder méthodiquement dans ces investigations difficiles, et d'acquérir tout d'abord quelques notions relatives à la nature des phénomènes dont l'étude va nous occuper, il me paraît utile d'examiner en premier lieu ce que deviennent certaines matières qui, introduites dans l'économie par les organes digestifs ou par toute autre voie, ont été absorbées et portées dans le torrent de la circulation.

*Emploi des matières absorbées.*

§ 2. — Les corps étrangers dont le sang s'est chargé de la sorte peuvent en disparaître de trois manières : tantôt ils s'en séparent sans y avoir éprouvé aucun changement, et s'échappent de l'organisme par la transpiration ou par les sécrétions ; d'autres fois ils y sont détruits, c'est-à-dire transformés en composés nouveaux ; enfin, il peut arriver aussi qu'ils soient pris par le tissu de certains organes qui les fixent et se les approprient.

*Matières qui traversent l'organisme sans être modifiées.*

En étudiant les fonctions des glandes urinaires, nous avons rencontré beaucoup d'exemples de matières qui, introduites dans l'économie animale par les voies digestives ou autrement, ne font que traverser l'organisme, et sont rejetées au dehors avec les autres produits du travail excrétoire sans avoir subi aucun changement. Tels sont la plupart des sels minéraux et beaucoup d'autres matières que nous avons vues apparaître dans les urines peu de temps après leur introduction dans le torrent de la circulation. La plus grande partie de l'eau qui est absorbée par les parois du tube digestif ou par la peau suit aussi la même route, ou s'échappe au dehors en s'évaporant, soit à la surface de l'organe respiratoire, soit à travers les téguments extérieurs. Toutes ces matières traversent plus ou moins rapidement le corps vivant, et souvent leur présence y est pour ainsi dire un accident sans importance. Mais d'autres fois, malgré le peu de durée de leur séjour dans l'organisme, elles y jouent un rôle considérable, en raison de l'influence qu'elles exercent sur les propriétés physiques ou chimiques des tissus qui s'en imbibent ou des humeurs qui en sont chargées.

Ainsi, la presque totalité du chlorure de sodium qui se trouve dans nos aliments ou que nous y ajoutons comme condiment, après avoir été absorbée et versée dans le sang, est séparée de ce liquide par l'action sécrétoire des reins et excrétée avec les urines. Au premier abord, on pourrait donc croire que cette substance minérale est sans usage dans l'économie, ou tout au moins que l'organisme n'en utilise que des quantités très minimes. Mais cette opinion serait erronée. Lorsque dans une des premières Leçons de ce cours, je faisais l'histoire du sang, j'ai dit que les globules rouges dont ce liquide est chargé ne conservent leur état normal que lorsque le sérum qui les baigne tient en dissolution des matières salines en certaines proportions; qu'en présence d'un liquide contenant de l'eau en trop grande abondance, ces corpuscules se gonflent et se déforment; enfin, que le chlorure de sodium était une des substances les plus propres à empêcher l'action désorganisante de l'eau sur ces mêmes globules (1). Il en résulte donc que le sel de cuisine, lors même qu'il ne fournirait aucun élément constitutif des tissus vivants ou des humeurs sécrétées, et ne ferait que traverser l'économie animale comme un corps étranger, n'y serait pas moins très utile en donnant au sérum du sang qui le tient en dissolution la propriété de charrier les globules hématiques sans les altérer. Or, la sécrétion urinaire emporte sans cesse au dehors des quantités plus ou moins considérables de cette substance; par conséquent, l'Homme et les Animaux qui se rapprochent le plus de nous par leur mode d'existence ont besoin d'en introduire journellement dans leur organisme. Ils en trouvent dans leurs aliments,

Chlorure<br>de sodium.

_______

(1) Voyez tome I, page 196 et suivantes.

et l'Homme, ainsi que chacun le sait, en fait un grand usage comme condiment (1).

Phosphate de soude.

Le phosphate de soude donne lieu à des remarques analogues. Nous avons vu précédemment que la présence de ce sel en dissolution dans l'eau ou dans le sérum augmente la solubilité de l'oxygène dans ces liquides (2), et par conséquent on conçoit que sa présence dans le sang puisse être favorable à l'accomplissement du travail respiratoire.

Eau.

§ 3. — L'eau, qui ne séjourne que peu dans l'intérieur de l'organisme, mais qui le traverse sans cesse en quantité considérable, y joue un rôle encore plus important. Aucun tissu animal ne présente les propriétés physiques nécessaires pour l'accomplissement de ses fonctions, s'il n'est imbibé d'une certaine quantité d'eau, et la dessiccation, quand elle atteint une limite déterminée, est une cause de mort ou de suspension de l'activité physiologique dans l'ensemble de tout être vivant aussi bien que dans chacune des parties de son corps.

Effets de la dessiccation.

Une expérience faite pour la première fois par Leeuwenhoek vers la fin du XVII⁰ siècle, et complétée plus récemment par le célèbre Spallanzani, montre d'une manière presque merveilleuse l'importance du rôle de l'eau dans l'économie animale. Leeuwenhoek, en observant au microscope l'eau bourbeuse retenue dans les gouttières des toits, y trouva des Animalcules très bizarres, qui ont reçu le nom de *Rotifères*, à cause de deux disques situés sur les côtés de la tête et garnis d'une frange de cils vibratiles dont les mouvements produisent l'effet optique d'une roue tournant avec rapidité (3). Or, cet habile observateur

(1) Dans une prochaine Leçon, lorsque nous nous occuperons du régime alimentaire de l'Homme, nous aurons à revenir sur ce sujet.

(2) Voyez tome I, page 471.

(3) Leeuwenhoek et les autres naturalistes des XVII⁰ et XVIII⁰ siècles, qui étudièrent au microscope ces Animalcules, n'avaient pu se former des idées justes touchant le mouvement à l'aide duquel l'apparence des roues en rotation est produite, ni relativement à

remarqua que si l'eau dans laquelle les Rotifères nagent venait à s'évaporer, ces petits êtres se desséchaient et semblaient mourir ; mais qu'ils reprenaient toute leur activité lorsqu'on humectait de nouveau la poussière qui les renfermait. Leeuwenhoek ne comprit pas toute l'importance de sa découverte et ne s'y arrêta pas ; mais Spallanzani, qui était un physiologiste profond aussi bien qu'un micrographe exercé, saisit mieux la portée de ce fait, et s'appliqua à en bien déterminer le caractère. Il entreprit donc une série d'expériences sur ce qu'il appela la mort et la ressuscitation alternative des Rotifères ; il étendit ses recherches à d'autres Animalcules qui jouissent des mêmes propriétés, et il établit de la manière la plus nette que par l'effet de la dessiccation poussée jusqu'à un certain degré, ces petits êtres, de même que tous les autres corps vivants, cessent de donner aucun signe de vie, se déforment et ressemblent à des cadavres momifiés ; mais qu'au lieu de périr réellement, ainsi que le font tous les Animaux ordinaires, quand leur corps a été desséché au degré voulu, les Rotifères conservent la faculté de vivre et s'animent de nouveau dès qu'on leur rend l'eau qu'ils avaient perdue : on croirait voir des cadavres informes qui reprendraient leur aspect primitif et ressusciteraient sous les yeux de l'observateur. Celui-ci, en effet, peut ainsi, alternativement, en leur enlevant ou en leur rendant de l'eau, plonger ces Animalcules dans un état de complète inactivité, de mort apparente ou leur rendre, à volonté, la pleine jouissance de toutes leurs facultés physiologiques (1). Spallanzani constata que les Rotifères des toits, des-

la structure intérieure des Rotifères (a); mais de nos jours ces petits êtres ont pu être mieux observés, et M. Ehren-

berg a très bien fait connaître leur mode d'organisation (b).

(1) Les faits signalés par Spallan-

(a) Leeuwenhoek, *A Letter concerning Worms observed in Sheep's livers and pasture grounds* (Philos. Trans., 1704, t. XXIV, p. 1525. -- *Arcana Naturæ*, t. II, epist. 149, p. 381 et suiv. — Baker, *Employment for the Microscope*, 1753, p. 267 et suiv., pl. 11.
(b) Ehrenberg, *Die Infusionsthierchen*, p. 485, pl. 60, fig. 4.

séchés de la sorte, peuvent rester dans cet état d'inactivité pendant un temps qui dépasse de beaucoup la durée ordinaire de leur existence, et qu'ils résistent alors à des causes de destruction qui d'ordinaire déterminent infailliblement la mort. Ainsi, il vit ces Animalcules ressusciter en apparence après être restés pendant plus de trois ans sous la forme d'une poussière sèche et inerte, et il constata que ni l'action du froid intense des hivers les plus rigoureux, ni celle de la chaleur des rayons les plus ardents du soleil, n'empêchaient cette espèce de résurrection d'avoir lieu, bien que les Rotifères non desséchés périssent toujours quand on les place dans les mêmes conditions. Enfin, il trouva que d'autres Animalcules destinés par la nature à habiter aussi des lieux où l'humidité nécessaire à leur activité vitale ne se rencontre qu'à des époques plus ou moins éloignées, possèdent également cette faculté singulière de résister aux effets de la dessiccation, et d'être en apparence morts ou vivants, suivant que leur corps est privé d'eau ou contient une certaine quantité de ce liquide. Les petits êtres auxquels on a donné le nom de *Tardigrades*, sont susceptibles de con-

zani avaient été très bien observés par ce physiologiste habile (a), mais pendant longtemps beaucoup de naturalistes les ont niés (b), et M. Ehrenberg a cru pouvoir établir que la dessiccation tue les Rotifères comme les autres Animaux, mais que leurs œufs résistent à cette cause de destruction, et, en se développant quand on les humecte, donnent alors naissance à de nouveaux individus ; en sorte que ce seraient les descendants des Animalcules mis en expérience, et non ces êtres eux-mêmes, qu'on aurait pris pour ceux-ci revenus à l'état d'activité physiologique après une dessiccation plus ou moins prolongée (c). Dernièrement cette hypothèse a été soutenue de nouveau par M. Pouchet (d), mais elle est en désaccord avec les observations les plus probantes, et elle n'est pas admissible.

(a) Spallanzani, *Observations et expériences sur quelques Animaux surprenants que l'observateur peut à son gré faire passer de la mort à la vie* (Opuscules de physique, 1777, t. II, p. 249 et suiv.).

(b) Dugès *Traité de physiologie comparée*, 1838. t. I, p. 36.

— Bory Saint-Vincent, *Encyclopédie méthodique*, VERS.

(c Ehrenberg, *Die Infusionsthierchen*, p. 492 et suiv

(d) Pouchet, *Recherches et expériences sur les Animaux ressuscitants*, 1859.

server ainsi une vie latente pendant un temps très long (1), et il en est de même pour les Vibrions, qui infestent le blé rachitique (2), ainsi que pour quelques autres Animalcules

(1) Les Animalcules que Spallanzani a désigné sous le nom de Tardigrades, et qui se trouvent dans les poussières des toits (a), furent observés pour la première fois par Eichhorn, puis par Corti (b). De nos jours plusieurs naturalistes ont publié sur leur histoire des recherches très intéressantes (c), principalement M. Doyère, qui en a fait connaître la structure intérieure, et a constaté des particularités fort remarquables au sujet de la faculté qu'ils ont de résister à l'action mortelle de la chaleur quand leur corps a été préalablement désséché (d). Dans ces derniers temps, MM. Pouchet et Pennetier, ayant répété sans succès les expériences de M. Doyère, crurent pouvoir nier l'exactitude des résultats annoncés par ce physiologiste (e). Mais la question a été reprise par M. Gavarret, ainsi que par une commission de la Société de biologie, dont MM. Balbiani, Brown-Séquard, Dareste, Guillemin, Robin et Broca étaient membres, et tout ce qui est essentiel dans les conclusions de M. Doyère a été pleinement confirmé par ces savants (f).

(2) La découverte des Vibrions du blé niellé ou blé rachitique, et celle de la faculté que possèdent ces Animalcules de reprendre la vie active après avoir été desséchés et dans un état de mort apparente pendant un temps plus ou moins long, sont dues à Needham (g). Plusieurs naturalistes contemporains de cet observateur vérifièrent les résultats qu'il avait annoncés (h), et des expériences analogues ont été répétées plus récemment avec un succès complet (i).

(a) Spallanzani, *Opuscules de physique*, 1777, t. II, p. 349 et suiv.

(b) Eichhorn, *Beiträge zur Naturgeschichte der kleinsten Wasserthiere*, 1781, p. 74, pl. 7, fig. E.

— Corti, *Opere microscopische*, 1774.

(c) Schultze, *Macrobiotus Hufelandii*. Berlin, 1834.

(d) Doyère, *Mémoire sur les Tardigrades* (*Ann. des sciences nat.*, 2ᵉ série, 1840 à 1842. t. XVI, p. 269 ; t. XVII, p. 193, et t. XVIII, p. 5).

(e) Pouchet, *Recherches et expériences sur les Animaux ressuscitants*, 1859, in-8. — *Nouvelles expériences sur les Animaux pseudo-ressuscitants* (*Actes du Muséum d'histoire naturelle de Rouen*, 1860, p. 6).

— Tinel, *Mém. sur les Rotifères, etc.* (*Union médicale*, 1859).

— Pennetier, *De la réviviscence des Animaux dits ressuscitants* (*Actes du Muséum d'hist. nat. de Rouen*, 1860, p. 49).

(f) Gavarret, *Quelques expériences sur les Rotifères, les Tardigrades et les Anguillules des mousses des toits* (*Gazette hebdomadaire de médecine*, 1859, t. VI, p. 710).

— Broca, *Rapport sur la question soumise à la Société de biologie par MM. Pouchet, Pennetier, Tinel et Doyère, au sujet de la réviviscence des Animaux desséchés* (*Mém. de la Soc. de biologie*, 3ᵉ série, 1860, t. II, p. 1).

(g) Needham, *New Microscopical Discoveries*, p. 85.

(h) Genanni, *Delle malattie del grano in erbe*.

— Baker, *Employment for the Microscope*, p. 250 et suiv.

— Spallanzani, *Opuscules de physique animale et végétale*, 1777, t. II, p. 357 et suiv.

(i) Bauer, *The Croonian Lectures* (*Philos. Trans.*, 1822, p. 1). — *Observations microscopiques sur la suspension des mouvements musculaires du Vibrio tritici* (*Ann. des sciences nat.* 1824, t. II, p. 154).

— Davaine, *Recherches sur l'Anguillule du blé niellé* (*Mém. de la Soc. de biologie*, 185 , 2ᵉ série, t. III, p. 232).

qu'on a vus reprendre une vie active après avoir été conservés dans un état de mort apparente pendant plus de vingt ans (1).

Pour presque tous les Animaux, la dessiccation, quand elle atteint une certaine limite, n'est pas seulement une cause de mort apparente, elle arrête pour toujours le mouvement vital (2). Or, la sécrétion urinaire, ainsi que la transpiration pulmonaire et cutanée, enlève continuellement à ces corps des quantités plus ou moins considérables d'eau ; par conséquent, pour réparer ces pertes et pour maintenir l'organisme dans un état d'humidité convenable, il faut toujours que l'Homme, de même que tous les Animaux, reçoive, à des intervalles très rapprochés, de nouvelles provisions de ce liquide, dont le manque occasionne promptement une sensation particulière : celle de la soif.

En citant ici l'eau comme une des substances qui peuvent traverser l'économie sans y être ni fixées dans l'organisme, ni décomposées, je ne prétends pas qu'une certaine quantité de ce liquide ne soit employée de la sorte, et bientôt nous verrons en effet que tout tissu animal doit nécessairement en retenir pour jouir de l'ensemble des propriétés physiques indispensables à l'accomplissement de ses fonctions physiologiques ; mais la plus grande partie de l'eau qui pénètre dans l'intérieur de l'organisme sous la forme de boisson ou autrement, y reste à l'état de liberté, et s'en échappe plus ou moins promptement par les voies excrétoires dont je viens de parler.

(1) En 1771, Baker examina des échantillons de blé niellé que Needham lui avait donnés en 1744, et par l'addition de l'eau il vit les Anguillules (ou Vibrions), qui étaient depuis vingt-sept ans dans un état de dessiccation, reprendre leur activité vitale (a).

(2) Je rappellerai à ce sujet les expériences de William Edwards sur les effets de la transpiration chez les Poissons exposés à l'air (voyez t. IV, p. 442).

(a) Needham, *Lettre à Roffredi* (*Journal de physique*, 1775, t. V, p. 227).

§ 4. — D'autres substances, après avoir été absorbées et introduites dans le torrent de la circulation, disparaissent de l'économie, et ne se montrent cependant ni dans les urines ni dans les autres excrétions. Nous pouvons en conclure qu'elles y sont détruites ou modifiées de façon à donner naissance à des composés nouveaux, et l'étude des changements qu'elles subissent nous permettra de faire un pas de plus dans l'investigation des phénomènes de chimie physiologique dont le corps de tout être animé est le siége.

Matières<br>modifiées<br>ou détruites<br>dans<br>l'organisme.

Dans une des premières Leçons de ce cours, nous avons vu que par la comparaison des matières que les Animaux puisent dans l'atmosphère et des produits de leur respiration, Lavoisier avait été conduit à admettre qu'ils sont tous le siége d'une sorte de combustion qui, entretenue par l'oxygène de l'air, est la source de l'acide carbonique qu'ils excrètent sans cesse (1). Cette hypothèse réunissait en sa faveur une multitude de faits sur lesquels il est inutile d'insister de nouveau ici, et devait être considérée comme l'expression d'une vérité bien établie. Mais nous n'avions encore aucune preuve directe de la destruction des matières combustibles dans l'intérieur de l'économie animale et de leur transformation en matières brûlées. Nos études actuelles nous fourniront cette preuve complémentaire de la justesse des vues du fondateur de la chimie physiologique.

En effet, M. Wöhler a constaté expérimentalement que l'acétate de potasse, le tartrate de la même base, et plusieurs autres sels formés par l'union d'un acide végétal avec un alcali, sont en totalité ou en majeure partie détruits pendant leur séjour dans le torrent de la circulation et transformés en carbonates alcalins qui s'échappent au dehors avec les autres produits de la sécrétion urinaire (2). Le lactate de soude se com-

Combustion<br>de<br>divers acides<br>organiques.

(1) Voyez tome I, page 406.

(2) M. Wöhler a trouvé que la ma- jeure partie de l'acide tartrique, de l'acide acétique ou de l'acide malique

porte de la même manière (1). Or, dans tous ces cas, l'acide organique n'a pu être déplacé par l'acide carbonique ; mais en étant brûlé par l'oxygène que la respiration a introduit dans l'organisme, il a été décomposé pour donner naissance à de l'eau et à de l'acide carbonique, lequel acide, uni à la base alcaline, a constitué le carbonate dont les glandes rénales ont opéré l'élimination. Ce phénomène de combustion physiologique, dont les médecins avaient remarqué les effets sur l'urine longtemps avant d'en connaître la nature, nous explique comment ce liquide peut cesser d'être acide, et devenir alcalin, à la suite de l'emploi alimentaire de divers fruits acides, fait dont j'ai déjà eu à parler dans la précédente Leçon (2). Les choses se passent ici comme dans une expérience de laboratoire. Si l'on brûle des cerises, des fraises ou d'autres fruits plus ou moins riches en sels végétaux, on trouve dans les cendres du carbonate de potasse qui ne préexistait pas dans ces corps.

D'après l'examen des matières contenues dans le tube digestif contenus dans les sels dont il est ici question est décomposée et remplacée par de l'acide carbonique, mais que vers la fin de l'expérience une certaine quantité des tartrates, etc., peut passer dans les urines sans avoir subi d'altération (a). La transformation du sel de Seignette, ou tartrate double de potasse et de soude, en carbonates pendant son passage dans l'économie animale, a été étudiée aussi par MM. Lavaran et Millon (b). Dans les expériences faites plus récemment sur le même sujet par M. Buckheim, l'acide tartrique s'est montré dans les urines en petite quantité quand la dose employée était forte ; mais l'acide citrique, soit libre, soit combiné, n'est pas arrivé jusque dans ce liquide excrémentitiel, et par conséquent paraît être complétement détruit (c).

(1) M. Lehmann a vu les urines devenir alcalines une demi-heure après l'injection de 30 grammes de lactate de soude dans l'estomac (d).

(2) Voyez ci-dessus, page 472.

(a) Wöhler, *Versuche über den Uebergang von Materien in den Harn* (*Zeitschrift für Physiologie von Tiedemann und Treviranus*, 1824, t. I, p. 144 et suiv.). — *Expériences sur le passage des substances dans l'urine* (*Journal des progrès des sciences méd.*, 1827, t. I, p. 54).

(b) Lavaran et Millon, *Mémoire sur le passage de quelques médicaments dans l'économie animale et sur les modifications qu'ils y subissent* (*Comptes rendus de l'Acad. des sciences*, 1844, t. XIX, p. 347).

(c) Buckheim, *Ueber den Uebergang einiger organischer Säuren in den Harn* (*Wunderlich's Archiv*, 1857, p. 122).

(d) Lehmann, *Lehrbuch der physiologischen Chemie*, t. II, p. 368.

des Animaux sur lesquels ces expériences étaient faites, on devait penser que la transformation des sels combustibles en carbonates n'avait lieu qu'après leur absorption et pendant que, mêlés au sang, ils circulaient dans l'appareil irrigatoire ; mais pour mieux déterminer le siége de ce phénomène de combustion, il était bon d'introduire directement ces substances dans le torrent de la circulation, et de chercher comment elles s'y comportent. Or, cela a été fait; et l'on a vu que les sels organiques dont je viens de parler, après avoir été injectés dans les veines d'un Animal vivant, sont représentés par les carbonates correspondants dans les produits de la sécrétion urinaire (1).

Les expériences de M. Wöhler nous fournissent d'autres exemples de la combustion des matières étrangères qui, introduites dans le torrent de la circulation, s'y oxydent, et forment de la sorte des produits nouveaux dont l'excrétion a lieu par les voies urinaires. Ainsi, le sulfhydrate de potasse, administré par les voies digestives, n'arrive qu'en très petites quantités dans l'urine, mais donne naissance à du sulfate de potasse qui se trouve en abondance dans ce liquide (2).

*Combustion de l'acide sulfhydrique.*

J'ajouterai que les recherches de MM. Wöhler et Frerichs tendent à établir que l'acide urique introduit dans l'estomac ou

*Combustion de l'acide urique.*

---

(1) M. Lehmann, en introduisant de la sorte du lactate de potasse dans le torrent de la circulation chez des Chiens, a vu que ce sel était transformé en carbonate avec rapidité, et que ce dernier corps ne tardait pas à se montrer dans les urines (a).

(2) Ce fait a été constaté d'abord par M. Wöhler chez le Cheval (b), et observé plus récemment par M. Griffith (c).

Il est aussi à noter que l'hyposulfite de soude se transforme en sulfate, pendant son trajet à travers l'économie animale, et est excrété sous cette forme par les voies urinaires (d).

(a) Lehmann, *Lehrbuch der physiologischen Chemie*, t. II, p. 417.

(b) Wöhler, *Op. cit.* (*Zeitschrift für Physiologie* von Treviranus, 1824, t. I, p. 150).

(c) Griffith, *Remarks on the Excretion of Sulphur by the Kidneys* (*London Medical Gazette*, 1848, t. XLI, p. 443).

(d) Kletzinsky, *Ueber die Hypochlorite, Hyposulfite und die Benzoësäure in ihrem Einf. auf den Stoffwechsel* (Canstatt's *Jahresbericht für* 1858, t. I, p. 199).

injecté dans les veines du Lapin est décomposé dans l'intérieur de l'organisme de la même manière que lorsqu'on oxyde cette substance en la traitant par de l'acide plombique. En effet, ils ont vu qu'après l'administration de l'acide urique, l'urine contient beaucoup plus d'urée et d'oxalate de chaux que dans l'état normal (1).

Enfin l'azote, en traversant l'économie animale, paraît être susceptible de s'oxyder, car M. Bence Jones a trouvé des traces d'acide azotique dans l'urine de personnes auxquelles il avait administré, soit du carbonate, soit du tartrate d'ammoniaque (2).

*Siége de la combustion physiologique.*

§ 5. — Ainsi, des phénomènes d'oxydation ont indubitablement lieu dans l'intérieur de l'organisme et ont leur siége dans le torrent de la circulation, puisque les diverses matières combustibles que nous venons de passer en revue y ont été brûlées. Nous savons, d'ailleurs, par nos études précédentes,

---

(1) Nous avons vu précédemment que l'acide urique bouilli avec de l'eau tenant en suspension de l'acide plombique s'empare d'une partie de l'oxygène contenu dans ce corps, et se transforme en urée, acide oxalique et allantoïne (a). Ce dernier produit ne passe pas dans les urines et doit être décomposé dans l'intérieur de l'organisme. D'après la transformation que l'action des alcalis y détermine, on serait porté à penser qu'il se change en oxalate d'ammoniaque ; cependant après l'administration d'une certaine quantité d'allantoïne, on n'a pu constater aucune augmentation dans l'excrétion des oxalates.

(2) Dans l'état normal, ce physiologiste ne trouva dans l'urine aucune trace de l'existence d'acide azotique ou d'un azotate ; mais il en fut autrement à la suite de l'usage interne d'une certaine dose de carbonate d'ammoniaque. Il constata également que l'introduction de cette substance dans l'organisme n'augmente pas l'alcalinité de l'urine. Il a trouvé aussi qu'il y a production d'acide azotique lorsqu'on fait brûler à l'air une dissolution alcoolique de carbonate d'ammoniaque. Enfin, les mêmes résultats furent obtenus en employant du tartrate d'ammoniaque et en administrant intérieurement des doses élevées d'urée (b).

(a) Voyez ci-dessus, page 404.

(b) Bence Jones, *Second Appendix to a Paper on the Variations of the Acidity of Urine* (*Philos. Trans.*, 1856, p. 669). — *On the Oxydation of Ammonia in the Human Body* (*Philos. Trans.*, 1851, p. 399).

que pendant l'acte de la respiration, le fluide nourricier se charge d'oxygène qui s'y trouve à l'état de liberté ou très faiblement uni à des substances qui l'abandonnent facilement. La combustion que nous venons de constater doit donc être attribuée à l'action de l'oxygène du sang sur les matières combustibles contenues dans ce liquide ou baignées par lui, et doit être considérée comme une conséquence du travail respiratoire.

Mais lorsqu'en dehors de l'organisme vivant, on fait agir du sang sur les substances qui s'y sont brûlées si rapidement dans les expériences physiologiques dont je viens de rendre compte, on n'obtient pas les mêmes résultats, et l'on doit se demander comment la propriété comburante de ce liquide se trouve exaltée de la sorte dans l'intérieur de l'économie animale. *Mode d'action de certains ferments.*

Les recherches récentes de M. Pasteur sur certains ferments nous aideront à résoudre cette question (1). Ce savant a trouvé que si l'on dépose, en contact avec l'air, à la surface d'un bain faiblement alcalinisé et contenant de l'alcool ainsi que des matières albuminoïdes et minérales propres à servir d'aliment aux organismes inférieurs, quelques parcelles d'un végétal microscopique particulier, appelé le *Mycoderma aceti*, cette plante s'y développe rapidement, et en même temps détermine l'oxydation de l'alcool sous-jacent, qui est transformé ainsi en acide acétique par la fixation d'une certaine quantité d'oxygène puisée dans l'atmosphère. La même Mucédinée, placée dans les mêmes circonstances sur un bain dépourvu

(1) Ces expériences, dont l'importance me paraît très grande pour la physiologie, font suite aux recherches de M. Pasteur sur les ferments. Elles furent communiquées à l'Académie des sciences le 10 février 1862 (a), et j'ai été témoin de tous les faits annoncés par cet observateur habile.

(a) Pasteur, *Études sur les Mycodermes ; rôle de ces plantes dans la fermentation acétique* (*Comptes rendus de l'Acad. des sciences*, 1862, t. LIV, p. 156).

d'alcool et contenant de l'acide acétique, agit encore d'une manière analogue, mais détermine des phénomènes de combustion encore plus remarquables, car l'acide acétique est complétement brûlé et transformé en eau et en acide carbonique. Si, par l'effet d'une température trop élevée ou de toute autre cause, le *Mycoderma aceti* vient à mourir, la combustion de l'alcool ou de l'acide acétique s'arrête immédiatement, et il suffit de la présence d'une quantité extrêmement petite de ce corps vivant pour oxyder des quantités fort considérables de l'une ou de l'autre de ces matières combustibles. Enfin, M. Pasteur a reconnu aussi que le Mycoderme n'est apte à opérer ces transformations que lorsqu'il est placé dans des conditions telles qu'il puisse s'emparer facilement de l'oxygène de l'air, et fixer ensuite ce principe comburant sur l'alcool ou sur l'acide acétique avec lequel il est également en contact. Ainsi, quand ce Végétal microscopique flotte à la surface du liquide et s'y étend en lame mince comme une sorte de voile dont la surface supérieure est en rapport avec l'air, tandis que la surface opposée repose sur le liquide, son influence comburante est des plus remarquables; mais, pour peu qu'il se trouve submergé, de façon à ne pouvoir plus servir d'intermédiaire entre l'oxygène libre de l'atmosphère et les matières combustibles contenues dans le bain, son action s'arrête, et ni l'alcool ni l'acide acétique du bain ne continuent à être brûlés (1).

Le rôle de ces êtres vivants dans le phénomène de la fermentation acétique de l'alcool et de la transformation de l'acide

---

(1) Le *Mycoderma vini* ou *cerevisiæ*, qui constitue ce que l'on nomme vulgairement les *fleurs du vin*, absorbe de la même manière l'oxygène de l'air, et le fixe sur l'alcool de façon à transformer cette matière combustible en vapeur d'eau et en acide carbonique. L'action de ce végétal est le même sur l'acide acétique (a).

(a) Pasteur, *Op. cit.*

acétique en eau et en acide carbonique au contact de l'air, paraît donc avoir une grande analogie avec celui que certains corps inorganiques, dont la surface est très étendue, jouent, lorsque par le seul fait de leur contact avec un mélange de matières incapables de se combiner spontanément, ils déterminent l'union de ces substances. En effet, les chimistes savent depuis longtemps qu'à la température ordinaire, l'oxygène ne se combine pas avec l'hydrogène quand ces gaz se trouvent seuls, mais que l'oxygène se fixe sur l'hydrogène, et donne naissance à de l'eau, quand le mélange est en contact avec l'éponge de platine ou avec la poudre noire du même métal. On a constaté aussi qu'en présence de cette dernière substance, l'alcool absorbe de l'oxygène et se transforme en acide acétique, comme dans le phénomène de la fermentation acétique déterminé par les Mycodermes du vinaigre. Or, dans ces réactions, le platine ne forme aucune combinaison chimique avec les substances dont il met les molécules constitutives en mouvement ; il ne paraît agir qu'en raison des modifications que son contact avec l'oxygène détermine dans les propriétés comburantes de ce gaz, et servir d'intermédiaire pour fixer ce principe sur la matière combustible. Nous ne pouvons former que des conjectures très vagues sur la nature de la force qui intervient de la sorte et qui influe d'une manière si remarquable sur le jeu des affinités chimiques; mais il est parfois utile de pouvoir la désigner brièvement, et je rappellerai que Berzelius a appelé *force catalytique* la cause des phénomènes de cet ordre.

Nous nous trouvons donc conduit à penser que les êtres vivants dont l'influence détermine la combustion de l'alcool et de l'acide acétique dans les circonstances dont je viens de parler, doivent être doués d'une puissance catalytique, et que c'est en agissant à la manière de l'éponge de platine qu'ils s'emparent de l'oxygène de l'air, et le fixent sur les matières combustibles. Les recherches de M. Pasteur tendent à établir que des actions analogues peuvent être exercées par beaucoup d'autres corps organisés doués de vie, tels que certains Animalcules infusoires, aussi bien que divers Végétaux microscopiques, et que ces petits êtres sont susceptibles de déterminer la combustion d'une foule de substances organiques, notamment le sucre et les principes albuminoïdes, tout aussi bien que l'alcool et l'acide acétique.

Or, on doit être frappé de l'analogie qui semble exister entre le rôle des ferments dont il vient d'être question et celui que les globules du sang paraissent jouer dans l'intérieur de l'économie animale.

*Rôle des globules du sang.* Dans la première partie de ce cours, nous avons vu que ces globules sont, suivant toute probabilité, des organites vivants qui se chargent de la majeure partie de l'oxygène absorbé dans l'acte de la respiration, et qui portent ce principe dans le système capillaire général, où il paraît servir à la production de l'acide carbonique dont la présence dans le sang veineux est révélée par la couleur sombre de ce liquide (1). Nous venons de constater aussi que c'est dans l'intérieur du torrent circulatoire où cheminent ces globules que les matières combustibles dont nous avons vu la combustion s'opérer dans la profondeur de l'organisme sont oxydées. Il y a donc des motifs pour croire que les globules hématiques jouent ici un rôle analogue à celui du ferment acétique; qu'ils sont doués d'une certaine puissance catalytique, et qu'ils fixent sur les substances combustibles avec lesquelles ils sont en contact l'oxygène dont ils se sont chargés. Du reste, ces organites ne sont probablement pas les seuls agents de ce genre, et comme je le montrerai bientôt, il y a lieu de croire que toutes les parties vivantes qui sont en présence de l'oxygène plus ou moins faiblement combiné et de certaines matières combustibles,

(1) Voyez tome I, page 473, etc.

peuvent agir d'une manière analogue, et déterminer des phénomènes de combustion physiologique dont l'intensité serait proportionnée à l'étendue de la surface organisée réagissante, lorsque toutes choses sont égales d'ailleurs. Ainsi, il me paraît très probable que les parois des vaisseaux capillaires et toutes les autres parties des tissus vivants qui sont baignées par le fluide nourricier sont plus ou moins aptes à remplir le même rôle.

§ 6. — Il est aussi à noter que la présence d'un alcali dans les liquides au sein desquels les phénomènes d'oxydation dont je viens de parler se produisent, favorise beaucoup la fixation du principe comburant sur les matières combustibles. Ainsi, en présence du noir de platine, le sucre en dissolution dans de l'eau alcalinisée s'oxyde au contact de l'air et produit de l'eau et de l'acide carbonique. L'existence d'une petite quantité d'alcali dans le bain où les Mycodermes végètent active aussi la combustion des matières hydrocarbonées que ces Végétaux provoquent. Or, nous savons que le sang est alcalin, et, par conséquent, nous voyons que, sous ce rapport, ainsi qu'en raison des organites microscopiques dont il est chargé, ce liquide est bien approprié aux usages que nous lui avons reconnus comme agent de la combustion physiologique (1).

Influence<br>de l'alcalinité<br>du sang<br>sur<br>la combustion<br>physiologique.

(1) Le glucose, quand il est seul, n'exerce aucune action sur le bioxyde de cuivre ni sur les sels cupriques, mais en présence d'un alcali il les réduit en s'oxydant. M. Mialhe a beaucoup insisté sur l'influence que l'alcali du sang peut exercer sur la combustibilité des matières organiques contenues dans ce liquide, et il a cru pouvoir rendre compte de certains phénomènes pathologiques par l'affaiblissement de la faculté comburante du fluide nourricier due à l'insuffisance de la proportion de soude (a). Il expliqua de la sorte le diabète sucré; mais, ainsi que nous le verrons bientôt, cette théorie n'est pas admissible, et l'importance du 'rôle des alcalis libres dans le sang a été beaucoup exagérée (b).

(a) Mialhe, *Chimie appliquée à la physiologie*, p. 64, 75, etc.
(b) Lehmann, *Lehrbuch der physiologischen Chemie*, t. III, p. 204 et suiv.

§ 7. — Les divers faits que nous venons de passer en revue prouvent que le grand Lavoisier avait bien expliqué les phénomènes fondamentaux de la respiration, lorsqu'il les assimila à ceux d'une combustion ordinaire, et qu'il attribua à la fixation de l'oxygène sur du carbone fourni par l'organisme la consommation de ce gaz par l'être vivant et la production de l'acide carbonique que celui-ci verse sans cesse dans l'atmosphère. Mais les progrès récents de la science donnent une portée encore plus grande à la théorie lavoisienne, et nous montrent que la combustion physiologique entretenue par le travail respiratoire est aussi la source d'une multitude d'autres produits qui se forment dans l'intérieur de l'économie animale. En effet, ce ne sont pas seulement des substances composées de carbone, d'hydrogène et d'oxygène, telles que le sucre ou la graisse, qui sont brûlées de la sorte dans l'organisme. Les matières albuminoïdes et les autres principes azotés qui entrent dans la composition des aliments ainsi que des tissus vivants, peuvent être oxydés de la même manière, et toutes ces substances combustibles, de même que les précédentes, peuvent être brûlées à divers degrés, de façon à donner naissance à une multitude de composés différents.

Comme un exemple très simple d'une combustion physiologique imparfaite, je citerai les phénomènes observés par M. Pasteur sur le *Mycoderma cerevisiæ*, ou *fleur de vin*. Lorsque ce ferment est nourri de façon à végéter avec force, il détermine la fixation de l'oxygène sur l'alcool, et par suite transforme complétement ce corps en eau et en acide carbonique ; mais lorsqu'il est placé dans certaines conditions défavorables à son développement, il devient inapte à produire ce résultat, et son action s'arrête quand l'oxydation de l'alcool a donné naissance à de l'acide acétique (1).

(1) Pour que ces Végétaux microscopiques puissent prospérer, il faut qu'ils trouvent dans le liquide sous-jacent non-seulement des matières combus-

L'oxydation des matières azotées n'est jamais complète dans l'économie animale ; mais il est aujourd'hui bien démontré qu'elle a toujours lieu et qu'elle est la cause de la production de l'urée, ainsi que de beaucoup d'autres substances excrémentitielles du même ordre. Quelques chimistes, M. Liebig, par exemple, ont cherché à préciser la manière dont ces transformations s'opèrent, et, par la comparaison des formules chimiques qui représentent la composition élémentaire des principes albuminoïdes et des produits en question, il leur a été facile de montrer que la Nature trouve dans les premières tout ce qui est nécessaire pour former avec l'oxygène puisé dans l'atmosphère, soit de l'urée, soit de l'acide urique, ou bien encore les matières biliaires, etc. Mais ces calculs théoriques n'ont pas toute la portée qu'au premier abord on serait disposé à leur attribuer, et ils ne nous éclairent que peu sur les transformations successives que les matières organiques subissent dans l'intérieur de l'économie avant d'être amenées à l'état sous lequel elles sont rejetées au dehors. En effet, les phénomènes de chimie physiologique sont beaucoup plus compliqués que ne le feraient supposer les hypothèses dont ces auteurs se contentent, et des calculs de ce genre ne sont bien utiles que lorsqu'on étudie la partie de la *statique chimique* des Animaux, relative aux rapports qui existent entre les éléments qui entrent

Production<br>de l'urée, etc.

tibles, telles que l'alcool ou le vinaigre, mais certains principes nécessaires à la constitution de leurs tissus, notamment des substances albuminoïdes et des phosphates. C'est en présence de ces matières alimentaires que la Mucédinée se développe rapidement et détermine la combustion complète de l'alcool et de l'acide acétique. Or,

M. Pasteur a constaté que si l'on substitue au liquide ainsi constitué un bain composé d'eau et d'alcool seulement, le même végétal devient languissant et n'opère que la combustion incomplète d'une partie de l'alcool employé, laquelle est transformée en acide acétique, au lieu d'être changée en eau et en acide carbonique (a).

(a) Pasteur, *Op. cit. (Comptes rendus de l'Acad. des sciences*, 1862, t. LIV, p. 268).

et qui sortent du corps de ces êtres vivants, sujet sur lequel nous aurons à revenir bientôt.

Pour expliquer la production de l'urée par l'oxydation des matières albuminoïdes, il suffit de rappeler la composition élémentaire de ces deux corps. La protéine, que nous avons été conduits à considérer comme le principe essentiel et fondamental de toutes les substances albuminoïdes (1), peut être représentée par la formule $C^{40}Az^5H^{30}O^{12}$, et l'urée par $C^2Az^2H^4O^2$. Il en résulte que si 1 équivalent de protéine fixait 83 équivalents d'oxygène, il en résulterait 35 équivalents d'acide carbonique, 20 équivalents d'eau et $2\frac{1}{2}$ équivalents d'urée ou de quelque autre composé isomérique. Par conséquent aussi, la combustion de 100 grammes de protéine donnerait lieu à la production d'environ 37 grammes d'urée, en supposant que la totalité de son azote fût employée à la formation de ce principe immédiat.

Si 1 équivalent de protéine fixait seulement de 74 à 75 équivalents d'oxygène pour donner naissance à de l'acide carbonique, de l'eau et un composé azoté, ce dernier serait de l'acide urique ou un produit dont la composition pondérale serait la même (2). On comprend donc que la combustion physiologique

---

(1) Je suis loin de vouloir dire que les vues spéculatives de M. Liebig sur les transformations de la matière organique dans l'intérieur de l'économie animale, et l'emploi qu'il a fait des équations pour montrer comment il était possible de concevoir la formation des divers produits du travail chimico-physiologique, aient été inutiles aux progrès de la science (a). Je pense au contraire qu'en donnant à son argumentation cette forme précise, il a rendu un vrai service à la science et accoutumé les physiologistes à un ordre d'idées qui est très-utile pour l'étude des phénomènes de la nutrition. Seulement il faut bien se garder de prendre ces hypothèses pour l'expression de ce qui a effectivement lieu dans l'organisme, où les réactions intermédiaires sont très complexes et très importantes à connaître.

(2) En effet, si 1 équivalent de protéine est représenté par $C^{40}Az^5H^{30}O^{12}$,

---

(a) Liebig, *Chimie organique appliquée à la physiologie animale et à la pathologie*, trad. par Gerhardt, 1842. — *Nouvelles lettres sur la chimie considérée dans ses applications à l'industrie, à la physiologie et à l'agriculture*, trad. par Gerhardt, 1852.

des matières albuminoïdes puisse donner lieu à la formation, soit de l'urée, soit de l'acide urique, suivant que la puissance oxydante de l'organisme est plus ou moins grande, absolument de la même manière que nous avons vu le *Mycoderma cerevisiæ* transformer l'alcool en eau et en acide carbonique ou en acide acétique, suivant que son action était forte ou faible.

En supposant la combustion de la protéine un peu plus complète que dans le cas précédent et le mode de groupement nouveau de ses molécules un peu différent, on pourrait expliquer de la même manière la formation de la créatine, substance dont nous avons déjà constaté la présence dans les produits de la sécrétion urinaire (1).

Mais les matières albuminoïdes qui existent dans l'économie animale n'y sont pas à l'état de protéine pure; elles constituent de l'albumine, de la fibrine, etc., et dans ces substances, le carbone, l'azote, l'hydrogène et l'oxygène associés dans les proportions déjà indiquées, sont unis à de très petites quantités de

4 équivalents de la même substance, plus 302 équivalents d'oxygène correspondront à $C^{160}$ + $Az^{20}$ + $H^{120}$ + $O^{350}$. Or 1 équivalent d'acide urique = $C^{10}Az^4H^4O^6$ ; par conséquent, 5 équivalents de ce corps = $C^{50}$ + $Az^{20}$ + $H^{20}$ + $O^{30}$ ; 110 équivalents d'acide carbonique = $C^{110}$ + $O^{220}$, et 100 équivalents d'eau = $H^{100}$ + $O^{100}$ : total $C^{160}$ + $Az^{20}$ + $H^{120}$ + $O^{350}$, quantités égales à celles de chacun de ces éléments contenus dans les corps réagissants. Dans cette combustion incomplète, 1 équivalent de protéine fixerait donc 75,5 équivalents d'oxygène au lieu d'en fixer 83, comme dans le cas où nous avons supposé que cette substance se transformait en urée, acide carbonique et eau.

(1) La composition de la créatine est représentée par la formule $C^8Az^3H^{10}O^{13}$. Par conséquent, si 3 équivalents de protéine, c'est-à-dire 3 $(C^{40}Az^5H^{30}O^{12})$ fixaient 229 équivalents d'oxygène et donnaient ainsi naissance à 80 $(CO^2)$ + 40 $(HO)$, il resterait les éléments nécessaires pour constituer 5 équivalents de créatine ; car, 5 $(C^8Az^3H^{10}O^{13})$ = $C^{40}$ + $Az^{15}$ + $H^{50}$ + $O^{65}$ ; ce qui, joint aux éléments des quantités d'acide carbonique et d'eau susmentionnées = $C^{120}$ + $Az^{15}$ + $H^{90}$ + $O^{265}$. Or ce total est à son tour égal à celui fourni par 229 équivalents d'oxygène, plus 3 équivalents de protéine, c'est-à-dire $C^{120}$ + $Az^{15}$ + $H^{90}$ + $O^{36}$ + $O^{229}$. La quantité d'oxygène fixée par 1 équivalent de protéine serait donc d'environ 76 équivalents et un tiers, au lieu de 75,5, comme dans le cas précédent.

soufre et de phosphore. Ainsi, dans l'albumine du sang, 1 équivalent de ce dernier corps et 2 deux équivalents de soufre sont combinés avec les éléments de 10 équivalents de protéine, et par conséquent le tout a pour formule chimique $C^{400}Az^{50}H^{300}O^{120}S^{2}Ph$. Il en résulte que les produits de la combustion de cette matière albuminoïde doivent être plus nombreux ou plus complexes que dans les cas dont nous venons de nous occuper. Il est vrai qu'en présence d'une base, le soufre et le phosphore de l'albumine pourraient, en s'oxydant, former de l'acide sulfurique et de l'acide phosphorique, de façon à donner naissance à un sulfate et à un phosphate. Il y a même lieu de penser que des phénomènes d'oxydation de ce genre se produisent ; mais une partie du soufre et de la plupart des autres matériaux constitutifs de l'albumine est employée à former les principes biliaires : par exemple, l'acide taurocholique, qui a pour formule $C^{32}AzH^{45}S^{2}O^{14}$ ; et ainsi que l'a fait remarquer M. Liebig, il est probable que la production de matières de cet ordre accompagne toujours celle de l'urée ou des autres principes urinaires dans le phénomène de la combustion physiologique de l'albumine ou de la fibrine (1).

Mode de formation d'autres produits.

Diverses expériences tendent à établir que les composés nouveaux qui prennent naissance lors de l'oxydation des matières organiques, peuvent varier beaucoup en raison de l'influence exercée sur ce phénomène par la présence d'autres corps qui sont susceptibles, soit de s'associer à certains de ces produits, soit de céder à ceux-ci une partie de leurs molécules

(1) M. Liebig, en s'appuyant sur les équations chimiques pour rendre compte des métamorphoses des matières organiques, a fait remarquer que les éléments d'un atome de protéine et de 3 atomes d'eau représentent à très peu de chose près les éléments constitutifs de l'acide cholique (ou taurocholique) et de l'urate d'ammoniaque (a).

(a) Liebig, *Chimie organique appliquée à la physiologie animale*, p. 144.

constitutives. Ainsi, quand le sang contient de l'acide benzoïque, la combustion des matières azotées de l'organisme ne fourni pas seulement l'urée et les autres principes qui d'ordinaire résultent de cette fixation d'oxygène ; on voit apparaître de l'acide hippurique, ce qui suppose la formation d'une certaine quantité de glycocolle ou de quelque autre groupe moléculaire analogue, dont la combinaison avec les éléments de l'acide benzoïque donnerait lieu à la production de ce principe urinaire (1).

(1) Plusieurs expérimentateurs ont constaté que l'acide benzoïque absorbé par les voies digestives est excrété par les urines à l'état d'acide hippurique (a) ; mais on n'est pas encore suffisamment renseigné sur la source de la matière azotée qui s'y associe pour produire cette transformation. M. Ure pense que le composé azoté en question est formé aux dépens de l'urée, et M. Garrod croit avoir constaté une diminution dans la proportion de ce dernier principe contenue dans l'urine chez les individus auxquels on avait administré de l'acide benzoïque (b) ; cependant cette diminution n'a pas été appréciable dans les expériences de M. Wöhler, ni dans celles de M. Keller, de Fr. Simon, de MM. Booth et Boyé, ou de M. Lehmann (c).

Il est aussi à noter qu'à la suite de l'administration de l'acide benzoïque à l'intérieur, la présence de l'acide hippurique a été constatée dans la sueur (d).

Enfin il résulte des expériences de MM. Kühne et Hallwachs que la transformation de l'acide benzoïque en acide hippurique n'a pas lieu dans l'intestin, mais s'effectue dans l'appareil vasculaire, et paraît résulter de l'action exercée par le premier de ces corps sur les matières biliaires, probablement sur l'acide glycocholique (e), qui, ainsi que nous l'avons déjà vu, donne facilement naissance à du sucre de gélatine (f). J'ajouterai que dans certains états pathologiques du foie, l'acide benzoïque arrive inaltéré dans les urines, et ne donne pas lieu à une

(a) Wöhler, voyez Berzelius, *Traité de chimie*, trad. par Esslinger, 1833, t. VII, p. 400.
— Ure, *De la transformation de l'acide urique en acide hippurique sous l'influence de l'acide benzoïque* (Journal de pharmacie, 1840, t. XXVII, p. 646).
— Keller, *Ueber die Verwandlung der Benzoinsäure in Hippursäure* (Ann. der Chemie und Pharm., 1842, t. XLIII, p. 108).
— Kirner, *Ueber das physiologische Verhalten der Benzoinsäure* (Archiv für wissensch. Heilkunde, t. III, p. 616).
— Buckheim, *Ueber den Uebergang einiger organischer Säuren in den Harn* (Wunderlech's Archiv für physiologische Heilkunde, 1857, t. I, p. 122).
(b) Garrod, *On the Presence of Hippuric Acid in the Urine* (The Lancet, 1844, t. II, p. 239).
(c) Fr. Simon, *Animal Chemistry*, t. II, p. 277.
— Booth et Boye, *Medical Times*, 1845 (d'après Lehmann).
— Lehmann, *Lehrbuch der physiologischen Chemie*, t. II, p. 364.
(d) Meissner, *De sudoris secretione*. Lipsiæ, 1859.
(e) W. Kühne und W. Hallwachs, *Ueber die Entstehung der Hippursäure nach dem Genusse von Benzoësäure* (Virchow's Archiv für pathol. Anat., 1857, t. XII, p. 386).
(f) Voyez tome VI, page 486.

Les faits que nous venons de passer en revue suffisent pour prouver que les phénomènes de combustion physiologique dont l'économie animale est le siége doivent être extrêmement complexes, et que si nous pouvons déjà saisir le caractère général de cette portion du travail nutritif, il ne nous est pas encore possible de rendre compte de toutes les transformations que les

formation d'acide hippurique : cela a été observé dans des cas d'ictère (a).

A l'appui de l'opinion que, dans les expériences mentionnées ci-dessus, l'acide benzoïque ingéré dans l'estomac se retrouve dans l'acide hippurique excrété par les urines, on peut citer les faits suivants. Les chimistes sont parvenus à former une série de corps artificiels analogues à l'acide hippurique, mais dans lesquels l'acide benzoïque est remplacé par des acides organiques qui ne prennent pas naissance dans l'économie animale, et qui ne se rencontrent que chez certains Végétaux ou qui ne sont que des produits de l'art : par exemple, l'acide nitrobenzoïque, substance qui résulte de l'action de l'acide azotique bouillant sur l'acide benzoïque, et dans laquelle un équivalent de l'hydrogène contenu dans ce dernier corps est remplacé par de l'acide hypoazotique [$C^{14}H^5(AzO^4)O^4$]. Or, l'introduction de ces acides dans le torrent de la circulation est suivie de l'excrétion du composé correspondant, dû à l'union de l'acide employé avec le sucre de gélatine qu'on désigne aussi sous les noms de *glycocolle* et de *glycocollamine*.

Ainsi M. Bertagnini a constaté que si l'on administre à un Animal de l'acide nitrobenzoïque, on retrouve bientôt après, dans les urines, de l'acide nitrohippurique, c'est-à-dire un produit artificiel formé par la combinaison de l'acide nitrobenzoïque avec le sucre de gélatine (b). L'acide toluique, que l'on obtient en distillant un mélange d'acide azotique et de cymène, espèce de carbure d'hydrogène extrait de l'essence de cumin, est susceptible de se combiner avec du glycocollamine (ou sucre de gélatine), et donne ainsi naissance à une substance analogue à l'acide hippurique et appelée *acide tolurique*. Or, l'introduction de l'acide toluique dans l'économie animale est suivie d'une excrétion d'acide tolurique par les voies urinaires (c).

L'acide cuminique se comporte d'une manière analogue dans l'économie animale, et y donne naissance à de l'acide cuminurique, qui paraît dans les urines (d).

Enfin l'acide salicique forme dans l'organisme un acide azoté qui correspond à l'acide hippurique, et qui a reçu le nom d'*acide salicurique*.

(a) Kühne, *Contributions to the Pathology of Icterus* (*Archives of Medicine*, 1861, t. I, p. 345).

(b) Bertagnini, *Ueber eine durch die Kräfte im lebenden Organismus künstlich hervorgebrachte Säure* (*Ann. der Chemie und Pharm.*, 1851, t. LXXVIII, p. 100).

(c) Kraut, *Ueber die Tolursäure* (*Ann. der Chemie und Pharm.*, 1858, t. XCVIII, p. 360).

(d) Hoffmann, *Notiz über das Verhalten der Cuminsäure im thierischen Organismus* (*Ann. der Chemie und Pharm.*, 1850, t. LXXIV, p. 342).

matières organiques appelées à jouer le rôle de combustibles dans l'intérieur de l'organisme vivant y subissent avant d'être expulsées au dehors à l'état d'acide carbonique, d'eau, d'urée et d'autres composés très oxydés dont l'excrétion est facile à constater (1).

M. Bertagnini a trouvé ce produit dans l'urine, mais il a constaté que l'acide camphorique traverse l'organisme sans se modifier (a).

M. Marchand a trouvé que l'acide cinnamique ( $C^{18}H^7O^3,HO$ ) s'empare aussi d'un composé azoté pour constituer de l'acide hippurique, qui est ensuite excrété par les voies urinaires (b), et cette transformation peut être expliquée de deux manières : en supposant que l'équivalent d'acide cinnamique perd 4 équivalents de carbone et 2 équivalents d'hydrogène, et donne ainsi naissance à de l'acide benzoïque ( $C^{14}H^5O^3$ ); ou bien en admettant que par la substitution de 1 équivalent d'ammoniaque à 1 équivalent d'eau, il se change en cinnamide ( $C^{15}H^9AzO^3$ ) qui, en s'unissant à 4 équivalents d'oxygène, se transformerait en eau et en acide hippurique. En effet, $C^{18}H^7O^3 + H^3Az - HO = C^{18}H^9AzO^2$ et $C^{18}H^9AzO^2 + 4O = C^{18}H^8Az O^5,HO$. Il est à noter que l'acide cuminique, substance qui a beaucoup d'analogie avec l'acide benzoïque, n'éprouve pas de changement semblable en traversant l'organisme, et passe dans les urines sans altération.

MM. Wöhler et Frerichs ont constaté que l'essence d'amandes amères, dépouillée de toute trace d'acide cyanhydrique, peut être administrée impunément à des Animaux, et que l'introduction de cette substance est suivie d'une excrétion d'acide hippurique par les urines (c). Or, ce phénomène s'explique facilement par les effets connus de l'oxydation de l'essence en question ; car la composition de cette substance peut être représentée par la formule $C^{14}H^6O^2$, et en s'emparant de 2 équivalents d'oxygène, elle se transforme en acide benzoïque, dont la composition est $C^{14}H^6O^4$ L'acide benzoïque résultant de cette combustion incomplète de l'essence d'amandes amères se combine avec du sucre de gélatine, comme d'ordinaire, et forme ainsi l'acide hippurique, qui passe dans les urines.

(1) Ainsi nous ne pouvons former que des conjectures assez vagues relativement à l'origine de l'acide benzoïque qui, uni au sucre de gélatine, est excrété de l'organisme à l'état d'acide hippurique. Nous avons vu que l'urine des Mammifères herbivores en contient beaucoup, et, d'un autre côté, il

(a) Bertagnini, *Sulle alterazioni che alcuni acidi subenono nell'organismo-animale* (*Il nuovo Cimento, giornale di fisica, chemica*, etc , 1855, t. 1, p. 363).

(b) Marchand, *Ueber die Oxidationsproducte des Leimes durch Chromsäure* (*Journal für prakt. Chemie*, 1845, t. XXXV, p. 307).

(c) Wöhler und Frerichs, *Ueber die Veränderungen welche namentlich organische Stoffe bei ihrem Uebergang in den Harn erleiden* (*Annalen der Chemie und Pharmacie*, 1848, t. LXV, p. 335).

Résultats de la combustion incomplète ou partielle des matières organiques.

Ces transformations de la matière nutritive ou organisée sont même plus variées qu'on ne devait être disposé à le supposer au premier abord. En effet, les produits de la combustion physiologique ne sont pas seulement des matières plus oxydées que ne l'étaient celles dont elles dérivent. Ces substances, en brûlant incomplétement et en se dédoublant pendant cette opération, sont susceptibles de donner parfois naissance à des corps qui sont plus riches en éléments combustibles, en sorte que la matière brûlée peut être en partie réduite. En effet, le groupe moléculaire qui se désassocie sous l'influence du principe comburant peut, dans certains cas, donner naissance à deux ou à plusieurs groupes nouveaux entre lesquels l'oxygène préexistant est inégalement réparti, et dont l'un n'en fixe pas une quantité nouvelle pendant que les autres brûlent d'une manière plus ou moins complète.

Pour mettre bien en évidence ce genre de phénomène dont la connaissance est très importante pour le physiologiste, il est utile d'examiner d'abord ce que deviennent certaines substances étrangères à l'organisme qui, dans l'état normal, ne s'y rencontrent pas et qui sont faciles à reconnaître au milieu des autres matières organiques : la salicine, par exemple.

Ce principe immédiat végétal qui se trouve dans l'écorce du

résulte des recherches de M. Hallwachs que les aliments dont ces Animaux se nourrissent ne contiennent ni acide benzoïque ni aucune substance de la série benzoïlique qui serait susceptible de se transformer en acide benzoïque dans l'intérieur de l'organisme (a). Mais on sait, par les expériences de M. Gueckelberger, que les substances albuminoïdes, en s'oxydant sous l'influence de l'acide azotique, peuvent donner naissance à une certaine quantité de ce dernier acide, en même temps qu'elles produisent de l'hydrure de benzoïle. Il nous semble donc probable que l'acide hippurique dérive indirectement de la combustion physiologique des matières protéiques provenant soit des aliments, soit des tissus organiques.

(a) Hallwachs, *Ueber den Ursprung der Hippursäure im Harn der Pflanzenfresser (Ann. der Chemie und Pharm.*, 1857, t. CV, p. 207).

Saule et qui cristallise en aiguilles blanches, mais se colore en rouge au contact de l'acide sulfurique concentré, est un composé stable de carbone et d'hydrogène unis à l'oxygène en faible proportion, et lorsque dans les expériences de laboratoire on le soumet à l'action des agents oxydants faibles, il fixe une certaine quantité d'oxygène, et se dédouble pour donner naissance à deux nouveaux corps, dont l'un est de l'acide salicyleux, et l'autre de l'acide formique. Dans cette réaction, une portion seulement du groupe moléculaire constituant la salicine s'oxyde ; c'est celle qui contribue à la formation de l'acide formique, et pour donner naissance à ce corps, en même temps qu'elle absorbe de l'oxygène du dehors, elle en prend plus que sa part au composé dont elle se sépare. L'autre portion du même groupe moléculaire dont la salicine était formée, celle qui constitue l'acide salicyleux, se trouve donc moins riche en oxygène que ne l'était la substance dont elle dérive, et, par conséquent, la salicine, en brûlant incomplétement, a donné naissance à un corps plus combustible, ou, en d'autres mots, plus riche en carbone et en hydrogène qu'elle ne l'est elle-même (1). Or, MM. Wöhler et Frerichs ont constaté que la salicine, en traversant l'économie animale, est détruite de la même manière, et, en se dédoublant, donne naissance à ce composé réduit, car de l'acide sali-

(1) La salicine a pour formule $C^{26}H^{18}O^{14}$. Soumise à l'action oxydante d'un mélange de bichromate de potasse et d'acide sulfurique, cette substance absorbe de l'oxygène et se décompose en acide formique, dont la composition est représentée par $C^2H^2O^4$, et en acide salicyleux, ou essence de *Spiræa ulmaria*, dont la formule est $C^{14}H^8O^4$. Dans cette opération chaque équivalent de salicine absorbe 14 équivalents d'oxygène, et produit ainsi 6 équivalents d'acide formique et 1 équivalent d'acide salicyleux. Le groupe moléculaire qui renfermait primitivement 26 de carbone et 14 d'oxygène se trouve donc divisé en deux portions, dont l'une, appartenant à l'acide formique, contient 12 de carbone associé à 24 d'oxygène, tandis que l'autre portion, comprenant plus de la moitié du carbone préexistant dans la salicine, renferme seulement 4 d'oxygène au lieu d'un peu plus de 7, comme dans le principe.

cyleux est ensuite expulsé de l'organisme par les voies urinaires (1).

Des phénomènes analogues paraissent se produire dans le travail normal de la nutrition, et cela nous permet de concevoir comment la combustion respiratoire peut devenir la cause d'une production plus ou moins abondante de matières éminemment combustibles, telles que les corps gras, le sucre et les principes amylacés.

§ 8. — La majeure partie de la graisse qui s'accumule dans l'économie animale préexiste dans les aliments et est introduite dans l'organisme par les voies digestives. Les recherches de MM. Dumas, Boussingault et Payen sur la composition d'un grand nombre de substances alimentaires, et les observations des agronomes sur l'influence que le régime exerce sur l'engraissement des Animaux, ne laissent aucun doute à cet égard, et avaient même conduit ces chimistes à penser que ces êtres

*Formation de la graisse.*

(1) Après la constatation de cette production d'acide salicyleux aux dépens de la salicine dans l'intérieur de l'économie animale (a), M. Staedeler a été conduit à penser que de l'acide phénylique provenant de la même source était excrété par les voies urinaires, et il attribua à cette circonstance la coloration bleue que les sels de fer déterminent dans l'extrait alcoolique de l'urine, après l'usage de la salicine (b). Enfin, les expériences faites pas M. Ranke, sous la direction de M. Lehmann, ont montré que dans l'organisme la salicine donne naissance à de l'acide salicique, et par la distillation de l'extrait alcoolique de l'urine en question, de l'acide phénylique fut obtenu ; mais il y a quelque raison de croire que ce dernier produit n'y préexistait pas et s'était formé pendant le traitement de l'extrait alcoolique. En effet, M. Lehmann a vu que cette dernière substance ne déterminait aucun symptôme d'intoxication lorsqu'il en injectait une certaine quantité dans les veines d'un Lapin; or, l'acide phénylique est un poison énergique. L'acide salicique ainsi formé dans l'économie animale est ensuite excrété par les voies urinaires à l'état d'acide salicurique, comme j'ai déjà eu l'occasion de le dire (page 546, note).

(a) Ranke, *Zur Lehre vom thierischen Stoffumsatz* (*Journal für prakt. Chemie*, 1852, t. LVI, p. 1).
(b) Lehmann, *Lehrbuch der physiologischen Chemie*, t. III, p. 210.

n'avaient pas la faculté de produire de la graisse aux dépens des matières organiques d'un autre ordre, telles que le sucre ou l'albumine ; que cette propriété n'appartenait qu'aux Végétaux, et que c'étaient de ceux-ci que les Animaux tiraient directement la totalité des principes gras dont leur corps se charge. M. Liebig, il est vrai, se plaçant à un point de vue différent, avait été conduit à adopter une opinion diamétralement opposée, et à considérer les Animaux comme produisant avec des aliments féculents ou albuminoïdes la totalité ou la presque totalité des graisses qu'ils accumulent dans leurs tissus (1). Mais les arguments sur lesquels il s'appuyait ne prouvaient pas qu'il en fût ainsi ; pour résoudre la question, il fallait des faits plus décisifs, et nous avons pensé, M. Dumas et moi, que l'étude physiologique des Insectes pourrait nous en fournir.

En effet, on savait, par les belles observations de Huber (2)

(1) Vers 1842, la question de l'origine de la graisse dans l'économie animale donna lieu à beaucoup de discussions entre les chimistes les plus éminents de l'époque. M. Dumas considérait les Plantes comme étant les seuls producteurs de la matière organique combustible, et les Animaux comme étant seulement aptes à brûler ces substances dans l'acte de la respiration (a); opinion qui fut ensuite soutenue aussi par MM. Boussingault et Payen (b). M. Liebig, au contraire, ne tenait que peu ou point de compte des matières grasses introduites directement dans l'organisme des Animaux par l'alimentation, et supposait que la graisse de ceux-ci y était formée en entier ou en majeure partie aux dépens, soit de l'albumine, de la fibrine ou de la caséine, soit de la fécule ou du sucre (c). La vérité, comme nous allons le voir, se trouve entre ces opinions extrêmes.

(2) François Huber, naturaliste suisse d'un grand mérite, était aveugle ; mais aidé par un serviteur intelligent, Fr. Burnens, il a pu faire de 1789 à 1800 une longue série d'observations et d'expériences délicates et bien conduites sur les mœurs des Abeilles, et écrire sur l'histoire physiologique de ces Animaux un des livres les plus intéressants de l'entomologie (d). Son fils a étudié de la même manière les mœurs des Fourmis.

(a) Dumas, *Leçons sur la statique chimique des êtres organisés* (*Ann. des sciences nat.*, 2ᵉ série, t. XVI, p. 33).

(b) Dumas, Boussingault et Payen, *Recherches sur l'engraissement des bestiaux et la formation du lait* (*Ann. de chimie et de physique.* 3ᵉ série, 1843, et *Ann. des sciences nat.*, t. XIX).

(c) Liebig, *Chimie organique appliquée à la physiologie animale*, 1842, p. 93.

(d) Fr. Huber, *Nouvelles observations sur les Abeilles.* Genève, 1814.

sur les Abeilles, que ces Animaux sécrètent de la cire (1), non-seulement quand ils en trouvent en butinant sur les végétaux qui en produisent abondamment, mais aussi lorsqu'on les prive de matières grasses et qu'on les nourrit exclusivement de sucre ou de miel (2). Ce fait pouvait être expliqué de deux manières : en supposant que l'Abeille possède la faculté de transformer les matières sucrées en cire, ou bien que la matière grasse qu'elle continue à excréter après avoir cessé d'en trouver dans ses aliments, était emmagasinée dans son corps, et que c'est aux dépens de la réserve ainsi constituée que la sécrétion de la cire persiste pendant un certain temps. Pour trancher la question, il fallait connaître la quantité de matières grasses qui existe dans l'organisme de ces Animaux au moment où on les soumet au régime du sucre, et déterminer également le poids des produits du même ordre qu'ils sécrètent pendant la durée de

(1) Réaumur pensait que les Abeilles élaboraient la cire dans leur estomac au moyen du pollen des fleurs, puis la rejetaient par la bouche pour l'employer à la construction de leurs alvéoles (a). Hunter constata que les choses ne se passent pas ainsi, et que la cire est sécrétée dans de petites cavités situées entre les anneaux de l'abdomen, à la face inférieure du corps, et ses observations furent confirmées par Huber (b). Je dois ajouter cependant que dans ces derniers temps l'opinion de Réaumur a été soutenue de nouveau par M. Léon Dufour (c) ; mais il me paraît bien évident que la cire est excrétée directement par les parties membraneuses (ou aires utriculaires) des cavités ou replis interannulaires dont je viens de parler.

(2) Huber fit plusieurs séries d'expériences sur ce sujet, et il vit que les Abeilles continuent à produire de la cire en quantité considérable, et à construire des gâteaux, lorsqu'on les séquestre et qu'on les nourrit avec du miel ou du sucre seulement (d). En 1842, ces expériences furent répétées par M. Gundelach, mais sans que rien d'essentiel y fût ajouté (e).

(a) Réaumur, *Mémoire pour servir à l'histoire des Insectes*, 1740, t. V, p. 403 et suiv.
(b) Hunter, *Observations on Bees* (*Philos. Trans.*, 1792, p. 145. — *Observations sur les Abeilles* (*Œuvres*, trad. par Richelot, t. IV, p. 548).
— Fr. Huber, *Op. cit.*, t. II, pl. 2, fig. 1 à 9.
(c) Léon Dufour, *Note anatomique sur la question de la production de la cire des Abeilles* (*Comptes rendus de l'Acad. des sciences*, 1843, t. XVII, p. 809). — *Nouvelles recherches sur l'anatomie de l'Abeille et la production de la cire* (loc. cit., p. 1248).
(d) Fr. Huber, *Op. cit.*, t. II, p. 54 et suiv.
(e) Gundelach, *Die Naturgeschichte der Honigbienen*. Cassel, 1842, p. 16.
— Liebig, *Chimie organique appliquée à la physiologie animale*, p. 315

l'expérience, ou qui peuvent rester accumulés dans leur corps quand cette expérience est terminée. Les choses furent conduites de la sorte par M. Dumas et moi, et nous constatâmes que la quantité de matières grasses préexistantes dans l'économie était de beaucoup inférieure à celle de ces mêmes matières excrétées ou emmagasinées dans l'organisme après que les Abeilles eurent été privés pendant plusieurs semaines d'aliments gras, et nourries avec des matières sucrées seulement (1). Il

(1) Pour constater la quantité de principes gras qui pouvaient exister dans le corps de nos Abeilles au moment où nous les soumettions au régime saccharin, nous prîmes au hasard, parmi 2005 ouvrières dont se composait l'essaim séquestré, 217 individus ; nous en constatâmes le poids et nous en fîmes l'analyse. Ces expériences préliminaires nous apprirent que chaque Abeille renfermait, terme moyen, 0$^{gr}$,0018 de matières grasses, et nous en conclûmes que le reste de l'essaim, composé de 1788 ouvrières, ne devait guère s'élever au-dessus de 3$^{gr}$,218. Pour nourrir ces Insectes, nous fîmes usage de miel qui fut également analysé, et en tenant compte de la quantité de matières grasses contenues dans cette substance, ainsi que du poids du miel consommé, nous vîmes que pendant la durée de l'expérience, notre essaim n'avait pu trouver dans ses aliments que 0$^{gr}$,00038 de matières grasses par individu ; puis, à la fin de l'expérience, nous dosâmes les graisses restant dans le corps de tous ces Animaux, et nous trouvâmes que le poids de ces matières s'élevait en moyenne à 0$^{gr}$,0042. Or, pendant la

durée de la séquestration, nos Abeilles avaient construit un gâteau de cire dont l'analyse nous fournit 11$^{gr}$,515 de matière grasse, quantité qui correspond à 0$^{gr}$,0064 par individu. Ainsi la quantité totale de matière grasse préexistante dans l'organisme de chaque Abeille, ou contenue dans ses aliments, était de 0$^{gr}$,0022, et à la fin de l'expérience chacun de ces Animaux contenait ou avait excrété 0$^{gr}$,0106 de ces mêmes substances. Il y avait donc eu production de cire (a). Cependant je suis loin de croire que dans les circonstances ordinaires, la majeure partie de la cire sécrétée par les Abeilles soit le résultat de la transformation des matières sucrées ou autres, et ne se trouve pas toute formée dans leurs aliments ; car, l'excrétion de cette substance est alors beaucoup plus abondante, et l'on voit que sa nature varie suivant les plantes sur lesquelles ces Animaux vont butiner. En effet, M. Lewy a constaté que la cire dite des Andaquies, produite par les Mélipones de la Nouvelle-Grenade, contient de la cire de Palmier, tandis que dans la cire de nos Abeilles il n'y a que des principes semblables à ceux

(a) Dumas et Milne Edwards, *Note sur la production de la cire des Abeilles (Ann. des sciences nat.*, 1843, t. XX, p. 174).

en résulte donc que les Abeilles peuvent produire des corps gras aux dépens de matières organiques plus riches en oxygène, telles que le sucre, et puisque les Insectes possèdent cette faculté, il ne restait aucune raison plausible pour supposer que les autres Animaux devaient en être privés.

Effectivement, il paraît en être ainsi, non-seulement pour les Insectes appartenant à d'autres familles (1), mais aussi pour les Mammifères et les Oiseaux. Je citerai à ce sujet les expériences de M. Boussingault sur l'engraissement des Porcs et des Oies. En nourrissant d'une manière convenable les Porcs et en dosant les quantités de matières grasses que ces Animaux recevaient chaque jour par l'alimentation et évacuaient par les déjections,

qui se trouvent dans la cire végétale de nos Végétaux indigènes (a). La différence doit donc dépendre de la nourriture de ces Insectes.

(1) MM. Lacaze-Duthiers et Riche ont profité des conditions biologiques dans lesquelles certaines larves gallicoles se développent pour faire des expériences analogues à celles que M. Dumas et moi avions publiées quelques années auparavant sur la production des matières grasses par les Abeilles. En étudiant la structure des galles végétales, et notamment de la noix de galle (b), qui résulte, comme on le sait, de la piqûre d'un Cynips, M. Lacaze a constaté que la cavité qui occupe le centre de ces excroissances a des parois ligneuses très dures, et renferme un amas de cellules contenant de la fécule qui est destinée à l'alimen-tation de la larve à laquelle l'œuf placé au milieu de cette masse molle donnera naissance. Pendant toute la durée de son emprisonnement dans la galle, cette larve ne tire de nourri-ture que de ce dépôt de fécule, et, par conséquent, si à l'époque de son complet développement, elle contient plus de matière grasse que l'œuf et la matière alimentaire circonvoisine n'en contenaient dans le principe, il en fau-dra conclure que le jeune Animal a produit de la graisse, comme le font les Abeilles, aux dépens du sucre provenant de la digestion de la fé-cule dont elle s'est sustentée. Or, MM. Lacaze et Riche ont fait les ana-lyses nécessaires pour résoudre cette question, et ils ont constaté de la sorte que pendant cette période de leur vie les Cynips forment de la graisse (c).

(a) Lewy, *Recherches sur les différentes espèces de cires* (Ann. de chimie et de physique, 3ᵉ série, 1845, t. XIII, p. 438).

(b) Lacaze-Duthiers, *Recherches pour servir à l'histoire des galles* (Ann. des sciences nat., Botanique, 3ᵉ série, 1853, t. XIX, p. 273).

(c) Lacaze-Duthiers et Riche, *Recherches sur l'alimentation des larves gallicoles* (Comptes rendus de l'Acad. des sciences, 1853, t. XXXVI, p. 998).

cet habile agronome a trouvé que, dans certains cas, le poids de la graisse existant dans le corps de l'animal, à la fin de l'expérience, dépassait de plus de 40 kilogrammes le poids des matières grasses préexistantes dans l'organisme de celui-ci ou introduites en dehors. Il y avait donc eu production abondante de ces matières aux dépens des matières amylacées ou azotées employées comme aliments. Enfin, M. Boussingault, de même que M. Persoz, a obtenu des résultats analogues en comparant la quantité de principes gras contenue dans le maïs avec lequel il engraissait des Oies, et la quantité de graisse dont le corps de ces Animaux était chargé à la fin de l'opération de l'engraissement (1).

(1) Les expériences de M. Persoz sur ce sujet précédèrent celles de M. Boussingault, et tendirent à établir que sous le régime du maïs, les Oies peuvent produire deux fois autant de graisse qu'elles en reçoivent par les aliments (a).

Dans les expériences de M. Boussingault, les Oies mangèrent en trente et un jours, dans le maïs dont on les nourrissait, 5$^{kil}$,032 d'huile, et pendant ce même espace de temps elles gagnèrent 8$^{kil}$,222 de graisse; la graisse formée dans leur organisme pesait donc 3$^{kil}$,190 (b).

Dans une seconde série d'expériences, M. Persoz a constaté la production de la graisse chez des Oies dont les aliments ne contenaient pas de matières grasses (c).

Mais dans les recherches de M. Boussingault sur les Porcs, il ne paraît pas y avoir eu production de graisse dans des circonstances analogues, et ce phénomène n'a été constaté que sous l'influence d'un régime mixte et azoté (d).

Ce dernier chimiste a constaté aussi que chez des Pigeons et des Canards qui pendant plusieurs jours n'avaient été nourris qu'avec des aliments exempts de matières grasses, tels que l'amidon et le blanc d'œuf, la quantité de principes gras contenus dans le sang restait à peu près la même que dans les circonstances ordinaires (e).

(a) Persoz, *Expériences sur l'engrais des Oies* (*Comptes rendus de l'Acad. des sciences*, 1844, t. XVIII, p. 245).

(b) Boussingault, *Recherches expérimentales sur le développement de la graisse pendant l'alimentation des Animaux* (*Ann. de chimie et de physique*, 3$^e$ série, 1845, t. XIV, p. 461 et suiv.).

(c) Persoz, *Note sur la formation de la graisse dans les Oies* (*Comptes rendus de l'Acad. des sciences*, 1845, t. XXI, p. 20).

(d) Boussingault, *Op. cit.* (*Ann. de chimie*, 3$^e$ série, 1845, t. XIV, p. 419 et suiv.).

(e) Idem, *Recherches sur l'influence que certains principes alimentaires peuvent exercer sur la proportion de matières grasses contenues dans le sang* (*Ann. de chimie et de physique*, 3$^e$ série, t. XXIV, p. 460).

Il est probable que c'est le glucose, ou quelque autre principe sucré analogue provenant de la digestion des matières amylacées, qui fournit les éléments constitutifs des corps gras produits dans l'intérieur de l'économie animale, et M. Liebig a cru pouvoir expliquer cette transformation en supposant que la fécule ou le sucre perd une certaine quantité d'oxygène (1). Si les actions chimiques dont le corps des Animaux est le siége étaient susceptibles de déterminer la soustraction d'une partie plus ou moins considérable de l'oxygène contenu dans les groupes moléculaires qui constituent, soit les principes alibiles dont je viens de parler, soit d'autres substances alimentaires, telles que le sucre de lait ou même les matières albuminoïdes, celles-ci pourraient, en effet, se transformer directement, soit en corps gras seulement, soit en corps gras et en un petit nombre de composés très simples, tels que de l'eau, de l'acide carbonique et des sels ammoniacaux. Mais nous n'avons aucune raison de croire que les choses se passent réellement de la sorte dans l'économie animale, et, ainsi que le pense M. Dumas, il est probable que ces phénomènes de réduction physiologique sont beaucoup plus complexes, et résultent du dédoublement des matières organiques sous l'influence d'une

---

(1) En effet, si l'on suppose que 60 équivalents d'oxygène soient unis aux éléments de 11 équivalents de sucre ($C^{12}H^{12}O^{12}$,HO), on aura 1 équivalent de stéarine ou de margarine ($C^{71}H^{70}O^8$), 73 équivalents d'acide carbonique et 96 équivalents d'eau ; car 11 ($C^{12}H^{12}O^{12}$,HO) $=$ $C^{71}H^{70}O^8$ $+$ 73 ($CO^2$) $+$ 96(HO). Par conséquent, on conçoit la possibilité de la transformation du sucre en graisse par le fait d'une simple oxydation dont résulterait en même temps de l'eau et de l'acide carbonique.

Ainsi que je l'ai déjà dit, M. H. Meckel avait cru que ce dédoublement du sucre s'opérait quand on fait agir de la bile sur cette substance (a); mais les recherches subséquentes d'autres chimistes ont montré que son opinion n'était pas fondée, et que la bile n'est pas apte à déterminer la formation de la graisse (b).

(a) H. Meckel, *De genesi adipis in animalibus.* Halle, 1845.
(b) Voyez ci-dessus, page 82.

combustion partielle, analogue à celle que nous avons vue donner naissance à l'acide salicyleux. Comme exemple de la production de matière grasse aux dépens du sucre par suite d'un phénomène de dédoublement chimique déterminé par des actions physiologiques, je rappellerai que dans la fermentation alcoolique où le sucre est décomposé par les Végétaux microscopiques qui constituent la levûre, et où la plus grande partie de cette substance est transformée en alcool et en acide carbonique, il y a aussi formation, non-seulement de glycérine et d'acide succinique, mais aussi de matière grasse. Les recherches récentes de M. Pasteur établissent nettement ce fait (1), et il y a lieu de croire que la production de graisse dans l'intérieur du corps des Animaux supérieurs est due à des actions analogues.

Quant à la transformation des matières albuminoïdes en corps gras, les chimistes sont très partagés d'opinions, et dans l'état actuel de la science nous manquons de faits pour décider si des phénomènes de ce genre se produisent ou non dans l'intérieur de l'organisme (2).

---

(1) Jusque dans ces derniers temps, les chimistes croyaient que, dans l'acte de la fermentation alcoolique, la totalité du sucre qui disparaît était transformée en alcool et en acide carbonique, car la composition du sucre de raisin est représentée par la formule $C^{12}H^{12}O^{12}$, celle de l'alcool par $C^4H^6O^2$, et celle de l'acide carbonique par $CO^2$, et par conséquent l'équivalent de sucre contient les éléments de 2 équivalents d'alcool et 4 équivalents d'acide carbonique; car, $C^{12}H^{12}O^{12} = 2 (C^4H^6O^2) + 4 CO^2$. Mais les expériences de

M. Pasteur nous ont appris que la réaction déterminée par la levûre est beaucoup plus complexe, et qu'une portion du sucre décomposé se transforme en acide succinique ($C^8H^6O^8$), qui est un corps plus oxydé que le précédent, et en glycérine ($C^6H^8O^6$), qui est au contraire plus riche en éléments combustibles; enfin, il y a aussi production de matière grasse, ce qui suppose également un partage inégal de l'oxygène préexistant entre les différents dérivés du sucre (a).

(2) Jadis les chimistes considé-

(a) Pasteur, *Mémoire sur la fermentation alcoolique* (*Ann. de chimie et de physique*, 3e série, 1860, t. LVIII, p. 323).

§ 9. — Nous avons déjà vu que, dans certains états pathologiques du corps humain, du sucre est excrété en grande quantité par les voies urinaires ; et lorsque nous étudierons le système tégumentaire des Tuniciers et des Animaux articulés,

raient la formation du *gras des cadavres* (ou *adipocire*) comme étant due à une décomposition spontanée de la fibrine et des autres matières albuminoïdes qui entrent dans la composition du corps de l'Homme et des Animaux (*a*) ; mais les recherches de Berthollet, de Gay-Lussac (*b*), et surtout celles de M. Chevreul, montrent que dans les circonstances où l'on supposait que les principes immédiats azotés se changeaient en graisse, il n'y a pas formation de matière grasse ; que celle-ci préexiste dans les tissus du cadavre, et augmente de volume parce qu'elle s'acidifie et se combine avec de l'ammoniaque provenant de la putréfaction des matières albuminoïdes adjacentes, et avec des bases terreuses, de façon à donner naissance à une espèce de savon composé principalement de stéarates et d'oléates d'ammoniaque, de chaux et de potasse (*c*). Aujourd'hui la plupart des chimistes sont d'accord sur ce point ; mais dans ces derniers temps l'hypothèse de la transformation graisseuse du tissu musculaire a été étayée par quelques nouvelles expériences sur les produits de la macération des cadavres (*d*), et elle a été soutenue par des pathologistes d'un grand mérite, comme représentant ce qui se passe dans l'économie animale lorsque les muscles et les autres organes vivants éprouvent les altérations morbides connues sous le nom de dégénérescence graisseuse (*e*), phénomène qui cependant s'explique également bien par la simple substitution d'un tissu nouveau à un tissu qui se détruit. Dans l'espoir de jeter de nouvelles lumières sur la question de la transformation physiologique des matières albuminoïdes en corps gras, plusieurs physiologistes ont fait dernièrement des expériences sur des Animaux chez lesquels des fragments de chair musculaire ou d'autres substances organisées furent déposés dans la cavité abdominale, et examinés après un séjour plus ou moins long dans ce lieu. Les premiers essais de ce genre

(*a*) Fourcroy, *Mémoire sur les différents états des cadavres trouvés dans les fouilles du cimetière des Innocents, en 1786 et 1787 (Ann. de chimie, 1790, t. V, p. 154). — Deuxième mémoire sur les matières animales trouvées dans le cimetière des Innocents à Paris (Ann. de chimie, 1791, t. VIII, p. 17).*

(*b*) Gay-Lussac, *Sur le changement de la fibre musculaire en graisse (Ann. de chimie et de physique, 1817, t. IV, p. 71).*

(*c*) Chevreul, *Des corps qu'on appelle adipocires (Ann. de chimie, 1815, t. XCV, p. 5). — Recherches sur les corps gras, 1823, p. 303. — Mém. sur plusieurs points de chimie organique (Journal de physiologie de Magendie, 1824, t. IV, p. 119).*

(*d*) Quain, *On Fatty Diseases of the Heart (Medico-Chirurg. Transactions, 1850, t. XXXIII, p. 141).*

— Virchow, *Zur pathologisch-anatomischen Casuistik (Verh. d. phys.-med. Gesellschaft zu Würzburg, 1852, t. III, p. 369).*

(*e*) Virchow, *Ueber die Standpunkte in der wissenschaftlichen Medicin (Archiv für pathologische Anatomie, 1847, t. I, p. 30).*

nous verrons qu'il existe dans les tissus de ces Animaux des matières qui paraissent être identiques avec la cellulose, et qui, par conséquent, ne diffèrent que peu du sucre par leur composition élémentaire. Depuis longtemps nous savions aussi que

parurent favorables à l'opinion de la transformation des substances animales en graisse. Ainsi M. R. Wagner trouva que le testicule d'un Coq introduit dans la cavité abdominale d'une Poule présenta au bout d'un certain temps l'aspect d'une masse graisseuse ; il vit aussi que le cristallin de l'œil, des morceaux d'albumine coagulée, et d'autres corps analogues qui ne contiennent pas de matières grasses, en sont chargés, et perdent en même temps la majeure partie de leurs principes azotés, lorsqu'ils ont été déposés ainsi pendant quelques semaines dans l'intérieur du corps d'un Animal vivant (a). Des résultats analogues ont été obtenus par MM. Donders, Middeldorpf et quelques autres expérimentateurs (b) ; puis, afin de rendre ces faits plus probants, on a mis les fragments de tissus employés à l'abri du contact des liquides de l'organisme, en les renfermant préalablement dans des sachets imperméables ou dans des boîtes de verre bien fermées, et en examinant au miscroscope ces substances après un séjour plus ou moins long dans l'intérieur du corps d'un animal vivant, on a cru y reconnaître l'existence de graisse de nouvelle formation (c). Mais ce résultat ne fut pas établi au moyen de l'analyse chimique, et d'autres recherches analogues tendent à établir que la graisse observée dans les morceaux de tissus organiques ainsi mis en expérience provenait, non pas de la transformation des matières albuminoïdes dont celles-ci se composent, mais du dehors ; que cette graisse est déposée autour du corps étranger et s'y infiltre quand celui-ci, en raison de sa porosité ou de la destruction graduelle de sa substance, rend cette pénétration possible. Ainsi, M. F. W. Burdach a trouvé que si l'on dépose dans l'intérieur de l'économie animale un corps étranger de texture poreuse, tel qu'un morceau de bois blanc, celui-ci se charge de graisse, à peu près comme le ferait un morceau de chair musculaire ou de blanc d'œuf coagulé ; que dans les expériences où des substances albuminoïdes furent employées de la sorte, elles ne se chargeaient pas de matières grasses quand elles étaient mises à l'abri du contact des humeurs circonvoisines ; enfin, que dans ce dernier cas la graisse fournie par l'organisme, et déposée dans le lieu

(a) R. Wagner, *Eine einfache Methode zu Versuchen über die Veränderungen thierischer Gewebe in morphologischer und chemischer Beziehung* (*Nachrichten von der Gesellschaft der Wissenschaften zu Göttingen*, 1851, n° 8, p. 97).

(b) Donders, *Onderzoekingen betrekkelijk den Bouw van het menschelijke Hart* (*Nederlandsch Lancet*, 3e série, 1852, t. I, p. 556, note).

— Middeldorpf, *Vorläufiger Bericht über die Veränderung der Knochen-und Knorpel in der Peritonäal-Höhle lebender Thiere* (Günzburg's *Zeitschrift für klinische Medizin*, 1852, t. III, p. 59).

(c) Husson, *Untersuchungen über Fettbildung in Proteinstoffen, besonders in Krystalllinsen* (Canstatt's *Jahresber. für* 1853, t. I, p. 186).

la digestion des matières amylacées fournit à l'organisme une quantité considérable de glucose, et par conséquent on pouvait, au premier abord, supposer que la totalité des substances de cette classe qui se montrent dans l'économie animale provenaient de cette source, et que l'apparition du sucre dans les urines, par exemple, dépendait seulement de ce que le glucose puisé dans le tube digestif, et porté dans le torrent de la circulation par l'absorption, n'y était pas brûlé chez les malades atteints du diabète, comme il doit l'être dans l'état normal, et par conséquent s'accumulait dans le sang jusqu'à ce qu'il passât dans les urines (1); mais une découverte inattendue et d'une

où l'irritation physiologique était provoquée par la présence du corps étranger, s'accumulait autour de celui-ci au lieu d'y pénétrer (a). Il me paraît donc bien établi que ces prétendues transformations ne sont en réalité que le résultat de substitutions.

On a cherché aussi à résoudre la question de la transformation des substances albuminoïdes en corps gras, à l'aide d'expériences comparatives sur la quantité de matières grasses contenue dans les œufs avant l'incubation et à une période plus ou moins avancée du développement de l'embryon. Les recherches de MM. Baudrimont et Martin Saint-Ange sur les œufs de Poule font voir que chez cet Animal il y a destruction de matières grasses

pendant l'incubation (b); mais celles de M. W. F. Burdach sur les œufs de la Limnée des étangs donnèrent un résultat contraire, et semblent être favorables à l'hypothèse de la production de la graisse au dépens des principes albuminoïdes (c).

(1) Les expériences de MM. Bouchardat et Sandras sur la formation de sucre et d'acide lactique par la digestion d'aliments féculents (d) avaient conduit le premier de ces physiologistes à penser que le sucre des diabétiques provenait de cette source, et à prescrire aux malades atteints de glucosurie de s'abstenir de tout aliment féculent, régime qui produit de très bons effets (e). M. Miahle considéra aussi le sucre des diabétiques comme

(a) F. W. Burdach, *Ueber die Verfettung von proteinhaltigen Substanzen in der Peritonäal-Höhle lebender Thiere* (Virchow's *Archiv für pathol. Anat. und Physiol.*, 1854, t. VI, p. 103).

(b) Baudrimont, *Recherches anatomiques et physiologiques sur le développement du fœtus, et en particulier sur l'évolution embryonnaire des Oiseaux et des Batraciens* (*Mém. de l'Acad. des sciences, Sav. étrang.*, 1851, t. XI, p. 605 et 628).

(c) W. F. Burdach, *loc. cit.*

(d) Voyez ci-dessus, page 67.

(e) Bouchardat, *Mém. sur la nature du diabète sucré et sur son traitement* (*Revue médicale*, 1838). — *Monographie du diabète sucré* (*Annuaire de thérapeutique*, 1841). — *Nouveau mémoire sur la glucosurie* (*Supplément à l'Annuaire de thérapeutique pour 1846*, p. 162). — *Du diabète sucré, ou glucosurie* (*Mém. de l'Acad. de médecine*, 1854, t. XVI).

grande importance vint, en 1848, changer les idées des physiologistes à cet égard, et montrer qu'il y a toujours production de sucre dans l'intérieur de l'économie animale.

Effectivement, M. Claude Bernard constata que le sang qui sortait du foie par les veines hépatiques, chez un Chien dont la nourriture depuis quelque temps consistait uniquement en substances animales, présentait les signes qui d'ordinaire indiquent la présence du sucre dans ce liquide, tandis qu'en examinant de la même manière le sang de la veine porte qui se rendait de l'intestin au foie, il ne put y découvrir aucune trace de matières sucrées. Il en conclut que c'est dans le foie que le sang s'était chargé de sucre, et il constata qu'effectivement la substance de cet organe recèle une quantité considérable de cette matière organique végétale. Enfin, il déduisit de ses expériences que, chez tous les Animaux, le foie est un organe producteur du sucre (1).

étant fourni par la digestion des aliments amylacés, et il pensa que l'apparition de cette substance dans les urines dépendait de ce qu'elle n'était pas détruite, comme d'ordinaire, pendant son passage dans le torrent de la circulation, circonstance qu'il attribue à un affaiblissement du pouvoir oxydant du sang dû à l'absence d'une proportion suffisante d'alcali libre dans ce liquide (a). La même théorie du diabète sucré a été développée d'une manière très plausible par M. Reynoso (b), et il est à noter que l'introduction d'une certaine quantité d'acide phosphorique dans le torrent de la circulation suffit pour déterminer l'apparition du sucre dans l'urine (c).

(1) M. Bernard constata aussi que si l'on fait jeûner un Chien pendant huit ou dix jours, le foie de cet Animal ne contient plus de sucre ; mais que chez les individus qui ont été soumis de la sorte à une abstinence complète, le sucre se montre de nouveau dans cet organe dès que le travail digestif recommence. Enfin, il étudia l'action que le système nerveux exerce sur la fonction glycogénique du foie, sujet sur lequel nous aurons bientôt à

(a) Miahle, *Nouvelles recherches sur la cause et le traitement du diabète sucré* (*Bulletin de thérapeutique*, 1849). — *Chimie appliquée à la physiologie et à la thérapeutique*, 1856, p. 60).

(b) Reynoso, *Mém. sur la présence du sucre dans les urines et sur la liaison de ce phénomène avec la respiration* (*Ann. des sciences nat.*, 4ᵉ série, 1855, t. III, p. 120).

(c) W. Pavy, *Contributions to the pathology of the Liver. The Influence of an Acid in producing saccharine Urine* (*Proceedings of the Royal Society*, 1861, t. XI, p. 336).

Cette découverte d'une fonction glycogénique du foie donna lieu à beaucoup de discussions. Quelques chimistes mirent en doute la valeur des réactions en raison desquelles M. Bernard avait admis l'absence du sucre dans le sang de la veine porte, et l'existence de cette substance dans le sang qui, après avoir traversé le foie, se dirige vers le cœur par les veines hépatiques (1). D'autres expérimentateurs crurent pouvoir démontrer que le sang se charge toujours de sucre en circulant dans les parois de l'intestin pendant la digestion, et que c'est ce sucre qui, déposé dans le foie et emmagasiné dans cet organe, est ensuite repris peu à peu par le sang pendant le passage de ce liquide de la veine porte dans les veines hépatiques (2) ; mais

revenir (a). Dans des publications subséquentes, M. Cl. Bernard exposa d'une manière plus complète l'ensemble de ses recherches (b).

(1) Dans la plupart de ses expériences, M. Cl. Bernard avait conclu que le sang renfermait du sucre, parce que ce liquide, chauffé avec le réactif de Trommer ou la dissolution cupropotassique de M. Barreswil, décomposait le sel cuivreux et en précipitait l'oxyde de cuivre (c) ; mais ce signe, quoique très utile dans la plupart des circonstances, ne pouvait suffire pour démontrer la présence de la matière cherchée, car le même phénomène peut être produit par d'autres corps combustibles (d) ; aussi M. Bernard ne

s'est-il pas contenté des indications obtenues de la sorte, et, pour s'assurer que c'était bien du sucre qui se trouvait dans le sang, il a eu recours à l'épreuve de la fermentation alcoolique, réaction dans laquelle, sous l'influence de la levûre de bière, le sucre donne naissance à de l'alcool et à de l'acide carbonique. En agissant ainsi, l'incertitude cesse, et l'on peut mieux doser le sucre d'après la quantité de gaz acide carbonique dégagé (e).

(2) En 1855, M. Figuier entreprit une longue série de recherches sur l'origine du sucre dans l'économie animale, et il crut pouvoir déduire de ses expériences des conclusions très différentes de celles présentées par

(a) Cl. Bernard, *De l'origine du sucre dans l'économie animale* (*Archives générales de médécine*, 1848, et *Mém. de la Société de biologie*, 1849, t. I, p. 221).

(b) Idem, *Sur une nouvelle fonction du foie chez l'Homme et les Animaux* (*Comptes rendus de l'Acad. des sciences*, 1850, t. XXXI, p. 571). — *Recherches sur une nouvelle fonction du foie considéré comme organe producteur de matière sucrée chez l'Homme et les Animaux*, thèse de la Faculté des sciences de Paris, 1853 (*Ann. des sciences nat.*, 3ᵉ série, 1853, t. XIX, p. 283). — *Leçons de physiologie expérimentale appliquée à la médecine, faites au Collége de France en* 1855, t. I.

(c) Cl. Bernard, *Leçons de physiologie faites en* 1855, t. I, p. 34 et suiv.

(d) Longet, *Nouvelles recherches relatives à l'action du suc gastrique sur les matières albuminoïdes* (*Ann. des sciences nat.*, 4ᵉ série, 1855, t. III, p. 7).

(e) Cl. Bernard, *Op. cit.*, t. II, p. 42.

les principaux faits annoncés par M. Cl. Bernard ne tardèrent pas à être pleinement confirmés non-seulement par les résultats des nouvelles recherches auxquelles ce savant se livra, mais aussi par les expériences faites de tous côtés par d'autres physiologistes, parmi lesquels je dois citer principalement MM. Frerichs, Van den Broek, Lehmann, Baumert, Gibb, A. Mitchell, Poggiale, Poiseuille et Lefort, ainsi que les membres d'une commission chargée de l'examen de la question en litige par l'Académie des sciences (1).

M. Cl. Bernard. D'après ce chimiste, le sang qui arrive au foie, de même que celui qui sort de cet organe, serait chargé de sucre, et la totalité de cette substance qui existe dans l'organisme serait portée directement dans le torrent de la circulation par le tube digestif; enfin, le foie, sans être le siége d'une production de matière sucrée, arrêterait et emmagasinerait une portion de cette substance qui y arrive en abondance lors de la digestion des aliments féculents, et qui serait ensuite reprise peu à peu par le sang dans l'intervalle des repas (a). M. Figuier assure aussi qu'au moment de la digestion de la viande crue, le sang de la veine porte contient, chez les Chiens, une quantité notable de sucre, et que peu d'heures après le repas il n'existe dans le sang qui sort du foie que des traces à peine appréciables de matière sucrée (b). Enfin, M. Figuier arriva à cette conclusion générale, que l'albu-

mine et le glucose fournis par le travail digestif sont emmagasinés par le foie pour être ensuite déversés peu à peu dans le sang, après avoir éprouvé probablement dans cet organe quelque élaboration complémentaire (c). Mais je dois ajouter que dans des recherches ultérieures, M. Figuier, ne se contentant pas de l'emploi de réactifs pour établir l'existence ou l'absence du sucre dans le sang, et ayant recours à l'épreuve décisive de la fermentation alcoolique, trouva, comme l'avait fait M. Cl. Bernard, que chez les Chiens nourris exclusivement de viande, le sang de la veine porte ne renferme pas de sucre (d).

. (1) Dans la plupart de ces expériences, on se borna à constater que chez des Chiens nourris de viande ou à jeun, le sang de la veine porte, c'est-à-dire le sang qui se rend au foie, ne donne aucun signe indicatif de la présence du sucre; tandis que le sang qui sort de cet organe par les veines

(a) L. Figuier, *Mémoire sur l'origine du sucre contenu dans le foie et sur l'existence normale du sucre dans le sang de l'Homme et des Animaux* (Ann. des sciences nat., 4ᵉ série, 1855, t. III, p. 17).

(b) Idem, *Deuxième mémoire à propos des fonctions glycogéniques du foie* (Ann. des sciences nat., 4ᵉ série, 1855, t. III, p. 243).

(c) Idem, *Mémoire sur la fonction glycogénique du foie* (Ann. des sciences nat., 4ᵉ série, 1855, t. IV, p. 91).

(d) Cl. Bernard, *Note additionnelle* (Gazette hebdomadaire de médecine, 1857, p. 414).

Quelques-uns des faits constatés de la sorte pouvaient faire croire que la matière sucrée se forme dans le sang pendant le passage de ce liquide dans l'intérieur du foie, et qu'elle résulte du dédoublement des substances albuminoïdes dont cette humeur est chargée (1). Mais M. Cl. Bernard, en poursuivant ses recherches, trouva qu'il n'en est pas ainsi; que le sucre est produit dans le tissu de ce viscère et déversé seulement dans le torrent circulatoire; qu'il provient d'une substance glycogène préexistante dans l'organe où le phénomène se manifeste, et que la transformation de cette substance en glucose est la con-

hépatiques se comporte autrement, et soumis à l'action de la levûre de bière, éprouve la fermentation alcoolique, phénomène qui est caractéristique des sucres (a). C'est surtout ce dernier procédé qui mérite confiance, et qui a été considéré comme démonstratif par tous les chimistes (b).

(1) M. Lehmann, en analysant comparativement le sang de la veine porte et le sang des veines hépatiques, ou, en d'autres mots, le sang avant et après le passage de ce liquide dans le foie, constata qu'en traversant cet organe, il avait perdu une certaine quantité de fibrine et d'hématosine en même temps qu'il s'était chargé de sucre. Ce chimiste a été conduit ainsi à penser que c'est aux dépens de la fibrine du sang que le sucre hépatique est formé et que l'hématosine se transforme en biliverdine (c).

(a) Van den Broek, *Onderzoekingen over de Vorming van Suiker in het organisme der Dieren* (*Nederlandsch Lancet*, 2ᵉ série, 1850, t. VI, p. 93).

— Frerichs, *Verdauung* (Wagner's *Handwörlerbuch der Physiologie*, t. III, p. 831).

— Lehmann, *Einige vergleichende Analysen des Blutes des Pfortader und Lebervenen* (*Bericht über die Verhandlungen der k. Sächs. Gesellschaft der Wissenschaften zu Leipzig*, 1850, p. 139). — *Analyses comparées du sang de la veine porte et du sang des veines hépatiques, etc.*, *pour servir à l'histoire de la production du sucre dans le foie* (*Comptes rendus de l'Acad. des sciences*, 1855, t. XL, p. 585). — *Sur la présence du sucre dans le sang de la veine porte* (*Ann. des sciences nat.*, 4ᵉ série, 1855, t. IV, p. 158).

— Baumert, *Ueber das Vorkommen des Zuckers im thierischen Organismus* (*Jahresber. der Schles. Gesellsch. f. vaterländ. Cultur*. Breslau, 1851, p. 22).

— Gibb, *Exper. on the Liver of Birds in relation to the presence of Sugar* (*Virginia Med. Gaz.*, 1852).

— Poggiale, *Origine du sucre dans l'économie animale* (*Comptes rendus de l'Acad. des sciences*, 1855, t. XL, p. 887).

— Pavy, *Saccharine Matter; its physiol. relations in the Animal Economy* (*Guy's Hospital Reports*, 2ᵉ série, 1853, t. VIII, p. 319). — *Researches on the Nature of the normal Destruction of Sugar in the Animal System* (*Op. cit.*, 3ᵉ série, 1855, t. I, p. 79).

— Lecomte, *Recherches sur la fonction glycogénique du foie* (*Ann. des sciences nat.*, 4ᵉ série, 1855, t. III, p. 61).

— Poiseuille et Lefort, *De l'existence du glycose dans l'organisme animal* (*Comptes rendus de l'Acad. des sciences*, 1858, t. XLVI, p. 565).

(b) Dumas, *Rapport sur divers mémoires relatifs aux fonctions du foie* (*Comptes rendus de l'Acad. des sciences*, 1855, t. XL, p. 1281).

(c) Lehmann, *Op. cit.* (*Comptes rendus de l'Acad. des sciences*, 1855, t. XL, p. 587 et 588).

séquence d'une sorte de fermentation qui s'effectue sur le cadavre aussi bien que chez l'Animal vivant. En effet, ce physiologiste habile a constaté que si l'on enlève sur un Animal vivant le foie tout entier, et qu'à l'aide d'un lavage méthodique on en extraie tout le sang et tout le glucose existant au moment de l'opération, il suffit de quelques heures pour que, dans des conditions favorables, le tissu de l'organe soit de nouveau chargé de matière sucrée (1). On parvint ensuite à extraire la matière glycogénique du foie, et l'on reconnut qu'elle a la plus grande analogie avec la fécule hydratée (2). Elle se colore

(1) Pour faire cette expérience importante, M. Cl. Bernard fit choix d'un Chien vigoureux qui depuis plusieurs jours était nourri de viande seulement et qui fut tué sept heures après un repas copieux. On extirpa le foie sans léser cet organe, et avant qu'il se fût refroidi, on y établit un courant d'eau à l'aide d'un appareil hydrotomique adapté au tronc de la veine porte. L'eau introduite de la sorte dans le système vasculaire du foie s'échappait par les veines hépatiques, et au moyen de ce lavage énergique, presque tout le sang existant dans l'organe fut bientôt entraîné en dehors. Le sucre qui s'y trouvait fut enlevé en même temps, et l'on pouvait en reconnaître la présence dans l'eau qui s'échappait par les veines hépatiques ; mais au bout d'un certain temps, le foie traité de la sorte cessa d'en fournir, et son tissu, soumis aux épreuves convenables, ne donna aucun indice de l'existence du sucre dans sa substance. Cependant, vingt-quatre heures après, il n'en fut plus de même : l'eau injectée dans la veine porte sortait par la veine hépatique, chargée d'une quantité notable de sucre, et le tissu du foie contenait de nouveau de la matière sucrée (a).

M. Figuier s'éleva contre les conclusions que M. Bernard avait tirées de ses expériences, et attribua à un lavage insuffisant du foie les faits observés par ce physiologiste (b). Mais l'existence d'une matière glycogène dans le foie a été confirmée par beaucoup de recherches. Aujourd'hui elle est admise par tous les physiologistes, et c'est en grande partie à la transformation de la matière amyloïde du foie en glucose après la mort qu'est due l'existence de la quantité considérable de matière sucrée dont ce viscère est ordinairement chargé chez le cadavre (c).

(2) Ce résultat fut obtenu presque en même temps par M. Hensen à

(a) Cl. Bernard, *Sur le mécanisme de la formation du sucre dans le foie* (*Comptes rendus de l'Acad. des sciences*, 1855, t. XLI, p. 465, et *Ann. des sciences nat.*, 4ᵉ série, 1855, t. IV, p. 109).

(b) L. Figuier, *Expériences qui prouvent qu'il ne se forme point de sucre après la mort dans le foie des Animaux* (*Gazette hebdomadaire de médecine*, 1857, t. IV, p. 416).

(c) Pavy, *Researches on Sugar Formation in the Liver* (*Philos. Trans.*, 1860, p. 595).

en bleu violacé par l'action de l'iode, et se transforme en glucose sous l'influence de la diastase et de tous les autres réactifs qui déterminent le changement des matières amylacées en dextrine, puis en sucre. En raison de quelques particularités, elle a cependant été considérée comme ne devant pas être confondue avec la fécule, et l'on a proposé de la désigner sous le nom de *zoomyline;* mais cette distinction ne me semble pas suffisamment motivée (1).

Il paraît, d'après les recherches de M. Schiff, que la substance amyloïde du foie est contenue dans l'intérieur des cellules du tissu de cet organe, et que, dans certaines circonstances, elle s'y accumule de façon à y former des granulations ou globules arrondis (2). Dans les conditions ordinaires, elle n'est pas

Wurtzbourg, et par M. Cl. Bernard à Paris (*a*).

(1) M. Eugène Pelouze a étudié chimiquement la matière glycogène du foie, et a trouvé qu'après avoir été purifiée par la potasse et desséchée à l'étuve, sa composition élémentaire correspond à la formule $C^{12}H^{12}O^{12}$, tandis que l'amidon végétal, dans les mêmes circonstances, est représenté par $C^{12}H^{11}O^{11}$. Ce serait donc un principe glucique qui contiendrait les éléments d'un équivalent d'eau de plus, et qui, sous ce rapport, ne diffère pas du glucose anhydre (*b*) ; mais je dois ajouter que, d'après les recherches expérimentales de M. Kekule, le glu-

cose hépatique serait composé de $C^{12}H^{10}O^{10}$, comme la dextrine

M. Rouget a donné le nom de *zoomyline* à cette matière amyloïde qui se trouve aussi dans d'autres tissus organiques (*d*), et M. Lehmann appelle *glycogine* la substance glycogène du foie.

(2) Pendant l'hibernation, les fonctions digestives sont complétement suspendues chez les Batraciens, et la circulation est presque arrêtée. Or, M. Schiff a trouvé que dans ces circonstances l'agent saccharifiant dont dépend la transformation de l'amidon hépatique ou zoomyline en glucose manque, mais que la production de

(*a*) Hensen, *Ueber die Zuckerbildung in der Leber* (*Verhandlungen der phys.-med. Gesellsch. in Würzburg*, 1856, t. VII, p. 219).

— Cl. Bernard, *Sur le mécanisme physiologique de la formation du sucre dans le foie* (*Comptes rendus de l'Acad. des sciences*, 1857, t. XLIV, p. 578).

(*b*) E. Pelouze, *Sur la matière glycogène* (*Comptes rendus de l'Acad. des sciences*, 1857, t. XLIV, p. 1321).

(*c*) Rouget, *Des substances amyloïdes et de leur rôle dans la constitution des tissus des Animaux* (*Journal de physiologie*, 1859, t. II, p. 314).

(*d*) Kekule, *Ueber den Zuckerbildenden Stoff der Leber* (*Verhandl. des naturhistorisch med. Vereins zu Heidelberg*, 1858).

emmagasinée de la sorte en quantité très considérable, parce qu'elle est continuellement attaquée et transformée en glucose par l'action d'un agent analogue à la diastase, lequel se développe dans l'intérieur de l'appareil hépatique ou y est porté par le torrent de la circulation. Le sang possède cette propriété saccharifiante, et par conséquent l'activité du travail glycogénique du foie dépend en partie de la quantité de ce fluide qui, en un temps donné, traverse l'organe et va attaquer la matière amyloïde déposée dans sa substance. Or, pendant la digestion, la circulation est beaucoup activée dans l'estomac, l'intestin et

cette substance amylacée continue, et qu'ainsi la proportion en augmente beaucoup dans l'intérieur du foie. Elle constitue alors des granulations amyloïdes qui sont répandues en grand nombre dans la profondeur de cet organe, et en étudiant au microscope ces petites concrétions miliaires, M. Schiff a vu qu'elles sont renfermées dans les utricules hépatiques, où se trouvent aussi des globules graisseux. Les granules amyloïdes sont insolubles dans l'alcool ainsi que dans l'éther, et se colorent en brun jaunâtre par l'action de la teinture d'iode acidulée. Sous l'influence des agents saccharifiants, ces globules se transforment en gouttelettes d'un liquide jaune et miscible à l'eau, qui paraissent être composées de dextrine ou de glucose. Ces changements s'opèrent au printemps, plus ou moins tardivement, suivant les espèces et les circonstances extérieures. Enfin, M. Schiff pense que, dans certains cas, la matière amyloïde peut être absorbée sans avoir été changée en dextrine ou en sucre, et après avoir subi une transformation dont naîtrait l'acide oxalique (a). Il est aussi à noter que des granulations analogues se voient dans le foie des Mammifères, et M. Nasse a trouvé que la quantité de sucre tirée de ce viscère est en rapport avec l'abondance de ces corpuscules amyloïdes (b).

L'hibernation n'arrête pas le travail glycogénique dans le foie des Mammifères, et M. Valentin y a trouvé du sucre chez ces Animaux après qu'ils eurent demeuré cinq ou six mois dans un état de sommeil léthargique; mais lorsque les Marmottes, les Hérissons, etc., meurent d'épuisement, ils n'en contiennent plus (c).

(a) Schiff, *Ueber Leberamylum* (Schmidt's *Jahrbucher*, 1857, t. XCVII, p. 14).
— *De la nature des granulations qui remplissent les cellules hépatiques* (*Comptes rendus de l'Acad. des sciences*, 1859, t. XLVIII, p. 880).
(b) Nasse, *Ueber einige Verschiedenheiten im Verhalten der Leber hungernder und gefutterter Thiere* (*Archiv des Vereins für gemeinsch. Arbeiten*, von Beneke, Nasse und Vögel, 1860, t. IV, p. 77).
(c) Valentin, *Beiträge zur Kenntniss des Winterschlafes der Murmelthiere* (Moleschott's *Untersuch. zur Naturlehre*, 1857, t. III, p. 220).

les viscères adjacents ; les vaisseaux y sont très dilatés, et par conséquent le courant qui arrive au foie par la veine porte, et qui traverse cet organe pour en sortir par les veines hépatiques, devient beaucoup plus puissant que dans l'état ordinaire. On conçoit donc qu'en raison de cette circonstance, la fonction glycogénique du foie doit être activée par la digestion, lors même que les matières puisées dans l'intestin ne contribueraient en rien à la production du sucre ; mais il y a lieu de croire que, pendant la durée de l'activité fonctionnelle du tube alimentaire, le sang de la veine porte doit agir sur la matière glycogène du foie plus fortement que d'ordinaire, car il doit être alors chargé des principes analogues à la diastase qui sont versés dans l'intestin par le pancréas et les glandes salivaires, et qui y rentrent dans le torrent de la circulation par suite de leur absorption (1).

L'influence que la rapidité de la circulation du sang dans les vaisseaux du foie exerce sur l'activité de la fonction glycogénique de cet organe nous permet aussi de concevoir comment la quantité de sucre produit par celui-ci peut être, jusqu'à un certain point, subordonnée à l'action du système nerveux.

(1) On comprend que l'activité fonctionnelle de l'appareil digestif doit influer des deux manières sus-mentionnées sur l'abondance du glucose produit dans le foie et entraîné hors de cet organe par le sang des veines hépatiques ; mais il y a lieu de croire qu'il y a aussi production de cette sorte de diastase dans la substance même du foie, et que la formation locale de cet agent transformateur est liée à certaines propriétés du tissu hépatique : car, ainsi que je l'ai déjà dit, dans les circonstances ordinaires, la substance du foie, après avoir été bien lavée, présente encore la faculté saccharifiante, mais elle la perd immédiatement si, par l'action de la chaleur, on détermine la coagulation des matières albuminoïdes dont elle se compose. M. Cl. Bernard a parfaitement constaté ce fait, et c'est même sur cette circonstance que ce physiologiste fonda la méthode à l'aide de laquelle il parvint à isoler la substance glycogène du foie (a).

(a) Cl. Bernard, *Sur le mécanisme de la formation du sucre dans le foie* (*Ann. des sciences nat.*, 1855, t. IV, p. 118).

M. Bernard a constaté que la piqûre d'une certaine partie de la moelle allongée détermine dans la production du sucre, dont le foie est le siége, une augmentation si considérable, que bientôt après cette matière apparaît dans les urines. Il provoque ainsi à volonté un état diabétique des mieux caractérisés. Or, cette lésion du système nerveux est suivie d'une grande augmentation dans l'activité de la circulation du sang dans l'appareil hépatique, ainsi que dans tous les autres viscères abdominaux : les vaisseaux capillaires se dilatent, le courant s'y accélère, et la quantité de sang qui traverse la substance du foie devient beaucoup plus grande que dans l'état ordinaire (1). Des phénomènes analogues se manifestent dans l'état du système vasculaire hépatique, lorsqu'on excite directement le foie en injectant dans une des veines de ce viscère une substance irritante, telle que de l'éther, et l'accélération de la circulation qui en résulte est suivie aussi de glucosurie (2). Enfin, des effets opposés sont déterminés par certaines lésions de la moelle épinière, qui sont suivies d'un grand ralentissement du cours du sang dans l'appareil hépatique : alors le sucre ne se forme plus avec la rapidité ordinaire, et bientôt il cesse de se trouver en quantité appréciable dans la substance du foie (3).

(1) Lorsque la vie végétative est entretenue à l'aide de la respiration artificielle chez un Animal qui a été empoisonné par le curare, et qui a été privé ainsi de toutes les facultés de la vie animale, la circulation s'active, et les sécrétions en général deviennent plus abondantes que dans les circonstances ordinaires. Or, la production de sucre dans le foie augmente également dans ces circonstances, et au bout de quelques heures cette substance devient si abondante dans le sang, qu'elle passe dans les urines (a).

(2) M. Harley a constaté ce fait chez des Chiens, en injectant dans la veine porte, soit de l'éther, soit de l'eau chargée d'un peu d'ammoniaque (b).

(3) Ces effets sur l'état de la circulation du sang dans le foie et sur la production du sucre dans cet organe, sont produits par la section de la moelle

(a) Cl. Bernard, *Leçons de physiologie faites au Collége de France en* 1854, t. I, p. 343.
(b) Harley, *Nouvelle méthode pour produire artificiellement le diabète chez les Animaux* (*Comptes rendus de la Société de biologie*, 1853, t. V, p. 59).

A l'état normal, la production de sucre chez les Animaux adultes paraît être complétement localisée dans le foie (1) ; mais chez l'embryon il en est autrement. Une multitude de cellules

épinière au-dessus du bulbe rachidien (a).

(1) En effet, M. Moleschott a vu que chez les Grenouilles sur lesquelles il avait pratiqué l'extirpation du foie (opération après laquelle ces Animaux purent vivre pendant plusieurs semaines), il n'y a plus production de sucre dans l'organisme (b).

M. Schiff a constaté aussi que si l'on pique la moelle allongée d'une Grenouille, on produit comme d'ordinaire le diabète ; mais que si on lie ensuite les vaisseaux du foie de façon à supprimer l'action de cet organe, le sucre cesse de se montrer dans les urines (c).

Il serait cependant possible que chez les Mammifères il y eût aussi formation de sucre dans les ganglions lymphatiques ou dans quelque autre partie du système des vaisseaux lymphatiques, car M. Colin et M. Chauveau paraissent avoir trouvé du glucose en quantité fort notable dans le liquide que ces conduits ramènent vers le cœur et versent dans la partie terminale du système veineux chez des Animaux nourris avec de la viande seulement (d).

Chez les Herbivores, une partie du sucre contenu dans le chyle provient certainement du tube digestif, et M. Colin a constaté que ce liquide en est plus chargé que ne l'est la lymphe venant des autres parties du corps. Mais d'après ce que nous savons au sujet des produits de la digestion des matières animales, il y a tout lieu de penser que chez les Carnassiers, la lymphe, pas plus que le sang venant de l'intestin, n'a puisé directement du glucose dans cet organe. Or, s'il en est ainsi, il faut que le sucre contenu dans la lymphe provienne du sang en circulation dans les tissus où le système lymphatique prend naissance, ou bien qu'il se forme dans l'intérieur de cet appareil. M. Cl. Bernard, et MM. Chauveau, Poiseuille et Lefort, pensent que ce sucre vient du foie, et, par conséquent, qu'il a dû être transmis par le système capillaire général au liquide contenu dans les lymphatiques. Mais les expériences de ces derniers physiologistes me paraissent défavorables à cette hypothèse, et tendre plutôt à faire penser qu'une

(a) Cl. Bernard, *Leçons de physiologie faites en 1854*, t. I, p. 368 et suiv.

(b) Moleschott, *Sur la sécrétion du sucre et de la bile dans le foie* (*Comptes rendus de l'Acad. des sciences*, 1855, t. IV, p. 1840).

(c) Schiff, *Bericht über einige Versuche um den Ursprung des Harnzuckers bei künstlichen Diabetes zu ermitteln* (*Göttinger gelehrte Anzeigen*, 1856, p 243).

(d) Colin, *Sur la formation du sucre dans l'organisme* (*Comptes rendus de l'Acad. des sciences*, 1855, t. XL, p. 1268). — *Traité de physiologie des Animaux domestiques*, 1856, t. II, p. 567. — *De l'origine du sucre contenu dans le chyle* (*Journal de physiologie* de Brown-Séquard, 1858, t. I, p. 539).

— Chauveau, *Nouvelles recherches sur la question glycogénique* (*Gazette hebdomadaire de médecine*, 1856, t. III, p. 102). — *Sur la formation du sucre dans l'économie animale* (*loc. cit.*, p. 708).

— Bérard, *Mém. sur la formation physiologique du sucre dans l'économie animale* (*Gazette hebdomadaire de médecine*, 1857, t. IV, p. 345).

blanchâtres, contenant une substance glycogène, se développent dans diverses parties de l'organisme, telles que le placenta, la membrane amniotique et la couche d'épithélium qui revêt les surfaces cutanées et muqueuses (1).

portion de ce sucre peut être produite dans les racines des vaisseaux lymphatiques ou dans les ganglions dont ce système est pourvu. En effet, chez un Chien qui depuis un mois et demi était nourri de viande, mais qui était à jeun depuis soixante heures, MM. Poiseuille et Lefort ont trouvé :

1,48 de glucose pour 100 dans le foie ;
0,821      —      dans le sang des veines hépatiques ;
0,141 de glucose pour 100 dans la lymphe extraite du canal thoracique.

Ils ne purent découvrir aucune trace de glucose dans le sang de la carotide, de la veine cave, de la veine mésentérique et de la veine porte, ni dans le tissu du cœur, des poumons, de la rate, des reins, des ganglions mésaraïques et des muscles de la vie animale (a).

Il est évident que dans ce cas la plus grande quantité de sucre se formait dans le foie, mais puisqu'on n'en trouvait pas dans le sang artériel et qu'il en existait beaucoup dans la lymphe, il me paraîtrait difficile de supposer que ce dernier liquide l'ait reçu de l'appareil hépatique.

Je dois ajouter que dans une expérience dans laquelle la veine porte paraît avoir été complétement oblitérée chez un Chien, M. Oré trouva du sucre en quantité notable dans le foie (b). Mais dans des expériences analogues faites par M. Stokvis, la recherche du glucose hépatique ne donna que des résultats négatifs (c).

(1) M. Bernard a constaté que dès les premiers temps de la vie embryonnaire il se forme à la face interne de l'amnios des Ruminants une multitude de petites plaques blanchâtres (d) qui doivent leur opacité à une matière glycogène susceptible de se colorer en rouge violacé par l'action de l'iode, et de se changer en dextrine, puis en sucre avec une grande facilité dans toutes les circonstances où la matière amyloïde du foie éprouve cette transformation. Des utricules contenant la même matière glycogène se trouvent dans le placenta chez le Lapin, le Cochon d'Inde, etc., et dans les parois du sac vitellin du Poulet. M. Cl. Bernard a découvert la même matière amyloïde, soit dans l'intérieur d'utricules épidermiques, soit sous la forme d'infiltrations dans la substance de la peau, chez les jeunes embryons de Bouc et de plusieurs autres Mammifères. Enfin, il en a reconnu la présence dans les cellules de l'épithélium des diverses por-

(a) Poiseuille et Lefort, *De l'existence du glucose dans l'organisme animal* (*Comptes rendus de l'Acad. de médecine*, 1858, t. XLVI, p. 566).

(b) Oré, *Influence de l'oblitération de la veine porte sur la sécrétion de la bile et sur la fonction glycogénique du foie* (*Comptes rendus de l'Acad. des sciences*, 1856, t. XLIII, p. 466).

(c) Stokvis, *Bijdragen tot de Kennis der Suikervorming in de Lever* (dissert. inaug.). Utrecht, 1856.

(d) Cl. Bernard, *Mém. sur une nouvelle fonction du placenta* (*Ann. des sciences nat.*, 4ᵉ série, 1858, t. X, p. 115, pl. 6, fig. 1).

Il est aussi à noter que chez beaucoup d'Animaux invertébrés des matières amyloïdes sont déposées dans le système tégumentaire, chez l'adulte aussi bien que chez l'embryon. Ainsi, on trouve dans la peau des Biphores de grandes cellules remplies de produits de ce genre, et, ainsi que nous le verrons dans la suite de ces Leçons, la substance appelée *chitine*, qui joue un rôle important dans la constitution du squelette extérieur des Insectes, des Crustacés et des autres Animaux articulés, est formée en grande partie d'un principe hydrocarboné du même ordre.

Enfin, dans divers états pathologiques, ainsi que sous l'influence d'une alimentation trop abondante en matières amylacées, des produits amyloïdes ou même sucrés peuvent se montrer dans diverses parties de l'économie, chez les Mammifères, à l'âge adulte.

Il est évident que, dans ces derniers cas, le sucre ou la matière glycogène qui se trouve répandue ainsi dans l'économie animale vient du dehors, et a passé des voies digestives dans le sang sous la forme de dextrine ou de glucose (1); mais tout nous

tions du canal digestif, des voies respiratoires et des organes génito-urinaires pendant la même période de la vie intra-utérine, ainsi que dans le tissu des muscles lisses en voie de formation ; mais il n'en a aperçu ni dans les muscles striés, ni dans les glandes, le tissu nerveux ou le tissu osseux (a).

(1) M. Sanson, chimiste attaché à l'École vétérinaire de Toulouse, a annoncé que, d'après ses expériences faites sur des Chevaux et des Vaches, il existerait de la dextrine ou une matière glycogène très analogue à celle-ci, non-seulement dans le sang artériel et veineux de ces Animaux, mais aussi dans les tissus de la rate, du poumon et des muscles, en un mot, dans toutes les parties de l'économie ; par conséquent, il a cru pouvoir expliquer la présence du sucre dans l'organisme des Carnivores par l'introduction dans les voies digestives de la viande provenant des Herbivores

(a) Cl. Bernrad, *Op. cit.* (*Ann. des sciences nat.*, 4ᵉ série, t. X, p. 123 et suiv.). — *De la matière glycogène considérée comme condition de développement de certains tissus chez le fœtus avant l'apparition de la fonction glycogénique du foie* (*Journal de physiologie* de Brown-Séquard, 1859, t. II, p. 326).

porte à croire qu'il n'en est pas de même pour la substance glycogène dont le foie de l'Homme, des Mammifères et des autres Animaux se charge, et que ce corps résulte du dédoublement de quelque principe albuminoïde fourni par les aliments. En effet, lorsqu'un Animal est privé de nourriture et qu'il n'est pas plongé dans un état léthargique, la quantité de sucre et de matière glycogène contenue dans le foie s'épuise rapidement (1), tandis que sous l'influence d'une alimentation

que ces Animaux mangent (a). Des recherches plus approfondies, faites par M. Poggiale, ont infirmé plusieurs des résultats annoncés par M. Sanson, et ont fait voir qu'en général, la viande provenant soit des Herbivores, soit des Carnivores, ne renferme pas de traces appréciables de matière glycogène (b). Dans les circonstances ordinaires, les Carnassiers ne trouvent pas de substances amylacées ou sucrées dans leurs aliments ; mais les Herbivores, comme nous l'avons déjà vu, en reçoivent ainsi des quantités plus ou moins considérables qui s'ajoutent à celles qui se forment dans l'économie. Il résulte aussi des expériences de MM. Bernard et Boulay, que sous l'influence d'une alimentation très riche en principes amylacés, il peut y avoir absorption de dextrine, aussi bien que de sucre, dans le tube digestif, et que dans ce cas, la dextrine peut exister dans le sang, ou même dans les tissus des diverses parties du corps ; mais

cela n'a lieu que dans des circonstances exceptionnelles, par exemple lorsqu'un Lapin a été nourri avec de l'avoine ou avec du blé, et chez les Chevaux dans les mêmes conditions d'alimentation (c).

Dans les expériences faites par MM. Poiseuille et Lefort sur un Chien nourri de viande depuis longtemps, mais à jeun depuis soixante heures, on trouva de la dextrine, ainsi que du glucose dans le foie, mais on n'en découvrit aucune trace dans le sang ni dans les tissus de l'organisme. Dans la chair du Cheval et dans la viande de boucherie (Mouton, Bœuf, Porc), ces physiologistes trouvèrent des traces de sucre, mais en quantité insignifiante (d).

(1) C'est, suivant toute probabilité, en raison de cette circonstance que d'ordinaire on ne trouve pas de sucre dans le foie humain ; car, dans la plupart des cas, les cadavres dont on extrait ce viscère appartiennent à

(a) Sanson, *Mém. sur la formation physiologique du sucre dans l'économie animale* (*Comptes rendus de l'Acad. des sciences*, 1857, t. XLIV, p. 1159 et 1323). — *De l'origine du sucre dans l'économie animale* (*Journal de physiologie* de Brown-Séquard, 1858, t. I, p. 244).

(b) Poggiale, *Sur la formation de la matière glycogène dans l'économie animale* (*Journal de physiologie*, 1858, t. I, p. 549).

(c) Cl. Bernard, *Remarques sur la formation de la matière glycogène du foie* (*Comptes rendus de l'Acad. des sciences*, 1857, t. XLIV, p. 1325).

(d) Poiseuille et Lefort, *De l'existence du glucose dans l'économie animale* (*Comptes rendus de l'Acad. des sciences*, 1858, t. LVI, p. 565).

abondante elle s'y renouvelle sans cesse, lors même que le régime est essentiellement albuminoïde, et qu'il n'existe ni sucre, ni dextrine, ni aucune autre substance du même ordre dans les produits du travail digestif (1).

Quelques expériences sur la sécrétion du lait et sur la quantité de glucose contenu dans le sang chez des Chiens nourris, les uns avec des matières grasses, les autres avec du tissu musculaire seulement, ont conduit M. Poggiale à penser que les corps gras pourraient bien ne pas être étrangers à la production du sucre dans le foie (2), et une découverte chimique d'un haut intérêt, dont

des individus qui ont succombé à une maladie plus ou moins longue durant laquelle ceux-ci ont été soumis à un jeûne complet. En effet, lorsqu'on a opéré sur le foie d'un homme mort subitement, d'un supplicié par exemple, on a constaté la présence du glucose dans cet organe, aussi bien que dans le foie des Chiens et d'une foule d'autres Animaux que M. Cl. Bernard a étudiés sous ce rapport (a).

La rapidité avec laquelle le sucre disparaît dans le foie des Animaux privés d'aliments varie beaucoup, suivant le degré d'activité physiologique de ces êtres. Chez les petits Oiseaux, le travail glycogénique cesse après trente-six ou quarante-huit heures d'abstinence. Chez les Mammifères, les effets produits de la sorte sont moins prompts, surtout chez les grands Animaux : ainsi, chez les Rats et les Lapins le sucre hépatique disparaît complétement après quatre à huit jours d'abstinence. Chez les Chiens, les Chats et les Chevaux, il peut s'en former encore après douze ou même vingt jours. Enfin, chez des Crapauds, des Couleuvres et des Carpes, on en a trouvé cinq ou six semaines après le dernier repas fait par ces Animaux. Chez les Animaux qui, tout en étant privés d'aliments, font de l'exercice, la production de ce sucre cesse plus promptement que chez ceux qui sont condamnés au repos (b).

(1) Des expériences encore inédites, mais dont mon savant collègue M. Bernard m'a communiqué verbalement les résultats, prouvent que chez les Chiens nourris avec des substances animales, il n'existe ni sucre, ni dextrine, ni aucune autre substance glycogène tant parmi les produits du travail digestif encore contenus dans l'intestin que dans le sang que la veine porte conduit au foie. C'est donc dans l'intérieur de l'organisme que la matière glycogène hépatique, ainsi que le sucre qui en dérive, doit prendre naissance.

(2) M. Poggiale pense que sous l'influence d'une alimentation composée

(a) Cl. Bernard, *Recherches sur une nouvelle fonction du foie*, p. 51 (*Ann. des sciences nat.*, 3ᵉ série, 1853, t. XIX, p. 282).
(b) Idem, *Op. cit.* (*loc. cit.*, p. 312).

la science est redevable à M. Berthelot, montre que, en effet, la glycérine, en se dédoublant, est susceptible de donner naissance à du sucre (1). Enfin, des recherches physiologiques récentes, faites en Hollande par Vandeen, paraissent être favorables à l'hypothèse de l'origine du glycose hépatique aux dépens des corps gras (2).

de viande seulement, la quantité de sucre de lait excrété par les glandes mammaires d'une Chienne qui allaitait ses petits était moins considérable que sous l'influence d'un régime mixte, mais elle s'est maintenue d'une manière assez uniforme pendant trois semaines que dura l'expérience. Chez un Chien soumis à l'abstinence absolue, le sang des veines hépatiques ne contenait que 0,013 pour 100 de sucre, tandis que chez un autre individu nourri avec du beurre et de la graisse, ce liquide en fournit 0,146 pour 100, et que chez un troisième Animal qui avait mangé du tissu musculaire, la proportion de cette substance ne s'éleva pas beaucoup plus haut, car elle était de 0,149 (a).

(1) M. Berthelot, guidé par des vues théoriques qu'il serait trop long d'exposer ici, a trouvé que si l'on fait infuser des fragments du testicule d'un Mammifère ou d'un Oiseau dans de l'eau contenant de la glycérine ou de la mannite à la température de 10 à 20 degrés, il se forme lentement dans la liqueur une certaine quantité de glucose. La proportion de sucre produit de la sorte paraît être trop considérable pour qu'on puisse l'attribuer à la transformation des matières albuminoïdes fournies par les fragments de glande employés (b).

(2) M. Van Deen a constaté d'abord que, par l'effet de l'abstinence, la matière glycogène contenue dans le foie des Chiens disparaît plus ou moins promptement, et il a fait prendre à des Animaux qu'il tenait privés d'aliments une certaine quantité de glycérine. Dans une de ses expériences, il a trouvé alors le foie chargé d'une forte proportion de matière glycogène, et dans d'autres cas où les différences étaient moins marquées, il a cru pouvoir établir que sous l'influence de cette substance grasse, il y avait eu production d'une certaine quantité de la même matière, car il en a toujours trouvé dans le foie. Ses recherches l'ont conduit aussi à penser que c'est dans le foie que la transformation de la glycérine en sucre s'opère, et que ce phénomène se produit lentement après la mort aussi bien que pendant la vie de l'Animal (c). Mais des expériences de ce genre, pour être tout à fait probantes, auraient besoin d'être très nombreuses, et jusqu'ici elles n'ont pas été assez multipliées.

(a) Poggiale, *Origine du sucre dans l'économie animale* (*Comptes rendus de l'Acad. des sciences*, 1855, t. XL, p. 887).

(b) Berthelot, *Transformation de la mannite et de la glycérine en sucre proprement dit* (*Ann. de chimie et de physique*, 3ᵉ série, 1857, t. L, p. 369).

(c) J. Vandeen, *Ueber Bildung von Zucker aus Glycerin im Thierkörper* (*Archiv für die Holländischen Beiträge zur Natur- und Heilkunde* von Donders und W. Berlin, 1861, t. III, p. 25). — *Weitere Untersuch. über die Bildung von Zucker aus Glycerin* (*loc. cit.*, p. 61).

Mais je dois ajouter que, dans les expériences de M. Bernard, la proportion de graisse contenue dans les aliments ne paraît avoir exercé aucune influence appréciable sur le rendement du travail glycogénique du foie (1), et que la production du sucre dans le foie a été souvent contestée chez des Animaux qui, pendant plusieurs mois, n'avaient mangé que de la viande (2).

D'après l'ensemble de faits dont l'étude vient de nous occuper, on voit qu'indubitablement il y a production de sucre dans l'économie animale, et qu'il y a des raisons de penser que cette matière combustible, riche en carbone, est fournie par la décomposition des aliments albuminoïdes.

**Destruction du glucose dans l'organisme.** § 10. — Quoi qu'il en soit à cet égard, le sang qui vient de l'appareil digestif, et qui sort du foie, contient une quantité plus ou moins considérable de sucre fourni, soit par le travail glycogénique de cet organe seulement, soit en partie aussi par la digestion des aliments amylacés ou l'absorption du sucre ingéré

---

(1) Dans les expériences comparatives faites par M. Cl. Bernard sur des Chiens qui avaient été privés d'aliments ou qui avaient mangé abondamment de la graisse, la quantité de sucre contenu dans le foie était également faible de part et d'autre (a).

(2) Une des expériences de M. Bernard fut faite sur un Chien adulte qui, pendant les huit mois précédents, avait été nourri exclusivement avec de la tripe, c'est-à-dire avec des estomacs de Bœuf et de Mouton probablement lavés à l'eau chaude. Or, en faisant fermenter le sucre contenu dans le foie de cet Animal, on obtint 3 centimètres cubes d'alcool. Un autre Chien chez lequel l'activité glycogénique du foie fut constatée de la même manière, ne mangeait depuis trois ans que des débris de viande crue. Des Crécerelles et des Chouettes, qui depuis leur sortie du nid avaient été nourries avec du cœur de Bœuf surtout, donnèrent des résultats analogues après un mois et demi de ce régime (b).

Il est aussi à noter que l'existence du sucre dans le foie a été constatée aussi chez beaucoup d'autres Animaux carnassiers, par exemple chez le Chat, le Hérisson, la Taupe, les Chauves-Souris insectivores, le Lézard, la Couleuvre, l'Anguille, la Morue et les Squales (c).

(a) Cl. Bernard, *Recherches sur une nouvelle fonction du foie* (*Ann. des sciences nat.*, 3ᵉ série, 1858, t. XIX, p. 324).
(b) Idem, *ibid.*, p. 296 et suiv.
(c) Idem, *ibid.*, p. 35 et suiv.

dans l'estomac ; mais dans les circonstances ordinaires , c'est-
à-dire quand la proportion de sucre entraîné vers le cœur par le
torrent de la circulation n'est pas très considérable, cette matière
oxydable est promptement détruite ; il ne s'en trouve plus en
quantité appréciable dans le sang artériel qui se rend aux reins
ainsi qu'aux autres parties de l'organisme, et elle disparaît de
l'économie animale sans passer dans les urines, ni dans les
autres excrétions. Ainsi, dans ces circonstances, le sang, qui est
chargé de glucose en arrivant dans la veine cave inférieure par
les veines hépatiques, n'en contient plus en quantité appréciable
quand il parvient dans le système artériel général, après avoir
traversé les poumons (1). Lorsque la quantité de glucose introduit dans le torrent de la circulation par le travail glycogénique
du foie, par la digestion ou par toute autre voie, est très considérable et dépasse certaines limites, cette substance n'y est détruite
que partiellement, et il en arrive dans les vaisseaux sanguins des
reins, d'où elle passe dans les urines ; mais dans l'état normal
cela n'a pas lieu, et dans tous les cas il y a destruction d'une
quantité plus ou moins considérable du sucre hépatique dans
l'intérieur de l'organisme (2). Au premier abord, on pouvait

(1) Dans les circonstances ordinaires,
le glucose, comme j'ai déjà eu l'occasion de le dire, ne se montre pas dans
les urines (a), et puisqu'il s'en forme
continuellement dans le foie et que cet
organe le verse dans le sang, il faut
nécessairement qu'il soit détruit plus ou
moins rapidement. Or, les analyses
comparatives du sang des veines hépatiques et des artères qui naissent
de l'aorte nous apprennent que c'est
principalement dans le poumon que

cette transformation s'opère, car nous
savons d'autre part qu'il n'y a pas dépôt de sucre dans cet organe. Ainsi,
dans les expériences de M. Lehmann
faites sur des Chiens et des Lapins, le
sang artériel ne donnait des indices de
la présence du sucre que dans les cas
où le sang veineux qui sortait du foie
contenait plus de 3 millièmes de cette
substance (b).

(2) MM. Limpert et Falk ont fait
des expériences sur la facilité relative

(a) Voyez ci-dessus, page 483.
(b) Lehmann, *Analyses comparées du sang de la veine porte et du sang des veines hépatiques, etc.* (*Ann. des sciences nat.*, 4ᵉ série, 1855, t. III, p. 55, et *Comptes rendus de l'Acad.
des sciences*, t. XL, p. 585).

croire que ce phénomène était une conséquence de la combustion respiratoire, et que le glucose, en traversant le poumon, était brûlé par l'oxygène dont le sang s'était chargé ; et un fait qui paraissait de nature à corroborer cette opinion, c'est que dans les cas où la respiration est gênée par l'inhalation de l'éther ou du chloroforme, le sucre se retrouve en proportion beaucoup plus considérable dans le sang artériel (1). Mais un examen plus approfondi de la question a conduit les physiologistes à penser que les choses ne se passent pas d'une manière si simple dans l'organisme, et que le glucose ; au lieu d'être

avec laquelle les différentes espèces de sucres introduites dans les veines passent dans les urines, et ils ont trouvé que dans l'espace de quelques heures la plus grande partie du sucre de canne est excrétée de la sorte ; que pour le sucre de lait cette proportion est moindre, et que pour le sucre de raisin elle est la plus faible par conséquent (a).

(1) M. Reynoso a trouvé que dans les cas d'anesthésie déterminée par la vapeur d'éther, le sucre hépatique se montre dans les urines, et il a observé le même phénomène chez les Animaux auxquels il faisait respirer du chloroforme, de la liqueur des Hollandais, de la benzine ou de l'acétone, ainsi que chez ceux qu'il asphyxia lentement avec de l'acide carbonique, de l'acide sulf-hydrique ou des vapeurs d'acide cyan-hydrique (b). Le sucre se montre aussi tant dans les urines que dans le tissu des divers organes chez les Animaux qui sont soumis à l'action toxique de l'azotate d'uranium, et il est à noter que ce poison détermine la mort en produisant l'hépatisation des poumons (c). Ces faits, venant corroborer l'opinion fondée sur la disparition normale du glucose pendant le passage dans le poumon, conduisirent M. Reynoso à considérer ce dernier phénomène comme étant dû à la combustion respiratoire, et à expliquer l'état diabétique par une diminution dans les effets utiles de la respiration, produite, soit par l'entrée insuffisante de l'oxygène atmosphérique dans le sang, soit par l'absence dans ce liquide de la quantité de soude nécessaire pour favoriser l'oxydation des matières combustibles, suivant l'hypothèse de M. Miahle (d).

(a) L. Limpert und C. P. Falk, *Untersuch. über die Ausscheidung des Zuckers durch die Nieren nach der Einspritzung desselben in das Blut* (Virchow's *Archiv für pathol. Anat.*, 1856, t. IX, p. 56).

(b) Reynoso, *Mémoire sur la présence du sucre dans les urines et sur la liaison de ce phénomène avec la respiration* (Ann. des sciences nat., 4ᵉ série, 1855, t. III, p. 131 et suiv.).

(c) Ch. Leconte, *De l'emploi de l'azotate d'uranium dans la recherche et le dosage de l'acide phosphorique, etc., et de l'action toxique et physiologique de ce sel*, thèse. Paris, 1853.

(d) Voyez ci-dessus, page 561.

brûlé et réduit en eau et en acide carbonique, subit seulement une sorte de déshydratation et se transforme de la sorte en acide lactique. Effectivement, la destruction du glucose en dissolution dans le sang s'effectue hors de l'économie animale, tout aussi bien quand ce liquide est chargé d'azote ou d'hydrogène que lorsqu'il est saturé d'oxygène (1). Ce ne serait donc pas une combustion qui détermine la disparition de ce sucre, mais, suivant toute probabilité, un phénomène de dédoublement moléculaire dont résulterait une production d'acide lactique, substance qui se forme effectivement dans l'économie animale (2) et qui se trouve toujours dans le liquide dont le tissu musculaire est imprégné, mais qui, à son tour, disparaît promptement de

(1) M. Cl. Bernard a fait à ce sujet des recherches intéressantes. Aussi, dans un cas, du sang tiré des veines du foie, et contenant du sucre hépatique en quantité normale, fut divisé en deux parts, dans l'une desquelles on fit passer un courant d'oxygène, tandis que dans l'autre on fit passer de l'acide carbonique. Au bout de six heures, le sucre ne fut détruit ni dans l'une ni dans l'autre, mais au bout de vingt-quatre heures on n'en trouva plus aucune trace, ni dans le sang noir, ni dans le sang rutilant ainsi mis en expérience. Dans d'autres expériences, on trouva que le glucose du sang disparaissait plus rapidement en présence de l'hydrogène et de l'azote qu'en présence de l'oxygène, et que l'hydrogène arsénié n'empêchait pas cette transformation d'avoir lieu (a).

Il est à noter que la destruction du sucre dans le sang paraît être liée à l'action exercée sur cette substance par les matières albuminoïdes qui se trouvent dans le fluide nourricier. En effet, M. Cl. Bernard a trouvé que si l'on fait bouillir le sang sur lequel on opère, de manière à y coaguler l'albumine, le glucose contenu dans le liquide filtré ne se détruit pas, comme cela a lieu dans une autre portion du même sang, qui, pour servir de terme de comparaison, aura été laissée dans son état naturel, et contiendra par conséquent de l'albumine soluble (b).

(2) Quelques expériences de M. Schottin tendent à faire admettre que la substance du foie est susceptible de déterminer la transformation du sucre de canne en glucose, et celle de cette dernière matière en acide lactique (c).

(a) Cl. Bernard, *Leçons de physiologie expérimentale faites en 1855*, t. I, p. 233.
(b) Idem, *ibid.*, t. I, p. 237.
(c) Schottin, *Ueber einige künstliche Umwandlungsproducte durch die Leber* (*Archiv für physiol. Heilkunde*, 1858, p. 336).

l'organisme sous l'influence oxydante du sang, et donne naissance à de l'acide carbonique (1).



§ 11. — Il y a lieu de croire que les phénomènes chimiques dont l'étude vient de nous occuper ne sont pas les seuls qui se produisent dans l'économie animale, et que des actions plus ou moins analogues à celle exercée par la pile électrique peuvent intervenir pour effectuer la décomposition de certaines substances. Ainsi, il paraît y avoir de la connexité entre la quantité de suc gastrique acide qui arrive dans l'estomac et la proportion d'alcali contenu dans l'urine (2); or, l'acidité du premier de ces liquides étant due principalement à de l'acide chlorhydrique, sa formation semble devoir nécessiter la décomposition d'une portion du chlorure de sodium dont l'organisme est chargé, et l'augmentation de l'alcalinité de l'urine qui coïncide avec l'activité fonctionnelle des glandes gastriques pourrait bien dépendre du même phénomène. Il y aurait donc là une action analogue à celle qui se produit dans la décomposition des sels par la pile électrique, lorsque l'acide se rend à l'un des pôles et la base au pôle opposé. Mais dans l'état actuel de nos connaissances, nous ne pouvons former que des conjec-

(1) Berzelius considérait l'acide lactique comme étant un des matériaux de l'urine normale, mais M. Liebig a démontré qu'il n'en est pas ainsi, et que les lactates introduits dans l'organisme s'y comportent comme les tartrates, les malates et les citrates, c'est-à-dire s'y oxydent et se transforment en carbonates, état sous lequel leurs éléments constitutifs sont excrétés par les voies urinaires (a).

(2) M. Bence Jones a constaté que le degré d'acide de l'urine humaine est très variable, et diminue dans les circonstances où la sécrétion acide de l'estomac augmente. Ainsi il a trouvé que ce travail digestif est accompagné d'une diminution dans l'acidité de l'urine, et que cette diminution, qui suppose une excrétion plus abondante de matières alcalines, est surtout provoquée par les aliments albuminoïdes dont la digestion nécessite une sécrétion abondante de suc gastrique (b).

(a) Liebig, *Sur les principes des liquides de la chair musculaire* (*Ann. de chimie et de physique*, 3ᵉ série, 1848, t. XXIII, p. 179).
(b) Bence Jones, *Contributions to the Chemistry of Urine* (*Philos. Trans.*, 1849, p. 235).

tures très vagues à ce sujet, et par conséquent je ne m'y arrêterai pas davantage.

§ 12. — En résumé, nous voyons donc que l'économie ani-  Résumé.
male est le siége d'un grand nombre de phénomènes chimiques qui sont du même ordre que ceux dont le règne minéral nous offre des exemples et dont nous sommes journellement témoins dans nos expériences de laboratoire ; que la plupart des transformations imprimées ainsi à la matière organique ont pour effet de ramener celle-ci à des états plus simples et qui se rapprochent davantage des composés inorganiques, que plusieurs de ces changements sont dus à la séparation ou à l'adjonction des éléments d'une certaine quantité d'eau ; mais que la plupart et les plus importants sont des conséquences directes ou indirectes de la fixation de l'oxygène puisé dans l'atmosphère et introduit dans l'organisme par les voies respiratoires (1). C'est donc avec raison qu'à l'exemple de Lavoisier, les chimistes disent que le corps de tout Animal vivant est un appareil de combustion ; car, dans le langage scientifique, le mot combustion n'est pas appliqué seulement aux combinaisons qui sont

(1) Il est bien entendu que je ne parle pas ici des changements que les matières étrangères introduites dans le tube digestif peuvent y subir avant d'être absorbées, et qu'il n'est question que des modifications déterminées dans leur constitution chimique après qu'elles ont été portées dans le torrent de la circulation, soit par cette voie, soit par toute autre. Cette distinction est importante à établir quand on veut s'éclairer sur la nature des phénomènes chimiques qui s'opèrent dans la profondeur de l'organisme par l'étude comparative des matières ingérées et excrétées.

Ainsi, M. Wöhler a trouvé que le prussiate rouge de potasse, ou ferricyanide de potassium ($= K^3Cy^6 Fe^2$), administré par les voies digestives, est transformé en prussiate jaune, ou ferrocyanure de potassium ($= K^2Cy^3Fe$), et excrété à cet état par les reins ; mais cette modification, due à la soustraction d'une certaine quantité de potassium, paraît s'effectuer dans le tube intestinal avant que la matière ait été absorbée, et par conséquent nous n'avons pas à nous en occuper ici (a).

(a) Wöhler, *Op. cit.* (*Zeitschr. für Physiol.* von Treviranus, 1824, t. I, p. 135).

accompagnées d'un dégagement de lumière et de chaleur, il est synonyme d'oxydation.

*Formation d'eau.*

§ 13. — Les derniers produits de la série des transformations que les matières combustibles subissent ainsi dans l'économie animale consistent principalement en acide carbonique, en urée ou en d'autres matières azotées analogues, et en eau. La formation d'eau dans l'intérieur de l'organisme ne peut pas être constatée directement, mais on reconnaît qu'elle doit avoir lieu quand on compare la quantité d'oxygène qui pénètre dans le corps vivant par les voies respiratoires ou sous la forme de matière alimentaire, et celle qui s'en échappe à l'état de combinaison, soit avec le carbone dans l'acide carbonique exhalé, soit avec l'azote et les autres éléments qui entrent dans la composition de l'urée et des autres produits excrémentitiels du même ordre. En effet, lorsque nous nous sommes occupés de l'étude de la respiration, nous avons vu que la totalité de l'oxygène absorbé de la sorte n'est pas représentée par l'acide carbonique exhalé, et que l'excédant ne se retrouve pas tout entier dans les matières organiques excrétées.

*Excrétion de l'eau.*

L'eau qui prend ainsi naissance dans l'économie animale se confond avec celle qui y arrive du dehors sous la forme de boisson ou de toute autre manière, et ce corps, quelle qu'en soit la source, est ensuite excrété, soit à l'état de vapeur par la surface pulmonaire et par la peau chez les Animaux qui vivent à l'air, soit à l'état liquide par les voies urinaires et les autres émonctoires analogues.

*Excrétion du carbone.*

L'acide carbonique résultant de la combustion vitale s'échappe presque entièrement par l'appareil respiratoire (1).

---

(1) Ainsi que je l'ai déjà dit (*a*), une petite quantité d'acide carbo

(*a*) Voyez ci-dessus, page 425.

Enfin, la plus grande partie de l'azote dont l'organisme se débarrasse en sort par les reins, à l'état d'urée ou d'autres substances urineuses.

Cela est mis en évidence par les expériences dans lesquelles on compare la recette et la dépense physiologique chez un Animal dont le poids du corps reste stationnaire, ainsi que cela a lieu chez les individus adultes dont la nourriture est suffisante sans être abondante. Quelques recherches de ce genre furent entreprises vers la fin du siècle dernier par l'illustre Dalton, à qui la chimie est redevable de la théorie atomique (1) ; mais c'est

nique est entraînée au dehors par les urines (a). M. Platner a trouvé que 1000 parties (en volume) de ce liquide fournissaient 45 parties d'acide carbonique libre quand on est à jeun, et 100 parties après les repas ; la quantité d'acide carbonique qui s'y trouve à l'état de carbonate était dans les mêmes circonstances d'environ 20 et 50 (b), résultats qui s'accordent très bien avec ceux obtenus précédemment par Proust et par M. Marchand.

(1) Dans un mémoire publié en 1830, Dalton rend compte d'une série d'expériences qu'il avait faites sur lui-même quarante ans auparavant, et d'après lesquelles il crut pouvoir estimer l'*ingesta* quotidien à environ 11 onces 1/2 (ou 326 grammes de carbone) et à 1 once 1/2 (ou 42 grammes d'azote). D'autre part, il évalue à 10 onces 1/2 (ou 297$^{gr}$,5) la quantité de carbone con-

tenue dans l'acide carbonique exhalé par les poumons et par la peau ; ce qui suppose l'excrétion quotidienne d'environ 28 grammes de carbone sous la forme d'urine et de matières fécales. La totalité de l'azote absorbé s'échappait dans ces mêmes excrétions liquides ou solides, et les fèces ne correspondaient qu'à environ 1/18° du poids des aliments ingérés dans le corps. Enfin, il calcula que la quantité d'eau qu'il prenait journellement sous différentes formes était d'environ 5 livres ou 2268 grammes, dont une portion correspondant à 20 onces 1/2, ou 560 grammes, aurait été exhalée par les poumons, et dont une certaine quantité se serait échappée par la surface de la peau, mais la plus grande partie passait dans les urines (c). Il est du reste à noter que cet essai de statique chimique du corps humain ne repose que sur des ap-

(a) Proust, *Expériences sur l'urine* (*Annales de chimie*, an VIII, t. XXXV, p. 260).
— Vogel, *Ueber die Existenz der Kohlensäure im Urin und im Blute* (Schweigger's *Journal für Chemie*, 1814, t. XI, p. 394).
— Marchand, *Ueber den Kohlensäuregehalt des Harns und der Milch* (*Journal für prakt. Chemie*, t. XLIV, p. 250).
(b) Platner, *Ueber die Gaze des Harns und der Transsudate* (*Zeitschr. der Gesellschaft der Aerzte zu Wien*, 1849, p. 465).
(c) J. Dalton, *A Series of Experiments on the Quantity of animal food taken by a person in health, compared with the Quantity of the different secretions during the same period* (*Memoirs of the Literary and Philosophical Society of Manchester*, 1834, second series, t. V, p. 303).

seulement depuis un petit nombre d'années que les questions relatives à la statique chimique de l'économie animale ont été étudiées avec quelque précision, et parmi les travaux qui ont été entrepris sur ce sujet important, je citerai en première ligne ceux de M. Boussingault. Une des séries d'expériences faites par ce chimiste agronome porte sur la nutrition d'un Cheval qui, pendant trois mois, a reçu journellement la même ration alimentaire, et n'a éprouvé ni perte ni accroissement de poids ; la composition élémentaire de ces aliments fut déterminée avec soin, et pendant trois jours consécutifs on pesa et l'on analysa, d'une part ses urines, d'autre part ses excréments ; enfin, le déficit résultant de la comparaison des matières ainsi expulsées de l'organisme avec l'*ingesta* fut attribué à l'exhalation respiratoire et à la transpiration cutanée. Le tableau suivant résume les résultats ainsi obtenus pour vingt-quatre heures.

| | CARBONE. | HYDROGÈNE. | OXYGÈNE. | AZOTE. | SELS ET TERRE. |
|---|---|---|---|---|---|
| Ingesta . . . . . . . . . | 3938,0 | 446,5 | 3209,2 | 139,4 | 672,2 |
| Excreta. { Urine. . . . . | 108,7 | 11,5 | 34,1 | 37,8 | 109,9 |
| { Fèces. . . . . | 1364,2 | 179,8 | 1328,9 | 77,6 | 574,6 |
| Déficit attribuable à la respiration, etc. . . . | 2465,1 | 255,2 | 1846,2 | 24,0 | 12,5 |

Dans une autre série d'expériences analogues faites sur une

proximations très hypothétiques, et ne mériterait pas de fixer ici notre attention, s'il n'avait fait faire un premier pas à la question dont l'étude nous occupe en ce moment.

Dans une série d'expériences sur la comparaison de l'*ingesta* et de l'*excreta*, publiées en 1843 par M. Valentin et faites sur un Homme adulte dont le corps pesait 53 kilogrammes, on obtint les résultats suivants. Pour 1 kilogr. du poids de l'organisme, l'*ingesta* était, terme moyen, en vingt-quatre heures, de 54 à 55 grammes, et l'*excreta* :

Par les voies digestives, 4 grammes ;

Par les voies urinaires, 27 grammes ;

Par les surfaces pulmonaires et cutanées, 24 grammes (a).

(a) Valentin, *Einige Beobachtungen über die Perspirationsgrösse des Menschen* (*Repertorium für Anatomie und Physiologie*, 1843, t. VIII, p. 388).

Vache laitière, la quantité d'azote qui était ingérée dans l'organisme sous la forme d'aliments dépassait aussi très notablement celle du même élément contenu, soit dans le lait et les urines, soit dans les excréments, et ce déficit devait faire penser qu'il s'en échappait une certaine quantité par les poumons ou par la peau (1).

Des recherches semblables faites sur l'Homme par M. Rigg et par M. Barral tendent aussi à établir qu'une proportion encore plus grande de l'azote introduit dans l'économie par les aliments ne se retrouve ni dans les fèces, ni dans les urines, et semblent indiquer qu'une quantité notable de cet élément doit être

(1) Ces expériences de M. Boussingault sur la nutrition du Cheval et de la Vache ont été entreprises pour chercher si ces Animaux s'assimilent l'azote de l'atmosphère pendant l'acte de la respiration, ou si la totalité de l'azote contenu dans leurs organes provient des aliments (a).

Voici les résultats de l'expérience sur la Vache :

|  | CARBONE. | HYDROGÈNE. | OXYGÈNE. | AZOTE. | SELS ET TERRE. |
|---|---|---|---|---|---|
| Aliments consommés en vingt-quatre heures . . | 4813,4 | 595,5 | 4034,6 | 201,5 | 889,0 |
| Produits rendus en vingt-quatre heures. ( Excréments. . | 1712,0 | 208,0 | 1508,0 | 92,0 | 480,0 |
| Urine. . . . . | 261,4 | 25,0 | 253,7 | 36,5 | 384,2 |
| Lait. . . . . . | 628,2 | 99,0 | 321,0 | 46,0 | 56,4 |
| Différence attribuée à l'exhalation, etc. . . . . . | 2211,8 | 263,5 | 1951,9 | 27,0 | 31,6 |

Il me paraît probable que le déficit dans l'azote qui se fait remarquer dans ces recherches était dû en partie à la décomposition d'une certaine quantité d'urée entre le moment de l'évacuation de l'urine et celui du dosage des éléments constitutifs de ce liquide, car on sait que cette décomposition est très facile, et les expériences faites sur les produits de la respiration, dont j'ai rendu compte précédemment, ne permettent pas de croire que l'exhalation de l'azote ou de matières ammoniacales par les poumons ait pu en emporter une quantité si considérable.

(a) Boussingault, *Analyses comparées des aliments consommés et des produits rendus par un Cheval soumis à la ration d'entretien* (Ann. de chimie et de physique, 1839, t. LXXI, p. 128).

— Idem, *Analyses comparées des aliments consommés et des produits rendus par une Vache laitière* (Ann. de chimie et de physique, 1839, t. LXXI, p. 113).

excrétée par d'autres voies, c'est-à-dire par les poumons ou par la peau (1).

Dans une autre partie de ce Cours, nous avons vu que, dans l'état normal de l'organisme, il n'y a pas de produits ammo-niacaux dans l'air expiré, mais que très souvent la quantité d'azote libre contenue dans ce fluide est supérieure à celle qui avait été introduite dans les poumons par l'inspiration. Cette

(1) Les expériences de M. Rigg furent faites sur un Homme et prolongées pendant douze jours consécutifs. Sur 100 parties d'azote absorbées, ce physiologiste n'en trouva que 50 dans les urines (a).

Les recherches de M. Barral furent faites sur cinq personnes. Les aliments furent analysés et pesés. Il en fut de même pour les excréments et l'urine rendue ; quant aux produits de la trans-piration respiratoire et cutanée, on les évalua par différence.

Voici, en ce qui concerne l'azote, les résultats obtenus en vingt-quatre heures par ce chimiste (b).

| N°ˢ D'ORDRE des EXPÉRIENCES. | AZOTE (EN POIDS) | | | | |
|---|---|---|---|---|---|
| | des ALIMENTS. | de L'URINE. | des MAT. FÉCALES. | TOTAL des EXCRÉMENTS. | de la PERSPIRATION. |
| | Gram. | Gram. | Gram. | Gram. | Gram. |
| 1. | 28,0 | 10,9 | 2,8 | 13,7 | 14,3 |
| 2. | 21,2 | 9,8 | 1,3 | 11,1 | 10,1 |
| 3. | 7,9 | 3,1 | 1,8 | 4,9 | 3,0 |
| 4. | 27,3 | 15,2 | 2,5 | 17,7 | 9,6 |
| 5. | 22,4 | 10,0 | 0,8 | 10,8 | 11,6 |

Je dois ajouter que, dans trois de ces expériences, de même que dans celles de M. Boussingault, il y avait aussi, dans les produits excrétés comparés à l'*ingesta*, un déficit dans le sel marin ; ce qui tend à infirmer les conclusions relatives à l'explication du déficit d'a-zote par l'exhalation respiratoire.

Dans des expériences analogues faites par M. Lehmann sous l'influence d'un régime animal, la quantité d'azote absorbé sous la forme d'aliments était journellement de 30$^{gr}$,3, et le poids du même élément contenu dans les urines était de 24$^{gr}$,4 (c). Le déficit était donc d'environ 6 grammes par jour.

(a) Rigg, *Medical Times*, 1842, p. 278 (voy. Lehmann, *Lehrbuch der physiol. Chemie*, t. III; p. 364).

(b) Barral, *Statique chimique des Animaux*, 1850, p. 270.

(c) Lehmann, *Untersuchungen über den menschlichen Harn* (*Journal für prakt. Chemie*, 1842, t. XXVII, p. 257). — *Lehrbuch der physiologischen Chemie*, t. III, p. 365.

exhalation d'azote peut dépendre parfois d'un simple déplacement d'une portion de l'azote provenant de l'atmosphère et dissous dans le sang ; mais, dans d'autres cas, elle est trop considérable et trop persistante pour être due à cette cause, et il paraît bien démontré qu'il y a réellement production d'azote libre dans l'intérieur de l'organisme.

Lorsque nous nous occupions de l'étude de la respiration, nous ne pouvions chercher l'explication de ce phénomène ; mais aujourd'hui la solution de cette question se présente naturellement à notre esprit. Effectivement nous savons maintenant que les matières albuminoïdes, c'est-à-dire des matières contenant beaucoup d'azote, ainsi que du carbone et de l'hydrogène unis à un peu d'oxygène, s'oxydent dans l'organisme, mais qu'en fixant ainsi de l'oxygène, elles ne sont brûlantes que d'une manière incomplète, et que l'urée résultant de cette combustion contient plus d'hydrogène et de carbone que n'en pourrait prendre l'oxygène avec lequel ces éléments se trouvent associés. Or, dans les expériences de laboratoire, on parvient facilement à oxyder davantage ces substances organiques et à transformer en eau et en acide carbonique la totalité de leur hydrogène et de leur carbone ; mais, dans ces circonstances, l'azote n'est pas brûlé et reste à l'état de gaz. C'est même sur ce mode de combustion qu'est basée la méthode employée par les chimistes pour analyser les matières animales et pour doser l'azote qu'elles renferment. On conçoit donc la possibilité d'un dégagement d'azote dans les phénomènes de combustion dont l'organisme est le siége, et lorsque la quantité de ce gaz qui est exhalé par l'appareil respiratoire dépasse celle de l'azote atmosphérique qui a été dissous par le sang, il y a lieu de croire qu'il s'en produit de la sorte par l'effet de l'oxygénation complète d'une certaine quantité de matière organique azotée. Du reste, la quantité d'azote libre, dont l'exhalation a été constatée directement dans quelques expériences, n'a jamais été considérable (1), et dans les cas où l'excédant du poids de l'azote ingéré dans l'économie, sur celui du même élément représenté par les fèces et les urines, dans les expériences de M. Boussingault et de M. Barral, ne dépendrait pas de quelque erreur d'expérimentation, il serait impossible de se l'expliquer par l'exhalation pulmonaire, et il faudrait l'attribuer en majeure partie à la sueur, à la desquamation épidermique, ou à quelque autre perte du même ordre ; car on remarque dans les résultats numériques fournis par ces expériences un déficit analogue en ce qui concerne des matières fixes telles que des sels minéraux, et celles-ci ne pouvaient être dissipées par la transpiration dite *insensible* (2). Du reste, dans des recherches plus récentes et plus approfondies, faites à Dorpat par MM. Schmidt et Bidder sur des Mammifères carnivores, la quantité d'azote expulsé de l'organisme autrement que par les urines ou par les évacuations alvines a été trouvée insignifiante. On en pourra juger par les résultats suivants obtenus dans une série d'expériences sur un Chat adulte (3). Sur 100 parties de matières excrétées, la proportion attribuable à chacun des émonctoires était la suivante :

| | DANS LES EXCRÉMENTS. | DANS L'URINE. | DANS LES PRODUITS de la respiration , etc. |
|---|---|---|---|
| Eau . . . . | 1,2 | 82,9 | 15,9 |
| Carbone . . | 1,2 | 9,5 | 89,4 |
| Hydrogène. | 1,1 | 23,2 | 75,6 |
| Azote . . . | 0,2 | 99,1 | 0,7 |
| Oxygène. . | 0,2 | 4,1 | 95,7 |
| Soufre. . . | 50,0 | 50,0 | » |
| Sels . . . . | 92,9 | 7,1 | » |

Ainsi près de $\frac{9}{10}$ du carbone excrété par l'Animal se sont

(1) Voyez tome II, page 599.

(2) Voyez ci-dessus, pages 584 et 586.

(3) Dans cette expérience (*a*), qui dura neuf jours, l'Animal fut nourri abondamment, de façon que le poids

(*a*) Bidder et Schmidt, *Verdauungssäfte und Stoffwechsel*, p. 334.

trouvés dans l'acide carbonique fourni par la respiration, et la quantité d'azote exhalé par les poumons ne constituait que $\frac{7}{1000}$ de la déperdition totale de cet élément dont les $\frac{99}{100}$ se trouvaient contenus dans les urines.

Je ferai remarquer aussi qu'en raison de ce mode d'évacuation de l'azote, les physiologistes peuvent, en dosant l'urée et les autres produits urinaires du même ordre, étudier les variations que subit la transformation des matières azotées dans l'intérieur de l'organisme, sujet sur lequel nous aurons bientôt à revenir.

§ 14. — Dans une autre partie de ce cours, nous avons vu également que, dans certains cas, il y a absorption d'azote par les voies respiratoires ; et, bien que les faits dont j'ai rendu compte précédemment nous eussent conduits à considérer ce phénomène comme une conséquence de la solubilité de ce gaz dans le sang, on devait chercher si l'élément introduit de la sorte dans l'organisme pouvait être utilisé par les Animaux pour la formation des matières organiques nécessaires à leur nutrition, ou, en d'autres termes, si l'azote de l'atmosphère était susceptible de jouer le rôle d'aliment ; mais toutes les recherches les mieux faites sur ce sujet, notamment celles de M. Boussingault, n'ont donné que des résultats négatifs, et, dans l'état actuel de nos connaissances, nous devons croire que les forces chimiques qui agissent dans l'économie animale ne sont pas capables de déterminer l'union de l'azote avec les éléments

de son corps s'élevât de 3228 à 3255 grammes, et en tenant compte de ses aliments et de ses excrétions, on obtient les résultats suivants :

|  | EAU. | CARBONE. | HYDROGÈNE. | AZOTE. | OXYGÈNE | SELS. | SOUFRE. |
|---|---|---|---|---|---|---|---|
| Ingesta . . . . . | 1747,34 | 180,37 | 24,73 | 40,39 | 63,46 | 12,81 | 2,50 |
| Excreta. { Urine. | 1449,02 | 17,19 | 5,72 | 40,10 | 24,77 | 11,88 | 1,23 |
| Fèces. | 20,87 | 2,17 | 0,30 | 0,04 | 0,91 | 1,03 | 1,27 |
| Respiration, etc. . | 227,95 | 157,32 | 18,71 | » | 37,78 | » | » |

auxquels ce corps est combiné dans les matières organiques animales, et, par conséquent, que c'est sous la forme de composés azotés que les êtres animés reçoivent la totalité de cette matière dont ils ont besoin pour leur subsistance.

Mais ici une autre question se présente nécessairement à l'esprit du physiologiste. L'azote qui pénètre dans l'économie animale à l'état de combinaison peut-il être utilisé dans le travail nutritif et employé à la formation des principes immédiats constitutifs du corps, lorsqu'il est uni seulement à de l'hydrogène, comme dans l'ammoniaque, à de l'oxygène, comme dans l'acide azotique, ou à du carbone, comme dans le cyanogène ? ou bien, les Animaux sont-ils impuissants à transformer ces substances inorganiques en matières plus complexes, telles que l'albumine, la fibrine et les autres principes immédiats azotés par lesquels la substance de leur corps est formée ? Les plantes jouissent de cette faculté, ainsi que du pouvoir d'utiliser de la même manière les éléments de l'eau et de l'acide carbonique ; quelques Infusoires paraissent être doués de la même propriété (1) ; mais il n'en est pas de même pour les Animaux ordinaires. La quantité d'azote qu'ils retiennent dans leur organisme, ou qu'ils excrètent au dehors sous la forme d'urée ou de toute autre matière organique, n'est jamais supérieure à celle du même élément qu'ils ont trouvé à l'état de combinaison organique dans les aliments dont ils ont fait usage. Ces matières organiques sont, par conséquent, la source unique de la totalité de l'azote, du carbone et d'une partie de l'hydrogène qui entrent dans la composition du corps de l'animal et des produits que celui-ci excrète.

Ce fait capital a été souvent mentionné dans le cours de ces

___

(1) Il résulte des recherches nouvelles de M. Pasteur, que certains Animalcules microscopiques vivent à la manière des Végétaux, et sont aptes à se nourrir de matières azotées inorganiques.

Leçons, sans que jusqu'ici j'aie pu en fournir des preuves ; mais ces preuves ressortent nettement de la comparaison de ce qui entre et de ce qui sort de l'économie animale, sujet dont l'étude est loin d'être épuisée et sur lequel j'aurai à revenir dans une prochaine Leçon.

FIN DU TOME SEPTIÈME.

ERRATUM. — Page 100, note, *Bunsaria* lisez *Bursaria*.

# TABLE SOMMAIRE DES MATIÈRES

DU TOME SEPTIÈME.

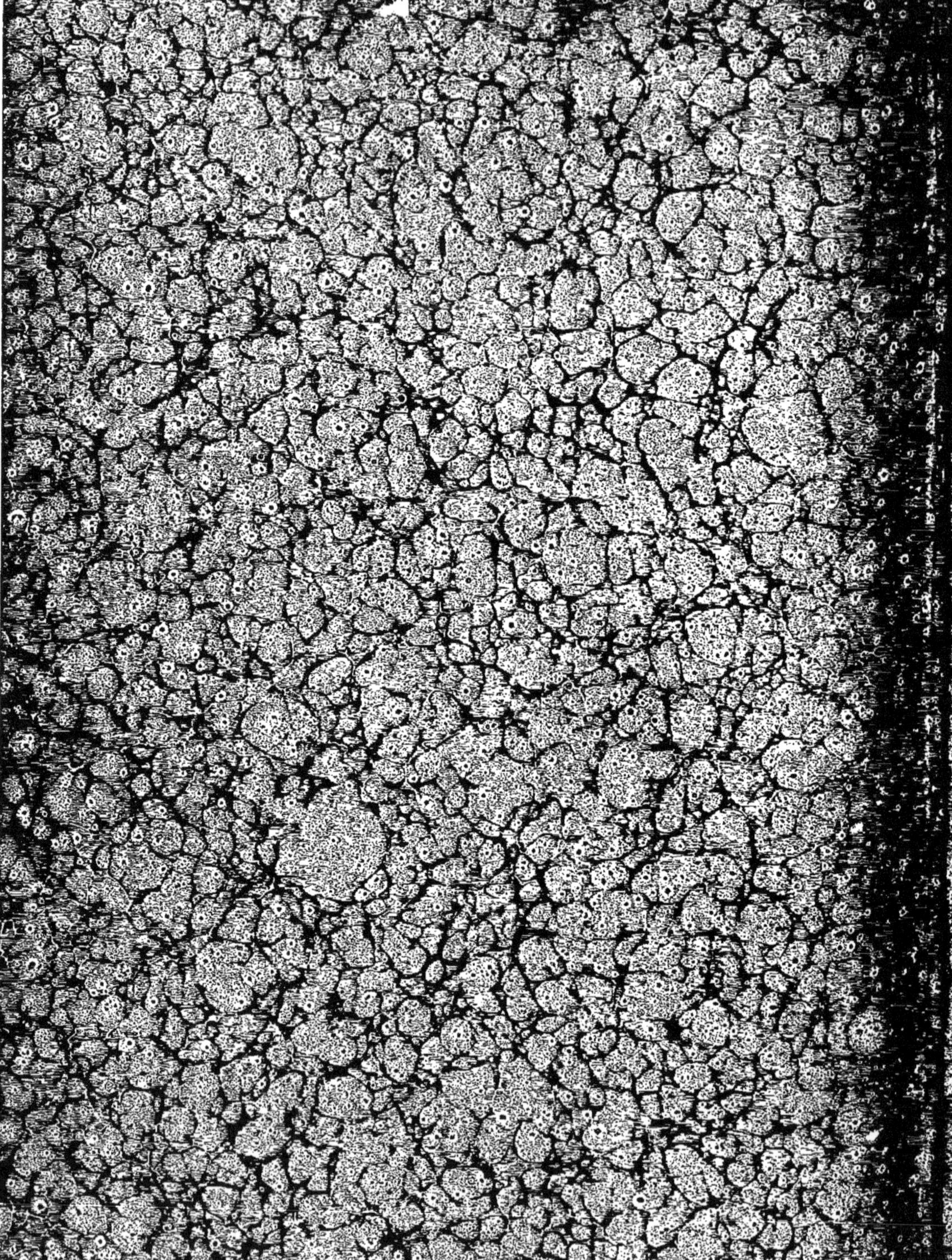

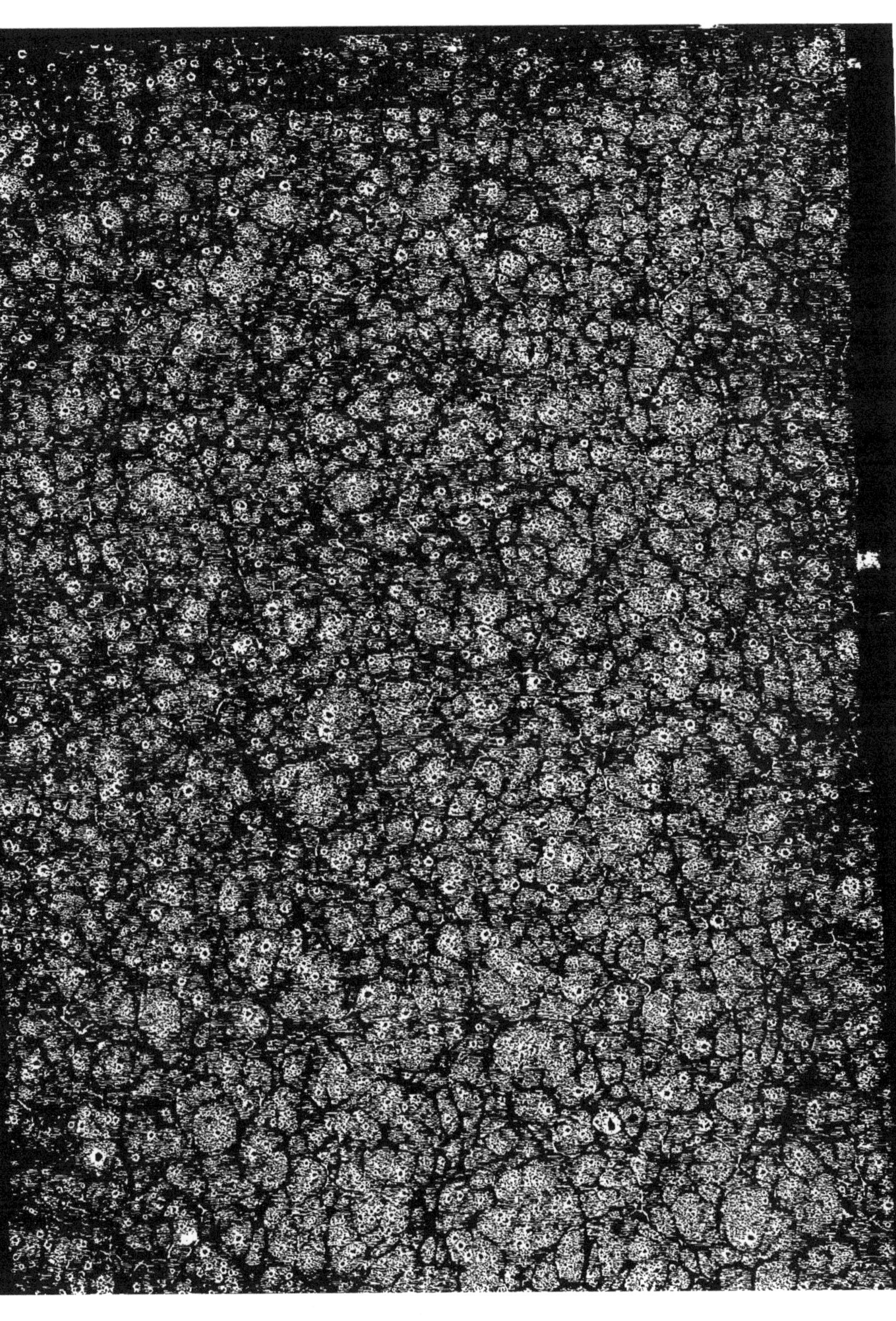

9 782013 490160